面向21世纪高等医药院校精品课程教材
全国高等医药教育规划教材

实用临床医学概论

主　编　徐　刚
副主编　许　航　高清平　陈玉林
　　　　陈玺华　蒋道荣

浙江大學出版社

面向21世纪高等医药院校精品课程教材

全国高等医药教育规划教材

《实用临床医学概论》

编委会名单

主　　编　徐　刚

副 主 编　许　航　高清平　陈玉林　陈玺华　蒋道荣

编　　委　（以姓氏笔画为序）

王一红（浙江大学医学院）
王志勇（杭州师范大学医学院）
王小合（杭州师范大学医学院）
叶　环（杭州师范大学医学院）
许　航（杭州师范大学医学院）
刘书杭（杭州师范大学医学院）
毕会民（武汉大学医学院）
陈玺华（杭州师范大学医学院）
陈玉林（杭州师范大学医学院）
沈　华（杭州师范大学医学院）
侯效民（杭州师范大学医学院）
姚济芬（杭州师范大学医学院）
徐　刚（杭州师范大学医学院）
高清平（武汉大学医学院）
崔丽英（包头医学院）
蒋道荣（南通大学医学院）

学术秘书　刘书杭（杭州师范大学医学院）

前　言

临床医学属于应用科学范畴，是研究诊断、治疗和预防疾病的学科群，是医学的核心。临床医学具有研究对象特殊，涉及知识面广，风险性大，实践性与探索性强等诸多特点，是医学教育的重要专业必修课程之一。近年来，随着新的“生物-社会-心理医学模式”的建立与不断完善，我国医学教育改革的不断深入以及社会对医疗服务需求的不断增长，为了弥补单一临床医学专业的不足，进一步完善医学教育体系，一批非临床医学专业如预防医学、医药卫生管理、医学检验、医药营销、医学美容、生物医学工程等专业教育应运而生、快速发展，并作为医学教育体系中的重要组成部分与临床医学长期共存。虽然非临床医学专业的培养目标并不是临床医师，但是这些专业仍属于临床医学范畴或是与临床医学相关或交叉的边缘学科，培养的是间接为医疗卫生事业及患者服务的专业人员。因此，客观上要求非临床医学专业的学生必须比较全面地了解与熟悉临床医学的理论体系、知识结构，以及疾病的诊治过程与防治方法，以拓宽其知识面，为日后胜任工作打下坚实的基础。然而，教师应该传授什么样的临床医学知识给非临床医学专业的学生？而非临床医学专业的学生又该学习哪些临床医学知识？长期以来多采用临床医学专业教科书的“浓缩版”对非临床医学专业进行临床医学课程教学，这种“教科书模式”是否科学和实用？这些都是非临床医学专业临床医学课程教学过程中亟待解决的问题。为了解决这一问题，多年来，我与我的同道们在教学实践中，不断思索，认真总结，逐步形成了组织编写一本适合非临床医学专业学生学习临床医学相关知识实际的“临床医学”教科书——《实用临床医学概论》的共识与想法。值得庆幸的是，在浙江大学出版社的大力支持下，这一愿望终于得以实现，甚感欣慰。

本教材在内容编排上，分为诊断篇、内科篇、外科篇、妇产科篇、儿科篇及其他临床医学相关知识等六部分，每部分主要介绍与非临床医学专业学习特点相关的临床医学的“基本理论、基本知识和基本技能”，而在介绍具体疾病时则与临床医学专业所用教材明显不同，分为疾病概述、诊断依据、转归与预后、治疗原则与主要措施四大部分，并在每一章后编写了相关链接、拓展阅读和思考与训练等相关内容。特别注重“概论”的内涵与形式，努力做到既有一定水平的知识性、理论性和先进性，保证教学质量，又有较好的实用性、趣味性和可读性，激发非临床医学专业学生学习临床医学知识的兴趣，提高教学效果。

本教材主要适合各类非临床医学专业学生使用，也可供对临床医学感兴趣的读者学习与参考。鉴于本教材内容的取舍与编排较新颖，涉及的学科与执笔的专家较多，而且编写时间十分紧迫，书中难免出现一些疏漏、不足及错误之处，敬请各位同仁及广大师生在使用过程中提出宝贵建议与意见，以便再版时加以改进与提高。

徐　刚

2008 年 8 月于杭州

目 录

CONTENTS

第三章 循证医学概述 ……… 700

第四章 介入治疗概述 ……… 707

第五章 血液净化治疗概述 …… 716

第六章 医药营销策略概述 ……………………………… 723

第七章 医药卫生管理概述 ……………………………… 729

绪　论

医学(medicine)研究的对象是人，人既具有生物属性，也具有社会属性。人的生物属性是医学研究的基础，而社会属性则是医学研究不断发展、日臻完善的关键要素。因此，医学是一门自然科学与人文社会科学相互渗透、交叉融合、合二为一的科学。医学包括许多科学门类，它们的共同之处都是为人类医疗保健服务。医学的范围覆盖面很广，一切有助于诊断、治疗和预防疾病的物理学、化学、生物学、人文社会学、心理学、伦理学知识和技术，都会成为医学研究的内容。然而作为医学的核心，仍是以个体和群体为对象对疾病的诊断、治疗与预防进行研究的临床医学。临床医学属于应用科学范畴，具有研究对象特殊、涉及知识面广、风险性大、实践性与探索性强等特点。近年来，由于分子生物学、细胞生物学、分子遗传学、免疫学、计算机技术和基础医学理论与技术的快速发展，临床医学也相应发展很快，内容不断更新，进入了一个快速发展的新时期。

一、临床医学的基本任务与组成

作为生命科学重要组成部分的医学，随着科学技术的不断发展与进步，所探索的范围也不断扩展。自19世纪初以来，现代医学已逐步分化成基础医学、临床医学和预防医学三大领域。临床医学的主要任务是对人体各系统疾病的发生规律、临床表现、诊断和治疗进行研究。其内容涵盖内科学、外科学、妇产科学、儿科学、眼科学、耳鼻咽喉科学、皮肤科学和口腔医学等。20世纪50年代以后，随着临床医学的迅速发展，上述学科进一步细化为门类众多的专业亚学科。例如，内科学细分成传染病学、神经病学、精神病学、呼吸病学、心血管病学、消化病学、肾脏病学、血液病学、内分泌病学、营养与代谢病学、风湿病学、老年病学等亚学科；外科学则细分成麻醉学、普通外科学、神经外科学、心胸外科学、创伤外科学、骨科学、泌尿外科学、显微外科学、整形外科学、血管外科学等亚学科。

二、实用临床医学概论的内容

本教材的学习对象是各类非临床医学专业学生，由于这些学生与临床医学专业学生不同，他们学习临床医学知识的目的，并非用于疾病的诊断和治疗，而在于了解与熟悉临床医学的理论体系、知识结构以及疾病的诊治过程与防治方法，以便为日后自己所从事的专业服务。因此，本教材在内容安排上，力求密切结合非临床医学专业学生学习临床医学的专业特点，注重“概论”的内涵与形式，努力做到既有一定水平的知识性、理论性和先进性，保证教学质量，又有较好的实用性、趣味性和可读性，激发学生的学习兴趣，提高教学效果。在内容编排上，分为诊断篇、内科篇、外科篇、妇产科篇、儿科篇及其他临床医学相关知识等六大部分，每部分主要介绍与非临床医学专业学习特点相关的常见、多发疾病的“三基”知识，而在介绍具体疾病时则与临床医学专业所用教材明显不同，分为疾病概述、诊断依据、转归及预后、治疗原则与主要措施四大部分，并在每一章后编写了相关链接、拓展阅读和思考与训练等内容。

三、实用临床医学概论的学习要领

临床医学的整体性、实践性强，涉及的知识范围十分广泛，学科划分愈来愈细，内容十分丰富。为了适应本书非临床医学专业特点的编写目的与要求，我们仅对诊断学的基本理论和基本方法，内科学、外科学、妇产科学和儿科学的部分常见多发疾病作了较为详细的叙述，并对一些与之相关的临床医学知识进行了简要的介绍。然而，撰写本书各个章节的作者，均是国内高等医学院校具有较高学术水平、丰富的医学教学及临床经验的专家学者，故本书虽篇幅不多，却言简意赅、重点突出、理论联系实际，仍不失为一本既具有非临床医学专业特色，又具有实用性与可读性的较好的学习资料。因此，建议读者认真学习，以期提高自己的临床医学水平。如欲更加深入地学习与钻研，请参阅每章后所列参考文献。

由于非临床医学专业学生学习临床医学知识的目的，完全不同于临床医学专业，故《实用临床医学概论》着重介绍诊断学的基本理论和基本方法，以及内、外、妇、儿科部分常见多发疾病的概述、诊断依据、转归及预后、治疗原则与主要措施，而疾病的流行病学、病因学、发病机制、鉴别诊断等方面的相关内容，本书涉及较少，仅简要地加以叙述。因此，其内容无论是广度还是深度方面均是十分有限的。如需要更加全面地了解临床医学，可参考相关临床医学专业本、专科内、外、妇、儿科学教材。

虽然非临床医学专业的培养目标并不是直接参与对疾病进行诊断与治疗的临床医师，但是这些专业仍属于临床医学范畴或是与临床医学相关或交叉的边缘学科，培养的是间接为医疗卫生事业及患者服务的专业人员。因此，客观上要求非临床医学专业的学生必须比较全面地了解与熟悉临床医学的理论体系、知识结构，以及疾病的诊治过程与防治方法，以拓宽其知识面，为日后胜任工作打下坚实的基础。在学习实用临床医学概论的过程中，应密切结合本专业的学习特点及相关知识，寻找非临床医学专业与临床医学知识之间的结合点，主动、自觉地调动自己的学习积极性和兴趣，积极探索适合自身实际的学习方法，重点掌握临床医学的基本理论、基本知识和基本技能，同时注重发现问题、分析问题与解决问题能力的培养。此外，临床医学与基础医学、预防医学间的横向联系密切，其本身的纵向变化与更新频繁，处于动态发展、内容日益丰富的过程中。因此，学习本课程时切忌死记硬背，应在理解的基础上进行记忆，以利收到事半功倍的效果，提高学习效率。还要树立"终身教育"的理念，在学习中注重培养良好的自学能力，以便日后能从自学中不断提高，并丰富自己的临床医学知识。

（徐　刚）

第一篇　诊　断　学

第一章 诊断学概要

本章主要介绍诊断学概况，使非临床医学专业学生了解诊断学的定义及其在临床医学中的地位与作用，熟悉诊断学的基本内容，掌握症状与体征的概念，了解问诊和系统体格检查的重要性，了解临床医生的基本功及诊断疾病的基本程序。

诊断学（diagnostics）是一门由基础医学过渡到临床医学各学科十分重要的桥梁课程、临床基础课程，为医学生必修课程。

一、诊断学概念

诊断学是研究诊断疾病基础理论、基本知识、基本技能及诊断思维的一门临床基础学科。诊断学以解剖学、生理学、组织学与胚胎学、生物化学、免疫学、病理解剖学、病理生理学、药理学等医学基础知识作铺垫，为内科、外科、妇产科、儿科等临床各学科打基础，是临床医学专业学生必修的主干课程，也是非临床医学专业学生了解临床疾病诊断的必经之路。

二、诊断学主要内容

诊断学主要内容包括症状和体征、体格检查、病史采集与病历书写、实验室检查、心电图等辅助检查等。

（一）症状与体征

症状是患病时患者主观感到的异常感觉或不适感觉，是病史的主要部分，由医生通过与患者交谈（即问诊采集病史）而获得。如临床常见的腹痛、胸闷、心悸、皮肤瘙痒等。如此作出的诊断为症状学诊断。体征是患者的体表或内部结构发生了可观察到的或感触到的异常表现，能被医师通过体格检查客观发现，如心脏杂音、肝脾肿大等等。症状与体征可同时并存，也可单独存在。

（二）体格检查

医师利用自己的感官（眼、鼻、手等）视、触、叩、听、嗅或借助如听诊器、血压计、压舌板等简单的工具对患者进行检查，发现其生理机能异常或结构变化等客观表现（即体征）的诊断方法即为体格检查。通过体格检查作出的诊断称为检体诊断。

（三）病史采集与病历书写

病史采集即问诊，是医生与患者（或知情者）交谈以了解疾病的发生、发展过程。问诊结合系统的体格检查即可得出初步诊断。将通过问诊、查体、辅助检查、诊断、治疗、护理等医疗活动获得的有关资料，进行归纳、分析、整理形成医疗活动记录即为病历书写，它是诊断工作中的一份全面记录和总结，(完整的病历可深刻体现出医疗质量和学术水平的高低，要求客观、真实、准确、及时、完整，其格式与内容有严格而统一的具体要求。)是反映患者病情的法律文件。

(四) 实验室检查

通过物理、化学、生物学、免疫学等实验室检查方法对患者血液、排泄物、体液、组织标本等进行检查，以获得病原学、病理形态学与生理机能改变结果的诊断方法。

(五) 辅助检查

辅助检查包括心电图、X线、超声检查等临床常用诊断技术，为临床诊断提供帮助。实验室检查与辅助检查有利于提高临床诊断水平，但不能盲目依赖。

三、诊断学学习方法与要求

诊断学的基本理论、基本技能及诊断思维均为临床医生必备的基本功，其实践性非常强，学习方法与基础医学不同，分课堂理论学习、实验室实验与病房床边实习三种形式，理论与实践相结合。诊断学技能训练紧密贯穿于所有临床课程学习过程中，须多次反复、不断临床实践。通过本课程学习仅初步掌握了规范的体格检查手法、问诊基本方法及病历书写与临床诊断思维基本框架，在后续内科、外科、妇科、儿科等临床课程学习过程中还应不断进行反复训练，不断提高，并在临床工作中不断充实与更新。

鉴于其在临床医学中的重要性与特殊性，非临床医学专业学生要了解临床知识必须从诊断学入手。具体要求：了解临床常见症状，了解如何进行全身系统体格检查，了解如何通过问诊获得症状、通过体格检查获取体征并作出初步诊断；熟悉病历书写格式与要求；了解临床常用血液检查、尿液检查、粪便检查、血液生化检查、免疫学检查，熟悉这些检查项目的正常值及其临床意义；了解正常心电图及常见心律失常心电图表现，了解X线及超声检查的临床应用。

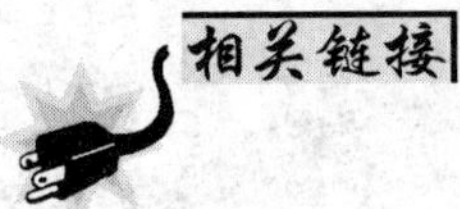

诊断学发展史

“诊断”(diagnosis)一词来源于希腊语，意思为识别、判断。公元前五六世纪是古希腊繁荣时期，当时医学界杰出的代表人物就是被后人奉为医圣的 Hippocrates(公元前460至公元前377年)，他编著的《希波克拉底全集》成为当时西方医学的代表。Hippocrates 对诊断学的贡献是强调注意主诉和既往史，强调要认真观察并系统检查患者，通过观察再去识别判断(即诊断)。他描述的恶液质病容被称为希氏面容，至今医学教科书中仍在引用。他还用直接听诊法发现了胸膜摩擦音和肺部啰音(醋沸音)。公元2世纪时，罗马名医 Galen 首次建立了系统的脉搏学说，区分了人的动脉和静脉，还首创了直肠与阴道内镜，大大推进了当时医学诊断水平。17世纪文艺复兴运动对近代医学起到了明显的推进作用。18世纪初物理、化学、生物学等方面的飞速发展，更使诊断手段产生了质的飞跃。1761年，奥地利医师 Auenbrugger 根据叩打酒坛听声音变化测酒剩余量而得到启示发明了叩诊法。1816年，

Laennec R T H 发明了木制听诊器。1828 年，Piorry 发明叩诊锤，创建了间接叩诊法，被一直沿用至今。1868 年，Wcmderlich C R A 发表《临床体温测定的近代基础知识》提倡用体温曲线的记录方法。1870 年，Albutt T C 推广应用临床体温计。1883 年，Basch Q S 开始在临床上使用血压计测量血压。1888 年，Bazzi-Bianchi 发明了双耳件软管听诊器，大大提高了听诊效果。

在实验室检查及辅助检查方面，17 世纪末 Leeuwenhock 首创显微镜，对病因诊断做出巨大贡献。1854 年，Welcher 创立了血红蛋白计。19 世纪末临床上开始了细菌学和血清学检查。20 世纪发明 X 射线仪、心电图仪。现代用于疾病诊断的高科技手段日新月异，推动着临床医学大步前进。

诊断学在我国的发展也历史悠久、源远流长。早在公元前 5 世纪的战国时期“望闻问切”四诊已广为流传。我国最早的医学论著《内经》(公元前 3 世纪)中就有了关于诊法和病机的阐述，晋代医学家王叔和编写的《脉经》，使中医的切诊达到了相当完善的程度。汉代著名医学家张仲景在他的《伤寒论》中运用六经辨证，为中医诊断学的发展做出进一步的贡献。中医理论中一直强调整体观念、辨证论治、辨证求因等较系统的诊断思维，并十分重视对临床经验的总结，早在周代就有了病案记录。西汉时期，一代名医淳于意(公元前 3 世纪)首创了“珍籍”，详细记载了患者的姓名、住址、职业、症候、辨证、方药、预后、诊病日期，作为复诊时的参考。

近年来，随社会环境改变与发展及疾病发生机制研究的深入，证实心理因素、社会因素均为影响健康导致疾病产生的重要因素，故疾病的诊断治疗由传统的生物医学模式转为生物-心理-社会医学模式。循证医学(即遵循科学证据的医学)的推广应用，使诊断思维更具科学性，极大提高了临床诊治水平。

(许　航)

第二章　临床常见症状

本章阐述的发热、咳嗽与咳痰、咯血、呼吸困难、胸痛、心悸、腹痛与腹泻、呕吐与呕血、黄疸、水肿、血尿、尿频尿急与尿痛、头痛、昏迷均为临床常见症状。重点讲述发热、呼吸困难、咯血、腹痛、呕血、黄疸。学习的重点是掌握发热的临床分度与常见热型，咯血呕血的鉴别，腹泻、血尿的概念等，了解常见症状出现的最常见原因，了解伴随症状。

症状(symptom)是指机体在疾病状态下患者主观感受到的异常或不舒适感，如发热、咳嗽、腹痛等。疾病的症状很多，受个体差异、环境等多种因素影响，同一疾病可有不同症状，不同疾病也可有某些相同症状。所以在临床诊断过程中，不能单凭一个或几个症状片面作出诊断，而必须对所有临床资料进行综合分析判断。

第一节　发　　热

因神经、体液因素调节着机体的产热与散热并保持动态平衡，故人体正常体温相对恒定为36.3～37.2℃(口测法)。通常体温下午较早晨略高，运动或进食后也略有增高，女性月经期前或妊娠期体温稍高，老年人因代谢率低于青壮年体温偏低，生理状况下24小时体温波动一般不超过1℃。各种原因引起机体体温调节中枢功能障碍致使体温升高超出正常范围，称为发热(fever)。

一、病因

发热病因临床上分感染性与非感染性两大类，以前者为多见。

(一) 感染性发热

各种病原体如细菌、病毒、支原体、立克次体、螺旋体、真菌、寄生虫等感染均可引起发热。

(二) 非感染性发热

常见原因有：

1. 无菌性坏死物质的吸收　大手术后组织损伤、内出血、大面积烧伤等机械、物理或化学性损伤；因血管栓塞或血栓形成致心脏、肺、脾等梗死或肢体坏死；癌、白血病、溶血反应等组织坏死与细胞破坏。

2. 抗原-抗体反应　如药物热、风湿热、血清病、结缔组织病等变态反应与过敏性疾病。

3. 内分泌代谢障碍　如甲亢、重度脱水、内分泌与代谢性疾病。

4. 体温调节中枢功能失常　如中暑、重度安眠药中毒、脑出血、脑外伤。

5. 引起皮肤散热减少的皮肤病变及循环障碍　如广泛性皮炎、鱼鳞病、慢性心功能不全。

6. 自主神经功能紊乱　由于自主神经功能紊乱影响了体温调节，使产热大于散热出现发热。此种发热称为功能性发热。

二、临床表现

(一) 发热的分度(口腔温度)

低热 37.3～38℃；中等度热 38.1～39℃；高热 39.1～41℃；超高热 41℃以上。

(二) 热型与临床意义

将不同时间测得的体温记录在体温单上，并连成曲线，此曲线即为热型(fever type)。

常见热型有：

1. 稽留热(continued fever)　体温持续维持在 39～40℃以上达数天或数周，24 小时内温差波动不超过 1℃。临床常见于大叶性肺炎、斑疹伤寒及伤寒高热期。

2. 弛张热(remittent fever)　体温常在 39℃以上，波动幅度大，24 小时内波动幅度大于 2℃，其最低体温一般也高于正常水平。常见于脓毒血症、风湿热、肝脓肿、重症肺结核等。

3. 间歇热(intermittent fever)　高热与无热期反复交替出现，体温急骤升高 39℃以上持续数小时或更长时间，然后降至正常，经数小时或数天的无热间歇期后，又再次升高，如此反复发作，常见于疟疾、急性肾盂肾炎。

4. 回归热(recurrent fever)　体温骤升至 39℃以上，持续数天后又骤降至正常水平，高热与无热期各持续若干天后规律性交替一次。可见于回归热、霍杰金(Hodgkin)病、周期热等。

5. 波状热(undulant fever)　体温逐渐升至 39℃或以上，数天后逐渐降至正常，如此反复。见于布鲁菌病。

6. 不规则热(irregular fever)　发热无一定规律。常见于结核病、风湿热、支气管肺炎、渗出性胸膜炎。

须注意：发热为临床最常见症状之一，典型热型有助于疾病的诊断与鉴别诊断，但由于抗生素、解热药等的广泛使用干扰了自然病程，疾病发展过程中并发症、伴发症的出现与存在，以及个体对病变的反应性不同(如老年人严重感染时可不出现高热甚至无热)等因素，均可使热型变得不典型。故临床诊断疾病时不能单一依据热型，还必须根据患者具体情况结合伴随症状综合分析判断。

三、伴随症状

(一) 发热伴寒战

常见于大叶性肺炎、脓毒血症、急性胆囊炎、急性肾盂肾炎、药物热、流行性脑脊髓膜炎、疟疾、钩端螺旋体病、急性溶血或输血反应等。

（二）发热伴淋巴结肿大

常见于局灶性化脓性感染、淋巴结结核、风疹、丝虫病、白血病、淋巴瘤等。

（三）发热伴口唇单纯疱疹

常见于流行性感冒、大叶性肺炎、流行性脑脊髓膜炎、间日疟等。

（四）发热伴结膜充血

常见于普通上呼吸道感染和急性传染病早期，如麻疹、流行性出血热、斑疹伤寒、钩端螺旋体病等早期。

（五）发热伴皮疹

常见于麻疹、猩红热、风疹、水痘、斑疹伤寒、风湿热、系统性红斑狼疮、药物热等。

（六）发热伴皮肤黏膜出血

常见于重症感染及某些急性传染病，如流行性出血热、病毒性肝炎、斑疹伤寒、脓毒血症等，以及某些血液病，如急性白血病、重症再生障碍性贫血、恶性组织细胞病等。

（七）发热伴肝脾肿大

常见于病毒性肝炎、肝及胆道感染、疟疾、系统性红斑狼疮、白血病、淋巴瘤及传染性单核细胞增多症等。

（八）发热伴昏迷

常见于流行性乙型脑炎、流行性脑脊髓膜炎、中毒性菌痢、中暑、脑出血、巴比妥类药物中毒等。

第二节　咳嗽与咳痰

咳嗽（cough）是机体的一种保护性反射动作，在呼吸道受刺激后通过此反射动作清除呼吸道内的分泌物及异物。

咳痰（expectoration）是借咳嗽动作将呼吸道内病理性分泌物（痰液）排出口腔外的现象。

一、病因

（一）呼吸道疾病

呼吸道感染是引起咳嗽、咳痰最常见的原因。从鼻咽部到支气管某个部位呼吸道黏膜受刺激时，均可引起咳嗽。咽喉炎、喉结核、喉癌、气管或支气管炎、支气管扩张症、支气管哮喘、支气管内膜结核、异物、过敏因素对气管支气管的刺激、各种病原微生物（细菌、结核菌、真菌、病毒、支原体或寄生虫等）感染以及肺部肿瘤等均可引起咳嗽和（或）咳痰。

（二）胸膜疾病

胸膜炎、自发性气胸或胸腔穿刺胸膜受刺激也可引起咳嗽。

（三）心血管疾病

左心衰竭引起肺淤血或肺水肿时，因肺泡及支气管内有浆液性或血性渗出物，可引起咳嗽。右心衰竭时体循环中的静脉栓子导致肺栓塞也可引起咳嗽。

（四）中枢神经因素

在大脑皮质控制下可随意引起咳嗽反射或抑制咳嗽反射。脑炎、脑膜炎时也可出现咳嗽。

二、临床表现

（一）咳嗽的性质

分为无痰或痰量极少的干咳与有痰的湿性咳嗽。干咳常见于急性咽喉炎、急性支气管炎早期、胸膜炎、早期或轻症肺结核、精神紧张等。湿性咳嗽多见于慢性支气管炎、肺炎、支气管扩张、肺脓肿、空洞型肺结核、肺淤血、肺水肿等。

（二）咳嗽发作与时间规律

晨咳常见于慢性支气管炎、支气管扩张、肺脓肿；夜咳多见于左心功能不全、肺结核；突发性咳嗽常由刺激性气体、异物、急性咽喉炎引发；长期慢性咳嗽常见于慢性呼吸系统疾病，如慢性支气管炎、支气管扩张症、肺脓肿及肺结核；反复发作性咳嗽见于支气管哮喘、支气管淋巴结核、百日咳等。

（三）咳嗽的音色

金属调提示肿瘤（纵隔肿瘤、主动脉瘤或支气管癌）压迫气管；嘶哑常提示有发声器官病变、喉返神经麻痹；犬吠样常见于喉头水肿、气管受压；咳嗽无力见于极度衰竭、声带麻痹者；发作性痉挛样咳嗽多见于百日咳（终末出现鸡鸣样咳嗽）。

（四）痰的性质和量

痰的性质可分为黏液性、浆液性、脓性和血性等。黏液性痰多见于急性支气管炎、支气管哮喘及大叶性肺炎的初期，也可见于慢性支气管炎、肺结核等；浆液性痰见于肺水肿；脓性痰见于化脓性细菌性感染；血性痰是由于呼吸道黏膜血管受损所致，如粉红色泡沫痰是肺水肿的特征，铁锈色痰为典型肺炎球菌肺炎的特征；恶臭痰见于厌氧菌感染。痰量的多少与疾病相关，急性呼吸道炎症、气管或支气管受压、异物等情况痰量较少，而支气管扩张症、肺脓肿可有大量脓痰，且静置后痰液出现分层现象：上层为泡沫，中层为浆液或浆液脓性，下层为坏死物质。

三、伴随症状

（一）咳嗽伴发热

多见于急性呼吸系统感染（呼吸道感染、肺炎、支气管扩张伴感染、胸膜炎）、呼吸道传染病（流行性感冒、结核、麻疹、白喉）等。

（二）咳嗽伴呼吸困难

见于呼吸道阻塞、较严重的肺部病变、心功能不全，如喉水肿、喉肿瘤、支气管哮喘、慢性阻塞性肺病、重症肺炎、肺结核、大量胸腔积液、气胸、肺淤血、肺水肿及气管或支气管异物等。

（三）咳嗽伴胸痛

提示病变累及胸膜，常见于肺炎、胸膜炎、支气管肺癌、肺梗死和自发性气胸等。

(四) 咳嗽伴咯血

常见于支气管扩张症、肺结核、肺脓肿、支气管肺癌、二尖瓣狭窄等。

(五) 咳嗽伴大量脓痰

常见于支气管扩张症、肺脓肿等。

(六) 咳嗽伴有哮鸣音

多见于支气管哮喘、慢性喘息性支气管炎、心源性哮喘、弥漫性泛细支气管炎、气管与支气管异物等。

第三节　咯　　血

喉及喉以下的呼吸道出血经口排出，称为咯血(hemoptysis)。咯血须与口腔、鼻腔、上消化道出血鉴别，鉴别时须先检查口腔与鼻咽部，还需与呕血进行鉴别。呕血(hematemesis)是指上消化道出血经口腔呕出，出血部位多见于食管、胃及十二指肠。咯血与呕血的鉴别方法见本章第八节。

一、病因

咯血主要为呼吸系统疾病和心血管疾病所引起。

(一) 呼吸系统疾病

呼吸系统疾病是咯血最常见原因。

1. 支气管疾病　常见有支气管扩张症、支气管肺癌、支气管内膜结核和慢性支气管炎等。

2. 肺部疾病　以肺结核、肺炎、肺脓肿引起咯血最多见，我国咯血首要原因为肺结核。

(二) 心血管疾病

较常见的是二尖瓣狭窄导致的肺淤血，其次是左心功能不全所致的肺水肿，先天性心脏病因肺动脉高压也可引起咯血。表现为小量咯血或痰中带血、粉红色泡沫样血痰和黏稠暗红色血痰。

(三) 其他

传染病、血液病、风湿病等也可引起咯血。

二、临床表现

(一) 年龄

青壮年咯血常见于肺结核、支气管扩张症、二尖瓣狭窄等；40 岁以上有长期吸烟史(纸烟 20 支/日，20 年以上)者，应高度警惕支气管肺癌的可能，支气管肺癌可表现为间断性或持续性痰中带血。

(二) 咯血量

每日咯血量在 100ml 以内为小量咯血；每日 100～500ml 为中等量咯血；每日 500ml 以

上或一次咯血 100～500ml 即为大量咯血。大咯血常见于空洞性肺结核、支气管扩张症和慢性肺脓肿(因血管被侵蚀、破裂所致)。

(三) 颜色和性状

颜色鲜红见于出血量大、速度较快或支气管动脉出血;色暗红提示支气管静脉出血;铁锈色痰见于肺炎球菌性肺炎、肺吸虫病等;砖红色胶胨样血痰见于肺炎杆菌性肺炎(Klebssiellar pneumonia);浆液性粉红色泡沫样血痰为急性左心衰竭肺水肿的特征性表现。

(四) 患者全身状况

反复咯血但全身状况尚佳常见于支气管扩张、慢性支气管炎、肺囊肿等;全身状况较差且进行性加重可见于原发性支气管癌、迁延不愈的肺结核、慢性肺脓肿等。

三、伴随症状

(一) 咯血伴发热

多见于呼吸系统感染、急性传染病、肿瘤,如肺结核、肺炎、肺脓肿、流行性出血热、肺出血型钩端螺旋体病、支气管肺癌等。

(二) 咯血伴胸痛

见于病变累及胸膜时,如肺炎球菌性肺炎、肺结核、肺梗死、支气管肺癌等。

(三) 咯血伴脓痰

多见于支气管扩张症、肺脓肿、空洞型肺结核继发细菌感染等。干性支气管扩张症表现为反复咯血而无脓痰。

(四) 咯血伴皮肤黏膜出血

可见于血液病、风湿病、肺出血型钩端螺旋体病和流行性出血热等。

(五) 咯血伴呛咳

见于支气管肺癌、支原体肺炎。

(六) 咯血伴黄疸

见于钩端螺旋体病、肺炎球菌性肺炎等。

第四节 呼吸困难

呼吸困难(dyspnea)指患者主观上感觉空气不足、呼吸费力,客观上表现为呼吸用力,严重者可有鼻翼扇动、张口抬肩、端坐呼吸、口唇发绀,辅助呼吸肌也参与呼吸运动,并有呼吸频率、深度及节律的异常。

一、病因

呼吸困难原因很多,最常见的是呼吸系统疾病、循环系统疾病引起肺通气和(或)换气功能障碍所致。

(一) 呼吸系统疾病

1. 呼吸道阻塞 呼吸道的炎症、水肿、异物、肿瘤等气道阻塞导致肺通气障碍引起呼吸困难。常见有气管异物、喉头水肿、喉癌、支气管哮喘、急性支气管炎、慢性支气管炎、慢性阻塞性肺气肿、支气管肺癌等。

2. 肺脏疾病 肺炎、肺结核、肺不张、肺脓肿、肺水肿、肺淤血等使肺泡呼吸面积减少,影响气体交换而出现呼吸困难。

3. 胸廓与胸膜疾病 气胸、大量胸腔积液、严重胸膜粘连、胸廓畸形、外伤等使肺组织受压,肺扩张受限,肺容积及肺活动度减小,导致肺通气换气障碍而出现呼吸困难。

4. 各种原因所致呼吸肌功能障碍 重症肌无力累及呼吸肌、药物引起呼吸肌麻痹、膈肌麻痹等使肺通气、换气功能障碍,引发呼吸困难。

(二) 心血管系统疾病

各种原因引起的心功能不全都可出现呼吸困难,尤以左心功能不全最明显。常见于高血压性心脏病、冠状动脉心脏病、风湿性心瓣膜病、心肌炎、心肌病等,因肺淤血、肺水肿和肺泡弹性降低,影响通气和换气功能而出现呼吸困难。

(三) 中毒

常见于尿毒症、糖尿病酮症酸中毒、急性传染病、急性感染性疾病、脓毒血症、吗啡类、巴比妥类及有机磷中毒等,刺激或抑制呼吸中枢。

(四) 血液病

大出血或休克、重度贫血、高铁血红蛋白血症、硫化血红蛋白血症等,红细胞携氧减少,血氧含量降低,刺激呼吸中枢。

(五) 神经精神因素

外伤、感染、出血、肿瘤等颅脑疾病;癔病、过度换气综合征、神经官能症等。

二、临床表现

(一) 肺源性呼吸困难

由呼吸系统疾病引起,分以下三种:

1. 吸气性呼吸困难 吸气费力、显著困难,伴有干咳、吸气性高调哮鸣音,严重者出现"三凹征"(胸骨上窝、锁骨上窝、肋间隙向内凹陷)。常见于各种原因引起的喉、气管、大支气管狭窄与梗阻,如喉头水肿、气管异物、白喉等。

2. 呼气性呼吸困难 表现为呼气费力、缓慢、时间延长,伴有哮鸣音。常见于下呼吸道病变,如支气管哮喘、慢性阻塞性肺气肿、喘息型慢性支气管炎等。

3. 混合性呼吸困难 呼气、吸气均费力,呼吸浅快,可出现病理性呼吸音。见于肺部广泛病变,如重症肺炎、重症肺结核、大片肺不张、大量胸腔积液、气胸、弥漫性肺间质纤维化等。

(二) 心源性呼吸困难

由循环系统疾病引起,主要见于左、右心功能不全,尤以左心功能不全所致呼吸困难明显。

左心功能不全所致呼吸困难的临床表现特点有：① 呼吸困难在活动时出现或加重，休息时减轻或消失；卧位明显，坐位或立位时减轻。② 急性左心功能不全时常出现夜间阵发性呼吸困难，即睡眠中突然胸闷憋醒，被迫坐起，轻者数分钟或数十分钟缓解，重者气喘明显有哮鸣音、大汗淋漓、面色青紫，甚至咳粉红色泡沫样痰，两肺底有细湿啰音，心率加快，可有奔马律，这种现象称为“心源性哮喘”(cardiac asthma)。③ 慢性左心功能不全时常有持续性端坐呼吸(orthopnea)。④ 强心剂、利尿扩张剂有效，改善左心功能后呼吸困难症状随即好转。

(三) 中毒性呼吸困难

代谢性酸中毒时出现深长而规则的呼吸，伴有鼾音，称为酸中毒大呼吸(Kussmaul 呼吸)；某些药物如吗啡类、巴比妥类等中枢抑制药物和有机磷中毒时，可抑制呼吸中枢引起呼吸缓慢、变浅，伴有呼吸节律异常的潮式呼吸 (Cheyne - Stokes 呼吸)或间停呼吸(Biots 呼吸)。

(四) 血源性呼吸困难

重度贫血、高铁血红蛋白血症、硫化血红蛋白血症等血液病以及大出血或休克导致的呼吸困难表现为呼吸频率加快，心率加快。

(五) 神经精神性呼吸困难

重症颅脑疾患，如脑出血、脑炎、脑膜炎、脑脓肿、脑外伤及脑肿瘤等，呼吸慢而深长常伴有节律异常，呼吸困难可表现为呼吸遏制、双吸气(抽泣样呼吸)等；精神性呼吸困难如癔症等呼吸浅表频数，呈发作性，伴有叹息样呼吸，易过度通气出现口周、四肢麻木、手足抽搐等呼吸性碱中毒症状。

三、伴随症状

(一) 呼吸困难伴发热

多见于感染性疾病和中枢神经系统疾病，如肺炎、肺脓肿、肺结核、胸膜炎、急性心包炎、颅内感染、脑出血等。

(二) 呼吸困难伴咳嗽、咳痰

常见于慢性支气管炎、阻塞性肺气肿继发肺部感染、支气管扩张症、肺脓肿等；伴大量泡沫痰可见于有机磷中毒，伴粉红色泡沫痰见于急性左心衰竭。

(三) 发作性呼吸困难伴哮鸣音

多见于支气管哮喘、心源性哮喘。

(四) 呼吸困难伴一侧胸痛

见于大叶性肺炎、急性渗出性胸膜炎、肺栓塞、自发性气胸、急性心肌梗死、支气管肺癌等。

(五) 呼吸困难伴意识障碍

见于脑出血、脑膜炎、糖尿病酮症酸中毒、尿毒症、肺性脑病、急性中毒、休克型肺炎等。

第五节　胸　　痛

胸痛(chest pain)指胸部体表、骨骼肌及内部的疼痛。大多由胸部疾病引起,少部分因放射痛或牵涉痛而起。放射痛或牵涉痛(radiating pain)指除患病器官局部疼痛外,远离该器官的某体表或深部组织也出现疼痛。如心绞痛除出现心前区、胸骨后疼痛外也可放射至左肩、左臂内侧或左颈、左侧面颊部等。

一、病因

(一)胸壁疾病

皮下蜂窝织炎、带状疱疹、肋间神经炎、肋软骨炎、流行性肌炎、肋骨骨折等。

(二)心血管疾病

冠状动脉心脏病(心绞痛、心肌梗死)、心肌病、二尖瓣或主动脉瓣病变、急性心包炎、胸主动脉瘤(夹层动脉瘤)、肺动脉高压等。

(三)呼吸系统疾病

胸膜炎、胸膜肿瘤、自发性气胸、血胸、支气管炎、支气管肺癌等、纵隔疾病(纵隔炎、纵隔气肿、纵隔肿瘤)等。

(四)其他

过度通气综合征、食管炎、食管癌、食管裂孔疝、膈下脓肿、肝脓肿、脾梗死、多发性骨髓瘤、急性白血病等。

二、临床表现

(一)发病年龄

青壮年胸痛多由结核性胸膜炎、自发性气胸、心肌炎、心肌病、风湿性心瓣膜病等引起,40岁以上则须考虑心绞痛、心肌梗死和支气管肺癌。

(二)胸痛部位

胸壁疾病引起胸痛定位明确,可有压痛;炎症病变导致胸痛往往有局部红、肿、热、痛;带状疱疹所致胸痛,可见成簇的水泡沿一侧肋间神经分布不超过体表中线伴剧痛;肋软骨炎引起胸痛,常在第一、二肋软骨处见单个或多个隆起,局部有压痛但无红肿;心绞痛及心肌梗死的胸痛多在胸骨后方和心前区或剑突下,可向左肩和左臂内侧放射达无名指与小指,也可放射至左颈或面颊部被误认为牙痛;自发性气胸、胸膜炎、肺梗死等的胸痛患侧剧烈疼痛,多位于腋中线及腋前线附近;肺上沟癌引起疼痛多以肩部、腋下为主,向上肢内侧放射。

(三)胸痛性质与强度

胸痛性质多种多样。心绞痛呈绞榨样痛并有重压窒息感,心肌梗死则疼痛更为剧烈,伴有恐惧、濒死感;带状疱疹呈刀割样或灼热样剧痛;食管炎多呈烧灼痛;肋间神经痛为阵发性灼痛或刺痛;气胸在发病初期有断裂样疼痛;胸膜炎常呈隐痛、钝痛和刺痛,干性胸膜炎可表现为尖锐性刺痛或撕裂痛；肌痛为酸痛；骨痛呈酸痛或锥痛；原发性肺癌、纵隔肿瘤呈闷痛；肺梗死出现突然的剧烈或绞痛，伴呼吸困难与发绀。

(四) 胸痛持续时间

炎症、肿瘤、栓塞或梗死所致疼痛呈持续性，而平滑肌痉挛或血管狭窄缺血所致的疼痛为阵发性。如心绞痛发作时间短暂，持续数分钟即缓解，而心肌梗死疼痛持续时间很长（数小时或更长）且不易缓解；纵隔炎症、食管炎可为持续性胸骨后钝痛。

(五) 影响疼痛因素

活动或精神紧张可诱发心绞痛，休息后或含服硝酸甘油或硝酸异山梨酯后即刻缓解，而心肌梗死则无效；食管疾病多在进食时发作或加剧，服用抗酸剂和胃动力药后减轻；胸膜炎及心包炎的胸痛可因咳嗽或用力呼吸而加剧；神经官能症的胸痛运动后可能好转；过度换气综合征的胸痛经面罩回吸呼气后缓解。

三、伴随症状

(一) 胸痛伴有咳嗽、咳痰和(或)发热

常见于气管、支气管和肺部疾病。

(二) 胸痛伴呼吸困难

常提示病变累及范围较大，如大叶性肺炎、自发性气胸、渗出性胸膜炎和肺栓塞等。

(三) 胸痛伴咯血

见于肺栓塞、支气管肺癌。

(四) 胸痛伴苍白、大汗、血压下降休克

见于心肌梗死、夹层动脉瘤、主动脉窦瘤破裂和大片肺栓塞。

(五) 胸痛伴吞咽困难

多提示食管疾病，如反流性食管炎等。

第六节　心　　悸

心悸(palpitation)是患者自觉心跳或心慌，伴有心前区不适感。体检可发现心率加快或减慢或心律不齐。心悸既为症状也为体征，其发生与心输出量、心肌收缩力等改变有关。

一、病因

(一) 心脏搏动增强

心肌收缩力增强引起心悸有生理性与病理性两类。生理性见于剧烈运动或精神过度紧张、大量吸烟、饮酒、饮浓茶或咖啡后、应用某些药物如麻黄素、咖啡因、肾上腺素、阿托品等；病理性见于各种心脏病（高血压性心脏病、主动脉关闭不全、二尖瓣关闭不全等）所致的心室肥大、其他引起心脏搏动增强的疾病如甲状腺功能亢进、贫血、发热、低血糖症、嗜铬细胞瘤等。

（二）心律失常

必律失常以期前收缩与心房颤动最常见，也常见于心动过速（窦性心动过速、阵发性室上性或室性心动过速等）、心动过缓（房室传导阻滞、窦性心动过缓或病态窦房结综合征）。

（三）心脏神经症

心脏神经症为自主神经功能紊乱所引起，心脏本身并无器质性病变。

二、临床表现

剧烈运动或精神过度紧张等生理性因素所致心悸，持续时间短暂，常无胸闷等其他不适。

病理性因素导致的心悸，则持续时间长或反复发作，与心律失常出现及存在时间长短有关。如突然发生的阵发性心动过速，心悸往往较明显，伴胸闷胸痛、气急、乏力、出冷汗，甚至休克、晕厥；而慢性心律失常，则因患者已逐渐适应而无明显心悸。

心脏神经症引起的心悸，多见于青年女性，临床表现除心悸外尚常有心率加快、心前区或心尖部隐痛，以及疲乏、失眠、头晕、头痛、耳鸣、记忆力减退等神经衰弱表现，且在焦虑、情绪激动等情况下更易发生。

三、伴随症状

（一）伴心前区疼痛

常见于冠状动脉粥样硬化性心脏病（心绞痛、心肌梗死）、心肌炎、心包炎、心脏神经症等。

（二）伴发热

见于急性传染病、风湿热、心肌炎、心包炎、感染性心内膜炎等。

（三）伴晕厥或抽搐

见于高度房室传导阻滞、心室颤动或阵发性室性心动过速、病态窦房结综合征。

（四）伴消瘦、出汗

最常见于甲状腺功能亢进（尚有食欲亢进、性情改变、突眼等）。

（五）伴呼吸困难

重症贫血、肺源性心脏病、各种心脏病所致心功能不全、心脏神经症等。

（六）伴贫血

见于各种原因引起的急性失血，此时常有虚汗、脉搏微弱、血压下降或休克。

第七节　腹痛与腹泻

一、腹痛

腹痛（abdomind pain）为临床极其常见症状，是由腹部脏器的器质性疾病或功能性失常以及腹外器官疾病引起的腹部范围的疼痛。多数由腹部脏器疾病所引起，腹腔外疾病及全身性疾病也可致腹痛。腹痛按起病急缓、病程长短分为急性与慢性。

（一）病因

1．急性腹痛

（1）炎症：急性腹腔内脏器炎症、腹膜急性炎症，如急性胃炎、急性肠炎、急性胰腺炎、急性出血坏死性肠炎、急性胆囊炎等。

（2）空腔脏器梗阻或扩张：如胃肠梗阻、胆道、泌尿道结石等。

（3）脏器扭转或破裂：腹内有蒂脏器（肠道、卵巢、胆囊、肠系膜、大网膜等）急性扭转、急性内脏破裂（肝破裂、脾破裂、异位妊娠）等。

（4）腹膜炎症：多由胃肠穿孔引起，少部分为自发性腹膜炎。

（5）腹腔内血管阻塞：肠系膜动脉栓塞、脾栓塞、夹层腹主动脉瘤和门静脉血栓形成。

（6）腹壁疾病：主要见于腹壁挫伤、脓肿及腹壁皮肤带状疱疹。

（7）腹部牵涉痛：急性下壁心肌梗死、肺炎、肺梗死、胸膜炎等。

（8）全身性疾病引起的急腹痛：糖尿病酮症酸中毒、尿毒症、腹型过敏性紫癜、铅中毒等。

2．慢性腹痛

（1）消化性溃疡：胃、十二指肠溃疡（慢性过程，周期性发作，节律性疼痛）。

（2）腹腔慢性炎症：慢性消化道及消化腺炎症，如慢性胃炎、胆囊炎、胰腺炎、溃疡性结肠炎、肠结核等；慢性腹膜炎，如结核性腹膜炎、慢性盆腔炎。

（1）腹内实质性脏器病变：肿瘤（胃癌、肝癌、胰腺癌）、肝淤血、肝炎、肝脓肿。

（2）腹内脏器慢性扭转：慢性胃扭转、肠扭转。

（3）肠寄生虫病：蛔虫、钩虫、绦虫病等。

（4）中毒与代谢障碍：尿毒症、铅中毒。

（5）植物神经功能紊乱：胃神经官能症、结肠激惹综合征等。

（二）临床表现

1．部位　疼痛部位一般即为病变所在，某些为牵涉痛引起。

2．性质与程度　急性腹痛常急骤、剧烈、呈刀割样、绞痛、锐痛；慢性腹痛缓慢或急骤起病，反复、迁延不愈，呈隐痛、钝痛、间歇性绞痛、烧灼样痛等。烧灼样痛与胃酸等化学性刺激有关；空腔脏器痉挛、扩张、梗阻表现为绞痛；实质脏器牵张或腹膜外刺激出现持续性钝痛；脏器轻度扩张或包膜牵扯呈隐痛或胀痛；炎症与梗阻并存时为持续性疼痛阵发性加剧。如慢性、周期性、节律性左（中）上腹痛是消化性溃疡的特征性表现；胃、十二指肠溃疡穿孔为突发中上腹剧烈刀割样痛、烧灼样痛；急性胃炎、急性胰腺炎呈中上腹持续性剧痛或阵发性加剧；阵发性剑突下钻顶样痛是胆道蛔虫症典型表现；胆石症或泌尿系结石呈剧烈的阵发性绞痛伴辗转不安；转移性右下腹（麦氏点）痛为急性阑尾炎特有；急性弥漫性腹膜炎呈持续性、广泛性剧烈腹痛伴腹肌紧张（板样强直）。

3．诱因及缓解因素　酗酒、暴饮暴食史是急性胰腺炎的诱因；油腻食物可诱发胆囊炎或胆石症发作；部分机械性肠梗阻常与腹部手术有关；腹部受暴力后出现剧痛并伴有休克要考虑肝、脾破裂；十二指肠溃疡引起的饥饿痛、空腹痛进食后可缓解。

4．发作时间与体位的关系　胆胰疾病、胃部肿瘤或消化不良常有餐后痛；胃窦、十二指肠溃疡呈饥饿痛,发作呈周期性、节律性;胃黏膜脱垂患者喜左侧卧位;胰体癌患者仰卧时疼痛明显,前倾位或俯卧位时减轻;反流性食管炎患者烧灼痛在躯体前屈时明显,直立时减轻。

(三)伴随症状

1. 腹痛伴有发热、寒战　常见于感染性疾病,如急性胆道感染、胆囊炎、肝脓肿、腹腔脓肿等。

2. 腹痛伴呕吐　见于食管、胃肠病变,如胃炎、胃十二指肠溃疡、幽门梗阻等。

3. 腹痛伴反酸、嗳气　最常见于胃、十二指肠溃疡或胃炎。

4. 腹痛伴腹泻　见于消化吸收障碍或肠道炎症、溃疡或肿瘤。

5. 腹痛伴黄疸　见于肝胆胰疾病、急性溶血性贫血。

6. 腹痛伴血尿　见于泌尿系疾病,如输尿管结石等。

7. 腹痛伴休克　见于腹腔脏器破裂(如肝、脾或异位妊娠破裂)、心肌梗死等。

二、腹泻

腹泻(diarrhea)指排便次数增多,粪质稀薄或带有黏液,伴脓血或未消化的食物,即大便次数每日超过3次,粪便量大于每日200g,且水分超过粪便总量的80%。腹泻分急性与慢性两种,两个月以内为急性腹泻,超过两个月为慢性腹泻。

(一)病因

1. 急性腹泻

(1)肠道疾病:感染所致肠炎、Crohn病或溃疡性结肠炎急性发作、急性肠缺血、院内感染等。

(2)急性中毒:服食毒蕈、河豚、鱼胆及化学药物(如磷、铅、汞等)引起的腹泻。

(3)全身性感染:脓毒血症、伤寒或副伤寒、钩端螺旋体病等。

(4)其他:如变态反应性肠炎、过敏性紫癜、某些药物(如氟尿嘧啶、利血平及新斯的明等)引起腹泻。

2. 慢性腹泻　多为消化系统疾病、全身性疾病等引起。

(1)消化系统疾病:胃部疾病(慢性萎缩性胃炎、胃大部切除后胃酸缺乏等)、肠道感染(肺结核、慢性细菌性痢疾、慢性阿米巴痢疾、钩虫病)、肠道非感染性病变(Crohn病、溃疡性结肠炎、结肠多发性息肉、吸收不良综合征等)、肠道肿瘤、胰腺疾病、肝胆疾病等。

(2)全身性疾病:甲状腺功能亢进、肾上腺皮质功能减退、胃泌素瘤、糖尿病性肠病、系统性红斑狼疮、尿毒症、肠易激综合征、神经功能性腹泻。

(二)临床表现

1. 起病及病程　急性腹泻起病急骤、病程较短,多为感染或食物中毒所致;慢性腹泻起病缓慢、病程较长,多见于慢性感染、非特异性炎症、吸收不良、肠道肿瘤或神经功能紊乱等。

2. 次数及粪便性质　急性感染性腹泻每天排便次数可多达10次以上,若为细菌感染常有黏液血便或脓血便;阿米巴痢疾的粪便呈暗红色或果酱样;慢性腹泻如慢性痢疾、炎症性肠病及结肠直肠癌等可为稀便,亦可带黏液、脓血;粪便中带黏液而无病理成分者常见于肠易激综合征。

3. 与腹痛的关系　是否伴有腹痛与病变部位有关。急性腹泻常有腹痛，尤以感染性腹泻为明显；小肠疾病的腹泻疼痛常在脐周，便后腹痛缓解不明显；而结肠疾病则疼痛多在下腹，且便后疼痛常可缓解；霍乱往往无明显腹痛。

（三）伴随症状

1. 伴发热　各种感染性疾病引起的腹泻多见发热，如急性细菌性痢疾、伤寒或副伤寒、肠结核、肠道恶性淋巴瘤、Crohn 病、溃疡性结肠炎急性发作期、脓毒血症等。

2. 伴里急后重　见于结肠直肠病变，如急性痢疾、直肠炎症或肿瘤等。

3. 伴重度失水　常见于分泌性腹泻，如霍乱、细菌性食物中毒或尿毒症等。

4. 伴明显消瘦　多见于小肠病变为主者，如胃肠道恶性肿瘤、肠结核及吸收不良综合征。

第八节　呕吐与呕血

一、呕吐

呕吐(vomiting)指胃及部分小肠内容物，通过食管逆流排出口腔外的现象。

（一）病因

按发病机制可将病因分为以下几类：

1. 反射性呕吐　常见于消化系统疾病，如急慢性胃肠炎、消化性溃疡、急性胃扩张、胃肠梗阻、肝炎、、胆囊炎胆石症、急性胰腺炎、急性腹膜炎等，也可见于其他系统疾病，如扁桃体炎、急性心肌梗死、心力衰竭、休克、青光眼，及某些急性传染病，如流行性感冒、麻疹、猩红热等。

2. 中枢性呕吐　常见于颅脑疾病（脑膜炎、脑炎、出血、栓塞、外伤、肿瘤），尿毒症、糖尿病酮症酸中毒等全身性疾病，早孕，服用某些兴奋呕吐中枢的药物如洋地黄、吗啡等，一氧化碳、有机磷中毒，以及精神因素引起的癔症、神经性厌食等。

（二）临床表现

1. 呕吐的时间　晨起呕吐见于育龄妇女早期妊娠、尿毒症、慢性酒精中毒或功能性消化不良、鼻窦炎（因体位改变脓液经鼻后孔刺激咽部致恶心、干呕）；晚上或夜间呕吐见于幽门梗阻。

2. 呕吐的特点　反射性呕吐常有恶心的先兆，胃虽已排空仍干呕不止；中枢性呕吐常呈喷射状，胃内容物急剧而有力地喷出，常无恶心的先兆，颅内高压者以喷射状呕吐为特征。

3. 与进食的关系　进食过程中或餐后即刻呕吐，可能为胃溃疡或精神性呕吐；餐后1小时以上呕吐称延迟性呕吐，提示胃张力下降或胃排空延迟；餐后集体呕吐，多由食物中毒所致；餐后较久或数餐后呕吐，见于幽门梗阻。

4. 呕吐物的性质　上消化道出血呕吐物常呈咖啡样；含大量酸性液体常见于胃泌素瘤或十二指肠溃疡；带发酵、腐败气味提示胃潴留；含较多胆汁说明十二指肠乳头以下有梗阻；带粪臭味提示低位小肠梗阻。

（三）伴随症状

1. 伴腹痛、腹泻者多见于急性胃肠炎或细菌性食物中毒、霍乱和各种原因引起的急性中毒等。

2. 呕吐大量隔宿食物，提示有幽门梗阻、胃潴留或十二指肠淤滞；呕吐多且有粪臭味，见于肠梗阻。

3. 喷射性呕吐伴头痛常见于颅内高压症或青光眼。

4. 伴眩晕、眼球震颤者，见于前庭器官疾病，如 Meniere 病、晕动病、迷路炎。

5. 伴发热、寒战及右上腹痛或有黄疸者应考虑胆囊炎、胆石症。

6. 已婚育龄妇女早晨呕吐者应注意早孕。

7. 应用某些药物如抗癌药等，呕吐可能与药物副作用有关。

二、呕血

呕血(hematemesis)指上消化道(屈氏韧带以上的消化器官，包括食管、胃、十二指肠、肝、胆、胰)疾病或全身性疾病所致的急性上消化道出血，经口腔呕出。须注意与鼻腔、口腔、咽喉等部位出血或呼吸道疾病引起的咯血鉴别。

(一) 病因

呕血最常见病因为消化性溃疡、食管或胃底静脉曲张破裂、急性胃黏膜病变。

1. 消化系统疾病　食管静脉曲张破裂、食管贲门黏膜撕裂、食管癌；消化性溃疡、慢性胃炎及由服用非甾体类抗炎药(如阿司匹林、消炎痛等)和应激所引起的急性胃十二指肠黏膜病变、胃癌等；肝硬化门脉高压、急性出血性胆管炎；重症胰腺炎、胰腺癌等。

2. 血液疾病　白血病、血小板减少性紫癜、血友病、弥散性血管内凝血。

3. 急性传染病　流行性出血热、钩端螺旋体病、重症肝炎等。

4. 其他　尿毒症、肺源性心脏病、抗凝剂使用过量等。

(二) 临床表现

1. 前驱症状　常有上腹不适和恶心，随后呕吐出血性胃内容物。

2. 颜色　呕血的颜色取决于出血量、出血速度、在胃内停留的时间。出血量大、停留时间短，呕出的血液呈鲜红色；出血量小、停留时间长，血红蛋白受胃酸酸化后转化成正铁血红蛋白，呕出的血呈咖啡渣样棕褐色。

3. 黑便　呕血的同时因部分血液经肠道排出体外，可便血或形成黑便(melena)。一般幽门以上出血常兼有呕血与黑便，幽门以下出血可仅有黑便。

4. 失血性周围循环障碍　当出血量占循环血容量 10％以下时一般无明显临床表现；当出血量为循环血容量的 10％～20％时，除头晕、畏寒、乏力外，多无血压、脉搏等变化；当出血量达循环血容量的 20％以上时，则有冷汗、四肢厥冷、心慌、脉搏增快等急性失血症状；若出血量在 30％循环血容量以上，则有急性周围循环衰竭的表现(烦躁、面色苍白、心悸、皮肤湿冷、脉搏频数微弱、血压下降、呼吸急促及休克等)。

5. 血液学改变　早期变化不明显，随后由于组织液的渗出及输液等导致血液被稀释，血红蛋白及血细胞比容逐渐降低。

(三) 伴随症状

1. 伴头晕、黑矇、口渴、冷汗　提示血容量不足，出血早期伴随体位变动(如由卧位变坐、立位时)时明显，肠蠕动活跃，此外还伴有黑便或便血，提示有活动性出血。

2. 伴上腹痛　中青年人慢性反复发作的上腹痛，周期性与节律性发作，多为消化性溃疡;中老年人无明显规律性的慢性上腹痛并有厌食及消瘦者,应警惕胃癌。

3. 剧烈呕吐后继而呕血,应考虑食管贲门黏膜撕裂伤。

4. 伴肝脾肿大　肝脾肿大及蜘蛛痣、肝掌、腹壁静脉怒张或有腹水,常见于肝硬化门脉高压;肝肿大、肝区疼痛、血甲胎蛋白(AFP)阳性,多为肝癌。

5. 伴黄疸　寒战、发热、黄疸及右上腹绞痛而呕血,考虑呕血为肝胆疾病所引起;呕血伴发热、黄疸及全身皮肤黏膜出血,见于某些感染性疾病,如脓毒血症及钩端螺旋体病等。

6. 伴皮肤黏膜出血　常与血液疾病及凝血功能障碍疾病相关。

呕血与咯血鉴别要点见表 1-2-1 所示。

表 1-2-1　咯血与呕血鉴别要点

鉴别点	咯　血	呕　血
病因	肺结核、支气管扩张、肺炎、肺脓肿、肺癌等	消化性溃疡、肝硬化、急性糜烂出血性胃炎等
出血前症状	喉痒、胸闷、咳嗽等	上腹不适、恶心、呕吐
出血方式	咯出	呕出
血色	鲜红	棕黑、暗红,有时鲜红
血中混有物	痰、泡沫	食物残渣、胃液
酸碱反应	碱性	酸性
黑便	除非咽下,否则无	有柏油样黑便,呕血止后仍持续数日
出血后痰性状	常有血痰数日	无痰

第九节　黄　　疸

黄疸(jaundice)是血清中胆红素升高而使皮肤、黏膜和巩膜发黄的症状和体征。正常胆红素不超过 17.1μmol/L,当胆红素在 17.1～34.2μmol/L 时临床不易察觉皮肤、黏膜黄染,称为隐性黄疸(latent jaundice);超过 34.2μmol/L 时则肉眼可见明显黄染。临床按病因将黄疸分溶血性黄疸、肝细胞性黄疸、胆汁淤积性黄疸、先天性非溶血性黄疸,以前三者多见,后者罕见。胆红素正常代谢途径见图 1-2-1 所示。

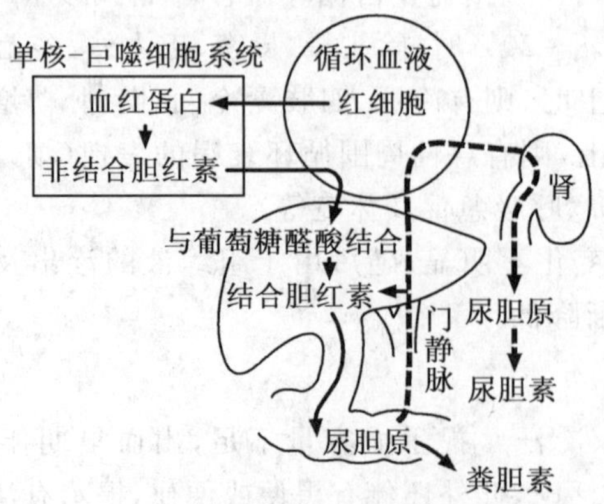

图 1-2-1　胆红素正常代谢示意图

一、病因和临床表现

(一) 溶血性黄疸

1. 病因　凡能引起溶血的疾病均可产生溶血性黄疸，如遗传性球形红细胞增多症、自身免疫性溶血性贫血、新生儿溶血、不同血型输血后的溶血以及蚕豆病、阵发性睡眠性血红蛋白尿、蛇毒、毒蕈引起的溶血性贫血等。溶血性黄疸发生机制见图 1－2－2 所示。

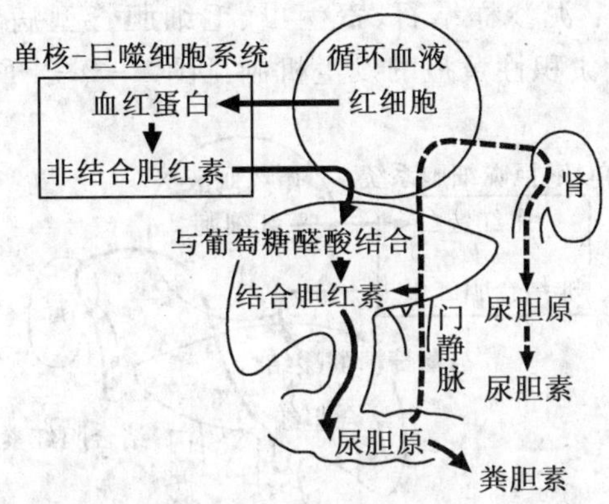

图 1－2－2　溶血性黄疸发生机制示意图

2. 临床表现　黄疸一般为轻度呈浅柠檬色。急性溶血时，有寒战、高热、头痛、四肢酸痛、恶心、呕吐、乏力及贫血貌和血红蛋白尿(尿呈酱油色或浓茶色)，重者有急性肾功能衰竭。慢性溶血多为先天性，轻度或间歇性黄疸，伴有贫血及脾肿大。

3. 实验室检查　以血清非结合胆红素增高为主；排入肠内的尿胆原增多，被氧化成粪胆素使粪色加深；尿中尿胆原增多，但无胆红素(若肠内尿胆原增多，则重吸收至肝内也增加。因缺氧及毒素作用，使肝脏处理增多的尿胆原能力降低，致使血中尿胆原增高并从肾脏排出)；急性血管内溶血时，出现血红蛋白尿，尿隐血试验呈阳性；红细胞及血红蛋白降低、网织红细胞增多、骨髓红系增生旺盛。

(二) 肝细胞性黄疸

1. 病因　各种使肝细胞广泛受损的疾病都可引发黄疸，如病毒性肝炎、肝硬化、钩端螺旋体病、脓毒血症等。肝细胞性黄疸发生机制见图 1－2－3 所示。

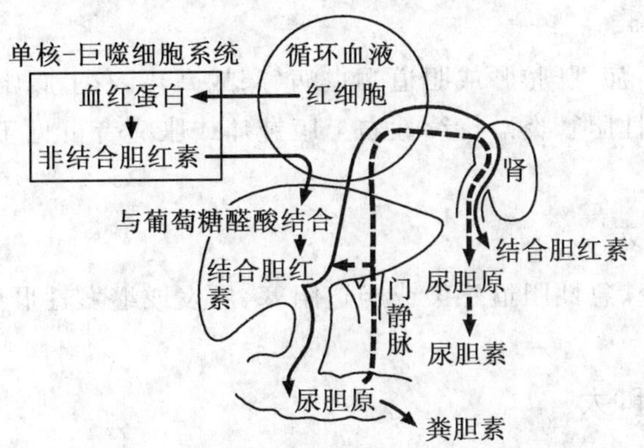

图 1－2－3　肝细胞性黄疸发生机制示意图

2. 临床表现　皮肤黏膜呈浅黄至深黄色，可伴有轻度皮肤瘙痒及肝损害症状，如疲乏、食欲减退，严重者可有出血倾向等。

3. 实验室检查　血中非结合胆红素与结合胆红素均增加，黄疸型肝炎时，结合胆红素增加幅度多高于非结合胆红素。尿中结合胆红素定性试验阳性，而尿胆原可因肝功能障碍而增高。此外，血液生化检查显示不同程度的肝功能损害。

(三) 胆汁淤积性黄疸

1. 病因　肝内性阻塞：泥沙样结石、寄生虫、毛细胆管型病毒性肝炎等；肝外性阻塞：胆总管结石、蛔虫等。胆汁淤积性黄疸的发生机制见图 1-2-4 所示。

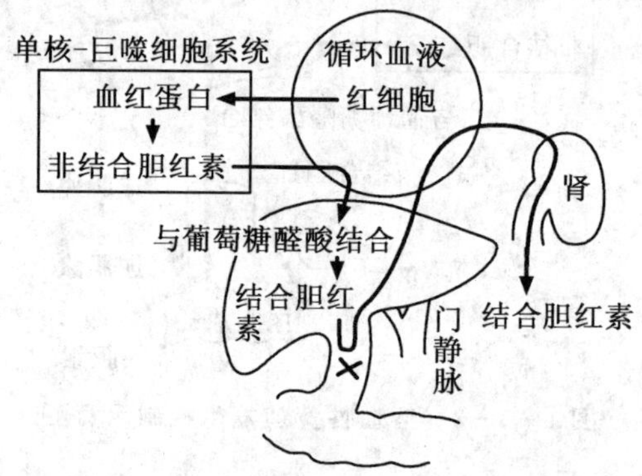

图 1-2-4　胆汁淤积性黄疸发生机制示意图

2. 临床表现　皮肤暗黄色，完全阻塞者颜色更深甚至呈黄绿色，尿色深、粪色变浅或呈白陶土色，伴有皮肤瘙痒及心动过缓。

3. 实验室检查　血清结合胆红素增高；尿胆红素试验阳性、尿胆原减少(不全梗阻时)或消失(完全梗阻时)；粪胆素减少(不全梗阻时)或消失(完全梗阻时)，粪色为白陶土样；血清碱性磷酸酶活性明显增高(提示肝内或肝外梗阻)。

二、伴随症状

(一) 黄疸伴发热

见于肝胆感染或急性传染病，如急性胆管炎、肝脓肿、钩端螺旋体病、脓毒血症等。

(二) 黄疸伴上腹痛

常见于胆囊炎胆石症、肝脓肿或胆道蛔虫病(寒战高热、右上腹剧痛和黄疸称为 Charcot 三联征，提示急性化脓性胆管炎)；持续性右上腹钝痛或胀痛者可见于病毒性肝炎、肝脓肿或原发性肝病。

(三) 黄疸伴肝肿大

要考虑病毒性肝炎、急性胆道感染或胆道阻塞、原发或继发性肝癌。肝胆超声及血液检查有助于明确诊断。

(四) 黄疸伴胆囊肿大

提示胆总管有梗阻，常见于胰头癌、壶腹癌、胆总管癌等。

(五) 黄疸伴腹水

见于重症肝炎、肝硬化失代偿期、肝癌等。

第十节　水　　肿

水肿(edema)指人体组织间隙有过多的液体积聚使组织肿胀。一般意义上的水肿不包括内脏器官局部的水肿,如脑水肿、肺水肿、胸腔积液、心包积水等。根据水肿出现部位,分为全身性与局部性水肿;根据指压后组织是否下陷,分为凹陷性(pitting edema)与非凹陷性(nonpitting edema)水肿;根据严重程度,分为轻、中、重度。轻度:仅见于眼睑、眶下、胫骨前、踝部皮下组织,指压后组织轻度下陷,平复较快;中度:全身组织均见明显水肿,指压后凹陷明显,平复缓慢;重度:全身组织严重水肿,皮肤紧张发亮或有液体渗出,伴浆膜腔积液,外阴亦可严重水肿。临床大多数水肿为凹陷性水肿,如心源性水肿、肝源性水肿、肾源性水肿、营养不良性水肿等;而组织液蛋白含量较高的黏液性水肿(myxedema)与丝虫病致慢性淋巴液回流受阻引起的水肿则属非凹陷性水肿。

一、病因

临床常见病因有心血管疾病与肾脏疾病及肝脏疾病肝硬化等。

(一) 心血管疾病

右心功能不全、大量心包积液、缩窄性心包炎等。

(二) 肾脏疾病

急慢性肾炎、肾病综合征。

(三) 肝脏疾病

肝硬化。

(四) 营养不良

慢性消耗性疾病、恶性肿瘤、长期营养缺乏、重度烧伤等。

二、临床表现

(一) 全身性水肿(anasarca)

1. 心源性水肿(cardiac edama)　多见于右心衰竭、大量心包积液、缩窄性心包炎等。主要由于有效循环血量减少,继发性醛固酮增多引起钠水潴留(决定水肿程度);静脉淤血,组织液回吸收减少(决定水肿部位)导致水肿。特点:水肿首先出现于身体下垂部位;活动后明显,休息后减轻或消失,为上行性、对称性、凹陷性水肿;伴有颈静脉怒张、肝肿大、静脉压升高、严重时有胸、腹水等右心衰竭表现。

2. 肾源性水肿(renal edema)　见于各型肾炎和肾病,因肾排钠水减少,导致钠、水潴留引起水肿。特点:疾病早期晨间起床时有眼睑和颜面水肿;以后可发展为全身水肿,为下行性水肿;常伴有尿改变、高血压、肾功能损害等肾脏病病症表现。

心源性水肿与肾源性水肿鉴别要点见表1-2-2所示。

表1-2-2　心源性水肿与肾源性水肿鉴别要点

鉴别点	心源性水肿	肾源性水肿
开始部位	足部等下垂部位开始，上行性	眼睑、颜面等开始，下行性
水肿性质	较坚实，移动性小	软，移动性大
发展快慢	较缓慢	常迅速
伴随症状	心功能不全病症，如心脏增大、心杂音、颈静脉怒张、肝肿大等	肾脏病病症，如蛋白尿、血尿、管型尿、高血压、眼底改变等

3. 肝源性水肿(hepatic edema)　见于肝硬化失代偿期，由于肝静脉回流受阻、肠淋巴液生成增加、钠水潴留、有效胶体渗透压降低导致水肿。特点：主要表现为腹水，也可首先出现踝部水肿，渐向上发展，但头面部少有水肿；肝功能减退、门脉高压症。

4. 营养不良性水肿(nutritional edema)　见于慢性消耗性疾病、蛋白丢失性肠病、长期营养缺乏、重度烧伤、贫血等，因低蛋白血症使血浆胶体渗透压降低引起水肿，而皮下脂肪减少与组织松弛，组织压降低又加重水肿。特点：水肿常从足部开始逐渐蔓延全身，水肿发生前常有消瘦、体重减轻等。

5. 特发性水肿(idiopathic edema)　原因不明，仅发生于女性，与体内雌激素、孕激素水平变化和直立位体位有关。特点：仅发生于女性；单纯性下肢、颜面水肿；活动后明显，休息可消失。

6. 其他原因的全身性水肿

(1) 黏液性水肿(myxedema)：见于甲状腺功能低下，为非凹陷性水肿，以颜面和下肢较明显。

(2) 经前期紧张综合征：为月经前出现的眼睑、踝部及手部轻度水肿，伴乳房胀痛、盆腔沉重感，月经后渐消退。

(3) 药物性水肿：在药物(如糖皮质激素、性激素、胰岛素等)使用过程中出现，与水钠潴留有关。以双下肢水肿多见，一般为轻度水肿，停药可消失。

(4) 结缔组织疾病所致的水肿：见于硬皮病、系统性红斑狼疮、皮肌炎等。

(二) 局部性水肿(local edema)

血栓性静脉炎，上、下腔静脉阻塞(毛细血管通透性增加引起水肿)，丝虫病(淋巴回流受阻导致水肿)等。

三、伴随症状

(一) 伴呼吸困难、发绀

常见于心源性水肿、上腔静脉阻塞综合征、维生素 B_1 缺乏。

(二) 伴尿液改变

水肿同时伴有蛋白尿、血尿、管型尿，提示为肾源性水肿。

(三) 伴肝肿大

见于心源性水肿、肝源性水肿、营养不良性水肿。

(四) 伴黄疸、蜘蛛痣、肝脾肿大

见于肝源性水肿。

第十一节 血 尿

正常人尿液中无或偶有个别红细胞。血尿(hematuria)指尿内有一定量的红细胞。血尿分为镜下血尿和肉眼血尿。尿色正常的新鲜尿液离心沉淀后镜检,若每高倍视野红细胞数 3 个以上,称为镜下血尿;尿色呈洗肉水样或有血色,即为肉眼血尿。

一、病因

98%的血尿由泌尿系统疾病引起,仅 2%的血尿由全身性疾病或泌尿系统邻近器官病变所致。

(一) 泌尿系统疾病

是血尿最常见的原因。如急、慢性肾小球肾炎、IgA 肾病、各种间质性肾炎、尿路感染、泌尿系统结石、结核、肿瘤等。

(二) 全身性疾病

见于脓毒血症、流行性出血热、钩端螺旋体病等感染性疾病;白血病、再生障碍性贫血、紫癜和血友病等血液病;系统性红斑狼疮、类风湿关节炎等引起肾损害时的自身免疫性疾病;以及亚急性细菌性心内膜炎、急进性高血压、慢性心力衰竭、肾动脉栓塞等心血管疾病。

(三) 尿路邻近器官疾病

前列腺炎、盆腔炎、宫颈癌、阴道炎、阑尾炎、直肠和结肠癌等。

(四) 药物与化学因素

如磺胺药、甘露醇、消炎痛、环磷酰胺及重金属汞、铅等对肾小管的损害。

(五) 功能性血尿

健康人剧烈运动后的一过性血尿(运动性血尿)。

二、临床表现

(一) 尿色

尿色取决于出血量与尿的酸碱度。尿呈淡红色洗肉水样,提示每升尿含血量超过 1ml。当尿呈酸性时,呈棕色或暗黑色,当尿液呈碱性时呈红色。肾脏出血时,尿与血混合均匀,尿呈暗红色;膀胱或前列腺出血时尿色鲜红,有时有血凝块。要注意与血红蛋白尿、假性血尿(阴道或直肠血污染、某些药物或食物所致)相鉴别,血红蛋白尿由溶血引起,尿呈均匀暗红或酱油色,不混浊,无沉淀,显微镜检查无红细胞或偶有红细胞;某些药物或食物所致的假性血尿显微镜检查亦无红细胞。

（二）分段尿异常

用尿三杯试验分段观察颜色。分别留取起始段、中段和终末段尿在三个清洁玻璃杯中观察，若起始段血尿提示病变在尿道；终末段血尿提示病变在膀胱颈部、三角区或后尿道的前列腺和精囊腺；三段尿均呈红色即全程血尿，提示血尿来自肾脏或输尿管。

二、伴随症状

（一）伴膀胱刺激症状（尿急、尿频、尿痛）

提示尿路感染。

（二）伴肾绞痛或尿流中断

提示尿路结石。

（三）伴蛋白尿、管型尿

见于肾炎、高血压肾病、糖尿病肾病、肾盂肾炎等。

（四）伴蛋白尿、高血压、水肿

提示肾小球疾病。

（五）伴腰部肿块

见于肾肿瘤、先天性多囊肾等。

第十二节　尿频、尿急与尿痛

正常成人排尿白天 4～6 次，夜间 0～2 次，每次尿量 200～400ml。尿频（frequent micturition）指单位时间内排尿次数明显增多。尿急（urgent micturition）为一有尿意即要排尿。尿痛（odynuria）则是指排尿时，尿道、会阴、耻骨上区疼痛或烧灼不适。尿频、尿急、尿痛三者合称膀胱刺激征或尿路刺激征。

一、病因与临床表现

（一）尿频

1. 生理性尿频　见于饮水过多、精神紧张、气温过低或食用某些食物如西瓜、茶水等。不伴有其他症状。

2. 病理性尿频

（1）每次尿量正常而全日总尿量增多者，见于尿崩症、糖尿病、肾功能障碍。

（2）每次尿量减少但全日总尿量正常者，见于尿路感染、结石等膀胱尿道受刺激疾病，多伴有尿急和尿痛，尿液镜检可见炎性细胞；膀胱容量减少疾病（膀胱内占位、结核性挛缩），表现为持续性尿频，药物治疗难以缓解，每次尿量少。

（二）尿急、尿痛

见于急性膀胱炎、尿道炎、前列腺炎、结石、膀胱肿瘤。

急性膀胱炎、尿道炎，尤其是膀胱三角区和后尿道炎症，尿急症状特别明显；急性前列腺炎常有尿急；慢性前列腺炎因腺体增生肥大，表现为排尿困难、尿线细和尿流中断。

尿痛可为灼痛或刺痛。尿道炎多在排尿开始时出现疼痛；后尿道炎、膀胱炎和前列腺炎常出现终末性尿痛。

二、伴随症状

（一）伴发热、脓尿

见于尿路化脓性感染。

（二）伴血尿

见于结核感染、膀胱肿瘤、结石。

（三）男性 40 岁以上尿频、尿线细、进行性排尿困难

见于前列腺增生。

（三）尿频尿急伴无痛性血尿

见于膀胱癌。

（四）尿急不伴尿痛

常与精神因素有关。

第十三节　头　　痛

头痛（headache）为临床常见症状，指额、颞、顶、枕部疼痛。大多无特异性，精神紧张、疲劳过度均可引起头痛。但头痛反复发作或持续性头痛须注意。

一、病因

头痛病因主要有四方面：颅内病变、颅外病变、全身性疾病、神经官能症。

（一）颅内病变

感染（脑膜炎、脑炎、脑脓肿）；血管病变（脑出血、脑栓塞、高血压脑病、脑供血不足、脑血管畸形）；占位性病变（颅内肿瘤、寄生虫病）；颅脑外伤（脑震荡、脑挫伤、硬膜下血肿、颅内血肿、脑外伤后遗症）；其他如偏头痛、丛集性头痛、头痛型癫痫。

（二）颅外病变

颅骨疾病（颅底凹入症、颅骨肿瘤）；颈椎病及其他颈部疾病；三叉神经痛等神经痛；眼、耳、鼻和牙疾病所致的头痛。

（三）全身性疾病

急性感染、心血管疾病、铅、酒精、一氧化碳、有机磷、颠茄、水杨酸类药物等中毒。

（四）神经官能症

神经衰弱及癔病性头痛。

二、临床表现

(一) 发病情况

急性起病并有发热者常为感染性疾病所致；急剧的头痛，持续不减，并有不同程度的意识障碍而无发热者，提示颅内血管性疾病(如蛛网膜下腔出血)；长期的反复发作头痛或搏动性头痛，多为血管性头痛(如偏头痛)或神经症；慢性进行性头痛并有颅内压增高症状(如呕吐、视神经乳头水肿)应注意颅内占位性病变；青壮年慢性头痛，但无颅内压增高，常因焦急、情绪紧张而发生，多为肌收缩性头痛(或称肌紧张性头痛)。

(二) 头痛部位

一侧头痛常为偏头痛及丛集性头痛；深在且较弥散头痛常为颅内病变引起，其头痛部位不一定与病变部位相一致，但疼痛多向病灶同侧放射；高血压引起的头痛多在额部或整个头部；全身性或颅内感染性疾病引起的头痛，多为全头部痛；除头痛外尚有颈痛要考虑蛛网膜下腔出血或脑脊髓膜炎；浅在且局限于眼眶、前额或颞部为眼源性头痛；鼻源性或牙源性也多为浅表性疼痛。

(三) 头痛的程度与性质

分轻、中、重度，但与病情的轻重无平行关系。三叉神经痛、偏头痛及脑膜刺激的疼痛最剧烈；脑肿瘤引起的头痛为中度或轻度。高血压性、血管性及发热性疾病引起的头痛，往往带搏动性；神经痛多呈电击样痛或刺痛；肌肉收缩性头痛多为重压感、紧箍感或钳夹样痛。

(四) 头痛出现的时间与持续时间

某些头痛可发生在特定时间。如颅内占位性病变往往清晨加剧；鼻窦炎引起的头痛也常发生于清晨或上午；丛集性头痛常在晚间发生；女性偏头痛常与月经期有关；脑肿瘤的头痛多为持续性，可有长短不等的缓解期。

(五) 影响因素

咳嗽、打喷嚏、摇头、俯身可使颅内高压性头痛、血管性头痛、颅内感染性头痛及脑肿瘤性头痛加剧；颈部运动使颈肌急性炎症所致的头痛加剧；活动按摩颈肌可使慢性或职业性的颈肌痉挛所致的头痛得到缓解；麦角胺可缓解偏头痛。

三、伴随症状

(一) 头痛伴剧烈喷射性呕吐

提示颅内压增高。

(二) 慢性头痛突然加剧并有意识障碍

提示可能有脑疝发生。

(三) 头痛伴发热

常见于感染性疾病，如颅内或全身性感染。

(四) 头痛伴脑膜刺激征

见于脑膜炎或蛛网膜下腔出血。

(五) 头痛伴眩晕

见于小脑肿瘤、椎基底动脉供血不足。

(六) 头痛伴视力障碍

见于青光眼或脑肿瘤。

第十四节 意识障碍

因高级神经中枢功能活动(意识、感觉和运动)受损引起人对周围环境及自身状态的识别和觉察出现障碍,即为意识障碍(disturbance of consciousness)。意识障碍表现为嗜睡、意识模糊、昏睡和昏迷。

一、病因

(一) 重症急性感染

如脓毒血症、肺炎、中毒型菌痢、伤寒、颅脑感染等。

(二) 颅脑非感染性疾病

1. 脑血管病变 脑缺血、出血、蛛网膜下腔出血、脑栓塞、高血压脑病等。
2. 脑占位性疾病 肿瘤、脓肿。
3. 颅脑损伤 脑震荡、脑挫裂伤、外伤性颅内血肿、骨折等。
4. 癫痫。

(三) 内分泌与代谢障碍

尿毒症、肝性脑病、肺性脑病、甲状腺危象、糖尿病酮症酸中毒、低血糖、妊娠中毒症等。

(四) 心血管疾病

重度休克、心律失常引起 Adams - Stokes 综合征等

(五) 水、电解质平衡紊乱

稀释性低钠血症、低氯性碱中毒、高氯性酸中毒等。

(六) 外源性中毒

安眠药、有机磷杀虫剂、氰化物、一氧化碳、酒精和吗啡等中毒。

(七) 物理性及缺氧性损害

高温中暑、日射病、触电、高山病等。

二、临床表现

程度不同其临床表现亦不同。

(一) 嗜睡(somnolence)

嗜睡是一种最轻的意识障碍,呈病理性倦睡,可被唤醒,并能正确回答和做出各种反应,但当刺激去除后很快又入睡。

(二) 意识模糊(confusion)

意识模糊是一种较嗜睡为深的意识障碍,对时间、地点、人物的定向力有障碍。

(三) 昏睡(stupor)

昏睡是一种接近于人事不省的意识状态,不易唤醒,答话含糊或答非所问。

(四) 昏迷(coma)

昏迷是最严重的意识障碍,按其程度可分为三阶段。

1. 轻度昏迷　无自主运动,对声、光刺激无反应,对疼痛刺激尚可出现痛苦的表情或肢体退缩等防御反射。角膜反射、瞳孔对光反射、眼球运动、吞咽反射等存在。

2. 中度昏迷　对周围事物及各种刺激均无反应,对于剧烈刺激可出现防御反射。角膜反射减弱,瞳孔对光反射迟钝,眼球无转动。

3. 深度昏迷　全身肌肉松弛,对各种刺激全无反应,深、浅反射均消失。

(五) 谵妄(delirum)

谵妄是一种以兴奋性增高为主的高级神经中枢急性活动失调状态。临床上表现为意识模糊、定向力丧失、感觉错乱(幻觉、错觉)、躁动不安、言语杂乱。谵妄可发生于急性感染的发热期间,也可见于某些药物中毒(如颠茄类药物中毒、急性酒精中毒)、代谢障碍(如肝性脑病)、循环障碍或中枢神经疾患等。

三、伴随症状

(一) 伴发热

先发热后有意识障碍,见于重症感染性疾病;先有意识障碍后有发热,见于脑出血、蛛网膜下腔出血、巴比妥类药物中毒等。

(二) 伴瞳孔散大

见于酒精等中毒、癫痫及低血糖状态等。

(三) 伴瞳孔缩小

见于吗啡类、巴比妥类、有机磷等药物中毒。

(四) 伴呼吸缓慢

提示呼吸中枢受抑制,见于吗啡、巴比妥类、有机磷杀虫药等中毒,银环蛇咬伤等。

(五) 伴心动过缓

见于颅内高压症、房室传导阻滞以及吗啡类、毒蕈等中毒。

(六) 伴脑膜刺激征

见于脑膜炎、蛛网膜下腔出血等。

(七) 伴低血压

见于各种原因的休克。

(八) 伴高血压

见于高血压脑病、脑血管意外、尿毒症等。

(九) 伴皮肤黏膜改变

皮肤出血见于严重感染和出血性疾病；口唇呈樱桃红色提示一氧化碳中毒。

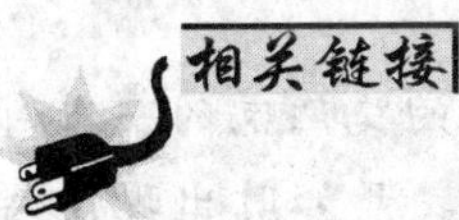

黄疸诊断的辅助检查

1. 超声检查　对了解肝的大小、形态、肝内有无占位性病变、胆囊大小及胆道系统有无结石与扩张、脾有无肿大与胰腺有无病变的诊断有较大的帮助。

2. X线检查　腹部平片可发现胆道钙化结石，胆道造影可发现胆管结石阴影、胆囊收缩功能及胆管有无扩张等。

3. 经十二指肠镜逆行胰胆管造影(ERCP)　可通过内镜直接观察壶腹区与乳头部有无病变，可经造影区别肝外或肝内胆管阻塞的部位，也可了解胰腺有无病变。

4. 经皮肝穿刺胆管造影(PTC)　能清楚地显示整个胆道系统，可区分肝外胆管阻塞与肝内胆汁淤积性黄疸，并对胆管阻塞的部位、程度及范围有所了解。

5. 电子计算机体层扫描(CT)　在上腹部扫描，对显示肝、胆、胰等病变及鉴别引起黄疸的疾病较有帮助。

6. 磁共振成像(MRI)　利用原子显示出来的磁性形成诊断图像，对肝的良恶性肿瘤的鉴别比CT为优。

7. 肝穿刺活检及腹腔镜检查　对疑难黄疸病例的诊断有重要的帮助。但肝穿刺活检用于胆汁淤积性黄疸时可发生胆汁外溢造成腹膜炎，伴肝功能不良者亦可因凝血机制障碍而致内出血，故应慎重考虑指征。

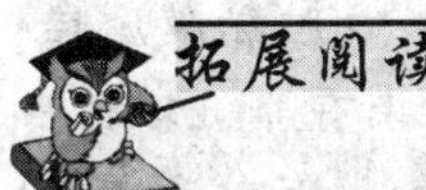

认识艾滋病

(一) 艾滋病的临床表现

艾滋病，即获得性免疫缺陷综合征(acquired immunodeficiency syndrome，简称AIDS)，是由人免疫缺陷病毒(HIV)破坏T淋巴细胞(主要是辅助性T淋巴细胞)，引起人体细胞免疫功能缺陷，致全身免疫系统严重损害，一系列条件致病微生物感染和肿瘤发生的致命性的传染性疾病。感染者终生携带病毒。目前缺乏治愈该病的有效方法。

临床将感染艾滋病病毒到发病的自然过程分为四期：急性感染期、潜伏期、艾滋病前期、典型艾滋病期。

并非每个感染者都会完整地出现四期表现，四个时期不同的临床表现是一个渐进的和连贯的病程发展过程。

1. 急性感染期(窗口期即在此期)　HIV侵袭人体后对机体的刺激所引起的反应。症状常较轻微，容易被忽略，可表现为发热、皮疹、淋巴结肿大、乏力、出汗、恶心、呕吐、腹泻、咽炎、关节痛、肌痛、斑丘疹、荨麻疹、腹痛、腹泻，个别患者出现无菌性脑膜炎(头痛、神经性症状和脑膜刺激征)。末梢血液检查示：白细胞总数正常或淋巴细胞减少、单核细胞增多、血小板轻度减少。被感染2～6周后，血清HIV抗体可呈现阳性反应。此后，出现一个长短不等的、相对健康的、无症状的潜伏期。

2. 潜伏期　潜伏期指从感染 HIV 开始，到出现艾滋病临床症状和体征的时间。此阶段感染者可以没有任何临床症状，但病毒却在持续繁殖，具有强烈的破坏作用。艾滋病的平均潜伏期为 2～10 年。HIV 感染后经过 2～5 年最终发展成典型的 AIDS 者只有 10%左右，大量患者为无症状的 HIV 携带者。

3. 艾滋病前期　指潜伏期后开始出现症状和体征，直至发展成典型的艾滋病的一段时间。此时已具备了艾滋病的最基本特点，即细胞免疫缺陷，但症状较轻。开始时出现倦怠感，发热持续不退，食欲不振和原因不明的体重减轻，继而出现腹泻、盗汗、淋巴结肿胀（首先腋下、股部）等全身症状。当 HIV 侵犯中枢神经系统时，常出现痴呆、健忘等症状。主要临床表现有：

（1）淋巴结肿大：为此期最主要的临床表现，约 30%的患者临床上只有淋巴结肿大，而无其他全身症状。主要表现为浅表淋巴结肿大，发生部位多见于头颈部（颈后、耳前、耳后、颌下淋巴结）、腋窝、腹股沟、股淋巴结等，一般至少有两处以上肿大，有的多达十几处，对一般治疗无反应，常持续肿大超过半年以上。

（2）全身症状：常有病毒性疾病的全身不适：① 肌肉疼痛；② 约半数患者有疲倦无力及周期性低热并常持续数月；③ 夜间盗汗，1 月内多于 5 次；④ 约 1/3 患者体重减轻 10%以上，即使补充足够的热量也不能控制这种体重减轻；⑤ 3/4 患者出现脾肿大；⑥ 头痛、抑郁或焦虑、反应性精神紊乱。

（3）各种感染：此期除了上述的浅表淋巴结肿大和全身症状外，患者经常出现各种特殊性或复发性的非致命性感染。反复感染加速病情的发展，使疾病进入典型的艾滋病期。约有半数患者出现比较严重的单侧脚癣，对局部治疗缺乏有效的反应；腋窝和腹股沟部位常发生葡萄球菌感染，大疱性脓疱疮；肛周、生殖器、负重部位和口腔黏膜常发生尖锐湿疣和寻常疣病毒感染；口唇单纯疱疹和胸部带状疱疹的发生率较正常人群明显增加；口腔黏膜糜烂、充血、有乳酪状覆盖物等，口腔白色念珠菌感染也相当常见；其他常见的感染有非链球菌性咽炎，急性和慢性鼻窦炎和肠道寄生虫感染。许多患者排便次数增多，变稀，带有黏液，可能与直肠炎及多种病原微生物对肠道的侵袭有关。此外，口腔可出现毛状白斑，毛状白斑的存在是早期诊断艾滋病的重要线索。

4. 典型的艾滋病期（艾滋病终末期）　此期具有三个基本特点：严重的细胞免疫缺陷、各种致命性机会性感染、各种恶性肿瘤（如皮肤特发性、多发性、色素性的 Kaposis 肉瘤及非何杰金淋巴瘤等）。免疫功能全面崩溃，出现各种严重的综合病症，直至死亡。

确诊艾滋病最重要的诊断依据是血液检测 HIV 阳性。

（二）艾滋病的传播途径

一般通过血液和精液传播，其传播途径主要有：

1. 性传播　通过性行为在男同性恋者之间及异性间传播，也可通过人工授精传播。

2. 血液传播　通过接受 HIV 感染者捐献的血液或器官、使用受 HIV 污染的血液制品或与 HIV 感染者共用注射针头、接触 HIV 感染者体液或 HIV 培养物。

3. 母婴传播　感染 HIV 者的母亲，可在子宫内或在分娩时将 HIV 传染给新生儿。

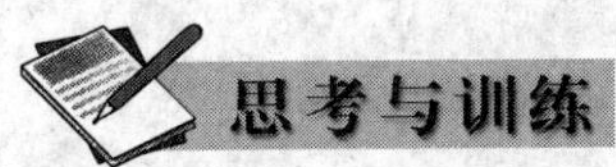

一、单项选择题

1. 可以表现为弛张热的疾病是　（　）
   A. 肺炎球菌性肺炎　B. 脓毒血症　C. 伤寒
   D. 急性肾盂肾炎　E. 肺炎杆菌性肺炎
2. 某患者畏寒发热 10 天，每天体温最高达 39.6～40.1°C，最低体温是 37.6°C 左右，该热型属于下列哪一种？　（　）
   A. 波状热　B. 稽留热　C. 弛张热
   D. 不规则热　E. 间歇热
3. 正常人体温 24 小时之内波动不超过　（　）
   A. 0.5℃　B. 1.0℃　C. 2.0℃
   D. 1.5℃　E. 1.0～2.0℃
4. 关于稽留热，下列哪项不对？　（　）
   A. 体温维持在 39～40℃水平
   B. 24 小时内体温波动不超过 2℃
   C. 可持续数天至数周
   D. 常见大叶性肺炎
   E. 伤寒高热期
5. 下列哪种情况不属于水肿？　（　）
   A. 脑水肿　B. 黏液性水肿　C. 肝源性水肿
   D. 心源性水肿　E. 肾源性水肿
6. 咯砖红色胶胨样血痰见于　（　）
   A. 支气管扩张　B. 二尖瓣狭窄　C. 克雷伯杆菌肺炎
   D. 大叶性肺炎　E. 肺梗塞
7. 柏油样便提示出血来自　（　）
   A. 直肠　B. 小肠　C. 上消化道
   D. 肛门　E. 下消化道
8. 心悸伴消瘦及出汗可见于　（　）
   A. 心肌炎　B. 心包炎　C. 甲状腺功能亢进
   D. 感染性心内膜炎　E. 心脏神经官能症
9. 下列哪种疾病可呕出大量隔宿食物？　（　）
   A. 急性糜烂性胃炎　B. 慢性胃炎　C. 胃十二指肠溃疡
   D. 急性肝炎　E. 幽门梗阻
10. 黑便伴皮肤有蜘蛛痣及肝掌者可见于　（　）
   A. 非特异性直肠炎　B. 直肠癌　C. 胆道疾患
   D. 肝硬化门脉高压　E. 小肠肿瘤

11. 夜间阵发性呼吸困难见于 （ ）
A. 胸腔积液 B. 支气管炎 C. 急性左心功能不全
D. 喉炎 E. 右心功能不全

12. 下列哪项不是躯体性腹痛的特点？ （ ）
A. 定位准确 B. 程度剧烈而持续 C. 可有局部腹肌强直
D. 疼痛部位不确切 E. 腹痛可因咳嗽、体位改变而加重

13. 呕血伴周期性、节律性上腹痛应首先考虑为 （ ）
A. 慢性小肠炎出血 B. 胃癌出血 C. 胃十二指肠溃疡出血
D. 胆道炎症或结石出血 E. 食道癌出血

14. 患者处于深睡状态，不易唤醒，答话含糊不清、答非所问，其意识状态处于 （ ）
A. 意识模糊 B. 浅昏迷 C. 谵妄
D. 深昏迷 E. 昏睡

15. 浅昏迷患者的特征是 （ ）
A. 对强烈声光刺激有反应 B. 对疼痛刺激无反应 C. 眼球固定
D. 瞳孔对光反射存在 E. 全身肌肉呈弛缓状态

16. 下列哪项不是心绞痛的特点？ （ ）
A. 在劳累、紧张时好发 B. 呈压榨性 C. 咳嗽、深呼吸时加重
D. 硝酸甘油可使其缓解 E. 伴窒息感

17. 显性黄疸时血清胆红素浓度超过 （ ）
A. 34.2μmol/L B. 30.1μmol/L C. 17.1μmol/L
D. 37.0μmol/L E. 32.1μmol/L

18. 老年人咯血应警惕 （ ）
A. 肺癌 B. 支气管扩张 C. 肺结核
D. 高血压性心脏病 E. 风湿性心脏病二尖瓣狭窄

19. 下列哪种情况最可能出现呼气性呼吸困难？ （ ）
A. 支气管哮喘 B. 重度贫血 C. 吗啡中毒
D. 一氧化碳中毒 E. 主支气管狭窄

20. 胆道疾病疼痛放射的部位常见于 （ ）
A. 右肩背 B. 左肩背 C. 会阴部
D. 右下腹部 E. 左下腹部

二、名词解释

1. 高热 2. 牵涉痛 3. 腹泻 4. 心悸 5. 三凹征

三、填空

1. 心源性呼吸困难的特点是________、________、________。

2. 中枢性呕吐无________前驱症状，呕吐呈________样，吐后无________感觉。

3. 溶血性黄疸以________胆红素增高为主，肝细胞性黄疸以________胆

红素增高为主，胆汁淤积性黄疸以__________胆红素增高为主。

4. 膀胱刺激征包括__________、__________、__________。

5. 血尿是指__________，其最常见病因是__________。

6. 柏油样便提示出血来自__________。

7. 急性阑尾炎腹痛特点是__________。

8. 大咯血常见原因有__________、__________和__________。

9. 慢性腹泻指超过__________的腹泻。

四、问答题

1. 简述咯血与呕血的鉴别要点。
2. 简述心源性水肿与肾源性水肿的区别。
3. 简述溶血性黄疸、肝细胞性黄疸、胆汁淤积性黄疸这三种黄疸的实验室检查之区别。
4. 简述肺源性呼吸困难的分类、听诊特点与临床意义。
5. 简述轻度昏迷与深度昏迷的鉴别要点。

（许　航）

第三章 体格检查

本章内容包括基本检查方法、全身各系统体格检查。重点讲述全身体格检查所包含的内容与异常体征的临床意义，学习的重点是掌握视诊、触诊、叩诊、听诊和嗅诊五种基本检查方法，了解一般检查与各系统检查所出现的异常体征的临床意义。

体格检查(physical examination)指医生用自己的感官或简单的工具对患者进行细致的观察与系统的检查，找出机体正常或异常征象的临床检查方法。体格检查一般在问诊(病史采集)之后开始。检查按一定顺序进行，通常先作生命体征和一般检查，然后按照头、颈、胸、腹、脊柱、四肢、神经系统依次检查，必要时检查生殖器、肛门、直肠。避免遗漏与重复检查，避免反复翻动患者。对危重患者应作简要问诊与重点体格检查后立即抢救，待病情稳定后再作补充问诊及全面细致体检。

第一节 基本检查方法

基本检查方法有视诊、触诊、叩诊、听诊和嗅诊五种。

一、视诊

视诊(inspection)是通过视觉来仔细观察患者全身或局部表现的诊断方法。可观察一般状态如发育、营养、体型、体位、步态、意识等全身性改变，局部视诊可观察患者面容表情、皮肤黏膜、淋巴结、头颈、胸腹部及四肢等局部情况。某些特殊部位的视诊，如眼底、鼓膜、支气管、胃肠道等，则需要借助眼底镜、检耳镜、内镜等特殊器械。

二、触诊

触诊(palpation)是利用手的触觉对组织器官特性进行判断的诊断方法。因检查目的不同手势轻重不同，触诊分为浅部触诊法与深部触诊法。

(一) 浅部触诊法(light palpation)

适用于浅表病变，如淋巴结、皮下结节、关节、软组织浅部血管神经等，以了解局部有无压痛、抵抗感、搏动及脏器肿大。

（二）深部触诊法(deep palpation)

主要用于检查腹腔病变和脏器情况。深部触诊法又分为深部滑行触诊法、双手触诊法、深压触诊法、冲击触诊法四种。

1. 深部滑行触诊法(deep slipping palpation)　常用于检查腹腔深部包块和胃肠病变。

2. 双手触诊法(bimanual palpation)　用于肝、脾、肾和腹腔肿物检查。

3. 深压触诊法(deep press palpation)　用于深部病变和压痛点、反跳痛检查。

4. 冲击触诊法(ballottement)　仅用于大量腹水患者肝脾触诊。

三、叩诊

叩诊(percussion)即用手指叩击身体某部位，使之震动，根据震动和声响的特点来判断该部位组织脏器有无异常的诊断方法。叩诊分间接叩诊法与直接叩诊法。

（一）间接叩诊法(indirect percussion)

左手中指第二指节紧贴于叩诊部位，其他手指轻微抬起；右手手指自然弯曲，以中指指端垂直叩击左手中指第二指骨前端，叩诊时以腕关节与掌指关节活动为主，避免肘关节与肩关节参与活动。

（二）直接叩诊法(direct percussion)

以右手中间三指的掌面或指端直接拍击或叩击被检查的部位。常用于胸腹部病变面积广泛或胸壁较厚者，如胸膜增厚或粘连、大量胸腔积液及腹水等。

根据叩诊时被叩击部位产生的声响不同，叩诊音分为清音、浊音、鼓音、实音与过清音。

1. 清音(resonance)　正常肺部叩诊音即为清音。

2. 浊音(dullness)　叩击被少量含气组织覆盖的实质脏器时出现。如叩击心脏或肝脏被肺边缘所覆盖的部分为浊音。

3. 鼓音(tympany)　叩击含有大量气体的空腔脏器时出现。左下胸的胃泡区、腹部叩诊为鼓音，病理状态下的肺内空洞与气胸也为鼓音。

4. 实音(flatness)　叩击实质脏器时出现。如没有肺遮盖的心脏与肝脏部位、大量胸腔积液和肺实变叩诊均为实音。

5. 过清音(hyperresonance)　介于鼓音与清音之间，临床常见于肺组织含气量增多、肺泡弹性降低时的肺气肿。

四、听诊

听诊(auscultation)为通过听觉听取发自机体各部位的声音并判断正常与否的诊断方法。听诊分为直接听诊与间接听诊。

1. 直接听诊(direct auscultation)　是医生用耳廓直接贴附在被检查者的体壁上进行听诊，仅用于紧急或特殊情况下。

2. 间接听诊(indirect auscultation)　指用听诊器进行听诊检查，可用于任何体位，使用范围很广。听诊器模式图见图 1-3-1。钟型体件适用于听取低调声音，鼓型体件适用于听取高调声音。

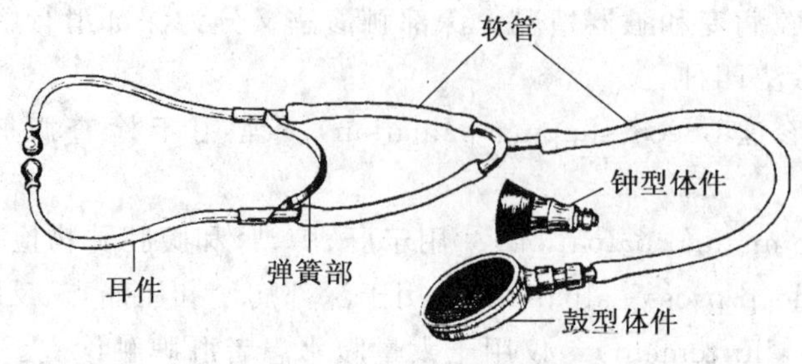

图 1-3-1　听诊器模式图

五、嗅诊

嗅诊(smelling)是用嗅觉判断发自患者的异常气味与疾病之间的关系的诊断方法。这些气味多来自患者皮肤黏膜、呼吸道、胃肠道、呕吐物、排泄物、分泌物等，有助于诊断。如酸性汗味常见于发热性疾病；血腥味痰液见于大量咯血者；恶臭痰见于支气管扩张或肺脓肿；脓液恶臭见于气性坏疽；呕吐物呈粪便味见于幽门梗阻或肠梗阻，饮酒后呕吐物有酒味；粪便腐臭味提示消化不良或胰功能不良，腥臭味见于菌痢；浓烈氨味的尿液要考虑膀胱炎；呼气带刺激性蒜味提示有机磷中毒，呈烂苹果味提示糖尿病酮症酸中毒。

第二节　一般检查

一般检查是对患者全身状态的概括性观察，以视诊检查为主，亦配合使用触诊等。内容包括性别、年龄、体温、呼吸、脉搏、血压、发育与营养、意识状态、面容表情、体位姿势、步态、皮肤、淋巴结等。

一、性别、年龄

正常人性征明显，性别判断不困难。但患有某些疾病或发育异常时会引起性征的改变。此外，疾病的发生也与性别有一定的关系。如肾上腺皮质瘤或长期使用肾上腺皮质激素，可使女性患者发生男性化、男性乳房女性化；肝硬化可引起睾丸功能损害；甲状腺疾病、系统性红斑狼疮多发生于女性；胃癌、食管癌多发生于男性；甲型血友病多见于男性，偶发于女性。

疾病的发生和预后与年龄有密切关系，佝偻病、麻疹等多发生于幼儿和儿童，结核病、风湿热多发生于青少年，动脉硬化性疾病及某些肿瘤多发生于老年人。除问诊外，年龄也可通过观察皮肤弹性与光泽、肌肉、毛发、牙齿的状态来大致判断。

二、生命体征

生命体征(vital sign)指体温、呼吸、脉搏、血压，为维持生命活动所必需，是体格检查的必检项目之一，以评价生命活动质量。

(一) 体温(temperature)

体温常用体温计测量，方法有 3 种：

1. 口测法　将消毒体温计甩至35℃以下，然后把水银端置于患者舌下，紧闭口唇，放置5分钟后取出读数。正常值为36.3～37.2℃。儿童、意识不清、精神不正常者禁用口腔测量，若刚吃过食物或刚喝过热水、热水漱口，应等20分钟后再测口腔温度。

2. 肛测法　嘱患者取侧卧位，将肛门体温计水银端涂以润滑剂，徐徐插入肛门，深达体温计长度的一半为止，放置5分钟后取出读数。正常值为36.5～37.7℃。肛测法较口测法高0.3～0.5℃。

3. 腋测法　将腋窝汗液擦干，附近不能有如冰袋、热水袋等影响局部体温的冷热物体，把体温计水银端置于腋窝深处，用上臂将体温计夹紧，放置10分钟后取出读数。正常值为36～37℃。因腋测法较安全、方便，不易发生交叉感染，故临床广泛采用腋测法。

正常人24小时内体温略有波动，一般相差不超过1℃。在生理状态下，早晨略低，下午略高；运动或进食后稍高；妇女月经期或妊娠中略高；老年人体温略低；在低温环境中暴露过久等体温可低于正常。

(二) 呼吸(pulse)

观察每分钟呼吸的类型、频率、节律及深度。正常成人静息状态下12～20次/分。

(三) 脉搏(respiration)

用食指、中指、无名指的指尖触诊桡动脉，检查脉搏频率、节律、强弱等。正常情况下脉搏与心率相一致，60～100次/分，节律规则。

(四) 血压(blood - pressure)

临床上指动脉压。正常血压，收缩压＜120mmHg、舒张压＜80mmHg。至少3次非同日血压的收缩压达到或超过140mmHg和(或)舒张压达到90mmHg即为高血压，血压低于90/60mmHg称为低血压。(中国高血压防治指南2005年修订版)

三、发育与体型

(一) 发育(development)

通常以年龄、智力和体格或成长状态(身高、体重及第二性征)之间的关系来判断发育情况。发育正常时，年龄和体格成长状态之间的关系是均衡的。判断发育正常的指标：头长为身高的1/7～1/8；胸围为身高的1/2；双上肢展开距离约等于身高；坐高等于下肢的长度；第二性征的发育。病态发育与内分泌的关系最为密切，如在发育成熟前垂体前叶功能亢进，体格可异常高大，称为巨人症；垂体功能减退时，体格可异常矮小，称为垂体性侏儒症。

(二) 体型(habitus)

体型是身体各部发育的外观表现，包括骨骼、肌肉的成长与脂肪分布的状态等。成年人体型分为3种：

1. 无力型(瘦长型)　体高肌瘦，颈细长，肩窄下垂，胸廓扁平，腹上角小于90°。

2. 正力型(匀称型)　身体的各部分结构匀称适中，一般正常人多为此型。

3. 超力型(矮胖型)　体格粗壮，颈短粗，面红，肩宽平，胸围大，腹上角常大于90°。

甲状腺、性腺分泌对体格发育具有促进作用，如甲状腺功能减低时的呆小症；性早熟儿童因骨骼早期愈合以致后期体格发育受到限制。

四、营养状态

营养状态(state of nutrition)根据皮肤、毛发、皮下脂肪、肌肉的发育以及性别、年龄、身长及体重等情况来综合判断。其最简便而迅速的方法是察看前臂屈侧或上臂背侧下 1/3 皮下脂肪的充实程度,分良好、中等、不良 3 种营养等级。体重减轻至低于正常的 10%时称为消瘦(ematiation),极度消瘦者称为恶病质(cachexia);肥胖(obisity)指超过标准体重的 20%以上或计算体重质量指数[体重(kg)/身高^2(m^2)]男性大于 27,女性大于 25(WHO 标准)。

五、意识状态

意识状态(consciousness)指大脑高级神经中枢功能活动的综合表现,即对环境的知觉状态。正常人意识清晰,反应敏锐精确,思维活动正常,语言流畅、准确,表达能力良好。凡能影响大脑功能活动的疾病皆会引起不同程度的意识改变,这种状态即为意识障碍。根据程度不同,意识障碍分为嗜睡、意识模糊、昏睡、昏迷及谵妄。

六、语调与语态

语调指言语过程中的音调。神经和发音器官的病变可导致语音障碍,表现为失音、失语(运动性失语、感觉性失语)、口吃。

语态指言语过程中的节奏。语态异常见于帕金森病(震颤麻痹)、舞蹈症、手足徐动等。

七、面容与表情

健康人面色红润,表情自然,神态安逸。许多疾病有特征性的面容(facial features)与表情(expression)。临床常见典型面容如下:

(一)急性病容

面色潮红,兴奋不安,鼻翼扇动,口唇疱疹,表情痛苦。见于急性热性病,如大叶性肺炎、疟疾、流行性脑脊髓膜炎。

(二)慢性病容

面容憔悴,面色灰暗或苍白,目光暗淡。见于慢性消耗性疾病,如恶性肿瘤、肝硬化、严重结核病等。

(三)贫血面容

面色枯槁、苍白,唇舌色淡,表情疲惫。见于各种贫血。

(四)甲状腺功能亢进面容

面容惊愕,眼裂增大,眼球凸出,目光闪烁,兴奋不安,烦躁易怒(见图 1-3-2)。

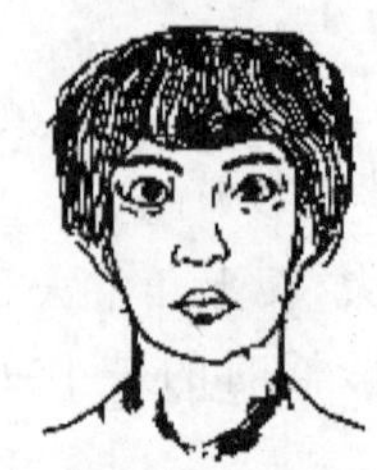

图 1-3-2 甲状腺功能亢进面容

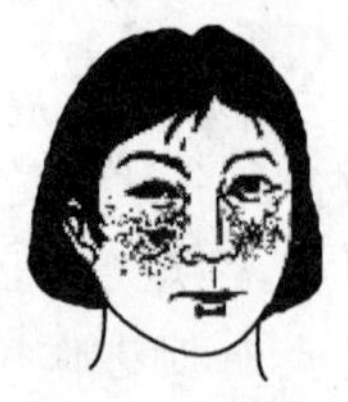

图 1-3-3 二尖瓣面容

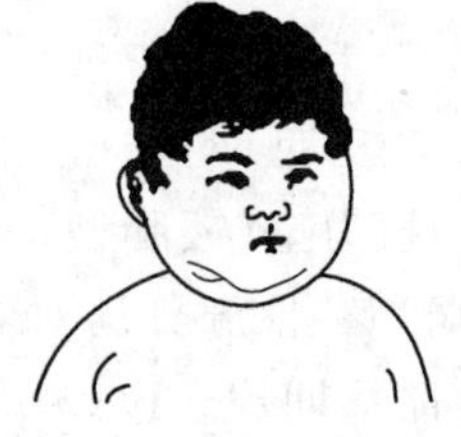

图 1-3-4 满月面容

(五) 二尖瓣面容

面色晦暗,双颊紫红,口唇轻度发绀。见于风湿性心脏病二尖瓣狭窄(见图 1-3-3)。

(六) 满月面容

面容圆如满月,皮肤发红,常伴痤疮和胡须。见于 Cushing 综合征及长期应用肾上腺皮质激素的患者(见图 1-3-4)。

(七) 伤寒面容

表情淡漠,反应迟钝,呈无欲状。见于伤寒、脑脊髓膜炎、脑炎等高热衰弱患者。

八、体位

体位(position)指患病时身体所处的位置。体位对某些疾病的诊断具有一定意义。

(一) 自主体位(active position)

身体活动自如,不受限制。见于轻症患者或疾病早期。

(二) 被动体位(positive position)

患者不能自己调整或变换肢体的位置,需依赖他人的协助。见于极度衰弱或意识丧失的患者。

(三) 强迫体位(compulsive position)

患者为了减轻自身疾病的痛苦常被迫采取某种体位。如急性腹膜炎的强迫仰卧位(仰卧、双腿蜷曲),心、肺功能不全时的端坐位,胆道蛔虫症的辗转体位,破伤风、小儿脑膜炎的角弓反张位。

九、姿势与步态

姿势(posture)指举止的状态。步态(gait)为走动时表现出来的姿态。某些疾病可致姿势与步态改变,具有特征性的姿势与步态有助于诊断,如高血压动脉硬化患者可有间歇性跛行,脑性瘫痪、截瘫患者有剪刀式步态,小脑疾病、酒精及巴比妥类中毒出现醉酒步态等。

十、皮肤

检查皮肤的颜色、湿度、弹性、皮疹、出血点、紫癜、水肿、瘢痕等。

(一) 颜色

注意有无苍白、发红、发绀、黄染、色素沉着或脱失等。

(二) 皮下出血

根据出血程度和出血面积大小分为:瘀点:＜2mm;紫癜:3～5mm;瘀斑:＞5mm;血肿:片状出血伴隆起。

(三) 蜘蛛痣(spider angioma)

蜘蛛痣指皮肤小动脉末端扩张而成的血管痣,形似蜘蛛。好发于面、颈、手背、上臂、前臂、前胸和肩部。与雌激素灭活减弱有关,见于急慢性肝炎、肝硬化等。

(四) 水肿(edema)

水肿分轻、中、重度。轻度仅局限于眼睑、眶下、胫前、踝下水肿，指压轻度凹陷，平复较快；中度为全身疏松组织均有水肿，指压明显凹陷，平复较慢；重度为全身组织水肿及浆膜腔积液。

十、淋巴结

正常浅表淋巴结(lymph node)的直径为 0.2～0.5cm，质地柔软、表面光滑、无压痛，与相邻组织无粘连，不易触及。检查顺序：耳前、耳后、乳突区、枕骨下区、颈后三角、颈前三角、锁骨上窝、腋窝、滑车上、腹股沟、腘窝。

淋巴结肿大的临床意义：颈淋巴结肿大大多由炎症引起，所有颈部肿块中以淋巴结肿大最为常见；左锁骨上淋巴结肿大(又称为 Virchow 淋巴结)是胃癌、食道癌转移的标志，右锁骨上淋巴结肿大见于胸部肿瘤(如肺癌)转移；40～60 岁女性腋窝淋巴结肿大、质硬、活动度差或相互融合为乳腺癌转移征象；急性炎症性淋巴结肿大常伴有压痛、淋巴结软、光滑、活动。

第三节　头颈部检查

一、头发、头皮、头颅

头发检查应注意颜色、疏密、脱发情况等；头皮检查应拨开头发观察头皮颜色、头皮屑、头癣、炎症、外伤、瘢痕等；头颅检查注意头围大小、外形变化及运动时的异常有无。

二、颜面及其器官

(一) 眼

眼的检查包括：① 视功能(视力、视野、色觉、立体觉)；② 外眼(眼睑、泪器、结膜、眼球位置、眼压)；③ 眼前节(角膜、巩膜、前房、虹膜、瞳孔和晶状体)；④ 内眼(玻璃体、眼底)。

1. 眼球　双侧眼球突出见于甲状腺功能亢进，单侧眼球突出见于局部炎症或眶内占位性病变；眼球下陷，双侧见于严重脱水，单侧见于 Honer 综合征、眶尖骨折；眼球震颤见于耳源性眩晕、小脑疾患等；眼压增高见于青光眼，眼压减低见于高度脱水或眼球萎缩。

2. 巩膜、角膜与虹膜

(1) 巩膜：黄疸时巩膜黄染最明显。需与中年后出现的内眦部黄斑鉴别。

(2) 角膜：表面有丰富的感觉神经末梢，故角膜感觉非常灵敏。角膜检查有无云翳、白斑、软化、溃疡、新生血管、角膜反射。

(3) 虹膜：炎症、水肿时虹膜纹理模糊或消失，形态异常或裂孔提示虹膜前粘连、外伤。

3. 瞳孔　正常瞳孔呈圆形，双侧等大，直径 3～4mm。瞳孔呈椭圆形见于青光眼或眼内肿瘤；瞳孔形状不规则见于虹膜粘连；瞳孔缩小见于虹膜炎、有机磷农药中毒、毒蕈中毒、药物反应(吗啡、氯丙嗪、毛果芸香碱)；瞳孔扩大见于外伤、颈交感神经受刺激、青光眼、视神经萎缩、药物反应(阿托品、颠茄、可卡因)；瞳孔散大伴对光反射消失见于濒死状态；瞳孔大小不等提示扩大侧有颅内病变。

7. 瞳孔对光反射　瞳孔对光反射迟钝或消失见于昏迷。

（二）耳

检查外耳（耳廓、外耳道）、中耳的鼓膜、乳突与听力。外耳道压痛提示外耳炎，化脓性中耳炎引流不畅可有乳突明显压痛。

（三）鼻

检查注意外形，有无鼻翼扇动、鼻中隔偏曲或穿孔、鼻出血、鼻腔黏膜充血肿胀、分泌物、鼻窦压痛。

（四）口

1. 唇色　唇色苍白见于贫血、虚脱等，发绀见于心力衰竭和呼吸衰竭；唇有无疱疹，口角有无糜烂。

2. 口腔黏膜　有无溃疡、出血、色素沉着、Koplik 斑（麻疹早期特征）。

3. 牙齿、牙龈、舌　检查牙的色泽、龋齿、残根、义牙；牙龈有无肿胀、溢脓、出血；舌质、舌苔、舌的形状与运动。

4. 咽及扁桃体　咽有无充血、水肿、出血、溃疡、滤泡、分泌物、扁桃体有无肿大。扁桃体肿大分三度，Ⅰ度：不超过咽腭弓者；Ⅱ度：超过咽腭弓者；Ⅲ度：达到或超过咽后壁中线（见图 1-3-5）。

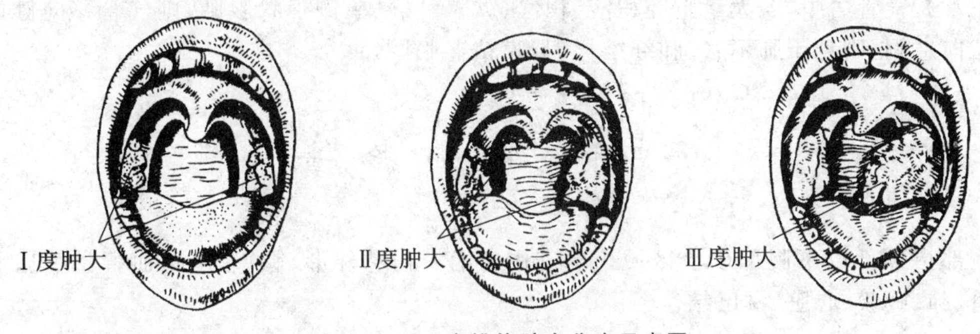

图 1-3-5　扁桃体肿大分度示意图

三、颈部

（一）颈部血管

正常人立位或坐位时颈外静脉通常不显露，平卧去枕时颈静脉稍充盈，充盈水平仅限于锁骨上缘至下颌角距离的下 2/3 以内。若坐位或半坐位（即上身与水平面呈 45°角）颈静脉明显充盈、怒张或搏动，即提示颈静脉压升高。见于右心衰竭、缩窄性心包炎、心包积液、上腔静脉阻塞综合征及胸腹腔压力增加等情况。

颈静脉搏动可见于三尖瓣关闭不全等。平卧位时若看不到颈静脉充盈，提示低血容量状态。在安静状态下出现颈动脉的明显搏动，则多见于主动脉瓣关闭不全、高血压、甲状腺功能亢进及严重贫血。

在颈部大血管区听到血管性杂音，以收缩期明显，应考虑颈动脉或椎动脉狭窄；在锁骨上窝处听到杂音，则可能为锁骨下动脉狭窄。

（二）甲状腺

甲状腺(thyroid)位于甲状软骨下方和两侧(见图 1-3-6)，正常人甲状腺外观不突出，表面光滑，柔软，女性在青春发育期可略增大。甲状腺通过视诊、触诊、听诊检查(见图 1-3-7)。

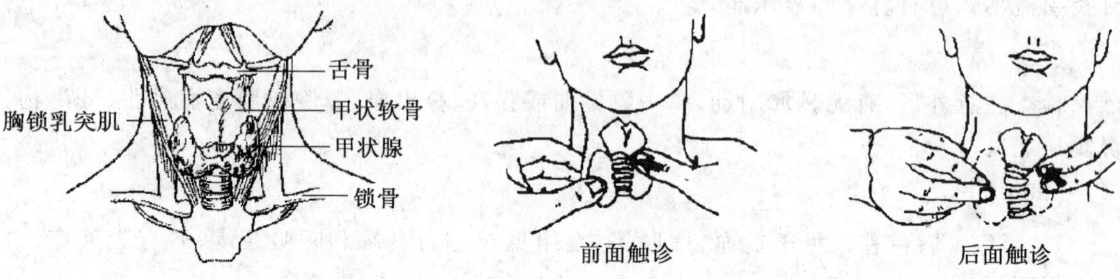

图 1-3-6 甲状腺解剖示意图　　图 1-3-7 甲状腺触诊示意图

甲状腺肿大分度：Ⅰ度肿大：不能看到但能触到；Ⅱ度肿大：既能看到又能触到，但在胸锁乳突肌内；Ⅲ度肿大：超出胸锁乳突肌。

甲状腺肿大见于甲状腺功能亢进症、单纯性甲状腺肿、结节性甲状腺肿、甲状腺癌、慢性淋巴性甲状腺炎(桥本甲状腺炎)、甲状腺腺瘤、甲状旁腺瘤。

（三）气管

正常人气管居中，若大量胸腔积液、积气、纵隔肿瘤、单侧甲状腺肿，则气管移向健侧；若气管拉向患侧，则见于肺不张、肺纤维化、胸膜粘连肥厚。

第四节　胸 部 检 查

胸部指颈部以下腹部以上区域。检查内容有：胸廓外形、胸壁、胸壁血管、纵隔、乳房、支气管、肺、胸膜、心脏、淋巴结。

一、胸部体表标志

（一）骨骼标志

胸骨角：又称 Louts 角，为计数肋骨和肋间隙顺序的主要标志，是胸骨柄与胸骨体的连接处，两侧分别与左右第 2 肋软骨连接，也为支气管分叉、心房上缘和上下纵隔交界及相当于第 5 胸椎水平的标志。

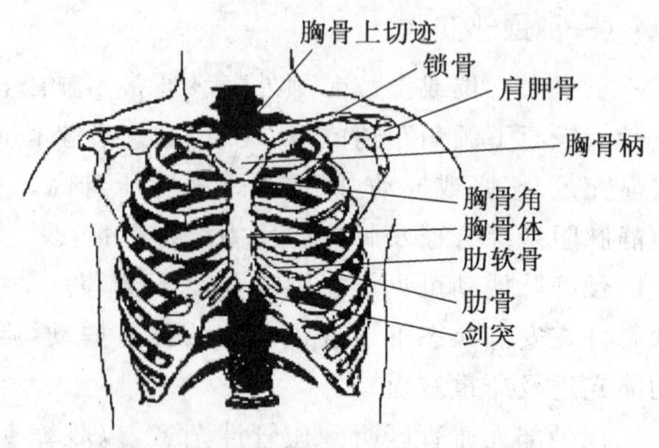

图 1-3-8 胸部骨骼标志示意图

腹上角：又称胸骨下角，是左右两侧的第 7～10 肋软骨相互连接在胸骨下端会合处所形成的夹角，正常约 70°～110°，体型瘦长者角度较小，矮胖者则较大，深吸气时可稍增宽。其后为肝脏左叶、胃及胰腺所在区域(见图 1-3-8)。

肩胛下角：即肩胛骨的最下端，为后胸部计数肋骨的标志。被检查者取直立位、两上肢自然下垂时，肩胛下角可为第 7 或第 8 肋骨水平或第 8 胸椎水平的标志。

(二) 自然陷窝

腋窝：为上肢内侧与胸壁相连的凹陷部。

胸骨上窝：胸骨柄上方的凹陷部，正常气管位于其后。

锁骨上窝：锁骨上方的凹陷部，相当于两肺尖上部。

肩胛间区：为两肩胛骨内缘之间的区域，后正中线将此区分为左、右两部。

(三) 垂直线标志

前正中线：为通过胸骨正中的垂直线。

锁骨中线：为通过锁骨的肩峰端与胸骨端两者中点的垂直线，即通过锁骨中点向下的垂直线。

腋前线：为通过腋窝前皱襞沿前侧胸壁向下的垂直线。

腋后线：为通过腋窝后皱襞沿后侧胸壁向下的垂直线。

腋中线：为自腋窝顶端与腋前线和腋后线之间向下的垂直线。

肩胛线：为双臂下垂时通过肩胛下角与后正中线平行的垂直线。

后正中线：为通过椎骨棘突，或沿脊柱正中下行的垂直线。

以上各标志线见图 1-3-9 与图 1-3-10 所示。

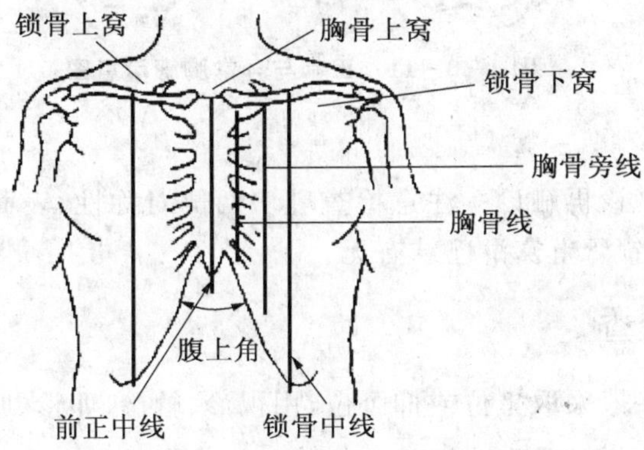

图 1-3-9　胸部标志线与窝示意图(前面)

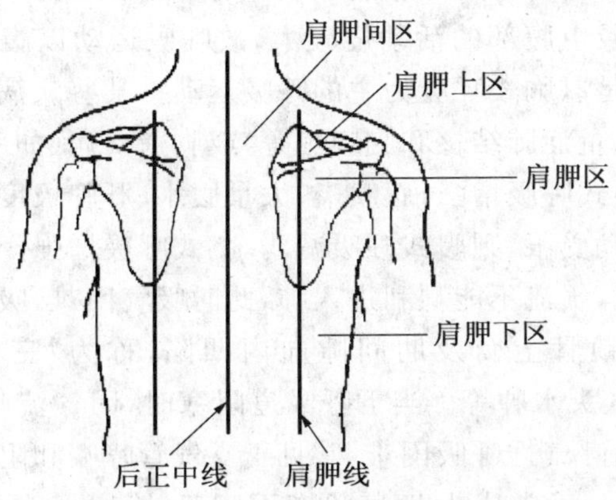

图 1-3-10　胸部标志线与分区(背面)

二、胸壁、胸廓与乳房的检查

(一) 胸壁

除检查皮肤、脂肪、肌肉、淋巴结之外，还应注意有无以下内容：静脉曲张、皮下气肿、肋软骨压痛、肋间压痛、胸壁压痛、胸骨叩痛、肌肉压痛等。

(二) 胸廓

胸廓由 12 个胸椎、12 对肋骨、锁骨及胸骨所组成。正常成人胸廓前后径较左右径短，约为 1∶1.5。常见异常胸廓有前后径与左右径几乎相等的桶状胸、前后径不及左右径一半的扁平胸、佝偻病胸与胸廓局部隆起、变形等(见图 1-3-11)。

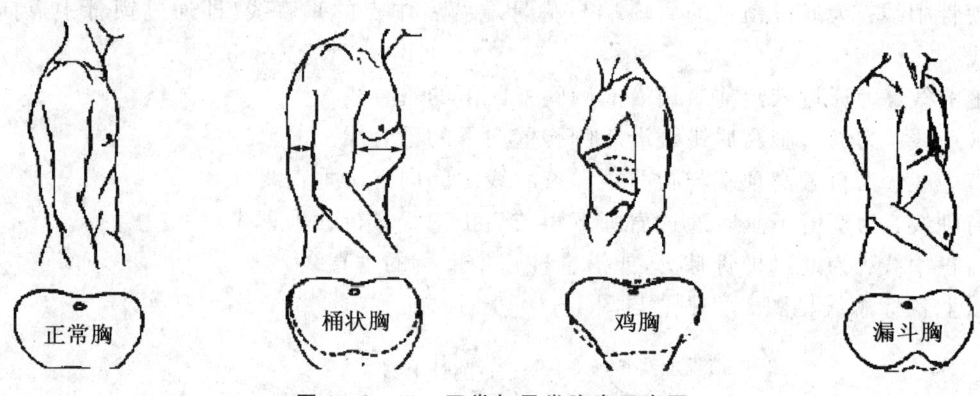

图 1-3-11　正常与异常胸廓示意图

(三) 乳房

乳房检查一般先视诊再触诊。注意检查乳房两侧对称性、表面情况、乳头(内陷与分泌物)、皮肤回缩、腋窝和锁骨上窝淋巴结有无。

三、肺和胸膜检查

检查胸部时患者一般采取坐位或仰卧位，用视诊、触诊、叩诊、听诊四种检查方法。

(一) 视诊

1. 呼吸运动　呼吸运动通过膈与肋间肌的收缩、松弛完成，正常男性和儿童的呼吸以膈肌运动为主，胸廓下部及上腹部的活动度较大，故呼吸运动以腹式呼吸为主；而女性的呼吸则以肋间肌运动为主，是以胸式呼吸为主的呼吸运动。某些疾病可使呼吸运动发生改变，肺与胸膜的疾病(如肺炎、重症肺结核和胸膜炎等)或胸壁疾病(如肋间神经痛、肋骨骨折等)均可使胸式呼吸减弱而腹式呼吸增强；腹膜炎、大量腹水、肝脾极度肿大、腹腔内巨大肿瘤及妊娠晚期时，膈肌向下运动受限，则腹式呼吸减弱，胸式呼吸增强。

上呼吸道部分阻塞时，气流不能顺利进入肺，此时吸气困难，吸气时间延长，肺内负压极度增高，引起胸骨上窝、锁骨上窝及肋间隙向内凹陷，称为“三凹征”(three depressions sign)，常见于气管异物、喉头水肿等。当下呼吸道阻塞时，因气流呼出不畅，呼气费力，肋间隙膨隆，呼气时间延长，为呼气性呼吸困难，常见于支气管哮喘和阻塞性肺气肿。

2. 呼吸频率与深度　正常成人静息状态下呼吸为 12～20 次/分，新生儿呼吸约 44

次/分，随着年龄的增加而逐渐减慢。呼吸与脉搏之比为1∶4，体温每升高1℃，呼吸大约增加4次/分。

呼吸过速(tachypnea)指呼吸频率超过20次/分，常见于发热、疼痛、贫血、甲状腺功能亢进及心力衰竭等。呼吸过缓(bradypnea)指呼吸频率低于12次/分。呼吸浅慢见于麻醉剂或镇静剂过量及颅内压增高等。呼吸浅快，见于呼吸肌麻痹、严重鼓肠、腹水和肥胖及肺部疾病(如肺炎)、胸膜炎、胸腔积液和气胸等；呼吸深快，见于剧烈运动时、情绪激动或过度紧张时，常有过度通气现象，出现口周及肢端发麻，重者手足搐搦、呼吸暂停等呼吸性碱中毒症状。严重代谢性酸中毒如糖尿病酮症酸中毒和尿毒症酸中毒时，出现深长呼吸，称为Kussmaul呼吸。

3. 呼吸节律　正常人静息状态下呼吸节律均匀而整齐。常见节律异常有(见图1-3-12)：

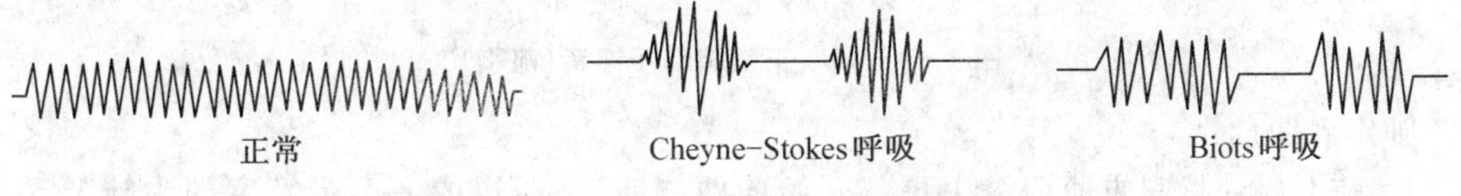

图1-3-12　呼吸节律变化示意图

(1) 潮式呼吸(Cheyne-Stokes呼吸)：一种由浅慢逐渐变为深快，再由深快转为浅慢，随后出现一段呼吸暂停后又重复如上变化的周期性呼吸。潮式呼吸周期可长达30秒至2分钟，暂停期可持续5～30秒。老年人深睡时可出现潮式呼吸，为脑动脉硬化，中枢神经供血不足引起。

(2) 间停呼吸(Biots呼吸)：有规律呼吸几次后突然停止一段时间，又开始呼吸，如此周而复始。间停呼吸较潮式呼吸更严重，预后不良，常发生于临终前。

以上两种呼吸节律异常多发生于中枢神经系统疾病(如脑炎、脑膜炎、颅内压增高等)及某些中毒(如糖尿病酮中毒、巴比妥类药物中毒)等。

此外尚有断续呼吸(抑制性呼吸)与叹息样呼吸等。

(二) 触诊

1. 胸廓扩张度(thoracic expansion)　指呼吸时的胸廓动度，检查部位在胸廓前下部。一侧胸廓扩张受限见于大量胸腔积液、气胸、胸膜增厚、肺不张。健侧代偿性胸廓扩张增强。

2. 语音震颤(vocal fremitus)　为被检查者发出语音时，声波沿气管、支气管及肺泡传到胸壁引起共鸣的振动被检查者的手触及，又称为触觉语颤(lactile fremitus)。根据其振动的增强或减弱，可判断胸内病变的性质。语音震颤增强，主要见于：① 肺组织实变或致密时，如大叶性肺炎实变期、大片肺梗死、压迫性肺不张等；② 接近胸膜的肺内巨大空腔，如空洞型肺结核、肺脓肿等。语音震颤减弱或消失，主要见于：① 肺泡内含气量过多，如肺气肿；② 支气管阻塞，如阻塞性肺不张；③ 大量胸腔积液或气胸；④ 胸膜高度增厚粘连；⑤ 胸壁皮下气肿。

3. 胸膜摩擦感(pleural friction fremitus)　急性胸膜炎时，纤维蛋白沉积于胸膜，使其表面变为粗糙，呼吸时脏层和壁层胸膜相互摩擦产生。常于胸廓的下前侧部触及，犹如皮革相互摩擦的感觉。呼、吸两相均可触及，也可仅在吸气相末触及。

(三) 叩诊

可用间接或直接叩诊两种方法，沿前胸到侧胸再到后背自上而下叩诊。正常肺部叩诊音呈清音(见图 1-3-13)。

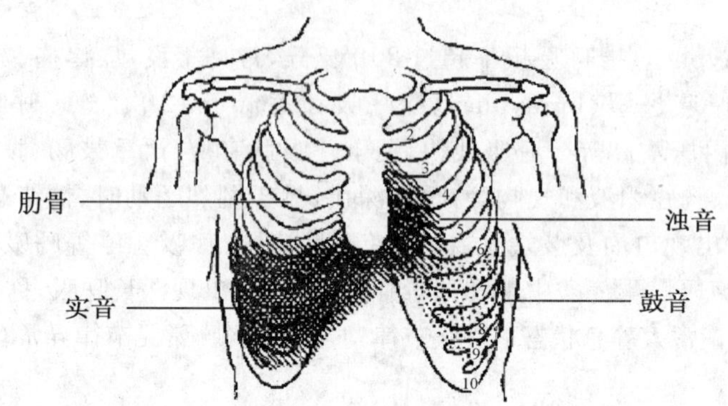

图 1-3-13 正常肺部叩诊音(前胸)

肺定界叩诊:

1. 肺上界 从斜方肌前缘中央部开始向两侧叩诊,叩得的清音带宽度即为肺上界,正常为 4～7cm。变狭或呈浊音,见于肺结核浸润肺尖、纤维变性及萎缩;变宽见于肺气肿(呈过清音)(见图 1-3-14)。

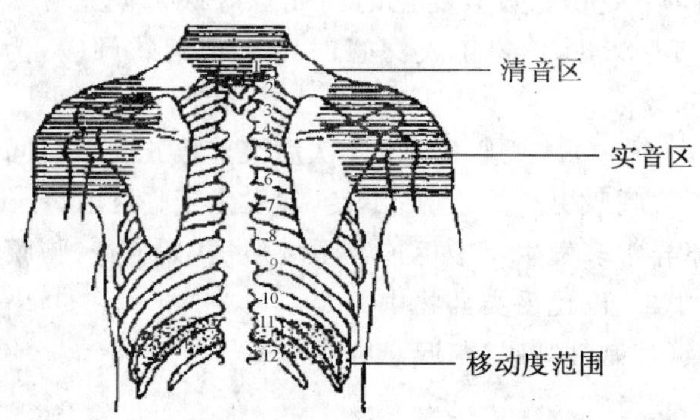

图 1-3-14 正常肺尖宽度(Kronig 峡)与肺下界移动度范围

2. 肺前界 相当于心脏绝对浊音界。

3. 肺下界 两肺下界基本相同,平静呼吸时,在锁骨中线、腋中线、肩胛线上分别位于第 6、8、10 肋间。肺下界上移见于肺不张、纤维化、腹水、腹腔巨大肿瘤等;肺下界下移见于肺气肿。

4. 肺下界移动度 深吸气与深呼气时肺下界的移动范围,正常 6～8cm。肺下界移动度减弱见于肺气肿、肺萎缩,如肺不张和肺纤维化、肺组织炎症、水肿(见图 1-3-14)。

(四) 听诊

肺部听诊内容:正常呼吸音、异常呼吸音、啰音、听觉语音及胸膜摩擦音。

1. 正常呼吸音(normal breath sound)有以下四种:

(1) 气管呼吸音(tracheal breath sound):空气进出气管所发出的声音,粗糙、响亮且高调。吸气与呼气相几乎相等,不说明临床上任何问题,一般不作评价。

(2) 支气管呼吸音(bronchial breath sound):吸入的空气在声门、气管或主支气管形成湍流所产生的声音,强而高调,吸气相较呼气相短。正常人的喉部、胸骨上窝、背部第 6、7 颈椎及第 1、2 胸椎附近均可听到支气管呼吸音。

(3) 支气管肺泡呼吸音(bronchoyesicular breath sound):兼有支气管呼吸音和肺泡呼吸音特点,其吸气音的性质与正常肺泡呼吸音相似,但音调较高且较响亮;呼气音的性质则与支气管呼吸音相似,但强度稍弱,音调稍低。在胸骨角附近(第1、2肋间)、肩胛间区第3、4胸椎水平、肺尖前后部可听到这种混合性呼吸音。

(4) 肺泡呼吸音(vesicular breath sound):空气在细支气管与肺泡内进出所致,肺泡弹性的变化与气流的振动是形成肺泡呼吸音的主要因素。吸气时音响较强、音调较高、时相较长,在大部分肺野内均可听及。

2. 异常呼吸音(abnormal breath sound)

(1) 异常肺泡呼吸音:肺泡呼吸音减弱或消失见于慢性支气管炎、胸腔积液、气胸、大量腹水、腹部巨大肿瘤、肋软骨骨化、重症肌无力、膈肌痉挛、瘫痪;肺泡呼吸音增强见于呼吸运动及通气功能增强时,如运动、发热、代谢亢进、贫血、酸中毒等;一侧肺泡呼吸音增强,见于因一侧肺胸病变的健侧肺,代偿性肺泡呼吸音增强;当下呼吸道部分阻塞、痉挛或狭窄时,如慢性阻塞性肺气肿、支气管哮喘等,呼气可延长。

(2) 异常支气管呼吸音:在正常肺泡呼吸音部位听到的支气管呼吸音即为异常支气管呼吸音,亦称为管样呼吸音。常见于肺组织实变(如大叶性肺炎)的实变期、与支气管相通的肺内大空腔如肺脓肿或空洞型肺结核、压迫性肺不张(胸腔积液上方肺膨胀不全区域)。

(3) 异常支气管肺泡呼吸音:在正常肺泡呼吸音区域内听到的支气管肺泡呼吸音。见于肺实变部位较小与正常肺组织相互掺杂,或肺实变部位较深被正常肺组织覆盖时,如支气管肺炎、肺结核、大叶性肺炎初期等。

3. 啰音(crackles,rales)

啰音是呼吸音以外的附加音,在正常情况下不存在,分干性啰音与湿性啰音两大类。

(1) 干啰音(rhonchi):因气管、支气管或细支气管狭窄或部分阻塞,气流进出时形成湍流所致。特点:一种持续时间较长带乐性的呼吸附加音,音调较高,持续时间较长;吸气及呼气时均可听及,以呼气时明显;其强度、性质、部位及数量均易改变。双侧肺部干啰音常见于支气管哮喘、慢性支气管炎和心源性哮喘等;局限性干啰音常见于支气管内膜结核或肿瘤等。根据音调的高低可分为高调和低调两种,如高调的哨笛音、低调的鼾音。

(2) 湿啰音(moist rale):吸气时气体通过呼吸道内的分泌物如渗出液、痰液、血液、黏液和脓液等形成的水泡破裂音,又称水泡音;或由于小支气管壁因分泌物粘着而陷闭,当吸气时突然张开重新充气所产生的爆裂音,也称为捻发音。湿啰音按呼吸道腔径大小和腔内渗出物的多少可分为粗、中、细湿啰音和捻发音。其特点:断续而短暂,一次常连续多个出现;吸气时或吸气终末较为明显;部位较恒定,性质不易改变;中、细湿啰音可同时并存,咳嗽后可减轻或消失。肺部局限性湿啰音提示该处的局部病变,如肺炎、肺结核或支气管扩张等;两肺底湿啰音多见于心力衰竭所致的肺淤血和支气管肺炎等;两肺野满布湿啰音则多见于急性肺水肿和严重支气管肺炎。

4. 语音共振(vocal resonance) 嘱被检查者用一般的声音强度重复发"yi"长音,喉部发音产生的振动经气管、支气管、肺泡传至胸壁,通过听诊器听及即为语音共振。其产生机制与临床意义同语音震颤,但较后者敏感。

5. 胸膜摩擦音(pleural friction rub) 正常胸膜腔表面光滑,有微量液体存在,呼吸时胸膜脏层和壁层相互滑动无声响。但当胸膜面由于炎症、纤维素渗出而变粗糙时,则随着呼吸可听及胸膜摩擦音。最常听到的部位是呼吸动度最大的前下侧胸壁。通常呼吸两相均可听到,以吸气末或呼气初较为明显,屏气时即消失。常见于纤维素性胸膜炎、肺梗死、胸膜肿瘤及尿毒症等。

肺与胸膜常见疾病典型体征见表1－3－1所示。

表1－3－1 肺与胸膜常见疾病典型体征表

疾病	视诊		触诊		叩诊	听诊		
	胸廓	呼吸动度	气管位置	语音震颤	音响、肺界	呼吸音	啰音	语音共振
肺气肿	呈桶状	双侧减弱	居中	减弱	呈过清音,肺下界下移,肺下界移动度减小	肺泡呼吸音减弱,呼气延长,	可有干、湿性啰音	减弱
哮喘	对称	双侧减弱	居中	减弱	呈过清音	减弱	干啰音	减弱
大叶性肺炎(实变期)	对称	患侧减弱	居中	患侧增强	呈浊音或实音	管样呼吸音	湿性啰音	患侧增强
肺不张	患侧平坦	患侧减弱	移向患侧	减弱或消失	呈浊音	减弱或消失	无	减弱或消失
胸腔积液	患侧饱满	患侧减弱	移向健侧	减弱或消失	呈实音	呼吸音减弱或消失,积液区上方有管样呼吸音	无	减弱
气胸	患侧饱满	患侧减弱	移向健侧	减弱或消失	呈鼓音	呼吸音减弱或消失	无	减弱或消失

四、心脏及血管检查

(一)心脏检查

心脏检查时,多嘱患者取卧位,依次进行视、触、叩、听检查。

1. 视诊 观察心前区有无隆起,心尖搏动的位置、范围、强弱、节律及其他部位的搏动。

(1)心前区隆起:正常人胸部两侧大致对称,无异常隆起。心前区隆起多见于儿童期即已患心脏病且心脏显著增大者(常为右心室肥厚),如先天性心脏病或风湿性心脏病。成人有大量心包积液时,心前区可显饱满。

(2)心尖搏动:心脏收缩时,心尖向胸壁冲击可引起局部胸壁向外搏动,称为心尖搏动。正常成人,心尖搏动一般位于第5肋间左锁骨中线内0.5～1.0cm处,搏动范围约2.0～2.5cm。部分正常人的心尖搏动可看不清。左心室增大时,心尖搏动向左下方移位;右心室增大时,左心室被推向左后,心尖搏动向左移。凡能使横隔、纵隔及气管移位的疾病均可引起心脏及心尖搏动移位,如右侧气胸或大量胸腔积液可使心尖搏动向左侧移位。心尖搏动强弱与胸壁的厚薄有关,剧烈运动、精神紧张、发热、甲状腺功能亢进时,心尖搏动常强;左心室肥大时,心尖搏动增强有力而明显;心肌炎、重度心力衰竭时心尖搏动可减弱并弥散;心包积液、左侧气胸、胸腔积液或肺气肿时，心尖搏动常减弱，甚至消失。粘连性心包炎或右心室明显增大者，心脏收缩时心尖部可内陷，称为负性心尖搏动(inward impluse)。

2. 触诊　心脏触诊除进一步准确地证实视诊所发现的心尖搏动及其他搏动情况外，还应触摸有无震颤与心包摩擦感。

(1) 心尖搏动及心前区搏动：触诊检查心尖搏动及心前区搏动较视诊更准确，并能检查其搏动性质。心尖搏动冲击手指标志着心室收缩期的开始。左心室肥厚时心尖部触及抬举性搏动。

(2) 震颤(thrill)：震颤是用手掌感觉到的一种细微震动感，也称为猫喘。震颤为器质性心血管疾病的特征性体征之一。临床上触及震颤往往可听到杂音，但有杂音存在不一定都能触及细震颤，因听觉对高频声波较敏感，而触觉则对低频声波较为敏感。

(3) 心包摩擦感：正常心包腔内有少量液体以润滑脏、壁层。当心包炎症时，由于纤维素的渗出与沉着，使脏层、壁层心包膜变粗糙，随心脏的搏动而互相摩擦产生振动，在心前区触及即为心包摩擦感。在胸骨左缘第3、4肋间处最为明显，坐位时或在深呼吸的末期更易触及。如心包膜腔内有较多的渗出物，则摩擦感可消失。

3. 叩诊　叩诊的目的在于确定心脏大小、形状及其在胸腔内的位置。心脏被肺遮盖部分叩诊呈相对浊音，没有被肺遮盖部分则呈绝对浊音(实音)，相对浊音反映心脏的实际大小和形状(见表1-3-2)。

表1-3-2　正常心脏相对浊音界

右(cm)	肋间	左(cm)
2～3	Ⅱ	2～3
2～3	Ⅲ	3.5～4.5
3～4	Ⅳ	5～6
	Ⅴ	7～9

正常人锁骨中线距前正中线8～10cm

心浊音界的大小、形态、位置可受多种因素的影响而改变。左心室增大时，心左浊音界常向左下增大，使心浊音界呈靴形，见于主动脉瓣关闭不全、高血压病等(见图1-3-15)；左心房扩大伴肺动脉扩张及右心室肥厚，心浊音界外形呈梨形，见于二尖瓣狭窄等(见图1-3-16)。

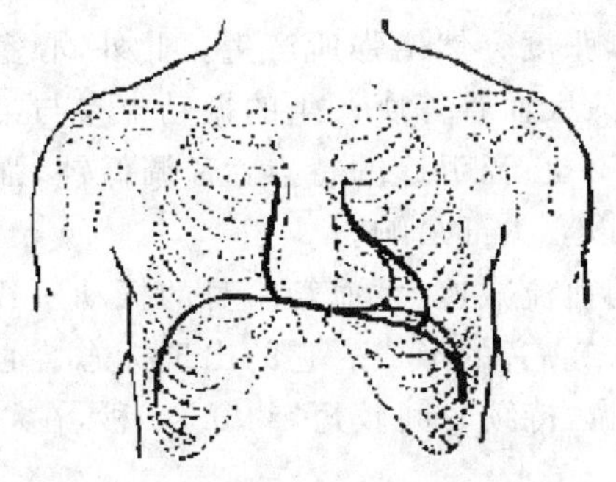

图1-3-15　主动脉瓣关闭不全心脏浊音界(靴形心)示意图

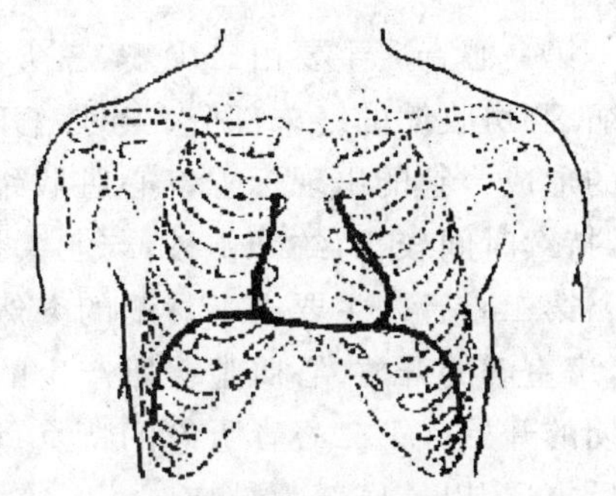

图1-3-16　二尖瓣狭窄的心脏浊音界(梨形心)示意图

4. 听诊　根据患者情况，让患者采取仰卧位或坐位，必要时可嘱患者变换体位进行心脏听诊检查。听诊顺序常开始于二尖瓣听诊区，随之沿逆时针方向依次检查肺动脉瓣听诊区、主动脉瓣区、主动脉瓣第二听诊区、三尖瓣听诊区，避免遗漏。

瓣膜听诊区：① 二尖瓣听诊区：正常在心尖部，即左锁骨中线内侧第5肋间。心脏扩大时，则心尖搏动最强点为二尖瓣听诊区。该处所听到的杂音常反映二尖瓣病变。② 主动脉瓣听诊区：有两个听诊区，胸骨右缘第2肋间及胸骨左缘第3、4肋间，后者通常称为主动脉瓣第二听诊区。主动脉瓣关闭不全的早期舒张期杂音常在主动脉第二听诊区最响亮。③ 肺动脉瓣听诊区：在胸骨左缘第2肋间，由肺动脉瓣病变所产生的杂音在该处听得最清楚。④ 三尖瓣听诊区：在胸骨下左缘，即胸骨左缘4、5肋间。

心脏听诊内容包括心率、心律、心音、杂音及心包摩擦音等。

(1) 心率(heart rate)：正常成人心率60～100次/分。若成人超过100次/分、婴幼儿超过150次/分，称为心动过速；少于60次/分称为窦性心动过缓。

(2) 心律(cardiac rhythm)：正常人心律规则。部分青年人心律随呼吸有周期性的改变，吸气时加快，呼气时减慢，屏住呼吸变规则，称为窦性心律不齐，无临床意义。临床最常见的心律失常是期前收缩与心房颤动。

1) 期前收缩：也称过早搏动，是在规则的心律中出现提前的心搏，其后有一较长的间隙(代偿间隙)。心电图检查可将其分为房性、结性与室性期前收缩。若期前收缩有规律地出现，每一个正常搏动后出现一个期前收缩，之后有一较长间歇，称为二联律；若每个正常心搏后连续出现两个期前收缩，或每两个正常心搏后出现一个期前收缩，三次心搏后有一较长间歇，称为三联律。期前收缩偶然出现者多无临床意义，若发作频繁或形成二联律、三联律，则应进一步检查有无器质性心脏病变，如冠状动脉硬化性心脏病、风湿性心脏病、心肌炎及洋地黄等药物中毒。

2) 心房颤动：简称房颤，由心房内异位节律点发出极高频率的冲动，或异位冲动产生环形运动所致。临床听诊特点：心律绝对不规则；第一心音强弱不等；脉率少于心率，即脉搏短绌。常见于风湿性心脏病二尖瓣狭窄、冠心病、高血压病、甲状腺功能亢进等。

(3) 心音

1) 正常心音：按在心动周期中出现的先后顺序有第一、第二、第三和第四心音。通常只听到第一心音与第二心音，部分健康儿童及青少年中可听到第三心音，第四心音出现即为病理性。

第一心音　主要由二尖瓣、三尖瓣关闭时瓣叶紧张度突然增强所产生。此外，心室肌的收缩、心房收缩的终末部分、半月瓣开放以及血液冲入大血管等所产生的振动也参与第一心音的形成。它的出现标志着心脏收缩期的开始。第一心音听诊的特点：音调低钝，强度较响，持续时间较长，约0.1秒，与心尖搏动同时出现，以心尖部最响。

第二心音　主要由半月瓣的突然关闭、大血管内血流减速、大血管本身的振动所致。此外，房室瓣的开放、心肌弛缓所产生的振动也参与第二心音的形成。它的出现标志着心室舒张期的开始。第二心音听诊的特点：音调较高而清脆，持续时间较短，约0.08秒，在心尖搏动后出现，以心底部为最响。

正常人心尖部第一心音强于第二心音，心底部则第二心音强于第一心音。儿童及青年，肺动脉瓣区第二心音(P_2)较主动脉瓣区第二心音(A_2)强($P_2>A_2$)；老年人则主动脉瓣区第二心音强于肺动脉瓣区第二心音（$A_2>P_2$）；在成人主动脉瓣区第二心音等于肺动脉瓣区第二心音（$A_2=P_2$）。

第三心音　出现在第二心音之后0.12～0.18秒。心室舒张早期房室瓣开放，血液自心房急促流入心室冲击室壁，使心室壁、乳头肌、腱索紧张振动所致。第三心音可见于儿童与青年人。音调低而柔和，通常在心尖部或其内上方听得较清楚，左侧卧位、呼气时更易听到。

第四心音　出现在第一心音开始前0.1秒。由于心房收缩使房室瓣及其相关结构（瓣膜、瓣环、乳头肌、腱索）振动所致。正常情况下听不到第四心音，如能听到则为病理性。

2）异常心音：

① 第一心音改变：与心肌收缩力的强弱、心室充盈程度及瓣膜的弹性与位置有密切的关系。第一心音增强见于高热、甲状腺功能亢进及心室肥大、二尖瓣狭窄、期前收缩、阵发性心动过速或心房扑动时；第一心音减弱见于心肌炎、心肌梗死、二尖瓣关闭不全、主动脉瓣关闭不全、房室传导阻滞时。当心尖部第一心音性质改变类似于第二心音，强弱相等，间隔均匀一致，尤如钟摆声，即称为钟摆律。若同时有心动过速，心率120次/分以上，酷似胎儿心音，则称为胎心律。提示心肌有严重病变，常见于心肌炎、急性心肌梗死等。

② 第二心音改变：与主、肺动脉的压力高低及半月瓣的状况有关。肺动脉瓣区第二心音增强见于肺动脉压力增高时，如风湿性心脏病二尖瓣狭窄、肺源性心脏病；肺动脉瓣区第二心音减弱见于严重的肺动脉瓣狭窄。主动脉瓣区第二心音增强见于高血压病、主动脉硬化。主动脉瓣区第二心音减弱见于低血压、主动脉瓣狭窄及主动脉瓣关闭不全等。

③ 心音分裂：在正常情况下，构成第一心音和第二心音的两个主要成分（如瓣膜开关）虽不是同步，但非常接近，故听诊时似单一心音。若第一、二心音的两个主要成分间距延长，听诊时则出现一个心音分成两个心音，即为心音分裂。健康儿童及青年可有第二心音分裂。

（4）额外心音（三音律）：在原有的第一心音和第二心音之外，出现一个额外的附加心音，称为三音律。额外心音分为收缩期额外心音和舒张期额外心音。收缩期额外心音临床意义相对较小。舒张期额外心音有奔马律、二尖瓣开放拍击音、心包叩击音。

奔马律由额外心音与第一、二心音组成，韵律如奔驰的马蹄声。它的出现提示心肌严重损害。

二尖瓣开放拍击音（opening snap，OS）简称开瓣音，见于二尖瓣狭窄时，心室舒张早期血液自左心房迅猛流入左心室，使弹性尚好的二尖瓣迅速开放又突然停止而产生振动所形成。出现在第二心音后约0.07秒，调高而强、短促而清脆，为拍击性附加音，以心尖内侧最响。开瓣音是二尖瓣狭窄瓣膜弹性与活动尚好的特征性体征，是二尖瓣分离术适应症的重要参考条件。

（5）杂音：心脏杂音（cardiac murmur）是心音及额外心音以外在收缩和（或）舒张过程中出现的异常声音。由于血流加速或血流紊乱产生涡流，使心壁或血管壁发生振动所致。听诊心脏杂音，应注意杂音发生的时期、部位、性质、强度、传导方向、与运动呼吸及体位的关系。

发生于第一心音至第二心音之间的杂音称为收缩期杂音（systolic murmur，SM）；发生于第二心音至下一个心动周期的第一心音之间的杂音称为舒张期杂音（diastolic murmur，DM）；若杂音连续在收缩期及舒张期出现，则称为连续性杂音（countinuous murmur）。临床上舒张期及连续性杂音均为病理性，而收缩期杂音有很多为生理性。

杂音强度分为六级（Levine 6级分级法）：

1级　最轻，很微弱，须在安静环境下仔细听才能听出。

2 级　较易听到，柔和。

3 级　将听诊器胸件置于胸壁上即可听出明显的杂音。

4 级　响亮。

5 级　很响亮，杂音很强，向周围甚至背部传导。

6 级　极响，震耳，听诊器胸件稍离开胸壁也能听到杂音。

杂音强度的分级描述方法：如 3 级杂音，可写成 3/6 级。

收缩期杂音，常见于二尖瓣关闭不全、主动脉狭窄。二尖瓣关闭不全杂音为吹风样，较粗糙，多在 3/6 级以上，呈递减型，常为全收缩期，遮盖第一心音，且向左腋下传导；相对性二尖瓣关闭不全则由左心室扩张所引起，柔和，吹风样，传导不明显；主动脉狭窄杂音为喷射性收缩中期杂音，响亮而粗糙，递增递减型，向颈部传导，伴震颤、A_2 减弱。

生理性与病理性收缩期杂音的鉴别要点见表 1-3-3 所示。

表 1-3-3　生理性与病理性收缩期杂音的鉴别

鉴　别　点	生理性杂音	病理性杂音
年　龄	儿童、青少年多见	不定
部　位	二尖瓣或肺动脉瓣区	可在任何瓣膜区
性　质	吹风样，多柔和	粗糙，吹风样
强　度	常 2/6 级以下	常 3/6 以上
持续时间	短促	较长，可占全收缩期
传　导	常局限	沿血流方向传导，范围较广
震　颤	无	3/6 以上者可伴有震颤

舒张期杂音大多数由于瓣膜器质性损害所致，少数由于相对性的改变所引起。如风湿性心脏病二尖瓣狭窄，为局限于心尖部的隆隆样舒张中晚期递增型杂音，常伴有第一心音亢进、舒张期细震颤及开瓣音，以左侧卧位呼气末最清楚；主动脉瓣关闭不全，为叹气样或泼水样、递减型的舒张期杂音，以主动脉瓣第二听诊区最为清晰，向胸骨下部传导，前倾坐位、呼气末屏气时更易听到。临床常见杂音的部位、时期与病变关系见表 1-3-4 所示。

表 1-3-4　临床常见杂音的部位、时期与病变关系

鉴　别　点	收缩期杂音	舒张期杂音
心尖部	器质性、相对性二尖瓣关闭不全；生理性杂音	器质性二尖瓣狭窄、相对性二尖瓣狭窄（Austin Flint 杂音）
主动脉瓣听诊区	器质性主动脉瓣狭窄	器质性主动脉瓣关闭不全
肺动脉瓣听诊区	器质性、相对性肺动脉瓣狭窄；生理性杂音	相对性肺动脉瓣关闭不全（Graham Steell 杂音）
三尖瓣听诊区	器质性（较少见）、相对性三尖瓣关闭不全	三尖瓣狭窄（较少见）
胸骨左缘第 2 肋间	动脉导管未闭（常为连续性）	

(6)心包摩擦音：心包摩擦音(pericardial friction sound)是心包脏层与壁层因生物或理化因素引起纤维蛋白沉积而变粗糙，在心脏搏动时发生摩擦所致。高调、粗糙、似纸张相互摩擦声，在收缩期与舒张期均能听到，以胸骨左缘第3、4肋间最清楚，坐位前倾或呼气末更明显，加压听诊器胸件可使心包摩擦音增强。当心包积液增多时，心包摩擦音减弱甚至消失。常发生于风湿性、结核性和化脓性心包炎，也可发生于急性心肌梗死及严重尿毒症。心包摩擦音与胸膜摩擦音的区别见表1-3-5所示。

表1-3-5　心包摩擦音与胸膜摩擦音的区别

心包摩擦音	胸膜摩擦音
与心跳一致	与呼吸一致
屏气时不消失	屏气时消失
胸骨左缘第3、4肋间最清楚	胸廓下部及沿腋中线第5～7肋间最清楚

(二)周围血管检查

检查内容有脉搏、血压、血管杂音及周围血管征。

1. 脉搏　用触诊法检查桡动脉或肱动脉、股动脉、足背动脉等的脉率、节律、紧张度、动脉壁弹性、强弱和波形。检查时注意两侧对比及异常脉搏的有无。正常时脉率与心率一致，节律规则。心房颤动、频发期前收缩等心律失常时，脉率可少于心率(脉搏短绌)。水冲脉常见于甲状腺功能亢进、严重贫血、主动脉关闭不全等；交替脉见于高血压性心脏病、急性心肌梗死、主动脉关闭不全等；奇脉见于心包填塞、心包缩窄时。

2. 血压(blood pressure，BP)　通常指动脉压或体循环血压。测量方法有直接测压、间接测压及动态血压监测(ambulatory blood pressure monitoring，ABPM)。直接测压为经皮穿刺置导管于主动脉内，仅适用于危重与疑难患者；间接测压是用血压计袖带加压测量，操作简便；动态血压监测每隔15～30分钟自动测压，连续24小时或更久。正常人的血压呈明显的昼夜波动，呈“双峰一谷”，即血压夜间最低，而在上午6～10点及下午4～8点各有一高峰。正常双上肢血压差别可达10mmHg，超出多见于多发性大动脉炎或先天性动脉畸形；正常下肢血压高于上肢20～40mmHg，若下肢血压低于上肢，应考虑主动脉缩窄、胸腹主动脉型大动脉炎。

正常成人血压标准见中国高血压防治指南标准(2005年修订版)(表1-3-6)。

表1-3-6　成人血压水平的定义和分类

类　别	收缩压(mmHg)	舒张压(mmHg)
正常血压	＜120	＜80
正常高值	120～139	80～89
高血压：		
1级高血压(轻度)	140～159	90～99
2级高血压(中度)	160～179	100～109
3级高血压(重度)	≥180	≥110
单纯收缩期高血压	≥140	＜90

注：当收缩压与舒张压水平不在一个级别时，按其中较高级别分类。

在安静、清醒、非药物状态下采用标准测量方法，至少三次非同日血压的收缩压达到或超过 140mmHg 和(或)舒张压达到 90mmHg，即可诊断为高血压(hypertension)。95%以上高血压为原发性。

凡血压低于 90/60mmHg 即为低血压(hypotension)，有生理性低血压与病理性低血压之分。生理性低血压可见于正常人，如运动员、重体力劳动者等，常无自觉症状，不需要治疗。

动态血压正常上限参考标准：24 小时平均血压值<130/80mmHg，白昼均值<135/85mmHg，夜间均值<125/75mmHg，夜间血压均值比白昼降低 10%～15%。若降低不及 10%，则认为血压昼夜节律消失。

3. 周围血管征　周围血管征由脉压差增大引起，包括水冲脉、枪击音、Duroziez 双重杂音、毛细血管搏动征。主要见于主动脉重度关闭不全、甲状腺功能亢进、严重贫血等。

循环系统常见疾病的典型体征见表 1-3-7 所示。

表 1-3-7　循环系统常见疾病的典型体征表

疾病	视诊	触诊	叩诊	听诊
二尖瓣狭窄	二尖瓣面容，口唇发绀，心尖搏动左移	心尖区舒张期震颤，心尖搏动左移，剑突下右心室抬举样搏动	中度以上狭窄心浊音界呈梨型(左房增大、肺动脉段膨出)	① 局限于心尖部低调、隆隆样舒张中晚期递增型杂音；② 心尖区 S_1 亢进；③ OS；④ P_2 亢进、分裂；⑤ 肺动脉瓣区递减型高调叹气样、吸气末增强的舒张早期 Graham Steell 杂音；⑥ 右室扩大伴三尖瓣关闭不全时，胸骨左缘 4、5 肋间收缩期吹风样杂音，吸气时增强；⑦ 心房颤动(三个不一致)
二尖瓣关闭不全	心尖搏动增强，向左下移位	心尖搏动呈抬举样，重度关闭不全触及收缩期震颤	心浊音界向左下扩大，晚期向两侧扩大(左右室均增大)	心尖区响亮粗糙、音调较高、3/6 级以上吹风样全收缩期杂音，向左下传导；S_1 减弱；P_2 亢进、分裂；严重反流时闻及 S_3
主动脉瓣狭窄	心尖搏动增强，稍向左下移	心尖搏动呈抬举样，胸骨右缘第二肋间触及收缩期震颤	心浊音界正常或稍向左下扩大	胸骨右缘第二肋间闻及 3/6 级以上粗糙喷射性递增递减型收缩期杂音，向颈部传导；主动脉瓣区 S_2 减弱；呼气时 S_2 逆分裂；心尖区有时闻及 S_4
主动脉瓣关闭不全	心尖搏动左下移；颈动脉搏动明显；随心搏出现点头运动	心尖搏动左下移呈抬举样；水冲脉、毛细血管搏动	心浊音界向左下扩大呈靴型	① 主动脉瓣第二听诊区叹气样、递减型舒张期杂音，向胸骨左下及心尖部传导，坐位前倾明显；② 重度反流者心尖区闻及柔和、低调、递减型舒张中晚期隆隆样杂音(Austin Flint 杂音)；③ 枪击音、Duroziez 双重杂音
左心衰竭	呼吸急促、轻度发绀、高枕卧位或端坐位；急性肺水肿时，大量粉红色泡沫痰、大汗淋漓	交替脉	除原发性心脏病体征外，叩诊无特殊发现	心率增快；心尖区及其内侧舒张期奔马律；P_2 亢进；肺底湿啰音、哮鸣音，急性肺水肿时两肺布满湿啰音、哮鸣音。

第五节　腹　部　检　查

腹部由腹壁、腹腔和腹腔内脏器组成。常用腹部体表标志有肋弓下缘、剑突、腹上角、脐、髂前上棘、腹直肌外缘、腹中线、腹股沟韧带、耻骨联合、肋脊角。腹部体表标志见图1-3-17所示。

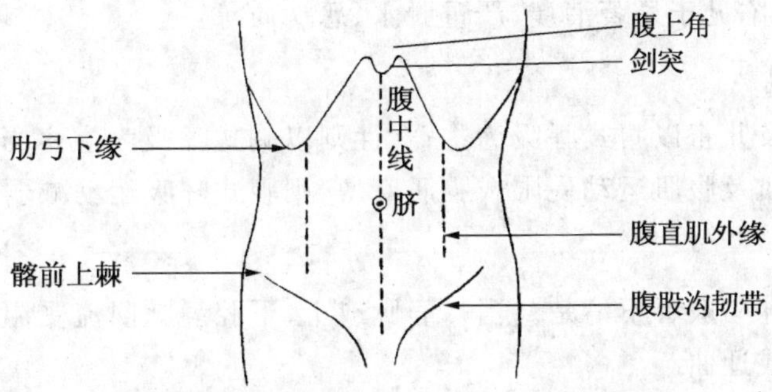

图1-3-17　腹部体表标志示意图(腹面)

常用的腹部分区有以下两种：

(1)四区分法：通过脐划一水平线与一垂直线，两线相交将腹部分为四个区域，即左、右上腹部与左、右下腹部(见图1-3-18)。

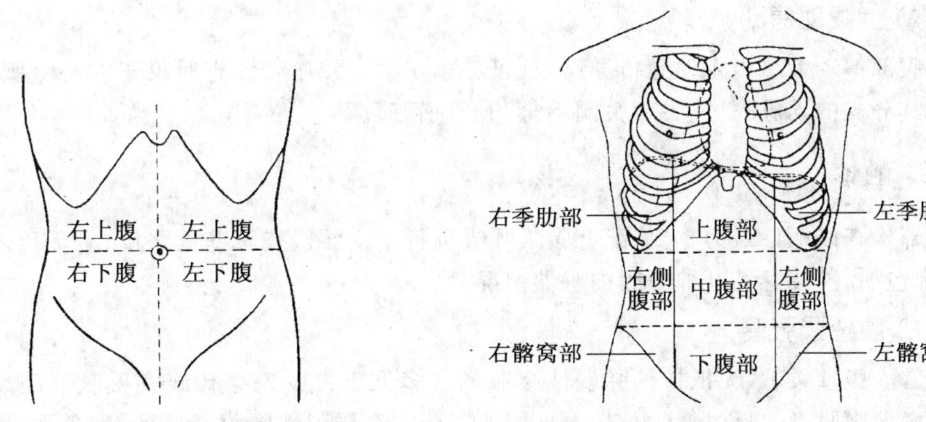

图1-3-18　腹部体表分区示意图(四区法)　　图1-3-19　腹部体表分区示意图(九区法)

(2)九区分法：由两侧肋弓下连线和两侧髂前上棘连线为两条水平线，左右髂前上棘至腹中线连线的中点为两条垂直线，四线相交将腹部划分为“井”字形的九个区域，即左、右上腹部(季肋部)、左、右侧腹部(腰部)、左、右下腹部(髂窝部)及上腹部、中腹部(脐部)和下腹部(耻骨上部)(见图1-3-19)。

腹部检查方法有视诊、触诊、叩诊、听诊四种，以触诊最为重要。为避免触诊引起胃肠蠕动增加，使肠鸣音发生变化，腹部检查的顺序为视诊、听诊、触诊、叩诊，但记录格式仍按统一的视、触、叩、听顺序描写。

一、视诊

腹部视诊的主要内容有腹部外形、腹壁状态、脐部改变、蠕动波及腹部搏动等。

(一) 腹部外形

应注意腹部是否对称,有无局部肿胀、隆起或凹陷,有腹水或腹部包块时还应测量腹围的大小。健康成年人腹部两侧对称,外形平坦,即仰卧时前腹壁与肋缘至耻骨联合大致位于同一平面。腹部膨隆生理性见于妊娠、肥胖等,病理性见于腹水、气腹及鼓肠、巨大腹块如巨大卵巢囊肿;腹部凹陷见于显著消瘦、严重脱水、恶病质等。

(二) 呼吸运动

正常成年男性及儿童以腹式呼吸为主;女性则以胸式呼吸为主。当腹膜有炎症、大量腹水、巨大肿块时,膈肌及腹肌运动受限或膈肌麻痹,则腹式呼吸运动减弱或消失。

(三) 腹壁静脉

正常人腹壁静脉一般看不清楚。当门静脉或上、下腔静脉回流受阻而成侧支循环时,腹壁静脉可显著扩张或迂曲。

(四) 腹壁皮肤

检查腹壁皮肤的颜色、弹性、水肿、皮疹、色素、腹纹、瘢痕、脐凹陷、疝、体毛、弹性等。

(五) 胃肠型及蠕动波

当胃肠道梗阻时,梗阻上端可见到胃型和肠型,在腹壁上可看到蠕动波。

(六) 上腹部搏动

上腹部搏动大多由主动脉传导所致,可见于正常人较瘦者。有时见于右心室肥大、腹主动脉或其分支的动脉瘤、三尖瓣关闭不全和肝血管瘤。

二、触诊

腹部检查以触诊最为重要,配合腹式呼吸进行。主要检查腹壁紧张度、有无压痛和反跳痛、腹部包块、液波感及肝脾等腹内脏器情况。

(一) 腹壁紧张度

正常人腹壁柔软、无抵抗。弥漫性腹肌紧张多见于胃肠道穿孔或实质脏器破裂所致的急性弥漫性腹膜炎,也称板状腹;局限性腹肌紧张多系局限性腹膜炎所致,如急性阑尾炎;腹膜呈揉面感,常见于结核性腹膜炎、癌肿的腹膜转移。腹壁紧张度减低或消失见于慢性消耗性疾病、身体瘦弱的老年人和经产妇、重症肌无力等。

(二) 压痛及反跳痛

腹部由浅入深按压发生疼痛,称为压痛(tenderness)。出现压痛的部位多表示所在内脏器官或腹膜有病变存在,如炎症、结核、结石、肿瘤等。当出现压痛后,触诊的手指在原处稍停片刻,给患者以短暂的适应,然后迅速将手抬起,如感觉腹痛加重并有痛苦表情,称为反跳痛(rebound tenderness),表示炎症已累及腹膜壁层。腹肌紧张、压痛及反跳痛,称为腹膜刺激征,见于急性腹膜炎。

（三）脏器触诊

1. 肝脏触诊　可用单手或双手触诊法、钩指触诊法，若有大量腹水时，则用浮沉触诊法。易将其他脏器误触为肝下缘的有：横结肠下缘、右肾下极、右腹肌上段的腱划。触及肝脏时，应详细描述其大小、质地、表面、边缘、压痛及搏动等。

正常成人的肝脏一般触不到，但腹壁松软或体瘦的人，当深吸气时在右肋缘下可触及肝脏约 1cm 以内；剑突下多在 3cm 以内，质软，表面光滑，边缘稍锐利或稍圆钝，无压痛，无搏动。肝脏质地分为三个等级：质软（如触及嘴唇样感觉）、质韧（如触鼻尖）和质硬（如触额部）。弥漫性肝肿大常见于肝炎、肝淤血、血吸虫病等。局限性肝肿大见于肝脓肿、肝肿瘤、肝囊肿等。肝脏缩小见于急性或亚急性坏死、晚期肝硬化。肝硬化、肝癌的肝脏质硬，表面高低不平，有结节样隆起。当右心功能不全引起肝淤血肿大时，用力压迫肝脏，使颈静脉怒张更明显，称为肝颈静脉回流征阳性。

2. 胆囊触诊　用单手滑行触诊法。不能触及正常胆囊。医生将左手掌平放在患者的右肋，拇指按压于右肋下胆囊点，嘱患者缓慢深吸气，使发炎的胆囊随膈肌下降碰到用力按压的拇指而引起疼痛，此即为胆囊触痛征；若因疼痛而突然屏气，则称 Murphy 征阳性（图 1－3－20），见于胆囊急性炎症。胰头癌时由于压迫胆总管致胆道阻塞、黄疸进行性加重，胆囊显著肿大却无压痛，称为 Courvoisier 征阳性。

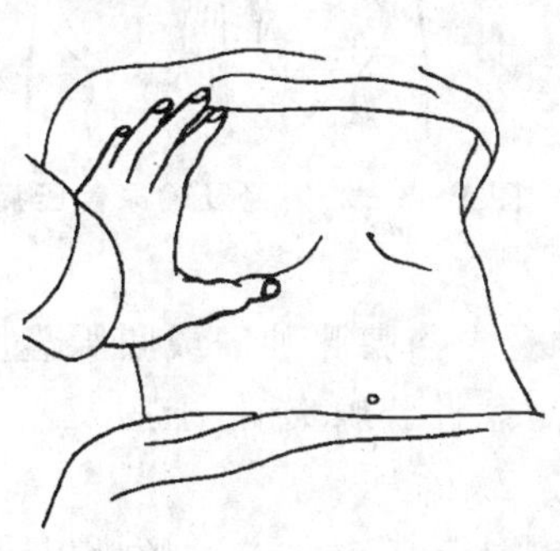

图 1－3－20　Murphy 征检查法

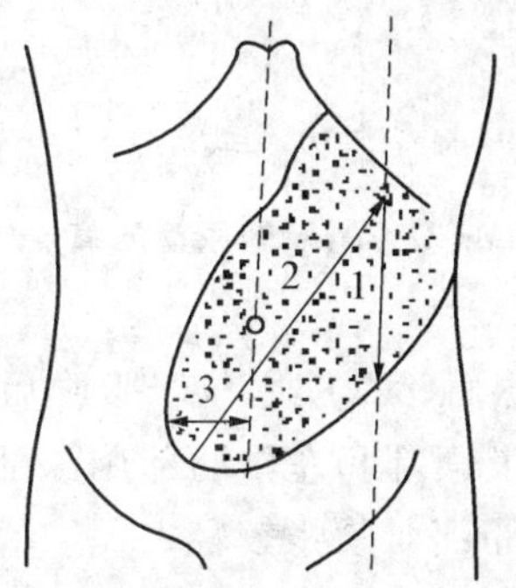

图 1－3－21　脾肿大的测量

3. 脾脏触诊　用浅部触诊法与双手触诊法，大量腹水时用浮沉触诊法检查，脾脏轻度肿大而仰卧位不易触到时可嘱患者右侧卧位检查。正常脾脏不能触及，若能触及脾脏则提示脾肿大。测量方法：脾肿大不超过脐水平时，可沿左锁骨中线测量肋下缘至脾下缘的距离；脾肿大超过脐水平时，可用三线记录法（图 1－3－21）：

1 线指左锁骨中线与左肋弓交叉点至脾下缘的距离。轻度脾肿大只测及 1 线。

2 线指左锁骨中线与左肋弓交叉点至脾尖的最远距离。

3 线指脾右缘到正中线的垂直距离，超过正中线以“＋”号表示，未超过者则以“－”号表示。

临床常将肿大的脾脏分为轻度、中度、高度肿大。当深吸气时，脾脏在肋下不超过 2cm 者为轻度肿大；超过 2cm 至脐水平线为中度肿大；高度肿大是指超过脐水平以下或前正中线者。脾肿大见于传染病或严重感染，如伤寒、脓毒血症及肝硬化门静脉高压、慢性粒细胞性白血病、淋巴肉瘤等。

4. 肾脏触诊　用双手触法。触诊肾脏时要注意其大小、硬度、形状、表面状态、有无压痛及活动度。正常人的肾脏一般不能触及，在腹壁松弛、内脏下垂和瘦长的人，深吸气后可能触到右肾下极。正常肾脏表面光滑，边缘圆钝、质实而有弹性，随呼吸上下移动，无压痛而有不适感。如在深吸气时能触到1/2以上的肾脏即为肾下垂。

肾肿大见于肾盂积水或积脓、肾肿瘤、多囊肾等。

肾和尿路有炎症疾患时，常在一些部位出现压痛点：① 季肋点：在第10肋前端；② 上输尿管点：在脐水平线上腹直肌外缘；③ 中输尿管点：两侧髂前上棘连线与通过耻骨结节点所垂直线的相交点（图1-3-22）；④ 肋脊点：肋脊与第12肋骨的交界点，又称肋脊角；⑤ 肋腰点：腰肌外缘与第12肋骨的交界点，又称肋腰角（图1-3-23）。输尿管结石、结核或化脓性炎症时，上、中输尿管点有压痛；肾周围脓肿或肾盂炎时，肋脊点和肋腰点压痛。

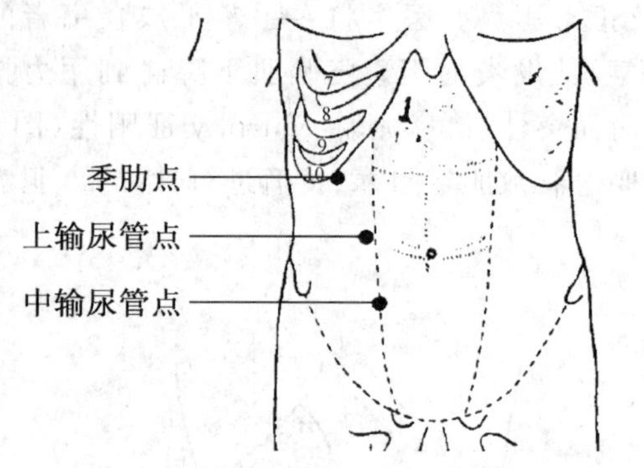

图1-3-22　肾及输尿管压痛点（腹面）

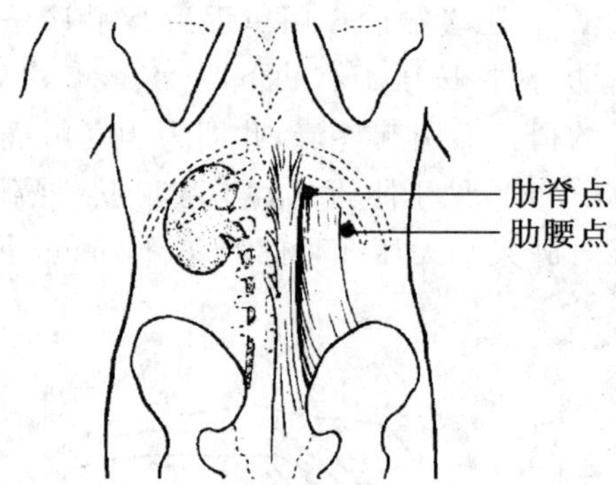

图1-3-23　肾及输尿管压痛点（背面）

5. 胰腺触诊　胰腺位于腹膜后，正常胰腺不能触及。当胰腺肿瘤或胰腺囊肿发展到相当大时，在上腹部和左季肋部用深部触诊法才能触到。急性胰腺炎时，上腹及左上腹部有明显压痛，而局部肌紧张较轻。

6. 膀胱触诊　用单手滑行触诊法。正常膀胱空虚时不能查到。当膀胱积尿而充盈时，在下腹正中部可触到圆形、表面光滑的囊状物，排尿后包块消失。

（四）液波震颤

用冲击触诊法检查。液波震颤（fluid sensation）出现于腹腔内有大量游离液体（3000～4000ml）时，但不如移动性浊音敏感。

（五）腹部包块

腹腔内脏器的肿大、异位、肿瘤、囊肿或脓肿及炎性组织粘连或肿大的淋巴结等，均可形成包块。触诊腹部包块时必须注意：部位、大小、形态、轮廓、表面、边缘、硬度、质地、压痛、活动度、与周围组织关系。注意与正常脏器鉴别，正常人，尤其是体质消瘦者在腹中线或偏左可触及腹主动脉的搏动，在左下腹可触及乙状结肠粪块，在脐或脐下可触到第4、5腰椎椎体及骶骨岬（见图1-3-24）。

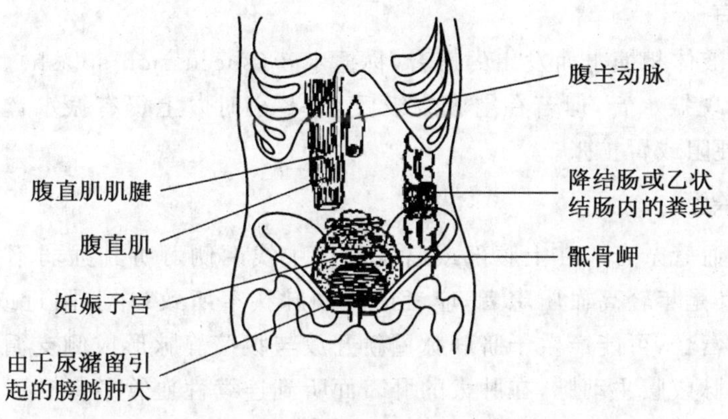

图 1-3-24　正常腹部可触到的脏器示意图

三、叩诊

腹部叩诊有直接叩诊、间接叩诊两种方法，一般多采用间接叩诊法，检查震水音及叩击痛时可用直接叩诊法。腹部叩诊内容：

(一) 腹部叩诊音

正常腹部叩诊除肝、脾区呈浊音或实音外，其余部位均为鼓音。

(二) 肝脏叩诊

呈实音。叩诊肝脏上、下界时，正常肝上界在右锁骨中线上第 5 肋间，下界位于右肋缘下，肝上下径 9～11cm。肝浊音界扩大见于肝脓肿、肝癌、肝包虫、肝淤血等；肝浊音界缩小见于暴发性肝炎、肝硬化及胃肠胀气等；肝浊音界消失代之以鼓音，主要见于急性胃肠穿孔。

(三) 移动性浊音

见于腹腔内有游离液体 1000ml 以上时。患者仰卧位，因重力关系，腹部两侧液体积聚叩诊呈浊音，腹部中间因肠管浮于液面叩诊呈鼓音；当患者侧卧位时，因腹水积于下部而肠管上浮，故下部叩诊为浊音，上部叩诊呈鼓音，此种因体位不同而出现浊音区变动的现象，称移动性浊音(shifting dullness)。

(四) 脾脏叩诊

患者取仰卧或右侧卧位，沿左腋中线进行叩诊。正常脾浊音区在左第 9～11 肋之间，宽度约为 4～7cm，前方不超过腋前线。脾浊音区缩小或消失见于左侧气胸、胃扩张、鼓肠等；脾肿大时，脾浊音区明显扩大。

四、听诊

(一) 肠鸣音

肠蠕动时肠管内气体和液体随之流动而产生的一种断续咕噜声，称肠鸣音。正常情况下，肠鸣音一般 4～5 次/分。10 次/分以上为肠鸣音亢进，见于急性肠炎、服泻药后或胃肠道大出血等；持续 3～5 分钟以上才听到一次或听不到肠鸣音者为肠鸣音减弱或消失，见于急性腹膜炎、电解质紊乱或肠麻痹等。

（二）振水音

胃内气体与液体相撞击而发出的声音，称振水音（succussion splash）。正常人在进食多量的液体后可出现振水音，但若在空腹或饭后6～8小时以上仍有振水音，则提示胃内液体潴留，见于幽门梗阻或胃扩张。

（三）血管杂音

正常腹部无血管杂音。在上腹部或脐水平正中线两侧可听到强弱不等的吹风样杂音，有时较粗糙，尤其是年轻高血压患者，应考虑肾动脉狭窄所致；在脐附近或胸骨剑突下部听到连续性静脉营营音，可能产生于脐静脉重新开放与腹壁静脉形成侧支循环；肝血管瘤或左叶肝癌压迫肝动脉或腹主动脉，在肿大的肝表面听到连续性血管杂音。

临床常见腹部疾病典型体征见表1-3-8所示。

表1-3-8　几种常见腹部疾病典型体征表

病　名	视　诊	触　诊	叩　诊	听　诊
肝硬化失代偿	全腹膨隆呈蛙状腹；腹壁静脉曲张，血流方向：脐上向上，脐下向下；脐平或呈脐疝；腹式呼吸受限	腹壁紧张增高，尺压试验（－），脾大	肝上界上移，移动性浊音（＋），液波震颤（＋）	脐周或剑突下可有血管营营音
巨大卵巢囊肿	全腹膨隆，呈球形，脐位置偏斜	腹壁紧张度增高，可触到囊性包块，尺压试验（＋）	肝上界上移；平卧时腹部中间浊音，两侧鼓音	
肠梗阻	全腹膨隆，以腹中部明显；可见肠型及蠕动波	有轻压痛，有时可扪到肿块	肝上界上移，腹部高度鼓音	肠鸣音早期亢进，呈金属音或气体水声。晚期消失
幽门梗阻	上腹膨隆，上腹可见胃蠕动波	按压后蠕动波更为明显	胃鼓音区增大	振水音（＋）
胃扩张	腹部膨隆以上腹为主，腹式呼吸受限	轻压痛	胃鼓音区增大	肠鸣音明显减弱，甚至消失。振水音可在髂棘线以下
胃肠穿孔		腹肌紧张呈板状腹，明显压痛及反跳痛	肝浊音界消失	早期肠鸣音减弱，晚期肠鸣音消失

第六节　脊柱与四肢检查

一、脊柱检查

脊柱由7个颈椎、12个胸椎、5个腰椎、5个骶椎、4个尾椎组成。脊柱病变主要表现为疼痛、姿势或形态异常以及活动度受限等。检查时患者取站立位或坐位，按视诊、触诊、叩诊顺序进行。

（一）脊柱弯曲度

正常脊柱有四个生理弯曲，即颈段略向前凸，胸段略向后凸，腰椎明显前凸，骶椎则明显后凸，无侧弯。从侧面观察有无前后突出畸形，从后面观察脊柱有无侧弯。① 临床所指后凸，即脊柱过度后弯，又称为驼背(gibbus)，多发生于胸段脊柱，常见于佝偻病、结核病、强直性脊柱炎；② 前凸，指脊柱过度向前凸起，多发生于腰椎位，见于妊娠晚期、大量腹水、腹腔巨大肿瘤、髋关节结核；③ 侧凸，根据改变体位能否纠正分为姿势性和器质性两种，姿势性侧凸无脊柱结构异常，改变体位可纠正，见于儿童发育期姿势不良、椎间盘突出、脊髓灰质炎后遗症等；器质性侧凸，改变体位不能纠正，见于先天性脊柱发育不全、胸廓畸形等。

（二）脊柱活动度

正常人脊柱活动度以颈椎段和腰椎段最大，胸椎段活动范围最小，骶椎和尾椎融合几乎无活动性。颈椎段活动受限常见于：颈椎病、结核或肿瘤浸润、骨折或关节脱位等。腰椎段活动受限常见于：腰部肌肉韧带受损、椎间盘突出、腰椎结核或肿瘤、腰椎骨折或脱位。

（三）脊柱压痛与叩击痛

如有压痛，提示压痛部位可能有病变。叩击痛阳性见于脊柱结核、脊椎骨折及椎间盘突出等，叩击痛的部位多为病变部位。

二、四肢及关节检查

四肢及关节检查用视诊与触诊，特殊情况下采用叩诊和听诊，观察形态、肢体位置、活动度及运动情况等。常见异常：匙状指，常为组织缺铁与氨基酸代谢引起，见于缺铁性贫血等；杵状指，与肢端缺氧、代谢障碍及中毒性损害有关，多见于支气管扩张、支气管肺癌、发绀型先天性心脏病等；梭状指，常见于类风湿关节炎；肢端肥大症常见于垂体肿瘤。

第七节　神经系统检查

神经系统检查包括精神状态、颅神经、运动功能、感觉功能及神经反射检查。

一、精神状态与颅神经检查

精神状态主要检查意识状态、记忆、思维、情感、智能、言语，了解大脑功能正常与否；12 对颅神经检查有助于颅脑病变的定位诊断。

二、运动功能检查

运动包括随意（自主）和不随意（不自主）运动，前者由锥体束司理，后者由锥体外系和小脑司理。运动功能检查内容主要有肌力、肌张力、不自主运动、共济运动。

（一）肌力

肌力(muscle power)指肌肉运动时的最大收缩力。肌力分六级：0 级：完全瘫痪，无肌肉收缩。1 级：有肌肉收缩，但不产生动作。2 级：肢体能水平移动，但不能对抗自身重力。3 级：肢体能对抗自身重力，但不能抗阻力。4 级：能抵抗部分阻力。5 级：正常肌力。

自主运动时肌力减退为不完全性瘫痪,消失为完全性瘫痪。单瘫,指单一肢体瘫痪,多见于脊髓灰质炎;偏瘫,为一侧上、下肢瘫痪,常伴有同侧颅神经损害,多见于颅内病变或脑卒中;交叉性偏瘫,一侧肢体瘫痪及对侧颅神经损害;截瘫,为双侧下肢瘫痪,见于脊髓横贯性损伤等。

(二) 肌张力

肌张力(muscle tone)指静息状态下的肌肉紧张度。肌张力增高,呈痉挛性有折刀现象提示锥体束损害,呈铅管样强直提示锥体外系损害;肌张力降低见于周围神经炎、前角灰质炎和小脑病变等。

(三) 不自主运动

不自主运动(abnormal movements)是指患者意识清楚的情况下,随意肌不自主收缩出现无目的的异常动作,多为锥体外系损害的表现,如震颤、舞蹈样运动、手足徐动等。

(四) 共济运动

肌群协调一致运动产生动作即为共济运动(coordination),需要小脑、前庭神经、视神经、深感觉及锥体外系共同参与,这些部位的任何损伤均可引起共济失调(ataxia)。常用检查方法有指鼻试验、跟-膝-胫试验、轮替动作、闭目难立征等。

三、感觉功能检查

感觉功能包括浅感觉、深感觉与复合感觉。浅感觉检查痛觉、触觉、温度觉;深感觉检查运动觉、位置觉、震动觉;复合感觉是大脑综合分析的结果,检查皮肤定位觉、两点辨别觉、形体觉、体表图形觉。

四、神经反射检查

检查项目包括浅反射、深反射、病理反射、脑膜刺激征及神经根征。

(一) 浅反射

浅反射为刺激皮肤黏膜引起的反射,有角膜反射、腹壁反射、提睾反射、跖反射、肛门反射。

(二) 深反射

深反射为刺激骨膜、肌腱经深部感受器完成的反射,也称腱反射。包括肱二头肌反射、肱三头肌反射、桡骨膜反射、膝反射、跟腱反射、Hoffmann 征、踝阵挛、髌阵挛(见图 1-3-25)。

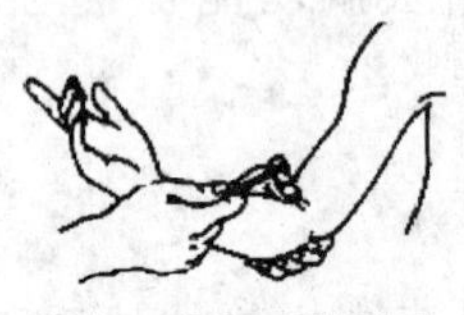
肱二头肌反射检查

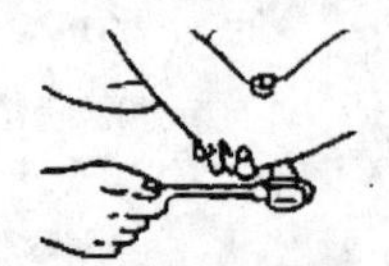
肱三头肌反射检查

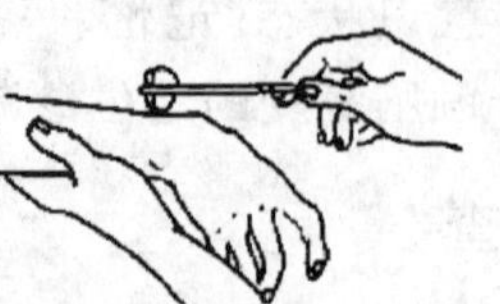
桡骨膜反射检查

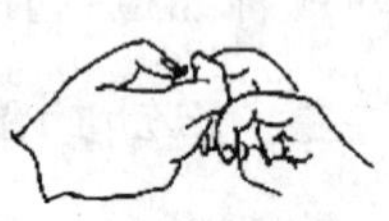
Hoffmann 征检查

图 1-3-25 深反射检查示意图

(三) 病理反射

病理反射指锥体束病损时,大脑失去了对脑干和脊髓的抑制作用而出现的异常反射。1 岁半以内的婴幼儿因神经系统发育未完善可出现这种反射,不属于病理性。病理反射有

Babinski 征、Oppenheim 征、Cordon 征(见图 1-3-26)。

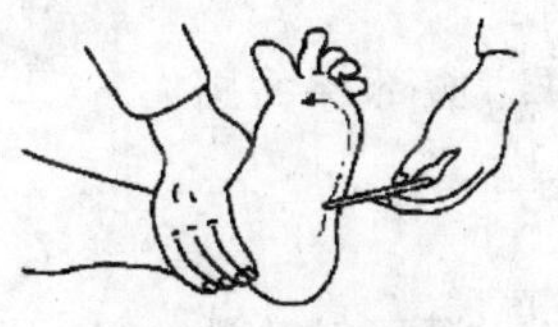
Babinski 征检查

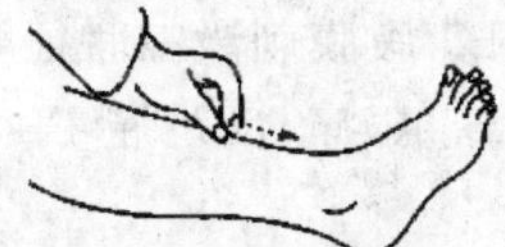
Oppenheim 征检查

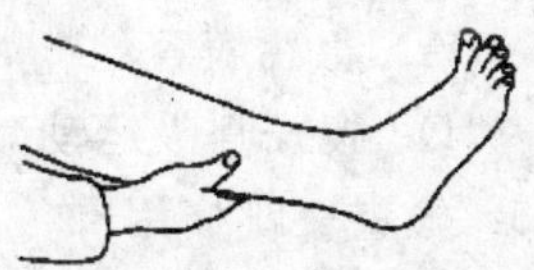
Cordon 征检查

图 1-3-26 病理反射检查示意图

(四) 脑膜刺激征

脑膜刺激征为脑膜受激惹体征，常见于脑膜炎、蛛网膜下腔出血和颅内压增高等。脑膜刺激征包括颈强直、Kerning 征、Brudzinski 征(见图 1-3-27)。

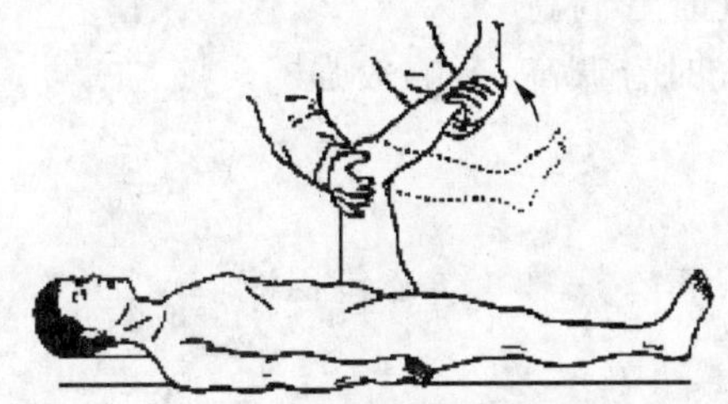
Kerning 征检查

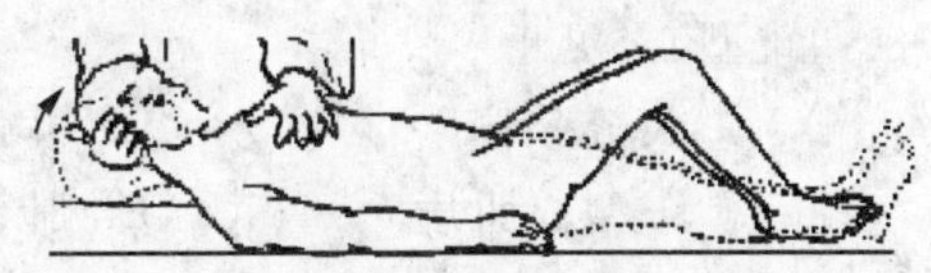
Brudzinski 征检查

图 1-3-27 脑膜刺激征检查示意图

五、自主神经功能检查

周围自主神经分交感与副交感神经，因其功能主要是调节内脏、血管与腺体等活动，又称内脏神经。其检查内容包括皮肤黏膜的一般观察(颜色、质地、出汗等)与自主神经反射(眼心反射、卧立位试验、皮肤划痕试验等)。

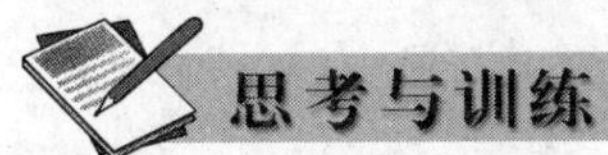
思考与训练

一、单项选择题

1. 患者呈急性病容，叩诊肝浊音界消失，应首先考虑 ( )

   A. 右侧气胸　B. 急性胃扩张　C. 肝破裂

   D. 急性胃肠穿孔　E. 急性胆囊炎

2. 胆道疾病疼痛放射的部位常见于 ( )

   A. 右肩背　B. 左肩背　C. 会阴部

   D. 右下腹部　E. 左下腹部

3. 男性患者 55 岁，肝硬化病史 7 年，严重腹水半月来诊。肝脾触诊应采用哪种方法？ ( )

   A. 单手触诊法　B. 双手触诊法　C. 滑动触诊法

D. 钩指触诊法　E. 冲击触诊法

4. 急性腹膜炎的体征应除外 (　)

A. 急性病容　B. 腹膜刺激三联征　C. 腹部揉面感

D. 腹式呼吸运动减弱　E. 压痛、反跳痛

5. 检查反跳痛用 (　)

A. 浅部触诊法　B. 深部滑行触诊法　C. 深压触诊法

D. 冲击触诊法　E. 双手触诊法

6. 突然发生的剧烈头痛，伴呕吐、脑膜刺激征，而患者无发热，常见于 (　)

A. 脑肿瘤　B. 高血压　C. 蛛网膜下腔出血

D. 脑血栓　E. 化脓性脑膜炎

7. 正常肺泡呼吸音的特点是 (　)

A. 呼气时间比吸气时间长　B. 呼气时音调高

C. 听诊部位在胸骨角附近　D. 吸气时音调高，音响较强

E. 吸气时音响较弱

8. “靴型心”见于 (　)

A. 二尖瓣狭窄　B. 高血压性心脏病　C. 心包积液

D. 扩张型心肌病　E. 肺源性心脏病

9. 额外心音不包括 (　)

A. 奔马律　B. 二尖瓣开放拍击音　C. 心包叩击音

D. 喀喇音　E. 钟摆声

10. 表示心脏大小的是 (　)

A. 心脏的相对浊音界　B. 心脏的绝对浊音界　C. 心脏的上界

D. 心脏的下界　E. 肺前界

11. 腹部移动性浊音阳性，提示 (　)

A. 肠管内有大量液体　B. 幽门梗阻　C. 肠胀气

D. 急性胃扩张　E. 腹腔内有中等量以上液体

12. 下列哪项不是深反射？ (　)

A. 肱二头肌反射　B. 桡骨膜反射　C. 膝反射

D. 提睾反射　E. 跟腱反射

13. 以下关于房颤的叙述，哪项不正确？ (　)

A. ECG 可见 f 波　B. 心律绝对不齐　C. S_1 强弱不等

D. 脉搏短绌　E. 脉率多于心率

14. 下列哪项是病理反射？ (　)

A. 腹壁反射　B. 巴宾斯基征　C. 克匿格征

D. 布鲁金斯基征　E. 拉塞格征

15. 以下哪一项不是周围血管征？ (　)

A. 毛细血管搏动征　B. 奇脉　C. 枪击音

D. Duroziez 双重杂音　E. 水冲脉

16. 支气管呼吸音发生在何部位有病理意义？ (　)

A. 胸骨上窝　　B. 喉头附近　　C. 在背部第1、2胸椎附近
D. 在正常肺泡呼吸音的部位　　E. 在背部第6、7颈椎附近

17. 早期轻微黄疸见于　　（　　）
A. 眼睑　　B. 皮肤　　C. 结膜
D. 嘴唇　　E. 巩膜

18. 右心室扩大时，心尖搏动　　（　　）
A. 向右移　　B. 向右下移　　C. 向左移
D. 向左下移　　E. 以上都不是

19. 二尖瓣狭窄患者，心脏听诊时，下列哪项正确？　　（　　）
A. 心尖部收缩期吹风样杂音　　B. Austin－Flint 杂音
C. S_1 亢进　　D. S_2 减弱
E. 心尖部隆隆样舒张期杂音

20. 下列哪种情况可见肝界下移？　　（　　）
A. 肺气肿　　B. 腹水　　C. 气腹
D. 腹内肿瘤　　E. 肠胀气

二、名词解释

1. 强迫体位　2. 潮式呼吸　3. 啰音　4. OS　5. 移动性浊音

三、填空题

1. 生命体征包括＿＿＿＿、＿＿＿＿、＿＿＿＿和＿＿＿＿。
2. 深部触诊法包括＿＿＿＿，＿＿＿＿，＿＿＿＿，＿＿＿＿。
3. 主动脉瓣关闭不全心影呈＿＿＿＿形，二尖瓣狭窄心影呈＿＿＿＿形。
4. Virchow 淋巴结指＿＿＿＿，为＿＿＿＿的标志。
5. 扁桃体Ⅱ度肿大标准是＿＿＿＿；甲状腺Ⅱ度肿大标准是＿＿＿＿。
6. 正常成人肝脏肋下不超过＿＿＿＿，剑突下不超过＿＿＿＿。
7. 上输尿管压痛点位于＿＿＿＿，中输尿管压痛点位于＿＿＿＿。
8. Babinski 征阳性的临床意义为＿＿＿＿。
9. 心前区触及震颤的意义是＿＿＿＿。

四、问答题

1. 简述 S_1 与 S_2 的区别。
2. 简述肌力的分级。
3. 简述管性呼吸音的临床意义。
4. 简述心房颤动的听诊特点。
5. 简述脾肿大的临床分度。

（许　航）

第四章　病史采集与病历书写

本章主要介绍病史采集方法、具体内容及临床病历书写格式。病史采集主要通过问诊方式完成，以了解患者的一般项目、主诉、现病史、既往史、个人史、月经史、婚姻史、生育史、家族史。结合体格检查所获取的体征、实验室及其他辅助检查的结果，编写出符合要求的医疗文书。常用医疗文书有住院病历、入院记录、病程记录、会诊记录、手术记录、出院记录等。学习重点是掌握主诉与现病史概念及其内容。

第一节　病 史 采 集

病史采集，主要通过问诊（inquiry）方式，即通过询问患者或知情者了解患者的疾病发生、发展、诊治历史和现状，了解既往健康状况及个人情况，是诊断疾病最基本、最重要的手段，为临床医生必备的基本功。

通过问诊，收集疾病的症状，有时根据典型症状即可作出疾病诊断。若症状不典型，则可根据问诊结果选择合适必要的实验室检查，以进一步明确诊断。详尽的问诊可减少漏诊、误诊，问诊有助于掌握患者的思想动态，在某些情况下起治疗作用。

问诊方法及注意点：医生一般先作自我介绍，与患者或家属、知情者作过渡性交谈，期间注意礼节，以表示对患者的关心。问诊通常从最易回答、最简单的问题问起，如“您因什么不舒服而来看病?”、“您哪儿不舒服?”等，根据疾病的发生、发展、演变及诊治逐步深入，进行有目的、有层次、有顺序地问诊。问诊时语言要通俗易懂，不能用医学术语，但记录时要用医学术语；避免诱问、逼问、套问，对患者所提供的资料应综合分析、判断，去伪存真；注意对问诊中涉及的隐私的保密；外院的诊断与治疗只能作参考；对危重病患者应作简要问诊、重点体检后，立即进行抢救治疗，待病情稳定、抢救结束后 6 小时内再作详细的补充问诊及全面细致的体格检查。

问诊内容有：一般项目、主诉、现病史、既往史、个人史、月经史、婚姻史、生育史、家族史。

一、一般项目

一般项目（general data）包括患者姓名、性别、年龄、民族、婚姻、职业、住址、工作单位、入院日期、记录日期、病史陈述者、可靠程度等。

二、主诉

主诉（chief complaints）指促使患者就诊的主要症状（或体征）及其持续时间，是患者就诊最主要的原因。描述主诉时应注意：主诉要有显著的诊断意向性；要简明扼要，选2～3个最具代表性的主要症状或体征，按时间先后顺序排列；不能用诊断性用语与俗语；时间应与现病史一致。

三、现病史

现病史（history of present illness）是指患者本次来就诊的疾病其发生、发展、演变及诊疗等方面的详细情况，应当按时间顺序问诊书写。

现病史具体问诊内容：患病时间、起病时情况；病因与诱因；主要症状特点：部位、性质、程度、持续时间、缓解或加重因素；伴随症状（包括与鉴别诊断有关的阳性或阴性症状）；本次就诊前已接受过的诊治情况及经过；病情发展与演变；起病以来一般情况（精神、体力状态、饮食、睡眠与大小便情况）；与本次疾病虽无紧密关系、但仍需治疗的其他疾病情况。

四、既往史

既往史（pasthistory）包括：既往健康状况和曾患过的疾病、传染病史；外伤手术史；输血史；过敏史（食物、药物）；预防接种史。

五、系统回顾

系统回顾（review of systems），主要询问呼吸系统、循环系统、消化系统、泌尿系统、造血系统、内分泌系统及代谢系统、神经精神系统、运动系统的症状。

六、个人史

个人史（personal history）包含：① 社会经历：出生地、居住地、疫区居留时间、文化教育程度、经济生活、业余爱好；② 职业及工作条件：工种、劳动环境、工业毒物接触情况；③ 习惯与嗜好：起居、卫生、饮食习惯，以及烟酒、麻醉药品、毒品等嗜好的具体情况；④ 冶游史：性病、不洁性交等。

七、月经史

月经史（menstrual history）内容有：初潮年龄、行经天数、月经周期、末次月经时间或绝经年龄，经血量、色，白带量、色、气味。

八、婚姻史

婚姻史（marital history），询问是否结婚、结婚年龄、配偶健康状况、夫妻关系、性生活情况。

九、生育史

生育史（childbearing histoey）内容包括：妊娠与生育次数、人工或自然流产次数、早产次数、现存子女数，有无死产、手术产、围生期感染及计划生育情况。男性患者，应询问是否患过影响生育的疾病。

十、家族史

家族史(family history)询问双亲与兄弟姐妹及子女的健康状况、有无类似疾病、有无与遗传相关的疾病，如血友病、白化病、糖尿病、高血压、肺癌等。遗传性疾病要问清几代人情况并绘出家系图。已死亡的直系亲属要问明死因与死亡年龄。

第二节　病历基本格式与内容

将问诊、查体、辅助检查、诊断、治疗、护理等医疗活动所获得的有关资料，进行归纳、分析、整理形成医疗活动记录的行为，即为病历书写。

广义的住院病历内容包括住院病案首页、完整病历(狭义的住院病历或表格式住院病历)、入院记录、病程记录(含抢救记录)、上级医师查房记录、疑难病例讨论记录、会诊记录、死亡病例讨论记录等、体温单、医嘱单、检验报告、医学影像检查资料、特殊检查(治疗)同意书、手术同意书、麻醉记录单、手术及手术护理记录单、护理记录、出院记录(或死亡记录)。因相同疾病再次入院的写再入院病历。

住院病历(狭义的住院病历)一般由实习医生或住院医生书写，在患者入院后 24 小时内完成。其格式与内容如下：

一般项目

患者姓名、性别、年龄、民族、婚姻、职业、住址、工作单位、入院日期、记录日期、病史陈述者(注明与患者的关系)、可靠程度等。

主诉

主诉是患者就诊最主要的原因，即 2～3 个最具代表性的主要症状或体征及其持续时间(时间按先后顺序排列，应与现病史的一致)。

如疾病诊断已明确，住院目的只为进行某项特殊治疗(手术、化疗等)，主诉中可用病名，如尿毒症定期血液透析。

现病史

患病时间、起病时情况；病因与诱因；主要症状特点：部位、性质、程度、持续时间、缓解或加重因素；伴随症状(包括与鉴别诊断有关的阳性或阴性症状)；本次就诊前已接受过的诊治情况及经过；病情发展与演变；起病以来一般情况(精神、体力状态、饮食、睡眠与大小便情况)；与本次疾病虽无紧密关系、但仍需治疗的其他疾病情况。

既往史

既往健康状况及曾患过的疾病、传染病史；手术、外伤史；输血史；药物、食物等过敏史；预防接种史；各系统回顾。

系统回顾

呼吸系统：发热、咳嗽、咳痰、气促、咯血、盗汗、肺结核接触史等。

循环系统：胸闷、心悸、发绀、心前区痛、活动后气促、晕厥、双眼黑朦、水肿、高血压、风湿热等病史。

消化系统：腹胀、腹痛、恶心、呕吐、反酸、嗳气、呕血、黑便、腹泻、便秘等。

泌尿系统：尿频、尿急、尿痛、腰痛、血尿、排尿困难、水肿、肾毒性药物使用史等。

造血系统：头晕、乏力、皮肤出血、鼻出血、牙龈出血、工业毒物、放射线接触情况等。

内分泌及代谢系统：多汗、怕热、食欲异常、烦渴、多饮、多食、多尿、明显消瘦、显著肥胖、皮肤毛发第二性征改变等。

神经精神系统：头痛、视力障碍、意识障碍、感觉运动异常、瘫痪、性格改变、记忆力和智能减退等。

肌肉骨骼系统：关节肿痛、肢体麻木、痉挛、萎缩、运动障碍等。

个人史

社会经历：出生地、居住地、疫区居留时间、文化教育程度、经济生活、业余爱好；

职业及工作条件：工种、劳动环境、工业毒物接触情况；

习惯与嗜好：起居、卫生、饮食习惯，以及烟酒、麻醉药品、毒品等嗜好的具体情况；

冶游史：性病、婚外性行为及不洁性交史等。

月经史

初潮年龄$\frac{\text{行经期天数}}{\text{月经周期天数}}$末次月经时间(或绝经年龄)，经血量、色，白带量、色、气味。

婚姻史

未婚或已婚(结婚年龄)、配偶健康状况、性生活情况。

生育史

足月分娩数、早产次数、人工或自然流产次数、现存子女数，以及计划生育情况。男性患者记录是否患过影响生育的疾病。

家族史

双亲与兄弟姐妹及子女的健康状况；有无与患者类似疾病；有无肝炎、肺结核等传染病史；有无与遗传相关的疾病，如血友病、白化病、糖尿病、高血压、肺癌等，若有绘出家系图；已死亡的直系亲属死因与死亡年龄。

体格检查

体温____℃　脉搏____次/分　呼吸____次/分　血压____/____mmHg　体重____kg

一般状况：

发育(良好、不良)，营养(良好、中等、不良)，神志(清楚、淡漠、模糊、昏睡、谵妄、昏迷)，体位(自主、被动、强迫),面容与表情(安静、忧虑、烦躁、痛苦、急、慢性病容或特殊面容),查体合作性(良好、不合作)。

皮肤黏膜:

颜色(潮红、苍白、发绀、黄染、色素沉着),湿度,弹性,水肿,皮疹,出血,肿块,蜘蛛痣,肝掌,溃疡与瘢痕,毛发的生长与分布。

淋巴结:

全身及局部淋巴结有无肿大(部位、大小、数目、硬度、活动度、压痛、与周围组织的关系)。

头部及其器官:

头颅:大小,形状,肿块,压痛,瘢痕,头发(量、色泽、分布)。

眼:眉毛(脱落、稀疏),睫毛(倒睫),眼睑(水肿、运动、下垂),眼球(凸出、凹陷、震颤、斜视、运动),结膜(充血、水肿、苍白、出血、滤泡),巩膜(黄染),角膜(云翳、白斑、软化、溃疡、瘢痕、色素环、反射),瞳孔(大小、形状、对称性、对光反射、调节反射、辐辏反射),视力粗测。

耳:耳廓外形,分泌物,乳突压痛,听力。

鼻:外形,鼻翼扇动、分泌物、出血、阻塞、鼻中隔偏曲、鼻窦压痛。

口腔:气味,张口呼吸,唇(畸形、颜色、疱疹、皲裂、溃疡、色素沉着),牙齿(龋齿、缺齿、义齿、斑釉齿),牙龈(色泽、肿胀、溃疡、溢脓、出血、铅线),舌(形态、舌质、舌苔、溃疡、震颤、偏斜、运动),咽(色泽、分泌物、反射、悬雍垂位置),扁桃体(大小、充血、分泌物、假膜),喉(发音)。

颈部:

对称、强直、气管位置、颈动脉异常搏动、颈静脉怒张、肝颈静脉回流征、甲状腺(大小、质地、压痛、结节、震颤、血管杂音)。

胸部:

胸廓(外形、对称、压痛),呼吸(频率、节律、深度),乳房(大小、乳头、红肿、压痛、肿块、分泌物),胸壁静脉曲张,皮下气肿。

肺:

视诊:呼吸类型,呼吸运动,肋间隙增宽或变窄。

触诊:呼吸活动度、语颤(两侧对比)、胸膜摩擦感、皮下捻发感。

叩诊:叩诊音,肺下界及肺下界移动度。

听诊:呼吸音(性质、强弱、异常呼吸音),啰音,胸膜摩擦音,语音传导。

心:

视诊:心尖搏动或心脏搏动(位置、范围、强度)、心前区隆起。

触诊:心尖搏动位置及性质,震颤(部位、时期)、心包摩擦感。

叩诊:心脏相对浊音界如表1-4-1所示。

表1-4-1 心脏相对浊音界

右(cm)	肋间	左(cm)
	Ⅱ	
	Ⅲ	
	Ⅳ	
	Ⅴ	

左锁骨中线至前正中线距离________cm

听诊:心率,心律,心音强弱,P_2与A_2强弱比较,心音分裂,额外心音,杂音(部位、时期、性质、强度、传导方向、与体位、呼吸及运动的关系),心包摩擦音。

血管:

桡动脉:脉率,节律(规则、不规则、脉搏短绌),奇脉,交替脉,搏动强度,动脉壁弹性,紧张度。

周围血管征：毛细血管搏动征，射枪音，水冲脉，动脉异常搏动。

腹部：

腹围（腹水或腹部包块时测量）。

视诊：外形，呼吸运动，胃肠蠕动波，腹壁曲张静脉及血流方向，瘢痕，疝和局部隆起（部位、大小、轮廓），腹部体毛。

触诊：腹壁紧张度，压痛，反跳痛，液波震颤，肿块（部位、大小、形状、硬度、压痛、移动度、表面情况、搏动）。

肝：大小，质地，表面，边缘，结节，压痛，搏动。

胆囊：大小，形态，压痛，Murphy 征。

脾：大小，质地，表面，边缘，移动度，压痛，摩擦感。脾大明显时以三线法测量。

肾：大小，形状，硬度，移动度，压痛。

膀胱：膨胀，肾及输尿管压痛点有无压痛。

叩诊：肝上界位置，肝浊音界（缩小、消失），肝区叩击痛，脾浊音界，移动性浊音，肾区叩击痛，高度鼓音。

听诊：肠鸣音，振水音，血管杂音。

直肠、肛门：

肿块，裂隙，创面，直肠指诊（括约肌紧张度、狭窄、肿块、触痛、指套染血有无；前列腺大小、硬度、结节、压痛）

生殖器（根据病情需要作相应检查）

男性：包皮，阴囊，睾丸，附睾，精索，发育畸形，鞘膜积液。

女性：阴毛，大小阴唇，阴蒂，阴阜，阴道，子宫，输卵管，卵巢。

脊柱：

活动度，畸形（前凸、后凸、侧凸），压痛，叩击痛。

四肢、关节：

畸形，杵状指（趾），静脉曲张，骨折，关节红肿、压痛、积液、脱臼、强直，水肿，肌肉萎缩，肌张力变化，肢体瘫痪，肌力。

神经系统：

生理反射：浅反射（角膜反射、腹壁反射、提睾反射），深反射（肱二头肌、肱三头肌、膝腱、跟腱反射、霍夫曼征）

病理反射：巴彬斯奇征，奥本汉姆征，戈登征，查多克征。

脑膜刺激征：颈项强直，凯尔尼格征，布鲁津斯基征。

必要时做运动、感觉及神经系统的其他检查。

专科检查

主要记录与本专科有关的情况。

实验室及器械检查

按时间先后顺序记录与诊断有关的实验室及器械检查结果，包括患者入院后 24 小时内完成的检查结果。若是在其他医院所做的检查，应注明医院名称与时间。

病历摘要

简明扼要地概括病史要点、体格检查、实验室及器械检查的重要阳性与具有鉴别诊断意义的阴性结果。一般字数不超过300个。

诊断

包括病因诊断、病理解剖(形态学)诊断、病理生理(功能性)诊断。若有多个疾病,则排列应主病在前次病在后,并发症列于相关疾病之后,伴发病排列在最后。

初步诊断

入院时的诊断一概为初步诊断,写在住院病历或入院记录末页中线右侧。

入院诊断

住院后主治医师第一次查房所确定的诊断即为入院诊断,写在初步诊断之后,并注明日期。若住院病历或入院记录为主治医师所写,可直接写入院诊断而不用写初步诊断。若入院诊断与初步诊断相同,上级医师只需在病历上签名,初步诊断即被视为入院诊断,而不必重复写。

修正诊断(含入院时遗漏的诊断)

初步诊断、入院诊断不完善或不符合及以症状待查的诊断,上级医师应作出修正诊断。修正诊断写在住院病历或入院记录末页中线左侧,注明日期,作修正诊断的医师签名。

住院过程中增加的新诊断或转科后对原诊断的修正,不宜在住院病历、入院记录上作增补或修正,只能在接收记录、出院记录、病案首页上书写,并在病程记录中写明诊断依据。

第三节　表格式住院病历

表格式住院病历主要对主诉和现病史以外的内容进行表格化书写。住院病历参考格式如下:

表格式住院病历

门诊号________
住院号________

姓名	性别	年龄	职业	民族	婚姻
出生地	工作单位		现住址		电话
入院日期	年　月　日	记录日期	年　月　日　时	病史叙述者	可靠程度

病　史

主诉

现病史

既往史　平素健康状况:良好　一般　较差

曾患疾病和传染病史________________

预防接种史＿＿＿＿＿＿＿＿＿＿＿＿＿＿＿

过敏史：无 有　　　　　　　　临床表现＿＿＿＿＿＿＿＿

外伤史＿＿＿＿＿＿　　　　　　手术史＿＿＿＿＿＿＿＿

系统回顾(有打“√”,无打“○”,阳性病史应在下面空间内填写发病时间及扼要诊疗经过)

呼吸系统　咳嗽　咳痰　气促　咯血　盗汗　胸痛

循环系统　心悸　胸闷　活动后气促　心前区痛　晕厥　血压高

消化系统　食欲减退　反酸　嗳气　恶心　呕吐　腹胀　腹痛　呕血　黑便　腹泻　便秘

泌尿生殖系统　腰痛　尿频　尿急　尿痛　血尿　排尿困难　水肿　阴部瘙痒　阴部溃烂

造血系统　头晕　眼花　乏力　牙龈出血　鼻出血　皮下出血

内分泌及代谢系统　多汗　怕热　食欲异常　双手震颤　多饮　多食　多尿　明显消瘦　显著肥胖　毛发增多　毛发脱落　色素沉着　性功能改变　闭经

肌肉骨骼系统　关节痛　关节红肿　关节变形　肌肉痛　肌肉萎缩

神经系统　头痛　眩晕　晕厥　记忆力减退　视力障碍　意识障碍　失眠　感觉异常　瘫痪　颤动　抽搐

个人史　出生地　工种　地方病地区居住情况　冶游史

嗜烟(无　有)约＿＿＿＿年,平均＿＿＿＿支/日,戒烟(未　已)约＿＿＿＿年

嗜酒(无　偶有　经常)约＿＿＿＿年,平均＿＿＿＿两/日　其他：

婚姻史　结婚年龄　配偶情况

月经史和生育史

初潮＿＿＿＿岁　每次持续＿＿＿＿天　末次月经日期＿＿＿＿　绝经年龄＿＿＿＿　周期＿＿＿＿天

经量(少　一般　多)　痛经(无　有)　经期(规则　不规则)

妊娠＿＿＿＿次　顺产＿＿＿＿胎　流产＿＿＿＿胎　早产＿＿＿＿胎　死产＿＿＿＿胎　难产及病情(有/无)　子＿＿＿＿个　女＿＿＿＿个

家族史(注意与患者现病有关的遗传病及传染性疾病)

父：健在　　患病　　已故　　死因

母：健在　　患病　　已故　　死因

兄弟姐妹：　　　　　　　　子女及其他：

体 格 检 查

生命体征　体温＿＿＿℃　脉搏＿＿＿次/分　呼吸＿＿＿次/分　血压＿＿＿/＿＿＿mmHg　体重＿＿＿kg

一般状况　发育：良好　不良　超常

营养：良好　中等　不良　恶病质

面容：无病容　急性　慢性病容　其他

表情：自如　痛苦　忧虑　恐惧　淡漠　兴奋

体位：自主　被动　强迫

步态：正常　不正常

神志：清楚　嗜睡　模糊　昏睡　谵妄　昏迷
配合检查：合作　不合作

皮肤黏膜　色泽：正常　潮红　苍白　发绀　黄染　色素沉着
皮疹：无　有(类型及分布　　　　　　　　　　　)
皮下出血：无　有(类型及分布　　　　　　　　　)
毛发分布：正常　多毛　稀疏　脱落(部位　　　　　　　)
温度与湿度：正常　冷　干　湿
弹性：正常　减退
水肿：无　有(部位及程度　　　　　　)
肝掌：无　有
蜘蛛痣：无　有(部位及数目　　　　　　)　其他

淋巴结　全身浅表淋巴结：无肿大　肿大(部位及特征　　　　　　)

头部　头颅　大小：正常　大　小　畸形：无　有(尖颅　方颅　变形颅)
其他异常：压痛　包块　凹陷(部位　　　　　)

眼　眉毛：稀疏(无　有　)　脱落(无　有　)　倒睫(无　有　)
眼睑：正常　水肿　下垂　挛缩
结膜：正常　充血　水肿　出血
角膜：正常　异常(左　右　)
巩膜：黄染(无　有　)
眼球：正常　凸出　凹陷　运动障碍(左　右　)
瞳孔：等圆　等大　不等　左____mm　右____mm
对光反射：正常　迟钝(左　右　)　消失
近视力：视力表　阅读视力(左　右　)
其他：

耳　耳垂：正常　畸形　耳前瘘管　其他：　　(左　右　)
外耳道分泌物：无　有(左　右　性质　　)
乳突压痛：无　有(左　右　)
听力粗试障碍：无　有(左　右　)

鼻　外形：正常　异常　　　其他异常：无　有(鼻翼扇动　分泌物)
鼻窦压痛：无　有(部位　　　　　　　　)

口腔　口唇：红润　发绀　苍白　疱疹　皲裂
黏膜：正常　异常(苍白　出血点)
腮腺导管开口：正常　异常(肿胀　分泌物)
舌：正常　异常(舌苔　伸舌震颤　伸舌居中　左、右偏斜)
齿龈：正常　肿胀　溢脓　出血　色素沉着　铅线
齿列：整齐　缺齿十　龋齿十　义齿十
扁桃体：无肿大　肿大(左Ⅰ°　Ⅱ°　Ⅲ°　右Ⅰ°　Ⅱ°　Ⅲ°　脓性分泌物)
咽：无充血　充血　滤泡增生
声音：正常　嘶哑

颈部　抵抗感：无　有　气管：正中　偏移(向左　向右)

颈静脉：正常　充盈　怒张　肝颈静脉回流征：阴性　阳性

颈动脉搏动：正常　增强　减弱(左　右　)

甲状腺：正常　肿大(左　度　　右　度)　质软　质硬　压痛　震颤　血管杂音

胸部　胸廓：正常　桶状胸　扁平胸　鸡胸　漏斗胸　膨隆　凹陷(左　右　)　心前区膨隆　胸骨叩痛

乳房：正常对称　异常：左　右　(男乳女化　包块　压痛　乳头分泌物)

肺　视诊：呼吸运动　正常　异常：左　右　(增强　减弱)

肋间隙　正常　增宽　变窄(部位　　　　)

触诊：语颤　正常　异常：左　右　(增强　减弱)

胸膜摩擦感　无　有(部位：　　　)

皮下捻发感　无　有(部位：　　　)

叩诊：正常清音　异常叩诊音　浊音　实音　过清音　鼓音　　(部位见下图)

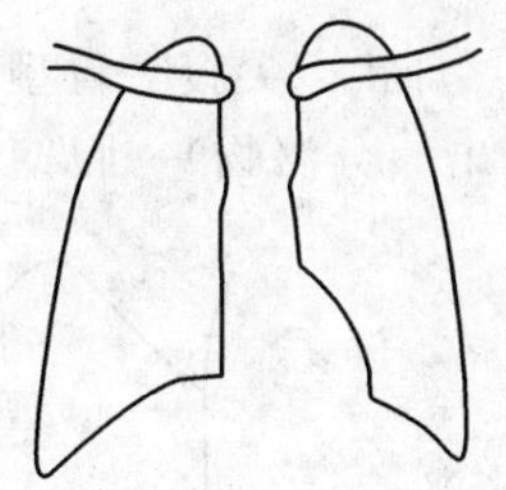

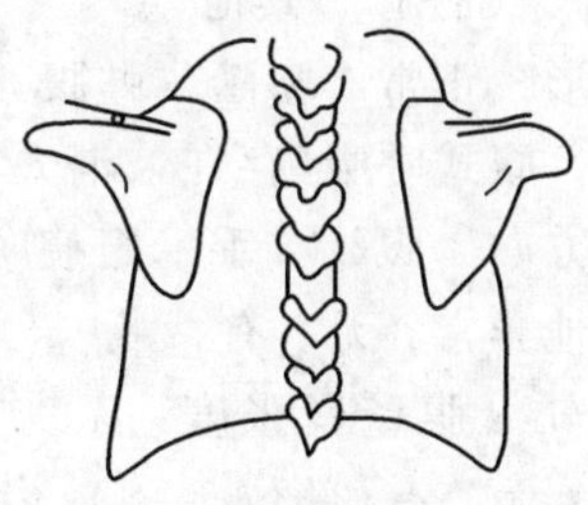

浊音　实音　鼓音　湿啰音　干啰音

肺下界　肩胛线：右________肋间

左________肋间

锁骨中线：右________肋间

左________肋间

腋中线：右________肋间

左________肋间

移动度：右________cm　左________cm

听诊：呼吸　规整　不规整

呼吸音　正常　异常(性质　部位　　　　)

啰音　无　有　干性：鼾音　哨笛音

湿性：粗　中　细湿啰音　捻发音

(部位见上图)

语音传导　正常　异常：减弱　增强(部位　　　　)

胸膜摩擦音　无　有(部位　　　　)

心　视诊：心前区隆起　无　有

心尖搏动位置　正常　移位(距锁骨中线内外　　cm)

心尖搏动　正常　未见　增强　弥散

心前区异常搏动　无　有(部位　　　　)

触诊：心尖搏动　正常　震颤　增强　　抬举感　触不清

心包摩擦感　无　有

叩诊：相对浊音界　正常　缩小　扩大(右　左)(实测数据填于下表中)

右(cm)	肋间	左(cm)
	Ⅱ	
	Ⅲ	
	Ⅳ	
	Ⅴ	

左锁骨中线至前正中线距离________cm

听诊：心率____次/分　心律(规则　不规则　绝对不规则)

心音　S_1　正常　减弱　分裂

S_2　正常　减弱　分裂

S_3　无　有　S_4　无　有

P_2　A_2

额外心音　无　奔马律(舒张期　收缩期前　重叠)

杂音　无　有(部位　时期　性质　强度　传导)

心包摩擦音　无　有

周围血管　无异常血管征　枪击音　杜氏双重音　水冲脉　毛细血管搏动征　脉搏短绌　奇脉　交替脉　其他

腹部　视诊：外形　正常　膨隆　蛙腹　(腹围　　cm)　舟状　尖腹　胃型　肠型　蠕动波　腹式呼吸(存在　消失)　脐(正常　凸出　分泌物)　腹壁静脉曲张　血流方向　腹纹　手术瘢痕　疝

其他异常：无　有

触诊：柔软　腹壁紧张度：无　有(部位　　)　压痛：无　有(部位　　)　反跳痛：无　有(部位　　)　(部位见右图)

X 压痛　△ 压痛+反跳痛　⊘ 肿块

液波震颤：无　有

腹部包块：无　有(部位、大小见图示)

特征描述：

肝：未触及　可触及：肋下　　cm　剑突下　cm

特征：

胆囊：未触及　可触及：大小　cm

压痛　无　有　Murphy征

脾：未触及　可触及：肋下　　cm

特征：

肾：未触及　可触及：大小　硬度　移动度　压痛

肾及输尿管压痛点压痛　无　有(部位　　)

叩诊：肝浊音界　存在　缩小　消失

肝上界位于右锁骨中线　　肋间

移动性浊音　阴性　阳性

肾区叩击痛　无　有(左　右　)

听诊：肠鸣音　正常　亢进　减弱　消失

气过水声　无　有

血管杂音　无　有(部位　　)

直肠、肛门 正常 异常

生殖器 正常 异常

骨骼肌肉 脊柱：正常 畸形(前凸 后凸 侧凸)

棘突：压痛 叩击痛(部位)

活动度 正常 受限

四肢：正常 异常 畸形 关节红肿 关节强直 肌肉压痛 肌肉萎缩

Laseque 征(左 右) 下肢静脉曲张

杵状指(趾) 无 有(部位及特征)

神经系统 腹壁反射(正常 ↓ ○ ↑) 肌张力(正常 ↑ ↓)

肌力(级) 肢体瘫痪 无 有(左 右 上 下)

肱二头肌反射 左(正常 ↓ ○ ↑) 右(正常 ↓ ○ ↑)

膝腱反射 左(正常 ↓ ○ ↑) 右(正常 ↓ ○ ↑)

跟腱反射 左(正常 ↓ ○ ↑) 右(正常 ↓ ○ ↑)

(符号“↑”表示亢进,“○”表示消失,“↓”表示减弱)

Hoffmann 征(左 右) Babinski 征(左 右)

Oppenheim 征(左 右) Kernig 征(左 右)

Brudzinski 征(左 右)

其他：

专科情况

实验室及器械检查

(重要的化验、X 线、心电图、超声及其他相关检查)

病 历 摘 要

入院诊断________

病史记录者________

病史审阅者________

记录日期________

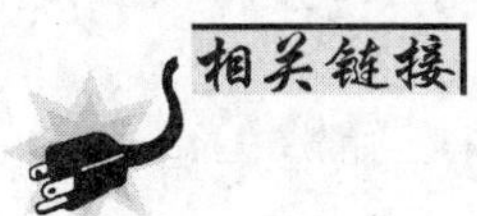

《医疗机构病历管理规定》

第一章 基本要求

第一条 病历是指医务人员在医疗活动过程中形成的文字、符号、图表、影像、切片等资料的总和,包括门(急)诊病历和住院病历。

第二条 病历书写是指医务人员通过问诊、查体、辅助检查、诊断、治疗、护理等医疗活动获得有关资料,并进行归纳、分析、整理形成医疗活动记录的行为。

第三条 病历书写应当客观、真实、准确、及时、完整。

第四条 住院病历书写应当使用蓝(黑)墨水、碳素墨水,门(急)诊病历和需复写的资料可以使用蓝或黑色油水的圆珠笔。

第五条　病历书写应当使用中文和医学术语。通用的外文缩写和无正式中文译名的症状、体征、疾病名称等可以使用外文。

第六条　病历书写应当文字工整，字迹清晰，表述准确，语句通顺，标点正确。书写过程中出现错别字时，应当用双线划在错字上，不得采用刮、粘、涂等方法掩盖或去除原来的字迹。

第七条　病历当按照规定的内容书写，并由相应医务人员签名。

实习医务人员、试用期医务人员书写的病历，应当经过在本医疗机构合法执业的医务人员审阅、修改并签名。

进修医务人员应当由接收进修的医疗机构根据其胜任本专业工作的实际情况认定后书写病历。

第八条　上级医务人员有审查修改下级医务人员书写的病历的责任。修改时，应当注明修改日期，修改人员签名，并保持原记录清楚、可辨。

第九条　因抢救急危患者，未能及时书写病历的，有关医务人员应当在抢救结束后6小时内据实补记，并加以注明。

第十条　对按照有关规定需取得患者书面同意方可进行的医疗活动（如特殊检查、特殊治疗、手术、实验性临床医疗等），应当由患者本人签署同意书。患者不具备完全民事行为能力时，应当由其法定代理人签字；患者因病无法签字时，应当由其近亲属签字，没有近亲属的，由其关系人签字；为抢救患者，在法定代理人或近亲属、关系人无法及时签字的情况下，可由医疗机构负责人或者被授权的负责人签字。

因实施保护性医疗措施不宜向患者说明情况的，应当将有关情况通知患者近亲属，由患者近亲属签署同意书，并及时记录。患者无近亲属的或者患者近亲属无法签署同意书的，由患者的法定代理人或者关系人签署同意书。

第二章　门（急）诊病历书写要求及内容

第十一条　门（急）诊病历内容包括门诊病历首页（门诊手册封面）、病历记录、化验单（检验报告）、医学影像检查资料等。

第十二条　门（急）诊病历首页内容应当包括患者姓名、性别、出生年月、民族、婚姻状况、职业、工作单位、住址、药物过敏史等项目。

门诊手册封面内容应当包括患者姓名、性别、年龄、工作单位或住址、药物过敏史等项目。

第十三条　门（急）诊病历记录分为初诊病历记录和复诊病历记录。

初诊病历记录书写内容应当包括就诊时间、科别、主诉、现病史、既往史、阳性体征、必要的阴性体征和辅助检查结果、诊断及治疗意见和医师签名等。

复诊病历记录书写内容应当包括就诊时间、科别、主诉、病史、必要的体格检查和辅助检查结果、诊断及治疗处理意见和医师签名等。

急诊病历书写就诊时间应当具体到分钟。

第十四条　门（急）诊病历记录应当由接诊医师在患者就诊时及时完成。

第十五条　抢救危重患者时，应当书写抢救记录。对收入急诊观察室的患者，应当书写留观期间的观察记录。

第三章　住院病历书写要求及内容

第十六条　住院病历内容包括住院病案首页、住院志、体温单、医嘱单、化验单（检验报告)、医学影像检查资料、特殊检查(治疗)同意书、手术同意书、麻醉记录单、手术及手术护理记录单、病理资料、护理记录、出院记录(或死亡记录)、病程记录(含抢救记录)、疑难病例讨论记录、会诊意见、上级医师查房记录、死亡病例讨论记录等。

第十七条　住院志是指患者入院后,由经治医师通过问诊、查体、辅助检查获得有关资料,并对这些资料进行归纳分析书写而成的记录。住院志的书写形式分为入院记录、再次或多次入院记录、24 小时内入出院记录、24 小时内入院死亡记录。

入院记录、再次或多次入院记录应当于患者入院后 24 小时内完成;24 小时内入出院记录应当于患者出院后 24 小时内完成;24 小时内入院死亡记录应当于患者死亡后 24 小时内完成。

第十八条　入院记录的要求及内容。

(一) 患者一般情况内容包括姓名、性别、年龄、民族、婚姻状况、出生地、职业、入院日期、记录日期、病史陈述者。

(二) 主诉是指促使患者就诊的主要症状(或体征)及持续时间。

(三) 现病史是指患者本次疾病的发生、演变、诊疗等方面的详细情况,应当按时间顺序书写。内容包括发病情况、主要症状特点及其发展变化情况、伴随症状、发病后诊疗经过及结果、睡眠、饮食等一般情况的变化,以及与鉴别诊断有关的阳性或阴性资料等。

与本次疾病虽无紧密关系、但仍需治疗的其他疾病情况,可在现病史后另起一段予以记录。

(四) 既往史是指患者过去的健康和疾病情况。内容包括既往一般健康状况、疾病史、传染病史、预防接种史、手术外伤史、输血史、药物过敏史等。

(五) 个人史、婚育史、女性患者的月经史、家族史。

(六) 体格检查应当按照系统循序进行书写。内容包括体温、脉搏、呼吸、血压,一般情况,皮肤、黏膜,全身浅表淋巴结,头部及其器官,颈部,胸部(胸廓、肺部、心脏、血管),腹部(肝、脾等),直肠、肛门,外生殖器,脊柱,四肢,神经系统等。

(七) 专科情况应当根据专科需要记录专科特殊情况。

(八) 辅助检查指入院前所做的与本次疾病相关的主要检查及其结果。应当写明检查日期,如系在其他医疗机构所做检查,应当写明该机构名称。

(九) 初步诊断是指经治医师根据患者入院时情况,综合分析所作出的诊断。如初步诊断为多项时,应当主次分明。

(十) 书写入院记录的医师签名。

第十九条　再次或多次入院记录是指患者因同一种疾病再次或多次入住同一医疗机构时书写的记录。要求及内容基本同入院记录,其特点有:主诉是记录患者本次入院的主要症状(或体征)及持续时间;现病史中要求首先对本次住院前历次有关住院诊疗经过进行小结,然后再书写本次入院的现病史。

第二十条　患者入院不足 24 小时出院的,可以书写 24 小时内入出院记录。内容包括患者姓名、性别、年龄、职业、入院时间、出院时间、主诉、入院情况、入院诊断、诊疗经过、出院情况、出院诊断、出院医嘱、医师签名等。

第二十一条　患者入院不足 24 小时死亡的,可以书写 24 小时内入院死亡记录。内容包括患者姓名、性别、年龄、职业、入院时间、死亡时间、主诉、入院情况、入院诊断、诊疗经过

(抢救经过)、死亡原因、死亡诊断、医师签名等。

第二十二条　病程记录是指继住院志之后,对患者病情和诊疗过程所进行的连续性记录。内容包括患者的病情变化情况、重要的辅助检查结果及临床意义、上级医师查房意见、会诊意见、医师分析讨论意见、所采取的诊疗措施及效果、医嘱更改及理由、向患者及其近亲属告知的重要事项等。

第二十三条　病程记录的要求及内容。

(一)首次病程记录是指患者入院后由经治医师或值班医师书写的第一次病程记录,应当在患者入院后8小时内完成。首次病程记录的内容包括病例特点、诊断依据及鉴别诊断、诊疗计划等。

(二)日常病程记录是指对患者住院期间诊疗过程的经常性、连续性记录。由医师书写,也可以由实习医务人员或试用期医务人员书写。书写日常病程记录时,首先标明记录日期,另起一行记录具体内容。对病危患者应当根据病情变化随时书写病程记录,每天至少1次,记录时间应当具体到分钟。对病重患者,至少2天记录一次病程记录。对病情稳定的患者,至少3天记录一次病程记录。对病情稳定的慢性病患者,至少5天记录一次病程记录。

(三)上级医师查房记录是指上级医师查房时对患者病情、诊断、鉴别诊断、当前治疗措施疗效的分析及下一步诊疗意见等的记录。

主治医师首次查房记录应当于患者入院48小时内完成。内容包括查房医师的姓名、专业技术职务、补充的病史和体征、诊断依据与鉴别诊断的分析及诊疗计划等。主治医师日常查房记录间隔时间视病情和诊疗情况确定,内容包括查房医师的姓名、专业技术职务、对病情的分析和诊疗意见等。科主任或具有副主任医师以上专业技术职务任职资格医师查房的记录,内容包括查房医师的姓名、专业技术职务、对病情的分析和诊疗意见等。

(四)疑难病例讨论记录是指由科主任或具有副主任医师以上专业技术职务任职资格的医师主持、召集有关医务人员对确诊困难或疗效不确切病例讨论的记录。内容包括讨论日期、主持人及参加人员姓名、专业技术职务、讨论意见等。

(五)交(接)班记录是指患者经治医师发生变更之际,交班医师和接班医师分别对患者病情及诊疗情况进行简要总结的记录。交班记录应当在交班前由交班医师书写完成;接班记录应当由接班医师于接班后24小时内完成。交(接)班记录的内容包括入院日期、交班或接班日期、患者姓名、性别、年龄、主诉、入院情况、入院诊断、诊疗经过、目前情况、目前诊断、交班注意事项或接班诊疗计划、医师签名等。

(六)转科记录是指患者住院期间需要转科时,经转入科室医师会诊并同意接收后,由转出科室和转入科室医师分别书写的记录。转科记录包括转出记录和转入记录。转出记录由转出科室医师在患者转出科室前书写完成(紧急情况除外);转入记录由转入科室医师于患者转入后24小时内完成。转科记录内容包括入院日期、转出或转入日期、患者姓名、性别、年龄、主诉、入院情况、入院诊断、诊疗经过、目前情况、目前诊断、转科目的及注意事项或转入诊疗计划、医师签名等。

(七)阶段小结是指患者住院时间较长,由经治医师每月所做病情及诊疗情况的总结。阶段小结的内容包括入院日期、小结日期、患者姓名、性别、年龄、主诉、入院情况、入院诊断、诊疗经过、目前情况、目前诊断、诊疗计划、医师签名等。

交(接)班记录、转科记录可代替阶段小结。

(八) 抢救记录是指患者病情危重,采取抢救措施时所做的记录,内容包括病情变化情况、抢救时间及措施、参加抢救的医务人员姓名及专业技术职务等。记录抢救时间应当具体到分钟。

(九) 会诊记录(含会诊意见)是指患者在住院期间需要其他科室或者其他医疗机构协助诊疗时,分别由申请医师和会诊医师书写的记录,内容包括申请会诊记录和会诊意见记录。申请会诊记录应当简要载明患者病情及诊疗情况、申请会诊的理由和目的,申请会诊医师签名等。会诊意见记录应当有会诊意见、会诊医师所在的科别或者医疗机构名称、会诊时间及会诊医师签名等。

(十) 术前小结是指在患者手术前,由经治医师对患者病情所做的总结。内容包括简要病情、术前诊断、手术指征、拟施手术名称和方式、拟施麻醉方式、注意事项等。

(十一) 术前讨论记录是指因患者病情较重或手术难度较大,手术前在上级医师主持下,对拟实施手术方式和术中可能出现的问题及应对措施所做的讨论记录。内容包括术前准备情况、手术指征、手术方案、可能出现的意外及防范措施、参加讨论者的姓名、专业技术职务、讨论日期、记录者的签名等。

(十二) 麻醉记录是指麻醉医师在麻醉实施中书写的麻醉经过及处理措施的记录。麻醉记录应当另页书写,内容包括患者一般情况、麻醉前用药、术前诊断、术中诊断、麻醉方式、麻醉期间用药及处理、手术起止时间、麻醉医师签名等。

(十三) 手术记录是指手术者书写的反映手术一般情况、手术经过、术中发现及处理等情况的特殊记录,应当在术后24小时内完成。特殊情况下需由第一助手书写时,应有手术者签名。手术记录当另页书写,内容包括一般项目(患者姓名、性别、科别、病房、床位号、住院病历号或病案号)、手术日期、术前诊断、术中诊断、手术名称、手术者及助手姓名、麻醉方法、手术经过、术中出现的情况及处理等。

(十四) 手术护理记录是指巡回护士对手术患者术中护理情况及所用器械、敷料的记录,应当在手术结束后即时完成。手术护理记录应当另页书写,内容包括患者姓名、住院病历号(或病案号)、手术日期、手术名称、术中护理情况、所用各种器械和敷料数量的清点核对、巡回护士和手术器械护士签名等。

(十五) 术后首次病程记录是指参加手术的医师在患者术后即时完成的病程记录。内容包括手术时间、术中诊断、麻醉方式、手术方式、手术简要经过、术后处理措施、术后应当特别注意观察的事项等。

第二十四条 手术同意书是指手术前,经治医师向患者告知拟施手术的相关情况,并由患者签署同意手术的医学文书。内容包括术前诊断、手术名称、术中或术后可能出现的并发症、手术风险、患者签名、医师签名等。

第二十五条 特殊检查、特殊治疗同意书是指在实施特殊检查、特殊治疗前,经治医师向患者告知特殊检查、特殊治疗的相关情况,并由患者签署同意检查、治疗的医学文书。内容包括特殊检查、特殊治疗项目名称、目的、可能出现的并发症及风险、患者签名、医师签名等。

第二十六条 出院记录是指经治医师对患者此次住院期间诊疗情况的总结,应当在患者出院后24小时内完成。内容主要包括入院日期、出院日期、入院情况、入院诊断、诊疗经过、出院诊断、出院情况、出院医嘱、医师签名等。

第二十七条　死亡记录指经治医师对死亡患者住院期间诊疗和抢救经过的记录，应当在患者死亡后24小时内完成。内容包括入院日期、死亡时间、入院情况、入院诊断、诊疗经过（重点记录病情演变、抢救经过）、死亡原因、死亡诊断等。记录死亡时间应当具体到分钟。

第二十八条　死亡病例讨论记录是指在患者死亡一周内，由科主任或具有副主任医师以上专业技术职务任职资格的医师主持，对死亡病例进行讨论、分析的记录。内容包括讨论日期、主持人及参加人员姓名、专业技术职务、讨论意见等。

第二十九条　医嘱是指医师在医疗活动中下达的医学指令。

医嘱内容及起始、停止时间应当由医师书写。

医嘱内容应当准确、清楚，每项医嘱应当只包含一个内容，并注明下达时间，应当具体到分钟。

医嘱不得涂改。需要取消时，应当使用红色墨水标注“取消”字样并签名。

一般情况下，医师不得下达口头医嘱。因抢救急危，需要下达口头医嘱时，护士应当复诵一遍。抢救结束后，医师应当即刻据实补记医嘱。

医嘱单分为长期医嘱单和临时医嘱单。

长期医嘱单内容包括患者姓名、科别、住院病历号（或病案号）、页码、起始日期和时间、长期医嘱内容、停止日期和时间、医师签名、执行时间、执行护士签名。临时医嘱单内容包括医嘱时间、临时医嘱内容、医师签名、执行时间、执行护士签名等。

第三十条　辅助检查报告单是指患者住院期间所做各项检验、检查结果的记录。内容包括患者姓名、性别、年龄、住院病历号（或病案号）、检查项目、检查结果、报告日期、报告人员签名或者印章等。

第三十一条　体温单为表格式，以护士填写为主。内容包括患者姓名、科室、床号、入院日期、住院病历号（或病案号）、日期、手术后天数、体温、脉搏、呼吸、血压、大便次数、出入液量、体重、住院周数等。

第三十二条　护理记录分为一般患者护理记录和危重患者护理记录。

一般患者护理记录是指护士根据医嘱和病情对一般患者住院期间护理过程的客观记录。内容包括患者姓名、科别、住院病历号（或病案号）、床位号、页码、记录日期和时间、病情观察情况、护理措施和效果、护士签名等。

危重患者护理记录是指护士根据医嘱和病情对危重患者住院期间护理过程的客观记录。危重患者护理记录应当根据相应专科的护理特点书写。内容包括患者姓名、科别、住院病历号（或病案号）、床位号、页码、记录日期和时间、出入液量、体温、脉搏、呼吸、血压等病情观察、护理措施和效果、护士签名等。记录时间应当具体到分钟。

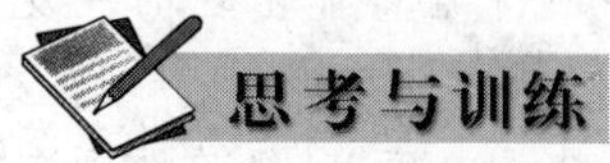

一、单项选择题

1. 关于主诉下列哪项错误？　　　　（　　）

　A. 为最明显最痛苦的症状或体征

　B. 简明扼要

C. 是本次就诊的主要原因
D. 可用诊断用语
E. 时间与现病史一致

2. 个人史不包括　　　　　　　　　　　　　　　　　　　　　　　　（　　）
A. 社会经历　　B. 习惯、嗜好　　C. 冶游史
D. 药物过敏史　　E. 职业与受教育程度

3. 下列哪项不包含在现病史中？　　　　　　　　　　　　　　　　　（　　）
A. 起病时情况　　B. 病因、诱因　　C. 起病以来的一般情况
D. 外院的诊治经过　　E. 已治愈的疾病

4. 关于婚育史下列哪项错误？　　　　　　　　　　　　　　　　　　（　　）
A. 未婚或结婚年龄　　B. 妊娠与生育次数　　C. 配偶健康状况
D. 子女健康状况　　E. 计划生育情况

5. 下列哪项不属于既往史？　　　　　　　　　　　　　　　　　　　（　　）
A. 过敏史　　B. 传染病史　　C. 手术外伤史
D. 预防接种史　　E. 与本次就诊的疾病无关，但目前还在治疗的旧疾

二、名词解释

1. 主诉　　2. 现病史　　3. 既往史

三、填空题

1. 诊断包括________、________、________。
2. 主要症状特点要描述________、________、________、________及________。
3. 家族史包含内容有________、________、________等。

四、问答题

1. 何谓主诉？描述时要注意哪些问题？
2. 简述现病史所包含的内容。

（许　航）

第五章　实验室检查

本章主要介绍实验室检查在医学中的重要性、实验室检查的现状与进展，重点讲述血、尿、粪三大常规检查、肝、肾功能相关检测、血糖、血脂检测等常用实验室检查。本章学习重点在于掌握常用实验室检查的正常参考值范围，了解其在临床中的应用。

第一节　实验室检查概述

一、在临床诊断中的重要性

实验室检查是以离体的血液、体液、分泌物、排泄物以及脱落物等为标本，通过试剂、仪器设备等手段，进行血液学、化学、免疫学、生物学、微生物学、细胞学等的检测，得到客观的检测结果和数据，并对此结果和数据进行全面、科学的分析，最后作为临床分析、诊断的客观依据。实验室检查的内容繁多，主要包括以下几方面：血液学检查、体液和排泄物检查、生化检查、免疫学检查、病原体检查，还包括遗传学、脱落细胞学等检查。实验室检查对疾病的诊断和鉴别诊断有非常重要的意义。一些疾病的诊断和鉴别诊断只有通过实验室检查才能明确。正确制订治疗方案和疗效的观察也离不开实验室检查。如通过测定血糖可以诊断糖尿病，并通过血糖的监测，调整胰岛素的用量。通过实验室检查，还可以早期发现疾病的危险因素，及时采取措施，防患于未然。如通过实验室检查，可早期发现高血脂，并将血脂控制在合适水平，可有效预防和减少动脉粥样硬化、冠心病的发生。随着实验室检查水平的提高，临床诊断水平也不断提高，可以说，实验室检查是临床诊断的左膀右臂。

二、实验室检查的现状与进展

实验室检查从400多年前的古希腊名医Hippocrates的感官直视法检测尿液到现今应用高、精、尖仪器检测各种标本，实验手段和内容不断丰富，已经发展成为实验诊断学这样一门现代新兴的独立医学学科。

实验室检查呈现以下几个特点：

(一) 从手工到自动化

实验室检查离不开仪器设备，目前除与形态学相关的检验外，约80%的检验都利用自动化仪器进行检测。例如，自动血细胞分析仪、血气分析仪、自动生物化学分析仪、自动放免分析仪、自动细菌培养、流式细胞仪等。这些仪器的特点是自动化、智能化、快速简便、多功能。

（二）从定性到定量

过去的部分检验只能做到定性检测，无法精确定量，容易出现假阴性或假阳性。定量检测可以获得更好的精密度和准确度，提供更好的诊断和疗效监测。

（三）试剂的商品化、多样化

随着试剂的多样化、商品化，可以根据不同的实验目的，选择不同的试剂，这有利于检验方法的统一和标准化，有利于保证检验质量和检验速度的提高，并使不同医院的检验结果更具可比性。

（四）检测的标准化

理想的检验方法要求国际化、标准化，其精密度和准确性达最佳，简便、快速地适应常规需要。不同的实验室之间采用规范化的实验仪器、方法、试剂，并通过室内质量控制、室间质量控制、全面质量控制等多方面的措施，使检测做到最大程度的标准化。

（五）床边检验

床边检验（point of care test，POCT）是指利用便携式仪器或简单试纸，医护人员或患者及其家属，在病房或家庭即可完成的检验。如早孕试纸、便携式血糖仪等进行的检验。床边检验操作简便，即时可得结果，操作者无需进行特别培训；但尚需进一步解决标准化和规范化等问题。床边检验一般用于筛查或疗效监控。

（六）新的检测项目不断出现

检验项目不断更新，新的技术手段、检测项目不断出现，实验室检查趋向于遗传学、分子克隆水平的检测，并形成可提高诊断效率的项目组合方案。如白血病的实验诊断已由单纯形态学方法，发展到综合应用形态学、免疫学、细胞遗传学及分子生物学方法的 MICM 分类。肝功能检测淘汰了不科学的浊度试验，发展了对肝纤维化诊断更灵敏可靠的脯氨酰羟化酶等项目。

（七）循证医学和循证检验医学

在疾病的诊治过程中，将个人的临床专业知识与现有的临床研究证据结合起来综合分析，为患者作出最佳医疗决策的医学称为循证医学。医疗决策都基于实验室所取得的科学最佳数据，循证医学的概念同样也适用于循证检验医学。

第二节　临床三大常规检查

Ⅰ. 血液常规

血液由有形成分（即血细胞）和无形成分（即血浆）组成。血液常规检查（blood routine test）通常包括红细胞计数（red blood cell count，RBC）、血红蛋白定量（hemoglobin，Hb）、白细胞计数（white blood cell count，WBC）和白细胞分类计数（white blood cell differential count，DC)。随着自动血细胞分析仪的广泛应用，血液常规检查还包括血小板计数(platelet count，PLT)、多项红细胞平均值测定和红细胞、血小板形态检测等，故又称全血细胞计数(complete blood count，CBC)。

一、红细胞计数、血红蛋白测定与红细胞相关参数的测定

(一) 红细胞计数、血红蛋白测定

红细胞是血液中的主要成分。正常成熟红细胞无细胞核，其平均生存时间为120天。各种生理病理情况都可导致红细胞和血红蛋白数量的改变，甚至引起红细胞形态的变化。通过红细胞计数和血红蛋白测定可发现其变化，从而诊断相关疾病。健康人群血红蛋白和红细胞计数参考值见表1-5-1所示。

表1-5-1　健康人群血红蛋白和红细胞计数参考值

	血红蛋白(g/L)	红细胞计数($\times 10^{12}$/L)
成年男性	120～160	4.0～5.5
成年女性	110～150	3.5～5.0
新生儿	170～200	6.0～7.0

1. 红细胞和血红蛋白减少

外周血在单位体积中的血红蛋白浓度、红细胞计数和(或)血细胞比容低于参考值最低值即称为贫血，其中以血红蛋白浓度较为重要。

(1) 生理性减少：婴幼儿从出生3个月起至15岁以前的儿童，因生长发育迅速，血容量增加较快而造血原料相对不足，红细胞及血红蛋白一般比正常成人低约10%～20%；孕妇在妊娠中晚期，血容量增加而引起血液稀释，也可导致生理性减少(孕妇贫血标准为血红蛋白<100g/L)；

(2) 病理性减少：见于各种贫血。根据贫血产生的病因和发病机制不同，将贫血分为三大类(表1-5-2)。

2. 红细胞和血红蛋白增多

(1) 相对性增多：由于各种原因导致的血容量减少，使红细胞相对增多，多为暂时性。常见于剧烈呕吐、严重腹泻、大量出汗、大面积烧伤、糖尿病酮症酸中毒等。

(2) 绝对性增多：大多由于缺氧导致红细胞代偿性增多。

1) 继发性：多继发于红细胞生成素增多。可分为生理性和病理性。前者见于胎儿、新生儿、高原地区居民、体育运动者等。后者见于肺源性心脏病、发绀性先天性心脏病、某些恶性肿瘤如肾癌、肝细胞癌等引起的伴癌综合征等。

2) 真性红细胞增多症(polycythemia vera，PV)：是一种原因未明的红细胞持续性增多为主的骨髓增殖性疾病，目前认为是造血干细胞受累所致。红细胞计数可达$(7.0\sim10.0)\times 10^{12}$/L，血红蛋白可达170～250g/L。

表 1-5-2　贫血的病因与发病机制分类

分类	疾病
一、红细胞生成减少	
（一）造血干细胞增殖与分化异常	再生障碍性贫血，骨髓增生异常综合征，白血病
（二）红系祖细胞或前体细胞增殖异常	纯红再生障碍性贫血，慢性肾功能衰竭所致贫血，内分泌性疾病所致贫血
（三）血红蛋白合成障碍	缺铁性贫血，铁幼粒细胞贫血
（四）DNA 合成障碍	巨幼细胞贫血，先天性和获得性嘌呤代谢异常
（五）红细胞造血调节异常	低氧亲和性血红蛋白病
（六）不能分类或多种机制	慢性病性贫血，骨髓肿瘤浸润所致贫血，营养缺乏性贫血
二、红细胞破坏过多	
（一）红细胞内在异常	
1. 膜异常	遗传性球形细胞增多症，遗传性椭圆形细胞增多症
2. 酶异常	葡萄糖-6-磷酸脱氢酶缺陷，丙酮酸激酶缺陷
3. 珠蛋白生成异常	血红蛋白病，海洋性贫血
4. 获得性	阵发性睡眠性血红蛋白尿
（二）红细胞外在异常	
1. 机械性	弥散性血管内凝血，心血管创伤性溶血性贫血，行军性血红蛋白尿
2. 免疫性	自身免疫性溶血性贫血，新生儿同种免疫性溶血性贫血，药物相关抗体溶血性贫血
3. 物理和化学因素	苯或大面积烧伤
4. 感染和生物因素	疟疾，蛇毒
5. 单核吞噬细胞系统功能亢进	脾功能亢进
三、红细胞丢失	急慢性失血性贫血

3. 红细胞形态改变

正常红细胞呈双面凹圆盘形，在血涂片中见到为圆形，大小较为一致，直径 6～9μm，边缘厚度约 2μm，中心约 1μm，染色后四周呈浅橘红色，中央呈淡染区（又称中央苍白区），大小约相当于细胞直径的 1/3～2/5。

（1）红细胞大小异常

1）小红细胞（microcyte）：红细胞直径小于 6μm 者称小红细胞；正常人偶见。血涂片中出现较多染色过浅的小红细胞，提示血红蛋白合成障碍，可能由于缺铁引起；而遗传性球形红细胞增多症的小红细胞，其血红蛋白充盈良好，中央淡染区消失。

2）大红细胞（macrocyte）：红细胞直径大于 10μm。见于溶血性贫血及巨幼细胞贫血。

3）巨红细胞（megalocyte）：红细胞直径大于 15μm。最常见于缺乏维生素 B_{12} 及叶酸所致的巨幼细胞贫血。

4）红细胞大小不均（anisocytosis）：是指红细胞之间直径相差悬殊，常超过一倍以上。常见于中重度的增生性贫血，在巨幼细胞贫血时特别明显。

（2）染色反应异常：

1）低色素性（hypochromic）：红细胞染色过浅，中央淡染区扩大，称低色素性。常同时表现为小红细胞，多见于缺铁性贫血。

2）高色素性（hyperchromic）：红细胞中血红蛋白含量增多，中央淡染区消失。常见于巨幼细胞贫血和球形细胞增多症。

3）嗜多色性(polychromatic)：整个红细胞或其一部分呈灰蓝色或紫灰色，属尚未完全成熟的红细胞，胞体较大，其灰蓝色嗜碱性物质为细胞残留的核糖体及核糖核酸。该细胞增多反映骨髓红系造血活跃。见于各种增生性贫血。

(3) 红细胞形态异常

1）球形红细胞(spherocyte)：球形红细胞直径小于6μm，厚度大于2μm，细胞体积小，无中央淡染区，形似球形。外周血涂片中此类细胞达20%以上时有诊断参考价值。常见于遗传性球形细胞增多症，在自身免疫性溶血性贫血时也可见到少量球形红细胞。

2）椭圆形红细胞(elliptocyte)：椭圆形红细胞呈卵圆形，或两端钝圆的长柱形，长度可大于宽度3～4倍，最大直径可达12.5μm，横径可为2.5μm。此种红细胞置于高渗、低渗、等渗溶液或正常人血清中，其椭圆形保持不变。正常人血涂片中可见1%左右的椭圆形红细胞。这种红细胞增多见于遗传性椭圆形细胞增多症，一般要高于25%才有诊断意义。

3）靶形红细胞(target cell)：此类细胞比正常红细胞扁薄，中央淡染区扩大，但中心有少许血红蛋白残留而深染，形似射击之标靶，故称靶形红细胞。此种细胞正常人血涂片中可见1%～2%左右。如增多大于20%，常见于海洋性贫血、异常血红蛋白病等。

4）镰形红细胞(sickle cell)：此类细胞形如镰刀，其对氧的亲和力显著降低。主要见于镰形细胞贫血(HbS病)。

5）泪滴形红细胞(dacryocyte, teardrop cell)：形状似泪滴状或手镜状。见于骨髓纤维化，也可见于珠蛋白生成障碍性贫血、溶血性贫血等。

6）口形红细胞(stomatocyte)：红细胞中央有裂缝，中心苍白区呈扁平状，周围深染，犹如一个微张的嘴形或鱼口。正常人偶见。如大于10%常见于遗传性口形红细胞增多症。少量见于急性酒精中毒、弥散性血管内凝血(DIC)等。

7）棘形红细胞(acanthocyte)：是一种表面带针刺状突起的红细胞。有时将细胞突起少(5～10个突起)而不规则的称棘形红细胞，细胞突起多(10～30个突起)而规则的称锯齿红细胞。此类红细胞见于棘形红细胞增多症，也可见于严重肝病或脾切除。当制片不当时也会出现棘形红细胞，要注意鉴别。

8）裂细胞(schistocyte)：又称红细胞异形症(poikilocytosis)，指红细胞由于机械或物理因素所致的破坏，红细胞碎片增多或不完整。红细胞大小不一，外形不规则，有各种形态，如梨形、泪滴形、新月形、哑铃形、逗点形、三角形等。多见于微血管病性溶血性贫血，如弥散性血管内贫血、心血管创伤性溶血性贫血、血栓性血小板减少性紫癜等，也可见于化学物品中毒、严重烧伤患者等。

9）红细胞钱缗状形成(rouleaux formation)：红细胞聚集呈串状叠连成钱缗状。常见于多发性骨髓瘤、原发性巨球蛋白血症等。

(4) 红细胞结构异常

1）嗜碱性点彩(basophilic stippling)：指在瑞氏染色条件下，红细胞胞浆内存在嗜碱性点状物质，由核糖体凝集而成。有时与嗜多色性并存，也可发现于有核红细胞胞质内。大量增多并呈粗颗粒状点彩，多见于铅、铋、汞、锌等中毒时。

2）卡-波环(Cabort ring)：成熟红细胞胞浆内染成紫红色的细线状环，呈圆形或8字形。见于严重贫血、溶血性贫血、铅中毒等。

3) 染色质小体(Howell-Jolly body)：成熟红细胞的胞浆内含有的圆形紫红色小体，直径约 0.5～1μm，可一至数个，可能是残留的核染色质；染色质小体也可出现于晚幼红细胞内。多见于增生性贫血。

4) 有核红细胞(nucleated erythrocyte)：有核红细胞即幼稚红细胞，存在于骨髓中。正常成人外周血中不能见到，如出现有核红细胞提示病理现象。主要见于：①各种溶血性贫血；②红白血病；③髓外造血如骨髓纤维化等；④骨髓转移癌等。

(二) 红细胞比容(hematocrit，HCT 或 packed cell volume，PCV)

红细胞比容是指红细胞占全血容积的比值。手工法检测红细胞比容采用离心法，将抗凝全血置于特定的试管中，在特定的速度下离心，根据沉淀的红细胞柱的长度，从管壁的刻度上测得红细胞所占全血容积的比值。正常参考值：男性是 0.40～0.50(40%～50%)，女性为 0.37～0.48(37%～48%)。红细胞比容与红细胞的数量和大小有关，根据它可判断是否贫血及其程度，并可用于红细胞的各项平均值的计算。

(三) 红细胞平均值参数

1. 平均红细胞容积(mean corpuscular volume，MCV)　指平均每个红细胞的体积，以 fl(飞升)为单位。参考值为 80～100fl。计算公式如下：

$$MCV=\frac{\text{红细胞比容}(\%)\times 10}{\text{红细胞百万数}/\mu l}$$

2. 平均红细胞血红蛋白含量(mean corpuscular hemoglobin，MCH)　指平均每个红细胞内所含血红蛋白的质量，以 pg(皮克)为单位。参考值为 26～32pg。计算公式如下：

$$MCH=\frac{\text{血红蛋白}(g/L)}{\text{红细胞百万数}/\mu l}$$

3. 平均红细胞血红蛋白浓度(mean corpuscular hemoglobin concentration，MCHC)

指平均每升红细胞中所含血红蛋白的质量(g)，以 g/L 为单位。参考值为 310～350 g/L。计算公式如下：

$$MCHC=\frac{\text{血红蛋白}(g)}{\text{红细胞比容}(\%)\times 1L}$$

根据上述三项红细胞平均值参数可以进行贫血的形态学分类，从而指导临床选择进一步检查内容和治疗方案(见表 1-5-3)。

表 1-5-3　贫血的细胞形态学分类

类型	MCV(fl)	MCH(pg)	MCHC(g/L)	常见疾病
大细胞贫血	＞100	＞32	310～350	巨幼细胞贫血
正常细胞贫血	80～100	26～32	310～350	再生障碍性贫血
单纯小细胞贫血	＜80	＜26	310～350	慢性病性贫血
小细胞低色素贫血	＜80	＜26	＜300	缺铁性贫血、珠蛋白生成障碍性贫血、铁粒幼细胞性贫血

(四) 红细胞分布宽度

红细胞分布宽度(red blood cell volume distribution width, RDW)是反映红细胞体积异质性的参数,通过自动血细胞分析仪来测定,用红细胞体积大小的变异系数(coefficient of variability, RDW-CV)来表示。它比血涂片上红细胞形态大小不均的观察更客观、准确。正常参考值为<14%。

1. 用于缺铁性贫血的诊断与疗效观察　缺铁性贫血早期,RDW 即可增大,此时 MCV、MCH 等仍可正常,可提示早期缺铁;当 MCV 下降时,RDW 增大更显著;给予铁剂治疗并有效时,RDW 将比给药前更大,随后会逐渐降至正常水平;若贫血已得到纠正而 RDW 仍未能恢复至正常水平,可能间接反映体内贮存铁尚未完全补足,因此 RDW 对缺铁性贫血治疗中的动态监测有一定的价值。

2. 用于小细胞低色素性贫血的鉴别诊断　缺铁性贫血和珠蛋白生成障碍性贫血均可表现为小细胞低色素性贫血。前者 RDW 增高,而后者通常表现正常。

(五) 网织红细胞测定

网织红细胞(reticulocyte, Ret)是尚未完全成熟的红细胞,是晚幼红细胞脱核后到完全成熟之间的过渡细胞。由于胞质内还残存多少不等核糖体、核糖核酸等嗜碱性物质,用煌焦油蓝或新亚甲蓝染液进行活体染色,嗜碱性物质凝聚成颗粒,其颗粒又连接成线状或网织状而得名。红细胞由骨髓释放入外周血,尚需 24～48 小时合成最后的血红蛋白,残存的嗜碱性物质才能完全消失,成为成熟红细胞。网织红细胞较成熟红细胞稍大,直径为 8.0～9.5 μm,是瑞氏染色血涂片中的嗜多色性红细胞。正常参考值成人为 0.5%～2.0%,绝对计数为(24～84)×10^9/L。

网织红细胞可总体反映骨髓红细胞的增生情况,临床上常以此来推断骨髓的造血功能情况。

1. 网织红细胞增多　网织红细胞增多表示骨髓红细胞系增生旺盛。见于各种增生性贫血,如溶血性贫血,特别是急性溶血性贫血,大量网织红细胞提前释放入外周血,网织红细胞常在 5%以上,严重时可达 20%～40%以上。急性大出血引起的失血性贫血也可引起网织红细胞明显增多,出血停止后网织红细胞逐渐恢复正常,临床可用此来判断出血是否停止。当缺铁性贫血和巨幼细胞贫血治疗有效时,可出现短时间的网织红细胞大量增加,以后即降至正常或稍高于正常。因此,这可以作为贫血的试验性治疗是否有效的判断指标。

2. 网织红细胞减少　网织红细胞减少多见于骨髓增生低下,如再生障碍性贫血和某些溶血性贫血有再障危象时。有些慢性再生障碍性贫血患者的网织红细胞百分比可为 1%左右,但其绝对计数减低。临床将网织红细胞绝对计数低于 15×10^9/L 作为诊断急性再生障碍性贫血的诊断指标之一。在骨髓受到肿瘤细胞大量浸润时(如急性白血病、淋巴瘤、骨髓瘤等),红系细胞增生受抑,网织红细胞也减少。

二、白细胞计数和白细胞分类计数

(一) 白细胞计数

白细胞计数是外周血液中各类白细胞的总数。其参考值范围:成人:(4～10)×10^9/L;新生儿:(15～20)×10^9/L;6 个月～2 岁:(11～12)×10^9/L。临床上白细胞总数高于参考值(成人>10×10^9/L)称白细胞增多症,低于参考值(成人<4×10^9/L)称白细胞减少症(leukopenia)。白细胞总数的增多或减少主要受中性粒细胞数量的影响,其次嗜酸性粒细胞、淋巴细胞的改变也会引起白细胞总数的变化。其临床意义详见白细胞分类计数中的相关内容。

(二) 白细胞分类计数

外周血涂片,经瑞氏染色后,依据形态可分为中性粒细胞(又分为杆状核和分叶核粒细胞)、嗜酸性粒细胞、嗜碱性粒细胞、淋巴细胞、单核细胞。参考值见表 1-5-4 所示。

表 1-5-4　白细胞分类计数参考值

细胞类型	百分数(%)	绝对值($\times10^9$/L)
中性杆状核(st)	0～5	0.04～0.5
中性分叶核(sg)	50～70	2～7
嗜酸性粒细胞(E)	0.5～5	0.05～0.5
嗜碱性粒细胞(B)	0～1	0～0.1
淋巴细胞(L)	20～40	0.8～4
单核细胞(M)	3～8	0.12～0.8

临床意义:

1. 中性粒细胞(neutrophil, N)

(1) 中性粒细胞增多(neutrophilia):中性粒细胞增多往往伴随着白细胞总数的增多。在生理情况下,中性粒细胞在一天内也存在变化。孕妇妊娠后期及分娩时、剧烈的活动、酷热和严寒,中性粒细胞常有一过性增高。

病理性白细胞增高见于:

1) 急性感染:特别是化脓性球菌引起的局部炎症和全身性感染,如脓肿、化脓性脑膜炎、肺炎、阑尾炎、中耳炎、扁桃体炎、脓胸、肾盂炎、输卵管炎、胆囊炎及败血症等。

2) 严重的组织损伤及大量血细胞坏死:如大手术后、烧伤、急性出血、严重创伤、血管栓塞等。

3) 急性大出血:急性出血后 1～2 小时,由于反射性血管收缩及脾脏释放细胞,外周血中的血红蛋白含量和红细胞数尚未下降,而白细胞及中性粒细胞数可明显上升,特别是内出血,白细胞计数可高达 20×10^9/L。

4) 急性中毒:代谢紊乱所致的代谢性酸中毒、急性化学药物中毒等,白细胞及中性粒细胞数均可增多。

5) 白血病、骨髓增殖性疾病及其他恶性肿瘤等:急慢性白血病、骨髓增殖性疾病外周血往往会出现白细胞数量呈不同程度的增多,根据病种不同,增多的细胞种类不同,并常出现细胞质量、形态异常。各类实体肿瘤如肝癌、胃癌等也可引起白细胞及中性粒细胞增多。

6) 某些升白细胞的化学药物:如粒系集落刺激因子 G-CSF 应用以后等。

(2) 中性粒细胞减少(neutropenia):当中性粒细胞绝对数低于 1.5×10^9/L 时称中性粒细胞减少症,低于 0.5×10^9/L 时称粒细胞缺乏症(agranulocytosis)。

1）感染：特别是革兰阴性杆菌感染，如伤寒、副伤寒等；某些病毒性感染所导致的疾病，如流感、病毒性肝炎、风疹、乙型脑炎、传染性单核细胞增多症、麻疹等。

2）血液系统疾病：如再生障碍性贫血、原发性粒细胞缺乏症、巨幼细胞贫血以及骨髓转移癌等。

3）理化损伤：X射线、γ射线、放射性核素等物理因素，苯、汞等化学因素，抗肿瘤药物、氯霉素、抗甲状腺药物等均可引起白细胞和中性粒细胞减少。

4）单核-吞噬细胞系统功能亢进：如各种原因引起的脾功能亢进。

5）自身免疫性疾病：如系统性红斑狼疮(SLE)等，产生自身抗体使白细胞减少。

(3) 核象变化

1）核左移：指外周血中出现不分叶的粒细胞（包括杆状核粒细胞、晚幼粒细胞、中幼粒细胞或早幼粒细胞等）百分率过高（超过5%）。见于急性化脓性细菌感染、急性中毒、急性溶血等。正常妊娠、缺氧及低血压也可出现细胞核左移现象。白血病和类白血病反应，也可出现核极度左移现象。

2）核右移：中性粒细胞核出现5叶甚至更多分叶，其百分率超过3%，称为核右移。常见于巨幼细胞贫血、恶性贫血、化疗及炎症恢复期等。

(4) 中性粒细胞形态异常

1）中毒性改变：包括细胞大小不均、胞浆中出现中毒颗粒、空泡变性、出现Dohle小体、核变性等。常见于化脓性感染、严重传染性疾病、败血症、恶性肿瘤、中毒、大面积烧伤等。

2）巨多分叶核中性粒细胞：细胞胞体大，直径达16～25μm，核分叶过多，常超过5叶以上，染色质疏松。多见于巨幼细胞贫血或应用抗代谢药物以后。

3）棒状小体(auer bodies)：为白细胞胞浆中出现的红色细杆状物质，一个或数个，长约1～6μm，故称棒状小体。棒状小体一旦出现在细胞中，就可拟诊为急性白血病。而且由于棒状小体不在急性淋巴细胞白血病中出现，对急性白血病的鉴别诊断有重要价值。

2. 嗜酸性粒细胞

(1) 嗜酸性粒细胞增多(eosinophilia)

1）过敏性疾病：如输血反应、药物过敏反应、荨麻疹、血清病等。

2）寄生虫病：血吸虫病、蛔虫病、钩虫病等寄生虫感染时可出现嗜酸性粒细胞升高至10%以上，甚至可出现嗜酸性粒细胞型类白血病反应。

3）某些皮肤病，如天疱疮、湿疹、剥脱性皮炎、银屑病等。

4）血液病：某些恶性淋巴瘤、慢性粒细胞白血病、真红细胞增多症、多发性骨髓瘤等。

5）其他：恶性肿瘤尤其是转移癌和有坏死性病灶的肿瘤、家族性嗜酸性粒细胞增多症、急性传染病恢复期，均可出现嗜酸性粒细胞增多。

(2) 嗜酸性粒细胞减少(eosinopenia)：见于长期应用肾上腺皮质激素治疗、严重烧伤或大手术后、伤寒、副伤寒初期等。嗜酸性粒细胞减少的临床意义甚小。

3. 嗜碱性粒细胞(basophil)

(1) 嗜碱性粒细胞增多(basophilia)：见于：① 过敏性疾病，如结肠炎、药物、食物、吸入性超敏反应、红斑及类风湿关节炎等；② 血液病，如慢性粒细胞白血病、骨髓纤维化等；③ 某些转移性恶性肿瘤等。

(2) 嗜碱性粒细胞减少：无临床意义。

4. 淋巴细胞(lymphocyte)

(1) 淋巴细胞增多(lymphocytosis)

1) 感染性疾病：某些病毒感染如流感、风疹、乙型脑炎、传染性单核细胞增多症、麻疹、流行性出血热等。某些杆菌感染，如结核分支杆菌、百日咳杆菌、梅毒螺旋体和弓形虫感染等可引起淋巴细胞增多。

2) 血液病：如急慢性淋巴细胞白血病、毛细胞白血病等。

3) 其他：如自身免疫性疾病、慢性炎症、GVHD 等。

(2) 淋巴细胞减少(lymphocytopenia)：主要见于接触放射线、应用肾上腺皮质激素及烷化剂后。

5. 单核细胞(monocyte)

(1) 单核细胞增多(monocytosis)：见于某些感染，如感染性心内膜炎、疟疾、黑热病、急性感染恢复期、活动性肺结核等，也见于单核细胞白血病、淋巴瘤、骨髓增生异常综合征等血液病。

(2) 单核细胞减少(monocytopenia)：无临床意义。

三、血小板计数和相关参数的测定

(一) 血小板计数(platelet count, plt)

参考值：(100～300)×10^9/L。

临床意义：

1. 血小板增多　当外周血中血小板计数＞400×10^9/L时称为血小板增多。异常增生性血小板增多常见于慢性粒细胞白血病、骨髓增殖性疾病，如真性红细胞增多症、原发性血小板增多症等；反应性血小板增多症常见于急慢性炎症、缺铁性贫血及癌症患者，此类增多一般不超过 500×10^9/L，经治疗后情况改善，血小板数目会很快下降至正常水平。脾切除术后血小板会有明显升高，常高于 600×10^9/L，随后会缓慢下降到正常范围。

2. 血小板减少　当外周血中血小板计数＜100×10^9/L 即为血小板减少。常见于：① 血小板生成障碍，如再生障碍性贫血、急性白血病、急性放射病等；② 血小板破坏增多，如特发性血小板减少性紫癜、脾功能亢进、消耗过度，如弥散性血管内凝血、家族性血小板减少症等；③ 血小板分布异常，如脾肿大、血液稀释(如输入大量库血或血浆)等。

(二) 血小板平均容积(MPV)和血小板分布宽度(PDW)

参考值：MPV：7～11fl；PDW：15％～17％。

血小板平均容积(MPV)代表单个血小板的平均容积。其临床意义要结合血小板计数才有价值。MPV 增加见于：① 血小板破坏增加而骨髓功能代偿良好者；② 造血功能抑制解除后，MPV 增加是造血功能恢复的首要表现。MPV 降低说明骨髓造血功能不良，血小板生成减少。

血小板分布宽度(PDW)反映血小板容积大小的离散度，用所测单个血小板容积大小的变异系数(CV％)来表示。PDW 增大表明血小板大小悬殊，见于巨幼细胞贫血、脾切除、急性髓系白血病、巨大血小板综合征、血栓性疾病等。

Ⅱ. 尿液常规

一、一般性状检查

(一) 尿量

尿量(urine volume)主要取决于肾小球的滤过率和肾小管重吸收功能。尿量变化还与外界因素如每日饮水量、食物种类、周围环境(气温、湿度)、排汗量、年龄、精神因素、活动量等相关。一般健康成人尿量为 1000～2000ml/24h。

1. 多尿(polyuria)　若 24 小时尿量大于 2500ml,称为多尿。在正常情况下多尿可见于饮水过多或多饮浓茶、咖啡、精神紧张、失眠等情况;也可见于使用利尿剂或静脉输液过多时。病理性多尿常因肾小管重吸收障碍和浓缩功能减退,常见原因有:

(1) 内分泌疾病:如尿崩症、糖尿病等。尿崩症时,由于抗利尿激素分泌不足或肾小管上皮细胞对 ADH 的敏感度降低(肾源性尿崩症),从而使肾小管重吸收水分的能力降低,此种尿比重很低(常小于 1.010)。而糖尿病尿量增多为溶质性利尿现象,即尿中含有大量葡萄糖和电解质,尿比重升高,借此可与尿崩症区别。

(2) 肾疾病:由于慢性肾炎、肾功能不全、慢性肾盂肾炎、多囊肾、肾髓质纤维化或萎缩等,使肾小管损害导致尿浓缩功能减退,均可出现多尿。其特点为昼夜尿量的比例失常,夜尿增多。

2. 少尿(oliguria)　24 小时尿量少于 400ml 或每小时尿量持续少于 17ml 称为少尿。24 小时尿量小于 100ml 称为无尿(anuria)。生理性少尿见于机体脱水或出汗过多时,在尚未出现脱水的临床症状和体征之前可首先出现尿量的减少。病理性少尿常见原因有:

(1) 肾前性少尿:各种原因引起的脱水、失血、休克、心功能不全等导致的有效血容量减低可引起少尿。

(2) 肾性少尿:各种肾实质性病变都可导致肾小球滤过率下降引起少尿。

(3) 肾后性少尿:尿路结石、尿路损伤、畸形、肿瘤压迫等引起尿路梗阻或排尿功能障碍等。

(二) 外观

尿液的外观包括颜色及透明度。尿的颜色可随机体生理和病理的代谢情况而变化。正常新鲜的尿液呈淡黄至深黄色透明。影响尿液颜色的有尿色素(urochrome)等。此外,尿色还受酸碱度、摄入食物或药物的影响。透明度常以混浊度(turbidity)表示,分为清晰、雾状、云雾状混浊、明显浑浊几个等级。混浊的程度根据尿中含有的混悬物质种类及量而定。正常尿混浊的主要原因是含有结晶(由于 pH 改变或温度改变而形成或析出)。病理性混浊因尿中含有白细胞、红细胞及细菌等所致。淋巴管破裂可产生乳糜尿。

常见的尿外观改变有以下几种:

1. 血尿(hematuria)　尿内含有一定量的红细胞时称为血尿。由于出血量的不同可呈淡红色云雾状、洗肉水样或鲜血样,甚至混有凝血块。每升尿内含血量超过 1ml 即可出现淡红色洗肉水样,称肉眼血尿。当尿沉渣镜检每高倍镜视野(HP)见 3 个以上红细胞时则可确定为镜下血尿。肉眼血尿主要见于各种原因所致的泌尿系统出血,如肾结核、肾肿瘤、泌尿系结石以及肾小球肾炎等。血尿还可由全身性疾病引起，如血友病和特发性血小板减少性紫癜。

2. 血红蛋白尿(hemoglobinuria)和肌红蛋白尿(myoglobinuria)　当血红蛋白和肌红蛋白出现于尿中时可使尿液呈浓茶色或酱油色。前者见于严重的血管内溶血，如血型不合的输血反应、阵发性睡眠性血红蛋白尿等。后者见于挤压综合征、缺血性肌坏死等。正常人剧烈运动后也可偶见肌红蛋白尿。血红蛋白尿与血尿不同，高倍镜下并无明显红细胞，离心沉淀后上清液仍为红色；而血尿在高倍镜下可见较多红细胞，但离心后上清液透明、不见红细胞或偶见溶解红细胞之碎屑。碱性尿液中如存在酚红、番泻叶、芦荟等物质，酸性尿液中如存在氨基比林、磺胺等药物均可有不同程度的红色，需与血红蛋白尿和肌红蛋白尿鉴别。

3. 胆红素尿(bilirubinuria)　为尿中含有大量的结合胆红素所致，外观呈深黄色，振荡后泡沫亦呈黄色。若在空气中久置可因胆红素被氧化为胆绿素而使尿液外观呈棕绿色。胆红素尿常见于阻塞性黄疸和肝细胞性黄疸。

4. 脓尿(pyuria)和菌尿(bacteriuria)　尿液中含大量脓细胞、炎性渗出物和细菌时，新鲜尿即呈白色混浊状(脓尿)或云雾状(菌尿)。进一步尿沉渣镜检或仪器分析、细菌学检查可定量白细胞及鉴定细菌种类。脓尿和菌尿常见于泌尿系统感染，如肾盂肾炎、膀胱炎等。

5. 乳糜尿(chyluria)和脂肪尿(lipiduria)　尿中混有淋巴液而呈稀牛奶状称为乳糜尿，若同时混有血液称为乳糜血尿(hematochyluria)。尿中出现脂肪小滴则称为脂肪尿。乳糜尿多见于丝虫病，或腹腔淋巴管结核、肿瘤、腹部创伤、手术等。脂肪尿见于脂肪挤压损伤、骨折、肾病综合征等。

(三) 气味

正常尿液的气味是由尿液中的酯类和挥发酸共同产生的。新鲜尿具有特殊微弱的芳香气味。尿液搁置过久，细菌污染繁殖，尿素分解，可出现氨臭味。尿液气味也可受到食物和某些药物的影响，如进食葱、蒜、韭菜、咖喱、过多饮酒，以及服用某些药物后尿液可出现各自相应的特殊气味。若新鲜尿即出现氨臭味多见于膀胱炎或尿潴留。有机磷农药中毒者，尿带蒜臭味。尿液出现烂苹果味可见于糖尿病酮症酸中毒。苯丙酮尿症时尿呈鼠臭味。

(四) 比重

尿比重(specific gravity, SG)又称尿比密，是指在4℃时尿液与同体积纯水重量之比。尿比重高低随尿中水分、盐类及有机物含量而异。在病理情况下尿比重还受蛋白、尿糖及细胞成分等影响。如无水代谢失调，尿比重测定可粗略反映肾小管的浓缩稀释功能。在正常情况下，尿比重在1.015～1.025之间。晨尿比重通常>1.020。

1. 尿比重增高　可见于高热、脱水、心功能不全、周围循环衰竭等情况时；也可见于尿中含较多蛋白质、葡萄糖时。

2. 尿比重减低　主要见于慢性肾小球肾炎、肾盂肾炎、尿崩症等。昼夜尿比重均近于1.010(与肾小球滤液比重接近)时，提示肾小管浓缩功能严重受损。

(五) 酸碱度

肾是调节酸碱平衡和电解质平衡的重要器官，特别是酸性物质大多从尿中排泄。尿液酸碱度受疾病、用药、饮食等多种因素的影响。新鲜尿pH一般在6.0～6.5之间。肉食为主者尿液偏酸，素食者尿液则偏碱。

1. 病理性酸性尿　见于酸中毒、高热、脱水、痛风或服用维生素C等酸性药物者。

2. 病理性碱性尿　见于碱中毒、尿潴留、使用噻嗪类或保钾利尿剂、碳酸氢钠等碱性药物等。

3. 药物干预　用氯化氨酸化尿液，可促使碱性药物中毒时碱性药物从尿中排出；而用碳酸氢钠碱化尿液，可促使酸性药物或代谢产物从尿中排出。

二、尿液化学检查

(一) 尿蛋白

在正常情况下，肾小球滤过膜对血浆蛋白有选择滤过作用，能有效阻止绝大部分血浆蛋白从肾小球滤过，只有极少量的血浆蛋白进入肾小球滤液。正常人24小时的尿蛋白定性试验阴性。当尿蛋白定性试验呈阳性反应、定量大于150mg/24h尿时，称蛋白尿(proteinuria)。

1. 生理性蛋白尿　指泌尿系统本身无器质性病变，因剧烈运动、发热、紧张等应激状态所致的一过性蛋白尿，又称为功能性蛋白尿(functional proteinuria)。多见于青少年，尿蛋白定性试验多不超过一个(+)。

2. 体位性蛋白尿(postural proteinuria)　夜间卧床休息后晨尿定性试验为阴性，站立行动4～6小时后定性试验为阳性，并除外其他可引起蛋白尿的病理情况后，可确定为体位性蛋白尿。多见于瘦高体型的青少年。

3. 肾小球性蛋白尿(glomerular proteinuria)　各种原因导致肾小球滤过膜通透性增高，使大量蛋白质滤过到肾小球滤液中，远远超过肾小管的重吸收能力而造成蛋白尿。其特点通常是尿蛋白以白蛋白为主，蛋白定量常>2g/24h尿。这种蛋白尿临床上最常见，多见于肾小球肾炎、肾病综合征等原发性肾小球病变或系统性红斑狼疮、高血压、糖尿病等继发性肾小球疾病等。

4. 肾小管性蛋白尿(tubular proteinuria)　是指肾小管重吸收功能障碍，影响对肾小球滤液中蛋白质的重吸收而造成蛋白尿。其特点是以微球蛋白等小分子蛋白为主，多为轻度蛋白尿。常见于各种原因所致的肾小管-间质疾病，如肾盂肾炎、镇痛药引起的肾病、重金属中毒等。

5. 混合性蛋白尿(mixed proteinuria)　肾小球和肾小管都有病变所致的蛋白尿。可引起肾小球性或肾小管性蛋白尿的疾病进一步发展，以及可同时累及肾小球和肾小管的疾病如糖尿病、SLE等均可导致混合性蛋白尿。

6. 溢出性蛋白尿(overflow proteinuria)　因血浆中出现异常增多的低分子量蛋白，超过肾小管重吸收阈值所致的蛋白尿。血红蛋白尿和肌红蛋白尿即属此类。另一类常见的是本周蛋白，多见于多发性骨髓瘤、巨球蛋白血症等。

7. 组织性蛋白尿(histic proteinuria)　由于肾组织被破坏或肾小管分泌蛋白增多所致的蛋白尿。一般仅为轻度蛋白尿。该类尿蛋白组分的进一步分离鉴定，有助于肾小管病变的定位诊断。

8. 假性蛋白尿(false proteinuria)　尿中混入血液、脓液、炎症或肿瘤分泌物以及月经血、白带等，常规蛋白尿定性检查均可呈阳性反应。

(二) 尿糖

尿中排出的糖主要是葡萄糖，也有微量的乳糖、半乳糖、果糖等。通常尿糖检查均指尿葡萄糖检查。正常人尿内可有微量葡萄糖,定性试验为阴性。当血糖浓度超过肾阈值(一般为8.88mmol/L)或血糖虽未升高但肾小管吸收葡萄糖阈值下降时,尿中出现大量葡萄糖,称为糖尿(glucosuria)

1. 血糖增高性糖尿　血糖超出肾糖阈为其主要发生原因。糖尿病患者最为常见此类糖尿。其他使血糖升高的内分泌疾病如库欣综合征、甲状腺功能亢进、嗜铬细胞瘤等均可出现糖尿。

2. 血糖正常性糖尿　血糖浓度正常,由于肾小管病变导致葡萄糖的重吸收能力降低,即肾糖阈下降产生的糖尿,又称肾性糖尿。常见于慢性肾炎、肾病综合征、间质性肾炎等。

3. 暂时性糖尿　① 生理性糖尿:如大量进食碳水化合物或静脉注射大量葡萄糖后可引起一过性血糖升高而导致出现糖尿。② 应激性糖尿:见于颅脑外伤、脑出血、急性心肌梗死等以及肾上腺素或胰高糖素分泌过多,可出现暂时性高血糖和糖尿。

4. 非葡萄糖性糖尿　乳糖、半乳糖、果糖等进食过多或代谢紊乱时,可出现相应的糖尿。

5. 假性糖尿　尿中有还原性物质如维生素C、尿酸、氨苄西林等时可使试验出现假阳性。

(三) 酮体

酮体(ketone body)是β-羟丁酸、乙酰乙酸和丙酮酸的总称,是脂肪代谢的中间产物。当体内糖分解代谢不足时,脂肪和蛋白质分解代谢活跃可产生大量酮体,在尿中排出即形成酮尿(ketonuria)。

1. 糖尿病性酮尿　常伴有酮症酸中毒,是糖尿病性昏迷的前期指标,此时多伴有高糖血症和糖尿。

2. 非糖尿病性酮尿　高热、严重呕吐、腹泻、长期饥饿、禁食、过分节食等均可因糖代谢不足而出现酮尿。

三、尿沉渣检查

尿沉渣(urinary sediment)检查是用显微镜对尿液离心沉淀物进行检查,识别尿液中细胞、管型、结晶、细菌、寄生虫等各种病理成分。尿沉渣检查应取患者排出的新鲜尿液。尿液放置过久要变碱,尿液中的细胞、管型等有形成分可能被破坏而影响检查结果。

(一) 细胞

1. 红细胞　尿沉渣镜检红细胞>3个/HP,称为镜下血尿。尿沉渣中不染色红细胞典型形状为浅黄色双凹圆盘状。肾小球源性血尿时,红细胞通过肾小球滤过膜时受到挤压,呈多形性改变,见于急慢性肾炎、紫癜性肾炎等。若红细胞类似外周血,呈均一性,称非肾小球性血尿,见于肾结石、肾结核等。

2. 白细胞和脓细胞　尿白细胞主要是中性粒细胞;脓细胞为参与炎症过程而死亡破坏的中性粒细胞。若有大量白细胞,多为泌尿系统感染,如肾盂肾炎、肾结核、膀胱炎等。成年女性生殖系统有炎症时,炎症分泌物也会混入尿中,除有成团的脓细胞外,常伴有多量扁平上皮细胞。

3. 上皮细胞

(1) 肾小管上皮细胞：成团出现提示肾小管坏死性病变或肾移植后有排斥反应。

(2) 移行上皮细胞：正常尿中无或偶见移行上皮细胞，若尿中出现较多移行上皮细胞表明肾盂至尿道有炎症或坏死性病变。

(3) 复层扁平上皮细胞：也称鳞状上皮细胞，多来自尿道前段。女性尿中偶有来自阴道的扁平上皮细胞；尿中大量出现且伴有白细胞、脓细胞，见于尿道炎。

(二) 管型

管型(cast)指肾脏滤出的蛋白质、细胞或碎片在肾小管、集合管中凝固后形成的圆柱形蛋白聚体。

常见管型特征和临床意义如下：

1. 透明管型　主要由T-H糖蛋白、清蛋白和氯化物构成，为无色均匀的半透明圆柱体，因折光性低，需在暗视野下观察。正常人0～偶见/低倍视野(LP)。在剧烈运动、发热、麻醉、应用利尿剂时尿内可见到此种管型。尿中出现大量透明管型，则见于肾小球肾炎、肾病综合征、恶性高血压等。

2. 细胞管型　管型中细胞含量超过管型总体积的1/3，称为细胞管型。按其细胞种类可分为：

(1) 白细胞管型：管型内主要为白细胞或脓细胞，提示有急慢性肾盂肾炎、间质性肾炎等存在，可常同时伴细菌管型。

(2) 红细胞管型：指管型内含有多个红细胞，提示肾单位出血，常与肾小球性血尿同时存在，有重要的临床意义。可见于急慢性肾小球肾炎、急性肾小管坏死、肾梗塞、肾移植排异反应等。

(3) 上皮细胞管型：管型内肾小管上皮细胞规则排列者，提示来自肾小管同一部位，而呈不规则排列者提示来自肾小管不同部位，这些都提示肾小管受损。

(4) 混合管型：同时含有上皮细胞、红细胞、白细胞及颗粒物的管型。可见于各种肾小球疾病。

3. 颗粒管型　透明管型内含有的颗粒量在管型的1/3以上者称为颗粒管型，分为细颗粒管型和粗颗粒管型。前者含有较多细小的稀疏颗粒，见于慢性肾小球肾炎或急性肾小球肾炎后期；后者颗粒粗大而浓密，见于慢性肾小球肾炎或药物、重金属中毒等所致肾小管损伤。

4. 蜡状管型　由颗粒管型、细胞管型在肾小管中长期停留变性、或直接由淀粉样变性的上皮细胞溶解后形成，呈质地厚、有切迹或扭曲、折光性强的浅灰或浅黄色蜡烛状。多提示有严重的肾小管变性坏死，预后不良。见于慢性肾炎晚期及肾淀粉样变性等。

5. 细菌管型　指透明基质中含有大量细菌、真菌的管型，见于感染性肾疾病。

6. 脂肪管型　管型内含有大量脂肪滴，较少见，常见于肾病综合征、慢性肾小球肾炎急性发作及其他肾小管损伤性疾病者。

7. 肾衰管型　由蛋白质及脱落坏死的上皮细胞碎片构成，外形宽大，不规则，又称宽管型。常见于慢性肾衰竭少尿期，提示预后不良。

(三) 结晶体

尿经离心沉淀后，在显微镜下观察到形态各异的盐类结晶。结晶体出现于新鲜尿中并伴有较多红细胞应怀疑结石的可能。易在碱性尿中出现的结晶体有磷酸钙、碳酸钙和尿酸钙晶体等。易在酸性尿中出现的结晶体有尿酸晶体、草酸钙、胆红素、胆固醇等。

Ⅲ. 粪便常规

一、一般性状检查

正常粪便为棕黄色、成形、软便。成人一般每天排便一次，量约100～300g。其量和性状可因食物、药物及消化功能状态不同而有所差异。机体出现病变时可出现以下粪便：

(一) 稀糊状或水样便

因肠蠕动亢进或分泌增多所致。见于各种感染性和非感染性腹泻，尤其是急性肠炎。小儿肠炎时粪便呈绿色稀糊状。大量绿色稀水样便并含有膜状物时见于假膜性肠炎。

(二) 鲜血便

见于下消化道出血，如内外痔及肛裂出血、直肠癌出血等。

(三) 黑便或柏油便

上消化道出血时可出现黑便。若黑而有光泽，且稀薄、黏稠，形似柏油则称柏油样便。要注意服用某些药物如铋剂、铁剂，食用某些食物如动物血、肝脏等也可出现黑便，但不会出现柏油样便。

(四) 脓血便

肠道下段有病变，如痢疾、溃疡性结肠炎、大肠癌等常表现脓血便，脓或血的量取决于炎症的类型及其程度。

(五) 黏液便

正常粪便中只有少量黏液，与粪便均匀混合不易察觉。黏液便见于各类肠炎、细菌性痢疾、阿米巴痢疾等。

(六) 白陶土样便

见于胆道梗阻及行钡餐检查后。

(七) 米泔样便

粪便呈白色淘米水样。常见于霍乱、副霍乱。

(八) 异形样便

便秘可见球形硬便，直肠或肛门狭窄可见扁平细条样便。

二、显微镜检查

(一) 细胞检查

正常粪便中偶见白细胞，无红细胞。

1. 红细胞　如有肠道下段炎症(如结肠炎、菌痢)及出血(息肉、肿瘤、痔等)时，粪便中可见红细胞。

2. 白细胞　各种肠炎时粪便中可见到多量白细胞，以中性粒细胞为主；急性细菌性痢疾时白细胞可多至满视野；过敏性肠炎及肠道寄生虫感染时可见嗜酸性粒细胞。

3. 吞噬细胞　菌痢或溃疡性结肠炎时可见。

4. 黏膜上皮细胞　正常情况下肠道脱落的上皮细胞被破坏，故粪便中见不到。肠道有炎症时此类细胞增多。

5. 肿瘤细胞　涂片染色后检查大肠癌患者粪便中有时可找到癌细胞。

（二）食物残渣检查

正常粪便中可见少量淀粉颗粒、肌肉纤维和脂肪小滴。若其增多提示消化吸收不良。急慢性胰腺炎时可见脂肪滴明显增多。

（三）细菌检查

正常粪便中细菌较多，但多数为正常菌群，以大肠埃希菌、葡萄球菌、厌氧菌等为主，其菌量和菌谱处于相对稳定状态，保持着与宿主之间的生态平衡。若正常菌群消失或比例失调，称为肠道菌群失调症。可通过粪便涂片染色检查、细菌培养鉴定致病菌。

（四）真菌

正常粪便可有人体酵母菌，极少见假丝酵母菌。长期应用广谱抗生素、激素、免疫抑制剂以及放化疗时可出现白色假丝酵母菌。

（五）寄生虫

人体感染不同寄生虫，粪便中即可出现相应虫卵，故粪便检查是诊断肠道寄生虫感染的最直接、可靠的方法。可用肉眼观察粪便中寄生虫虫体和在显微镜下检查虫卵和包囊体。也可用单克隆抗体检测虫卵的抗原。常见有蛔虫卵、钩虫卵、蛲虫卵、华支睾吸虫卵、姜片虫卵及阿米巴滋养体等。

三、化学检查

当消化道特别是上消化道少量出血时，红细胞被分解破坏，以至粪便外观无异常改变，显微镜下也不能被发现，这时称为隐血（occult blood，OB）。检查隐血的方法称为隐血试验（occult blood test，OB test），可用化学法和（或）免疫法测定。

隐血试验的临床意义：正常人大便隐血试验阴性。当消化道疾病如消化道溃疡、胃肠道肿瘤、炎症、寄生虫等引起出血时，大便隐血试验呈阳性。但要注意：用化学法检测应排除食物如动物内脏、血、瘦肉等或药物因素所致假阳性；免疫法检测在大量出血如柏油样便时会出现假阴性，应将粪便稀释后重做或用化学法检测。

第三节　临床常用生物化学检查

一、肾功能相关检查

（一）肾小球功能检查

1. 血清肌酐（creatinine，Cr）和内生肌酐清除率（endogenous creatnine clearance，Ccr）

测定　血中的肌酐，由外源性和内生性两类组成。机体每天肌酐的生成量相当恒定。血中肌酐主要由肾小球滤过排出体外，肾小管基本不重吸收且排泌量也较少，在外源性肌酐摄入稳定的情况下，血中的浓度取决于肾小球滤过能力。当肾实质受损，肾小球滤过率(GRF)降低到临界点后，血肌酐浓度就会明显上升，故测定血肌酐浓度可作为检测 GRF 受损的指标。若控制外源性肌酐摄入，并避免剧烈运动，停用利尿剂，充分饮水后收集 24 小时尿，测定血清肌酐和尿肌酐浓度，可按公式计算内生肌酐清除率。

(1) 参考值：

Cr：男性 44～132μmol/L；女性 70～106μmol/L。

Ccr：80～120ml/min。老年人随年龄增长，有自然下降趋势，70 岁时约为青壮年时的 60％。

(2) 临床意义：血清肌酐检测方便，但敏感性不高。肌酐清除率检测要注意排除外源性肌酐的影响，检测略显麻烦，但其敏感性高，是较早反映 GRF 的敏感指标。Cr 增高和 Ccr 降低见于各种原因引起的肾小球滤过功能减退。根据 Ccr 一般将肾功能分为轻度损害：Ccr 在 50～70ml/min 之间；中度损害：Ccr 在 30～50ml/min 之间；重度损害：Ccr＜30ml/min。临床常根据 Cr 和 Ccr 来制订治疗方案，调整用药剂量和决定用药时间间隔。

2. 血尿素氮测定　血尿素氮(blood urea nitrogen, BUN)是蛋白质代谢的终末产物。其生成量取决于饮食中蛋白质摄入量、组织蛋白分解代谢情况。尿素可自由通过肾小球滤过膜，大约 40％～60％在肾小管和集合管被重吸收。当肾实质受损，肾小球滤过率下降时，血清尿素氮浓度增加。但体内尿素的生成不如肌酐恒定，大量食用高蛋白食物或存在蛋白分解代谢增强的情况，可出现非肾性尿素升高，故临床测定血清尿素氮，只能粗略观察肾小球的滤过功能。

(1) 参考值：3.2～7.1mmol/L。

(2) 临床意义：

1) 血清尿素氮升高：① 提示肾小球滤过功能受损，如各种原发性肾小球肾炎、间质性肾炎、肾肿瘤、多囊肾等。② 慢性肾功能衰竭时血尿素氮升高的程度一般与病情严重性相一致。

2) 血清尿素氮降低：轻度降低临床意义不大。若明显降低可提示尿素生成受损，多为肝功能衰竭者。

3. 血清尿酸(uric acid, UA)测定　尿酸是体内嘌呤代谢的最终产物，主要来自体内组织核酸的分解代谢，部分可来自食物。小部分尿酸可在肝脏进一步分解或随胆汁排出体外，大部分均从肾小球滤过，并在肾小管重吸收。检测尿酸时，最好禁食含嘌呤丰富的食物 2～3 天，以排除外源性尿酸对结果的影响。

(1) 参考值：男性：150～416μmol/L；女性：89～375μmol/L。

(2) 临床意义：

1) 血尿酸浓度升高：见于① 肾小球滤过功能受损；② 体内尿酸生成异常增多，如痛风，各种血液病、恶性肿瘤等；③ 其他，如长期使用利尿剂、子痫、慢性铅中毒、长期禁食等。

2) 血尿酸浓度降低：见于① 肾小管受损时可致尿酸重吸收功能障碍，尿中大量丢失尿酸，血尿酸浓度降低；② 慢性镉中毒、使用磺胺及大剂量糖皮质激素及某些酶(黄嘌呤氧化酶、嘌呤核苷酸化酶等)先天性缺陷等，也可使血尿酸降低。

(二)肾小管功能检查

1. 近端肾小管功能检测

(1) β_2-微球蛋白(β_2-MG)测定：β_2-微球蛋白是体内绝大多数细胞，主要是淋巴细胞和肿瘤细胞膜上组织相容性抗原(HLA)的轻链蛋白组分。正常人 β_2-MG 生成量较恒定，由于相对分子质量小并且不和血浆蛋白结合，可自由经肾小球滤过，但绝大部分被近端肾小管重吸收，并在肾小管上皮细胞中分解，仅微量自尿中排出。

1) 参考值：血清 β_2-MG 1～2mg/L；尿 β_2-MG<0.3mg/L。

2) 临床意义：

① 尿 β_2-MG 升高：提示近端肾小管重吸收功能受损，如肾小管间质性疾病、药物或毒物所致早期肾小管损伤，以及肾移植后急性排斥反应早期。由于肾小管重吸收 β_2-MG 的阈值为 5mg/L，因此应同时检查血 β_2-MG，只有血 β_2-MG<5mg/L，尿 β_2-MG 升高才提示肾小管功能受损。

② 血清 β_2-MG 升高：见于肾小球滤过功能受损，使 β_2-MG 滞留于血中。某些疾病如 IgG 肾病、恶性肿瘤、类风湿关节炎等可致 β_2-MG 生成增多。若超过肾小管重吸收阈值，也可同时出现尿 β_2-MG 明显增多。

(2) α_1-微球蛋白(α_1-MG)是肝细胞和淋巴细胞产生的一种糖蛋白。游离 α_1-MG 可自由通过肾小球，但绝大部分被近曲小管重吸收并分解，仅微量自尿中排出。

1) 参考值：血清游离 α_1-MG 10～30mg/L；尿 α_1-MG<15mg/24h 尿。

2) 临床意义：是判断肾近曲小管损害的早期诊断指标。

2. 远端肾小管功能检测

(1) 尿渗量(尿渗透压)(urine osmolality, Uosm)测定：尿渗量通常指尿的质量渗透压，即以每千克水计算所含有的各种溶质颗粒(分子、离子)的总摩尔数，单位 mOsm/kgH_2O。尿渗透压测定可以比较准确地测定尿浓缩和尿稀释功能，一般采用渗透压自动测定仪测定。

1) 参考值：600～1000mOsm/kgH_2O，尿和血浆渗透压比值为 3～4.5∶1。

2) 临床意义：尿渗透压高于血浆渗透压，表示尿液浓缩，称高渗尿；若尿渗透压与血浆渗透压相等，为等渗尿，提示肾脏浓缩功能严重受损；若尿渗透压低于血浆渗透压，表示尿液稀释，称低渗尿，提示浓缩功能丧失而稀释功能仍存在。

(2) 昼夜尿比重试验：又称莫氏浓缩和稀释功能试验(Mosenthal test)。试验时正常进食，每餐含水量不宜超过 500～600ml，除正常进餐外不再饮用任何液体，上午 8 时排尿弃去，至晚 8 时每隔 2 小时留尿 1 次，次晨 8 时再留 1 次，分别准确测定尿量及比重。该试验曾广泛应用于临床，现因方法比较麻烦已经很少使用。

1) 参考值：正常人 24 小时尿量为 1000～2000ml；昼尿量与夜尿量之比为 3～4∶1；12 小时夜尿量<750ml；尿液中最高比重应在 1.018 以上；最高比重与最低比重之差，不应少于 0.009。

2) 临床意义：① 少尿加高比重尿多见于血容量不足引起的肾前性少尿；② 多尿，低比重尿，夜尿增多，或比重固定在 1.010，表明肾小管浓缩功能差；③ 尿量明显增多(超过 4L/24h)而尿比重均低于 1.006，为尿崩症的典型表现。

二、肝功能相关检查

(一) 血清酶测定

1. 转氨酶　即氨基转移酶。主要是丙氨酸氨基转移酶(ALT)、门冬氨酸氨基转移酶(AST)。

(1) 转氨酶参考值见表 1-5-5。

表 1-5-5　转氨酶参考值

	比色法(Karmen 法)	连续检测法(37℃)
ALT	5～25IU	5～40IU
AST	8～28IU	8～40IU
ALT/AST≤1		

(2) 临床意义:

1) 急性病毒性肝炎:ALT 和 AST 均显著增高,常可达参考值上限的 20～50 倍以上,但以 ALT 升高更明显,ALT/AST>1,是诊断病毒性肝炎的重要检测手段。通常在肝炎病毒感染后 1～2 周转氨酶达高峰,3～5 周逐渐下降,ALT/AST 比值恢复正常。如急性病毒性肝炎恢复期 ALT 和 AST 仍不能恢复正常或再上升,提示急性肝炎转为慢性。急性重症肝炎,病程初期即表现出 AST 升高比 ALT 更明显,说明肝细胞损伤严重;急性重症肝炎病情恶化时,可出现黄疸加重,但转氨酶却降低,即"胆酶分离"现象,提示肝细胞严重坏死,预后不佳。

2) 慢性病毒性肝炎:ALT 和 AST 轻度增高,ALT/AST>1;如 AST 升高较 ALT 明显,则提示慢性肝炎可能转为活动期。

3) 非病毒性肝病:酒精性肝病、药物性肝病、脂肪肝、肝癌等非病毒性肝病,转氨酶轻度升高,并且 ALT/AST<1。酒精性肝病时因酒精有线粒体毒性使线粒体破坏及抑制吡多醛活性,可使 AST 升高明显,而 ALT 可能正常。

4) 肝硬化:转氨酶活性取决于肝细胞坏死和肝脏纤维化的程度,其终末期转氨酶活性可能正常或降低。

5) 胆汁淤滞:转氨酶轻度升高或正常。

6) 急性心肌梗死:发病后 6～8 小时,AST 升高,24～48 小时达高峰,3～5 天后恢复正常。若再次升高提示梗死范围扩大或新的梗死发生。

7) 其他疾病:如皮肌炎、进行性肌萎缩、肺梗死、肾梗死、传染性单核细胞增多症等,转氨酶均可轻度升高。

2. 碱性磷酸酶(ALP)测定

(1) 参考值:40～110IU/L。

(2) 临床意义:ALP 升高可见于肝胆疾病、骨骼疾病、佝偻病和甲状旁腺功能亢进、妊娠后期及儿童生长发育期等。

3. γ-谷氨酰基转移酶(GGT)测定

(1) 参考值:<50IU/L。

(2) 临床意义：GGT 升高主要见于胆道阻塞性疾病、病毒性肝炎、酒精性和药物性肝炎等，胰腺炎、胰腺癌、脂肪肝等亦可见 GGT 轻度升高。

(二) 蛋白代谢功能检查

1. 血清蛋白检测　血清总蛋白(total protein, TP)为血清中所含各种蛋白质的总称，包括白蛋白(albumin, ALB)和球蛋白(globulin, GLB)。白蛋白为正常人体血液中主要蛋白质，由肝脏合成。球蛋白为总蛋白中除去白蛋白以外的蛋白质，是多种蛋白质的混合物。根据白蛋白和球蛋白的含量，可以计算出白蛋白与球蛋白比值(A/G)。

(1) 参考值：

总蛋白：成人：60～80g/L；新生儿：46～70g/L；7 个月～1 岁：51～73g/L；1～2 岁：56～75g/L；＞3 岁：62～76g/L。

白蛋白：成人：36～50g/L；新生儿：28～44g/L；＜14 岁：38～54g/L；＞60 岁：34～48g/L。

白蛋白/球蛋白比值(A/G)：1.5～2.5∶1。

(2) 临床意义：

1) 血清总蛋白降低一般与白蛋白减少相平行，总蛋白升高同时有球蛋白升高。由于肝脏具有很大的代偿能力，且白蛋白半衰期较长，只有肝脏病变达到一定程度后才能出现血清总蛋白和白蛋白的改变，因此它们常用来检测慢性肝损伤，并可反映肝实质细胞储备功能。

2) 血清总蛋白与白蛋白增高：主要见于各种原因导致的血液浓缩(如严重脱水、休克等)、肾上腺皮质功能减退等。

3) 血清总蛋白与白蛋白降低：见于① 各种肝脏疾病引起的肝细胞损害：肝炎、肝硬化、肝癌等。② 蛋白摄入不足：营养不良。③ 蛋白消耗增多：恶性肿瘤等。④ 蛋白丢失过多：肾病综合征、严重烧伤、蛋白丢失性肠病等。⑤ 血液稀释。

4) 血清总蛋白与球蛋白增高：主要见于① 慢性肝脏疾病：如肝硬化、自身免疫性慢性肝炎、慢性活动性肝炎、慢性酒精性肝病等。② M 蛋白血症：多发性骨髓瘤、淋巴瘤、巨球蛋白血症等。③ 自身免疫性疾病：系统性红斑狼疮、风湿热等。④ 慢性炎症和慢性感染：如结核病、疟疾等。

5) 血清球蛋白降低：主要由于合成减少。见于长期应用肾上腺皮质激素或免疫抑制剂、先天性低球蛋白血症等。

6) A/G 比值减低或倒置：可以由白蛋白减低或球蛋白增高所致。常见于慢性肝功能损害和 M 蛋白血症。

2. 血浆凝血因子检测　除组织因子及Ⅳ因子外，其他凝血因子几乎都在肝脏中合成，尤其是维生素 K 依赖因子(Ⅱ、Ⅶ、Ⅸ、Ⅹ)。肝功能受损早期，白蛋白检测可正常，但维生素 K 依赖的凝血因子就有显著降低，故在早期可用凝血因子检测作为过筛试验。

3. 血氨检测　肠道中未被吸收的氨基酸及未被消化的蛋白质在大肠杆菌作用下脱去氨基生成的氨，及血液中的尿素渗入肠道，经大肠杆菌分解作用生成的氨经肠道吸收入血，经门静脉进入肝脏。氨对中枢神经系统有高度毒性。肝脏是解除氨毒性的器官，可利用氨合成尿素，保持血氨正常。

(1) 参考值：11～35μmol/L。

(2) 临床意义：血氨升高常见于严重肝损害、上消化道出血、尿毒症、肝外门脉系统分流形成等。高蛋白饮食或运动后也可出现血氨生理性增高。血氨减低见于低蛋白饮食、贫血等。

（三）胆红素代谢检查

1. 血清胆红素测定　血清胆红素测定包括总胆红素(TB)、结合(直接)胆红素(CB)和非结合(间接)胆红素(UCB)测定。

(1) 参考值：总胆红素 3.4～17.1μmol/L；结合胆红素 0～6.8μmol/L；非结合胆红素 1.7～10.2μmol/L。

(2) 临床意义：

1) 判断有无黄疸、黄疸程度及演变过程：总胆红素在 17.1～34.2μmol/L 之间为隐性黄疸或亚临床黄疸，34.2～171μmol/L 为轻度黄疸，171～342μmol/L 为中度黄疸，>342μmol/L为重度黄疸。在病程中检测总胆红素可以对疾病严重程度及治疗效果作出评估。

2) 根据总胆红素、结合胆红素、非结合胆红素和 CB/TB 比值判断黄疸的类型和病因：溶血性黄疸总胆红素多为轻度升高，且以间接胆红素为主，CB/TB<0.2；梗阻性黄疸总胆红素常显著升高，且以直接胆红素升高为主，CB/TB>0.5；肝细胞性黄疸胆红素升高的特点一般为直接和间接胆红素均增高，且 CB/TB 常在 0.2～0.5 之间。

2. 尿胆红素测定　正常情况下，尿中无胆红素或含量甚微。当胆管梗阻或肝细胞损伤，血中结合胆红素超过肾阈值(34μmol/L)时，尿中才会出现胆红素。

(1) 参考值：阴性反应。

(2) 临床意义：提示胆道梗阻或肝细胞损伤；可用于黄疸鉴别：梗阻性黄疸和肝细胞性黄疸尿胆红素呈阳性，溶血性黄疸尿胆红素为阴性。

3. 尿胆原测定　尿胆原为结合胆红素排入肠道，经细菌作用生成的胆素原被重吸收后从尿中排出的部分。

(1) 参考值：定量：0.84～4.2μmol/24h；定性：阴性或弱阳性。

(2) 临床意义：

1) 尿胆原增多：主要见于溶血性黄疸；肝细胞性黄疸常轻度升高。

2) 尿胆原减少：主要见于胆管梗阻。

正常人与常见黄疸的胆红素代谢检查变化见表 1-5-6 所示。

表 1-5-6　正常人与常见黄疸的胆红素代谢检查变化表

	血清胆红素			尿内胆色素		粪便颜色(粪胆原)
	CB (μmol/L)	UCB (μmol/L)	CB/TB	尿胆红素	尿胆原	
正常人	0～6.8	1.7～10.2	0.2～0.4	阴性	阴性或弱阳性	正常
溶血性黄疸	+	+++	<0.2	阴性	+++	深
肝细胞性黄疸	++	++	0.2～0.5	++	+	变深或正常
梗阻性黄疸	+++	+	>0.5	+++	阴性	变浅或白色

4. 胆汁酸代谢检查

胆汁酸由胆固醇在肝脏中合成，随胆汁分泌入肠道，经肠道细菌分解后由小肠重吸收，经门静脉入肝，被肝细胞摄取，少量进入血液循环，因此胆汁酸测定能反映肝细胞合成、摄取及分泌功能，并与胆道排泄功能有关。它对肝胆系统疾病诊断的灵敏度和特异性高于其他指标。可作空腹或餐后2小时胆汁酸测定，后者更灵敏。

(1) 参考值：总胆汁酸：0～10μmol/L；
胆酸：0.08～0.91μmol/L；
鹅脱氧胆酸：0～1.61μmol/L；
甘氨胆酸：0.05～1.0μmol/L；
脱氧胆酸：0.23～0.89μmol/L。

(2) 临床意义：胆汁酸增高见于：① 肝细胞损害，如急慢性肝炎、肝硬化、肝癌等；② 胆道梗阻；③ 门脉分流；④ 进食后血清胆汁酸可一过性增高，此为生理现象。

三、血清电解质测定

(一) 血钾测定

1. 参考值　3.5～5.5mmol/L。

2. 临床意义

(1) 血钾升高

1) 摄入过多：① 输入大量库血；② 补钾过快过多等。

2) 排泄障碍：① 肾功能衰竭少尿期；② 肾上腺皮质功能减退；③ 长期使用保钾利尿剂。

3) 细胞内钾外移：① 缺氧和酸中毒；② 组织损伤和血细胞大量破坏，如大面积烧伤、严重溶血等；③ 注射高渗盐水或甘露醇使细胞脱水，钾离子外移；④ 药物作用，如β受体阻滞剂；⑤ 家族性高血钾性麻痹。

(2) 血钾减低

1) 摄入不足：① 饥饿、营养不良；② 长期禁食、低钾饮食等。

2) 丢失过多：① 频繁呕吐、腹泻、胃肠引流等；② 肾功能衰竭多尿期、肾小管性酸中毒、醛固酮增多症等使钾从尿液中丢失；③ 长期使用排钾利尿剂等。

3) 分布异常：① 细胞外钾向细胞内转移，如应用大量胰岛素、碱中毒等；② 大量输入无钾液体导致细胞外液稀释等。

(二) 血钠测定

1. 参考值　135～145mmol/L。

2. 临床意义

(1) 血钠升高

1) 摄入过多：① 输入大量高渗盐水或进食过量钠盐；② 心肺复苏时输入过量碳酸氢钠等。

2) 水分摄入不足或丢失过多：如大量出汗、渗透性利尿等。

3) 内分泌病变：垂体肿瘤、脑外伤、脑血管意外等，抗利尿激素分泌增加，排钠减少；肾上腺皮质功能亢进、醛固酮增多症，肾小管保钠排钾，使血钠升高。

(2) 血钠减低

1) 摄入不足：① 饥饿、营养不良；② 长期禁食、低盐饮食等。

2）丢失过多：① 胃肠道丢失：频繁呕吐、腹泻、胃肠引流等；② 肾失钠：慢性肾功能衰竭多尿期、肾小管病变、酮症酸中毒、长期使用利尿剂等；③ 皮肤黏膜丢失：如大量出汗、大面积烧伤等；④ 浆膜腔丢失等。

3）细胞外液稀释：主要原因是水钠潴留，但水多于钠：① 抗利尿激素分泌过多，如尿崩症、肾上腺皮质功能减退等；② 高血糖或使用甘露醇时，细胞外液高渗，使细胞内液外渗，导致血钠减低；③ 精神性烦渴，饮入大量水而致血液稀释。

（三）血钙测定

1. 参考值　2.25～2.58mmol/L。

2. 临床意义

（1）血钙升高

1）摄入过多：输入大量钙，大量饮用牛奶等。

2）钙吸收作用增加：维生素 A 或 D 摄入过多，使肠道吸收钙增多。

3）溶骨作用增强：原发性甲状旁腺功能亢进、甲状腺功能亢进、转移性骨癌、多发性骨髓瘤、淋巴瘤等。

4）肾脏功能受损：急性肾功能不全使钙排出减少，血钙升高。

（2）血钙减低

1）摄入不足或吸收不良：长期低钙饮食、乳糜泻或小肠吸收不良综合征、阻塞性黄疸等，可因钙及维生素 D_3 吸收障碍，使血钙减低。

2）钙吸收作用减少：如佝偻病、软骨病等。

3）成骨作用增加：如甲状旁腺功能减退、恶性肿瘤骨转移等。

4）肾脏疾病：急慢性肾功能衰竭、肾病综合征、肾小管性酸中毒等。

5）其他：坏死性胰腺炎、妊娠、大量输血等。

（四）血氯测定

1. 参考值　95～105mmol/L。

2. 临床意义

（1）血氯升高

1）摄入过多：输入大量 NaCl、$CaCl_2$、NH_4Cl 溶液等。

2）排出减少：急慢性肾功能不全的少尿期、尿道梗阻、心功能不全等。

3）脱水：腹泻、呕吐、出汗等导致血氯浓缩性升高。

4）肾上腺皮质功能亢进：肾小管对 NaCl 的重吸收增加。

5）呼吸性碱中毒等。

（2）血氯减低

1）摄入不足：饥饿、营养不良、低盐饮食等。

2）丢失过多：① 频繁呕吐、腹泻、胃肠引流等，丢失大量胃液、胰液和胆汁，致使氯的丢失大于钠和 HCO_3^- 的丢失；② 慢性肾功能衰竭、长期使用利尿剂等；③ 肾上腺皮质功能不全；④ 呼吸性酸中毒。

（五）血磷测定

1. 参考值　0.97～1.61mmol/L。

2. 临床意义

(1) 血磷升高

1) 排出障碍：肾功能不全等所致的磷酸盐排出障碍。

2) 内分泌疾病：如甲状旁腺功能减退症等。

3) 维生素D过多：可促进肠道吸收钙、磷，导致钙、磷均增高。

4) 其他：肢端肥大症、多发性骨髓瘤等。

(2) 血磷减低

1) 摄入不足或吸收障碍：饥饿、恶病质、吸收不良、活性维生素D缺乏、长期应用含铝制剂等。

2) 丢失过多：呕吐、腹泻、血液透析、肾小管性酸中毒、应用噻嗪类利尿剂等。

3) 转入细胞内：静脉注射葡萄糖或胰岛素时、过度换气综合征、碱中毒等。

4) 其他：酒精中毒、糖尿病酮症酸中毒、甲状旁腺功能亢进、维生素D抵抗性佝偻病等。

四、血清脂质测定

血清脂类包括胆固醇、胆固醇酯、磷脂、甘油三酯及游离脂肪酸。肝脏除合成胆固醇、脂肪酸等脂类外，还能利用食物中脂类及由脂肪组织而来的游离脂肪酸，合成甘油三酯及磷脂等，并能合成极低密度脂蛋白、高密度脂蛋白以及酰基转移酶等；血液中的胆固醇及磷脂也主要来源于肝脏。当肝细胞损伤时，脂肪代谢发生异常，因此测定血浆脂蛋白及脂类成分，是评价肝脏对脂类代谢功能的重要手段之一。

(一) 血清脂质检测

1. 血清总胆固醇(total cholesterol, TC)测定　血清总胆固醇包括胆固醇酯和游离胆固醇，两者均以脂蛋白形式主要存在于低密度脂蛋白(LDL)中。控制吸收影响后，测定血清总胆固醇可反映体内胆固醇代谢状况，为脂质代谢紊乱的常规检测项目。

(1) 参考值：<5.2mmol/L。

(2) 临床意义：TC升高常见于高脂血症、糖尿病、肾病综合征、甲状腺功能减退及长期进食高脂饮食者。严重胆道梗阻、妊娠也可致TC升高。TC显著低下多见于营养不良、严重肝病、甲状腺功能亢进以及严重贫血等。

2. 血清甘油三酯测定　血清甘油三酯(triglyceride, TG)包括主要存在于乳糜微粒(CM)中的外源性TG和主要存在于极低密度脂蛋白(VLDL)中的内源性TG；空腹时测得的主要是内源性TG。

(1) 参考值：1.7mmol/L。

(2) 临床意义：TC升高常见于高脂血症、糖尿病、肾病综合征、库欣综合征、甲状腺功能减退及长期进食高脂饮食者。TC显著低下多见于营养不良、严重肝病、肾上腺皮质功能减退等。

(二) 血清脂蛋白检测

1. 高密度脂蛋白胆固醇(HDL-C)检测　HDL的主要功能是将末梢组织胆固醇逆向转运至肝。血清HDL水平与动脉粥样硬化、冠心病等的发生呈负相关。

(1) 参考值：>1.03mmol/L。

(2) 临床意义：前述TC升高的各种情况中，HDL多减少；长期运动及长期使用他汀类降血脂药及雌激素，可轻度升高 HDL。但 HDL 并非越高越好。当 HDL＞2.60mmol/L 时，可见于原发性胆汁性肝硬化及 HDL 代谢障碍所致的积聚等病理情况。

2. 低密度脂蛋白胆固醇(LDL-C)检测　LDL 的主要作用是将胆固醇转运至末梢组织细胞内。

(1) 参考值：＜3.10mmol/L。

(2) 临床意义：血清 LDL 水平与动脉粥样硬化、冠心病等的发生呈正相关，可作为动脉粥样硬化的独立危险因子。超出合适水平即应饮食控制或药物控制治疗。

(三) 血清载脂蛋白检测

1. 载脂蛋白 AⅠ(ApoAⅠ)检测　载脂蛋白 AⅠ由肝脏和小肠合成，为 HDL 和乳糜微粒(CM)的主要载脂蛋白。

(1) 参考值：男 1.291±0.161g/L；女 1.305±0.142g/L。

(2) 临床意义：ApoAⅠ水平直接代表 HDL 颗粒数，其临床意义与 HDL-C 意义相似。肝功能严重损伤及患 ApoAⅠ缺乏病者，ApoAⅠ显著减少。

2. 载脂蛋白 B 检测　载脂蛋白 B100(ApoB100)由肝合成，占 LDL 载脂蛋白的 98%。因此，ApoB100 检测即为 ApoB 检测。

(1) 参考值：男 0.832±0.139g/L；女 0.804±0.144g/L。

(2) 临床意义：ApoB100 水平直接代表 LDL 颗粒数，其临床意义与 LDL-C 意义相似。因 LDL 中胆固醇含量在病理情况下改变较大，故在反映 LDL 数量上，ApoB 更可靠。

五、糖代谢相关检查

(一) 空腹血糖测定

血糖主要是指血液中的葡萄糖。肝脏是调节糖代谢的重要器官，胰岛素等激素和神经因素也同时参与血糖的调节，可直接影响血糖水平。血糖测定对于糖代谢情况的判断及对糖代谢紊乱相关疾病的诊断有重要价值。

1. 参考值　空腹血糖 3.9～6.1mmol/L。

2. 临床意义

(1) 血糖增高：根据空腹血糖增高程度可分为：轻度增高：7.0～8.4mmol/L；中度增高：8.4～10.1mmol/L；重度增高：＞10.1mmol/L。

血糖增高见于：① 糖尿病；② 内分泌疾病：如巨人症、肢端肥大症、皮质醇增多症、嗜铬细胞瘤、胰高血糖素瘤等；③ 应激性高血糖：如颅脑外伤、心肌梗死、大面积烧伤、急性脑血管病等；④ 肝源性高血糖：严重肝脏病变等；⑤ 药物影响：如噻嗪类利尿剂、口服避孕药、皮质类固醇药物等；⑥ 胰腺病变：如胰腺炎、胰腺癌等；⑦ 其他：如高热、呕吐、腹泻、饭后 1～2 小时、高糖饮食等。

(2) 血糖减低：指血糖低于 3.9mmol/L。常见于① 胰岛素过多：如胰岛素用量过多、口服降糖药、胰岛素瘤等；② 对抗胰岛素的激素分泌不足：如肾上腺皮质激素、生长激素缺乏等；③ 肝糖原贮存缺乏：如重症肝炎、肝硬化、肝癌等；④ 其他：如饥饿、剧烈运动、长期营养不良、恶病质等。

(二) 口服葡萄糖耐量试验

正常人服用一定量的葡萄糖后，血糖暂时升高，刺激了胰岛素的分泌，促使血糖在短时间内降至空腹水平,此现象称为耐糖现象。当糖代谢失常时,服用葡萄糖后,血糖急剧升高,但短时间内不能降至原有水平,此称为耐糖异常或糖耐量减低。口服或注射一定量葡萄糖后,间隔一定时间测定血糖水平,称为糖耐量试验(glucose tolerance test, GTT)。口服糖耐量试验(OGTT)临床上比静脉糖耐量试验(IGTT)更常用。糖耐量试验主要用于诊断症状不明显或血糖升高不明显的可疑糖尿病。

1. 参考值　空腹血糖3.9～6.1mmol/L;服糖后0.5～1小时血糖升高达峰值,一般在7.8～9.0mmol/L,应<11.1mmol/L;服糖后2小时≤7.8mmol/L;服糖3小时后血糖应恢复至空腹血糖水平。

2. 临床意义

(1) 糖尿病:两次空腹血糖≥7.0mmol/L;OGTT 2小时血糖或峰值≥11.1mmol/L可诊断为糖尿病。

(2) 糖耐量减低:指空腹血糖<7.0mmol/L,OGTT 2小时血糖为7.8～11.1mmol/L,血糖达高峰时间延长至1小时后,血糖恢复时间推迟至2～3小时后,同时伴有尿糖阳性。糖耐量减低应长期随访观察,部分可恢复正常,部分维持此状态,部分转变为糖尿病。糖耐量减低常见于2型糖尿病、肢端肥大症、甲状腺功能亢进症、肥胖症、皮质醇增多症等。

(3) 糖耐量曲线低平:指空腹血糖水平降低,服糖后血糖水平上升亦不明显,OGTT 2小时血糖仍处于低水平。常见于胰岛B细胞瘤、腺垂体功能减退症、肾上腺皮质功能减退症等。

(4) 低血糖

1) 功能性低血糖:表现为空腹血糖正常,服糖后血糖高峰时间及峰值在正常范围内,但服糖后2～3小时可发生低血糖。见于特发性低血糖症。

2) 肝源性低血糖:表现为空腹血糖常低于正常,口服葡萄糖后血糖高峰提前并高于正常,但2小时后血糖仍不能降至正常,且尿糖出现阳性。见于广泛性肝损伤、病毒性肝炎等,可因肝脏对葡萄糖的分解和糖异生作用的减弱而发生低血糖。

(三) 血清胰岛素测定和胰岛素释放试验

胰岛素释放试验即在OGTT的同时,分别于空腹和口服葡萄糖后0.5、1、2、3小时检测血清胰岛素水平,可直接了解胰岛细胞的功能状态。

1. 参考值　空腹胰岛素为10～20mU/L;胰岛素(mU/L)/葡萄糖(mg/dl)<0.3;服糖后30～60分钟为胰岛素高峰值(与血糖峰值时间一致),为空腹时胰岛素值的5～10倍。

2. 临床意义　对糖尿病的分型有重要价值。胰岛素和胰岛素释放试验异常见于:

(1) 糖尿病:糖尿病时胰岛素分泌减低、释放迟缓。患1型糖尿病时,空腹胰岛素明显减低,服糖后曲线低平,胰岛素与血糖比值也明显降低;患2型糖尿病时,空腹胰岛素水平可正常、稍高或稍低,服糖后胰岛素呈延迟性释放反应。

(2) 高胰岛素血症或胰岛细胞瘤:胰岛素呈高水平,但血糖降低,胰岛素与血糖比值>0.4。

(3) 其他:肥胖、肝功能损伤、肢端肥大症、巨人症等血清胰岛素增高;腺垂体功能低下、肾上腺皮质功能减退症或饥饿时,胰岛素减低。

(四) 血清C-肽测定

C-肽是胰岛素原在蛋白水解酶的作用下转变为胰岛素的过程中裂解出来的肽类,其测定意义与胰岛素相同，且由于其半寿期比胰岛素长，不被肝脏破坏，不受胰岛素抗体的干扰，其测定更能反映胰岛B细胞的分泌和储备功能。方法为与胰岛素释放试验同时进行测定。

1. 参考值　空腹：0.3～0.6nmol/L；服糖后30～60分钟出现峰值，为空腹时的5～6倍。

2. 临床意义

(1) 增高：常见于胰岛B细胞瘤、肝硬化等。

(2) 减低：① 空腹血清C-肽减低见于糖尿病；② 口服葡萄糖后1小时C-肽水平低下，提示胰岛B细胞储备功能不足；释放曲线低平提示1型糖尿病；释放延迟或低水平见于2型糖尿病。③ C-肽水平不升高，而胰岛素增高，提示外源性胰岛素过多。

(五) 血清糖化血红蛋白测定

糖化血红蛋白(GHb)是血红蛋白生成后以其末端氨基酸与糖类进行缩合反应形成的化合物，主要与葡萄糖结合的是 HbA_{1c}，其含量最高。糖化的反应速度主要取决于血糖浓度。由于糖化过程非常缓慢，一旦生成后不再解离，不受短时间内血糖波动的影响，因此，在血糖波动较大时测定 HbA_{1c} 有特殊的诊断价值。

1. 参考值　HbA_{1c} 4%～6%

2. 临床意义　GHb可反映1～2个月内的平均血糖水平，其生成量与血糖浓度呈正相关，是糖尿病诊断和监控的重要指标之一。

(六) 血酮体测定

酮体是乙酰乙酸、β-羟丁酸、丙酮的总称，是脂肪酸分解代谢的产物。糖代谢障碍时，脂肪分解代谢增多，使血清酮体生成增多，形成酮血症；过多的酮体从尿中排出，即形成酮尿。

1. 参考值　以丙酮计算，血浆酮体定量＜20mg/L；定性阴性。

2. 临床意义　酮体增高可见于糖尿病酮症酸中毒、长期饥饿、妊娠毒血症、营养不良等。

六、心肌酶学及蛋白检查

(一) 肌酸激酶及其同工酶测定

肌酸激酶(CK)主要分布于骨骼肌和心肌。CK分成三种亚型，即CK-BB、CK-MB、CK-MM。正常人血清中以CK-MM为主，CK-MB少量。测定CK总活性及分析CK同工酶的类型，对判断是否存在心肌梗死有一定的临床价值。

1. 参考值(表1-5-7)

表1-5-7　CK参考值

CK总活性	男　性(U/L)	女　性(U/L)
酶偶联法(37℃)	38～174	26～140
酶偶联法(30℃)	15～105	10～80
连续监测法	38～174	26～140
肌酸显色法	15～163	3～135

CK同工酶：CK-MM：94%～96%；CK-MB：＜5%；CK-BB：0或极少。

2. 临床意义

(1) CK总活力升高见于:

1) 急性心肌梗死(AMI):AMI时CK水平在发病3～8小时即明显增高,其峰值在10～36小时,3～4天恢复正常。如果在AMI病程中再次升高,提示心肌再次梗死。因此,CK为早期诊断AMI的灵敏指标之一。

2) 心肌炎和肌病:如病毒性心肌炎、多发性肌炎、重症肌无力等。

(2) CK-MB升高见于:

1) AMI:CK-MB对AMI的早期诊断的灵敏度明显高于总CK,且具高度特异性。CM-MB一般在发病后3～8小时升高,9～30小时达高峰,48～72小时恢复正常。

2) 其他心肌损伤:心绞痛、心包炎、慢性心房颤动、安装起搏器等。

3) 肌病:如多发性肌炎、肌营养不良、肌萎缩、挤压综合征等,但CK-MB/CK常<6%,以此与心肌损伤鉴别。

(二) 乳酸脱氢酶及其同工酶测定

乳酸脱氢酶(LDH)广泛存在于机体的各种组织中,其中以心肌、骨骼肌和肾脏含量最丰富。所以LDH诊断敏感性较好,但特异性较差。其同工酶有五种,其中LDH_1、LDH_2主要来自心肌。检测同工酶具有病变组织定位作用,其意义比LDH更大。

1. 参考值　LDH_1(32.7±4.60)%;LDH_2(45.10±3.53)%;$LDH_1/LDH_2<0.7$。

2. 临床意义　AMI发病后12～24小时有50%的患者,48小时有80%的患者LDH_1、LDH_2明显升高,且LDH_1更明显,$LDH_1/LDH_2>1.0$。

(三) 肌钙蛋白测定

心肌肌钙蛋白(cardiac troponin, cTn)是肌肉收缩的调节蛋白。肌钙蛋白由3个亚单位组成,即肌钙蛋白C(TnC)、肌钙蛋白I(TnI)、肌钙蛋白T(TnT),其中TnI和TnT特异性存在于心肌细胞内。当心肌缺血缺氧、细胞膜破损,cTnI和cTnT可早期释放入血液中,并且其清除速度慢,血中浓度持续较长。

1. 参考值　cTnI<0.2μg/L;cTnT<0.1μg/L。

2. 临床意义

(1) 诊断AMI:其敏感性、特异性都较高,是目前诊断AMI较好的确诊标志物。在AMI发生后3～6小时,其浓度很快升高,并维持相当长的时间(cTnI 7～9天;cTnT 14天)。

(2) 不稳定心绞痛预后判断:不稳定心绞痛如果检测cTnI和cTnT阳性,提示发生了微小心肌损伤,预后较差。因此,cTnI和cTnT是不稳定心绞痛的一个危险分级指标。

第四节　常用临床免疫功能检查

一、血清免疫球蛋白测定

(一) 血清免疫球蛋白分类

免疫球蛋白(immunoglobulin, Ig)是一组具有抗体活性的球蛋白,由浆细胞合成与分泌，存在于机体的血液、体液、外分泌液和部分细胞的膜上。Ig根据其功能和理化特性分为IgG、IgA、IgM、IgD和IgE五大类。

IgG是人体最主要的Ig，含量也最多，占总Ig的70％～80％。IgG是唯一能够通过胎盘的Ig，通过自然被动免疫使新生儿获得免疫抗体。

IgA主要由肠系膜淋巴组织中的浆细胞产生，约占总Ig的10％，分为血清型和分泌型(SIgA)。呼吸道、消化道、泌尿生殖道中合成大量SIgA，其与这些部位的局部感染、炎症等密切相关。

IgM是五聚体，是分子量最大的Ig，约占总Ig的5％～10％。IgM是个体发育过程中最早出现的Ig，当机体受到抗原刺激后，IgM也是最早出现的抗体，在早期免疫防御中起重要作用。

IgD浓度较低，可在个体发育的任何时间出现。其确切功能仍不清楚。

IgE是一种亲细胞抗体，可与肥大细胞、嗜碱性粒细胞结合，使其脱颗粒，引起Ⅰ型超敏反应。它是血清中含量最低的Ig。

(二) 临床意义

1. 多克隆性增高　即IgG、IgA、IgM均增高。常见于各种慢性感染、慢性肝病、淋巴瘤、肺结核以及自身免疫性疾病等。

2. 单克隆性增高　仅有其中一种Ig增高，其他不增高甚至受抑制。多见于多发性骨髓瘤、巨球蛋白血症等。常见的是IgG、IgA型，IgM、IgD型少见，IgE型罕见。

3. IgE增高　多见于支气管哮喘、过敏性皮炎、过敏性鼻炎、间质性肺炎、荨麻疹等变态反应性疾病和寄生虫病。

4. 免疫球蛋白降低　见于各种免疫缺陷病、自身免疫性疾病以及长期免疫力低下患者等。

二、血清补体检查

补体(complement，C)是血清中具有酶活性的一种不耐热球蛋白。补体由三组球蛋白分子组成，一组是由传统途径的九种补体成分(C1～C9)组成；第二组由旁路途径的三种成分及其衍生物如B因子、D因子、P因子、H因子等；第三组为补体调节蛋白，如C1抑制物、C4结合蛋白、促衰变因子等。血清补体活性检测可了解体内免疫反应、免疫损伤等状态。

(一) 总补体溶血活性(CH50)检测

1. 参考值　试管法：50～100kU/L。

2. 临床意义　CH50主要反映补体传统途径(C1～C9)的综合水平。

(1) CH50活性增高：常见于急性炎症、组织损伤和某些恶性肿瘤。

(2) CH50活性降低：更有临床意义。常见于各种自身免疫性疾病、肾小球肾炎、感染性心内膜炎、慢性肝病、艾滋病等。

(二) 补体C3检测

补体C3由肝脏合成，是在血清中含量最高的补体成分。它是传统途径和旁路途径中被激活的关键物质。

1. 参考值　0.8～1.5g/L。

2. 临床意义

(1) C3 活性增高：常见于急性炎症、传染病早期、肿瘤、排异反应等。

(2) C3 活性降低：常见于大多数急性肾小球肾炎、链球菌感染后肾炎、狼疮性肾炎等。检测 C3 对诊断这些疾病有重要价值。

(三) 补体 C1q 检测

C1q 是构成补体 C1 的重要组分。

1. 参考值　0.18～0.19g/L。

2. 临床意义　基本与 C3 相同。C1q 减低还可以见于活动性混合结缔组织病、重度营养不良、肾病综合征、重症联合免疫缺陷病等。

(四) 补体 C4 检测

补体 C4 在补体活化、促进吞噬、防止免疫复合物沉着和中和病毒等方面发挥作用。

1. 参考值　0.2～0.6g/L。

2. 临床意义　基本与 C3 相同。C4 减低还可以见于遗传性血管性水肿、多发性骨髓瘤、IgA 肾病等。

(五) B 因子检测

B 因子是旁路途径中的重要组成成分。

1. 参考值　0.1～0.4g/L。

2. 临床意义　B 因子增高见于某些自身免疫性疾病、肾病综合征、慢性肾炎、恶性肿瘤。B 因子减低见于肝病、急性肾小球肾炎、自身免疫性溶血性贫血等。

三、血清自身抗体检查

由各种原因造成的机体 B 细胞产生针对自身组织成分的抗体称为自身抗体。正常人自身抗体普遍存在，但滴度很低。

(一) 抗核抗体检测

抗核抗体(anti-nuclear antibody，ANA)是以细胞的核成分为靶抗原的自身抗体的总称。用间接免疫荧光法检测 ANA 时，有几种荧光图谱：① 周边型均质型：与抗 dsDNA、抗组蛋白抗体有关；② 周边型：dsDNA；③ 斑点型或颗粒型：如 U1-RNP、抗 Sm、抗 Scl-70、抗 SS-B/La、抗 SS-A/Ro 等；④ 核仁型：此型与针对核糖体、U3-RNP、RNA 聚合酶的抗体有关。

1. 抗核抗体检测方法

(1) 抗双链 DNA 抗体测定：抗 dsDNA 抗体阳性常见于活动期系统性红斑狼疮(SLE)，阳性率 70%～90%。本试验特异性较高，但敏感性较低。抗 dsDNA 抗体阳性是 SLE 诊断标准之一，对其诊断和治疗监控极为重要。

(2) 抗 Sm 抗体测定：抗 Sm 抗体即抗 Smith 抗体，可识别所有小核糖核蛋白(snRNP)。抗 Sm 抗体为 SLE 所特有，疾病特异性达 99%，且能反映疾病活动度，但灵敏度很低。

(3) 可提取性核抗原多肽抗体谱检测：可提取性核抗原多肽抗体(anti-extractable nuclear antigen antibody，ENA)是指对核内可提取性核抗原的自身抗体，至今发现有 20 余种，主要为抗 Sm、抗 RNP、抗 Ro、抗 La、抗 Jo-1、抗 Scl-70、抗 PM-1 抗体和抗着丝点抗体等。

2. 临床意义

(1) 抗 Sm 抗体主要见于 SLE 及其重叠综合征，可作为 SLE 的标志抗体。

(2) 抗 RNP 抗体在混合结缔组织患者的阳性率为 95％～100％，已成为其标志性抗体。

(3) 抗 SS-A/Ro 抗体见于干燥综合征、类风湿关节炎、SLE、亚急性皮肤性狼疮、新生儿狼疮等。

(4) 抗 SS-B/La、抗 SS-A/Ro 是干燥综合征的特异性抗体，常同时出现。

(5) 抗 Scl-70 为全身硬皮病的标志性抗体。

(二) 抗胞浆抗体检测

1. 抗线粒体抗体检测　抗线粒体抗体(anti-mitochondrial antibody，AMA)识别的抗原位于真核细胞线粒体膜的内侧。主要见于原发性胆汁性肝硬化，阳性率可达 98％，高滴度时特异性也可达 97％。

2. 抗中性粒细胞胞浆抗体检测　抗中性粒细胞胞浆抗体(anti-neutrophil cytoplasmic antibody，ANCA)是存在于血管炎患者血清中的自身抗体，可分为胞浆型抗中性粒细胞胞浆抗体(c-ANCA)和核周型抗中性粒细胞胞浆抗体(p-ANCA)。c-ANCA 见于多种系统性血管炎，如韦格纳肉芽肿(Wegener's granuleomatosis，WG)，是其特异和敏感的标志性抗体；p-ANCA 主要与多发性微动脉炎、进行性血管炎性肾炎等相关，抗体滴度与疾病的活动性相关。

(三) 组织和细胞抗体检测

1. 抗甲状腺抗体检测　临床应用最广的抗甲状腺抗体包括抗甲状腺球蛋白抗体(TGA)、抗甲状腺微粒体抗体(TMA)等。常用这两者联合检测来诊断和鉴别诊断自身免疫性甲状腺炎。

2. 抗胰岛细胞抗体(ICAs)检测　发现于伴自身免疫性内分泌腺功能障碍的糖尿病患者，有多种靶抗原。ICAs 在胰岛素依赖型糖尿病中阳性率最高，并可作为早期诊断的指标。若 ICAs 高效价且有临床症状时，提示残留的胰岛 B 细胞功能将会较快丧失。对家族成员调查显示，ICAs 阳性率高预示着该家族成员患病的危险性大。

3. 抗胃壁细胞抗体(PCA)检测　90％的恶性贫血患者 PCA 阳性。抗体测定有助于恶性贫血与其他巨幼细胞性贫血相鉴别，还可见于一些胃黏膜萎缩患者和某些缺铁性贫血、十二指肠溃疡等患者。

4. 抗肾小球基底膜(GBM)抗体检测　GBM 抗体是抗基底膜型肾小球肾炎的特异性抗体，包括急进性肾小球肾炎、免疫复合物型肾小球肾炎、Goodpasture 综合征等。GBM 抗体还可见于药物诱导的间质性肾炎，但它在发病中的作用不明。

5. 抗平滑肌抗体(SMA)检测　抗平滑肌抗体(SMA)主要见于自身免疫性肝炎。原发性胆汁性肝硬化和慢性活动性肝炎、急性病毒性肝炎时，此抗体检出率也高，但滴度较低。部分中老年健康人群中阳性率也可达 5％。

(四) 其他自身抗体

1. 类风湿因子检测　类风湿因子(rheumatoid factor，RF)可见于 90％的类风湿关节炎患者，对其诊断、分型和疗效观察有重要意义。一些自身免疫性疾病如冷球蛋白血症、干燥综合征、SLE 等患者都有较高的阳性率。某些感染性疾病也可出现 RF。约有 3％～5％的健康人可出现 RF,阳性率随年龄增长而增加,故 RF 的特异性不高。

2. 抗乙酰胆碱受体抗体检测　抗乙酰胆碱受体抗体与神经肌肉突触的乙酰胆碱受体结合,使其受损,不能与运动神经末梢释放的神经介质乙酰胆碱结合,造成神经肌肉突触兴奋传递障碍,这是重症肌无力的重要发病原因。抗乙酰胆碱受体抗体在重症肌无力的患者中阳性率可达 70%～100%。

3. 抗心磷脂抗体检测　抗磷脂抗体(anti-cardiolipin antibody, ACA)是一组针对各种带负电荷磷脂的自身抗体。其中抗心磷脂抗体是以心磷脂为靶抗原,能干扰磷脂依赖的凝血过程,与凝血系统改变、血栓形成、血小板减少等密切相关。ACA 是抗磷脂抗体综合征的诊断指标之一;也见于 SLE、类风湿关节炎、干燥综合征等患者。

第五节　血气分析与酸碱平衡检查

血气一般是指血液中所含的氧(O_2)和二氧化碳(CO_2)气体。血气分析是评价患者呼吸、氧化及酸碱平衡状态的必要指标,对危重患者的监护和抢救尤为重要。临床一般都指动脉血气分析,多采用血气分析仪测定 pH、PO_2、PCO_2 并由此计算出其他酸碱平衡指标。

一、血气分析指标

(一) 酸碱度测定

血液的酸碱度(pH)必须维持在一定范围内,才能维持细胞的正常代谢。血液 pH 是血浆中氢离子浓度的负对数。HCO_3^- 与 H_2CO_3 的比值是决定血液 pH 值的主要因素,前者由肾调节,后者由肺调节。pH 值只能决定是否有失代偿性酸血症或碱血症,pH 值正常不能排除有无酸碱失衡;单凭 pH 值也不能区别是代谢性还是呼吸性酸碱平衡失调。

参考值:7.35～7.45。

(二) 氧分压测定

氧分压(PO_2)指血浆中物理溶解氧的张力,氧在血液中溶解量的多少与氧分压成正比。动脉血氧分压参考值为 12.7～13.3kPa(95～100mmHg)。氧分压与组织供氧情况密切相关,各种气体总是从分压高的部分向分压低的部分弥散,直至分压平衡为止。PO_2 是机体缺氧的敏感指标。PO_2 下降见于肺部通气和换气功能障碍,PO_2 低于 7.31kPa(55mmHg)即表示有呼吸衰竭。PO_2 低可使脑血流量增加(脑血管扩张)以减轻脑组织缺氧,氧分压低于 4kPa(30mmHg)以下即有生命危险。PO_2 升高主要见于吸入 O_2 治疗过度,上升幅度与所用 O_2 的浓度有关。

(三) 氧饱和度及血氧含量测定

氧饱和度(O_2 saturation, O_2Sat)是指血氧与血红蛋白结合的程度。血氧含量(oxygen content, O_2Cont)指机体血液中与 Hb 实际结合的氧量。O_2Sat 与 PO_2 成正比例关系,当 PO_2 降低时,O_2Sat 也随之下降;当 PO_2 升高时,O_2Sat 也随之升高。若以 PO_2 为横坐标,O_2Sat 为纵坐标作图,即得氧解离曲线。

参考值:动脉血 PO_2(PaO_2)90%～98%;

动脉血 O_2Cont 6.6～10.2mmol/L。

（四）二氧化碳分压测定

二氧化碳分压(PCO_2)指血浆中物理溶解 CO_2 的压力。CO_2 的弥散能力较大,约为氧的25倍。PCO_2 代表酸碱平衡失调中的呼吸因素,它的改变可直接影响血液中的 pH。PCO_2 的临床应用在于:① 判断肺泡通气状态:PCO_2 升高表示肺泡通气量降低,PCO_2 降低则表示肺泡通气量增加,为肺泡通气过度。② 判断呼吸衰竭类型:Ⅰ型呼吸衰竭时,$PaCO_2$ 可正常或略降低;Ⅱ型呼吸衰竭时,$PaCO_2$＞6.67kPa(50mmHg)。③ 判断呼吸性酸碱失衡的性质:PCO_2＜4.65kPa(35mmHg)提示通气过度,有呼吸性碱中毒存在。PCO_2 上升至6.65kPa(50mmHg)以上提示正常的呼吸机制已不健全,体内有 CO_2 的滞留。④ 判断代谢性酸碱失衡的代偿情况:在代偿性酸中毒时,若 PCO_2 下降,提示已通过呼吸进行代偿;代谢性碱中毒时,若 PCO_2 上升,亦提示已有代偿。

参考值:动脉血 PCO_2 4.7～6.0kPa(35～45mmHg)。

（五）二氧化碳结合力测定

二氧化碳结合力(CO_2CP)指 HCO_3^- 和 H_2CO_3 两者所含的 CO_2 的总量,故受代谢性和呼吸性两方面因素的影响。其数值减少可能是代谢性酸中毒或呼吸性碱中毒,数值增加则可能是代谢性碱中毒,如无呼吸因素的影响,则表示血中 HCO_3^- 的量。

参考值:动脉血 CO_2CP 23～31mmol/L。

（六）实际碳酸氢盐和标准碳酸氢盐测定

实际碳酸氢盐(actual bicarbonate, AB)指人体血浆中实际的 HCO_3^- 含量。标准碳酸氢盐(standard bicarbonate, SB)指在体温37℃时 PCO_2 在5.32kPa(40mmol/L),血红蛋白在100％氧饱和度条件下测出的 HCO_3^- 含量。此结果是计算值,排除了呼吸因素的影响,因此成为标准碳酸氢盐。

AB的增减可直接影响pH的稳定。当机体发生代谢性酸碱失衡时,由于缓冲作用,体内较多的固定酸或固定碱可使 HCO_3^- 浓度随之改变。如代谢性酸中毒时血中 HCO_3^- 下降;代谢性碱中毒时血中 HCO_3^- 增加。但其含量还受呼吸因素的影响。SB的增减反映代谢因素,SB减少为代谢性酸中毒,SB增加为代谢性碱中毒。SB为代谢变化的较好指标,但不能表明体内 HCO_3^- 的实际量,故在酸碱失衡诊断上常把AB与SB两个指标结合起来分析。

参考值:AB 22～27mmol/L;SB 22～27mmol/L。

AB与SB都正常,为酸碱平衡;AB与SB两者都低于正常,提示代谢性酸中毒并代偿;AB与SB两者都高于正常,提示代谢性碱中毒并代偿;AB＞SB,提示 CO_2 潴留,多见于通气功能不足所致的呼吸性酸中毒;AB＜SB,提示 CO_2 排出过多,见于通气过度所致的呼吸性碱中毒。

（七）缓冲碱测定

缓冲碱(buffer base, BB)是1升全血或血浆中所有可结合 H^+ 的碱性物质的总和,包括 HCO_3^-、Pr^-、Hb^- 和少量 HPO_4^{2-}。BB反映机体对酸碱平衡失调时总的缓冲能力,不受呼吸因素、CO_2 的影响。BB升高时,表示有代谢性碱中毒;BB减低时,表示有代谢性酸中毒。BB比 HCO_3^- 更能全面地反映体内中和酸的能力。

参考值：BB 45～55mmol/L。

（八）碱剩余测定

碱剩余（base excess，BE）是指在标准条件下，即37℃、一个标准大气压、PCO_2 为 5.32kPa（40mmol/L）、血红蛋白完全氧合下，用酸或碱将1升血液的pH调整至7.40所需加入的酸碱量。BE为正值增加时，说明缓冲碱增加，为代谢性碱中毒；BE为负值增加时，说明缓冲碱减少，为代谢性酸中毒。

参考值：BE －3～＋3mmol/L。

（九）阴离子间歇测定

阴离子间歇（anion gap，AG）是指血浆中的未测定阴离子（UA）和未测定阳离子（UC）的差值，即AG＝UA－UC。AG计算公式：$AG=Na^+-(Cl^-+HCO_3^-)$。AG可鉴别不同类型的代谢性酸中毒，是早期发现代谢性酸中毒合并代谢性碱中毒，慢性呼吸性酸中毒合并代谢性碱中毒，呼吸性碱中毒合并代谢性酸中毒，混合性代谢性酸中毒及三重性酸碱失衡的重要指标。其意义在于：① AG升高：代谢性酸中毒，如乳酸性酸中毒、糖尿病酮症酸中毒、尿毒症等，有机酸增高，HCO_3^- 被消耗，pH值降低；② AG正常：如腹泻失去 HCO_3^- 而 Cl^- 增加；③ AG减少型少见。

参考值：AG 8～16mmol/L。

二、酸碱平衡紊乱类型

（一）代谢性酸中毒

代谢性酸中毒是指原发性 HCO_3^- 浓度下降而引起的一系列病理生理过程。

血气分析变化特点：AB、SB、BB下降，BE负值增大，PCO_2 下降。当机体不能代偿时，pH值下降。

常见于：① 酸性代谢产物如乳酸或酮症酸中毒、糖尿病、饥饿、禁食过久等；② 酸排泄减少：主要包括尿毒症性酸中毒和肾小管性酸中毒；③ 减丢失过多：如重度腹泻、肠瘘、胰瘘等丢失 HCO_3^-；④ 酸摄入过多：如补液中氯离子过多，引起高氯性酸中毒。

（二）呼吸性酸中毒

呼吸性酸中毒是指因呼吸功能障碍导致肺泡换气减少，$PaCO_2$ 增高，使 H^+ 浓度增大，pH下降的病理生理过程。

血气分析变化特点：急性呼吸性酸中毒时，$PaCO_2$ 增高，pH下降，AB正常或略增高，BE基本正常。肾脏代偿时，$PaCO_2$ 每升高1.0mmHg（0.133kPa），HCO_3^- 约可增加0.07mmol/L；慢性呼吸性酸中毒时，$PaCO_2$ 增高，pH正常或降低，AB升高，AB＞SB，BE正值增大。$PaCO_2$ 每升高1.0mmHg（0.133kPa），HCO_3^- 经代偿后约可增加0.3～0.4mmol/L（平均0.35mmol/L）。但肾脏代偿有一定限度，急性呼吸性酸中毒时，HCO_3^- 不超过32mmol/L，慢性呼吸性酸中毒时，HCO_3^- 不超过45mmol/L。

常见于多种呼吸系统疾病引起的通气不足，如慢性阻塞性肺病、哮喘、胸廓畸形、呼吸肌麻痹等。

（三）代谢性碱中毒

代谢性碱中毒是指原发的血浆 HCO_3^- 浓度升高而引起的一系列病理生理过程。若体

液中 H^+ 和 Cl^- 丧失或 HCO_3 含量增加，均可引起代谢性碱中毒。

血气变化特点：AB、SB、BB 增高，pH 接近正常，BE 正值增大，$PaCO_2$ 上升。机体失代偿时 $PaCO_2$ 反而降低或正常，pH 上升。

常见于：① 大量丢失胃液、严重低血钾或低血氯、库欣综合征等经肾脏丢失 H^+ 过多；② 输入过多碱性物质。

(四) 呼吸性碱中毒

呼吸性碱中毒是指由于过度通气使血浆 $PaCO_2$ 下降引起的一系列病理生理过程。

血气变化特点：$PaCO_2$ 下降，pH 正常或升高，AB 在急性呼吸性碱中毒时正常或轻度下降，慢性呼吸性碱中毒时下降明显，AB<SB，BE 负值增大。肾脏代偿效率在急、慢性期不同：急性呼吸性酸中毒时，$PaCO_2$ 每下降 1.0mmHg(0.133kPa)，HCO_3^- 减少 0.2mmol/L；慢性呼吸性酸中毒时，$PaCO_2$ 每下降 1.0mmHg(0.133kPa)，HCO_3^- 减少 0.5mmol/L。

常见于各种导致肺泡通气增加，体内 CO_2 排出过多的疾病，如癔症、颅脑损伤、脑炎、脑肿瘤以及缺氧等。

(五) 混合性酸碱平衡紊乱

两种或两种以上的酸碱平衡紊乱同时存在，称为混合性酸碱平衡紊乱。临床上呼吸性酸碱平衡紊乱可与代谢性酸碱平衡紊乱同时存在；代谢性酸中毒可与代谢性碱中毒同时存在。此时，所测得的各项酸碱平衡指标反映各种紊乱的综合结果。分析血气结果时，要综合考虑 pH、PCO_2、HCO_3^- 等指标和相互之间关系以及酸碱补偿过程，再结合临床信息综合分析才能作出临床诊断。

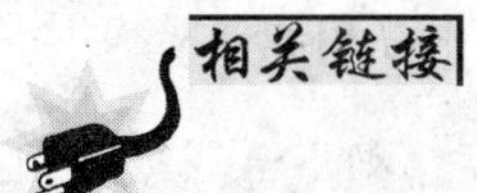

HLA 配型与中华骨髓库

我国有数百万身患重病的患者，与病魔进行着顽强的拼搏，如果能接受造血干细胞移植治疗，他们将有望成为健康人群。但是，由于现在大多数青少年都是独生子女，这就意味着将来很难在具有亲缘关系的兄弟姐妹中找到造血干细胞的供者，只能依靠社会上的捐献者为他们提供 HLA 配型相合的造血干细胞。虽然非血缘关系配型相合的概率仅是 1/400 到万分之一，但是只要有足够的志愿者，患者找到相合配型的机会就越多，长期生存也就越大。造血干细胞移植的关键之一是 HLA(人类白细胞抗原)配型问题，如果供者与患者(受者)的 HLA 不同，便会发生严重的排斥反应，甚至危及患者生命。HLA 分型有常见、少见、罕见之分，常见、少见的 HLA 分型要找到合适的供者可能是万分之一的概率，而罕见的就要在几万甚至几十万的人群中寻找。不同人种的 HLA 分型有很大的差异，白人、黑人的造血干细胞不适合中国人，所以成立一个完全属于中国人的中华骨髓库，需要具有几万甚至几十万以上的志愿捐献者的 HLA 配型数据入库，才能大大增加供者与受者的 HLA 相配率，移植治疗才能真正实施。

1992 年，经我国卫生部同意，建立了“中国非血缘关系骨髓移植供者资料检索库”，简称“中华骨髓库”，2001 年改为中国造血干细胞捐献者资料库，并成立了中国造血干细胞捐献者资料库管理中心，负责资料库的建设和管理，为临床造血干细胞移植提供配型、检索等工作。

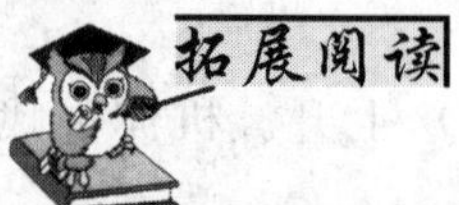

流式细胞术

流式细胞术(flow cytometry, FCM)是自20世纪70年代发展起来的现代细胞分析技术,它集计算机技术、激光技术、流体力学、生物化学、分子生物学、细胞免疫学于一体,以流式细胞仪(flow cytometer)为工具,同时具有分析和分选细胞的功能。它不仅可测量细胞大小、内部颗粒的性状,还可检测细胞表面和胞浆抗原、细胞内DNA、RNA含量等,在单细胞水平上,短时间内高速、准确地分析大量细胞,进行多参数定量分析;能够分类收集(分选)某一亚群细胞,分选纯度>95%。流式细胞术在血液学、免疫学、肿瘤学、药物学、分子生物学等学科得到了广泛的应用,成为现代血细胞学研究中最先进的分析技术。

(一) 流式细胞仪的原理

流式细胞仪一般由主机、计算机及其应用软件和打印机三部分组成。按使用目的不同,可分为研究型和临床型;按有无分选功能又分为流式细胞分选仪和流式细胞分析仪。流式细胞仪由光源系统、单细胞层流系统、光电检测及信息处理系统和细胞分离纯化系统四个部分组成。

血细胞样本与荧光标记的单克隆抗体或与某些分子有特殊亲和力的荧光染料结合后制成一定浓度的细胞悬液并放入流式细胞仪的样品管中,细胞在气体的压力下进入流动室。流动室内充满鞘液,在鞘液的约束下,细胞排成单列从流动室的喷嘴高速喷出成为细胞液柱。细胞液柱与入射激光束垂直相交,相交点为测量区。通过测量区的细胞被激光照射后产生光散射并发出荧光,散射光与荧光穿过滤光片,被光电倍增管或光电二极管接收并转变为电信号,这些信号经加工处理、储存于计算机中,用专门的软件对储存的数据进行显示、分析、统计运算,即可灵敏、准确、特异地获取血细胞的一系列重要理化特征、生化及免疫学特征和功能状态等参数,还可以根据预设的参数把指定的细胞亚群从整群中分离出来。

(二) 流式细胞仪主要技术指标

1. 流式细胞仪的分析速度　一般流式细胞仪每秒检测1000～5000个细胞,大型机可达每秒检测上万个细胞。

2. 流式细胞仪的荧光参数　荧光强度的大小与结合在细胞上的荧光色素分子数量成比例关系。因为一种单抗上标记荧光色素分子的数量是恒定的,通过荧光色素分子数量可计算出一个细胞上的抗原分子数。

3. 流式细胞仪的分辨率　通常用变异系数(CV)来表示,一般流式细胞仪能够达到<2.0%,荧光灵敏度可达500～1000个荧光素(FITC)分子。

4. 光散射参数　对细胞分析有重要意义的光散射参数是前向角散射(forward scatter, FSC)和侧向角散射(side scatter, SSC)。FSC与检测样本中细胞的体积成正相关。一般流式细胞仪能够测量到0.2～0.5μm。SSC与检测样本中细胞的细胞膜、细胞浆、核膜的折射率和细胞内部颗粒的性状有关,可反映细胞颗粒性质和精细结构的变化。

5. 流式细胞仪的分选速度和纯度　一般流式细胞仪分选速度>1000个/秒,分选细胞纯度可达99%以上。

(三) 流式细胞术在血液学中的应用

1. 白血病免疫分型　正常血细胞由多能干细胞分化、发育、成熟过程中,细胞膜、细胞浆和细胞核抗原的出现、增多或减少，甚至消失，可表现出与细胞系列和分化程度的特异性。因此，利用荧光素标记的单克隆抗体，多参数分析白血病细胞的细胞膜、细胞浆和细胞核的免疫表型，可以了解被测细胞所属细胞系列及其分化程度，对白血病进行分型。常用白血病细胞系列与分化阶段抗原见表1-5-7所示。

表1-5-7 常用白血病细胞系列与分化阶段抗原

系列抗原	分化阶段抗原	白血病细胞
CD3、CD5、CD7	CD4、CD8	T细胞白血病
CD10、CD19、CD22、CD79a	CD20、CD38、Cylg、Smlg	B细胞白血病
CD16、CD56、CD57		NK细胞白血病
CD13、CD33、MPO	CD14、CD15	髓系白血病
GlyA(血型糖蛋白A)		红白血病
CD41、CD42、CD61		巨核细胞白血病

2. 微小残留病变检测 微小残留病变(minimal residual disease, MRD)是指肿瘤经治疗获得完全缓解后体内残留少量肿瘤细胞的状态。MRD是肿瘤复发的根源，因此检测MRD有十分重要的意义。应用FCM检测MRD的优点在于可在短时间内分析大量标本。

3. DNA倍体分析及细胞周期分析 在细胞周期内，DNA含量随细胞时相的改变发生周期性变化。在正常情况下，大多数细胞处于休止期(G0)；G1期细胞虽有DNA合成，但DNA含量仍为$2n$，为二倍体细胞；处于活跃的DNA合成期(S期)的细胞DNA含量为$2n$～$4n$；正经历细胞分裂(G2/M期)的细胞含有最大量的DNA($4n$)。如标本中有凋亡细胞，在G1峰前会出现一个亚G1期峰，软件可自动计算出凋亡细胞的百分比。DNA倍体分析的临床有价值的指标是DNA非整倍体和(或)超二倍体和四倍体的百分比增高。这些改变是肿瘤细胞的特异性改变。

4. 细胞凋亡研究 在正常情况下，磷脂酰丝氨酸(phosphatidylserine PS)位于细胞膜内层，细胞发生凋亡时PS从细胞膜内翻转并暴露在细胞膜外层，是细胞发生凋亡的早期事件。PS与AnnexinⅤ(一种具有强力抗凝作用的血管蛋白)具有高度亲和力。应用流式细胞仪采用FITC-AnnexinⅤ/PI双染法进行细胞凋亡检测，可同时描述三群不同状态细胞：FITC-AnnexinⅤ$^-$/PI$^-$细胞，即正常活力细胞；FITC-AnnexinⅤ$^+$/PI$^-$细胞，即凋亡细胞；FITC-AnnexinⅤ$^+$/PI$^+$细胞，即死亡细胞。此种方法操作过程简单，指标敏感，应用者越来越多。

另一种检测细胞凋亡的常用方法是检测亚二倍体峰。由于凋亡细胞DNA有序降解，被降解的低分子量DNA片段从变性细胞膜(经乙醇及透膜剂处理)漏出细胞外，使得凋亡细胞内的DNA含量减低，在流式细胞仪测定细胞DNA含量直方图中G1峰前可出现亚二倍体峰，即所谓凋亡峰。通过测定凋亡峰百分含量，便可知凋亡细胞比例。此法简便、快速，是目前常用的、经典的测量凋亡细胞的方法。

5. 淋巴细胞亚群测定 淋巴细胞担负着免疫的主要功能。淋巴细胞亚群的测定有助于了解机体免疫状况及一些疾病的监测。临床经常测定的淋巴细胞亚群包括T淋巴细胞(CD3$^+$)，T辅助细胞(CD3$^+$、CD4$^+$)，T抑制细胞(CD3$^+$、CD8$^+$)，B淋巴细胞(CD19$^+$或

CD20^{+}),NK 细胞(CD3^{-}、CD56^{+})等。

6. 红细胞疾病诊断　阵发性睡眠性血红蛋白尿症(PNH)因血细胞膜上锚连蛋白-糖磷酸肌醇(GPI)减少或缺乏而导致与 GPI 有关的补体激活抑制因子如 CD55、CD59 减少或缺乏,因而红细胞对补体异常敏感发生溶血。流式细胞仪检查 CD55、CD59 十分敏感,正常人 CD55、CD59 双阳性细胞>95%,PNH 患者 CD55、CD59 明显减少。这种减少不仅表现在红细胞上,粒细胞、淋巴细胞也有减少。临床已经选用流式细胞术检测红细胞、粒细胞上的 CD55、CD59 来诊断 PNH。

7. 造血干/祖细胞测定、细胞分选　造血干/祖细胞移植已广泛应用于血液肿瘤、实体瘤、某些遗传性疾病、免疫缺陷病等的治疗,因此检测造血干/祖细胞已成为临床必不可少的手段。应用流式细胞仪多色技术测定外周血造血干/祖细胞,具有快速、准确的优点,不仅能确定造血细胞数量,而且能对造血干/祖细胞的质量进行评价,为临床干细胞移植治疗提供重要数据。目前多色组合检测一般包括 CD34、CD38、HLA-DR 等单克隆抗体作为造血干/祖细胞的免疫标记。

8. 其他　流式细胞术还可进行血小板功能分析和血小板病诊断、白细胞吞噬功能测定、NK 和 LAK 细胞活性测定等多种功能。

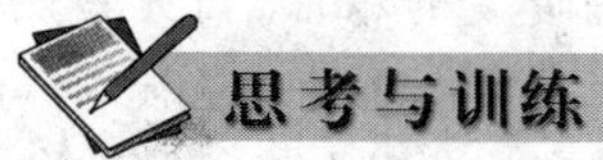

一、单项选择题

1. 网织红细胞下降通常不见于以下哪种情况? (　　)
   A. 再生障碍性贫血　　B. 溶血性贫血伴再障危象
   C. 溶血性贫血　　D. 骨髓受到肿瘤细胞大量浸润
   E. 阵发性睡眠性血红蛋白尿
2. 下列哪个不能提示红系增生旺盛? (　　)
   A. 红细胞嗜多色性　　B. 红细胞大小不均
   C. 红细胞钱缗状形成　　D. 外周血出现有核红细胞
   E. 网织红细胞计数增高
3. 小红细胞常见于下列哪种疾病? (　　)
   A. 溶血性贫血　　B. 恶性贫血
   C. 缺铁性贫血　　D. 再生障碍性贫血
   E. 肾性贫血
4. 泪滴形红细胞常见于 (　　)
   A. 骨髓纤维化　　B. 再生障碍性贫血
   C. 骨髓增生异常综合征　　D. 缺铁性贫血
   E. 红白血病
5. 嗜酸性粒细胞增多通常不见于以下哪种疾病? (　　)
   A. 过敏性疾病　　B. 寄生虫病
   C. 慢性粒细胞白血病　　D. 伤寒

E. 嗜酸性粒细胞肉芽肿

6. 中性粒细胞减少不见于以下哪种情况？（　）

A. 某些细菌感染　B. 某些病毒感染

C. 类白血病反应　D. 再生障碍性贫血

E. 某些真菌感染

7. 糖尿病酮症酸中毒时尿液的气味通常为（　）

A. 大蒜味　B. 烂苹果味　C. 氨味

D. 鼠臭味　E. 鱼腥味

8. 空腹血糖及糖耐量正常，尿糖阳性，应考虑（　）

A. 药物性糖尿　B. 应激性糖尿

C. 肾性糖尿　D. 肝病性糖尿

E. 2 型糖尿病

9. 正常粪便中可以见到以下哪种细胞？（　）

A. 白细胞　B. 红细胞

C. 吞噬细胞　D. 肠黏膜上皮细胞

E. 脓细胞

10. 白陶土样便可见于（　）

A. 溶血性贫血　B. 上消化道出血

C. 完全性胆道梗阻　D. 肝细胞性黄疸

E. 下消化道出血

11. 柏油样便通常提示（　）

A. 下消化道出血　B. 上消化道出血

C. 痔疮出血　D. 服用铁剂引起

E. 肠梗阻

12. 糖化血红蛋白常能反映多少时间内的平均血糖水平？（　）

A. 1～2 周　B. 1～2 月　C. 2～4 月　D. 4～6 月

E. 1 周以内

13. 下述哪项检查对糖尿病的分型诊断最具有意义？（　）

A. 空腹血糖测定　B. 糖化血红蛋白测定

C. 胰岛素释放试验　D. 葡萄糖耐量试验

E. 尿糖检测

14. 下列关于血清总蛋白和白蛋白的描述不正确的是（　）

A. 常用来检测急性肝损伤

B. 可反映肝实质细胞储备功能

C. A/G 比值减低或倒置常见于慢性肝功能损害

D. 重度营养不良患者常有白蛋白降低

E. 血清总蛋白和白蛋白明显降低时，常导致组织水肿

15. 急性尿道炎时，尿沉渣镜检可见（　）

A. 白细胞 1～3 个/HP

B. 大量红细胞
C. 大量扁平上皮细胞并伴随较多的白细胞
D. 扁平上皮细胞(++)
E. 大量异型红细胞

16. 淋巴细胞增多常见于 ( )
A. 病毒性感染
B. 寄生虫感染
C. 化脓菌感染
D. 应用糖皮质激素后
E. 真菌感染

17. 外周血嗜酸性粒细胞增多常见于 ( )
A. 结核病
B. 伤寒
C. 严重细菌感染
D. 寄生虫病
E. 长期使用糖皮质激素

18. 尿细菌培养时,下列操作哪项不正确? ( )
A. 用无菌试管留取标本
B. 外阴部消毒后留取标本
C. 留取清洁中段尿
D. 标本放置数小时后方可送检
E. 无需插导尿管采集尿液

19. 少尿是指24小时尿量少于 ( )
A. 100ml
B. 200ml
C. 400ml
D. 50ml
E. 50ml

20. 诊断泌尿系统疾病首选的检查项目是 ( )
A. 尿常规检查
B. 尿比重测定
C. 尿素氮、肌酐测定
D. 内生肌酐清除率测定
E. 尿液细菌培养

二、名词解释

1. 网织红细胞　2. 蛋白尿　3. 酮体　4. 核左移　5. 管型

三、填空题

1. 外周血涂片中球形红细胞增多常见于________(疾病),通常此类细胞达________%以上时才有诊断参考价值。

2. 多尿是指24小时尿量大于________ml,少尿指24小时尿量小于________ml,无尿指24小时尿量小于________ml。

3. 白细胞减少症是指白细胞低于________$\times 10^9$/L;粒细胞减少症是指粒细胞低于________$\times 10^9$/L;粒细胞缺乏症是指粒细胞低于________$\times 10^9$/L。

4. 溶血性黄疸以________胆红素增高为主;梗阻性黄疸以________胆红素增高为主;肝细胞性黄疸CB/TB比值在________之间。

5. 小细胞低色素性贫血主要见于________、________和________三种疾病。

6. 内生肌酐清除率的参考值为________ml/min。老年人随年龄增长,有自然下降趋势,70岁时约为青壮年时的________%。

7. 昼夜尿比重试验常用来反映肾小管的________功能。

8. 中性粒细胞核出现 5 叶甚至更多分叶，其百分率超过 3%，其核象变化称为________。

9. 急性病毒性肝炎时，ALT 和 AST 均显著增高，但其中以________升高更明显；急性重症肝炎病情恶化时，可出现黄疸加重，但转氨酶却降低，即________现象，提示肝细胞严重坏死，预后不佳。

四、问答题

1. 简述中性粒细胞病理性增多和减少的临床意义。
2. 简述网织红细胞增多的临床意义。
3. 简述尿液常规中一般性状检查项目及其临床意义。
4. 列举检测肾小球滤过功能的常用指标，并简述其临床意义。
5. 举例说明肝功能相关检查在临床诊断中的应用。

（王一红）

第六章　临床常用医学器械检查

本章简要介绍心电图、X线以及超声检查的基本知识。心电图检查重点讲述成人正常心电图及临床常见异常心电图，如期前收缩、心肌梗死、心房纤维颤动特征；X线检查重点讲述X线的成像基本原理、图像特点及其临床应用；超声检查重点讲述人体组织的声学分型及其临床分类与应用。学习的重点是了解成人正常心电图及期前收缩、心肌梗死、心房纤维颤动的心电图特征，了解X线的临床应用，了解超声检查的种类与临床用途。

第一节　心电图检查基本知识

一、概述

心电图是心肌细胞在激动过程中产生于身体表面的电位记录。心肌机械收缩前先产生电激动，产生的动作电流经人体组织传导至体表。在体表不同部位放置电极板，用导线连接至心电图机，就可以描记出心脏电生理活动的曲线图，即心电图(electrocardiogram，ECG)。

心电图反映了心脏激动的电生理变化，因此在心律失常的诊断中具有其他任何方法无法替代的作用；在急性心肌梗死的诊断上亦是可靠而实用的方法；房室肥大、心肌受损、药物和电解质紊乱都可引起一定的心电图变化，有助于疾病诊断，但特征性不强。当然，因为心电图不能直接显示心脏的功能状态和代偿情况，所以必须结合临床资料综合分析，才能更好地发挥其辅助诊断的作用。

二、常规心电图导联

(一) 肢体导联

包括标准导联Ⅰ、Ⅱ、Ⅲ及加压单极肢体导联aVR、aVL、aVF。标准导联为双极肢体导联，反映其中两个肢体之间的电位差变化。加压单极肢体导联属于单极导联，基本代表检测部位的电位变化，但因为波形振幅较小，故采用加压使测得电位升高的办法以便于检测，所以称加压单极肢体导联(见图1－6－1)。

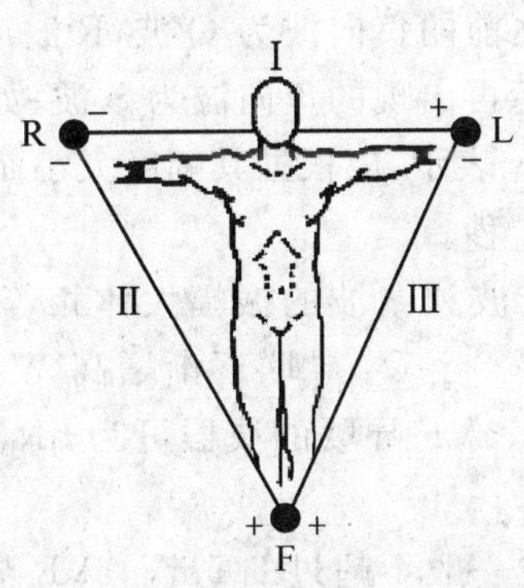

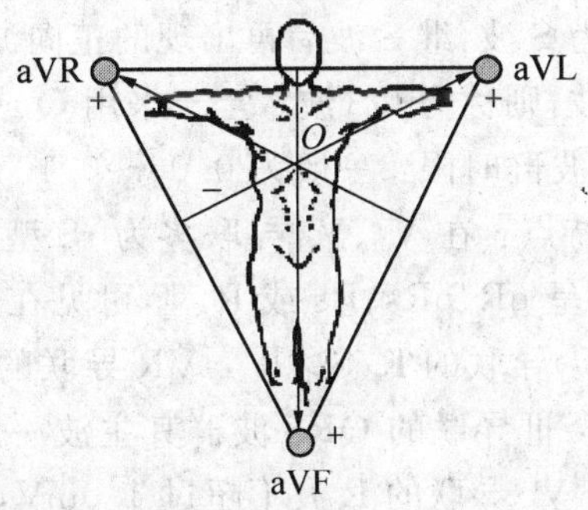

图 1－6－1　肢导联连接示意图

（二）胸导联

为心电活动反映到人体横面上的导联，属单极导联。胸导联检测电极具体的安放位置为：V_1 位于胸骨右缘第 4 肋间；V_2 位于胸骨左缘第 4 肋间；V_3 位于 V_2 和 V_4 两点连线的中点；V_4 位于左锁骨中线与第 5 肋间交界处；V_5 位于左腋前线 V_4 水平处；V_6 位于左腋中线 V_4 水平处（见图 1－6－2）。特殊情况需加做 V_{3R}、V_7、V_8 等导联。V_{3R} 在右前胸与 V_3 对称位置。V_7 位于左腋后线 V_4 水平处。V_8 位于左肩胛线 V_4 水平处。

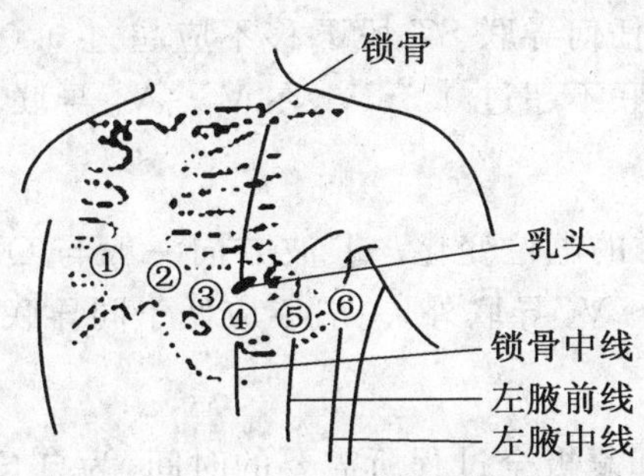

图 1－6－2　胸导联连接示意图

三、正常心电图

（一）P 波

P 波为心房除极波，代表左右心房除极时的电位变化。形态为圆钝形，可有轻度切迹。其方向在Ⅰ、Ⅱ、aVF、V_4～V_6 导联中均向上，aVR 导联向下，其余导联呈双向、倒置或低平。P 波时间小于 0.12 秒。振幅在肢体导联小于 0.25mV，胸导联小于 0.20mV。

（二）P-R 间期

P-R 间期代表心房开始除极到心室开始除极的时间，包括冲动通过心房、房室结及希氏束的时间。成年人正常心率时 P-R 间期为 0.12～0.20 秒。幼儿及成年人心动过速者 P-R 间期缩短，老年人及心动过缓者 P-R 间期延长，但不超过 0.22 秒。

（三）QRS 波群

QRS 波群代表全部心室肌除极的电位变化。

规定在QRS波群中首先出现的正向波为R波，R波之前的负向波为Q波，R波后的第一个负向波为S波，继S波后再出现的正向波为R′波，R′波后再出现的负向波为S′波；如果QRS只有负向波，则称为QS波。至于采用Q或q、R或r、S或s表示，应根据其幅度大小而定。

QRS波群时限：一般为0.06～0.10秒，不超过0.11秒。

波形特点：在V_1、V_2导联多为rS型，V_3、V_4导联R波和S波的振幅大体相等，在V_5、V_6导联可呈qR、qRs、Rs或R型，可见在胸导联R波从V_1至V_6导联逐渐增高，V_1导联的R/S<1，V_5导联的R/S>1。aVR导联的主波向下，aVL、aVF导联的波群可为qR、Rs或R型。Ⅰ、Ⅱ、Ⅲ导联的QRS波群其主波一般向上。

振幅：V_1导联的R波不超过1.0mV，V_5导联的R波一般不超过2.5mV，aVR导联的R波一般不超过0.5mV，aVL导联的R波不超过1.2mV，aVF导联的R波一般不超过2.0mV。

肢体导联的QRS波群的正向波与负向波的绝对值相加不应低于0.5mV，胸导联的QRS波群的正向波与负向波的绝对值相加不应低于0.8mV，否则就称为低电压。

(四) J点

QRS波群的终末与ST段起始的交接点称为J点，多位于等电位线。

(五) ST段

ST段代表心室除极后的缓慢复极的一段时间，指QRS波群的终点至T波起点之间的线段，一般为一等电位线。在任何导联ST段下移不应超过0.05mV；ST段上抬在V_1～V_2导联不超过0.3mV，在V_3导联不超过0.5mV，在V_4～V_6导联不超过0.1mV。

(六) T波

T波代表心室快速复极时的电位变化。T波方向一般与QRS波群的主波方向一致；T波的振幅除Ⅲ、aVL、aVF、V_1～V_3导联外，一般不应低于同导联R波的1/10。

(七) Q-T间期

Q-T间期代表心室除极和复极全过程所需要的时间，为自QRS波群起点至T波终点的时间。心率在60～100次/分时，一般Q-T间期的正常范围为0.32～0.44秒。

(八) U波

U波为T波后0.02～0.04秒的一个振幅很小的波，代表心室后继电位，其产生机制目前尚未明确。其方向一般与T波一致。

正常成人心电图见图1-6-3所示。

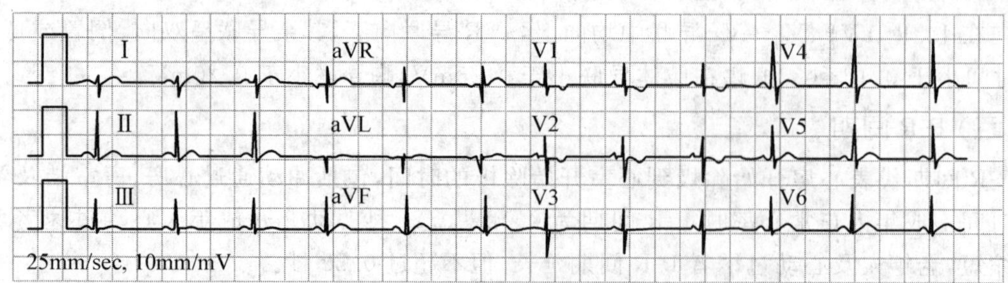

图1-6-3　正常成人心电图

四、心肌梗死

绝大多数心肌梗死(myocardial infarction)由冠状动脉粥样硬化所引起,心电图的特征性改变及其演变规律是确定心肌梗死诊断的最主要依据。

(一)基本图形

1. 缺血型改变 心肌供血不足时,首先表现为心肌细胞缺氧,导致有氧代谢降低,能量代谢障碍,细胞内钾离子丢失,心肌复极时间延长。若缺血发生于心内膜面,T 波呈对称性,高而直立;若缺血发生于心外膜,则出现对称性 T 波倒置。

2. 损伤型改变 随着缺血时间的延长,缺血程度进一步加剧,就会出现损伤型改变。主要表现为面向损伤心肌的导联出现 ST 段抬高。

3. 坏死型改变 更进一步的改变可导致细胞变性、坏死及一系列的修复过程。坏死型图形改变主要表现为面向坏死区的导联出现异常的 Q 波(宽度≥0.04 秒,深度≥1/4R)或者呈 QS 波。临床上位于坏死区的导联可同时记录到心肌缺血、损伤和坏死的图形改变,其中以缺血型 T 波改变最常见,但是对心肌梗死的诊断特异性较差;损伤型 ST 改变对急性心肌梗死的诊断特异性较强,但是也可见于变异型心绞痛等其他情况;典型的坏死波被认为是心肌梗死的较可靠依据。若上述三种情况同时存在,则心肌梗死的诊断基本确立。

(二)心肌梗死的图形演变及分期

1. 超急性期 约在梗死后数分钟到数小时,心电图表现为高耸的 T 波。

2. 急性期 梗死后数小时到数天,可持续数周,是一个演变过程。从 ST 段抬高呈弓背向上的单向曲线,到 ST 段回复到等电位线;直立的 T 波开始倒置并逐渐加深;异常 Q 波同时存在。

3. 近期 梗死后数周到数月,从 ST 段恢复到等电位线开始,至倒置 T 波逐渐恢复正常。坏死型 Q 波持续存在。

4. 陈旧期 梗死后数月到数年,倒置 T 波恢复或长期无变化,多数留有异常 Q 波。

(三)心肌梗死的定位诊断

心肌梗死的部位诊断一般主要根据坏死图形(异常 Q 波或 QS 波)出现于哪些导联而作出定位判断。发生心肌梗死的部位多与冠状动脉分支的供血区域相关,因此心电图的定位基本上与病理一致。心肌梗死定位诊断见表 1-6-1 所示。

表 1-6-1 心肌梗死的心电图定位诊断

心电图导联	梗死部位	供血的冠状动脉
$V_1 \sim V_3$	前间壁	前降支
$V_3 \sim V_5$	前壁	前降支
Ⅰ、aVL、$V_5 \sim V_6$	侧壁	前降支的对角支或回旋支
$V_1 \sim V_6$	广泛前壁	前降支
$V_7 \sim V_9$	后壁	回旋支或右冠脉
Ⅱ、Ⅲ、aVF	下壁	右冠脉或回旋支

五、常见心律失常

(一)期前收缩

期前收缩是指起源于窦房结以外的异位起搏点提前发出的激动,又称过早搏动或早搏,是临床上最常见的心律失常。根据异位搏动发生的部位,可分为房性、交界性和室性期前收缩,其中以室性期前收缩最为常见。

1. 室性期前收缩　室性期前收缩(premature ventricular contraction)心电图特点如下(图1-6-4):

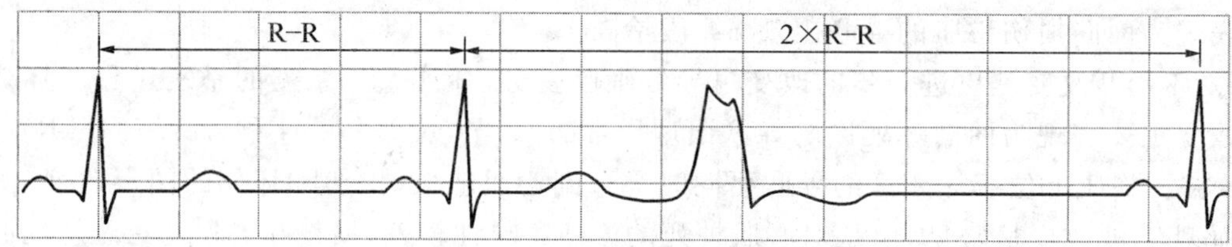

图1-6-4　室性期前收缩

(1) 期前出现的QRS-T波前无P波或无相关的P波;

(2) 期前出现的QRS波群形态宽大畸形,时限通常>0.12秒,T波方向多与QRS波群主波方向相反;

(3) 往往为完全性代偿间歇,即期前收缩前后的两个窦性P波间距等于正常P-P间距的两倍。

2. 房性期前收缩　房性期前收缩(premature artrial contraction)心电图特点如下(图1-6-5):

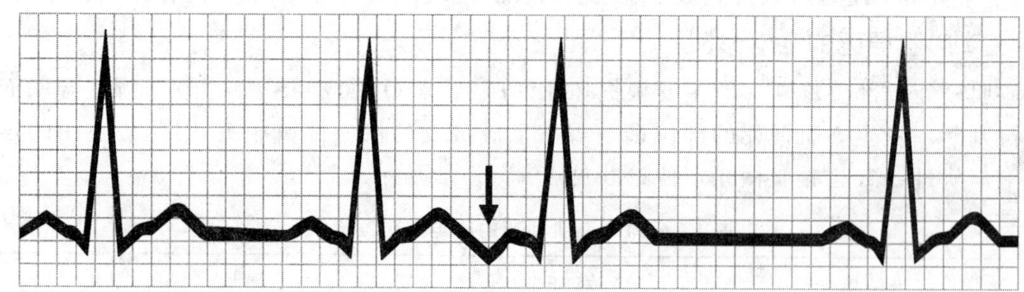

图1-6-5　房性期前收缩

(1) 期前出现的异位P′波,形态与窦性P波有所不同;

(2) P′-R间期通常>0.12秒;

(3) 大多为不完全性代偿间歇,即期前收缩前后两个窦性P波的间距小于正常P-P间距的两倍。

3. 交界性期前收缩　交界性期前收缩(premature junctional contraction)心电图特点如下(图1-6-6):

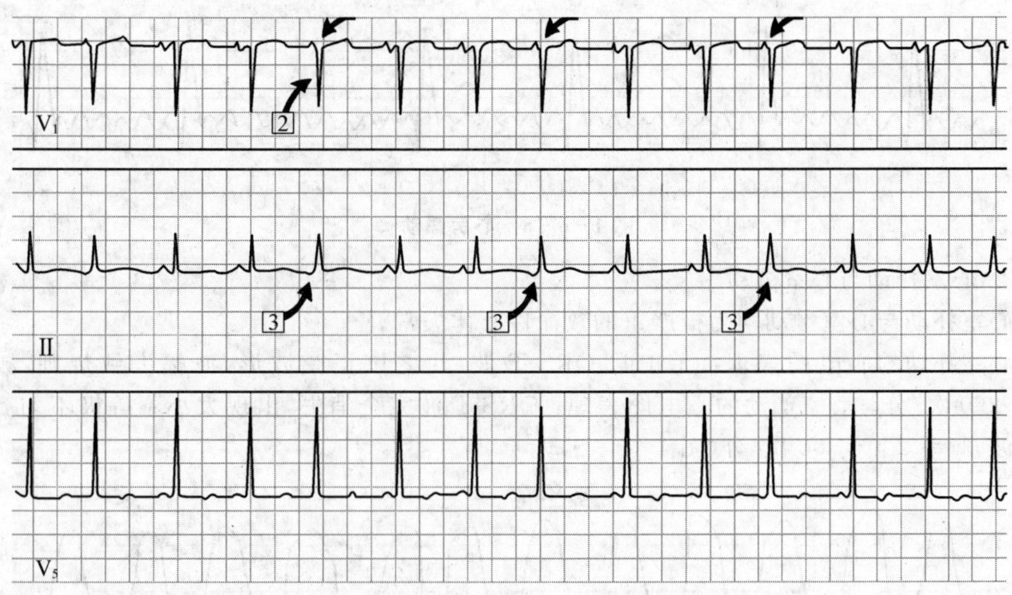

图 1-6-6　交界性期前收缩

(1) 期前出现的 QRS-T 波，其前无 P 波，QRS-T 形态与窦性下传者基本相同；

(2) 出现逆行 P′波（Ⅱ、Ⅲ、aVF 导联倒置，aVR 导联直立），可发生于 QRS 波群之前（P′-R 间期＜0.12 秒）或 QRS 波群之后（R-P′间期＜0.20 秒），或者与 QRS 波群相重叠；

(3) 多为完全性代偿间歇。

(二) 心房扑动与心房颤动

1. 心房扑动(artrial flutter)　属于房内大折返环路激动。心电图表现：① P 波消失，代之以规律的锯齿状扑动波（F 波），等电位线消失，心房率多为 250～350 次/分；② 心室率规则或不规则，取决于房室传导比例是否恒定；③ QRS 波群形态正常（图 1-6-7）。

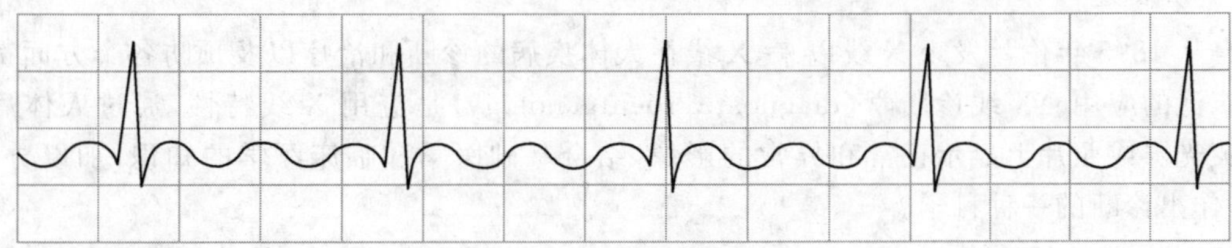

图 1-6-7　心房扑动

2. 心房颤动　心房颤动(artrial fibrillation)为临床很常见的心律失常之一，多与心房扩大和心肌受损有关。多数人认为房颤是多个小折返激动所致。心电图表现如下：

(1) P 波消失，代之以小而不规则的 f 波，其形态、振幅不定，频率 350～600 次/分；

(2) 心室律绝对不规则；

(3) QRS 波群形态通常正常；心室率过快时可伴有室内差异性传导，此时 QRS 波群宽大畸形（图 1-6-8）。

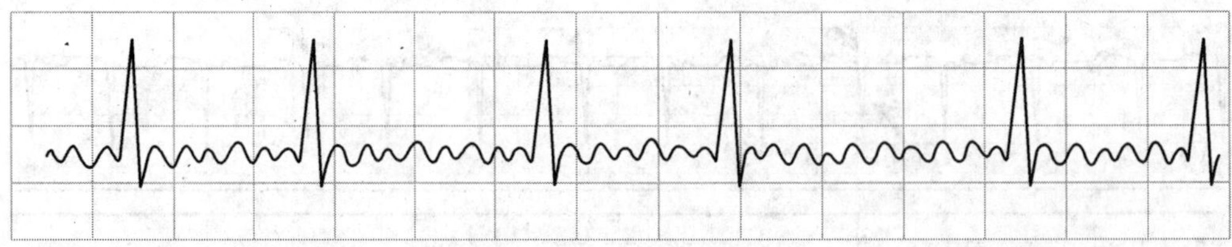

图 1-6-8 心房颤动

3. 心室扑动与心室颤动

心室扑动与心室颤动均为极严重的致命性心律失常。

心室扑动的心电图表现：无正常 QRS-T 波，代之以正弦波形，波幅大致规则，频率 200～250 次/分。心室颤动的心电图表现：QRS-T 波完全消失，出现大小不等极不匀齐的低小波，频率 200～500 次/分(图 1-6-9)。

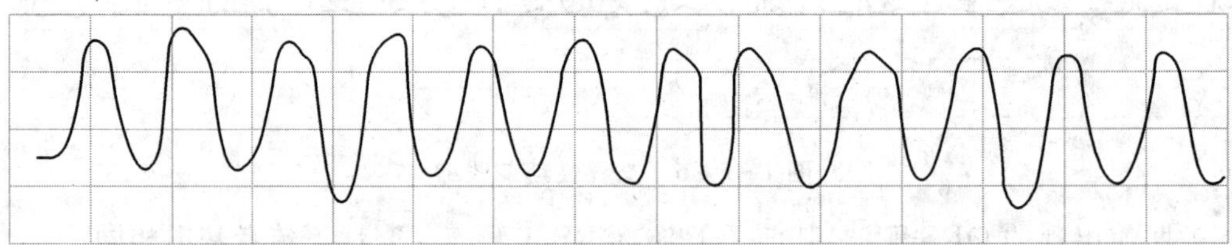

图 1-6-9 心室扑动

第二节 X 线检查基本知识

一、X 线成像基本原理

(一) 概述

自从 1895 年伦琴发现 X 线以来，X 线在人体疾病的诊断和治疗以及预防各个方面都得到了广泛的应用。X 线诊断学(diagnostic roentgenology)是应用 X 线特性，通过人体后在透视荧光屏或照片上显示正常和异常的影像，结合基础医学和临床医学的知识，加以分析、归纳，作出诊断的一种科学。

(二) X 线成像基本原理

X 线影像形成的基本原理，是由于 X 线的特性和人体组织器官密度与厚度之差异所致，这种密度与厚度之差异称为密度对比，可分为自然对比和人工对比。

1. 自然对比　人体各种组织、器官的密度不同，厚度也异，经 X 线照射，其吸收及透过 X 线量也不一样。因此，在透视荧光屏上有亮暗之分，在照片上有黑白之别。这是人体自然和固有的密度差别，称为自然对比。

2. 人工对比　人体有些部分，如腹部各脏器，密度大致相同，不具备自然对比的条件，可将对人体无害、密度大或密度小的物质，引入被检查的组织器官或其周围，造成密度差异，显出影像，称为人工对比。形成人工对比的方法称为造影检查，引用的物质叫做造影剂。

二、X线图像特点

1. 在人体内，胸部和骨骼的自然密度对比最好，透视和普通照片上应用最多。凡是密度最大的部分吸收X线最多，通过X线量很少，故在照片上显出白色影像；反之，密度较小的部分在照片上出现黑色影像。

2. X线图像是受检部位的组织重叠图像。

3. 组织器官的分辨率取决于机器的性能，也与组织的密度对比及人工造影剂的引入有关，组织密度对比高或引入造影剂则图像清晰度好。

4. X线图像是一种放大图像，其模糊度与X线焦点大小有关，焦点越小模糊度越小。

三、X线检查方法

（一）常规检查

X线常规检查是应用身体的自然对比进行透视或照相。此法简单易行，应用最广，是X线诊断的基本方法。

1. 透视(fluoroscopy)　使X线透过人体被检查部位并在荧光屏上形成影像，称为透视。透视的优点是经济，操作简便，能看到心脏、横膈及胃肠等活动情况，同时还可转动患者体位，作多方面观察，以显示病变及其特征，便于分析病变的性质。缺点是影像细节显示不够清晰、不利于防护、被检者受线量较大和不能留下永久记录。

2. 照相(radiography)　亦称摄影。X线透过人体被检查的部位并在胶片上形成影像，称为X线照相。其优点是所见影像比透视清楚，可留作永久记录，便于分析对比、集体讨论和复查比较。其缺点是不能显示脏器活动状态，检查区域为胶片大小所限制。

（二）特殊检查

1. 体层摄影(tomography)　是应用一种特殊装置专照某一体层的影像，使该层影像显示清楚，而不在此层的影像模糊不清，这就可以避免普通照片上各层影像彼此重叠混淆的缺点，有利于显示并获得内部结构、边缘、确切部位和范围等。随着CT的出现和重建技术的发展，体层摄影已经很少应用。

2. 计算机体层成像　计算机体层成像(computed tomography，CT)与传统X线成像相比，CT图像是真正的断层图像，显示的是人体某个断层的组织密度分布图。它应用X线束对人体检查部位一定厚度的层面进行扫描，由探测器接收该层面上各个不同方向的人体组织对X线的衰减值，经模/数转换输入计算机，通过计算机处理后得到扫描层面的组织衰减系数的数字矩阵，再将矩阵内的数值通过数/模转换，用黑白不同的灰度等级在荧光屏上显示出来，即构成CT图像。

3. 高千伏摄影(high kilovoltage radiography)　是用120kV以上管电压产生穿透力较强的X线，获得在较小的密度值范围内能显示层次丰富的光密度影像照片的一种检查方法。

4. 钼靶软X线摄影(molybdenum target radiography)　绝大多数的X线球管都使用钨靶，钨的原子序数为74，能产生短波射线，穿透力强，但对于较薄的部位特别是软组织，影像效果没有钼靶好。钼的原子序数为42，能产生长波射线，穿透力弱，适用于软组织X线照相，尤其多用于乳腺、阴茎、咽喉侧位等的检查。

5. 放大摄影(magnification radiography)　利用X线几何投影原理使X线影像放大，常用于观察骨小梁等细微结构。

（三）造影检查

人体内有些器官与组织缺乏自然对比，须引入造影剂形成密度差异。

1. 直接引入法　又分为两种途径：其一是经自然通道口引入造影剂至相应的某器官，如钡餐或钡灌肠检查；气管注射碘油行支气管造影；尿道或膀胱造影以及经输尿管作逆行肾盂造影；经阴道子宫输卵管造影等。其二是经皮肤穿刺，自针管或联结导管注射造影剂，引入与外界隔离的腔道或器官内，如各种血管造影、心脏造影、气脑造影及脑室造影等。

2. 生理积聚或生理排泄法　经口服或静脉注射造影剂，利用该造影剂具有选择性经某脏器生理积聚或排泄，暂时停留于管道或内腔使之显影，例如口服胆囊造影、静脉肾盂造影等。

四、X线的临床应用

（一）中枢神经系统

颅脑外伤、炎症、肿瘤病变，通过颅脑平片、蝶鞍改变、颅内生理性钙化斑移位显示。脑血管造影、气脑造影、脑池造影可检查脑内肿瘤占位。

（二）脊柱

各种外伤骨折、脱位、退行性病变、感染、肿瘤。脊柱造影可观察椎管内占位性病变。

（三）头颈

各种发育异常、外伤、感染、肿瘤及肿瘤样病变。

（四）呼吸系统

肺发育异常、感染、肿瘤、胸膜、纵隔病变。

（五）循环系统

各种心血管发育异常，先天或后天性心脏瓣膜病变，心包疾病。

（六）消化系统

胃肠道、胆道的发育异常、炎症、梗阻、肿瘤。

（七）泌尿生殖系统

发育异常、炎症、肿瘤。

（八）骨关节系统

外伤骨折、脱位、发育异常、炎症、肿瘤、肿瘤样病变。

（沈　华）

第三节　超声检查基本知识

超声检查(ultrasonic examination)是利用超声波的物理特性与人体组织声学特性，对人体组织的形态结构、物理特性和功能状态及病变情况，作出诊断的一种非创伤性检查方法。

超声检查具有操作简便、对人体无损伤、无痛苦、可多次重复、诊断及时等优点，广泛应用于临床。

一、超声检查的基础知识

（一）超声波概念

超声波系指频率超过2万赫兹的在弹性介质中以纵波形式传播的一种机械波。临床诊断用的超声波频率范围为2～10兆赫兹，其中以2.5～5兆赫兹最为常用。

（二）超声波的物理特性

超声波具有方向性、反射、折射、散射、吸收与衰减、多普勒效应、穿透力和分辨力等物理特性。穿透力强的声束，往往由于频率低而影响分辨力，反之，分辨力高的声束穿透力又不强，因此在临床应用时，要根据探测的脏器和目的选择不同频率的探头。探查成人、大的或深在的脏器如肝脏或肥胖者，需要穿透力强的低频探头；小儿或表浅的脏器（如眼球）选择穿透力不太强的高频探头，以保证高分辨力。

（三）人体组织的声学分型

超声波具有反射特性，而反射声能的大小主要决定于构成反射界面的两种介质的声阻抗差，即人体组织的声学分型主要取决于两相邻组织的声阻抗差异，声阻抗差异大，反射回波强；反之，则反射回波弱。声阻抗（Z）为介质密度（ρ）与声速（C）的乘积。

根据各组织的声学特性，将人体组织器官分为下列四种类型：

1. 无反射型（无回声型）　液性物质及非常均质的物质，如血液、尿液、胆汁、胸腹腔积液、心包积液、鞘膜积液、羊水等，因其内部不存在声阻抗差，不构成声学界面，不产生反射回波，称无反射型。在B型超声检查（简称B超）声像图上表现为液性暗区。

2. 少反射型（低回声型）　见于人体中结构均匀的实质性脏器或组织，如肝脏、脾脏、胰腺、肾实质、子宫、卵巢、肌肉、淋巴结等。因这些组织结构较均匀，界面间声阻抗差较小，超声波在这类组织中传播时反射较弱，B超图像上表现为均匀细小的弱回声光点。

3. 多反射型（强回声型）　非均质的实质性结构如乳腺及某些肿瘤或结构较致密的实质性结构与液性物质的交界面上（心内膜、心包、心外膜、大血管壁等），构成界面的两种介质的声阻抗差较大，反射较强，形成多反射型。B超图像上表现为粗大不均匀的强回声点、回声斑、小回声团或回声带等。

4. 全反射型（含气型）　超声遇到软组织与气体构成的界面时，如肺和含气的肠道，因声阻抗差很大，达3000多倍，声能几乎全部从界面上反射回来，不能透射入下一组织而在B超图像上表现为很强的反射，界面后方组织不能显示，因此使超声对肺和含气肠道的诊断受到很大限制。

二、超声检查种类

根据显示回声，将临床常用的超声检查法分为以下类型：

1. A型超声诊断法（amplitude mode）　其特点是以波幅的高低代表回声的强度，波幅的高低显示在图像的纵坐标上，横坐标则代表探测界面的深度。A型超声诊断法依据回波的高低、多少及其变化的规律来判断病变。目前已基本被B型超声诊断法所代替，眼科超声检查中的眼内结构测量尚用A型超声诊断法。

2. B型超声诊断法(brightness mode)　又称辉度调制型或灰阶成像,其特点是:① 灰阶成像。以光点的亮度代表回声强度,回声强光点则亮,回声弱光点则暗,无回声则形成暗区。② 二维图像。根据光点灰阶不同,连续扫描即显示出脏器的断层切面层次分明的二维结构图像。③ 实时显像。扫查成像速度超过24帧/秒,可实际而即时地显示脏器的解剖结构和活动状态。因B型超声诊断法具有图像直观、形象、重复性强、可供前后对比等优点,已成为临床最常用的超声诊断方法,广泛应用于妇产科、泌尿科、消化内科和心血管科、肝胆外科等疾病的诊断与介入治疗。

3. M型超声诊断法(motion mode)　即超声光点扫描法,纵坐标(Y轴)代表反射界面的空间位置关系和深度,横坐标(X轴)代表扫描时间。因主要用于观察心脏不同时相的运动规律,M型超声诊断法又称M型超声心动描记术。M型超声诊断法多与B型或D型超声检查同时显示和应用。

4. D型超声诊断法(Doppler mode)　即超声多普勒诊断法或多普勒超声心动图,利用多普勒效应的原理,把发射的超声和遇到与之发生相对运动的界面而返回的超声之间产生的频率差(频移),以频谱的形式或用扬声器将其以声调信号显示出来。多与B型超声诊断法结合,在B型图像上进行多普勒采样,临床多用于检测心脏及血管的血流动力学状态,尤其是先天性心脏病和瓣膜病的分流及返流情况,对诊断各种先天性心脏病、心脏瓣膜病、血管有否狭窄或闭塞等均有重要的价值。

临床常用D型超声诊断法有以下几种:① 连续波多普勒(CW),用于测量高速、深部血流,无距离选择性,不受深度限制,用于判断瓣膜狭窄严重程度或返流的有无。② 脉冲式多普勒(PW),有距离选通性,设定取样容积,并可调节其深度与位置,测量较准确,但对高速血流与深部组织受限。③ 彩色多普勒血流显像(Doppler color flow imaging, 简称DCFI),可迅速地把获得的心脏内或血管内的全部频移回声信号,用伪彩编码的方式显示出来,二维彩色血流信号重叠到B超或M型扫描图上。其特点是:向着探头流动的血流显示为红色,背离探头流动的血流显示为蓝色;色彩越明亮提示速度越快;彩色的组成代表血流性质,正常血流为层流呈单一色,湍流呈多色混合;显示的范围代表流量的多少。④ 彩色多普勒能量图(CDE),利用血流中红细胞的密度、散射强度或能量分布而产生的多普勒信号强度与范围进行成像。CDE显示信号动态范围广,灵敏度高于CDFI,能显示低速血流,提供占位性病变中的滋养血管和肿瘤血管及某些部位组织活性与血流灌注的重要信息。

三、超声检查的临床用途

超声检查尤其是B型超声与D型超声检查,能形象地显示脏器和病变的解剖结构、功能状态及血流情况,已成为临床上不可或缺的诊断方法,广泛应用于颅脑、眼球、心血管、肝脏、胆囊、脾脏、胰腺、肾脏、膀胱、前列腺、肾上腺、子宫、卵巢、甲状腺、纵隔及某些肺和胃肠道疾病的诊断与治疗。

(一) 超声检查前需做的准备

1. 检查胆囊前要空腹禁食,以免胆囊收缩后囊内病灶显示不清、胃肠食物及气体遮盖其后方病灶,甚至造成假性肿块。

2. 检查盆腔泌尿生殖器官(如经腹超声检查子宫附件、早孕、前置胎盘、膀胱、输尿管、前列腺等)，应于检查前饮入足量的水，使膀胱充盈以利病灶对比反射清晰，并推移肠管减少气体干扰。

3. 妇科经阴道超声检查前应排空小便。

4. 前列腺经直肠超声检查前要排空大便。

5. 检查胰腺病灶最好饮温开水充盈胃腔，以减少肠腔气体干扰。

6. 腹内胀气明显而影响检查结果时，需肠道准备后再次检查。

(二) 超声检查的临床用途

1. 检测实质性脏器的大小、形态、物理特性，如肝脏、脾脏、肾脏等。

2. 检测某些囊性器官及病变的形态、大小、位置及功能状态，如胆囊、膀胱等。

3. 检测心脏、大血管及外周血管内径的大小、形态、解剖结构、血流情况和功能状态，主要用于诊断各种心血管疾病。

4. 检测各种脏器内的占位性病变的大小、形态，鉴定其物理特性及有无转移，对判断病变的病理性质有一定的价值。

5. 诊断各种积液并大致估计积液量多少。

6. 观察、随访经药物或手术治疗后各种病变的动态变化情况，为下一步治疗提供依据。

7. 引导穿刺抽液、活检，或导管置入，将声像图和细胞病理检查结合起来，提高临床诊断的准确性，进行辅助诊断或某些介入治疗。

(许　航)

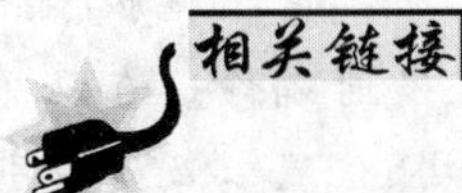

磁共振成像(MRI)

磁共振成像(magnetic resonance imaging，MRI)是在发现磁共振现象的基础上，于20世纪70年代之后，借助电子计算机技术和图像重建数学的进展与成果而发展起来的一种医学影像检查技术。

2003年在MRI研发领域发生了一件重大事件，这一年的11月诺贝尔奖评委会宣布本年度的诺贝尔生理学或医学奖授予美国的保罗·C·劳特伯(Paul C Lauterbur)和英国的皮特·曼斯菲尔德(Peter Mansfield)，表彰他们对磁共振成像技术做出的杰出贡献。30年前Paul C Lauterbur揭示了利用磁场叠加的方式精确激发不同的组织并对相应的磁共振信号进行精确的定位，稍后的1976年，英格兰诺丁汉大学的Peter Mansfield首次成功地对活体手指进行了磁共振成像。第一台可以用于临床的全身MRI于1980年在Fonar公司诞生，第一台医用磁共振仪于1984年获得美国FDA认证。从此以后，磁共振成像走过了从理论到实践、从形态到功能、从二维到四维、从宏观到微观的发展历史。

MRI是通过对静磁场中人体施加某种特定频率的射频脉冲，使人体组织中的氢质子受到激励而发出磁共振现象，当终止射频脉冲时，质子在弛豫过程中感应出磁共振(MR)信号；通过对MR信号的接收、空间编码和图像重建等处理过程，即产生MR图像。MRI的优点是无X线电离辐射，可多方位多参数成像，还能进行功能成像和生化代谢分析等。图像对脑和软组织分辨率极佳，解剖结构和病变形态显示清楚。

今天，MRI已经确立了其在影像诊断方面的重要地位，并取代了许多传统影像诊断技术。MRI 在中枢神经系统中的应用已成为疾病诊断的金标准；在骨关节、软组织病变的诊断中是举足轻重的手段。特别是近几年来，超高场磁共振在脑功能成像、频谱成像、白质纤维束成像、心脏检查、冠心病诊断、腹部盆腔等脏器的检查中得到了飞速发展。

回顾 10 多年来 MRI 发展的历程，无论是 MRI 设备本身的性能改善和发展，还是成像技术和成像原理上新的突破，为更进一步地了解疾病的本质提供了有力的武器。这 10 多年 MRI 的发展，经历了从一般到特殊形态诊断阶段，经历了从单纯形态到结合功能诊断的阶段，也正在经历从宏观诊断向微观和分子水平诊断的发展阶段。

拓展阅读

超声检查的临床应用

（一）超声显像在腹部的应用

因超声检查价廉、快速、对人体无损伤、无须特殊造影剂等优点，已成为临床腹部疾病影像学检查的首选方法。现代超声仪由于应用了超高密度晶片探头、宽频带技术、电子全程聚焦以及数字化等先进技术，已能获得极高的软组织空间分辨力。如小肝癌的假包膜带及肿块的镶嵌样结构、胆囊小至几毫米的息肉样病变，以及胰腺癌浸润周边血管、淋巴结转移肿大等细微的病变特征，能够在现代超声仪上清晰显示，从而显著提高了诊断水平。一直认为胃肠道因含气是超声显像的禁区，然而近年来大量报道证明，在应用一定量的胃肠超声显像液后，胃肠管壁增厚或肿瘤病变均能显示清楚，并且癌肿在壁内侵及的深度及范围，以及黏膜下或外生性肿瘤的发生部位与胃肠壁的关系，等等，超声显像效果较佳。高频探头对于颈段食管以及腹段食管的研究已有较好的经验。许多急腹症，如肠梗阻、肠套叠、急性化脓性阑尾炎、急性化脓性胆囊炎以及急性胰腺炎，超声显像均能显示出一定的有关特征而有助于临床及时确诊。在泌尿系统，超声能灵敏显示肾脏、输尿管及膀胱的肿瘤或结石，并且能了解其大小、位置以及是否引起了泌尿系梗阻，显著减少了传统 X 线造影的应用。近年来，双功多普勒及彩色多普勒血流成像在腹部的应用，一方面提高了血管病变的诊断水平，另一方面的重要作用是可以了解占位病变尤其是肿瘤的血流状态和特征，从而有助于提高良恶性的鉴别诊断水平。

（二）对胸腔疾病的诊断应用

超声检查在胸腔疾病的诊断上，已不限于了解胸水及胸膜的状况，而是着重于胸壁病变与肺周病变的鉴别，了解肺周肿瘤对胸膜及肋骨浸润的程度和范围；观察无气肺内的结构及病变，可鉴别无气肺内的支气管病变是脓肿或是实性肿瘤。

（三）超声心动图的广泛应用

超声心动图检查目前已由 M 型及二维超声心动图进入到频谱型和彩色多普勒型的新阶段，加之经食管超声及三维超声等先进技术的应用，可以全面、直观、精确、实时地观察心脏及大血管的解剖结构，心肌及瓣膜的运动状态以及血流动力学状况，从而能够为心血管的生理病理情况提供准确的信息，把先天性心脏病、心脏瓣膜病、心肌病以及冠心病等心脏病的诊断水平推进到了新的高度，并且对于许多手术病例，超声检查在术前、术中及术后的监视亦有很大帮助。

（四）妇产科的超声检查

现代妇产科的临床实践已经离不开超声检查，因其能清晰显示女性盆腔内的结构而成为妇科疾病诊断的重要手段。特别是在产科的应用,从早孕至分娩的全过程都可以用超声监护:观察胎儿的发育过程,判断胎儿成熟度以及有无先天畸形,了解胎盘及脐带的状况等等。经阴道超声显像能显示子宫、卵巢及附件的细微结构,显著提高了妇产科疾病的诊断准确性和灵敏性。经阴道彩色多普勒的应用,在高分辨力二维声像图基础上能显示盆腔、子宫及其肿瘤的较小血管和血流频谱特征,有助于了解病变的血流状态、良恶性肿块的鉴别以及宫外孕的早期诊断。

(五)骨骼运动系统检查的应用

骨骼运动系统一直是传统 X 线检查的主要项目,也是当今 MRI 和 CT 成像检查的热点。1988 年《北美放射临床》出版了一期肌肉骨骼的超声显像专辑,显示并总结了超声在肌肉骨骼成像中的作用,超声不仅可以作为一种筛选检查手段,而且在许多情况下能获得其他方法无法获得的信息,如对膝关节内外的半月板、韧带、肌腱等损伤,肩关节损伤时各个肌腱的情况,对肌肉、肌腱损害的动态观察等等,超声检查均能发挥独特的重要作用。我国学者也证明了成骨肉瘤的基本 X 线征象(骨皮质破坏、骨膜反应、软组织肿块、瘤骨等)在超声显像中均能灵敏准确地观察到,加之彩色血流技术的复合应用,对成骨肉瘤的血管血流状态的了解能为术前诊断提供更多的可靠信息。

(六)腔内超声技术

近年来,腔内超声技术发展迅速,日新月异。因探头频率高,并且直接接近所观察的目标,中间受干扰的因素少,而使图像清晰、分辨力高,能观察脏器细微结构,发现较小的肿块,了解肿瘤具体发生部位、肿瘤内部结构及浸润范围和深度,有助于肿瘤的分期及切除可能性的评价。目前临床应用的经食管、胃、十二指肠超声除可直接观察消化管壁结构外,还可观察毗邻的器官,如心脏及肝、胆、胰、肾等;经直肠超声可观察直肠壁及前列腺;经尿道超声可观察前列腺及膀胱;经阴道超声可观察子宫、附件及盆腔;经腹腔超声可观察腹腔内容。

(七)介入性超声检查与治疗

介入性超声检查在临床的应用已普及。自 1972 年超声引导穿刺探头问世以来,细针经皮穿刺针吸细胞学检查已广泛用于肝、胆、胰、脾、肾及腹膜后等肿瘤的确诊,对恶性肿瘤的准确率达到 80%～95%的满意结果,并且副作用和并发症极为罕见。20 世纪 80 年代以来,改进了穿刺针和操作手法,成功地实现了经皮细针穿刺组织活检,使得影像检查所发现的绝大多数占位病变能够在非开刀条件下及时获得组织病理诊断,显著提高了临床术前的诊断水平。该项技术在胸部应用同样获得很好效果。弹射自动活检技术的应用,进一步提高了经皮穿刺活检的效率和质量,尤其在肝肾弥漫性病变及女性盆腔、男性前列腺等的应用有很大的实用价值。现在介入性超声除了完成常规囊肿的治疗外,着重开展了对癌肿治疗的探索,其中有代表性的如超声引导经皮穿刺对肝癌注射无水酒精,或是激光凝固,以及选择性穿刺门静脉化疗等等,为肝癌的治疗开拓了新途径,取得了较好疗效。

参考文献

[1]陈文彬,潘祥林,等. 诊断学. 第 7 版. 北京:人民卫生出版社,2008

[2]欧阳钦,吕卓人,等. 临床诊断学. 北京:人民卫生出版社,2001

[3]王鸿利，仲人前，等. 实验诊断学. 北京：人民卫生出版社，2001

[4]Nicholas J Talley，Simon O Connor. Clinical examination. 5th Edition. Australia：Elservier Australia，2008

[5]王书奎，周振英. 实用流式细胞术彩色图谱. 上海：第二军医大学出版社，2004

[6]刘望彭，沈炳棣，韩向军，等. 现代临床诊疗技术. 郑州：河南医科大学出版社，2007

[7]吕卓人，刘森，等. 临床医学概论. 北京：科学出版社，2001

[8]金征宇，冯敢生，等. 医学影像学. 北京：人民卫生出版社，2005

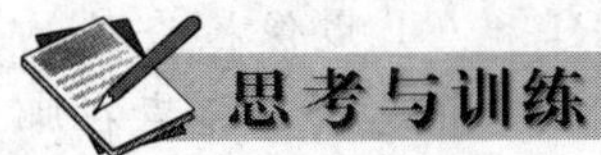

思考与训练

一、单项选择题

1. 心肌梗死之初首先出现心内膜下心肌缺血，此时心电图表现为　（　　）

A. 病理性 Q 波　B. ST 段抬高弓背向上　C. T 波倒置，"冠状 T"

D. T 波高耸、巨大　E. ST-T 波呈抬高的单向曲线

2. 在 V_1、V_2、V_3 导联出现心肌梗死特征性心电图，其梗死部位应在　（　　）

A. 局限前壁　B. 前侧壁　C. 前间壁

D. 广泛前壁　E. 下壁

3. 符合室性期前收缩的是　（　　）

A. QRS 波群宽大畸形，时间≥0.12 秒

B. 多有相关的 P′波，P′波为逆行性

C. 早搏的 P-R 间期≥0.12 秒

D. 代偿间期多呈不完全性

E. 多在窦性停搏后出现

4. 心电图对下述疾病诊断最准确的是　（　　）

A. 心肌梗死　B. 心室肥大、心房肥大　C. 心律失常

D. 低钾血症、低钙血症　E. 冠状动脉供血不足

5. 下列关于心电图各波命名的论述哪项错误？　（　　）

A. 心房除极波称 P 波

B. QRS 波群中第一个向上的波为 R 波

C. QRS 波群中第一个向下的波为 Q 波

D. QRS 波群中 R 波后面向下的波称 S 波

E. 心室复极波是 T 波

6. 心室律绝对不规则常见于　（　　）

A. 心房扑动　B. 心房颤动　C. 房性早搏

D. 室性早搏　E. 室性心动过速

7. X 线摄影检查主要利用的 X 线特性是　（　　）

A. 穿透性　B. 荧光效应　C. 摄影效应

D. 电力效应　E. 生物效应

8. 人体内密度最高的组织或器官是　(　　)

A. 皮肤　B. 脂肪　C. 结缔组织

D. 肌肉　E. 骨骼

9. 在人体内产生自然对比最明显的部位是　(　　)

A. 胸部　B. 腹部　C. 躯干

D. 四肢　E. 头部

10. 患者上腹部疼痛月余,伴有恶心、呕吐,首选的X线检查方法是　(　　)

A. 腹部透视　B. 摄腹部平片　C. 胃肠道造影

D. 食管造影　E. 钡剂灌肠

11. 密度最高,在X线片上呈白色的是　(　　)

A. 骨骼　B. 软组织与液体　C. 脂肪

D. 气体　E. 胸膜

12. 以下哪项属于X线常规检查?　(　　)

A. 体层摄影　B. 钼靶摄影　C. 消化道造影检查

D. 透视　E. 放大摄影

13. 德国物理学家伦琴发现X线的时间是　(　　)

A. 1958年　B. 1589年　C. 1895年

D. 1859年　E. 1598年

14. 下列除哪个组织脏器外临床检查首选超声检查?　(　　)

A. 肝脏检查　B. 胆囊检查　C. 心脏检查

D. 胸腔积液检测　E. 骨骼检查

15. 尿液在B型超声检查中显示为　(　　)

A. 强回声　B. 无回声　C. 全反射

D. 低回声　E. 不均匀回声

16. 关于CDFI,下列说法错误的是　(　　)

A. 背离探头流动的血液呈红色

B. 层流显示为单一色

C. 湍流显示为五彩色

D. 所显示的范围表示血液流量

E. 亮度代表血流速度

17. 哪项不是超声检查的特点?　(　　)

A. 操作简便　B. 无创伤　C. 可多次重复

D. 可影响骨髓造血功能　E. 诊断结果得到及时

18. 下列哪种超声检查得到二维结构图像?　(　　)

A. A型超声诊断法　B. M型超声诊断法　C. D型超声诊断法

D. CDFI　E. CDE

19. 超声检查中高频探头用于　(　　)

A. 心脏　B. 脾脏　C. 肝脏

D. 甲状腺　E. 子宫卵巢

20. B超检查时下列哪个组织器官不显示为低回声 （　　）

A. 肌肉　　B. 肝脏　　C. 肺脏
D. 肾脏　　E. 胰腺

二、名词解释

1. 异常 Q 波　2. 低电压(心电图)　3. 自然对比　4. CDFI
5. B型超声诊断法

三、填空

1. 加压单极肢体导联有________、________、________。

2. P 波代表________除极时的电位变化，振幅在肢体导联小于________，胸导联小于________________。

3. 钼的原子序数为 42，能产生长波射线，穿透力________，适用于________X 线照相。

4. 人体内有些器官与组织缺乏自然对比，须引入________形成密度差异，包括________法和________法。

5. 增强扫描指________内注射________后再行扫描的方法，目的是提高________的密度差。

6. CT 图像不同于 X 线检查所获得的组织厚度和密度差的________图像，而是 X 线束穿过人体特定断层的________图像。

7. 超声检查中，人体组织声学分型有________、________、________及________。

8. 超声检查用耦合剂的目的是________________________。

四、问答题

1. 简述心房颤动的心电图特点。
2. 描述心肌梗死的心电图图形演变与分期。
3. X 线的检查方法有哪些？
4. 临床常用的超声检查法按显示回声分为哪几种类型？
5. 简述超声检查的临床用途。

（沈　华　许　航）

第二篇　内　科　学

第一章　内科学概要

一、内科学在临床医学中的地位

内科学是临床医学中整体性较强、涉及知识面较广的一门学科，是临床各学科的基础，它既有自身的理论体系，又与基础医学、临床医学各科密切相关，其所阐述的疾病诊断及鉴别诊断原则和临床思维方法，对临床各科的理论和实践，均具有普遍的指导意义。因此，学好内科学，是学好临床医学的关键。

二、内科学与医学模式的转变

（一）生物医学模式对人类健康的影响

生物医学模式着重"生物"二字，它是在生物学基础上形成的，以生物学因素为出发点，充分运用生物科学技术成果对疾病进行诊断和治疗。在20世纪以前的400余年医疗实践中，临床医生们在这种模式的指导下，与各种各样的疾病进行了顽强的斗争，并取得了巨大的成就，为人类健康作出了重大贡献。尤其在20世纪后期，生物医学发展为以分子生物医学为带头学科，并形成了一个具有50多个门类数百个分支的庞大学科体系后，在阐明疾病机制和创新诊断与治疗技术方面取得了显著的成就，极大地促进了人类医学科学的发展。

（二）生物-心理-社会医学模式的建立

随着现代科学技术的快速发展和人类文明的巨大进步，人类的社会环境、生活习惯、行为方式、年龄结构、疾病谱和死因谱等也随之发生了巨大变化。而单纯生物医学模式，由于忽视了与疾病相关的心理因素和社会因素在疾病发生与发展中的作用，其局限性和消极性日益显示。人们越来越重视心理因素和社会因素在疾病发生和发展中的作用，并认识到心理和社会因素是决定人体健康的重要因素。同时加强了对心理紧张、吸烟、环境污染、行为方式、社会公害、交通事故、吸毒、酗酒、饮食过量等心理与社会因素致病作用的研究。于是，一种新型的医学模式——生物-心理-社会医学模式随即建立，并代替了生物医学模式。

（三）内科学与医学模式转变

临床研究显示，人类疾病大约50%与生活方式和行为有关；20%与生活环境和社会环境有关；20%与遗传、衰老等生物学因素有关；10%与卫生服务缺陷有关。临床实践证实，多种内科疾病如高血压病、心脏病、溃疡病、尿毒症、糖尿病、系统性红斑狼疮、恶性肿瘤等均与心理和社会因素密切相关，加之内科领域慢性病及重、危、急症多，病因复杂，社会和心理因素在其疾病的发生与发展中起着极其重要的作用。因此，新的医学模式在内科疾病的防治过程中具有十分重要的意义。内科学的内容，也将随着医学模式的转变而有所更新。

三、内科学的范围和内容

(一) 基本内容

内科学包括呼吸系统、循环系统、消化系统、泌尿系统、血液系统、内分泌系统、神经系统疾病以及风湿性疾病、理化因素所致疾病、精神疾病和传染性疾病等基本内容。目前根据学科发展需要,神经系统疾病、精神疾病和传染性疾病已从内科学中分离出去,分别成为独立的神经病学、精神病学和传染病学。内科学中的每一个疾病又包括概述、病因、发病机制、病理、临床表现、并发症、辅助检查、诊断、鉴别诊断、治疗、预后和预防等内容。其中临床表现、辅助检查、诊断和治疗是重点。

(二) 扩展内容

近年来,一些新兴学科如老年病学、临床免疫学、临床流行病学、临床药理学、肿瘤学、遗传学、分子与细胞生物学、心理学、医学伦理学、社会医学、环境医学、循证医学以及生物医学工程学等与内科相关的内容也归入内科学范畴。

四、内科学的主要进展

近年来,基础医学的进展使内科疾病发病机制的探讨深入到了基因与分子水平,流行病学研究不断更新了疾病的临床概念,新的影像学技术为内科疾病的定性和定量诊断提供了可靠的手段,国际大规模多中心临床试验为内科疾病的防治开辟了新的途径。内科学的主要进展有:

(一) 病因和发病机制方面

1. 运用现代科学研究方法和技术,从基因和分子水平认识遗传性疾病和遗传相关性疾病。

(1) 从染色体基因内 DNA 的分析来认识海洋性贫血和白血病的发病机制,发现了 575 种以上人类异常血红蛋白,并从胎儿绒毛膜或羊水细胞基因中 DNA 的分析作出胎儿海洋性贫血遗传类型和血友病的产前诊断。

(2) 研究发现许多遗传性疾病或遗传相关性疾病的发生与人类白细胞抗原(HLA)的某些位点密切相关。如用血清学方法鉴定发现 T1DM 易感性与 HLA－DR_3、－DR_4 呈阳性相关;类风湿关节炎的易感性与 HLA－DR_4 相关;SLE 的易感性和自身抗体的形成与 HLA－Ⅱ类分子(DR、DQ)相关联;强直性脊柱炎与 HLA－B_2 相关;自身免疫性肝炎与 HLA 单倍型 B_8、B_{14}、DR_3、DR_4、DW_3 相关。

(3) 细胞生物学和分子生物学研究使人们加深了对生物膜(细胞膜、基底膜)在疾病发生与发展中的意义的认识。比如,近年发现高胰岛素血症可使血管平滑肌细胞膜上调节离子转运的 Na^+－K^+－ATP 酶和 Ca^{2+}－ATP 酶活性降低而引起高血压;电镜观察不明原因血尿患者肾小球基底膜的厚度,发现薄基底膜肾病是其重要原因之一。

2. 自身免疫性疾病及其免疫发病机制的研究取得较大进展,如艾滋病的发现及其机制的研究以及恶性肿瘤、肾小球疾病、风湿性疾病等的免疫发病机制的研究。

3. 组织激素、细胞因子、生长因子如消化道激素、前列腺素、心房肽、内皮素(ET)、一氧化氮(NO)、白细胞介素－1(IL－1)、IL－7、IL－4、胰岛素样生长因子－1(IGF－1)、转化生长因子-β_1（TGF-β_1）、血小板源性生长因子（PDGF）、肿瘤坏死因子-α（TNF-α）、单核细胞趋化蛋白-1（MCP-1）、结缔组织生长因子（CTGF）等的发现和研究，为许多疾病发病机制和治疗手段的探索开辟了新途径。

4. 下丘脑多种神经内分泌激素的发现和一些神经递质作用的阐明，使神经系统和内分泌系统的相互联系得到更深入的认识，推动了神经内分泌学的发展。

5. 随着医学科学技术的不断进步，新的病种不断被认识和确定，如传染性非典型肺炎、人禽流感等，新的综合征不断被命名，如代谢综合征、Brugada 综合征等。同时也对一些旧的疾病进行了重新分类，如糖尿病、高血压、原发性肾小球疾病等。

（二）检查和诊断技术方面

1. 实验室检查　临床实验室诊断技术已向高速度、高效能、自动化和超微量方向发展，阳性率、敏感性和准确性均明显提高。高效液相层析、放射免疫和免疫放射测量、酶联免疫吸附测定、聚合酶联反应和酶学检查技术的建立与完善，使测定体液中微量物质、药物或微生物的DNA、RNA 成为可能，其灵敏度可达 pg 乃至 fg 水平，单克隆抗体的制备成功把高度专一的分析技术推进了一步。

2. 重要脏器功能监测系统　近代多功能、多参数心、脑电子监护系统的功能和性能不断完善，对提高危重患者的抢救成功率，起到了积极的作用。

3. 内镜　用途不断扩大，电子化程度愈来愈高，减轻了患者的痛苦，心血管内镜业已问世。

4. X 线　高精密度螺旋 CT、磁共振体层成像（MRI）、超声成像（USG）、数字减影心血管造影（DSA）和单光子发射体层成像（SPECT）等的临床应用，显著提高了疾病诊断（尤其是肿瘤）的准确性。

5. 超声波检查　现已发展至实时三维成像，可得脏器的立体图形；彩色多普勒血流显像可获得血流及其变化的直观效果；食道内多平面超声心动图能在更接近心脏的部位进行探测。

6. 放射性核素检查　已广泛应用于胃肠肝胆病、心血管病、内分泌疾病、肾脏病、血液病、肺疾病的诊断。

7. 创伤性检查

（1）肝、肾、心肌、肺、甲状腺、肌肉等经皮活检，提高了疾病诊断的准确性。

（2）临床心脏电生理检查极大地提高了心律失常的诊断水平。

（3）血管内超声显像极大地补充了血管造影的不足。

（三）预防和治疗方面

1. 药物方面　多种新的有效药物（如多种新型抗生素、β-受体阻滞剂、H_2-受体阻滞剂、血管紧张素转换酶抑制剂（ACEI）、血管紧张素Ⅱ受体阻断剂（ARB）、钙通道阻滞剂（CCB）、多巴胺受体阻滞剂等）不断增多，提高了治疗效果。

2. 免疫治疗　在免疫活性细胞研究基础上进行的免疫治疗，取得了可喜的成就。如异基因骨髓移植、造血干细胞移植（HSCT）已成为目前治愈恶性血液病最为有效的方法，也是某些免疫异常性疾病、遗传性疾病、代谢性疾病、实体脏器肿瘤的重要治疗措施。近年来，已有将干细胞移植作为细胞替代疗法治疗缺血性心肌病的实验及临床研究报告。

3. 基因治疗　20世纪末涌现出的一种新的治疗手段，指在基因水平上进行活细胞遗传物质的改造，从而达到治疗某种疾病的目的。截至2004年5月，全球已有918项基因治疗方案试用于临床，并取得较好疗效。比如，促红细胞生成素(EPO)治疗肾性贫血。异基因骨髓移植治疗急性白血病、慢性粒细胞性白血病和重型再生障碍性贫血。重组组织型纤维蛋白溶酶原激活剂(rt-PA)治疗急性心肌梗死(AMI)，γ-干扰素治疗乙型病毒性肝炎。

4. 器官移植　肾移植及其抗排斥反应水平显著提高，使慢性肾功能衰竭(CRF)患者寿命显著延长，生活质量明显提高；肝移植、心脏移植的存活率也有提高；脏器联合移植取得成功。

5. 血液净化技术　其技术方法的不断改进、完善、普及应用，使急、慢性肾功能衰竭、某些中毒及容量负荷过多状态的治疗大为改观。

6. 心血管介入治疗　20世纪80年代兴起，90年代不断完善和成熟的心血管介入治疗，为心血管疾病的治疗带来了新的变革，如经皮冠脉成形术(PTCA)、经皮穿刺二尖瓣球囊扩张术(PBMV)、经皮穿刺球囊肺动脉瓣成形术(PBPV)、心血管消蚀治疗、埋藏式人工起搏器、冠状动脉内支架置入术、激光冠状动脉成形术、定向冠状动脉斑块旋切术(DCA)和旋磨术治疗、超声冠状动脉斑块消蚀术、血管内放射治疗和药物洗脱支架(DES)治疗等。

五、学习内科学的目的和要求

(一) 目的

医学生学习内科学旨在通过系统听课、临床见习和毕业实习等环节的学习，掌握内科常见病、多发病的病因、发病机制、临床表现、诊断和防治的基本知识、基本理论和实践技能，并在整个学习过程中，实现医学模式的转变，努力提高自身素质，关心爱护患者，加强医德修养，培养正确的临床思维方法和工作方法，为日后从事医疗、预防、保健等工作作好知识准备，并为保护人民健康，发展我国医学科学事业做出贡献。

(二) 方法

明确内科学学习的重点，探索适合自身实际的学习方法，联系相关学科知识，加强“三基”训练，注重临床见习与实习，逐步构建医学知识、临床直觉和逻辑判断三位一体的“医学艺术”体系是学好内科学的基本方法。如何学好内科学？一方面，内科学是一门整体性强、涉及知识面广的临床医学主干课程，理论性强、病种多、内容丰富是其特点。因此，注重理论联系实际十分重要，扎扎实实地学习与掌握内科疾病诊断与治疗的基本理论与基本知识，是学好内科学的基础。另一方面，内科学又是一门与临床各科联系密切、实践性强、临床逻辑思维能力要求高的学科。因此，学好内科学还必须在掌握其基本理论与基本知识的基础上，在对具体患者进行诊治的过程中努力增加感性认识，不断加深对患者所患疾病的理论阐述的理解与记忆，努力通过理论—实践—再理论—再实践的不断循环，学好内科学。

（徐　刚）

第二章　呼吸系统常见疾病

呼吸道与外界相通，在呼吸过程中，外界环境中的有机或无机粉尘，包括各种微生物、异种蛋白过敏原、尘粒及有害气体等皆可吸入呼吸道及肺部引起各种疾病。

肺由两组血管供血，肺循环的动静脉为气体交换的功能血管，体循环的支气管动静脉为气道和脏层胸膜的营养血管。肺循环的血流动力学与体循环比较具有低压（肺动脉压仅为体动脉压的 1/10）、低阻（肺血管阻力仅为体循环阻力的 1/5～1/10）、高容（肺血量约占全血量的 9%）的特点。当二尖瓣狭窄、左心功能低下时，肺毛细血管压可增高，导致肺水肿。各种原因引起的低蛋白血症可导致肺间质水肿或胸腔积液。这些疾病将在有关章节阐述。本章重点介绍急性上呼吸道感染、肺炎、慢性阻塞性肺疾病、支气管哮喘、肺结核、肺癌及呼吸衰竭等疾病。要求掌握疾病的诊断依据与治疗原则，了解疾病的流行病学、自然转归及预后及主要治疗措施。

第一节　急性上呼吸道感染

一、概述

急性上呼吸道感染（acute upper respiratory tract infection，简称上感）是指鼻腔、咽或喉部的急性炎症，是呼吸道最常见的一种传染病。可发生在任何年龄，具有较强的传染性，并可引起严重并发症。急性上呼吸道感染全年均可发病，冬春季节多发，主要通过含有病毒的飞沫或被污染的用具传播，多数为散发性，但常在气候突变时流行。由于病毒的类型较多，人体对各种病毒感染后产生的免疫力较弱且短暂，并无交叉免疫，同时在健康人群中有病毒携带者，故一个人一年内可有多次发病。

急性上呼吸道感染约有 70%～80% 由病毒引起。这些病毒主要有流感病毒（甲、乙、丙）、副流感病毒、呼吸道合胞病毒、腺病毒、埃可病毒、柯萨奇病毒、麻疹病毒、风疹病毒等。细菌感染可直接或继病毒感染之后发生，主要有溶血性链球菌、流感嗜血杆菌、肺炎链球菌和葡萄球菌等。

当在受凉、淋雨、过度疲劳使全身或呼吸道局部防御功能降低时，原已存在于上呼吸道或从外界侵入的病毒或细菌迅速繁殖，引起本病。老幼体弱、患有慢性呼吸道疾患，如鼻窦炎、扁桃体炎者，更易诱发。

二、诊断依据

(一) 临床表现

病因不同，临床表现可有不同的类型。

1. 普通感冒(common cold)　又称伤风、急性鼻炎或上呼吸道卡他。主要由鼻病毒、副流感病毒、呼吸道合胞病毒、埃可病毒、柯萨奇病毒等引起。初期有咽干、咽痒，在起病同时或数小时后发生喷嚏、鼻塞、流清水样鼻涕，有时由于耳咽管炎使听力减退，也可出现流泪，味觉迟钝，呼吸不畅，声嘶，咳嗽少痰。全身症状较轻，可有全身不适，轻度畏寒，一般不发热或偶有轻度发热、头痛。检查可见鼻腔黏膜充血、水肿、有分泌物，咽部轻度充血。3～5 天后，鼻腔分泌物可转黄。如无并发症，5～7 天内全部症状自行消退。

2. 病毒性咽炎和喉炎　急性病毒性咽炎由鼻病毒、腺病毒、流感病毒、副流感病毒以及肠病毒、呼吸道合胞病毒等引起。临床特征为咽部发痒和灼热感。当有吞咽疼痛时，常提示链球菌感染，咳嗽少见。急性喉炎多为流感病毒、副流感病毒及腺病毒等引起，表现为声嘶、讲话困难，咳嗽时咽痛，可伴有发热或咳嗽。体检可见喉部水肿、充血，局部淋巴结轻度肿大和触痛，可闻及喘息声。

3. 疱疹性咽峡炎　主要由柯萨奇病毒 A 引起。多见于儿童，夏季较易流行。发病急，有发热、咽痛。在前咽、软腭、悬雍垂和扁桃体上可有灰白色小丘疹，丘疹周围黏膜红晕，以后形成疱疹，破溃后可形成浅溃疡。病程约为一周左右。

4. 咽结膜热　常由腺病毒、柯萨奇病毒等引起。儿童多见，常发生于夏季。起病急，主要表现为发热、咽痛、眼结膜炎和颈淋巴结肿大。病程 4～6 天。

5. 细菌性咽-扁桃体炎　多由溶血性链球菌、流感嗜血杆菌、肺炎链球菌、葡萄球菌引起。起病急，畏寒、发热，体温可高达 39℃以上，咽喉疼痛，吞咽时加剧。可伴有全身酸痛、乏力和头痛等。检查可见咽部充血，扁桃体肿大、充血，颈淋巴结肿大，有压痛。

(二) 实验室检查

1. 血象　病毒感染，白细胞计数多为正常或偏低，淋巴细胞比例升高。细菌感染白细胞计数及中性粒细胞增多，可有核左移。

2. 病毒和病毒抗原的测定　根据需要选用免疫荧光法、酶联免疫吸附检测法、血清学诊断和病毒分离，确定病毒的类型。

(三) 诊断要点

根据典型的症状，如发热、鼻塞、咽痛及局部体征，临床诊断一般无困难。但病因复杂，进行细菌培养和免疫荧光法、酶联免疫吸附法、病毒血清学检查可确定病因。应与过敏性鼻炎、流行性感冒以及急性传染病前驱症状等相鉴别。

三、转归及预后

急性上呼吸道感染可完全治愈，但如果治疗不得当可并发鼻窦炎、中耳炎、气管-支气管炎、肺炎、风湿病、肾炎或心肌炎等。

四、治疗原则与主要措施

呼吸道病毒感染目前无特异性抗病药物，治疗着重在减轻症状，休息，多饮水，忌烟，室内保持一定的温度和湿度，缩短病程，防止继发细菌感染和并发症的发生为主。

1. 对症治疗　发热、头痛可选用阿司匹林、对乙酰胺基酚（扑热息痛）或一些抗感冒制剂，也可选用中成药。咽痛可选用咽漱液或咽含片。声音嘶哑可用雾化吸入。鼻塞流涕可用1%麻黄素滴鼻液等。

2. 抗菌药物治疗　一般患者不必用抗菌药物，如年幼体弱，有慢性呼吸道炎症，或细菌感染时，可根据临床情况及病原菌选择抗菌药物，临床常首选青霉素、磺胺、大环内酯类或第一代头孢菌素。

第二节　肺　　炎

肺炎（pneumonia）是指终末气道、肺泡和肺间质的炎症，可由病原微生物、理化因素、免疫损伤、过敏及药物所致。肺炎是世界范围内的多发而严重的感染性疾病。联合国世界卫生组织（WHO）在最近一份报告中指出，在全球引起发病和造成死亡的疾病中，下呼吸道感染（主要是肺炎）被列为第三位高危害疾病。我国在北京等九城市通过对60岁以上的老年人进行重点调查后发现，在所患常见病中26%为肺炎，北京某医院的死因分析表明，肺炎为80岁以上老年人的第一位死因。国内外研究资料都说明肺炎危害大。

临床上将肺炎按解剖、病因或患病环境加以分类。① 按解剖分类：将肺炎分为大叶性肺炎（即病原体先在肺泡引起炎症，经肺泡孔向其他肺泡扩散，致使部分或整个肺段、肺叶发生炎症改变）、小叶性肺炎（即病原体经支气管入侵，引起细支气管、终末细支气管及肺泡的炎症）和间质性肺炎（指以肺间质为主的炎症）。② 按病因分类：将肺炎分为细菌性肺炎、非典型病原体所致肺炎、病毒性肺炎、真菌性肺炎、其他病原菌所致肺炎和理化因素所致肺炎。③ 按患病环境分类：将肺炎分为社区获得性肺炎（指在医院外罹患的感染性肺实质炎症）和医院获得性肺炎（指患者入院时不存在、也不处于潜伏期，而于入院48小时后在医院内发生的肺炎）。细菌性肺炎是最常见的肺炎，也是最常见的感染性疾病之一。

一、肺炎球菌性肺炎

（一）概述

肺炎球菌性肺炎（streptococcus pneumoniae）是指由肺炎链球菌或肺炎球菌所引起的肺炎，约占社区获得性肺炎的一半。多在冬春季节发病，常伴有呼吸道病毒感染。吸烟者、痴呆者、充血性心衰、慢性病患者、慢支炎、支气管扩张，以及免疫缺陷患者更易受肺炎球菌侵袭。肺炎链球菌不产生毒素，不引起原发性组织坏死或形成空洞，其致病力是由于多糖夹膜对组织的侵袭作用，先引起肺泡壁水肿，继而白细胞与红细胞渗出，含菌的渗出液经Cohn孔向肺中央部扩展，可累及几个肺段或整个肺叶并可累及胸膜，引起渗出性胸膜炎。

（二）诊断依据

1. 临床表现

（1）症状　发病前常有受凉、淋雨、疲劳、醉酒、病毒感染史，多有上呼吸道感染的前驱症状。急性起病，寒战、高热，体温可达39～40℃，呈稽留热，脉搏通常达100～140次/分；全身肌肉酸痛，咳嗽，少痰，可有血痰或铁锈色痰，胸痛，在咳嗽或深呼吸时加剧。病变范围广泛时，可有呼吸困难。偶有恶心、呕吐、腹痛或腹泻。

(2) 体征　患者呈急性病容，面颊绯红，鼻翼扇动，皮肤灼热、干燥，口周及鼻周可见疱疹，可有发绀。早期肺部可无明显异常体征，仅有胸廓呼吸运动幅度减小，轻度叩浊，呼吸音减低或胸膜摩擦音，肺部实变时叩诊呈浊音、触觉语颤增强并可闻及支气管呼吸音。消散期可听到湿啰音。患者可有肠胀气、上腹压痛，多由炎症累及膈胸膜所致。严重感染时可发生休克、急性呼吸窘迫综合征及神经精神症状，表现为神志模糊、烦躁、呼吸困难、嗜睡、谵妄、昏迷等。累及脑膜时可有头痛、呕吐、颈强直等。

2. 实验室检查

(1) 血常规：白细胞计数$>10\times10^9/L$，中性粒细胞多在80%以上，并有核左移。年老体弱、酗酒、免疫功能低下者白细胞计数可不增高，但中性粒细胞百分比仍高。

(2) 痰检：痰涂片革兰染色及夹膜染色镜检或痰培养可查到病原体。

(3) X线检查：早期仅见肺纹理增粗或受累肺段、肺叶淡片状阴影。随着病情进展，肺泡内充满炎性渗出物，表现为大片炎症浸润阴影或实变影，在实变影中可见支气管充气征，可有少量胸腔积液。炎性浸润影多在3～4周完全消散，少数患者病灶吸收不完全成为机化性肺炎。

3. 诊断要点

(1) 寒战、高热，咳嗽，铁锈色痰，胸痛，呼吸困难。

(2) 肺实变体征。

(3) 血白细胞计数、中性粒细胞增高。

(4) X线检查大片炎症浸润阴影或实变影。

(三) 转归及预后

本病自然病程约1～2周，发病5～10天体温可自行骤降或逐渐消退，使用有效抗生素可使体温在1～3天内恢复正常，其他症状和体征也随之逐渐消失。

肺炎球菌性肺炎的并发症很少见，严重感染者易发生感染性休克，还可并发胸膜炎、脓胸、心包炎、脑膜炎和关节炎等。

(四) 治疗原则与主要措施

1. 抗菌药物治疗　肺炎链球菌肺炎首选青霉素G，用药途径及剂量视病情轻重及有无并发症而定：轻症可用240万U/d，分3次肌肉注射；病情稍重240万～480万U/d，分次静脉滴注，每6～8小时1次；重症及并发脑膜炎者，可增至1000万～3000万U/d，分4次静脉滴注。对青霉素过敏、耐青霉素或多重耐药菌株感染者，可选用头孢噻肟或头孢曲松、喹诺酮类。治疗疗程一般14天，或在热退后3天停药。

2. 支持治疗　患者应卧床休息，给予高蛋白质、高热量、高维生素饮食。密切检测病情变化，防止并发症发生。剧烈胸痛者，可酌用镇痛药；不能进食水或失水者静脉补液；呼吸困难者吸氧；有明显肠麻痹或胃扩张者，应暂禁食、禁水和胃肠减压。

3. 并发症的处理　经抗菌药物治疗后，高热常在24小时内消退，或数日内逐渐下降，若体温降而复升或3天后仍不下降者，应考虑发生并发症的可能，如脓胸、心包炎或关节炎等。应积极寻找病因，及时处理。

二、葡萄球菌肺炎

(一) 概述

葡萄球菌肺炎(staphylococcal pneumonia)是由致病性葡萄球菌引起的肺部急性化脓性炎症。多急骤起病,高热、寒战,胸痛,痰脓性,可早期出现循环衰竭。临床病情危重,细菌耐药率高,预后多较凶险。

葡萄球菌为革兰染色阳性球菌,可分为凝固酶阳性的葡萄球菌(主要为金黄色葡萄球菌,简称金葡菌)及凝固酶阴性的葡萄球菌(如表皮葡萄球菌和腐生葡萄球菌等)。葡萄球菌的致病物质主要是毒素与酶,凝固酶能使血浆活体液中的纤维蛋白附着于葡萄球菌的菌体表面,成为一种纤维性外衣,保护细菌不易被吞噬细胞吞噬消化;溶血素有溶血作用,可引起白细胞增多,血小板溶解,使组织坏死,作用于人和哺乳动物的丘脑,具致死作用。葡萄球菌还能产生杀白细胞素、肠毒素等。当机体抵抗力较弱时,细菌侵入肺部并进行繁殖,产生化脓性病变。脓肿可穿破叶间组织侵及邻近肺叶,亦可穿破胸膜形成脓胸、脓气胸,并可形成支气管胸膜瘘。

葡萄球菌肺炎可发生于任何年龄,以儿童和老年人多见,而且病死率较高。长期应用糖皮质激素、抗肿瘤药物和其他免疫抑制剂,以及慢性消耗性疾病患者、长期应用广谱抗生素而致体内菌群失调者及静脉应用毒品者均为葡萄球菌的易感人群。医院内感染的肺炎中葡萄球菌感染占11%～25%。

(二) 诊断依据

1. 临床表现

(1) 症状　起病多急骤,发展迅速。寒战、高热,体温多高达39～40℃。可出现胸痛、呼吸困难、发绀。有显著的毒血症状,全身肌肉、关节酸痛,体质衰弱,精神萎靡,甚至神志模糊,呼吸脉搏增快,病情严重者可早期出现周围循环衰竭。脓性痰,量多,带血丝或呈脓血状。院内感染者通常起病较隐匿,体温逐渐上升。老年人症状可不典型。血源性葡萄球菌肺炎常有皮肤伤口、疖痈和中心静脉导管置入等。

(2) 体征　早期可无体征。常与严重的中毒症状和呼吸道症状不平行,其后可出现两肺散在湿啰音,叩诊浊音。病变较大或融合时可有肺实变体征。气胸或脓气胸则有相应体征。血源性葡萄球菌肺炎应注意肺外病灶。静脉吸毒者多有三尖瓣赘生物,可闻及心脏杂音。

2. 辅助检查

(1) X线检查　胸部X线显示肺段或肺叶实变,可形成空洞,或呈小叶状浸润,其中有单个或多发的液气囊腔。另一特征是X线阴影的易变性,表现为一处炎性浸润消失,而在另一处出现新的病灶,或很小的单一病灶发展为大片阴影。治疗有效时,病变2～4周后完全消散。

(2) 细菌学检查　是确诊葡萄球菌肺炎的依据。痰液涂片检查可见大量脓细胞、成堆革兰阳性球菌,白细胞内可见到革兰阳性球菌。

(3) 血培养　应在高热时多次或自两处不同部位采血,成人血标本量应≥10ml。但血培养阳性率较低。

(4) 血常规　血白细胞计数明显升高，常在$(15\sim25)\times10^9/L$，可高达$50\times10^9/L$以上，中性粒细胞增多，有核左移，可见中毒颗粒。

3. 诊断要点

(1) 全身中毒症状严重，咳嗽，脓血痰。

(2) 除肺炎体征外，常并发脓胸、脓气胸，伴有相应的体征。

(3) 血白细胞及中性粒细胞计数皆明显增多，并可见中毒颗粒。病情严重者白细胞计数可减少，但中性粒细胞仍高。

(4) 胸部X线检查表现不一，可呈片状浸润，或蜂窝状改变，可并发肺大泡、肺脓肿、化脓性胸膜炎、气胸、脓气胸等。

(5) 细菌学检查是确诊的依据，可行痰、胸腔积液、血和肺穿刺物培养。

(三) 转归及预后

本病预后与感染菌株的致病力、患者基础状态、肺部病变范围、诊断和治疗是否及时，以及有无并发症（如菌血症、心内膜炎、脑膜炎）等有关。葡萄球菌肺炎病情凶险，病死率较高。

(四) 治疗原则与主要措施

1. 抗菌治疗　可根据感染来源和药敏试验选择敏感的抗菌药物。可选用耐青霉素酶的半合成青霉素或头孢菌素（如苯唑西林钠、氯唑西林、头孢呋辛钠等），联合氨基糖苷类（如阿米卡星等），有较好疗效。若分离菌对甲氧西林耐药，首选糖肽类抗生素（如万古霉素、去甲万古霉素、替考拉宁等），并根据药敏试验加用磷霉素、利福平等。阿莫西林、氨苄西林与β-内酰胺酶抑制剂组成的复方制剂对产酶金黄色葡萄球菌有效，亦可选用。

2. 引流　脓（气）胸应及早胸腔引流。肺脓肿应嘱患者按病变部位和全身情况作体位引流。

3. 其他　营养支持、心肺功能维护等十分重要。伴葡萄球菌心内膜炎患者在抗菌治疗症状有所改善后应及早进行心脏赘生物的手术治疗。

三、病毒性肺炎

(一) 概述

病毒性肺炎（viral pneumonia）是由上呼吸道病毒感染，向下蔓延所致的肺部炎症。可发生在免疫功能正常或抑制的儿童和成人。本病多发生于冬春季节，可暴发或散发流行。密切接触的人群或有心肺疾病者容易罹患。需住院的社区获得性肺炎约8%为病毒性肺炎。婴幼儿、老人、妊娠妇女或原有慢性心肺疾病者，病情较重，甚至导致死亡。

引起病毒性肺炎的常见病毒为流感病毒，其次是副流感病毒、巨细胞病毒、腺病毒、鼻病毒、冠状病毒和某些肠道病毒，如柯萨奇、埃可病毒等，以及水痘、风疹、麻疹病毒、呼吸道合胞病毒。患者可同时受一种以上病毒感染，并常继发细菌感染，免疫抑制宿主还常继发真菌和原虫感染。呼吸道病毒可通过飞沫与直接接触传播，且传播迅速、传播面广。

(二) 诊断依据

1. 临床表现　临床症状通常较轻，但起病较急，发热、头痛、全身酸痛、倦怠等较突出，常在急性流感症状尚未消退时即出现咳嗽、少痰或白色黏液痰、咽痛等呼吸道症状。小儿或老年人易发生重症病毒性肺炎，表现为呼吸困难、发绀、嗜睡、精神萎靡，甚至发生休克、心力衰竭和呼吸衰竭等合并症，也可发生急性呼吸窘迫综合征。本病常无显著的胸部体征，病情严重者有呼吸浅速、心率增快、发绀、肺部干湿性啰音。

2. 辅助检查　白细胞计数正常、稍高或偏低，血沉通常在正常范围，痰涂片所见的白细胞以单核细胞居多，痰培养常无致病细菌生长。

胸部X线检查可见肺纹理增多，小片状浸润或广泛浸润，病情严重者显示双肺弥漫性结节性浸润，但大叶实变及胸腔积液者均不多见。病毒性肺炎的致病原不同，其X线征象亦有不同的特征。

3. 诊断要点

(1) 多发生于冬春季节，可散发流行或暴发。

(2) 起病较急，常伴有上呼吸道感染，持续干咳。肺部体征少。

(3) 血白细胞计数正常、稍低或稍高。

(4) 病原学检查：痰液或咽拭子分离出病毒；补体结合试验、血凝抑制试验、中和试验检测血清中特异性IgG抗体；免疫荧光法、酶联免疫吸附检测法和放射免疫检测法检测血清中病毒的特异性IgM抗体。

(5) 胸部X线检查见斑点状、片状或均匀阴影，多见于两侧下2/3肺野。胸膜很少累及。

(6) 抗生素治疗无效。

(三) 转归及预后

大多数可治愈，部分患者病变吸收后可留有肺纤维化。

(四) 治疗原则与主要措施

以对症治疗为主，卧床休息，居室保持空气流通，注意隔离消毒，预防交叉感染。给予足量维生素及蛋白质，多饮水及少量多次进软食，酌情静脉输液及吸氧。保持呼吸道通畅，及时清除上呼吸道分泌物等。

原则上不宜应用抗生素预防继发性细菌感染，一旦明确已合并细菌感染，应及时选用敏感的抗生素。

目前已证实较有效的病毒抑制药物有：① 利巴韦林(三氮唑核苷、病毒唑)具广谱抗病毒功能，包括呼吸道合胞病毒、腺病毒、副流感病毒和流感病毒。② 阿昔洛韦(无环鸟苷)临床用于疱疹病毒、水痘病毒感染，尤其对免疫缺陷或应用免疫抑制剂者应尽早应用。③ 更昔洛韦主要用于巨细胞病毒感染。④ 奥司他韦对甲、乙型流感病毒均有很好作用。⑤ 阿糖腺苷多用于治疗免疫缺陷患者的疱疹病毒与水痘病毒感染。⑥ 金刚烷胺(金刚胺)用于流感病毒等感染。

四、非典型肺炎

(一) 概述

相对于经典的大叶性肺炎而言，早年肺炎支原体肺炎病原体尚未完全明确时，因其表现不够典型而称“非典型肺炎”，也曾泛指通常细菌以外的病原体所致的肺炎，现在主要指肺炎支原体、肺炎衣原体和军团杆菌引起的肺炎。这些病原体亦称非典型病原体。肺炎支原体(*Mycoplasmal pneumoniae*)是非典型肺炎最重要的原因，约占各种肺炎的10%，严重的支原体肺炎也可导致死亡。其他的病原还包括肺炎衣原体(*Chlamydia pneumoniae*)、鹦鹉热衣原体(*Chlamydia psittaci*)、考克斯体(*Coxiella burnetii*)、嗜肺军团菌(*Legionella pneumophila*)与各种病毒。本节重点介绍支原体肺炎。

肺炎支原体是介于细菌与病毒之间,能独立生活的最小微生物,大小为200nm。肺炎支原体由口、鼻分泌物经空气传播,引起散发和小流行的呼吸道感染,主要见于儿童和青少年,现在在成人中亦非少见,秋冬季较多。

(二)诊断依据

1. 临床表现

潜伏期2~3周,起病缓慢,约1/3病例无症状。以支管-支气管炎、肺炎、耳鼓膜炎等的形式出现,而以肺炎最重。发病初有乏力、头痛、咽痛、发冷、发热、肌肉酸痛、食欲减退、恶心、呕吐等,头痛显著。发热高低不一,可高达39℃。2~3天后出现明显的呼吸道症状,如阵发性刺激性咳嗽,咳少量黏痰或黏液脓性痰,有时痰中带血。发热可持续2~3周。体温恢复正常后尚可遗有咳嗽,伴胸骨下疼痛,但无胸痛。

体检示轻度鼻塞、流涕,咽中度充血。耳鼓膜常有充血,约15%有鼓膜炎。颈淋巴结可肿大。少数病例有斑丘疹、红斑或唇疱疹。胸部一般无明显异常体征,约半数可闻干性或湿性啰音,约10%~15%病例发生少量胸腔积液。

2. 辅助检查

(1) X线胸片:为肺纹理增多,肺实质可有多形态的浸润形,以下叶多见,也可呈斑点状、斑片状或均匀模糊阴影。约1/5有少量胸腔积液。肺部病变表现多样化,早期间质性肺炎,肺部显示纹理增加及网织状阴影,后发展为斑点片状或均匀的模糊阴影,近肺门较深,下叶较多。约半数为单叶或单肺段分布,有时浸润广泛、有实变。儿童可见肺门淋巴结肿大。少数病例有少量胸腔积液。肺炎常在2~3周内消散,偶有延长至4~6周者。

(2) 病原学检查:肺炎支原体的分离难以广泛应用,无助于早期诊断。痰、鼻和喉拭子培养可获肺炎支原体,但需时约3周,同时可用抗血清抑制其生长,也可借红细胞的溶血来证实阴性培养。

(3) 血清学检查:血清病原抗体效价>1∶32、链球菌MG凝集试验效价≥1∶40为阳性,连续两次4倍以上增高有诊断价值。

(4) 血白细胞计数正常或稍高,以中性粒细胞为主。

3. 诊断要点

(1) 临床表现:起病缓慢,体检无重要发现,与患者的主诉和X线改变不相一致。

(2) X线表现:胸部X线改变多种多样,但最常见的是两肺下叶片状支气管肺炎,大叶性实变和胸腔积液不多见。

(3) 血清学检查:冷凝集反应如连续有滴度升高4倍者或一次滴定效价≥1∶64。

(三)转归及预后

病情一般较轻,有时可重,但很少死亡。发热3天至2周,咳嗽可延长至6周左右。可有血管内溶血,溶血往往见于退热时,或发生于受凉时。

极少数病例可伴发中枢神经症状,例如脑膜炎、脑膜脑炎、多发性神经根炎,甚至精神失常等。出血性耳鼓膜炎、胃肠炎、关节炎、血小板减少性紫癜、溶血性贫血、心包炎、心肌炎、肝炎也有发现。

(四) 治疗原则与主要措施

红霉素、交沙霉素和四环素类治疗有效,可缩短病程。红霉素 0.5g,每 8 小时一次;交沙霉素的胃肠道反应轻,其他副作用少,效果与红霉素相仿,用量 1.2～1.8g/d,分 4 次口服;四环素 0.5g,每 6 小时一次。克拉霉素和阿奇霉素亦有效。治疗须持续 2～3 周,以免复发。咳嗽剧烈时可用可待因 15～30mg,每日 3 次。

第三节 慢性阻塞性肺疾病

一、概述

慢性阻塞性肺疾病(COPD)是以气道不完全可逆性气流受限为特征的疾病。气流受限通常是渐进性的,并且伴有肺部对有毒颗粒或气体的异常炎症反应。

COPD 由于其患病人数多,死亡率高,社会经济负担沉重,已成为一个重要的公共卫生问题。就世界平均水平而言,COPD 居当前死亡原因的第四位。根据世界银行/世界卫生组织发表的研究结果,至 2020 年 COPD 将跃至世界疾病经济负担的第五位。在我国,COPD 同样是严重危害人民健康的重要慢性呼吸系统疾病。最近完成的一项流行病学调查资料显示,COPD 约占我国 40 岁以上人口的 8.2%,患病率之高是十分惊人的。

COPD 与慢性支气管炎和肺气肿密切相关。慢性支气管炎是指支气管壁的慢性、非特异性炎症。如患者每年咳嗽、咳痰达 3 个月以上,连续 2 年或更长,并可排除其他已知原因的慢性咳嗽,可以诊为慢性支气管炎。肺气肿则指肺部终末细支气管远端气腔出现异常持久的扩张,并伴有肺泡壁和细支气管的破坏而无明显的肺纤维化。当慢性支气管炎或(和)肺气肿患者肺功能检查出现气流受限并且不能完全可逆时,则诊断 COPD。如患者只有慢性支气管炎或(和)肺气肿,而无气流受限,则不能诊断为 COPD,而应视为 COPD 的高危期。

COPD 的病因和发病机制目前还不清楚,可能与下列导致慢性支气管炎的因素有关。

(一) 吸烟

吸烟为重要的发病因素,烟草中含焦油、尼古丁和氢氰酸等化学物质,可损伤气道上皮细胞,使纤毛运动减退和巨噬细胞吞噬功能降低;支气管黏液腺肥大、杯状细胞增生,黏液分泌增多,使气道净化能力下降;支气管黏膜充血水肿、黏液积聚,容易继发感染,慢性炎症及吸烟刺激黏膜下感受器,使副交感神经功能亢进,引起支气管平滑肌收缩,气流受限。

烟草、烟雾还可使氧自由基产生增多,诱导中性粒细胞释放蛋白酶,抑制抗蛋白酶系统,破坏肺弹力纤维,诱发肺气肿形成。吸烟者慢性支气管炎的患病率比不吸烟者高 2～8 倍,烟龄越长,吸烟量越大,COPD 的患病率越高。

(二) 职业性粉尘和化学物质

长期接触职业性粉尘及化学物质,如烟雾、过敏原、工业废气及室内空气污染等,均可能产生 COPD。

(三) 空气污染

大气中的有害气体如二氧化硫、二氧化氮、氯气等损伤气道黏膜和其细胞毒作用，使纤毛清除功能下降，黏液分泌增加，为细菌感染增加条件。

(四) 感染

感染是 COPD 发生发展的重要因素之一。病毒、细菌和支原体是本病急性加重的重要因素。病毒主要为流感病毒、鼻病毒、腺病毒和呼吸道合胞病毒等；细菌感染以肺炎链球菌、流感嗜血杆菌、卡他莫拉菌及葡萄球菌为多见。

(五) 蛋白酶-抗蛋白酶失衡

蛋白水解酶对组织有损伤、破坏作用；抗蛋白酶对弹性蛋白酶等多种蛋白酶具有抑制功能。其中 α_1-抗胰蛋白酶(α_1-AT)是活性最强的一种。蛋白酶和抗蛋白酶维持平衡是保证肺组织正常结构免受损伤和破坏的主要因素。蛋白酶增多或抗蛋白酶不足均可导致组织结构破坏产生肺气肿。

(六) 其他

如机体的内在因素、自主神经功能失调、营养、气温的突变等都有可能参与 COPD 的发生、发展。

二、诊断依据

(一) 临床表现

1. 症状

(1) 慢性咳嗽：常晨间咳嗽明显，夜间有阵咳或排痰。

(2) 咳痰：一般为白色黏液或浆液性泡沫性痰，偶可带血丝，清晨排痰较多。急性发作期痰量增多，可有脓性痰。

(3) 气短或呼吸困难：早期在劳力时出现，后逐渐加重，以致在日常活动甚至休息时也感到气短。这是 COPD 的标志性症状。

(4) 喘息和胸闷：部分患者特别是重度患者在急性加重时出现喘息。

(5) 其他：晚期患者有体重下降、食欲减退等。

2. 体征　早期体征可无异常，随疾病进展出现以下体征：

(1) 视诊及触诊：胸廓前后径增大，剑突下胸骨下角增宽(桶状胸)。部分患者呼吸变浅，频率增快，严重者可有缩唇呼吸等；触觉语颤减弱。

(2) 叩诊：肺部过清音，心浊音界缩小，肺下界和肝浊音界下降。

(3) 听诊：两肺呼吸音减弱，呼气延长，部分患者可闻及干湿性啰音。

(二) 实验室及特殊检查

1. 肺功能检查　是判断气流受限的主要客观指标，对 COPD 诊断、严重程度评价、疾病进展、预后及治疗反应等有重要意义。

(1) 第一秒用力呼气量占用力肺活量百分比(FEV1/FVC)是评价气流受限的一项敏感指标。

吸入支气管舒张药后 FEV1/FVC＜70％及 FEV1＜80％预计值者，可确定为不能完全可逆的气流受限。

(2) 肺总量(TLC)、功能残气量(FRC)和残气量(RV)增高，肺活量(VC)减低，RV/TLC增高。

(3) 一氧化碳弥散量(DLco)及DLco与肺泡通气量(VA)比值(DLco/VA)下降。

2. 胸部X线检查　表现为早期可无异常，后期肺纹理增粗、紊乱、肺气肿改变，如胸腔前后径增大、肋间隙增宽、肋骨走向变平直、肋膈角开大、膈肌低平、两肺野或局限性透亮度增加及心影狭长等。

3. 血气检查　在急性加重期可发生低氧血症、高碳酸血症、酸碱平衡失调。

4. 其他　COPD合并细菌感染时，血白细胞增高，核左移。痰培养可能检出病原菌。

(三) 诊断要点

1. 诊断要点

(1) 长期吸烟；

(2) 慢性咳嗽、咳痰、进行性加重的呼吸困难；

(3) 肺气肿体征；

(4) 肺功能检查FEV1/FVC<70%、FEV1<80%预计值、功能残气量(FRC)和残气量(RV)增高、肺活量(VC)减低、RV/TLC增高、一氧化碳弥散量(DLco)及DLco与肺泡通气量(VA)比值(DLco/VA)下降。

(5) 胸部X线检查示肺气肿改变。

2. COPD病程分期

(1) 急性加重期(AECOPD)：指在疾病过程中，短期内咳嗽、咳痰、气短和(或)喘息加重、痰量增多，呈脓性或黏液脓性，可伴发热等症状；症状加重，规则治疗无效，需改变治疗方案。

(2) 稳定期：指患者咳嗽、咳痰、气短等症状稳定或症状轻微。

三、转归及预后

气道阻塞的严重程度影响COPD患者的生存率。FEV1 ≥50%预计值的COPD患者的死亡率与一般人群相似。FEV1在35%～50%预计值的患者，10年中的死亡率略增高。FEV1 <0.75L(约20%的预计值)患者1年内的死亡率约30%，10年内死亡率约95%。

COPD的并发症有慢性呼吸衰竭、自发性气胸、慢性肺源性心脏病。

四、治疗原则与主要措施

(一) 稳定期治疗

1. 教育和劝导患者戒烟；因职业或环境粉尘、刺激性气体所致者，应脱离污染环境。

2. 支气管舒张药　包括短期按需应用以暂时缓解症状，及长期规则应用以预防和减轻症状两类。

(1) β_2-肾上腺素受体激动剂：主要有沙丁胺醇(salbutamol)气雾剂，每次100～200μg(1～2喷)。雾化吸入，疗效持续4～5小时，每24小时不超过8～12喷。特布他林(terbutaline)气雾剂亦有同样作用。

(2) 抗胆碱药：是治疗COPD常用的制剂，主要品种为异丙托溴铵(ipratropium)气雾剂，雾化吸入，每次40～80μg(每喷20μg)，每天3～4次。

(3) 茶碱类：茶碱缓释或控释片0.2g，早、晚各一次；氨茶碱0.1g，每日3次。

除以上支气管舒张剂外，尚可选用沙美特罗(salmeterol)、福莫特罗(formoterol)等长效β_2-肾上腺素受体激动剂。

3. 祛痰药　对痰不易咳出者可应用。常用药物有盐酸氨溴索(ambroxol)，30mg，每日3次，或羧甲司坦(carbocisteine)0.5g，每日3次。

4. 长期家庭氧疗(LTOT)　对COPD慢性呼吸衰竭者可提高生活质量和生存率，对血流动力学、运动能力、肺生理和精神状态均会产生有益的影响。LTOT指征：① $PaO_2 \leqslant$ 55mmHg或$SaO_2 \leqslant 88\%$，有或没有高碳酸血症。② PaO_2 55～60mmHg，或$SaO_2 < 89\%$，并有肺动脉高压、心力衰竭水肿或红细胞增多症(血细胞比容>0.55)。一般用鼻导管吸氧，氧流量为1.0～2.0L/min，吸氧时间>15h/d。目的是使患者在海平面、静息状态下，达到$PaO_2 \geqslant 60$mmHg和(或)使SaO_2升至90%。

(二) 急性加重期治疗

1. 确定急性加重期的原因及病情严重程度。最多见的急性加重原因是细菌或病毒感染。

2. 根据病情严重程度决定门诊或住院治疗。

3. 支气管舒张药　药物同稳定期。有严重喘息症状者可给予较大剂量雾化吸入治疗，如应用沙丁胺醇2500μg，或异丙托溴铵500μg，或沙丁胺醇1000μg加异丙托溴铵250～500μg，通过小型雾化吸入器给患者吸入治疗以缓解症状。

4. 控制性吸氧　发生低氧血症者可鼻导管吸氧，或通过文丘里(Venturi)面罩吸氧。一般吸入氧浓度为28%～30%，应避免吸入氧浓度过高引起二氧化碳潴留。

5. 抗生素　当患者呼吸困难加重，咳嗽伴痰量增加、有脓性痰时，应根据患者所在地常见病原菌类型及药物敏感情况积极选用抗生素治疗。如给予β-内酰胺类/β-内酰胺酶抑制剂、第二代头孢菌素、大环内酯类或喹喏酮类。可用阿莫西林/克拉维酸、头孢唑肟0.25g每日3次、头孢呋辛0.5g每日2次、左氧氟沙星0.2g每日2次、莫西沙星或加替沙星0.4g每日1次；较重者可应用头孢曲松钠2.0g加于生理盐水中静脉滴注，每日1次。

6. 糖皮质激素　对需住院治疗的急性加重期患者可考虑口服泼尼松龙30～40mg/d，也可静脉给予甲泼尼龙，连续5～7天。

第四节　支气管哮喘

一、概述

支气管哮喘(bronchial asthma)是由嗜酸性粒细胞、肥大细胞和T淋巴细胞等多种炎症细胞参与的气道慢性炎症。这种炎症使易感者产生气道高反应性和气道缩窄，临床上表现为发作性的带有哮鸣音的呼气性呼吸困难、胸闷或咳嗽。哮喘患病率的地区差异性较大，各地患病率约1%～13%不等，我国近年上海、广州、西安等地抽样调查结果显示，哮喘的患病率约1%～5%。全国五大城市的调查资料显示13～14岁学生的哮喘发病率为3%～5%，而成年人患病率约1%。男女患病率大致相同，约40%的患者有家族史。患病率发达国家高于发展中国家，城市高于农村。哮喘的病因目前还不十分清楚，大多认为与多基因遗传及环境因素有关。许多调查资料表明，哮喘患者亲属发病率高于群体发病率，亲缘关系越近发病率越高。一些学者认为气道高反应性、IgE调节和特异性反应相关的基因在哮喘发病中起着重要作用。哮喘的激发因素可有尘螨、花粉、真菌、动物毛屑、二氧化硫、氨气等特异和非特异吸入物；细菌、病毒、支原体等的感染；食用鱼虾、鸡蛋、奶制品等异种蛋白；阿司匹林、青霉素等药物；气候变化、运动、妇女的月经期、妊娠等。

哮喘的发病机制目前仍不完全清楚，多数人认为哮喘与变态反应、气道炎症、气道反应性增高及神经等因素相互作用有关。

（一）变态反应

当有过敏体质的患者接触到某种变应原后，可刺激机体通过T淋巴细胞的传递，由B淋巴细胞合成特异性IgE，后者结合于肥大细胞和嗜碱性粒细胞上，当变应原再次进入体内，抗原抗体相结合，使该细胞合成并释放多种活性物质，如组织胺、缓激肽、嗜酸性粒细胞趋化因子、慢反应物质等，导致支气管平滑肌收缩、黏液分泌增加、血管通透性增高和炎细胞浸润等。

接触变应原后立即发生哮喘称为速发型哮喘反应。而更常见的是接触变应原后数小时乃至数十小时后方发作哮喘，称为迟发型哮喘反应，现在认为迟发型哮喘是由于多种炎症细胞相互作用，许多介质和细胞因子参与的一种慢性炎症反应。

（二）气道炎症

目前认为哮喘与气道的慢性炎症有密切的关系，气道内多种炎症细胞如肥大细胞、嗜酸性粒细胞、巨噬细胞、中性粒细胞等浸润、聚集和相互作用，分泌出大量炎症介质和细胞因子，如白三烯(LT)、前列腺素(PG)、血小板活化因子(PAF)、血栓素(TX)等，引起气道反应性增高，气道收缩，腺体分泌增加，微血管通透性增加。

（三）气道高反应性(AHR)

表现为气道对各种刺激因子如物理、化学、生物等出现过强、过早的收缩反应，是哮喘发生发展的一个重要因素。目前普遍认为，气道炎症是导致气道高反应性的重要原因，当气道受到变应原或其他刺激后，由于多种炎症细胞、炎症介质和细胞因子的参与，气道上皮和上皮内神经的损害均可导致气道高反应性。

（四）神经因素

支气管受多种植物神经支配，除了胆碱能神经、肾上腺素能神经，目前研究还有非肾上腺素能非胆碱能(NANC)神经系统。β-肾上腺素受体功能低下和迷走神经功能亢进可导致支气管哮喘。NANC能释放舒张支气管平滑肌的神经介质，如血管活性肠肽(VIP)、一氧化氮(NO)，及收缩支气管平滑肌的介质，如P物质、神经激肽，两者平衡失调，则可引起支气管平滑肌收缩。

二、诊断依据

(一) 临床表现

1. 症状　为发作性的伴有哮鸣音的呼气性呼吸困难或发作性胸闷和咳嗽。有时咳嗽可为唯一的症状(咳嗽变异性哮喘)。严重者被迫采取端坐位,口唇发绀,大汗淋漓。发作持续数小时至数天,可自行缓解或用支气管舒张药缓解。在夜间及凌晨发作和加重是哮喘的特征之一。缓解期无任何症状或异常体征。

2. 体征　哮喘发作时,患者胸廓饱满呈吸气状态,呼吸动度减弱,两肺有广泛哮鸣音。但在严重哮喘时,也可听不到哮鸣音。在严重哮喘时还可出现奇脉、胸腹反常运动、发绀等。

(二) 实验室及其他辅助检查

1. 血液检查　嗜酸性粒细胞增高,合并感染时,白细胞总数及中性粒细胞增多。

2. 痰液检查　痰液中可见较多嗜酸性粒细胞,还可见到夏科雷登结晶及库什曼螺旋体。如合并呼吸道感染,痰涂片镜检、细菌培养及药敏试验有助于指导治疗。

3. X线检查　哮喘发作时,两肺透光度增强,肋间隙增宽,膈平坦。缓解期可无异常。如合并感染可有肺纹理增强或炎性浸润阴影。同时要注意肺不张、气胸或纵隔气肿等并发症的存在。

4. 功能检查　哮喘发作时呼气流速各项指标均显著下降:第一秒用力呼气量(FEV1)、第一秒用力呼气量占用力肺活量百分比(FEV1/FVC)、最大呼气中期流速(MMER)、25%及50%肺活量时的最大呼气流量(MEF25%与MEF50%)以及呼气流量峰值(PEF)均减少。在缓解期或使用支气管扩张剂后上述指标可好转。

5. 血气分析　哮喘发作时,如缺氧可有 PaO_2 降低,由于过度通气可使 $PaCO_2$ 下降,pH值上升,表现为呼吸性碱中毒。重症哮喘时,气道阻塞严重,可使 CO_2 潴留,$PaCO_2$ 上升,表现为呼吸性酸中毒。如缺氧明显,可合并代谢性酸中毒。

6. 特异性变应原检测　可用放射性变应原吸附试验(RAST)测定特异性IgE,过敏性哮喘患者血清IgE可较正常人高2～6倍。在缓解期用来判断变应原,但应防止发生过敏反应。也可做皮肤变应原测试,需根据病史和当地生活环境选择可疑的变应原,通过皮肤点刺等方法进行,皮试阳性提示患者对该过敏原过敏。

(三) 诊断要点

1. 诊断要点

(1) 反复发作性喘息、呼吸困难、胸闷或咳嗽,多与接触变应原、冷空气、物理、化学性刺激、病毒性上呼吸道感染、运动有关。

(2) 发作时在双肺可闻及散在或弥漫性以呼气相为主的哮鸣音,呼气相延长。

(3) 上述症状可经治疗缓解或自行缓解。

(4) 除外其他疾病引起的喘息、胸闷、咳嗽,如慢性支气管炎、阻塞性肺气肿、支气管扩张、肺间质纤维化、急性左心衰等。

(5) 症状不典型者(如无明显喘息或体征)至少以下一项试验阳性:支气管舒张试验阳性(FEV1增加15%以上);支气管激发试验或运动试验阳性;PEF日内变异率或昼夜波动率≥20%。

符合1～4条或4、5条者，即可诊断为支气管哮喘。哮喘发作时严重程度的评价见表2-2-1。

表2-2-1 哮喘发作严重程度的评价

临床特点	轻度	中度	重度	危重
气短	步行、上楼时	稍事活动	休息时	
体位	可平卧	多为坐位	端坐呼吸	
讲话方式	连续成句	常有中断	单字	不能讲话
精神状态	尚安静	时有焦虑或烦躁	常焦虑、烦躁	意识障碍
出汗	无	有	大汗淋漓	
呼吸频率	轻度增加	增加	常>30次/分	
三凹征	无	可有	常有	胸腹矛盾运动
哮鸣音	散在	弥漫	弥漫	可无
脉率	<100次/分	100～200次/分	>120次/分	缓慢
奇脉	无	可有	常有	
使用β_2-肾上腺素受体激动剂后PEF占正常预计或本人平素最高值百分比(%)	>70%	50%～70%	<50%	
PaO_2	正常	60～80mmHg	<60mmHg	
$PaCO_2$	<40mmHg	≤45mmHg	>45mmHg	
SaO_2	>95%	90%～95%	≤90%	

2. 哮喘控制水平评估

为了指导临床治疗，世界各国哮喘防治专家共同起草，并不断更新了全球哮喘防治建议(global initiative for asthma，GINA)。2006版GINA建议根据哮喘的临床控制情况对其严重程度进行分级(表2-2-2)。

表2-2-2 哮喘控制水平分级

临床特征	控制（满足以下所有表现）	部分控制（任何一周出现以下1种表现）	未控制
日间症状	无(或≤2次/周)	>2次/周	
活动受限	无	任何1次	任何1周出现部分控制表现≥3次
夜间症状和(或)憋醒	无	任何1次	
需接受缓解药物治疗和(或)急救治疗	无(或≤2次/周)	>2次/周	
肺功能(PEF或FEV1)	正常	<80%预计值或个人最佳值(若已知)	
急性加重	无	≥1次/年	任何1周出现1次

推荐用于哮喘临床控制水平评估的工具包括哮喘控制测试(ACT)、哮喘控制问卷(ACQ)、哮喘疗效评估问卷(ATAQ)和哮喘控制记分系统。这些工具有助于改善哮喘的控制,逐周或逐月提供可重复的客观指标,改善医护人员和患者之间的交流与沟通。

三、转归及预后

哮喘的转归及预后与疾病的严重程度有关,更重要的是与正确的治疗方案有关。多数患者经过积极系统的治疗后,能够达到长期稳定。尤其是儿童哮喘,通过积极而规范的治疗后,临床控制率可达95%。青春期后超过50%的患者完全缓解,无需用药治疗。个别病情重,气道反应性增高明显,或合并有支气管扩张等疾病,治疗相对困难。个别患者长期反复发作,易发展为肺气肿、肺源性心脏病,最终导致呼吸衰竭。从临床的角度来看,不规范和不积极的治疗,使哮喘长期反复发作是影响预后的重要因素。

四、治疗原则与主要措施

(一) 治疗原则

哮喘的防治原则是消除病因、控制发作、防止复发。根据病情,因人而异采取相应综合措施。

(二) 主要措施

1. 去除病因　尽量避免或消除引起哮喘发作的各种诱发因素。

2. 药物治疗　治疗哮喘药物主要分两类:

(1)支气管舒张药

1) $β_2$ 肾上腺素受体激动剂(简称 $β_2$ 受体激动剂):为目前常用的支气管扩张剂,主要是通过激动呼吸道的 $β_2$ 受体,激活腺苷酸环化酶,使细胞内环磷酸腺苷(cAMP)含量增高,从而松弛支气管平滑肌。常用药物有沙丁胺醇、特布他林、非诺特罗等,属短效 $β_2$ 受体激动剂,作用时间为4～6小时。新一代长效 $β_2$ 受体激动剂如福莫特罗、丙卡特罗、沙美特罗、班布特罗等,作用时间达12～24小时。$β_2$ 受体激动剂的用药方法可采用吸入、口服或静脉注射。首选吸入法,因药物吸入气道直接作用于呼吸道,局部浓度高且作用迅速,全身不良反应少。使用方法为:沙丁胺醇或特布他林气雾剂,每天3～4次,每次1～2喷;长效 $β_2$ 受体激动剂如福莫特罗4.5μg,每天2次,每次1喷。沙丁胺醇或特布他林一般口服,用法为2.4～2.5mg,每日3次。注射用药多用于重症哮喘。

2) 茶碱类:也是临床常用的平喘药物之一。除了抑制磷酸二酯酶,提高平滑肌细胞内的cAMP浓度外,还具有拮抗腺苷受体,刺激肾上腺分泌肾上腺素,增强呼吸肌收缩,增强气道纤毛消除功能和抗炎作用。轻度哮喘可口服给药,氨茶碱每次0.1～0.2g,每日3次,茶碱控释片200～600g/d。中度以上哮喘静脉给药,静脉注射首次剂量4～6mg/kg,缓慢注射,静脉滴注维持量为0.8～1.0mg/kg,每日总量不超过1.0g。也可选用喘定0.25g肌注,或0.5～1.0g加入5%葡萄糖注射液中静脉滴注。氨茶碱的副作用有胃肠道症状(恶心、呕吐),心血管反应(心动过速、心律失常、血压下降),严重者可引起抽搐甚至死亡,故老年人、妊娠、有心、肝、肾功能障碍、甲亢患者应慎用,合用甲氰咪呱、大环丙酯类、喹诺酮类等药物可影响茶碱代谢而使其排泄减慢,最好监测血药浓度。

3）抗胆碱药：可减少cGMP浓度，从而减少活性物质的释放，使支气管平滑肌松弛。由于全身用药副作用大，现多用吸入抗胆碱药如异丙托溴铵，每次20～80μg，每日3～4次。

（2）抗炎药：主要治疗哮喘的气道炎症。

1）糖皮质激素：由于气道慢性非特异性炎症是哮喘的病理基础，糖皮质激素是治疗哮喘最有效的药物。其作用机制是抑制炎症细胞的迁移和活化，抑制细胞因子的生成，抑制炎症介质的释放，增强平滑肌细胞β_2受体的反应性，可分为吸入、口服和静脉。

吸入剂是目前推荐长期抗炎治疗哮喘最常用药，具有用量小、局部高效、副作用少等优点。目前常用的有倍氯米松、布地奈德、氟替卡松等，根据病情，吸入剂量200～1000μg/d。副作用为口咽部念珠菌感染、声音嘶哑或呼吸道不适，喷药后用清水漱口可减轻局部反应和胃肠吸收。与长效β_2受体激动剂合用增加其抗炎作用，减少吸入激素用量。

常用的口服剂有泼尼松和泼尼松龙。用于吸入糖皮质激素无效或需要短期加强的患者。用量为30～40mg/d，症状缓解后逐渐减量，然后停用或改用吸入剂。

重度及危重哮喘发作应静脉给药，如氢化可的松100～400mg/d，或地塞米松10～30mg/d，或甲基强的松龙80～160mg/d，症状缓解后逐渐减量，然后改为口服或吸入维持。

2）色苷酸钠：能抑制肥大细胞释放介质，还能直接抑制神经反射性支气管痉挛。主要用于预防哮喘发作，雾化吸入3.5～7mg，或干粉吸入20mg，每日3～4次。

3）酮替酚：是H_1受体拮抗剂，具有抑制肥大细胞和嗜碱性粒细胞释放生物活性物质的作用。对过敏性、运动性哮喘均有效，每次1mg，每日2次。也可选用新一代H_1受体拮抗剂，如阿司咪唑、曲尼斯特、氯雷他定等。副作用可有倦怠、胃肠道反应、嗜睡、眩晕等。

4）白三烯拮抗剂：白三烯在气道炎症中起重要作用，它不仅能使气道平滑肌收缩，还能促进嗜酸性粒细胞积聚，使黏液分泌增加，气道血浆渗出。白三烯拮抗剂可减少哮喘的发作，减少支气管扩张剂的应用，与糖皮质激素合用具有协同抗炎效应。临床常用的有扎鲁司特，每次20mg，每日2次，或孟鲁司特，每次10mg，每日1次。

3．重度及危重哮喘的处理　哮喘不能控制，进行性加重往往有下列因素存在，如过敏原持续存在、呼吸道感染未能控制、痰栓阻塞气道、酸碱平衡失调和电解质紊乱、并发肺不张或自发生气胸等。应详细分析分别对症处理，同时采取综合治疗措施：氧疗，注意气道湿化，迅速解除支气管痉挛，静脉滴注氨茶碱、糖皮质激素，雾化吸入β_2受体激动剂，也可配合雾化吸入抗胆碱药，口服白三烯拮抗剂，积极控制感染，选用有效抗菌药物，补液，纠正酸碱失衡及电解质紊乱。如有并发症，如气胸、纵隔气肿、肺不张等，参照有关章节处理。上述措施仍不能纠正缺氧加重时，进行机械通气。

4．缓解期治疗　最好的制止哮喘发作的办法就是预防，因此在缓解期应根据病情程度制订长期控制计划。

（1）间歇性哮喘患者在运动前或暴露于变应原前吸入β_2受体激动剂或色苷酸钠。或者用吸入型抗胆碱能药物或短效茶碱作为吸入型短效β_2受体激动剂的替代药物。

（2）轻度哮喘患者需长期每日用药。基本的治疗方法是抗炎治疗。每日定量吸入小剂量糖皮质激素（≤200μg/d），也可加用缓释茶碱或β_2受体激动剂。

（3）中度哮喘患者吸入型糖皮质激素量应该每日200～600μg，同时加用缓释茶碱、长效β_2受体激动剂。效果不佳时可改为口服糖皮质激素，哮喘控制后改为吸入。

（4）重度哮喘发作患者的治疗需要每日使用多种长期预防药物。糖皮质激素＞600μg/d，联合吸入长效口服β_2受体激动剂、茶碱缓释片、白三烯拮抗剂或吸入型抗胆碱药。症状不能控制者加用糖皮质激素片剂。

以上方案为基本原则,还应根据每个地区和每个人的不同情况制订治疗方案。每3～6个月对病情进行一次评估,然后再根据病情调整治疗方案,或升级或降级治疗。

第五节 肺 结 核

一、概述

肺结核(pulmonary tuberculosis)是严重危害人类健康的主要传染病,是全球关注的公共卫生和社会问题,也是我国重点控制的主要疾病之一。由于结核病的生物学特性和社会因素,加之近20年来各国对结核病的忽视,使结核病流行情况重新加剧,使这一古老传染病又成为严重的公共卫生问题。全球三分之一人口(约20亿)已感染了结核菌,现有结核病患者2000万,其中95%在发展中国家。全球每天约有8000人死于结核病,每年约300万人死于结核病,其中98%的结核病死亡发生在发展中国家,成为头号传染性杀手。

我国分别在1979、1984/1985、1990和2000年进行了四次全国结核病流行病学抽样调查,调查结果显示全国三分之一的人口已感染了结核菌,受感染人数超过4亿。受结核菌感染人群中有10%的人发生结核病。目前我国涂阳肺结核患病率为121.6/10万,传染性肺结核患病率为157.8/10万,估算全国现有传染性肺结核患者200万。

结核病的病原菌是结核杆菌,对人致病的主要类型为人型和牛型。结核杆菌含有脂质、蛋白和多糖类三种成分,其作用与结核病的组织坏死、干酪液化、空洞发生以及结核变态反应有关。

结核病主要经呼吸道传染。肺结核(主要是空洞型肺结核)患者在谈话、咳嗽和喷嚏时,从呼吸道排出大量带菌微滴(每个微滴可含10～20个细菌)。吸进这些带菌的微滴即可造成感染。少数患者可因食入带菌的食物经消化道感染。细菌经皮肤伤口感染者极少见。

结核病的发生和发展取决于很多因素,其中最重要的是感染的菌量及其毒力的大小和机体的反应性(免疫反应或变态反应),后者在结核病的发病学上起着特别重要的作用。

目前一般认为,结核病的免疫反应以细胞免疫为主,即T细胞起主要作用,它在受到结核菌的抗原刺激后可转化为致敏的淋巴细胞。当再次与结核杆菌相遇时,致敏的淋巴细胞可很快分裂、增殖,并释放出各种淋巴因子,如巨噬细胞趋化因子、集聚因子、移动抑制因子和激活因子等。这些因子可使巨噬细胞移向结核杆菌,并聚集于该处不再移动,这样就能把结核杆菌限制在局部不致扩散。同时还激活了巨噬细胞,使巨噬细胞体积增大,伪足形成活跃,溶酶体含量增加,细胞内pH下降等。这些改变有助于使吞入的细菌更易被水解、消化和杀灭。此外,激活后的T细胞还可释放其他淋巴因子,加强这一免疫反应,如结核杆菌的生长抑制因子能通过巨噬细胞特异性地抑制细胞内结核杆菌的繁殖而获得免疫。结核结节的形成就是上述各种反应的具体形态学表现。

结核病时发生的变态反应属于Ⅳ型(迟发性)变态反应。结核菌素试验就是这种反应的表现,本质上亦为细胞免疫反应。

结核病免疫反应和变态反应常同时发生并相伴出现，但两者关系如何及其对结核病的发生、发展有何影响等问题，长期来尚未解决。

二、诊断依据

(一) 临床表现

典型肺结核起病缓渐，病程经过较长。

1. 全身症状　全身毒性症状表现为午后低热、乏力、食欲减退、体重减轻、盗汗等。当肺部病灶急剧进展播散时，可有高热，妇女可有月经失调或闭经。

2. 呼吸系统症状　一般有干咳或只有少量黏液。伴继发感染时，痰呈黏液性或脓性。约1/3的患者有不同程度的咯血。当炎症波及壁层胸膜时，相应胸壁有刺痛，随呼吸和咳嗽而加重。慢性重症肺结核，可出现呼吸困难。

3. 体征　取决于病变性质和范围。病变范围小可没任何体征；渗出性病变范围较大或干酪样坏死时，可有肺实变体征，如触觉语颤增强、叩诊浊音、听诊可闻及支气管呼吸音及细湿啰音。结核性胸膜炎时有胸腔积液体征，如气管向健侧移位、胸廓饱满、触觉语颤渐弱、叩诊实音、听诊呼吸音消失。当肺组织有广泛纤维增生和厚壁空洞时，胸廓塌陷，气管向患侧移位。

(二) 实验室和其他检查

1. 结核菌检查　痰中找到结核菌是确诊肺结核的主要依据。

2. X线检查　肺部X线检查不但可早期发现肺结核，而且可对病灶的部位、范围、性质、发展情况和效果作出诊断。

3. 结核菌素试验　结核菌素试验阳性表示结核菌感染，但并不一定患病；阴性提示没有结核菌感染，但仍要排除下列情况：结核菌感染后需4～8周变态反应才能充分建立，所以在变态反应前期，结核菌素试验可为阴性；应用糖皮质激素等免疫抑制剂者；营养不良以及麻疹、百日咳患者，结核菌素反应可暂时消失；严重结核病和各种危重患者对结核菌素无反应；其他如淋巴免疫系统缺陷（白血病、结节病）患者和老年人的结核菌素反应也常为阴性。

4. 纤维支气管镜检查　常用于支气管结核的诊断。

(三) 诊断要点

1. 诊断要点

(1) 乏力、体重减轻、发热、盗汗、干咳。

(2) X线胸片示肺部浸润性改变。

(3) 结核菌素试验阳性。

(4) 痰液涂片抗酸染色阳性。

2. 肺结核类型

(1) 原发型肺结核：包括原发综合征及胸内淋巴结结核。多见于儿童，无症状或症状轻微，多有结核病接触史，结核菌素试验强阳性。X线胸片表现为哑铃型阴影，即原发病灶、引流淋巴管炎和肺门肿大淋巴结，称原发综合征。原发病灶吸收后可仅留肺门淋巴结肿大影。

(2) 血行播散型肺结核：包括急性血行播散型肺结核（急性粟粒型结核）及亚急性、慢性血行播散型肺结核。急性血行播散型肺结核起病急，高热，中毒症状严重，易合并结核性脑膜炎，X线胸片可见由肺尖至肺底大小、密度和分布均匀的粟粒结节影。亚急性、慢性血行播散型肺结核起病隐匿，可完全没有症状，X线呈双上、中肺野为主的大小、密度和分布不均的粟粒结节影。

(3) 浸润型肺结核：是继发型肺结核的主要类型。多发生在成人，肺部有渗出、浸润及/或不同程度的干酪样病变，可见空洞形成。干酪性肺炎和结核球也属于本型。

(4) 慢性纤维空洞型肺结核：是继发型肺结核的慢性类型。常伴有较广泛的支气管播散性病变及明显的胸膜增厚。肺组织破坏常较显著，双侧或单侧出现纤维厚壁空洞，伴有纤维组织明显增生而造成患处肺部组织收缩和纵隔、肺内的牵拉移位，邻近肺组织常呈代偿性肺气肿。

(5) 结核性胸膜炎：临床上已排除其他原因引起的胸膜炎。

三、转归及预后

肺结核的转归及预后因病变性质、范围、类型、治疗合理与否及机体免疫力等差异而有不同。选择合理化疗方案，可使92%的患者治愈，5%的患者死亡，仅有3%成为慢性排菌者，而后两者大多是由于病情严重或合并多器官功能不全而致。

四、治疗原则与主要措施

(一) 治疗原则

1. 早期　早期治疗可将生长繁殖活跃的结核菌一举消灭，且病变组织容易修复和减少传染性。

2. 联合　联合两种或两种以上药物治疗，可避免或延缓耐药性的产生，提高杀菌效果。既有细胞内杀菌药物，又有细胞外杀菌药物，还有适合酸性环境的杀菌药，从而使化疗方案取得最佳疗效，并能缩短疗程，减少不必要的经济浪费。

3. 适量　药物对任何疾病的治疗都有一个适当的剂量，这样才能达到治疗的目的，又不给人体带来毒副作用。几乎所有的抗结核药物都有毒副作用，如剂量过大，血液的药物浓度过高，易产生毒副反应，但如剂量不足，血液浓度过低，又达不到抑菌、杀菌的目的，易产生耐药性。

4. 规律　不给已被抑制或减少的结核菌再度繁殖活跃的机会，且可防止耐药菌的产生。

5. 全程　保证完成规定的治疗期是提高治愈率和减少复发率的重要措施。

(二) 主要措施

1. 常用抗结核药物

(1) 异烟肼(H,INH)：成人剂量每日300mg，顿服，儿童每日5～10mg/kg。结核性脑膜炎和血行播散型肺结核剂量可加大。

(2) 利福平(R,RFP)：成人剂量每日8～10mg/kg，顿服，儿童每日10～20mg/kg。

(3) 链霉素(S,SM)：每日0.75g，每周5次，间歇用药每次0.75～1.0g，每周2～3次，肌肉注射。

(4) 吡嗪酰胺(Z,PZA)：成人剂量每日1.5g，儿童每日30～40mg/kg。

(5) 乙胺丁醇(E,EMB)：成人剂量每日0.75～1.0g，儿童不用。

2. 化疗方案

(1) 初治涂阳肺结核治疗方案

1) 每日用药方案：强化期：异烟肼、利福平、吡嗪酰胺、链霉素和乙胺丁醇，顿服，2 个月。巩固期：异烟肼、利福平，顿服，4 个月。简写为 2HRZE/4HR。

2) 间歇用药方案：强化期：异烟肼、利福平、吡嗪酰胺、链霉素和乙胺丁醇，隔日一次或每周 3 次，2 个月。巩固期：异烟肼、利福平，隔日一次或每周 3 次，4 个月。简写为 2H3R3Z3E3/4H3R3。

(2) 复治涂阳肺结核治疗方案

1) 每日用药方案：强化期：异烟肼、利福平、吡嗪酰胺、链霉素和乙胺丁醇，顿服，2 个月。巩固期：异烟肼、利福平和乙胺丁醇，顿服，4～6 个月。巩固期治疗 4 个月后，若痰菌未阴转，可继续延长治疗期 2 个月。简写为 2HRZSE/4～6HRE。

2) 间歇用药方案：强化期：异烟肼、利福平、吡嗪酰胺、链霉素和乙胺丁醇，隔日一次或每周 3 次，2 个月。巩固期：异烟肼、利福平和乙胺丁醇，隔日一次或每周 3 次，6 个月。简写为 2H3R3Z3S3E3/6H3R3E3。

(3) 初治涂阴肺结核治疗方案

1) 每日用药方案：强化期：异烟肼、利福平、吡嗪酰胺，顿服，2 个月。巩固期：异烟肼、利福平，顿服，4 个月。简写为 2HRZ/4HR。

2) 间歇用药方案：强化期：异烟肼、利福平、吡嗪酰胺、链霉素和乙胺丁醇，隔日一次或每周 3 次，2 个月。巩固期：异烟肼、利福平，隔日一次或每周 3 次，4 个月。简写为 2H3R3Z3/4H3R3。

3. 其他治疗

(1) 对症治疗：高热时可用物理降温；小量咯血，如痰中带血无需特殊处理，必要时可用小量镇静剂、止咳剂，但年老体弱、肺功能不全者慎用镇咳药，以免抑制咳嗽反射和呼吸中枢，使血块不能咳出而发生窒息；大咯血时用垂体后叶素 5～10U 加入 40ml 葡萄糖液缓慢静脉注射，然后将垂体后叶素加入 5%葡萄糖液按 0.1U/(kg·h)速度静脉滴注。如出现窒息表现，应及时抢救。

(2) 糖皮质激素：仅用于结核毒性症状严重者、急性粟粒型结核、结核性胸膜炎或结核性脑膜炎。要在有效抗结核药物治疗基础上使用。使用剂量依病情而定，一般用泼尼松口服每日 20mg，顿服，1～2 周，以后每周递减 5mg，用药时间为 4～8 周。

(3) 手术治疗：已较少使用。手术指征为：厚壁空洞化疗长期不闭，仍然排菌者；直径＞3cm 的结核球与肺癌鉴别困难者；继发支气管扩张长期排菌或咯血者；结核性脓胸和(或)支气管胸膜瘘经内科治疗无效且伴同侧活动性肺结核者。

第六节 肺 癌

一、概述

原发性支气管肺癌(primary bronchogenic carcinoma)简称肺癌(lung cancer)，是指原发

于支气管黏膜和肺泡上的肿瘤，也是最常见的恶性肿瘤之一。近半个世纪以来，各国的肺癌发病率和死亡率都在急剧上升，工业发达国家上升更为显著，如英、美、德、加拿大等国，到目前为止肺癌已是男性癌症死亡的首位。我国某些工业城市和个别矿区也有着类似的现象，如上海市市区的肺癌男性死亡率是52.0/10万，自1978年以来已跃居各种恶性肿瘤死亡率的首位。本病发病率随年龄增长而增加，50～60岁上升特别显著。肺癌男性发病高于女性，但近年来男女两性发病差距日趋缩小。肺癌死亡率极高，虽经各种治疗，平均5年生存率不到10%。肺癌的病因和发病机制迄今尚未明确，可能与下列因素有关：

(一) 吸烟

各国的大量调查资料都说明肺癌的病因与吸纸烟关系极为密切。纸烟中含有苯并芘等多种致癌物质。吸烟者肺癌发病率比不吸烟者高10倍，吸烟量大者发病率更高，比不吸烟者高20倍。

(二) 大气污染

工业发达国家肺癌的发病率高，城市比农村高，厂矿区比居住区高。石油、煤经内燃机等燃烧后的废气和公路沥青含有苯并芘等致癌物质。

(三) 职业因素

经过多年的调查研究，目前已公认长期接触铀、镭等放射性物质及其衍生物、致癌性碳氢化合物、砷、铬、镍、铜、锡、铁、煤焦油、沥青、石油、石棉、芥子气等物质，均可诱发肺癌。

(四) 肺部慢性疾病

如肺结核、硅沉着病、尘肺等可与肺癌并存。这些病例癌肿的发病率高于正常人。此外，肺支气管慢性炎症以及肺纤维瘢痕病变，在愈合过程中可能引起鳞状上皮化生或增生，在此基础上，部分病例可发展成为癌肿。

(五) 人体内在因素

如家族遗传，以及免疫功能降低，代谢活动、内分泌功能失调等也可能对肺癌的发病起一定的促进作用。

肺癌按解剖学分为两类：① 中央型肺癌，指起源于主支气管、肺叶支气管的肺癌，位置靠近肺门者；② 周围性肺癌，指起源于肺段支气管以下的肺癌，位置在肺的周围部分者。按组织病理学分类将肺癌分为小细胞肺癌和非小细胞肺癌(包括鳞状上皮细胞癌，简称鳞癌)、腺癌、大细胞癌、其他(如腺鳞癌、类癌等)。

二、诊断依据

(一) 临床表现

肺癌的临床表现与癌肿的部位、大小、是否压迫、侵犯邻近器官以及有无转移等情况有着密切关系。

1. 肺内症状　常见的肺内症状按发生频率为：

(1) 咳嗽：多数为干咳，无痰或少痰，占各种症状的67%～87%。以咳嗽为始发症状的占病例总数的55%～68.4%。

(2) 咯血：出现于31.6%～58.5%的病例中，多数为间断发作，痰中带血丝或血点，大咯血少见。以此为始发症状的占病例总数1/3。

(3) 胸痛：占病例总数的34.2%～62%，多数为隐痛，24%的病例以此症状开始。如果疼痛剧烈应考虑胸膜种植肋骨受侵等可能。

(4) 气短：出现在10%～50%的病例中，约6.6%的患者以气短开始，原因是早期系肿物堵塞支气管造成肺段或肺叶不张，经过短期适应气短可能减轻缓解。

(5) 发热：出现在6.6%～39%的病例中，以此为始发的占21.2%。常为低热。原因是肿瘤阻塞支气管造成堵塞部远端节段、叶甚至全肺不张。如继发感染，也可发热不退。

2. 晚期转移症状　晚期肺癌压迫侵犯邻近器官组织或发生远处转移时，可产生下列症状：

(1) 压迫或侵犯膈神经，引起同侧膈肌麻痹。

(2) 压迫或侵犯喉返神经，引起声带麻痹，声音嘶哑。

(3) 压迫上腔静脉，上肢静脉回流受阻，引起面部、颈部、上肢和上胸部静脉怒张，组织水肿，称为上腔静脉阻塞综合征。

(4) 侵犯胸膜，可引起胸膜腔积液，往往为血性，大量积液，可以引起气促。此外，癌肿侵犯胸膜及胸壁，可以引起持续剧烈的胸痛。

(5) 癌肿侵入纵隔，压迫食管，可引起吞咽困难。

(6) 肺尖部的肺癌称肺上沟癌(Pancoast)，可压迫臂丛神经和颈交感神经，产生剧烈胸痛，上肢静脉怒张、水肿、臂痛和上肢运动障碍，同侧上眼睑下垂、瞳孔缩小、眼球内陷、面部无汗等颈交感神经症候群(也称Horner综合征)。

(7) 肺癌血行转移后，按侵入器官而产生不同症状。

3. 非转移性的全身症状　此外，还有少数肺癌病例，由于癌肿产生内分泌物质，临床上呈现非转移性的全身症状，如骨关节病症候群(杵状指、骨关节痛、骨膜增生等)、柯兴氏症候群、重症肌无力、男性乳腺增大、多发性肌肉神经痛等，临床上又称伴癌综合征(paraneoplastic syndrome)，这些症状在切除肺部癌肿后可能消失。

(二) 实验室检查

1. 普通X线检查　为诊断肺癌最常用的手段。肺癌的X线表现可见孤立性球形阴影或不规则小片浸润；肺门肿块影，分叶状，密度一般均匀，边缘有毛刺，有时中心液化，出现厚壁、偏心、内壁凹凸不平的空洞；当肿物堵塞肺叶或总支气管时，出现肺叶或全肺不张、阻塞性肺炎；胸膜受累时可见胸积液，胸壁受侵可见肋骨破坏。

2. 电子计算机体层成像(CT)　CT具有高分辨能力，它在了解病变之位置、与周围脏器之关系、胸膜小种植或少量积液、节段性肺不张、纵隔各组淋巴结肿大、肺内微小转移灶等方面优于普通胸片。

3. 磁共振成像(MRI)　在明确肿瘤与大血管之间的关系上明显优于CT，但在发现小病灶(<5mm)方面不如CT敏感。

4. 单光子发射计算机断层成像(SPECT)　利用肿瘤细胞摄取放射性核素数量与正常组织之间的差异，进行肿瘤的定位、定性诊断和诊断肺癌骨转移。

5. 正电子发射计算机体层成像(PET)　PET能够无创伤地、动态地、定量地从分子水平观察到肿瘤组织异常的生理、生化及代谢变化，可用于肺癌的定性诊断和临床分期。

6. 纤维支气管镜检查　通过纤维支气管镜，可以在直视下检查上气道和气管支气管树，采集呼吸道分泌物和细胞标本，对气道、肺、纵隔行活检，阳性检出率达60%～80%。

7. 痰脱落细胞学检查　简便易行，但阳性检出率不过50%～80%，且存在1%～2%的假阳性。此方法适合于在高危人群中进行确诊。

8. 经皮肺穿刺　适应于外周型病变且由于种种原因不适于开胸病例，其他方法又未能确立组织学诊断。通常在CT或超声引导下进行。

9. 纵隔镜检查　是一种对纵隔转移淋巴结进行评价和取活检的创伤性检查手段，用于肺癌的诊断及临床分期。

10. 胸腔镜检查　用于确定胸腔积液或胸膜肿块的性质。

11. 其他细胞或病理检查　如胸腔积液细胞学检查、胸膜、淋巴结、肝或骨髓活检。

12. 开胸肺活检　经上述检查均未能确立细胞学诊断者可考虑开胸肺活检。

13. 肿瘤标志物检查　如蛋白质、内分泌物质、肽类和各种抗原物质（如癌胚抗原(CEA)、CA－125、CA－50、CA－199等）对肺癌的诊断有一定的帮助。

（三）诊断要点

肺癌的早期诊断与治疗效果密切相关，故对于存在肺癌高危因素的人群进行常规体检是十分必要的。特别对40岁以上长期重度吸烟者，有下列情况之一者应视为疑诊对象：无明显诱因的刺激性咳嗽，持续2～3周，治疗无效；原有慢性呼吸道疾病，但近来咳嗽性质改变者；持续或反复痰中带血，无其他原因可解释者或年龄大于50岁第一次咯血者；反复发作的同一部位的肺炎，尤其是节段性肺炎；固定部位胸痛，经治疗难以缓解者；肺内巨大空洞，无中毒症状，无大量脓臭痰，无异物吸入史，抗感染治疗效果不显著者；原因不明的四肢关节痛及杵状指（趾）；X线检查示局限性肺气肿或段、叶性肺不张；孤立性圆形病灶伴或不伴单侧肺门阴影增大者；原有肺结核已稳定，但病灶形态或性质发生改变者；无中毒症状的胸腔积液，尤以血性胸腔积液且呈进行性增加者；原因未明的发热，伴肺内阴影，抗炎、抗痨无效者。对于上述对象，应在询问病史、查体及原有检查的基础上，进行针对性检查。

三、转归及预后

肺癌的预后取决于早发现、早诊断、早治疗。一般认为鳞癌预后较好，腺癌次之，小细胞未分化癌最差。近年来采用综合治疗后，小细胞未分化癌的预后有很大改善。

四、治疗原则与主要措施

（一）治疗原则

肺癌的治疗原则应根据病期、类型、病变范围、器官功能给以局部结合全身治疗，近10余年多学科治疗已成为肺癌治疗原则，在临床上已被应用及推广。非小细胞肺癌早期以手术治疗为主，可切除的局部晚期（Ⅲa）患者可采取新辅助化疗＋手术治疗＋放疗；不可切除的局部晚期（Ⅲb）患者可采取化疗与放疗联合治疗，远处转移的晚期患者以姑息治疗为主。小细胞肺癌以化疗为主，辅以手术和（或）放疗。

（二）主要措施

1. 化学药物治疗（简称化疗） 常用的化疗药物有：依托泊苷（VP－16）、顺铂（DDP）、卡铂（CBP）、环磷酰胺（CTX）、阿霉素（ADM）、长春新碱（VCR）、异环磷酰胺（IFO）、吉西他滨（GEM）、紫杉醇（TXL）、丝裂霉素（MMC）等。

小细胞肺癌可选如下方案：EP、EC、CVA、ACE、VIP。

非小细胞肺癌可选如下方案：EP、GP、NP、TP、MIC、MVP、ICE。

2. 手术治疗 外科手术切除仍是治疗肺癌有效的主要方法，手术适应证和手术种类的选择主要根据肿瘤侵犯的部位、范围及患者的全身情况，特别是心肺功能储备情况而定。手术原则是彻底切除病变，并最大限度地保留健康的肺组织。早期肺癌应尽量施行根治性肺叶切除手术，在彻底切除原发癌灶和清除肺门淋巴结的同时，要尽量保留健康肺组织，以达到生存目的；较为晚期的肺癌患者要尽量争取手术切除原发癌肿，尽可能切除已转移的淋巴结，同时辅以放射治疗和化学治疗以及其他治疗。

3. 放射治疗 可用作手术前后的辅助治疗以提高手术切除率及术后长期生存率，对不能手术的或复发转移的鳞癌亦可采用放疗。放疗分单纯性放疗和综合性放疗。单纯性放疗分根治性放疗和姑息性放疗，可根据肺癌的病理类型、病变范围、有否转移、肺功能情况和全身情况来决定。综合性放疗是放疗结合手术、化学治疗来进行的治疗，比单纯某项治疗都能提高生存率。

4. 免疫治疗 免疫治疗是利用免疫制剂提高人体的免疫能力，消除机体的抗肿瘤免疫抑制或消灭残存的瘤细胞。如干扰素、转移因子、集落刺激因子等，可作为手术后化疗及放疗的辅助治疗。

5. 中医中药治疗 可作为手术后化疗及放疗的辅助治疗，减少患者对放疗、化疗的反应，提高机体的抗病能力。

第七节 呼吸衰竭

一、概述

呼吸衰竭（respiratory failure）是各种原因引起的肺通气和（或）换气功能严重障碍，以致不能进行有效的气体交换，导致缺氧伴（或不伴）二氧化碳潴留，从而引起一系列生理功能和代谢紊乱的临床综合征。在海平面大气压下，于静息条件下呼吸室内空气，并排除心内解剖分流和原发于心排血量降低等情况后，动脉血氧分压（PaO_2）低于8kPa（60mmHg），或伴有二氧化碳分压（$PaCO_2$）高于6.65kPa（50mmHg），即可诊断为呼吸衰竭（简称呼衰）。

呼吸衰竭的病因主要有以下几方面：

1. 气道阻塞性疾病，如慢性支气管炎、阻塞性肺气肿、支气管哮喘、支气管扩张等。

2. 肺组织病变，如重症肺炎、弥漫性肺间质纤维化、肺结核、肺水肿等。

3. 肺血管疾病，如肺栓塞、肺血管炎等。

4. 胸廓与胸膜病变，如胸廓外伤、自发性气胸、胸廓畸形、大量胸腔积液、胸膜肥厚粘连等。

5. 神经肌肉疾病，如脑血管疾病、颅脑外伤、脑炎、镇静催眠药中毒、脊髓灰质炎、多发性神经根炎等。

上述各类疾病可导致肺泡通气不足、肺内气体弥散障碍、通气/血流比例失调和静动脉分流量增加而发生缺氧和二氧化碳潴留。

临床上按动脉血气分析将呼吸衰竭分为Ⅰ型呼吸衰竭（血气分析特点是 PaO_2＜60mmHg，$PaCO_2$ 降低或正常）和Ⅱ型呼吸衰竭（血气分析特点是 PaO_2＜60mmHg，同时伴有 $PaCO_2$＞50mmHg）。根据起病的缓急将呼吸衰竭分为急性呼吸衰竭和慢性呼吸衰竭。急性呼吸衰竭是指呼吸功能原来正常，由于各种突发原因，引起通气或换气功能严重损害，突然发生呼吸衰竭的临床表现，如脑血管意外、药物中毒抑制呼吸中枢、呼吸肌麻痹、肺梗塞、ARDS等，因机体不能很快代偿，如不及时抢救，会危及患者生命。慢性呼吸衰竭多见于慢性呼吸系统疾病，如慢性阻塞性肺疾病、重度肺结核等，其呼吸功能损害逐渐加重，虽有缺 O_2 或伴 CO_2 潴留，但通过机体代偿适应，仍能从事个人生活活动，称为代偿性慢性呼吸衰竭。一旦并发呼吸道感染，或因其他原因增加呼吸生理负担所致代偿失调，出现严重缺 O_2、CO_2 潴留和酸中毒的临床表现，称为失代偿性慢性呼吸衰竭。

二、诊断依据

（一）临床表现

1. 呼吸困难　是呼吸系统最早发生的表现，轻者仅感呼吸费力，重者呼吸窘迫，呼吸加深加快，呼吸中枢受累表现呼吸节律的异常，如潮式呼吸、间停呼吸等。

2. 发绀　是缺氧的典型表现。当动脉血氧饱和度低于90%时即可出现发绀。另应注意红细胞增多者发绀更明显，贫血者则发绀不明显或不出现；严重休克末梢循环差的患者，即使动脉血氧分压尚正常，也可出现发绀。发绀还受皮肤色素及心功能的影响。

3. 中枢神经系统　因缺氧引起不同程度的脑水肿，可出现头痛、烦躁、注意力不集中等，如伴二氧化碳潴留则脑水肿进一步加重，出现嗜睡、意识障碍、瞳孔缩小、扑翼样震颤、抽搐，甚至可抑制呼吸中枢。慢性呼吸衰竭发生精神神经症状时称肺性脑病。

4. 心血管系统　缺氧早期引起心率增快，血压轻度升高，心肌严重缺氧时出现心率缓慢、心律失常、血压下降，如伴高碳酸血症，局部血管扩张，可有多汗、皮肤潮红、结膜充血、水肿、洪脉等。

5. 消化和泌尿系统　严重呼吸衰竭对肝、肾功能都有影响，如谷丙转氨酶与非蛋白氮升高、蛋白尿、尿中出现红细胞和管型。常因胃肠道黏膜充血水肿、糜烂渗血或应激性溃疡引起上消化道出血。

6. 酸碱平衡失调和电解质紊乱　严重缺氧易发生代谢性酸中毒和高钾血症。慢性呼吸衰竭常有 CO_2 潴留，易发生呼吸性酸中毒，在经过药物及机械通气等方法治疗后，容易发生代谢性碱中毒和低钠、低钾血症。

（二）实验室检查

1. 动脉血气分析　PaO_2＜60mmHg 或伴有 $PaCO_2$＞50mmHg，若有酸碱平衡失调，则pH可异常。

2. 肺功能检测　有助于判断原发疾病的种类和严重程度，包括肺活量（VC）、用力肺活量(FVC)、第一秒用力呼气量(FEV1)和呼气峰流速(PEF)等。

3. 胸部影像学检查　包括普通X线胸片、胸部CT和放射性核素肺通气/灌注扫描等，有助于分析呼吸衰竭的病因。

(三) 诊断要点

1. 慢性呼吸衰竭诊断要点

(1) 有慢性肺部疾病。

(2) 有缺氧或伴有二氧化碳潴留的临床表现，如呼吸困难、发绀、精神神经症状等，并发肺性脑病时出现球结膜充血、水肿，视神经乳头水肿，扑翼样震颤，意识障碍等，严重者可有消化道出血。

(3) 动脉血气分析：呼吸室内空气 PaO_2＜8.0kPa(60mmHg)和(或)$PaCO_2$＞6.6kPa(50mmHg)。

2. 急性呼吸衰竭诊断要点

(1) 患者多数原无呼吸系统疾病，有脑外伤、溺水、电击等，很快出现呼吸减慢甚至停止。

(2) 动脉血气分析：PaO_2＜8.0kPa，$PaCO_2$ 可正常、降低或升高。

三、转归及预后

急性呼吸衰竭病死率较高，存活者大部分能完全恢复正常，部分遗留肺纤维化。

四、治疗原则与主要措施

(一) 治疗原则

治疗基础疾病及诱发因素，采取积极有效的措施，保持呼吸道通畅，纠正缺氧与二氧化碳潴留以及代谢功能紊乱，积极控制感染，防止并发症。

(二) 主要措施

1. 建立通畅的气道　必须采取各种措施，使呼吸道保持通畅。如用多孔导管通过口腔、咽喉部，将分泌物或胃内反流物吸出。若痰黏稠不易咳出，可用溴己新喷雾吸入，亦可保留环甲膜穿刺塑料管，注入生理盐水稀释分泌物，或用支气管解痉剂 β_2 兴奋剂扩张支气管，必要时可给予肾上腺皮质激素吸入缓解支气管痉挛；还可用纤维支气管镜吸出分泌物。如经上述处理效果差，则采用经鼻气管插管或气管切开，建立人工气道。

2. 氧疗　通过提高肺泡内氧分压(PaO_2)，增加 O_2 弥散能力，提高动脉血氧分压和血氧饱和度，增加可利用的氧。

(1) 缺氧不伴二氧化碳潴留的氧疗：可给予吸较高浓度氧(35%～45%)，纠正缺 O_2，通气随之改善。

(2) 缺氧伴明显二氧化碳潴留的氧疗：其氧疗原则是低浓度(＜35%)持续给氧。其原理是慢性呼吸衰竭失代偿者缺 O_2 伴 CO_2 潴留是通气不足的后果，由于高碳酸血症的慢性呼吸衰竭患者，其呼吸中枢化学感受器对 CO_2 反应性差，呼吸的维持主要靠低 O_2 血症对颈动脉窦、主动脉体的化学感受器的驱动作用。若吸入高浓度氧，PaO_2 迅速上升，使外周化学感受器失去低 O_2 血症的刺激，患者的呼吸变慢而浅，$PaCO_2$ 随之上升，严重时可陷入 CO_2

麻醉状态。

(3) 氧疗的方法：常用的氧疗为鼻导管或鼻塞吸氧和面罩吸氧，吸入氧浓度(FiO_2)与吸入氧流量大致呈如下关系：$FiO_2=21+4\times$吸入氧流量(L/min)。鼻导管或鼻塞吸氧简单、方便，不影响患者咳痰、进食，但氧浓度不恒定，易受患者的呼吸影响。面罩吸氧氧浓度稳定，不受呼吸频率和潮气量的影响，其缺点是进食、咳痰不便。

3. 增加通气量、减少 CO_2 潴留

(1) 呼吸兴奋剂：呼吸兴奋剂刺激呼吸中枢或周围化学感受器，通过增强呼吸中枢兴奋性，增加呼吸频率和潮气量以改善通气。与此同时，患者的氧耗量和 CO_2 产生量亦相应增加，且与通气量成正相关。由于其使用简单、经济，且有一定疗效，故仍较广泛使用于临床，但应掌握其临床适应证。患者低通气量若因中枢抑制为主，呼吸兴奋剂疗效较好；慢性阻塞性肺病患者呼吸衰竭时，因支气管-肺病变、中枢反应性低下或呼吸肌疲劳而引起低通气量，此时应用呼吸兴奋剂的利弊应按上述三种因素的主次而定。对于神经传导系统和呼吸肌病变，以及肺炎、肺水肿和肺广泛间质纤维化的换气功能障碍者，则呼吸兴奋剂有弊无利，不宜使用。尼可刹米是目前常用的呼吸中枢兴奋剂，可先静脉缓慢推注 0.375～0.75g，随即以 3.75g 加入 500ml 液体中，按 25～30 滴/min 静滴。

(2) 机械通气：当机体出现严重的通气和(或)换气功能障碍时，用人工辅助通气装置(呼吸机)来改善通气和(或)换气功能，即为机械通气。呼吸衰竭时应用机械通气能增加肺泡通气量，提供适当的氧浓度，降低 $PaCO_2$，可在一定程度上改善换气功能和减少呼吸功的消耗，能使呼吸衰竭患者缺 O_2、CO_2 潴留和酸碱平衡失调得到不同程度的改善和纠正。对轻中度神志尚清，能配合的呼吸衰竭患者，可作鼻或口鼻面罩机械通气；病情严重，神志虽清但不合作、昏迷或有呼吸道大量分泌物的患者，应及时建立人工气道，如经鼻(或口)气管插管机械通气。在肺功能极差、反复发生呼吸衰竭、分泌物多、机体极度虚弱、营养不良、需长期机械通气支持的患者，可作气管切开，长期留置气管套管机械通气治疗。

4. 纠正酸碱平衡失调和电解质紊乱　在呼吸衰竭的诊治过程中，常见有以下几种类型的酸碱平衡失调。

(1) 呼吸性酸中毒：由于肺泡通气不足，CO_2 在体内潴留产生高碳酸血症，产生呼吸性酸中毒。增加肺泡通气量可纠正呼吸性酸中毒。

(2) 呼吸性酸中毒合并代谢性酸中毒：由于低 O_2 血症、血容量不足、心排血量减少和周围循环障碍，体内固定酸如乳酸等增加，肾功能损害影响酸性代谢产物的排出，因此在呼吸性酸中毒的基础上可并发代谢性酸中毒。此时，应提高通气量以纠正 CO_2 潴留，并治疗代谢性酸中毒的病因。

(3) 呼吸性酸中毒合并代谢性碱中毒：在慢性呼吸性酸中毒的治疗过程中，常由于应用机械通气，使 CO_2 排出太快；补充碱性药物过量；应用糖皮质激素、利尿剂，以致排钾增多；或者因为纠正酸中毒，钾离子向细胞内转移，产生低钾血症。呕吐或利尿剂使血氯降低，亦可产生代谢性碱中毒。治疗时应防止以上发生碱中毒的医源性因素和避免 CO_2 排出过快，并给予适量氯化钾，以缓解碱中毒，一旦发生应及时处理。

(4) 呼吸性碱中毒：无呼吸系统疾病的患者，发生心跳、呼吸停止而使用机械通气，因通气过度排出 CO_2 过多而致呼吸性碱中毒。

(5) 呼吸性碱中毒合并代谢性碱中毒：系慢性呼吸衰竭患者机械通气，在短期内排出过多

CO_2，且低于正常值，又因肾代偿，机体碳酸氢盐绝对量增多所致。还可因处理不当，呼吸衰竭患者在呼吸性和代谢性酸中毒的基础上，又因低钾、低氯引起低碱的三重酸碱平衡失调。

5. 抗感染治疗　呼吸道感染常诱发呼吸衰竭，又因分泌物的积滞使感染加重，尤其在人工气道机械通气和免疫功能低下的患者可反复发生感染，且不易控制感染。所以呼吸衰竭患者一定要在保持呼吸道引流通畅的条件下，根据痰菌培养及其药敏试验，选择有效的药物控制呼吸道感染。

6. 防治消化道出血　对严重缺 O_2 和 CO_2 潴留患者，应常规给予西咪替丁或雷尼替丁口服，以预防消化道出血。若出现大量呕血或柏油样大便，应输新鲜血，或胃内灌入去甲肾上腺素冰水。须静脉给 H_2 受体拮抗剂或奥美拉唑。防治消化道出血的关键在于纠正缺 O_2 和 CO_2 潴留。

7. 营养支持　呼吸衰竭患者因摄入热量不足和呼吸功增加、发热等因素，导致能量消耗增加，机体处于负代谢。时间长，会降低机体免疫功能，感染不易控制，呼吸机疲劳，以致发生呼吸泵功能衰竭，故常规鼻饲高蛋白、高脂肪和低碳水化合物，以及多种维生素和微量元素饮食，必要时作静脉高营养治疗。

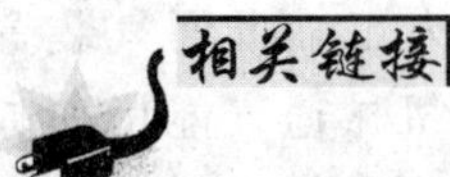

一、流行性感冒

过去人们对流行性感冒（简称流感）一无所知，曾误以为这种病是上帝的惩罚，并把它命名为“influenza”，意即“被魔鬼侵入”。今天，科学已经证明流感是病毒感染所致，是可以治疗的，但这个名称一直沿用下来。根据世界卫生组织提供的材料，目前得到确证的第一次流感大流行是在 1918 年的欧洲大陆。当时，第一次世界大战硝烟正浓，战争夺去了很多士兵的生命，摧毁了无数家园，但是流感带给世界的威胁甚至超过了战争。1915 年春，英格兰就发现了零星的流感患者。到 1917 年，欧洲大陆也发现少量流感患者。1918 年美国被卷入战争，大批运输船将美国士兵从大西洋彼岸运到欧洲。在一个多月的海上航行期间，流感病毒在美军士兵中肆虐。幸存的士兵又将流感病毒带到欧洲战场，引发了欧洲乃至全世界的流感大流行。全世界在这次流感大流行中死亡人数高达 2000 万。1997 年 8 月，美国病理学家约翰·哈里宾从第一次世界大战期间死亡的冷冻尸体中成功地分离出一种流感病毒。经过实验，证实这种病毒正是那次世界流感大流行的典型病毒。此后，流感又有 3 次世界性大流行，分别是 1946 年至 1947 年、1957 年至 1958 年、1968 年至 1969 年。此外，在不同国家和地区，流感还有较小的流行。

流感病毒属正黏液病毒科，病毒颗粒呈球形，直径为 80～120nm。病毒核心为单股 RNA（核糖核酸）及蛋白质组成的核蛋白，含有可溶性抗原（S 抗原）。流感病毒不耐热，在 56℃ 以上的环境中数分钟即失去致病力，酸、乙醚、甲醛、紫外线和各种消毒剂如酒精、石炭酸和漂白粉等均可使病毒灭活。

流感病毒根据结构特征分三类，即甲型、乙型和丙型。甲型流感病毒又可以分成 H5N1 亚型、H1N1 亚型等，这里的 H 和 N 都是病毒表面突起物的简称，其中 H 共有 15 种，N 共有 9 种，因此从理论上说，甲型流感可分为 135 种之多。为区别于甲、乙、丙三个大类，以“H×N×”命名的流感病毒被称为亚型，

二、急性呼吸窘迫综合征

急性呼吸窘迫综合征(acute respiratory distress syndrome，ARDS)是指严重感染、创伤、休克等肺内外袭击后出现的以肺泡毛细血管损伤为主要表现的临床综合征，属于急性肺损伤(acute lung injury，ALI)的严重阶段或类型。其临床特征为，呼吸频速和窘迫，进行性低氧血症，X线呈现弥漫性肺泡浸润。本症与婴儿呼吸窘迫综合征颇为相似，但病因和发病机制不尽相同，为示区别，1972年Ashbauth提出成人呼吸窘迫综合征(adult respiratory distress syndrome)的命名。现在注意到本症亦发生于儿童，故欧美学者协商讨论后达成共识，以急性(acute)代替成人(adult)，称为急性呼吸窘迫综合征，缩写仍是ARDS。2000年中华医学会呼吸病分会制订了急性肺损伤(acute lung injury，ALI)/急性呼吸窘迫综合征的诊断标准(草案)，为国内ALI/ARDS的诊治提供了技术规范。

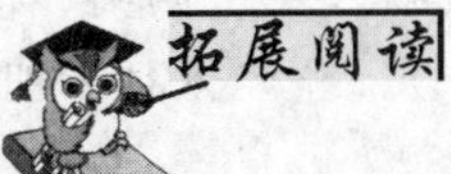

一、感冒的防治

(一) 重视普通感冒和流感的区别

感冒和流感虽都是由病毒感染呼吸道引起的，但它们最重要的区别是感冒不引起流行，是散发性的，病原体可以是细菌，也可以是病毒；流感是流感病毒引起的。发生流感后几个小时，流感病毒就会随飞机、火车、汽车被携带到另一个地区。

(二) 重视感冒的预防

目前医学上尚没有特效、安全的杀病毒药物，因此对感冒和流感的治疗，主要是休息、保暖、多喝开水、房间多通风消毒，对症治疗减轻症状。市场上销售的抗感冒药主要是有解热镇痛、抗病毒、抗过敏、镇咳等功能的复方制剂。抗感冒药的早期应用对患者的康复和合并症的预防有一定的帮助。近年来，新闻媒体在报道中出现了接种流感病毒疫苗能预防所有感冒的错误报道，这是因为人们把流感和普通感冒混淆了。其实，即使是流感疫苗，也不能预防所有的流感病毒。流感疫苗防流感，防不了上呼吸道感染。而感冒药只能缓解感冒早期症状，防止并发症出现，在没病时吃了是无预防作用的。要防止反复感冒，还是应该从提高防御能力做起。有了坚强的防御能力，即使遇到病原体也不易侵入。防御能力在很大程度上受体育锻炼、营养状况和生活卫生习惯等影响，受凉是感冒的最大诱因，因此在气候变化的时候，要注意增减衣服，尤其是老人。在感冒高发季节里，尽量不带小儿去拥挤的公共场所。若家里有人患感冒，应避免接触，并注意室内通风换气。感冒的诱因除了着凉，还有身体过度疲劳、心情郁闷、月经来潮等，所以预防感冒还得注意休息和保持好心情。

二、传染性非典型肺炎

2002年11月，我国广东省发现并报告首例非典型肺炎(atypical pneumonia，AP)，这种不明原因的传染性疾病迅速向北京、香港地区及其他地区传播。2003年3月12日，世界卫生组织根据其临床症状特点将这种具有极强的呼吸道传染性疾病命名为严重急性呼吸综合征(severe acute respiratory syndrome，SARS)。自此，全世界共有26个国家和地区报告临床诊断病例8098例，死亡774例，全球平均病死率约为10%。中国内地总发病人数5327

例，死亡349例。2003年7月5日，世界卫生组织正式宣布SARS的传播途径已基本明确。患者为重要的传染源，主要是急性期患者，此时患者呼吸道分泌物、血液里病毒含量十分高，并有明显症状，如打喷嚏等。SARS病毒是一种新出现的病毒，主要通过近距离飞沫传播、接触患者的分泌物及密切接触传播，人群不具有免疫力，普遍易感。

在全球实验室的合作努力下，很快明确了引起该疾病的病原为一种新型冠状病毒。其发病机制与机体免疫系统受损有关。病毒在侵入机体后，进行复制，可引起机体的异常免疫反应，由于机体免疫系统受破坏，导致患者的免疫缺陷。

此次发生的"非典型肺炎"与已知的由肺炎支原体、肺炎衣原体、军团菌及常见的呼吸道病毒所致的非典型肺炎不同，其传染性强，病情较重、进展快，危害大。临床主要表现为肺炎，在家庭和医院有显著的聚集现象。该病起病急，以发热(体温＞38℃)为首发症状，多为高热，并持续1～2周以上，偶有畏寒；呼吸道症状体征不明显，可有咳嗽，多为干咳，少痰；偶有血丝痰，常无上呼吸道感染的卡他症状；可伴有头痛、关节酸痛、全身酸痛、乏力、胸痛、腹泻等。严重者出现呼吸加速、气促，或进展为急性呼吸窘迫综合征(ARDS)。肺部体征不明显，部分患者可闻少许干、湿啰音，或有肺实变体征。

卫生部颁发的SARS临床诊断标准如下：

1. 流行病学史

1.1　发病前2周曾密切接触过同类人或者有明确的传染给他人的证据；

1.2　生活在流行区或发病前2周到过传染性非典型肺炎正在流行的地区。

2. 症状与体征　有发热(＞38℃)和下列一项或一项以上：咳嗽、呼吸加速、气促、呼吸窘迫综合征、肺部啰音、肺实变体征。

3. 实验室检查　早期血WBC计数不升高，或降低。

4. 肺部影像学检查　肺部不同程度的片状、斑片状浸润性阴影或呈网状样改变。

5. 抗菌药物治疗无明显效果。

根据病例的流行病学资料、症状与体征、实验室检验、肺部影像学检查综合判断，一旦病原确定，检测方法特异，即建立确诊病例的定义。

疑似病例：1.1＋2＋3或1.2＋2＋3＋4；

临床诊断病例：1.1＋2＋3＋4或1.2＋2＋3＋4＋5。

符合下列标准中的1条可诊断为传染性非典型肺炎的重症病例：

(1) 多叶病变或X线胸片48小时内病灶进展＞50%。

(2) 呼吸困难，呼吸频率＞30次/分。

(3) 低氧血症，吸氧3～5L/min条件下，经皮血氧饱和度(SpO_2)＜93%，动脉血氧压＜70mmHg。

(4) 出现休克、成人呼吸窘迫综合征(ARDS)或多器官功能障碍综合征(MODS)。

参考文献

[1]叶任高，陆再英. 内科学. 第6版. 人民卫生出版社，2004：5—153

[2]崔丽英. 急性上呼吸道感染及急性气管-支气管炎. 见：柴锡庆，杜永成主编. 医学高等专科学校教材，第2版. 北京大学医学出版社，2004：8—9

[3]朱元珏，陈文彬. 呼吸病学. 人民卫生出版社，2003：716—786

[4]陈灏珠. 实用内科学. 第11版. 人民卫生出版社，2003：1670—1686

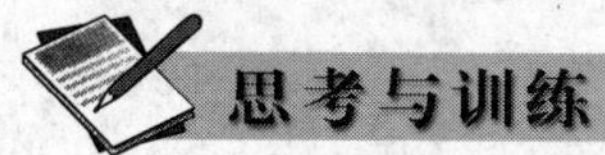

一、单项选择题

1. 普通感冒不应由下列哪一种病毒感染？（　）
   A. 鼻病毒　B. 流感病毒　C. 副流感病毒
   D. 呼吸道合胞病毒　E. 埃可病毒
2. 普通感冒与流感最重要的区别是（　）
   A. 发烧　B. 咽痛　C. 咳嗽
   D. 起病急　E. 群体发病
3. 下列哪种不是预防上呼吸道感染的措施？（　）
   A. 加强体育锻炼　B. 打流感疫苗　C. 增强营养
   D. 注意室内通风换气　E. 多饮水
4. 肺炎链球菌的致病力是由于（　）
   A. 产生毒素　B. 引起原发性组织坏死
   C. 引起原发组织形成空洞　D. 多糖夹膜对组织的侵袭作用
   E. 产生酶
5. 院外感染所致肺炎中，主要病原体是（　）
   A. 肺炎克雷伯杆菌　B. 流感嗜血杆菌　C. 金黄色葡萄球菌
   D. 肺炎球菌　E. 支原体
6. 治疗肺炎球菌肺炎最常用的抗生素是（　）
   A. 红霉素　B. 头孢唑啉　C. 青霉素
   D. 克林霉素　E. 磺胺类药物
7. 最易引起脓气胸的肺炎是（　）
   A. 金葡菌肺炎　B. 肺炎链球菌肺炎　C. 克雷伯杆菌肺炎
   D. 病毒性肺炎　E. 肺炎支原体肺炎
8. 有关慢性支气管炎的诊断标准，咳嗽、咳痰反复发作时间应为（　）
   A. 每年发作至少 3 个月，持续 5 年以上
   B. 每年发作至少 1 个月，持续 2 年以上
   C. 每年发作至少 2 个月，持续 3 年以上
   D. 每年发作至少 3 个月，持续 2 年以上
   E. 每年发作至少 6 个月，持续 5 年以上
9. COPD 的气流阻塞，下列各项指标中最有诊断价值的是（　）
   A. 呼气相峰流速(PEF)　B. 最大呼气流速容积曲线(MEFV)
   C. 肺活量(VC)　D. 残气量与肺总量比(RV/TLC)
   E. 第一秒用力呼气量与用力肺活量百分比(FEV1/FVC)及第一秒用力呼气量实测值与预计值比(FEV1 实测值/预计值)
10. 下列关于肺气肿的胸部 X 线片，错误的是（　）

A. 两肺野或局限性透亮度增加　　B. 横膈位置降低
C. 心影狭长，呈水滴样　　D. 有 Kerley B 线
E. 胸腔前后径增大，肋骨走向变平

11. 当前防治支气管哮喘最有效的药物是　　(　　)
A. β_2 肾上腺素受体激动剂　　B. 茶碱类
C. 糖皮质激素　　D. 白三烯拮抗剂　　E. 色苷酸钠

12. 预防哮喘发作以下哪项是错误的？　　(　　)
A. 去除病因　　B. 应用色苷酸钠
C. 长期使用抗生素　　D. 糖皮质激素气雾剂吸入疗法
E. 抗过敏药

13. 支气管哮喘的临床特征主要是　　(　　)
A. 吸气性呼吸困难　　B. 反复发作，阵发性，呼气性呼吸困难
C. 反复发作，混合性呼吸困难　　D. 夜间阵发性呼吸困难
E. 肺部有较多的哮鸣音伴肺底湿啰音

14. 结核病的主要社会传染源是　　(　　)
A. 排菌的患者　　B. 所有活动性肺结核患者
C. 肺内有空洞性病变的患者　　D. 血行播散型肺结核患者
E. 对抗结核化疗效果不明显的患者

15. 发现早期肺结核的主要方法是　　(　　)
A. 查痰抗酸杆菌　　B. 胸 X 线检查　　C. 胸 CT
D. 血沉　　E. 血清特异性抗体的检查

16. 诊断肺结核最可靠的依据是　　(　　)
A. 结核中毒症状及明显的呼吸道局部症状
B. 胸片：锁骨上下浸润性病灶及空洞形成
C. 5 单位结核菌素试验强阳性
D. 痰中找到结核菌
E. 血沉明显增快

17. 肺癌常见的症状是　　(　　)
A. 脓性痰　　B. 白色泡沫样痰　　C. 血痰
D. 胸闷，气短　　E. 肺部干音

18. 呼吸衰竭的动脉血气诊断指标是　　(　　)
A. $PaO_2 < 6.65kPa, PaCO_2 > 8.0kPa$
B. $PaO_2 < 7.32kPa, PaCO_2 > 7.32kPa$
C. $PaO_2 < 8.0kPa, PaCO_2 > 6.65kPa$
D. $PaO_2 < 9.3kPa, PaCO_2 > 5.32kPa$
E. $PaO_2 < 6.32kPa, PaCO_2 > 9.3kPa$

19. 下列关于改善呼吸衰竭低氧血症的措施哪项是错误的？　　(　　)
A. 祛痰　　B. CO_2 潴留严重者要高浓度吸氧
C. 使用支气管扩张剂　　D. 可用呼吸兴奋剂

E. 对严重呼吸衰竭患者尽早使用机械通气

20. 慢性呼吸衰竭最常见的病因是 （　　）

A. 重症肺结核　　B. 胸廓病变　　C. 阻塞性肺疾病

D. 肺间质纤维化　　E. 尘肺

二、名词解释

1. 医院获得性肺炎　2. COPD　3. Ⅱ型呼吸衰竭　4. 气道高反应性
5. 中央型肺癌

三、填空题

1. 肺炎球菌肺炎可发生的并发症有________、________、________、________。

2. ________是COPD的标志性症状，________是评价气流受限的一项敏感指标。

3. 呼吸衰竭的临床表现有________、________、________、________、________和________。

4. 慢性呼吸衰竭最常见的酸碱平衡失调是________。

5. 肺结核的治疗原则是________、________、________、________、________。

6. 肺癌的预后取决于________、________、________。

四、问答题

1. 肺炎球菌肺炎抗菌药物治疗原则是什么？
2. 金葡菌肺炎的诊断要点是什么？
3. 如何诊断COPD？
4. 慢性呼吸衰竭的诊断要点有哪些？
5. 肺结核有哪些临床类型？

（崔丽英）

第三章 循环系统常见疾病

循环系统包括心脏、血管和调节血液的神经体液装置。其主要功能是为全身组织器官运输血液，通过血液将氧、营养物质和激素等供给组织，并将组织代谢废物运走，以保证人体正常新陈代谢的进行。循环系统也有内分泌功能。循环系统疾病包括心脏和血管病，合称心血管病。常见的心血管病有心力衰竭、心律失常、原发性高血压、冠状动脉粥样硬化性心脏病、心脏瓣膜病、心脏骤停和心脏性猝死、先天性心脏病、感染性心内膜炎、心肌病、心肌炎、心包疾病、梅毒性心血管病、周围血管病和心血管神经症等。但心血管病远不止这些，还有很多。由于篇幅有限，本章只介绍心力衰竭、心律失常、原发性高血压、冠状动脉粥样硬化性心脏病、心脏瓣膜病、心脏骤停和心脏性猝死。要求掌握这些疾病的诊断依据和治疗，了解疾病的流行病学、转归及预后。

第一节 心 力 衰 竭

心力衰竭(heart failure)是由于心脏结构或功能性疾病导致心室充盈和射血能力受损害而引起的一组临床综合征，包括血流动力学异常和神经体液因子激活两方面的内容。根据心力衰竭发生的缓急，临床上分为急性心力衰竭和慢性心力衰竭。

一、急性心力衰竭

(一) 概述

急性心力衰竭(acute heart failure)是指由于急性心脏病变引起心排血量显著、急骤降低导致组织器官灌注不足和急性淤血综合征。在慢性心力衰竭的基础上出现的心排血量显著、急骤降低导致组织器官灌注不足和急性淤血也应该属于此范畴。急性右心衰即急性肺源性心脏病，主要为大块肺梗死引起，在此不做重点叙述。临床上急性左心衰较为常见，以肺水肿或心源性休克为主要表现，是急危重症，抢救是否及时、合理与预后密切相关，是本章主要讨论内容。

常见的病因：60%～70%急性左心衰是由冠心病如急性心肌梗死所致，尤其是老年人。其他病因有扩张性心肌病、瓣膜性急性反流、二尖瓣狭窄。

常见的急性心力衰竭诱发因素：① 感染：呼吸道感染是最常见、最重要的诱发因素，此外还有感染性心内膜炎等。② 心律失常：心房颤动是最常见、最严重的诱发心力衰竭的心律失常，其他快速心律失常或严重缓慢的心律失常也可诱发心力衰竭。③ 血容量增加，如输液过多过快等。④ 过度体力活动或情绪激动。⑤ 治疗不当。⑥ 妊娠或分娩。⑦ 原有心脏病加重或并发其他疾病。

急性左心衰主要的病理生理基础为各种原因导致左室舒张末压（LVEDP）迅速升高，肺静脉回流不畅。由于肺静脉压快速升高，肺毛细血管压随之升高使血管内液体渗入到肺间质和肺泡内形成急性肺水肿。肺水肿早期血压可能升高，以后逐步下降。

（二）诊断依据

1. 临床表现　急性左心衰可表现为肺水肿、心律失常、心源性休克和猝死。通常所说的急性左心衰的临床表现主要是指肺水肿的表现。有以下症状和体征：呼吸困难，这是最突出的表现，呼吸频率常达到每分钟 30～40 次，可呈端坐位、面色灰白、发绀、大汗、烦躁，咳嗽、咳粉红色泡沫痰。极重者可因脑缺氧而致神志模糊。发病开始可有一过性血压升高，病情如不缓解，血压可持续下降直至休克。听诊时两肺满布湿性啰音和哮鸣音，心尖部第一心音减弱，频率快，部分患者可以听到奔马律。

2. 实验室检查及其他检查

（1）心电图：可以帮助诊断原发病如急性冠脉综合征等，可以了解心脏节律。

（2）X 线胸片：比较轻的患者表现为肺静脉充盈、肺纹理增粗和肺小叶间隔增厚。严重的患者表现为肺泡性肺水肿时可见典型蝴蝶形大片阴影由肺门向周围扩展。

（3）血浆 B 型利钠钛（BNP）升高对诊断心力衰竭有意义，但阴性排除心力衰竭的意义更大。

3. 诊断要点

（1）诊断：主要根据症状和体征进行诊断，加上 X 线胸片和 BNP 可使诊断变得更加清晰。值得指出的是急性左心衰主要表现为心律失常、心源性休克和猝死时易误诊。

（2）应注意与支气管哮喘以及其他导致心律失常、心源性休克和猝死的疾病鉴别。

（三）转归及预后

急性左心衰患者的预后不良。急性心肌梗死伴有严重左心衰的患者，12 个月的死亡率为 30%。据报告，急性肺水肿院内死亡率为 12%，1 年死亡率为 40%。

（四）治疗原则与主要措施

急性左心衰是心内科的急诊，它直接威胁患者的生命，必须迅速进行处理，以下措施可供选用：

1. 患者取坐位或者半卧位，双腿下垂，以减少回心血量。

2. 吸氧　立即鼻导管高流量给氧，对病情特别严重者应采用持续气道正压通气（CPAP）或无创性正压机械通气（NIPPV），对呼吸肌疲劳等患者可进行气管插管。维持血氧饱和度在 95%～98%水平是很重要的。

3. 吗啡　除外支气管哮喘后，可给吗啡 5～10mg 缓慢静脉注射。必要时每间隔 15 分钟重复一次，共 2～3 次。

4. 快速利尿　呋塞米 20～40mg 静脉注射，可以重复使用。注意补钾。

5. 洋地黄类药物　可用毛花苷丙缓慢静脉注射，首剂 0.4～0.8mg，1.5～2 小时后可酌情再给 0.2～0.4mg。注意以往是否使用过洋地黄，并监测肾功能的情况。

6. 血管扩张剂　硝普钠是一种速效、短效、强效的血管扩张剂，动脉和静脉均扩张，静脉注射后2～5分钟即起效，根据血压选择用量，可从12.5～25μg/min起静脉滴注，参考剂量范围为0.3～5μg/(kg·min)。维持收缩压在100mmHg上下，对原有高血压的患者血压降低幅度以不超过80mmHg为度。长时间维持用药要注意氰化物中毒。

硝酸甘油：以扩张小静脉为主，个体差异大。可先以10μg/min静脉点滴，然后每10分钟调整一次，每次增加5～10μg/min，以血压达到上述水平为度。

7. 氨茶碱　当心源性哮喘和肺源性哮喘鉴别有困难时更应当选用该药，0.25～0.5g缓慢静脉注射或滴注。

一些特殊病例如肾功能不全引起的急性左心衰应用上述方法可能不理想，血液透析或超滤效果会好一些。

要注意针对病因和诱因的治疗。

二、慢性心力衰竭

(一) 概述

慢性心力衰竭，即通常所谓的心力衰竭，是指初始的心肌损伤以后，神经内分泌系统、细胞因子系统的长期、慢性激活促进心肌重塑，引起心室结构、功能的变化导致心室射血/充盈功能低下的临床综合征。

心力衰竭正在成为21世纪最主要的心血管疾病。随着人口老龄化进程的加快和高血压、冠心病等常见心血管病发病率的上升，心力衰竭的患病率正逐渐升高。美国约有心力衰竭患者500万，每年有55万新发患者。纽约心功能Ⅳ级的心衰患者5年生存率只有50%。中国成人患病率为0.9 %，男性0.7%，女性1.0%，北方1.4%，南方0.5%，城市人口1.1%，农村人口0.8%。慢性心力衰竭是一个漫长的过程，新的指南将其分为4期：心脏病易患期(A期)，是指患者存在将来发生心脏病及心力衰竭的高危因素，如高血压、糖尿病等，但现在还没有器质性心脏病；有器质性心脏病无心力衰竭症状期(B期)；有症状心力衰竭期(C期)和顽固性终末期心力衰竭期(D期)。

心力衰竭主要的临床表现是呼吸困难，其严重程度可通过劳动耐量反映出来，所以1928年美国纽约心脏病学会(NYHA)主要根据患者自觉的活动能力将心功能分为四级：

Ⅰ级：体力活动不受限制，日常活动不引起乏力、心悸、呼吸困难或心绞痛等症状。

Ⅱ级：体力活动轻度受限，休息时无症状，日常活动可引起乏力、心悸、呼吸困难或心绞痛。

Ⅲ级：体力活动明显受限，休息时无症状，重于日常的活动即可引起上述症状。

Ⅳ级：不能从事任何体力活动，休息时亦有症状，体力活动后加重。

其中心功能Ⅱ、Ⅲ、Ⅳ级临床上分别代表轻、中和重度心力衰竭，心功能Ⅰ级见于心脏疾病所致左心室收缩功能低下(LVEF≤40%)而无临床症状者。

这个分级方法简便易行，但缺乏客观依据，所以1994年美国心脏病学会(AHA)在对NYHA方案进行修订时提出了与上述方案并行的第二种方案，这个方案以心电图、负荷试验、X线、超声心动图等的客观检查为依据进行分级，分为A、B、C、D四级：

A级：无心血管疾病的客观依据；

B级：客观检查示有轻度心血管疾病；

C级：有中度心血管疾病的客观依据；

D级：有严重心血管疾病的表现。

急性心肌梗死患者的心功能不全亦称泵衰竭，采用Killip分级：

Ⅰ级：尚无明显心力衰竭；

Ⅱ级：有左心衰竭，肺部啰音<50%肺野；

Ⅲ级：有急性肺水肿，全肺可听到大、小水泡音和干啰音；

Ⅳ级：有心源性休克。

（二）诊断依据

1. 临床表现　如前所述，心力衰竭的A期和B期无心力衰竭的症状，到C期出现症状，以左心衰竭最为常见，其次为全心衰竭，单纯右心衰竭相对少些。现在对左心衰竭和右心衰竭的临床表现分别叙述。

（1）左心衰竭

1）症状：左心衰竭最主要的症状是呼吸困难，包括：

劳力性呼吸困难，是左心衰竭最早出现的症状，起初只在比较剧烈的活动时感到呼吸困难，随着病情的发展，劳动耐量会越来越差；

端坐呼吸，这时病情已严重，呼吸更为困难，患者被迫取高枕位、半卧位或坐位方可使气短有所好转；

阵发性夜间呼吸困难，患者入睡或者较长时间的平卧后突然因憋气而惊醒，被迫采取坐位，呼吸深快，大多于一定时间的端坐喘息后自行缓解。重者可有哮鸣音，称之为心源性哮喘。发生机制：① 回心血量增加；② 入睡时交感神经对心脏的作用减弱，迷走神经作用增强；③ 膈肌上抬；④ 熟睡时呼吸中枢敏感性降低。

急性肺水肿（见急性心力衰竭）。

其他症状：咳嗽、咳痰和咯血；乏力、倦怠、头晕、心慌；少尿及肾功能损害等症状。

2）体征：心脏病本身的体征。与心力衰竭有关的体征：易出汗是左心衰竭不引人注意的比较早期的体征，亦可称之为症状；发绀，多数为轻中度发绀；肺部啰音，以中、小水泡音为多，出现急性左心衰竭时可以有大水泡音或干鸣音，啰音有时候也可能是合并肺部感染所致；心率增加；舒张期奔马律和交替脉，两者的发生率比较低，但意义比较大。

（2）右心衰竭

1）症状：胃肠道和肝淤血引起腹胀、食欲不振、恶心、呕吐等是右心衰竭最常见的症状。呼吸困难，继发于左心衰竭的右心衰竭或有分流的先天性心脏病患者可出现呼吸困难。此外还有腹痛、黄疸，尿少、夜尿增多，脑缺氧引起烦躁、眩晕、健忘等。

2）体征：颈静脉充盈或怒张、肝肿大伴有触痛、肝颈反流征阳性，持续慢性右心衰竭可致心源性肝硬化，晚期可出现黄疸、肝功能受损及腹水、水肿、发绀。原有心脏病的体征。

（3）全心衰竭：右心衰竭继发于左心衰竭而形成全心衰竭，可以兼有右心衰竭和左心衰竭的表现。

2. 实验室检查

（1）X线检查：根据心力衰竭的严重程度分为三种情况。早期肺静脉压增高出现肺淤血时，病情尚比较轻，主要表现为肺门血管影增强，肺纹理上下肺相仿，甚至上肺多于下肺，即所谓的肺血倒挂；心力衰竭进一步加重，出现间质性肺水肿，表现为肺野模糊，部分患者可以看到Kerley B线和(或)叶间裂，Kerley B线出现的机会较少，但它是慢性肺淤血的特征性表现；最重的是肺泡性肺水肿，表现为肺门蝴蝶状阴影，肺野大片融合的阴影。此外，还有心脏病本身的X线表现，如心脏大小形态的改变。心力衰竭和心脏病本身的X线表现结合起来看意义更大。

(2) 超声心动图：可以更准确地测量心脏各个腔室的大小变化及心瓣膜的结构和功能情况。就判断心功能而言，超声心动图主要是测量左心室射血分数(LVEF值)。LVEF值有数种测量方法，相对讲，超声心动图测量LVEF值虽然精确度差一些，但简便实用，是临床最常用的方法。正常LVEF值＞50%，运动时至少增加5%。超声多普勒所测的E/A比值是目前常用的判断舒张功能的方法，正常人E/A比值不应小于1.2，舒张功能不全时E/A比值降低。解释：心动周期中舒张早期心室充盈速度最大值为E峰，舒张晚期心室充盈速度最大值为A峰，两者之比即为E/A比值。

(3) 心电图：与心脏病相关的心电图改变多种多样，与心力衰竭有关的心电图改变主要是P波V_1导联终末电势，即P_{tfV1}，小于−0.03mm/s提示存在左心衰竭。

(4) 放射性核素检查：进行心血池扫描，主要测量LVEF值，还可以判断心室腔大小。

(5) 有创血流动力学检查：对心力衰竭患者目前多采用漂浮导管在床边进行，经静脉插管直至肺小动脉，测定肺小动脉楔嵌压(PCWP)和其他部位的压力以及血液含氧量，计算心脏指数(CI)，直接反映左心功能，正常时CI＞2.5L/(min·m^2)、PCWP＜12mmHg。PCWP＞15mmHg即可诊断为左心衰竭。

(6) 6分钟步行试验：是一项简单易行的试验，用以评定慢性心力衰竭患者的运动耐量。要求患者在平直走廊里尽可能快地行走，测定6分钟的步行距离，若6分钟的步行距离＜150m，表明为重度心功能不全，150～425m为中度心功能不全，426～550m为轻度心功能不全。本试验也是判断疗效的指标。

(7) 脑钠肽(BNP)：临床诊断尚未确定的急诊患者可测定BNP。

3. 诊断要点　根据呼吸困难、乏力等症状和水肿等体征(液体潴留)，结合X线、超声心动图、心电图、放射性核素检查、BNP等检查，可以做出慢性心力衰竭的诊断。心力衰竭是一个临床综合征，呼吸困难对于诊断左心衰竭是相对特异的症状，体循环淤血引起的颈静脉怒张、肝肿大伴有触痛及水肿对于诊断右心衰竭是相对特异的体征，这是诊断的基础，但仅靠呼吸困难和体循环淤血做出诊断是有困难的，还需要两个方面的支持：其一，原发心脏病的支持，换言之，有了某个原发心脏病或者某种全身性疾病引起的心脏损害的支持，诊断心力衰竭就变得名正言顺了；其二，就是上述客观检查结果的支持。值得一提的是，目前还没有能够作出心力衰竭诊断的单一检查。

(三) 转归及预后

慢性心力衰竭患者的预后不良，有5年存活率与癌症相等之说。目前，医务人员只能在人群水平而不是在个体水平可靠地确定存活时间。近年由于防治措施的改进，如ACE抑制剂、β受体阻滞剂等的应用使慢性心力衰竭患者的预后有所改善。

(四) 治疗原则与主要措施

防治基本病因和诱因，针对病因和病理生理变化，防止心肌细胞进一步死亡和左室进行性扩大，减轻心脏负荷，增加心排血量。近 10 多年中慢性心力衰竭的治疗策略发生了大的转变：从短期血流动力学/药理学措施转为长期的修复性的策略，目的是改变衰竭心脏的生物学性质，降低死亡率，延长患者的寿命。影响慢性心力衰竭患者预后的因素很多，现列出公认的主要预后影响因子：LVEF 降低、NYHA 状态恶化、低钠血症的程度、最大耗氧量的降低、十二导联心电图 QRS 波群增宽、慢性低血压、静息时心动过速、肾功能不全、对常规治疗不耐受以及顽固性液体负荷过重。这些因子在某个患者身上存在越多其预后越差。

慢性心力衰竭的病因治疗，如手术、介入、药物等治疗将在有关章节中针对不同疾病进行不同的描述。有几个问题在这里做简要说明：多数心力衰竭都有针对其病因的治疗方法，这些方法有的简单，如房间隔缺损等的手术或封堵，但更多的比较复杂，如复杂先天性心脏病的手术、高血压患者的长期治疗等；部分心力衰竭患者的病因治疗很困难，如扩张型心肌病、缺血性心肌病。指南认为治疗心脏瓣膜病的首选治疗方法是瓣膜置换术，换言之，心脏瓣膜病的首选治疗方法是病因治疗。本节主要讲述针对心力衰竭本身的治疗。

1. 消除诱因　在急性心力衰竭一节中讲到的诱发因素同样可以诱发慢性心力衰竭，所以对有诱因的患者要针对诱因进行治疗，如控制感染、降低快速心房颤动的心室率等。

2. 一般治疗　注意休息，活动量应该以不引起呼吸困难为参考，但除非不得已，不要长期卧床，即便卧床也要活动下肢，预防深静脉血栓的形成和肺血栓栓塞症的发生。适当控制钠盐摄入。

3. 药物治疗　20 世纪 50—80 年代慢性心力衰竭的治疗以纠正血流动力学异常为主，“强心、利尿、扩血管”一直被认为是经典的“心衰常规治疗”。在这种治疗模式中，正性肌力药和单纯的血管扩张剂虽有短期改善血流动力学的效应，但长期治疗却增加死亡率、病残率和猝死。因此，传统的心衰常规治疗已被以神经内分泌拮抗剂为主的新的“常规治疗”或“标准治疗”所取代，这种新的“常规治疗”就是 ACE 抑制剂、β 受体阻滞剂、利尿剂，有时加用地高辛。

近年公布的 ACC/AHA《成人慢性心力衰竭诊断和治疗指南》提出按 A、B、C、D 四个阶段进行分阶段治疗的概念。

阶段 A(Stage A)：心衰的高危、易患人群，目前尚无心脏的结构或功能性异常，也无任何心衰的症状和(或)体征，例如，高血压病、冠心病、糖尿病患者；有应用心脏毒性药物的病史、酗酒史、风湿热史或心肌病家族史者。阶段 A 的治疗：危险因素的控制，易患人群原发病的积极治疗，例如，治疗高血压、戒烟、纠正血脂异常、有规律的运动、限制饮酒。有多种危险因素者，可考虑应用 ACE 抑制剂。

阶段 B(Stage B)：患者已发展成器质性、结构性心脏病，但从无心衰的症状和(或)体症，例如左室肥厚、左室扩张、收缩力低下、无症状性心瓣膜病、以往有心肌梗死史者。这一阶段相当于无症状性心力衰竭患者，或 NYHA 心功能Ⅰ级者。阶段 B 的治疗：所有阶段 A 的措施。ACEI、β 受体阻滞剂应用于心肌梗死后的患者，ACE 抑制剂、β 受体阻滞剂也可应用于射血功能低下的患者，不论有、无心肌梗死史。有严重血流动力学障碍的瓣膜狭窄或反流的患者可考虑做瓣膜置换或修补术。对于适合的患者使用冠状动脉血运重建。

阶段C(Stage C)：患者有基础的结构性心脏病，以往或目前有心衰的症状和(或)体征，如呼吸困难、无力、液体潴留，这一阶段包括NYHA Ⅱ、Ⅲ级和部分NYHA Ⅳ级心功能的患者。C阶段治疗的主要内容就是通常我们所说的心力衰竭的治疗，大多数患者需要常规合用三种药物：利尿剂、ACEI或血管紧张素Ⅱ受体拮抗剂(ARBs)、β受体阻滞剂。重点讲述如下：

(1) 利尿剂的应用：利尿剂可以抑制肾小管特定部位对钠或氯的重吸收，减轻心力衰竭时的钠潴留，进而减轻患者的症状，但对发病率和死亡率的影响尚不清楚。称为襻利尿剂的丁脲胺、呋塞米和托噻米作用于亨利氏襻，可以使滤过钠分泌增加20%～25%，增加自由水清除率，维持利尿功能，而双氢克尿噻等噻嗪类利尿剂则作用于肾小管远端，抑制钠的重吸收，仅使滤过钠分泌增加5%～10%，减少自由水清除率。肾功能受损(肌酐清除率＜40ml)将丧失其疗效。因此，襻利尿剂适用于大多数心力衰竭患者，而噻嗪类利尿剂更适用于合并高血压、轻度水潴留的患者，缘于其有更持久的抗高血压效应。

用法可根据患者的病情而定，症状比较轻的患者可给双氢克尿噻片25mg，每周2次或隔日1次口服；症状比较重的患者给双氢克尿噻片75～100mg，每日分2～3次口服，但此时更应当给速尿片20mg，每日1～3次口服，效果不佳者给速尿针剂20～200mg/d，分次静脉注射，或丁脲胺针剂1mg静脉注射。如果速尿针剂200mg/d效果仍然不佳者，有条件的患者和医院可选择超滤或血液透析。长期用药最好联合ACEI或ARB、β受体阻滞剂。患者出现利尿剂抵抗后可以静脉注射利尿剂或联合使用2种利尿剂。

保钾利尿剂：常用的有螺内酯(安体舒通)，它既是保钾利尿剂，也是醛固酮受体拮抗剂，每次20mg，每日3次口服。常与上述排钾利尿剂合用。

(2) ACEI的应用：ACEI治疗心力衰竭得到最广泛的研究，不仅对治疗心力衰竭有益，而且冠心病和其他动脉粥样硬化性血管疾病和糖尿病肾病均可从ACEI治疗中获益。目前尚不清楚ACEI治疗心力衰竭的作用是否是仅仅通过抑制血管紧张素Ⅱ而产生的，因为ACEI除抑制肾素-血管紧张素-醛固酮系统(RAAS)外，还增强激肽的活性和前列腺素的生成。在心力衰竭实验模型中ACEI抑制心肌重构的作用比ARBs更强。ACEI可以缓解心力衰竭患者的症状、改善临床状态，降低死亡危险以及死亡和住院的联合危险。所有左室收缩功能障碍的心力衰竭患者都要应用ACEI，而且尽早使用，除非有ACEI禁忌证或不能耐受。

不能使用ACEI的情况：以往使用ACEI时发生过血管神经性水肿或无尿肾功能衰竭、妊娠。谨慎使用ACEI的情况：收缩压小于80mmHg、血清肌酐高于30mg/L、双侧肾动脉狭窄、血钾高于5.5mmol/L、休克边缘的患者。

常用的制剂和用法：以下用"→"表示从起始剂量到最大剂量，Tid、Bid、Qd分别表示每日3次、2次和1次，po表示口服。卡托普利片6.25mg Tid po→50mg Tid po，雷米普利片1.25～2.5mg Qd po→10mg Qd po，依那普利片2.5mg Bid po→10～20mg Bid po，福辛普利片5～10mg Qd po→40mg Qd po，赖诺普利片2.5～5mg Qd po→20～40mg Qd po，喹那普利片5mg Bid po→20mg Bid po，群多普利片1mg Qd po→4mg Qd po。大剂量ACEI在减

少住院风险方面优于小剂量，但在改善症状和降低死亡率方面两者无差别，应当根据临床试验的结果选用剂量。

ACEI 的不良反应：以刺激性干咳最常见，因而停药，可改服 ARBs 类药物。此外，还有血管神经性水肿、低血压、高血钾、肾功能恶化。

(3) ARBs 的应用：在慢性心力衰竭治疗中，ACEI 仍然是抑制 RAS 系统的第一选择，但 ARBs 可作为替代药物使用。与 ACEI 一样，ARBs 也可产生低血压、高血钾、肾功能恶化。ARBs 常用的制剂和用法：坎地沙坦片 4～8mg Qd po→32mg Qd po，氯沙坦片 25～50mg Qd po→50～100mg Qd po，缬沙坦片 20～40mg Bid po→160mg Bid po。

(4) 醛固酮受体拮抗剂的应用：实验资料显示，醛固酮对心脏结构和功能的不良影响独立于血管紧张素Ⅱ，因此，长期抑制醛固酮的作用意义重大。螺内酯是最常用的醛固酮受体拮抗剂。有试验显示心力衰竭患者在 ACEI 治疗的基础上加用小剂量的螺内酯，经过 2 年的治疗，死亡的相对危险下降 30%，住院率下降 35%。螺内酯片 10mg Qd po →20mg Qd po。肾功能不全，肌酐清除率小于 50ml/min 时应将螺内酯减到 10mg/d，肌酐清除率小于 30ml/min 时应当停药。高血钾或正在使用胰岛素治疗的糖尿病患者不能使用醛固酮受体拮抗剂。

ACEI、ARBs 和醛固酮受体拮抗剂从多个部位对肾素-血管紧张素-醛固酮系统进行抑制。

(5) β受体阻滞剂的应用：β受体阻滞剂主要抑制心力衰竭患者交感神经系统的不良作用，这一作用远远超过其众所周知的负性肌力作用。心力衰竭开始时，心脏肾上腺素能作用有利于维持心力衰竭心脏的功能，但长期交感神经系统被激活可产生有害作用，这种作用可被β受体阻滞剂所阻断。

肾上腺素能系统激活的危害：引起外周血管收缩以及影响肾脏钠排泄而增加心室容量和血压；去甲肾上腺素可以引起心肌肥厚导致心肌缺血；促心律失常作用；增加心率；触发细胞死亡过程和凋亡。与这些有害作用相关的受体有 β_1、β_2 和 α_1 肾上腺素能受体。

已经证明可有效降低慢性心力衰竭患者死亡危险的β受体阻滞剂有三种：选择性 β_1 受体阻滞剂：美托洛尔和比索洛尔，β_1、β_2 和 α_1 受体阻滞剂：卡维地洛。这三种药物治疗心力衰竭的阳性结果并不能代表所有β受体阻滞剂的有效性。阶段 C 的心力衰竭患者应当选用上述三种药物中的一种。

β受体阻滞剂在治疗心衰中的有利作用：已经在超过 20 项(患者总数超过 20000 例)安慰剂对照的临床研究中证实了其有效性。长期使用β受体阻滞剂治疗可以减轻心力衰竭患者的症状，改善患者的临床状态，提高患者的一般状况，降低心衰患者的猝死率以及死亡和住院的联合终点。但这些研究只有 1 项研究包括了 NYHA 心功能Ⅳ级的无水肿患者，其他研究没有包括心功能Ⅳ级的患者。

患者的选择：所有左心室收缩功能不全病情稳定的患者均需要使用β受体阻滞剂，除非有禁忌证或不能耐受。一旦确诊左心室收缩功能不全应尽早开始β受体阻滞剂的治疗。即使治疗不能改善症状，也应当使用β受体阻滞剂治疗以降低疾病进展、临床恶化和猝死的危险。对于当前或近期有体液潴留的患者，在用利尿剂之前不要使用β受体阻滞剂。重症患者应首先使用其他治疗心力衰竭的药物如利尿剂，待病情稳定后再评价是否可以使用β受体阻滞剂。病情稳定的判断：不应当是重症监护病房的患者；没有或仅有很少体液潴留或容量不足的证据；近期不需要静脉使用正性肌力药物。此外，患有气道反应性疾病或无症状心动过缓的患者使用β受体阻滞剂要慎重，而有持续症状的患者则不应当使用。

常用的制剂和用法：β受体阻滞剂治疗心力衰竭应从小剂量开始，逐渐增加剂量。缓释美托洛尔片12.5～25mg Qd po→200mg Qd po，比索洛尔片1.25mg Qd po→10mg Qd po，卡维地洛片3.125mg Bid po→25mg Bid po。

(6) 洋地黄的应用：洋地黄治疗心力衰竭已经有200多年的历史。

洋地黄治疗心力衰竭的作用机制：抑制心肌细胞膜上的Na^+-K^+ ATP酶，使钙离子内流增多而增强心肌的收缩力，近期的证据表明洋地黄的益处可能部分与非心肌组织中Na^+-K^+ ATP酶的抑制有关。

1) 洋地黄在心力衰竭治疗中的效果：试验显示在轻、中度心力衰竭患者中使用地高辛治疗1～3个月能改善症状、提高生活质量和运动耐量。不管基础心律、心衰原因、合并治疗情况如何，均可观察到这些益处。在入选患者为Ⅱ级或Ⅲ级心功能的长期试验中，使用地高辛治疗2～5年不影响死亡率，但轻度降低死亡率和再住院联合终点的风险。DIG试验显示地高辛对心衰总死亡率的影响为中性。传统的洋地黄适应征：① 各种心脏病心衰；② 室上性快速性心律失常；③ 心脏病伴心脏扩大面临手术或分娩时可起预防作用。新的指南中应用洋地黄患者的选择：在利尿剂、ACEI(或ARBs)、β受体阻滞剂治疗过程中持续有心衰症状的患者可考虑加用地高辛。对利尿剂、ACEI、β受体阻滞剂治疗没有反应的症状严重的患者，可开始加用地高辛治疗。地高辛治疗也可被延迟到患者对ACEI、β受体阻滞剂治疗产生反应后，或在使用神经激素拮抗剂治疗后仍有症状的患者中。在心衰合并慢性房颤的患者中，常规服用地高辛，但在控制心室率方面，地高辛与β受体阻滞剂合用效果更好。

2) 洋地黄过敏或中毒为绝对禁忌证，以下为相对禁忌证：① 预激综合征伴心房颤动、心房扑动；② 二度或高度房室传导阻滞、窦房结阻滞；③ 肥厚梗阻性心肌病；④ 明显低钾血症。

3) 剂型和用法：多种强心甙用于心衰的治疗，地高辛最常用也是唯一在安慰剂对照试验中评价过的，有针剂和片剂，国内多数医院目前使用地高辛片，0.125～0.25mg Qd po。大于70岁、肾功能受损和低体重者减量，0.125mg每日或隔日1次口服。其次为毛花甙丙和毒毛花苷K。毛花甙丙为针剂，静脉注射后10分钟起效，1～2小时达高峰，每次0.2～0.4mg稀释后缓慢注射，每日总量0.8～1.2mg，适用于急性心力衰竭或慢性心力衰竭加重时，特别适用于心衰伴快速心房颤动者。毒毛花苷K也为针剂，静脉注射后5分钟起效，0.5～1小时达高峰，每次0.25mg稀释后缓慢注射，每日总量0.5～0.75mg，适用于急性心力衰竭。

4) 洋地黄中毒及其处理：洋地黄的不良反应主要发生在大剂量使用时。引起或称诱发洋地黄中毒的因素：心肌缺血、缺氧，水、电解质紊乱特别是低血钾，肾功能不全，药物的相互作用。洋地黄中毒的表现：① 消化系统症状：食欲减退、恶心、呕吐等常最先出现。② 循环系统表现：各种心律失常，最常见者为室性早搏，此外还有心脏杂音的改变，心衰加重。③ 神经系统表现：黄视、绿视等。诊断线索：① 以前没有的心律失常或症状现在有了；② 以前轻的心律失常或症状现在重了；③ 心律由不规律变规律，或由规则变不规则；④ 心率由快转慢或由慢转快。有以上线索之一，同时血清地高辛浓度大于 2ng/ml 即应考虑洋地黄中毒。洋地黄中毒的处理：停洋地黄；对快速心律失常者，如果血钾浓度低则可用静脉补钾，如果血钾浓度不低则可用利多卡因或苯妥因钠；有传导阻滞及缓慢性心律失常者可用阿托品，严重者安装临时心脏起搏器；还可用地高辛抗体。

(7) 肾上腺素能受体激动剂：短期和长期治疗可以增加心排量，但长期口服这些药物并不改善症状或临床状态，而且增加死亡率。目前国内口服用药很少，主要是静脉给药，作为比较重的心衰患者的短期治疗。制剂有：① 多巴胺针剂：小剂量 2～5μg/(kg·min)，其正性肌力作用已发挥，而且扩张肾动脉。② 多巴酚丁胺针剂，2.5～7.5μg/(kg·min)静脉点滴，增强心肌收缩力。

(8) 磷酸二酯酶抑制剂：短期应用有效，长期使用会增加死亡率。一些医师认为常规间断静脉输入正性肌力药(如多巴胺或米力农)可能有临床益处，然而经验很少，缺乏安慰剂对照的大规模试验。目前国内的应用与肾上腺素能受体激动剂类似，主要是静脉给药，作为比较重的心衰患者的短期治疗。制剂有氨力浓和米力农。

(9) 利钠肽：利钠肽是可以利尿和排钠的新型化合物，有扩张血管的作用，间接地增加心排量，抑制神经激素的激活，已经用于治疗急性心衰。已有的临床研究并未证实其对事件发生率和死亡率的益处。目前国内使用的制剂有 B 型脑利钠肽。

(10) 硝酸异山梨酯：硝酸异山梨酯是首先报道的对慢性心力衰竭有益的药物之一。硝酸盐治疗可能减少夜间和劳力性呼吸困难，最近的资料提示它能改善心室重构。副作用是头痛和低血压。临床上，硝酸盐常用于存在充血症状的患者。

(11) 肼苯哒嗪和硝酸异山梨酯：在一个肼苯哒嗪和硝酸异山梨酯合用与安慰剂对比的大型临床研究中，对已经使用地高辛和利尿剂但未使用 ACEI 和 β 受体阻滞剂治疗的心力衰竭患者中，肼苯哒嗪和硝酸异山梨酯合用可降低死亡率。不能耐受 ACEI 的患者，肼苯哒嗪和硝酸异山梨酯合用可能作为一种代替治疗，但药片多不良反应发生率高，顺应性差。

(12) 心室再同步化治疗(CRT)：CRT 是使用双心室起搏装置同步刺激左、右心室，使不同步收缩的心室肌变成同步收缩的治疗方法。一些临床研究已经证明 CRT 可以改善心脏功能和血流动力学参数。荟萃分析显示 CRT 可以减少住院率和全因死亡率的联合终点以及全因死亡率。

成功治疗难治性终末期心力衰竭的关键是仔细识别和控制液体潴留。在这些患者中，可能需要不断增加襻利尿剂的剂量，用两种作用互补的利尿剂。肾功能异常、水肿对治疗反应差时可进行超滤或血液透析。对有适应证的患者进行心脏移植。对采取了所有的治疗措施仍然不见好转的患者进行临终关怀。左室辅助装置治疗。严重继发性二尖瓣反流患者行二尖瓣修复或置换。持续静脉注射正性肌力药物如多巴胺、多巴酚丁胺或氨力浓和米力农。

第二节 心律失常

一、概述

(一) 概念

心律失常是指心律起源部位、冲动传导、心搏节律和频率中任何一项异常。

(二) 心脏传导系统的解剖

心脏传导系统由负责正常心电冲动形成与传导的特殊心肌细胞组成。它包括窦房结、结间束、房室结、希氏束、左束支、右束支和普肯耶纤维网。窦房结位于上腔静脉入口与右心房后壁交界处，长 10～20mm，宽 2～3mm，是正常窦性心律的起搏点。房室结位于房间隔的右后下部、冠状窦开口前、三尖瓣环的上部，长 7mm，宽 4mm。结间束连接窦房结与房室结，分前、中、后三条。希氏束为索状结构，长 15mm，起自房室结前下缘，穿越中央纤维体后，走行于室间隔嵴上，然后分成左束支和右束支。

(三) 心律失常的分类

按其发生原理，分为冲动形成异常和冲动传导异常。按心律失常发生时心率的快慢分为快速性心律失常和缓慢性心律失常。

(四) 心律失常的发生机制

快速性心律失常的发生机制有：折返、触发活动、自律性改变和遗传。折返是所有快速心律失常中最常见的发生机制，产生折返的基本条件包括：① 心脏 2 个或多个部位的传导性和不应期各不相同，这些部位相互连接，形成一个潜在的闭合环；② 其中一条通道发生单向传导阻滞；③ 另一条通道传导缓慢，使原先发生阻滞的通道有足够的时间恢复兴奋性；④ 最初阻滞的通道再次激动，从而完成一次折返激动。心房、心室与希氏束-普肯耶纤维网在动作电位 3 位相或 4 位相的早期电位升高达到阈电位水平时产生除极活动，被称为后除极。后除极引发心律失常的过程称做触发活动。心肌细胞具有：① 自律性、② 兴奋性、③ 传导性、④ 收缩性，前三项的变化与心律失常密切相关。窦房结、结间束、冠状窦口附近、房室结的远端和希氏束-普肯耶纤维网等处的心肌细胞均具有自律性，它们的自律性发生改变可引起心律失常。自主神经系统兴奋性改变或其内在病变也可引起心律失常。此外，原来无自律性的心肌细胞，如心房、心室肌细胞，亦可在病理状态下（如缺血、电解质紊乱等）出现异常自律性。已经证明一些心律失常如 Brugada 综合征等与遗传有关。亦有人认为部分心律失常的发生与并行收缩有关。

(五) 心律失常的病因

心律失常的病因随不同的心律失常类型而不同，即使是同一种心律失常其病因也可能不同。常见的病因有：① 器质性心脏病，如冠心病、心肌病、心肌炎、心脏瓣膜病等；② 无器质性心脏病的心律失常，如特发性室性心动过速；③ 全身性疾病，如发热、甲状腺功能亢进症等；④ 电解质紊乱，如低钾血症等；⑤ 抗心律失常药物致心律失常作用（抗心律失常药物治疗导致新的心律失常或使原有的心律失常加重，称为致心律失常作用）。应当指出许多心律失常出现在健康人群。

(六) 心律失常的检查方法

心律失常的诊断主要靠心电图，所以检查心律失常的方法有心电图以及在心电图基础上演变出来的动态心电图、运动心电图、经食管导联心电图、心内电生理检查。

(七) 抗心律失常药物

抗快速性心律失常的药物传统上按照 Vaughan Williams 分类方法分为四大类，其中Ⅰ类再分为三个亚类。Ⅰ类即快速钠通道阻滞剂，又分：ⅠA 类，如奎尼丁、普鲁卡因胺；ⅠB 类，如利多卡因、美西律、苯妥英钠；ⅠC 类，如普罗帕酮（心律平）、氟卡胺、因卡胺。Ⅱ类为β受体阻滞剂，如美托洛尔、阿替洛尔、比索洛尔。Ⅲ类为延长动作电位时限和不应期的药物，如胺碘酮、溴苄胺。Ⅳ类为慢钙通道阻滞剂，如维拉帕米。治疗缓慢性心律失常的药物有限，可以选用阿托品、异丙肾上腺素等。

二、窦性心动过速与窦性心动过缓

(一) 概念

窦性心律是窦房结发出的冲动形成的心律，其心电图特点是：P 波在Ⅰ、Ⅱ、aVF 导联直立，aVR 导联倒置，P－R 间期 0.12～0.20 秒（图 2－3－1）。正常心率 60～100 次/分。小于 60 次/分称做窦性心动过缓；大于 100 次/分称做窦性心动过速。它们的意义取决于基本病因。

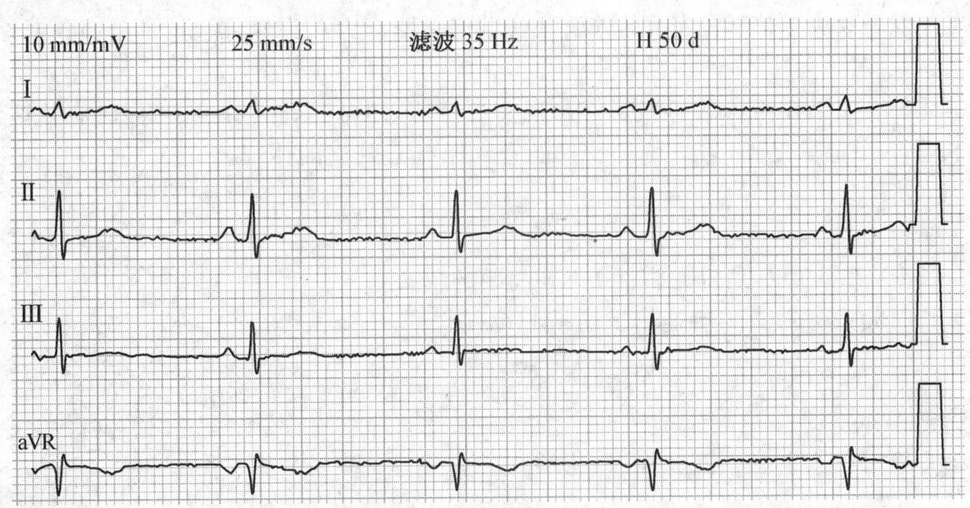

图 2－3－1　正常窦性心律，P 波在Ⅰ、Ⅱ、aVF 导联直立，aVR 导联倒置

(二) 诊断依据

1. 临床表现

(1) 症状：可以无症状。窦性心动过速时可以出现心慌、乏力，还可以诱发原有心脏病的症状，如心绞痛、呼吸困难等。窦性心动过缓可以出现心悸、乏力、头晕、黑矇、晕厥等。

(2) 体征：窦性心动过速时脉率和心率都大于 100 次/分。窦性心动过缓时脉率和心率都小于 60 次/分。

2. 心电图　如前所述。

3. 诊断要点　窦性心动过速、窦性心动过缓各自的症状和体征。心电图：符合窦性心律的心电图表现。

（三）转归及预后

窦性心动过速和窦性心动过缓的患者多数预后比较好，病因去除后多能恢复正常，少数患者需要进一步治疗。

（四）治疗原则与主要措施

无症状者不需要治疗。有症状者主要是针对引起窦性心动过速、窦性心动过缓各自的病因进行治疗。如果症状明显，对窦性心动过速的患者可选用β受体阻滞剂等减慢心率的药物，合并心力衰竭者可选用洋地黄制剂；对窦性心动过缓的患者可选用阿托品、麻黄碱或异丙肾上腺素等药物，但这些药物不良反应严重，长期应用往往有困难，所以对严重窦性心动过缓的患者，应考虑安装永久人工心脏起搏器。

三、窦性停搏

（一）概念

窦性停搏，又称窦性静止，是指窦房结在一定时间内不能产生激动。

（二）诊断依据

1. 临床表现

（1）症状：取决于停搏时间的长短，可以出现心悸、乏力、头晕、黑矇、晕厥、阿-斯综合征发作等。

（2）体征：如果在听诊的时候正好出现窦性停搏，则可听到心脏停搏，同时有脉搏消失，但这种机会不一定捕捉到，多数情况下只能查到原有心脏病的体征。

2. 心电图

（1）窦性 P 波；

（2）长 P－P 间距不是短的窦性 P－P 间距的倍数；

（3）长时间的停搏常伴有逸搏及逸搏心律（图 2－3－2）。

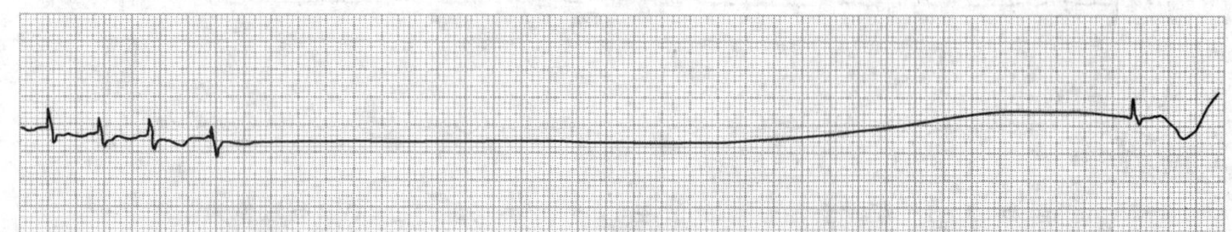

图 2－3－2　本图开始的 4 个 QRS 波为室上性心动过速，室上性心动过速突然终止后出现长达 6.6 秒的窦性停搏，而后出现一个交界逸搏。这是典型的慢-快综合征

3. 诊断要点　根据患者的症状和体征做出初步诊断，确诊要靠心电图或动态心电图捕捉到上述表现。

（三）转归及预后

窦性停搏多数情况下是病态窦房结综合征的表现，很难自行恢复，其预后不良，有猝死的危险。

（四）治疗

见病态窦房结综合征。

四、窦房传导阻滞

（一）概念

窦房传导阻滞是指窦性激动在窦房交接区发生传导延误或中断的现象。

（二）诊断依据

1. 临床表现　根据阻滞程度分为Ⅰ度、Ⅱ度和Ⅲ度。Ⅰ度无阻滞本身引起的表现，Ⅱ度和Ⅲ度的临床表现类似于窦性停搏。

2. 心电图

(1) Ⅰ度窦房传导阻滞表现为窦房传导时间延长，普通心电图上无法诊断，仍表现为正常窦性P波，P-P间距正常，P-R间期正常。

(2) Ⅲ度窦房传导阻滞即完全性窦房传导阻滞，每次窦性激动均不能下传，普通心电图上无法与窦性停搏相鉴别。

(3) Ⅱ度窦房传导阻滞分为Ⅱ度1型(文氏型)和Ⅱ度2型窦房传导阻滞。

1) Ⅱ度1型(文氏型)窦房传导阻滞：P-P周期逐渐缩短，最后发生一次心房漏搏，出现一个长的窦性P-P间距；长P-P间距＜两倍最短的窦性P-P间距。

2) Ⅱ度2型窦房传导阻滞：在规则的窦性P-P间距中突然出现长的P-P间距，长P-P间距是短P-P间距的整数倍，常见的是2倍或3倍；窦房传导阻滞后常出现逸搏。

3. 诊断要点　按上述心电图特征进行诊断。

（三）转归及预后

Ⅱ度和Ⅲ度窦房传导阻滞多数情况下也是病态窦房结综合征的表现，很难自行恢复，其预后不良，有猝死的危险。

（四）治疗

见病态窦房结综合征。

五、病态窦房结综合征

（一）概念

病态窦房结综合征是指窦房结本身和其周围组织的病变造成其起搏和(或)冲动传出障碍而引起的一系列心律失常和临床症状的综合征。以严重的窦性心动过缓、窦性停搏为其主要特征，可兼有室上性(交接性、房性)快速心律失常发作(即慢-快综合征)。

（二）诊断依据

1. 临床表现

(1) 症状：患者出现与心动过缓特别是窦性停搏和窦房传导阻滞有关的心、脑等器官供血不足的症状，如乏力、头晕、黑矇、晕厥、阿-斯综合征发作等。如有心动过速发作，则可出现心悸、心绞痛等症状。

(2) 体征：可以出现脉率、心率减慢，或心动过速。如果有窦性停搏和窦房传导阻滞则出现相应的体征。

2. 心电图

(1) 持续而显著的心动过缓，<50 次/分，并非由药物引起。

(2) 窦性停搏与窦房传导阻滞。

(3) 心动过缓-心动过速综合征(慢-快综合征)：指心动过缓与室上性快速性心律失常的交替发作，后者常为房扑、房颤、房速。前者则为窦缓、窦房阻滞及窦性停搏。

(4) 交界区性逸搏(或逸搏心律)和(或)房室传导阻滞。

3. 其他检查方法

(1) 阿托品试验：静脉注射阿托品 2mg，注射后 1、3、5、7、10 分钟观察心率，如患者心率小于 90 次/分为阳性，提示窦房结功能低下，大于 90 次/分为阴性。

(2) 窦房结恢复时间及窦房传导时间的测定：可通过食管电生理测定，亦可通过心内电生理测定(具体方法略)。正常值：窦房结恢复时间小于 2000 毫秒，窦房传导时间小于 147 毫秒。如果窦房结恢复时间超过 2000 毫秒和(或)窦房传导时间超过 150 毫秒，对诊断病态窦房结综合征有参考价值。

4. 诊断要点　根据症状、体征，主要是根据心电图表现做出诊断。

(三) 转归及预后

不安装人工心脏起搏器者，预后不良。

四、治疗

治疗应针对病因，无症状者可定期随访，密切观察病情。心率缓慢显著或伴自觉症状者可试用阿托品、舒喘灵口服。有明显脑血供不足症状(如近乎昏厥或昏厥)的患者宜安置人工心脏起搏器。合并快速心律失常的，安装起搏器后再加用药物控制快速心律失常发作。病态窦房结综合征患者禁用可能减慢心率的药物，如降压药、抗心律失常药、强心药、β-肾上腺素能阻滞剂及钙拮抗剂等。心房颤动或心房扑动发作时，不宜进行电复律。

六、房性早搏

(一) 概念

房性早搏(房早)(atrial premature beat)是指起源于心房(左、右房)内的早搏。

(二) 诊断依据

1. 临床表现

(1) 症状：许多人平时无症状，仅在体检时发现，部分患者有心悸或心脏停跳感。

(2) 体征：心脏听诊可以听到早搏。

2. 心电图

(1) 提早出现的 P 波与窦性 P 波不同。

(2) P-R 间期>0.12 秒，P 波后的 QRS 波有三种可能：与窦性心律的 QRS 波群相同；伴有室内差异性传导时 QRS 波宽大畸形；P 波后无 QRS 波，称做房性早搏未下传。

(3) 代偿间歇不完全。

3. 诊断　根据症状和体征可以诊断早搏，确诊房性早搏要靠心电图上述改变。

（三）转归及预后

去除病因和诱发因素后，部分房性早搏可以自行消失。一般来讲预后良好。

（四）治疗

房性早搏通常无需治疗，当患者症状明显时，尽量寻找并去除病因和诱发因素，还可以使用β受体阻滞剂及钙拮抗剂等。

七、房性心动过速

（一）概述

房性心动过速简称房速。根据发生机制与心电图表现的不同，可分为自律性房性心动过速、折返性房性心动过速与紊乱性房性心动过速三种。自律性与折返性房性心动过速常可伴有房室传导阻滞，被称为伴有房室阻滞的阵发性房性心动过速。

（二）诊断依据

1. 临床表现　上述三种房性心动过速在发作时都会有心慌的症状，折返性房性心动过速与紊乱性房性心动过速的患者，如果对自己的症状敏感，则可能感到其心慌突然发作突然终止。自律性房性心动过速的心率逐渐增加和逐渐减慢，患者少有突然发作突然终止的感觉。脉律和心律整齐与否，取决于房室传导的比例，恒定的1∶1或2∶1传导，脉律和心律整齐，否则不齐。颈静脉见到的α波数目超过听诊心搏次数。

2. 心电图　确诊主要依据三种房性心动过速各自的特点，分别叙述如下：

自律性房性心动过速：① 心房率通常为150～200次/分；② 心动过速的P波形态和心房激动顺序不同于窦性心律；③ 房内传导或房室结传导延缓，常出现二度Ⅰ型或Ⅱ型房室传导阻滞，呈现2∶1房室传导者亦属常见；④ P波之间的等电位线存在；⑤ 刺激迷走神经和静脉注射腺苷不能终止心动过速，仅加重房室传导阻滞；⑥ 心房刺激不能诱发、拖带和终止心动过速；⑦ 心动过速发作与终止时可出现温醒（Warm - up）与冷却（Cool - down）现象（图2-3-3）。

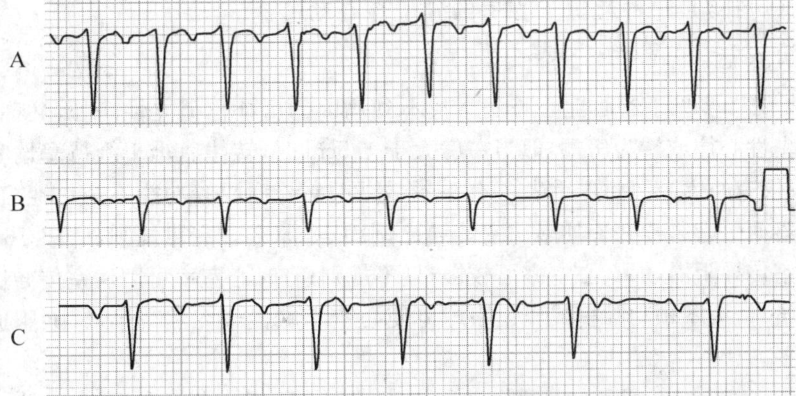

图2-3-3　自律性房性心动过速心电图。图A为2006年12月2日入院时心电图，心率188次/分，静脉注射胺碘酮、同步直流电复律均未能终止心动过速；图B为2006年12月4日心电图，联合使用胺碘酮和美托洛尔后心率减到152次/分；图C为2006年12月5日心电图，继续使用胺碘酮和美托洛尔后出现了二度Ⅰ型房室传导阻滞。2天后恢复窦性心律

房内折返性房性心动过速：① 心动过速的P波形态和心房激动顺序不同于窦性心律；② 心房程序电刺激和分级刺激能诱发和终止心动过速；③ 出现房室结传导阻滞不影响心动过速的存在；④ 部分心动过速能被刺激迷走神经方法和静脉注射腺苷所终止；⑤ 心房心内膜标测及起搏可判断折返环的部位、激动方向与顺序。

紊乱性房性心动过速：① 通常有3种或3种以上形态各异的P波，P-R间期各不相同；② 心房率100～130次/分；③ 大部分P波能下传心室，但部分P波因过早发生而受阻，心室律不规则。

3. 诊断要点　根据症状、体征，主要是心电图表现做出诊断。

（三）转归及预后

取决于基础疾病，患有严重器质性心脏病和洋地黄中毒的患者预后差，无器质性心脏病的患者预后好。

（四）治疗

基础疾病的治疗很重要，如洋地黄中毒等的治疗。3种房性心动过速本身的治疗有所不同。

1. 自律性房性心动过速的治疗　自律性房性心动过速合并房室传导阻滞时，如果心室率不快，多数不需要紧急处理。假如心室率在140次/分以上，又有比较重的基础疾病，则需要紧急处理。寻找引起心动过速的原因，积极快速地进行治疗；非洋地黄中毒者，可以选用洋地黄、β受体阻滞剂、钙拮抗剂及胺碘酮等。

2. 房内折返性房性心动过速的治疗　参照阵发性室上性心动过速的治疗。

3. 紊乱性房性心动过速的治疗　积极治疗原发病，如肺部疾病患者应给予充足氧疗、控制感染、停用氨茶碱等。维拉帕米与胺碘酮可能有效。

八、心房扑动

（一）概念

心房扑动（房扑）是一种起源于心房的异位性心动过速。

（二）诊断依据

1. 临床表现　多见于器质性心脏病。找不到病因的房扑称孤立性房扑，又称特发性房扑。房扑易于转为窦性心律或转为房颤，但当左房大于4.5cm时，转律后难于维持窦性心律。轻者可无明显不适，或仅有心慌、乏力；严重者可有头晕、晕厥、心绞痛或心功能不全，少数患者可因心房内血栓形成脱落而引起脑栓塞。如果房室传导比例固定，那么心室律规则，140～160次/分左右；如果不规则房室传导阻滞，那么心室率可较慢，且不规则；有时心室率可因房室传导比例的转变而突然自动成倍增减，按摩颈动脉窦或压迫眼球可使心室率减慢或突然减半，解除压迫后即又回复到原有心率水平。

2. 心电图　房扑分为两型：Ⅰ型（又称典型房扑）属于大折返：① P消失，代之以波形及方向相同、间歇均齐的锯齿状F波。F波尖端向下，间歇无等电位线；② F波频率为250～350次/分；③ QRS波形态正常，出现差异传导时QRS波增宽；④ 房室传导比例多呈2∶1，呈1∶1者少见。传导比例固定则室律齐，不固定则室律不齐（图2-3-4）。Ⅱ型（又称非典型房扑）：少见，① F波圆钝直立，频率350～430次/分；② F-F波之间可有等电位线。Ⅰ型与Ⅱ型房扑可能并存。Ⅰ型房扑食道调搏超速抑制可终止，Ⅱ型房扑调搏无效。

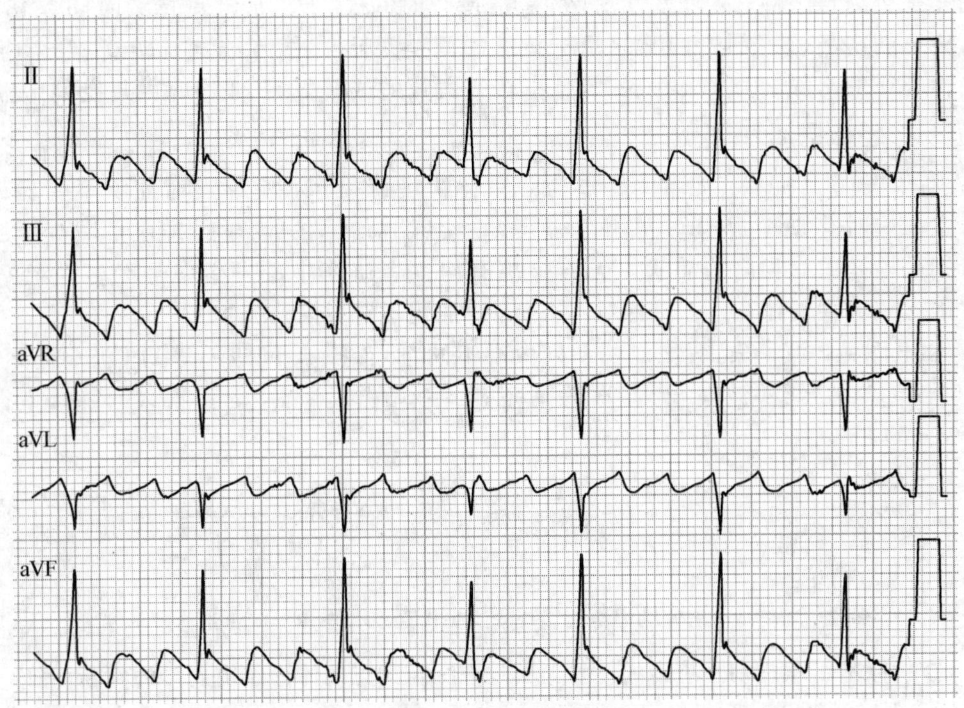

图 2－3－4 Ⅰ型房扑心电图。图中可见明显的F波，房室传导比例为2∶1～3∶1

3．诊断要点 根据症状、体征，主要是心电图表现做出诊断。

(三) 转归及预后

取决于基础疾病，多数房扑患者有器质性心脏病，这些器质性心脏病的预后就是房扑患者的预后。房扑发作可以加重或诱发心力衰竭、心绞痛等。无器质性心脏病的患者预后好。

(四) 治疗

治疗房扑发作的目的有两个：其一，转复为窦性心律；其二，使其变为心房颤动以利心室率的控制。治疗的方法：有血流动力学改变者首选电复律，效果好；无血流动力学改变者可药物复律，常用胺碘酮、心律平及奎尼丁。食道调搏也常有效，Ⅱ型房扑疗效较差。治疗原发病。

九、心房颤动

(一) 概述

心房颤动(简称房颤)是指心房发生 350～600 次/分不规则的冲动，引起不协调的心房乱颤。整个心房失去了协调一致的收缩，影响心排血功能。房颤时可减少心排量约 15%，并易在心房内形成附壁血栓。由于心房激动极其快速且不规则，到达交接区的激动发生隐匿性房室传导，使下传心室的激动极不规则。部分房颤患者有器质性心脏病，常见病因是风心病(中、青年)、冠心病(老年人)等。找不到心脏器质性病变者，称孤立性房颤。心室律大于 100 次/分称做快速性房颤、小于 100 次/分称做缓慢房颤。房颤是仅次于室性早搏的第二多见的心律失常。临床上将房颤分为：① 初发房颤，是指首次发现的房颤，不论其有无症状，也不论其是否为自限性；② 阵发性房颤，是指持续时间＜7 天，最常见持续时间＜48 小时，能自行终止的房颤；③ 持续性房颤，是指持续时间＞7 天，一般不能自行转复，需经药物、电转复窦性心律的房颤；④ 永久性房颤，是指转复失败的或转复后 24 小时内复发的房颤。

（二）诊断依据

1. 临床表现　症状：症状的轻重与心室律快慢有关。心室律慢时症状不明显或无症状。心室率快时有心悸、胸闷。可引起心衰、心绞痛、晕厥。房颤时心排血量减少。出现并发症特别是栓塞时有相应的症状。无瓣膜病有房颤者脑卒中的发生率是无房颤者的 5～7 倍。房颤比较典型的体征：心律绝对不齐；心音强弱不等；脉搏短绌。

2. 心电图　P 波消失，代之以一系列大小不同、形态各异、间隔不等的 f 波（房颤波），其频率 350～600 次/分，f 波在 V_1 导联最清楚；心室律绝对不齐，发生Ⅲ°AVB 时，室律规则（图 2－3－5）。

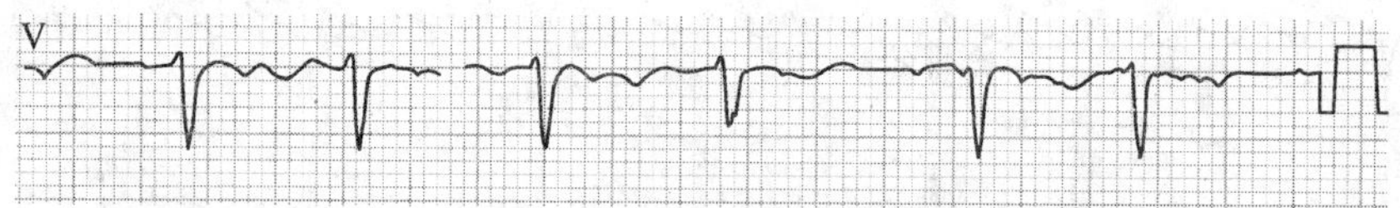

图 2－3－5　心房颤动心电图。P 波消失代之以 f 波，R－R 间距绝对不等

3. 诊断标准　根据房颤患者的症状尤其是有一定特点的体征作出初步的判断，确诊主要靠心电图的表现。

（三）转归及预后

取决于基础疾病，多数房颤患者有器质性心脏病或基础疾病，这些器质性心脏病和基础疾病是决定房颤患者预后的重要因素。另外，房颤发作可以加重或诱发心力衰竭、心绞痛等。更主要的是房颤患者左心房血栓脱落后导致的血栓栓塞症直接影响患者的预后和生活质量。

（四）房颤的治疗

治疗目标：恢复窦性心律；控制心室律；抗凝；射频消融。

1. 恢复窦性心律　房颤患者可用电复律及药物复律，常用复律药物有胺碘酮、心律平、奎尼丁等。也可以在服用上述药物的基础上进行同步直流电复律。

2. 控制心室率　洋地黄类、β 受体阻滞剂如心得安以及胺碘酮等用于快速型房颤控制其心室率。

3. 抗凝　房颤患者有比较高的栓塞发生率。过去有栓塞病史、瓣膜病、高血压、糖尿病、老年患者、左心房扩大以及冠心病患者均属高危患者，都要进行抗凝治疗。口服华法令，使凝血酶原时间国际标准化比值（INR）维持在 2.0～3.0 之间。不适宜应用华发令的患者以及无上述危险因素的患者，可以改用阿司匹林口服。

4. 射频消融　以上方法治疗无效时可用射频消融，现在已经成为房颤治疗的热点。

十、阵发性室上性心动过速

（一）概述

阵发性室上性心动过速是起源于希氏束分叉以上部位的心动过速和房室折返性心动过

速(AVRT)的总称。房室折返性心动过速和房室结内折返性心动过速(AVNRT)占了阵发性室上性心动过速的绝大多数,多见于无器质性心脏病的年轻人或有风湿性心脏病、冠心病、心肌病的患者。房室结内存在双(或多)径路,即快径和慢径,这是AVNRT的基础。显性旁道或只有逆传功能而无前传功能的隐匿性旁道的存在是AVRT的基础。

(二)诊断依据

1. 临床表现 患者感到突发突止的心慌,可由运动或情绪激动诱发,可伴有胸闷,重者因血流动力学障碍而出现头昏甚至意识丧失。心慌可能持续数秒、数小时或数日。体检发现:发作时心率多在150～250次/分,快而整齐,多无心脏杂音,血压正常或稍低。

2. 心电图 QRS波形态与时间和窦性下传者相同,有差传和阻滞者增宽;心率150～250次/分,节律规整;逆行P波常埋于QRS波内或位于其终末部分,并与QRS波保持恒定关系;通常由房早诱发,下传的P-R间期显著延长,随之引起心动过速(图2-3-6)。

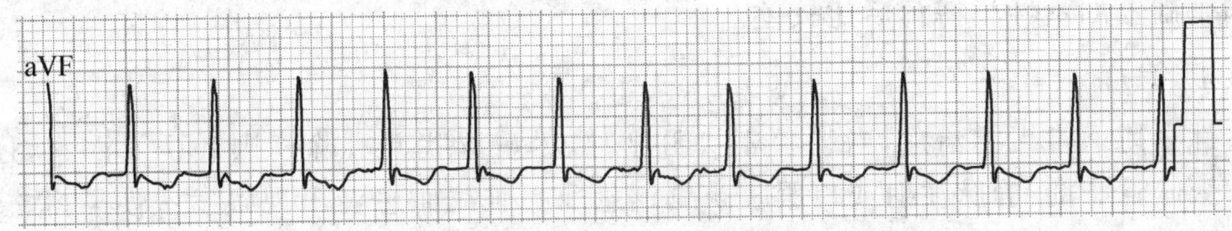

图2-3-6 阵发性室上性心动过速心电图

3. 诊断要点 根据突发突止的心慌,心脏听诊的特点作出初步诊断,确诊靠心电图有无上述表现。

(三)转归及预后

多数阵发性室上性心动过速患者无器质性心脏病,预后比较好。少数患者有器质性心脏病,其预后与这些基础疾病有关。另外,阵发性室上性心动过速发作可以加重或诱发心力衰竭、心绞痛等。

(四)治疗

发作时治疗方法首选:① 机械刺激迷走神经:刺激咽部、Valsalva动作、按摩颈动脉窦;② 维拉帕米5mg+5%葡萄糖20ml缓慢静脉注射,同时进行心率、心律及血压的监测,可以重复使用;③ 腺苷6～12mg或ATP 20mg快速静脉注射;④ 普罗帕酮针剂75mg+5%葡萄糖20ml缓慢静脉注射。还可以选用胺碘酮针剂150mg+5%葡萄糖20ml缓慢静脉注射。经食管心脏调搏超速抑制也是一种终止阵发性室上性心动过速的比较好的方法,同时还可以检查阵发性室上性心动过速的机制。心力衰竭的患者可选用洋地黄。

十一、室性早搏

(一)概念

室性早搏是起源于心室的异位激动,是最常见的心律失常。单源性室性早搏是指同一个导联上形态相同的室性早搏;多形性室性早搏是指同一个导联上形态不相同的室性早搏;多源性室性早搏是指同一个导联上形态和联律间期都不相同的室性早搏;成对的室性早搏是指同时出现的两个室性早搏;一个正常心搏和一个室性早搏交替出现叫做室性早搏二联律、两个正常心搏和一个室性早搏交替出现叫做室性早搏三联律，依次类推。

(二) 诊断依据

1. 临床表现　部分患者可出现心悸、心脏停跳感、咽喉部堵塞感、头晕、乏力等。脉搏脱漏、听诊发现早搏。许多人无症状仅在体检时发现。

2. 心电图　提前出现的宽大畸形的 QRS 波，时限≥0.12 秒；QRS 波前无 P 波；T 波方向与主波方向相反；代偿完全。并行心律时配对间期不固定。

3. 诊断要点　根据症状和体征可以诊断早搏，确诊室性早搏要靠心电图有无上述改变。

(三) 转归及预后

去除病因和诱发因素后，部分室性早搏可以自行消失。一般来讲预后良好。发生在严重疾病基础上的室性早搏预后比较差。

(四) 治疗

室性早搏通常无需治疗，当患者症状明显时，尽量寻找并去除病因和诱发因素，还可以使用β受体阻滞剂、静脉注射或口服胺碘酮。急性心肌缺血患者出现频发室性早搏、多源性室性早搏、多形性室性早搏、成对室性早搏、R on T 室性早搏有潜在的危险，需要进行治疗。除选用上述药物以外，还可以选用利多卡因针剂 50～100mg 缓慢静脉注射，5～10 分钟后可重复，总量 300mg。无效可用普鲁卡因胺。

十二、室性心动过速

(一) 概述

连续 3 个或 3 个以上的室性早搏形成的异位心律称室性心动过速(简称室速)。室速发作小于 30 秒称非持续性室速；如发作大于 30 秒称持续性室速。室速发作时 QRS 波呈一种形态称单形性室速；QRS 波呈 2 种以上形态，QRS 波形呈连续性变化，室率>200 次/分，称多形性室速。Q－T间期延长的多形性室速称为尖端扭转型室速(TdP)，它是一种介于室速与室颤之间的恶性心律失常。心律失常表现为连续 3～7 次室性快速心律，最多数秒钟即可恢复窦律者称短阵性室速。

(二) 诊断依据

1. 临床表现

(1) 症状：取决于室速发作时的频率和持续时间。非持续性室速可无症状或仅有心悸。持续性室速频率过快，出现血流动力学障碍时，可有心悸、乏力、黑矇、晕厥、心绞痛、低血压、休克或急性肺水肿。

(2) 体征：突发突止的心动过速，心率 100～250 次/分。心律轻度不齐。

2. 心电图

(1) QRS 波宽大畸形，时间≥0.12 秒。起源于高位室间隔及 His 束分支的室性搏动 QRS 波时间可<0.12 秒。T 波与主波方向相反。

(2) 房室分离，室率>房率。

(3) 心室夺获：心室被窦性激动夺获，出现室上性的 QRS 波。窦性下传心室的激动与心室本身的节律点发出的激动共同激动心室时，即形成室性融合波，称为不完全夺获。

(4) 频率 100～250 次/分(图 2－3－7)。

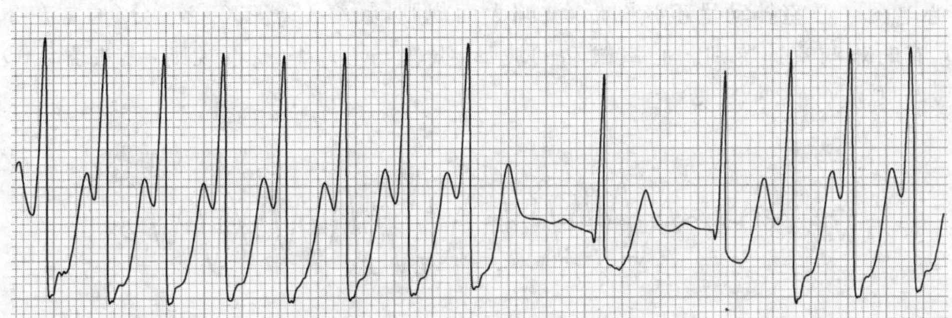

图 2－3－7　室性心动过速心电图。QRS 波宽大的心动过速，从左边数第九、第十个波为室性融合波

3. 诊断要点　根据突发突止的心慌，心脏听诊的特点作出初步诊断，确诊靠心电图上述表现，其中以房室分离、心室夺获和室性融合波最为重要。在宽 QRS 波心动过速的诊断中，出现这三个特点中的一个，则室速的诊断成立。

(三) 转归及预后

多数室速患者有器质性心脏病，这些器质性心脏病的预后对室速患者的预后产生影响。室速发作可以加重或诱发心力衰竭、心绞痛等。此外，室速本身诱发心室颤动或心室扑动使患者发生猝死，预后不好。无器质性心脏病的特发性室速的患者预后比较好。

(四) 治疗

首先针对病因进行治疗，如改善心肌缺血、纠正电解质失衡、治疗心力衰竭等。同时终止室速发作：用胺碘酮针剂 150mg，缓慢静脉注射；或利多卡因针剂 50～100mg，缓慢静脉注射；或心律平针剂 70mg，缓慢静脉注射。洋地黄中毒者使用苯妥因那和钾。TdP 用 25% 硫酸镁 10ml 缓慢静脉注射，也可选用异丙肾上腺素缓慢静脉滴注，基础心率特别慢的 TdP 患者可以选用临时心脏起搏器。对血流动力学不稳定的患者，需要果断进行同步直流电复律。预防复发：治疗病因和存在的诱因。口服 β 受体阻滞剂可以降低心力衰竭患者和心肌梗死患者的猝死率。对于反复发作的室速可以口服胺碘酮防止其发作，胺碘酮减少心肌梗死后或心力衰竭患者的心律失常或猝死的发生率。对于折返机制引起的室速可以进行射频消融。室性心律失常相关的心脏骤停，电复律后复发，首选胺碘酮。无 LQTS 相关的复极异常的多型性室速胺碘酮有效。无休止的室速，胺碘酮可与 PCI、射频消融、β 受体阻滞剂配合使用或单用。

十三、心室扑动与心室颤动

(一) 概述

心室扑动与心室颤动是最严重的心律失常，是心脏骤停时主要的心电图表现形式，常见于缺血性心脏病。此外，抗心律失常药物、严重缺血、缺氧等都可引起心室扑动和心室颤动。

(二) 诊断依据

1. 临床表现　意识丧失、抽搐、呼吸停止或叹息样呼吸、脉搏消失、血压为零、皮肤黏膜青紫。

2. 心电图　心室扑动呈正弦图形，波幅大而规则，频率150～300次/分(通常在200次/分以上)，有时难与室速鉴别。心室颤动的波形、振幅与频率均极不规则，无法辨认QRS波群、ST段与T波(图2-3-8)。

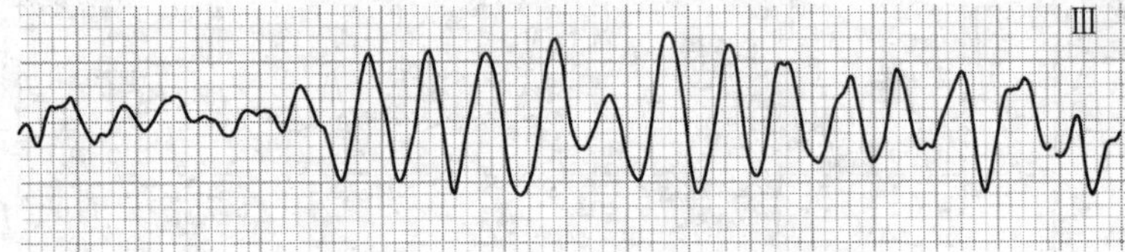

图2-3-8　心室颤动心电图

3. 诊断要点　根据上述临床表现和心电图特征很容易作出诊断。实际上就是心脏骤停的诊断。

(三) 转归及预后

非常不好。伴有急性心肌梗死发生而不伴有心力衰竭和心源性休克的原发性心室颤动，预后相对好一些，抢救存活率较高，复发率很低。相反，非伴有急性心肌梗死的心室颤动，一年内复发率高达20%～30%。

(四) 治疗

立即进行心肺复苏。

十四、房室传导阻滞

(一) 概念

房室传导阻滞是指由于房室传导系统的不应期异常延长，激动自心房向心室传导过程中出现传导延缓或中断的现象。

房室传导阻滞可分为一、二、三度，前两者为不完全性房室传导阻滞，后者为完全性房室传导阻滞。

(二) 诊断依据

1. 临床表现　一度房室传导阻滞患者常无症状，听诊时心尖部第一心音减弱，这是由于P-R间期延长，心室收缩开始时房室瓣叶接近关闭所致。二度Ⅰ型房室传导阻滞患者可有心搏暂停感觉。二度Ⅱ型房室传导阻滞患者常感疲乏、头昏、甚至晕厥、抽搐和心功能不全，听诊时心律整齐与否，取决于房室传导比例的改变。三度房室传导阻滞的症状取决于心室自主节律点的高低及心室率和心肌的基本情况，如心室自主节律点较高，恰位于希氏束下方，心室率较快达40～60次/分，患者可能无症状，或有心悸、乏力、头晕、黑矇等症状。双束支病变者心室自主节律点甚低，心室率慢(在40次/分以下)，可以出现心悸、乏力、头晕、黑矇、晕厥、阿-斯综合征发作等症状。

2. 心电图　一度房室传导阻滞：P-R间期≥0.20秒。

二度房室传导阻滞又分为Ⅰ型和Ⅱ型。二度Ⅰ型房室传导阻滞亦称莫氏(Mobitz)Ⅰ型,或叫文氏(Wenckebach)现象:P－R间期逐渐延长,直至一个P波后的QRS波群脱落;R－R间期进行性缩短;漏搏长间歇短于任何短R－R间期的2倍;长间歇后的短R－R间歇中第一个最长,末一个最短。二度Ⅱ型房室传导阻滞(莫氏Ⅱ型房室传导阻滞)下传的P－R间期固定,窦性QRS波间断脱落。

三度房室传导阻滞(完全性房室传导阻滞):P波与QRS波均按各自固有的频率发放激动;P波与QRS波无关;房率大于室率;出现交界性或室性逸搏心律,室率常小于45次/分(图2－3－9)。

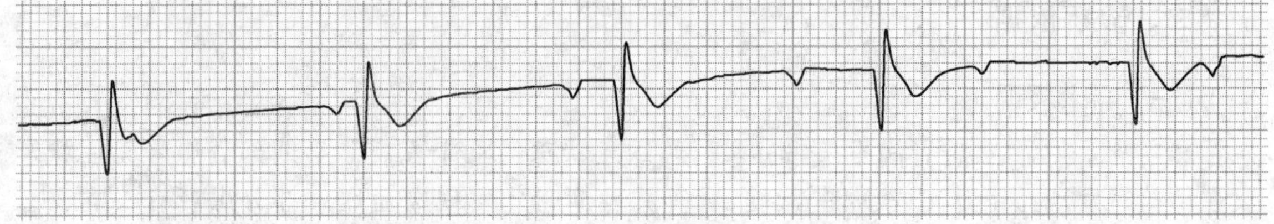

图2－3－9　三度房室传导阻滞心电图

3. 诊断要点　根据临床表现和心电图特点可以做出诊断。

(三) 转归及预后

一度房室传导阻滞的预后比较好。二度Ⅱ型和三度房室传导阻滞如果不安装人工心脏起搏器预后不好,如果安装了人工心脏起搏器预后比较好。

(四) 治疗

治疗除了针对原发病外,常需安装临时或永久性人工心脏起搏器。

第三节　原发性高血压

一、概述

原发性高血压(primary hypertension)是病因不明的以体循环动脉压增高为主要表现的临床综合征。原发性高血压占所有高血压的95%。继发性高血压(secondary hypertension)是指由某种确定的疾病或病因引起的高血压,约占所有高血压的5%。2005年《中国高血压防治指南》给出的高血压定义是:正常血压<120/80mmHg。正常高值确定为120～139/80～89mmHg。高血压是指收缩压≥140mmHg和(或)舒张压≥90mmHg。2007年6月12日欧洲心脏病学会(ESC)与欧洲高血压学会(ESH)联合颁布了《欧洲高血压指南》,这是最新的指南,有许多新的内容,但高血压的定义依旧。

高血压是一种常见病、多发病。我国人群高血压的发生率逐年递增,2002年全国一项调查结果显示我国成人高血压患病率达18.8%。据估计,全国现有高血压患者1.6亿,但知晓率、治疗率和控制率都很低。高血压是心脑血管病的最危险因素。高血压最重要的并发症脑卒中、心脏病及肾脏病致死致残率高,严重危害我国人民的身体健康,在我国尤以脑血管并发症为多见。高血压也是一种可以控制的疾病，只要认识到位、措施得当，就可以有效降低血压水平和心脑血管疾病的发病风险。

原发性高血压的病因不是很清楚，认为是多因素综合作用的结果，可分为遗传和环境因素两个大的方面，具体有以下几种情况：① 遗传因素：约60%的高血压患者可询问到家族史，高血压的遗传可能存在主要基因显性遗传和多种基因关联遗传两种方式。② 饮食：主要与钠盐摄入过多有关，摄盐过多导致高血压主要见于盐敏感人群中。低钙和饮酒亦可使血压升高。③ 精神因素：精神紧张者患高血压的可能性大。④ 其他因素：体重超重、服避孕药以及患阻塞性睡眠呼吸暂停综合征的患者易患高血压。

二、诊断依据

（一）临床表现

1. 症状　大多数患者病史长，进展缓慢，缺乏特殊的临床表现。早期部分患者无症状，仅在体检时发现血压升高或出现心、脑、肾等并发症时才发现高血压。部分患者有头痛、头晕、眩晕、头胀、耳鸣、健忘等非特异性症状。

2. 体征　血压升高是高血压患者最重要且独具诊断价值的体征。血压随季节、昼夜、情绪等因素有较大波动。就高血压患者的群体而言，冬季血压偏高，夏季偏低；清晨偏高，夜间偏低。患者在家中自测的血压值往往低于诊室血压值。此外还有下列体征：心尖抬举样波动、心界向左下扩大、A_2 亢进、金属音。收缩期杂音或收缩早期喀喇音。少数患者可听到血管杂音。

急进型恶性高血压包括急进型高血压和恶性高血压。所谓急进型高血压，是指病情一开始即急剧进展，或经数年的缓慢过程后突然迅速发展。临床表现为血压显著升高，常持续在26.6/17.3kPa(200/130mmHg)以上，眼底检查可见视网膜出血或渗出。恶性高血压出现视乳头水肿。现在认为两者病理改变和临床表现相似，急进型高血压如不及时治疗，可迅速转为恶性高血压，也就是说，恶性高血压是急进型高血压病的最严重阶段，因此，目前统称为急进型恶性高血压。

急进型恶性高血压早期也可以没有自觉症状，或仅有头痛，以清晨为重，并常因极度疲劳、精神过度紧张、寒冷刺激、更年期内分泌失调等诱因，使血压突然升高，舒张压超过17.3kPa(130mmHg)以上，检查眼底可见视网膜出血、渗出或视乳头水肿，还可能出现心功能不全的表现，如心尖搏动明显，心脏扩大，但以肾功能损害最为突出。常有持续性蛋白尿、血尿、管型尿。据统计资料显示，一年内生存率仅为10%～20%，多数患者在一年内死亡。无肾功能损害或肾功能损害较轻者预后较好，有长期生存的可能。急进型恶性高血压的预后与病因、病程、血压水平、眼底改变及心脑肾功能损害程度有关。血压水平高及心脑肾等重要脏器损害严重者预后较差。

（二）实验室检查及其他检查

为了发现高血压的危险因素和靶器官的损害，常需要进行下列检查：尿常规、血糖、血胆固醇、血甘油三酯、肾功能、血电解质、血尿酸和心电图。部分患者根据需要进行眼底、超声心动图、X线胸片等检查。24小时动态血压监测(ABPM)也是各个医院广泛开展的一项检查，和偶测血压相比，它受心理因素干扰(如见到医生紧张)较少，能了解血压的昼夜节律，指导降压治疗以及评价降压药物疗效;但不能理解为在高血压的诊断中它比偶测血压更准确、更好,实际上,目前高血压的诊断是靠偶测血压做出的。更进一步的检查主要是鉴别诊断的检查,如多发性大动脉炎患者、肾动脉狭窄患者需要做 CT、MRI 等检查。

(三)其他心血管危险因素和靶器官的损害

高血压患者的预后不仅与其血压升高水平有关,而且与这些患者是否存在其他心血管危险因素以及有无靶器官损害及其严重程度有关。这在高血压治疗指南中都有总结,现叙述如下。

1. 危险因素　收缩压和舒张压水平;脉压水平(在老年人);年龄:男性＞55 岁,女性＞65 岁;吸烟;血脂异常:血清总胆固醇＞5.0mmol/L(190mg/dl),或低密度脂蛋白胆固醇＞3.0mmol/L(115mg/dl),或高密度脂蛋白胆固醇男性＜1.0mmol/L(40mg/dl)、女性＜1.2mmol/L(46mg/dl),或甘油三酯＞1.7mmol/L(150mg/dl);空腹血糖 5.6～6.9mmol/L(102～125mg/dl);糖耐量异常;早发心血管病家族史(一级亲属,发病年龄男性＜55 岁、女性＜65 岁);腹型肥胖或肥胖:中国肥胖工作组提出的中国人腹型肥胖标准:腰围男性≥85cm,女性≥80cm(欧洲指南是男性＞102cm,女性＞88cm),肥胖是指体重指数≥82kg/m^2。

2. 亚临床靶器官损害(OD)　左心室肥厚:心电图 Sokolow－Lyon＞38mm;Cornell＞2440mm/ms、超声心动图测量左室质量指数(LVMI)男性≥125g/m^2,女性≥110g/m^2;颈动脉超声测得颈动脉内膜中层厚度(IMT)＞0.9mm 或动脉粥样硬化性斑块的超声表现;颈-股动脉脉搏波速度＞12m/s;踝臂指数(ABI)＜0.9;血清肌酐轻度升高:男性 115～133μmol/L(1.3～1.5mg/dl)、女性 107～124μmol/L(1.2～1.4mg/dl);肾小球滤过率＜60ml/(min·1.73m^2)或肌酐清除率＜60ml/min;微量蛋白尿 30～300mg/24h,白蛋白/肌酐比男性≥22mg/g(2.5g/mol)、女性≥31mg/g(3.5g/mol)。

3. 糖尿病　重复测量空腹血糖≥7.0mmol/L(126mg/dl);餐后血糖＞11.0mmol/L(198mg/dl)。

4. 代谢综合征　下列 5 项中有 3 项即可诊断:腹型肥胖、空腹血糖升高、BP＞130/85mmHg、高密度脂蛋白胆固醇降低、甘油三酯升高。

5. 确定的心血管疾病或肾脏疾病(Established CV or renal disease)　脑血管病:缺血性卒中、脑出血、短暂性脑缺血发作;心脏疾病:心肌梗死史、心绞痛、冠状动脉血运重建、心力衰竭;肾脏疾病:糖尿病肾病,肾功能受损[血清肌酐:男性＞133μmol/L(1.5mg/dl)、女性＞124μmol/L(1.4mg/dl)],蛋白尿(＞300mg/24h),肾功能衰竭[血肌酐浓度＞177μmol/L(2.0mg/dl)];外周血管疾病;视网膜病变:出血或渗出、视乳头水肿。

(三)诊断要点

如前所述诊断标准为:高血压是指收缩压≥140mmHg 和(或)舒张压≥90mmHg。

血压测量:诊所血压:选择符合标准的水银柱式血压计或符合国际标准的电子血压计进行测量。被测量者至少安静休息 5 分钟。应相隔 1～2 分钟重复测量,取 2 次读数的平均值记录。如果收缩压或舒张压的 2 次读数相差 5mmHg 以上,应再次测量,取 3 次读数的平均值作为测量结果。

血压的定义与分类见表 2－3－1。

表 2-3-1　血压水平的定义和分类　（血压单位：mmHg）

类　别	收缩压		舒张压
理想血压	＜120	和	＜80
正常血压	120～129	和(或)	80～84
正常高值	130～139	和(或)	85～89
1 级高血压	140～159	和(或)	90～99
2 级高血压	160～179	和(或)	100～109
3 级高血压	≥180	和(或)	≥110
单纯收缩期高血压	≥140	和(或)	＜90

单纯收缩期高血压也可按照表中列出的收缩压水平分为 3 级，分别称做轻度、中度和重度高血压。

前面提到高血压患者的预后不仅与其血压升高水平有关，而且与这些患者是否存在其他心血管危险因素以及有无靶器官损害及其严重程度有关。根据上述所列影响预后的因素，对总体心血管危险进行分层，见表 2-3-2。

表 2-3-2　总体心血管危险分层表

其他危险因素，OD 或病史	血压(mmHg) 正常 SBP 120～129 或 DBP 80～84	正常高值 SBP 130～139 或 DBP 85～89	1 级 SBP 140～159 或 DBP 90～99	2 级 SBP 160～179 或 DBP 100～109	3 级 SBP≥180 或 DBP≥110
无其他危险因素	平均危险	平均危险	低危险	中危险	高危险
1～2 个危险因素	低危险	低危险	中危险	中危险	很高危险
3 个或更多的因素，MS，OD 或糖尿病	中危险	高危险	高危险	高危险	很高危险
确定的心血管疾病或肾脏疾病	很高危险	很高危险	很高危险	很高危险	很高危险

OD：亚临床靶器官损害；SBP：收缩压；DBP：舒张压；MS：代谢综合征。其他危险因素、亚临床靶器官损害、代谢综合征和确定的心血管疾病或肾脏疾病等的解释见正文。

此外，新指南提出的高血压诊断的另几个问题也需要大家注意：在诊断步骤上要进行多次血压测量，而不能只靠一次或偶发的血压增高确定，同时强调，诊室血压、家测血压及动态血压测量在高血压诊断中的重要性。提出“单纯诊室血压”或“白大衣高血压”，是通过诊室血压＞140/90mmHg 而动态血压及家测血压正常来判断的。“单纯动态高血压”或“隐性高血压”的诊断是通过诊室血压＜140/90mmHg 而动态血压及家测血压增高来判断的。

新指南对危险高度增加与极度增加的概念进行了重新定义，主要包括以下几种情况：① 收缩压≥180mmHg 及(或)舒张压≥110mmHg 者；② 收缩压＞160mmHg 而舒张压＜70mmHg，即脉压过大者；③ 糖尿病患者；④ 代谢综合征患者；⑤ 存在 3 种或 3 种以上心血管危险因素者；⑥ 存在 1 个或多个亚临床靶器官损伤者，如心电图或超声示左心室肥厚、颈动脉壁增厚或斑块形成、动脉硬度增加、血肌酐轻度升高、肾小球滤过率或肌酐清除率下降、微量白蛋白尿；⑦ 合并明确的心血管或肾脏疾病者。由于这些危险因素或临床情况的存在可以对患者预后产生显著的不良影响，因此对于这些患者的降压治疗应该更积极，血压目标值应该更低。

三、转归及预后

高血压是多种心、脑血管病的重要病因和危险因素，影响重要脏器例如心脏、脑、肾脏的结构与功能，最终导致这些器官的功能衰竭。在欧美等冠心病高发地区，高血压作为动脉粥样硬化的一个危险因素主要增加冠心病的发病率，以此威胁患者的生命。在我国则主要以增加脑血管病事件如脑梗死、脑出血等威胁患者的生命。心脑血管病已经成为人类的第一死亡原因，就人群而言高血压患者的自然转归不好，就个体而言高血压患者的预后可通过前面所述以及表 2-3-2 所列的内容进行综合评估。

四、治疗原则与主要措施

高血压治疗的目的是最大程度地降低心脑血管病发病和死亡的总危险，要降低这个总危险最根本的是降压。大规模临床试验证明，收缩压下降 10～20mmHg 或舒张压下降 5～6mmHg，3～5 年内脑卒中、心脑血管病死亡率与冠心病事件发生率分别减少 38%、20%和16%，心力衰竭减少 50%以上，可见降压治疗的重要性。目前高血压的治疗主要包括改善生活行为治疗和降血压药物治疗两个方面，分别叙述如下。

(一) 改善生活行为治疗

1. 减轻体重，尽量将体重指数控制在 $25kg/m^2$ 以下。
2. 减少钠盐摄入，每人每日食盐摄入量以不超过 6g 为宜。
3. 补充钙和钾盐，多吃新鲜蔬菜，多喝牛奶。
4. 减少脂肪摄入。
5. 适量饮酒。
6. 增加运动。

(二) 不同血压水平、危险因素、亚临床靶器官损害和确定的心血管疾病或肾脏疾病患者的治疗选择

1. 如果血压正常或正常高值而且无其他危险因素，不要干预。
2. 如果血压正常或正常高值而且有 1～2 个其他危险因素，改变生活方式。
3. 如果血压正常而且有 3 个或 3 个以上其他危险因素，或血压正常有糖尿病，改变生活方式。
4. 如果血压正常高值而且有 3 个或 3 个以上其他危险因素，改变生活方式并考虑药物治疗。
5. 如果血压正常高值而且有糖尿病，改变生活方式，给药物治疗。
6. 如果血压正常但有确定的心血管疾病或肾脏疾病，则改变生活方式并立即给药物治疗。
7. 1 级高血压如果无其他危险因素，改变生活方式，如果持续数月后血压仍未得到控制，开始药物治疗；如果有 1～2 个危险因素，改变生活方式，如果持续数周后血压仍未得到

控制，开始药物治疗。

8. 2级高血压如果无或有1～2个其他危险因素，改变生活方式，如果持续数周后血压仍未得到控制，开始药物治疗。

9. 其他情况都属于总体心血管危险分层的高危险和很高危险，都需要改变生活方式并给药物治疗。

（三）临床常用的降血压药物

目前临床上常用的降血压药物主要有五大类：利尿剂、钙拮抗剂(CCB)、血管紧张素转换酶抑制剂(ACEI)、血管紧张素Ⅱ受体拮抗剂(ARB)和β受体阻滞剂。亦有称六大类的，那就是包括了现在使用越来越少的α受体阻滞剂。

1. 利尿剂　是传统的降血压药物，特点是降血压作用可靠而且比较强，便宜。但由于新的降血压药物的迅速发展，利尿剂一度被人们忽视。2002年公布的ALLHAT试验结果表明氯噻酮(噻嗪类利尿剂)与新的降血压药物氨氯地平(CCB)以及赖诺普利(ACEI)有相似的良好结果。美国高血压预防、检测、评价和治疗全国委员会第7次报告(JNC7)提出噻嗪类利尿剂应该用于大多数无并发症的高血压患者(单用或合用)，某些具有高危因素的患者必须使用其他特定的药物，如合并糖尿病者应首选ACEI、ARB等。绝大多数患者需要服用2种以上的降压药物，才能使血压达标。若血压比目标水平高20/10mmHg以上，初始治疗即应采用2种药物的联合治疗，其中一类药物是噻嗪类利尿剂。利尿剂包括：

(1) 噻嗪类利尿剂：常用的是氢氯噻嗪(DHCT)，其作用机制是抑制肾脏髓襻升支粗段的皮质部对钠、氯的再吸收。用法：每日25～12.5mg口服，2～3周后疗效达高峰。

(2) 磺胺类利尿剂：吲哒帕胺每日2.5mg口服，7日达高峰。此外还有在降血压方面使用相对较少的襻利尿剂(如呋塞米)和保钾利尿剂(醛固酮拮抗剂)(如安体舒通、氨苯蝶啶)。利尿剂的主要不良反应是低钾血症(保钾利尿剂除外)和影响血脂、血糖、血尿酸代谢，往往发生在大剂量使用时，因此现在推荐使用小剂量，小剂量利尿剂对血脂、血糖的影响比较轻。痛风患者禁用，保钾利尿剂可以引起高血钾，不宜与ACEI合用，肾功能不全者禁用。

2. 钙拮抗剂(CCB)　主要通过阻滞细胞浆膜的钙离子通道，松弛周围动脉血管的平滑肌使外周血管阻力下降而发挥降压作用。钙拮抗剂分为二氢吡啶类和非二氢吡啶类。前者有硝苯地平、氨氯地平、非洛地平、尼群地平等，是主要的用于降血压的钙拮抗剂；后者有维拉帕米和地尔硫䓬。根据药物作用持续时间又分为短效钙拮抗剂和长效钙拮抗剂，降血压以长效制剂、缓释或控释制剂为主。钙拮抗剂降压效果确切而且力度比较强，服用方便，使用频率高，长期服用的依存性比较好。另有研究表明，钙拮抗剂预防高血压引起的脑卒中有优势，在一些活性药物对照的抗高血压大型临床研究中，钙拮抗剂均有明显的优势。这些研究进行综合分析的结果显示，所有钙拮抗剂的卒中发生率较利尿剂和β受体阻滞剂低，这在脑卒中高发国家(如中国)有重要意义。长效钙拮抗剂不影响血脂和血糖代谢，长期治疗中新发糖尿病的概率极低。试验证明长效二氢吡啶类钙拮抗剂能使冠心病患者获益。除心力衰竭外钙拮抗剂较少有禁忌证。JNC7讲明孕妇可以服用。与其他降压药物联合应用，效果好。主要缺点是开始治疗阶段有反射性交感活动增强，尤其使用短效制剂，引起心率增快、面部潮红、头痛、下肢浮肿等。非二氢吡啶类抑制心脏的自律性和传导性以及心肌收缩力，不宜在心力衰竭、窦房结功能低下或心脏传导阻滞患者中应用。

3. 血管紧张素转换酶抑制剂(ACEI)　有多方面的药理作用，通过抑制血管紧张素转换酶(ACE)使血管紧张素Ⅱ生成减少，并抑制激肽酶使缓激肽降解减少，发挥降血压作用。降血压起效缓慢，逐渐增强，在3～4周时达最大作用，限制钠盐摄入或联合使用利尿剂可使其起效加速、作用增强。ACEI有比较好的靶器官保护作用，尤其是肾脏保护作用比较突出，并可以防止新发糖尿病。此外还可以逆转左心室肥厚，减轻胰岛素抵抗。在肥胖、糖尿病和心脏、肾脏靶器官受损的高血压患者具有相对较好的疗效，特别适用于伴有心力衰竭、心肌梗死、糖耐量减退或糖尿病肾病的高血压患者。不良反应主要是刺激性干咳和血管神经性水肿。干咳发生率约为10%～20%，可能与体内缓激肽增多有关，停药后消失。高钾血症、妊娠妇女和双侧肾动脉狭窄患者禁用。血肌酐超过3mg/dl的患者需慎用。

4. 血管紧张素Ⅱ受体拮抗剂(ARB)　降血压作用主要通过阻滞组织的血管紧张素Ⅱ受体亚型AT_1，更充分有效地阻断血管紧张素Ⅱ的水钠潴留、血管收缩与组织重构作用。近年来，注意到阻滞AT_1负反馈引起的血管紧张素Ⅱ增加，可激活另一个受体亚型AT_2，能进一步拮抗AT_1的生物学效应。降血压起效缓慢，在6～8周时达最大作用。低盐饮食或联合使用利尿剂可使其作用增强。多数ARB随剂量增大降压作用增强。在降血压和重要靶器官作用上至少不逊于ACEI。最大的特点是直接与药物有关的不良反应很少，不引起刺激性干咳，持续治疗的依存性高。ARB在治疗对象和禁忌证方面与ACEI相同。

5. β受体阻滞剂　β受体阻滞剂对心血管的作用机制是多方面的，包括减慢心率和降低心肌收缩力使心输出量降低；作用于中枢神经系统减少交感输出；抑制肾素释放；阻滞突触前膜上的β-受体；外周血管阻力的适应性降低；减弱运动或应激时儿茶酚胺的增压作用等。有三类β受体阻滞剂：非选择性β_1和β_2受体阻滞剂，如普奈洛尔；选择性β_1受体阻滞剂，如美托洛尔、比索洛尔；非选择性β、α受体阻滞剂，如卡维地洛、布辛洛尔。不同的β受体阻滞剂降血压的强度不同，持续的时间亦有差异。临床上治疗高血压宜选用选择性β_1受体阻滞剂、非选择性β、α受体阻滞剂。适用于各种程度的高血压患者，尤其是心率比较快的中、青年患者或合并心绞痛和心力衰竭的患者。虽然糖尿病不是使用β受体阻滞剂的禁忌证，但它增加胰岛素抵抗，还可能掩盖和延长降糖治疗过程中的低血糖，使用时应加以注意，如果必须使用，应使用高度选择性β_1受体阻滞剂。不良反应主要有心动过缓、乏力、四肢发冷。急性心力衰竭、支气管哮喘、病态窦房结综合征、房室传导阻滞和外周血管病患者禁用。

6. α受体阻滞剂、交感神经抑制剂和直接血管扩张剂　这也是一大类降血压药物，在我国主要使用的是复方制剂，如复方降压片、北京降压0号片等。降血压效果比较好，因为容易引起体位性低血压，尤其是应用于老年人时，而且目前尚无α受体阻滞剂靶器官保护作用方面的循证医学证据，通常医生不会将其作为第一选择。但因为此类药物可以改善前列腺增生患者的症状，对血脂没有不良影响，因此JNC7、中国高血压防治指南仍将其作为六大类主要降压药物之一。

常用降血压药物名称、剂量及方法见表2-3-3。

表 2-3-3　常用降血压药物名称、剂量及方法

药物分类	药物名称	剂　量	用法(每日)
利尿剂	氢氯噻嗪	12.5mg	1～2 次
	氯噻酮	25～50mg	1 次
	螺内酯	20～40mg	1～2 次
	氨苯蝶啶	50mg	1～2 次
	阿米洛利	5～10mg	1 次
	呋塞米	20～40mg	1～2 次
	吲哒帕胺	1.25～2.5mg	1 次
钙拮抗剂	硝苯地平	5～10mg	2～3 次
	硝苯地平控释片	30～60mg	1 次
	硝苯地平缓释片	20mg	2 次
	尼卡地平	40mg	2 次
	尼群地平	10mg	2 次
	非洛地平缓释片	5～10mg	1 次
	氨氯地平	5～10mg	1 次
	拉西地平	4～6mg	1 次
	乐卡地平	10～20mg	1 次
	维拉帕米缓释片	240mg	1 次
	地尔硫䓬缓释片	90～180mg	1 次
血管紧张素转换酶抑制剂	卡托普利	12.5～25mg	2～3 次
	依那普利	10～20mg	2 次
	贝那普利	10～20mg	1 次
	赖诺普利	10～20mg	1 次
	雷米普利	2.5～10mg	1 次
	福辛普利	10～20mg	1 次
	西拉普利	2.5～5mg	1 次
	培哚普利	4～8mg	1 次
血管紧张素Ⅱ受体拮抗剂	坎地沙坦	8～16mg	1 次
	替米沙坦	40～80mg	1 次
	厄贝沙坦	150～300mg	1 次
	缬沙坦	80～160mg	1 次
	奥美沙坦	20～40mg	1 次
	氯沙坦	50～100mg	1 次
β受体阻滞剂	美托洛尔	25～50mg	2 次
	阿替洛尔	50～100mg	1 次
	比索洛尔	5～10mg	1 次
	卡维地洛	12.5～25mg	2 次
	拉贝洛尔	100mg	2～3 次

(四) 高血压治疗的目标

一般普通高血压患者的血压应严格控制在 140/90mmHg 以下，如能耐受，还可以进一步降低。糖尿病和高危/极高危以及伴有其他临床情况（卒中、心肌梗死、肾功能不全、蛋白尿）患者的血压则应降至 130/80mmHg 以下。所采用的措施应尽可能在出现明显的心血管损害之前予以降压治疗，此时降压达标也更容易。

(五) 降血压药物的选择

降血压药物的选择基于两个方面：其一是适应证，也就是说根据不同的疾病进行选择；其二是费用，高血压需要长期治疗，制订治疗方案时一定要考虑患者的承受能力，医生选的药患者吃得起才能长期服用，才有良好的顺应性。现在主要叙述前一个问题。五大类降血压药物对大多数高血压患者都是一线药物，也有一些特殊情况，分别叙述如下。

高血压和稳定性心绞痛患者首选 β 受体阻滞剂，也可选用长效 CCB。急性冠状动脉综合征（不稳定性心绞痛或急性心肌梗死）和高血压患者，首选 β 受体阻滞剂和 ACEI，必要时可联合其他药物。心肌梗死后高血压患者首选 ACE、β 受体阻滞剂和醛固酮拮抗剂（AA），同时应强化降脂治疗和使用阿司匹林。心力衰竭合并高血压和冠心病，对于无临床症状，而超声心动图或核素等检查示有左室功能不全的患者，推荐使用 ACEI 和 β 受体阻滞剂；对于有临床症状的左室功能不全或终末期心脏病患者，推荐使用 ACEI、β 受体阻滞剂、ARB 和 AA，联合使用襻利尿剂。糖尿病合并高血压患者，为将血压降至＜130/80mmHg，通常需要联合使用 2 种或多种抗高血压药物。已有令人信服的证据，噻嗪类利尿剂、β 受体阻滞剂、ACEI、ARB 和 CCB 对于改善这些患者的预后，减少心血管事件和脑卒中的发生有益。尽管噻嗪类利尿剂和 β 受体阻滞剂对血脂和血糖代谢有一定不良影响，但对患者的预后改善的作用肯定。CCB 和 ACEI/ARB 对预后硬终点的作用一致，没有显著差别。对于延缓糖尿病肾病进展和减少白蛋白尿，ACEI 和 ARB 具有优势作用。慢性肾脏疾病的高血压患者，为将血压降至＜130/80mmHg 以下，常需联合使用三种或更多的抗高血压药物。已有临床试验的证据表明，ACEI 与 ARB 对于糖尿病和非糖尿病肾脏疾病的肾功能有保护作用，可延缓肾功能不全的恶化。在脑卒中的急性期，急性降压的利弊如何尚不清楚。在病情稳定或改善之前，将血压控制在 160/100mmHg 左右的水平是合适的。病情稳定后仍应认真控制血压，使用 CCB、ACEI 和噻嗪类利尿剂，有利于减少脑卒中复发。

欧美国家界定 65 岁以上为老年，我国老年的标准是 60 岁以上。老年人以单纯收缩期高血压为多，合并的其他疾病较多，合并用药较多，需要联合用药的较多，容易发生体位性低血压，容易出现肝功能、肾功能损害。因此，许多老年患者用降血压药物时应从小剂量开始，但为达到目标血压水平，常常需要用至通常剂量和多种药物联合应用。体位性低血压指直立体位时，收缩压下降≥10mmHg，伴有头晕或晕厥。应注意测定立位时的血压，避免血容量丢失和过快增加抗高血压药物的剂量，告诉患者变换体位时动作要慢。最好选用多种代谢途径的药物。

许多降血压药物的说明书上写着孕妇慎用或禁用字样。孕妇可以选用甲基多巴、CCB。

无论选用何种降压药物，单药治疗仅能使少数患者血压达标，大部分患者需要服用 1 种以上的降压药，即联合用药才能使血压达标。联合治疗降压效果更好，达标率更高，不良反应更少，依从性更高。联合治疗可以作为多数高血压患者的首选方法，尤其对于心血管危险水平增高或显著增高者，例如血压显著高于高血压阈值者（收缩压高出20mmHg，舒张压高出10mmHg）；血压升高程度较低，但有多种危险因素者；或有亚临床器官损伤、糖尿病、肾病或相关心血管疾病者。在上述情况下，单药治疗往往很难使血压达标，故可将联合用药视为首选方案。现有的临床试验结果支持以下组合：① 利尿剂和β受体阻滞剂。② 利尿剂和ACEI或ARB。③ 二氢吡啶类CCB和β受体阻滞剂。④ CCB和ACEI或ARB。⑤ CCB和利尿剂。一些患者的血压可能很不容易达标，需要3种、4种或更多的药物包括使用α受体阻滞剂才能达标，此时需要细心观察，注意药物之间的相互作用。

难治性高血压，或称顽固性高血压，是指应用改善生活方式和包括利尿剂在内的合理搭配足量的至少3种降血压药物后，仍不能使血压达标的高血压。对难治性高血压的处理：①）排除假性难治性高血压；② 寻找可能存在的继发性高血压的原因；③ 提高依存性；④ 尽量排除外源性因素的干扰；⑤ 高血压时间治疗学的应用；⑥ 选用一些可能帮助降血压的药物，如螺内酯、ARB或他汀类药物。

（六）高血压急症的治疗

高血压急症是指血压明显升高（>180/120mmHg）伴即将发生或进行性靶器官损害的各个疾病，包括高血压脑病、急性心肌梗死、不稳定性心绞痛、急性左心衰竭、子痫、脑卒中、头部外伤、致命性动脉出血或夹层动脉瘤、恶性高血压、嗜铬细胞瘤危象、颅内或蛛网膜下腔出血等。需要住院和胃肠外降血压药物等治疗。高血压急症需要立即进行治疗，2～6小时血压降至160/100～110mmHg，24～48小时血压降至正常。进一步明确诊断，检测、稳定、逆转靶器官损害。可以选用的降血压药物是硝普钠、拉贝洛尔、酚妥拉明、依那普利等，缓慢静脉注射或滴注，国内亦有人习惯用硝酸甘油缓慢静脉注射或滴注，此外还可以选用卡托普利、拉贝洛尔等药口服。高血压急症包括许多疾病，治疗应当根据不同的疾病进行选择。

第四节　冠状动脉粥样硬化性心脏病

冠状动脉粥样硬化性心脏病（coronary atherosclerotic heart disease，CAD）是冠状动脉粥样硬化使血管腔阻塞，导致心肌缺血、缺氧而引起的心脏病，它和冠状动脉功能性改变（痉挛）一起，统称冠状动脉性心脏病（coronary heart disease），简称冠心病，亦称缺血性心脏病。分型：心绞痛；心肌梗死；无症状型冠心病；缺血性心肌病型冠心病；猝死型。流行病学：心脑血管疾病已成为人类的第一死亡原因。我国冠心病患者呈逐年增长的趋势，20世纪90年代我国城市男性冠心病患者死亡率为49.2/10万人口，女性为32.2/10万人口。美国约有700万冠心病患者，每年心血管病死亡人数约50万，占总死亡人数的45.3%。病因及危险因素：动脉粥样硬化的病因不是很明确，有下列危险因素：40岁以上者多发；男性患者多发；高脂血症，包括总胆固醇、甘油三酯、低密度脂蛋白胆固醇、极低密度脂蛋白胆固醇增高，高密度脂蛋白胆固醇降低；高血压；吸烟；糖尿病。还有一些次要的危险因素，如肥胖，活动少，西方的饮食方式，A型性格，遗传因素。其实，动脉粥样硬化的危险因素远不止这些，因篇幅所限不一一列举。动脉粥样硬化发病的几种学说：脂质浸润学说；血小板聚集和血栓形成学说；平滑肌细胞克隆学说；近年多数学者支持“内皮损伤反应学说”。根据动脉粥样硬化斑块的特性将其分为稳定斑块和不稳定斑块（易损斑块），各有以下特点：不稳定斑块：纤维帽薄,大脂核(脂核体积占斑块体积的40%以上),或严重狭窄(>90%);破裂斑块也归到不稳定斑块。稳定斑块:无脂核或脂核体积<40%,纤维帽厚,并且狭窄程度<90%。动脉粥样硬化事件(如急性心肌梗死、脑卒中等)的发生与动脉粥样硬化斑块是否稳定有关,稳定的斑块虽然管腔狭窄严重,但不容易发生动脉粥样硬化事件;不稳定的斑块虽然管腔狭窄不严重,但容易发生动脉粥样硬化事件。

一、心绞痛

(一) 概念

心绞痛是心肌急剧的暂时的缺血缺氧,引发以发作性胸痛或胸部不适为主要表现的临床综合征。多见于40岁以上的男性和绝经后的女性。特点:发作性的胸骨后或心前区压榨性疼痛、向左肩臂放散、活动等诱发、持续数分钟、休息或含硝酸甘油后缓解。心绞痛有多种分型方法,现在主要分为稳定型心绞痛和不稳定型心绞痛。稳定型心绞痛指由心肌缺血缺氧引起的典型心绞痛发作,其性质在1～3个月内并无改变,即每日和每周疼痛发作次数大致相同,诱发疼痛的劳力和情绪激动程度相近,每次发作疼痛的性质和疼痛部位无改变,疼痛持续时限相仿(3～5分钟),用硝酸甘油后也在相近时间内缓解。除稳定型心绞痛以外,其他的缺血性胸痛都叫做不稳定型心绞痛,如初发劳力型心绞痛、恶化劳力型心绞痛、自发型心绞痛等。

(二) 诊断依据

1. 临床表现　心绞痛的主要症状是胸痛,其胸痛有如下特点:部位位于胸骨后或心前区,可向左肩臂、左上肢前内侧、无名指和小指放散;胸痛的性质呈压榨性或紧缩感;每次胸痛持续时间多为3～5分钟;胸痛缓解方式:休息或含服硝酸甘油数分钟内缓解;胸痛的诱因:活动、激动、饱食等可以诱发。上述是典型的稳定劳力型心绞痛的表现。不典型的心绞痛,疼痛可位于胸骨下段、左心前区或上腹部,放散至颈、下颌、左肩胛部或右前胸,疼痛可很快或仅有左前胸不适发闷感。不稳定型心绞痛的胸痛部位和性质与稳定劳力型心绞痛相似,但有以下特点:

(1) 原有稳定型心绞痛的患者,在1个月内疼痛的频率、程度、诱发因素经常变动,进行性恶化,患者的痛阈逐步下降,于是较轻的体力活动或情绪激动即能引起发作,故发作次数增加,疼痛程度较剧,发作的时限延长,可超过10分钟,用硝酸甘油后不能使疼痛立即或完全消除。发作时心电图示ST段明显压低与T波倒置,但发作后又恢复,且不出现心肌梗死的变化。

(2) 1个月内新发生的心绞痛。

(3) 休息状态下发作心绞痛或轻微活动即可诱发心绞痛。发作时患者心电图ST段抬高的心绞痛叫做变异型心绞痛,也属此列。此外,由于贫血、感染、甲亢、心律失常等原因诱发的心绞痛称为继发型不稳定型心绞痛。持续时间长的心绞痛有时候很像心肌梗死,但心肌酶正常。除胸痛外,心绞痛患者还可以出现乏力、出汗、焦虑等症状。心绞痛发作时的体征:患者表情焦虑,皮肤苍白、冷或出汗。血压可略增高或降低,心尖区可有收缩期杂音(二尖瓣乳头肌功能失调所致)。第二心音可有逆分裂,还可有交替脉或心前区抬举性搏动等。

2. 心电图

(1) 静息心电图:约半数患者在正常范围,也可有陈旧性心肌梗死的改变或非特异性ST-T改变。

(2) 部分患者心绞痛发作时心电图仍然正常,另一部分患者心绞痛发作时心电图表现为心内膜下心肌损伤而引起的 ST 段压低,压低程度≥0.1mV,发作缓解后恢复。有时出现 T 波倒置。在平时有 T 波持续倒置的患者,发作时可变为直立(伪改善)。部分患者心绞痛发作时 ST 段抬高,称之为变异性心绞痛。动态变化的心电图 ST－T 改变对诊断心肌缺血更有意义,无动态变化的心电图 ST－T 改变多由心肌肥厚或其他原因所致。

(3) 心电图运动试验:现在多采用踏车运动试验或活动平板运动试验,国内以后者更多用。活动平板运动方案有多种,健康个体多采用标准 Bruce 方案,老年人和冠心病患者采用改良 Bruce 方案。受试者竭尽全力所达到的运动量为极量运动,极量运动的目标心率＝220－年龄(次/分)。次极量运动试验的运动量为极量运动的 85%～90%。次极量运动的目标心率＝195－年龄(次/分)。运动试验阳性指标如下:运动中出现典型心绞痛。运动中或后即刻心电图出现 ST 段水平或下斜型压低≥0.1mV,持续 2 分钟以上逐渐恢复正常。

3. 诊断要点　据典型胸痛的发作特点和体征,含用硝酸甘油后缓解,结合年龄和存在冠心病易患因素,结合心电图变化,排除其他原因所致的心绞痛,一般即可诊断。发作时心电图检查可见以 R 波为主的导联中 ST 段压低,T 波平坦或倒置(变异型心绞痛者有关导联 ST 段抬高),发作过后数分钟内逐渐恢复。心电图无改变的患者可考虑做运动试验。发作不典型者,诊断要依靠观察硝酸甘油的疗效和发作时心电图的改变;如仍不能确诊,可多次复查心电图、心电图运动试验,如心电图出现阳性变化或运动试验诱发心绞痛发作亦可确诊。诊断有困难者可做放射性核素检查或考虑行选择性冠状动脉造影。冠状动脉内超声检查可显示管壁的病变,对诊断更有帮助。

心绞痛严重程度的加拿大分级:Ⅰ级:日常活动时无症状。较日常活动重的体力活动,如平地小跑步、快速或持重物上三楼、上陡坡等时引起心绞痛。Ⅱ级:日常活动稍受限制。一般体力活动,如常速步行 1.5～2km、上三楼、上坡等即引起心绞痛。Ⅲ级:日常活动明显受损。较日常活动轻的体力活动,如常速步行 0.5～1km、上二楼、上小坡等即引起心绞痛。Ⅳ级:轻微体力活动(如在室内缓行)即引起心绞痛,严重者休息时亦发生心绞痛。

(三) 转归及预后

稳定型心绞痛患者,经治疗后症状可缓解或消失,充分的侧支循环建立后可长时间不发作疼痛。大多数能生存很多年,但有发生急性心肌梗死或猝死的危险。决定预后的主要因素为冠状动脉病变范围和心功能。冠状动脉左主干病变最为严重,根据国外统计,年死亡率高达 30%左右,此后依次为三支、二支和一支病变。射血分数降低和心室壁运动障碍也有意义。

不稳定型心绞痛是稳定型心绞痛和心肌梗死之间的中间状态,有进展至心肌梗死的危险性,预后不好。

(四) 治疗原则与主要措施

1. 稳定型心绞痛

(1) 发作时的治疗

1) 休息:发作时立刻休息,一般患者在停止活动后症状即可消除。

2) 药物治疗:心绞痛发作时,可使用作用快的硝酸酯制剂。这类药物除扩张冠状动脉,降低其阻力,增加其血流量外,还通过对周围血管的扩张作用,减少静脉回心血量,降低心室容量、心腔内压、心排血量和血压，减低心脏前后负荷和心肌的需氧，从而缓解心绞痛。

① 硝酸甘油(nitroglycerin)：可用0.3～0.6mg片剂，置于舌下含化，使其迅速为唾液所溶解而吸收，1～2分钟即开始起作用，约半小时后作用消失。对多数患者有效，延迟见效或完全无效时提示患者并非患冠心病或患严重的冠心病，也可能所含的药物已失效或未溶解，如属后者可嘱患者轻轻嚼碎之继续含化。此外，尚需注意硝酸甘油产生耐药性而效力减低。近年还有喷雾剂和胶囊制剂可用。对心绞痛发作严重的患者可以静脉点滴。不良作用有头昏、头胀痛、头部跳动感、面红、心悸等。

② 硝酸异山梨酯(isosorbidedinitrate，消心痛)：可用5～10mg，舌下含化，2～5分钟见效，作用维持2～3小时。新近还有供喷雾吸入用的制剂。

在应用上述药物的同时，可考虑用镇静药。

(2) 缓解期的治疗　宜尽量避免各种确知的诱发因素。调节饮食，特别是一次进食不应过饱；戒烟。调整日常生活与工作量；减轻精神负担；保持适当的体力活动，但以不发生疼痛症状为度；稳定型心绞痛一般不需卧床休息。

使用作用持久的抗心绞痛药物，以防心绞痛发作，可单独选用、交替应用或联合应用作用持久的药物。

心绞痛的治疗不仅是缓解症状和控制心绞痛的复发，更重要的是改善其预后，延长患者的寿命。

(3) 控制心绞痛发作的措施

1) 硝酸酯制剂：此类药物很多，这里仅举2个。

① 硝酸异山梨酯：口服硝酸异山梨酯片3次/日，每次5～10mg；服后半小时起作用，持续3～5小时。

② 5-单硝酸异山梨酯20～40mg/次，2次/日。

2) β受体阻滞剂：具有减慢心率，降低血压，减低心肌收缩力和氧耗量，从而缓解心绞痛的发作。此外，还减低运动时血流动力的反应，使在同一运动量水平上心肌氧耗量减少；使不缺血的心肌区小动脉(阻力血管)缩小，从而使更多的血液通过极度扩张的侧支循环(输送血管)流入缺血区。常用制剂有：比索洛尔2.5～5mg/次，1次/日。美托洛尔25～50mg/次，2次/日，缓释片100～200mg/次，1次/日。阿替洛尔12.5～25mg/次，2次/日。纳多洛尔40～80mg/次，1次/日。这类药物还有很多，在此不一一列举。

β受体阻滞剂可与硝酸酯合用，但要注意：β受体阻滞剂与硝酸酯有协同作用，因而剂量应偏小，开始剂量尤其要注意减小，以免引起体位性低血压等不良反应；停用β受体阻滞剂时应逐步减量，如突然停用有诱发心肌梗死的可能；支气管哮喘以及心动过缓者慎用。其减慢心律的副作用，限制了剂量的加大。

3) 钙通道阻滞剂：本类药物抑制钙离子进入细胞内，也抑制心肌细胞兴奋-收缩耦联中钙离子的利用。因而此类药物可抑制心肌收缩，减少心肌氧耗；扩张冠状动脉，解除冠状动脉痉挛，改善心内膜下心肌的血供；扩张周围血管，降低动脉压，减轻心脏负荷。实用于同时有高血压的患者。常用制剂有：维拉帕米40～80mg/次，3次/日，缓释剂240mg，1次/日，不良作用有头晕、恶心、呕吐、便秘、心动过缓、PR间期延长、血压下降等。硝苯地平，其缓释制剂20～40mg/次，2次/日，不良作用有头痛、头晕、乏力、血压下降、心率增快等，控释制剂30mg/次，1次/日。地尔硫䓬30～60mg，3次/日，缓释剂90mg/次，1次/日，不良作用有头痛、头晕、失眠等。新的制剂有尼卡地平 10～20mg/次,3 次/日;尼索地平 20mg/次,2 次/日,氨氯地平 5～10mg/次,1 次/日,非洛地平 5～20mg/次,1 次/日。

治疗变异型心绞痛以钙通道阻滞剂的疗效最好。本类药可与硝酸酯同服,其中硝苯地平尚可与β受体阻滞剂同服,但维拉帕米和地尔硫䓬与β受体阻滞剂合用时有过度抑制心脏的危险。停用本类药时也宜逐渐减量然后停服,以免发生冠状动脉痉挛。

4) 影响心肌代谢的药物:此类药物中曲美他嗪抑制心绞痛发作的作用比较肯定。

(4) 可改善预后的药物

1) 有效的药物

① 阿司匹林每日 50～150mg,口服。国内现在多用 100mg/日。

② 他汀类降脂药,使用于所有冠心病患者。

③ ACEI 适用于伴有高血压、心力衰竭、左心室功能衰竭、陈旧性心肌梗死伴左心室功能衰竭或糖尿病的患者。

④ β受体阻滞剂,适用于心肌梗死后或伴心力衰竭的患者。

2) 倾向于有效的药物

① ACEI,用于所有心绞痛及确定为冠心病的患者。

② 氯吡格雷替代阿司匹林,用于不能服用阿司匹林者。

③ 大剂量他汀类降脂药,用于高危冠心病患者。

2. 不稳定型心绞痛

1) 一般处理

① 对疑诊不稳定型心绞痛者,应迅速作相关检查予以评估,并尽早开始抗缺血治疗。

② 临床确认为不稳定型心绞痛者,绝大多数应住院治疗。

③ 卧床休息 1～2 天,吸氧、镇静治疗。

④ 积极治疗加重心肌氧耗的因素,如感染、发热、甲亢、心动过速、心力衰竭、贫血等。

⑤ 持续心电监测。做心肌酶检查以排除心肌梗死。

2) 药物治疗

① 抗血小板治疗。

环氧化酶抑制剂:阿司匹林 50～150mg/日,口服。

ADP 受体拮抗剂:氯吡格雷,首剂 300～600mg 口服,此后 75mg/日维持口服。

血小板糖蛋白Ⅱb/Ⅲa 受体拮抗剂:① 阿昔单抗,使用方法是先给冲击量 0.125mg/kg,然后以总量 7.5ml 维持静脉点滴 24 小时。② 整合素。③ 替罗非班。这三种药物主要用于介入治疗的患者。

② 抗凝治疗:普通肝素静脉点滴,近年更多用的是低分子肝素皮下注射。

其他药物的治疗:硝酸酯制剂、β受体阻滞剂、钙通道阻滞剂、ACEI、他汀类降脂药等药物的治疗与稳定型心绞痛相似。

3) 主动脉内球囊反搏术:对于充分药物治疗无效的不稳定型心绞痛患者,主动脉内球囊反搏术(IABP)常有良好疗效。

4) 溶栓治疗:不仅无效,可能有害。

5) 冠状动脉血运重建。

二、急性心肌梗死

(一) 概念

急性心肌梗死(AMI)是指在冠状动脉病变的基础上,冠状动脉血流突然减少或中断,使相应心肌引起严重而持久的缺血损伤和坏死的心脏病。临床上常有剧烈而持久的胸骨后疼痛、发热、心肌酶增高、心电图特征性改变。可并发心律失常、休克和心衰,甚至猝死。绝大多数急性心肌梗死的基本病因是冠状动脉粥样硬化,在此基础上,由于各种原因导致冠状动脉粥样斑块破裂、表面破损或出现裂纹,血小板粘附聚集形成白色血栓,此时病变的冠状动脉管腔并没有完全阻塞,形成非 ST 段抬高的心肌梗死。血小板聚集后释放凝血因子,使纤维蛋白原转变成纤维蛋白,继而形成红色血栓,使冠状动脉的管腔完全阻塞,此时形成 ST 段抬高的心肌梗死。

(二) 诊断依据

1. 临床表现　急性心肌梗死的主要症状是胸痛,胸痛的特点:位于胸骨后或心前区,可向左肩臂、左上肢前内侧、无名指和小指放散;性质呈压榨性或紧缩感;持续时间多在 30 分钟以上;经休息或含服硝酸甘油难以缓解;可有或没有诱因。部分患者在胸痛出现以前有一些前驱症状。任何提示冠状动脉粥样斑块破裂的不稳定型心绞痛发作,例如初发或自发的一过性胸闷、憋气、胸痛、胃部不适和咽部堵塞感等症状,均可视为急性心肌梗死的前驱症状。急性心肌梗死除胸痛外,可伴有出汗、面色苍白和恶心呕吐等症状。急性心肌梗死不典型症状可表现为胃部、背部、左上肢酸胀不适。特别是一些老年患者或糖尿病患者可无胸痛,仅有周身不适、乏力、恶心呕吐等非特异性的症状,及出汗、面色苍白等体征。某些老年急性心肌梗死患者可以急性左心衰竭、心律失常、晕厥、甚至心源性休克为首发表现,这些表现往往都伴有恶心呕吐、面色苍白和大汗淋漓等。

并发症表现:心律失常、心力衰竭和心源性休克被称做急性心肌梗死的三大并发症。

室性心律失常包括室性早搏、室性心动过速和心室颤动,是急性心肌梗死后第一个 24 小时内,特别是最初数小时或数分钟内常见的并发症,也是引起急性心肌梗死早期猝死的主要原因。下壁心肌梗死易发生房室传导阻滞,但半个月内多能恢复。

急性心肌梗死引起的心力衰竭称做泵衰竭,按照 1967 年 Killip 提出的分级方法分为:Ⅰ级:无心力衰竭征象,但肺毛细血管楔嵌压(PCWP)可升高。Ⅱ级:有左心衰竭,肺啰音出现范围小于两肺野的 50%,可出现第三心音、奔马律、持续性窦性心动过速或其他心律失常,静脉压升高,有肺淤血的 X 线表现。Ⅲ级:肺啰音出现范围大于两肺野的 50%,可出现急性肺水肿。Ⅳ级:出现心源性休克,血压低于 90mmHg,尿少于每小时 20ml,皮肤湿冷,呼吸加速,脉率大于 100 次/分。心源性休克是泵衰竭的严重阶段。但如果兼有肺水肿和心源性休克则情况最严重。

其他并发症有:① 乳头肌功能失调(或断裂):总发生率可达 50%,心尖部闻及吹风样收缩期杂音和收缩中晚期喀喇音,第一心音可不减弱,可引起心力衰竭。乳头肌整体断裂少见,发生时出现急性左心衰和(或)心源性休克,常在 24 小时内死亡,在心尖或胸骨左缘闻及响亮的全收缩期杂音。② 心脏破裂:多发生在急性心肌梗死后的第一周,常有持续或反复发作的胸痛;游离壁破裂突然出现休克、意识丧失、阿-斯综合征发作和电-机械分离,很快死亡。偶有室间隔破裂造成穿孔，在胸骨左缘第3～4肋间出现响亮的全收缩期杂音，常伴有震颤，可引起心力衰竭和休克而在数日内死亡。③ 心肌梗死后综合征：发生在梗死后数周至数月，表现为心包炎、胸膜炎或肺炎，可有发热、胸痛，可听到心包及胸膜摩擦音。这可能为机体对坏死物质的过敏反应。④ 心室壁瘤：主要见于左心室，是梗死部位的心肌向外膨出，发生率5%～20%，影响心功能。诊断靠记波摄影、造影、UCG、放射性核素心血池扫描。⑤ 栓塞：左心室附壁血栓脱落引起脑、肾、脾或四肢动脉栓塞；下肢深静脉血栓脱落引起肺栓塞。

2. 心电图　急诊科医生对疑诊急性心肌梗死的患者应争取在10分钟内完成十八导联心电图检查并进行分析。

(1) 特征性改变

1) 在面向心肌坏死区的导联上出现宽而深的Q波。

2) 在面向坏死区周围心肌损伤区的导联上出现ST段抬高，呈弓背向上型。

3) 在面向损伤区周围心肌缺血区的导联上出现T波倒置。

(2) 动态性改变

1) 超急性期：发病数小时内，可出现异常高大两支不对称的T波。

2) 急性期：数小时后ST段明显抬高，弓背向上，与直立的T波连接，形成单向曲线，1～2日内出现病理性Q波，同时R波减低，病理性Q波或QS波常持久不退。

3) 亚急性期：部分患者而非所有患者，ST段抬高持续数日后于两周左右逐渐回到基线水平，T波变为平坦或倒置。

4) 恢复期：数周至数月后T波呈V形对称性倒置，此可永久存在，也可在数月至数年后恢复(图2-3-10)。

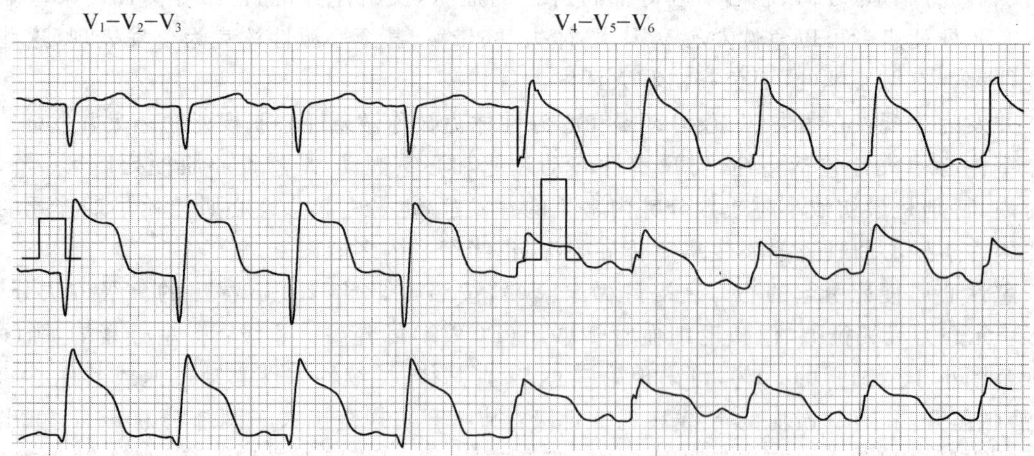

图2-3-10　急性广泛前壁心肌梗死心电图。ST段明显抬高，弓背向上，与直立的T波连接，形成单向曲线，V_2导联出现了病理性Q波

现在又根据急性心肌梗死发作时患者心电图ST段是否抬高分为ST段抬高型急性心肌梗死和非ST段抬高型急性心肌梗死。

(3) 判断部位和范围：根据梗死图形出现在哪些导联，而作出梗死部位的定位诊断。如前间壁：V_1，V_2，V_3表示前间壁心肌梗死。

1) 前间壁：V_1，V_2，V_3。

2）前壁：V_3，V_4，V_5。

3）前侧壁：V_5，V_6，V_7，I，aVL。

4）高侧壁：V_8，I，aVL。

5）广泛前壁：$V_{1\sim6}$，I，aVL。

6）下壁：Ⅱ，Ⅲ，aVF。

7）正后壁：V_7，V_8，V_9，主要看 V_1 导联增高的 R 波。

8）下侧壁：$V_{5\sim8}$，Ⅱ，Ⅲ，aVF。

9）下间壁：$V_{1\sim3}$，Ⅱ，Ⅲ，aVL。

3. 其他辅助检查

(1) 血心肌坏死标志物和心肌酶：肌红蛋白，1～2 小时升高，4～8 小时达峰值，4～8 小时 100%敏感。肌钙蛋白 T(cTnT)、肌钙蛋白 I(cTnI)，2～4 小时升高，10～24 小时达峰值，8～12 小时 100%敏感，cTnI 持续时间 5～10 天，cTnT 持续时间 5～14 天。CPK、CK－MB 3～4 小时开始升高，10～24 小时达峰值，2～4 日恢复正常，8～12 小时 100%敏感。AST(GOT)6～12h 开始升高，1～2 天达峰值，3～5 天后恢复正常。LDH 8～10 小时开始升高，2～3 天达峰值，1～2 周恢复正常。

(2) 放射性核素检查：^{201}铊(^{201}Ti)正常心肌显像，坏死心肌不显像，称“冷点”成像；^{99m}锝(^{99m}Tc)集中在缺血和坏死心肌中，称“热点”成像。正电子发射断层成像技术(PET)可判断心肌的存活情况。

(3) 冠状动脉造影：目前是诊断冠心病的金指标。主要指征：胸痛需要鉴别者；准备做 PCI 或 CABG 的患者。冠状动脉狭窄 70%～75%以上可确诊，左主干狭窄 50%也确诊。

4. 诊断要点　我国现在仍然使用 WHO 关于急性心肌梗死的诊断标准，即：① 缺血性胸痛的临床病史，持续胸痛＞30 分钟；② 心电图的特征性改变及其动态演变；③ 心肌坏死的血清心肌坏死标志物浓度的升高及其动态改变，具备上述三条标准中的两条可以确诊为急性心肌梗死。若心电图有相应导联 ST 段上抬则诊断为 ST 段抬高型急性心肌梗死，否则诊断为非 ST 段抬高型急性心肌梗死。最近几年心肌坏死标志物在诊断急性心肌梗死过程中的作用越来越大。上述三个条件对诊断急性心肌梗死简便易行，其实放射性核素检查和冠状动脉造影也是诊断急性心肌梗死的好方法，只是设备昂贵，操作相对复杂，推广有一定的困难。

对老年患者，突然发生严重心律失常、休克、心力衰竭而原因未明，或突然发生较重而持久的胸闷或胸痛者，都应考虑本病的可能。应当尽快进行心电图和心肌坏死标志物的检查，而且要注意其动态变化。对非 ST 段抬高的心肌梗死，心肌坏死标志物测定的诊断价值更大。

在实际工作中，心肌坏死标志物的测定需要一定的时间。只要患者剧烈胸痛＞30 分钟，含服硝酸甘油不能缓解，伴有大汗、恶心、呕吐的典型表现，心电图两个或两个以上相邻导联 ST 段抬高(胸导联≥0.2mV，肢导联≥0.1mV)或压低，或提示急性心肌梗死病史伴完全性左束支传导阻滞，则 ST 段抬高型急性心肌梗死(或非 ST 段抬高型急性心肌梗死)的诊断成立。应当立即给予急救治疗，不必等待心肌坏死标志物的测定结果。只有不典型的患者才等待心肌坏死标志物的测定结果进行综合判断。

（三）转归及预后

预后与梗死范围的大小、侧支循环建立的情况、治疗是否及时以及治疗方法是否得当等有关。急性期住院病死率过去一般为30%左右，采用心电等监护治疗后降至15%左右，采用溶栓疗法后再降至8%左右，住院90分钟内实行介入治疗后进一步降至4%左右。死亡多发生在第一周内，尤其在数小时内，发生严重心律失常、休克或心力衰竭者病死率高。非ST段抬高的心肌梗死近期预后虽佳，但长期预后较差。

（四）治疗原则与主要措施

1. 院前急救

流行病学调查发现，急性心肌梗死死亡的患者中约50%在发病后1小时内于院外猝死，死因主要是可救治的致命性心律失常。显然，急性心肌梗死患者从发病至治疗存在时间延误。急性心肌梗死院前急救的基本任务是帮助患者安全、迅速地转运到医院，以便尽早开始再灌注治疗，重点是缩短患者就诊时间。对民众进行心血管病防治知识的宣教。患者自救：① 停止任何主动活动和运动；② 立即舌下含服硝酸甘油1片；每5分钟可重复使用。若含服硝酸甘油3片仍无效则应拨打急救电话。救护车应当备有包括除颤仪在内的急救措施。见到患者后，随救护车来的医护人员给患者：应根据患者的病史、查体和心电图结果作出初步诊断和急救处理，包括持续心电和血压监测、舌下含服硝酸甘油、吸氧、建立静脉通道和使用急救药物，必要时给予除颤治疗和心肺复苏。识别高危患者（如有低血压、心动过速或有休克、肺水肿体征），直接送至有条件进行冠状动脉血管重建术的医院。

2. 入院后治疗

力争在10～20分钟内完成病史采集、临床检查和记录1份十八导联心电图以明确诊断。对ST段抬高的急性心肌梗死患者，应在30分钟内收住冠心病监护病房（CCU）开始溶栓，或在90分钟内开始行急诊PCI治疗。在有典型临床表现和心电图ST段抬高已能确诊为急性心肌梗死时，绝不能因等待血清心肌坏死标志物检查结果而延误再灌注治疗的时间。

（1）一般治疗

1）监测：持续心电、血压和血氧饱和度监测，及时发现和处理心律失常、血流动力学异常和低氧血症。

2）对血流动力学稳定且无并发症的急性心肌梗死患者，一般卧床休息1～3天，对病情不稳定及高危患者卧床时间应适当延长。

3）建立静脉通道，保持给药途径畅通。

4）镇痛：吗啡3～5mg静脉注射、5～10mg肌肉注射。杜冷丁50～100mg肌肉注射，可重复使用。不良反应有恶心、呕吐和呼吸抑制。呼吸抑制可用纳洛酮拮抗。

5）吸氧。

6）硝酸甘油：急性心肌梗死患者只要无禁忌证通常使用硝酸甘油静脉滴注24～48小时，然后改用口服硝酸酯制剂。注意其不良反应和禁忌证。

7）阿司匹林：所有急性心肌梗死患者只要无禁忌证均应立即口服水溶性阿司匹林或嚼服肠溶阿司匹林150～300mg。

8）纠正水、电解质及酸碱平衡失调。

9）阿托品：主要用于急性心肌梗死，特别对于下壁急性心肌梗死伴有窦性心动过缓、心室停搏和房、室传导阻滞患者，可给阿托品 0.5～1mg 静脉注射。

10）饮食和通便：急性心肌梗死患者需禁食至胸痛消失，然后给予流质、半流质饮食，逐步过渡到普通饮食。所有急性心肌梗死患者均应使用缓泻剂，以防止便秘时排便用力导致心脏破裂或引起心律失常、心力衰竭。

（2）再灌注治疗

1）溶栓治疗：20 世纪 80 年代以来的研究表明，在冠状动脉粥样硬化斑块破裂的基础上血栓形成，使冠状动脉急性闭塞，是导致 ST 段抬高的急性心肌梗死的原因。而冠状动脉急性闭塞至心肌透壁性坏死有一时间窗，根据动物实验研究结果，这一时间窗大约为 6 小时。在该时间窗内使冠状动脉再通，可挽救濒临坏死的缺血心肌。此后，一系列大规模随机双盲临床试验结果表明，急性心肌梗死溶栓治疗与安慰剂对比可明显降低病死率。症状出现后越早进行溶栓治疗，降低病死率效果越明显。

溶栓治疗的适应证：① 两个或两个以上相邻导联 ST 段抬高（胸导联≥0.2mV，肢体导联≥0.1mV），或提示急性心肌梗死病史伴左束支传导阻滞（影响 ST 段分析），起病时间＜12 小时，年龄＜75 岁。② ST 段抬高，年龄≥75 岁。对这类患者，无论是否溶栓治疗，急性心肌梗死死亡的危险性均很大。尽管研究表明，对年龄≥75 岁的患者溶栓治疗降低死亡率的程度低于 75 岁以下患者，治疗相对益处降低，但对年龄≥75 岁的急性心肌梗死患者溶栓治疗每 1000 例患者仍可多挽救 10 人生命，因此，慎重权衡利弊后仍可考虑采取溶栓治疗。③ ST段抬高，发病时间在 12～24 小时的患者，溶栓治疗收益不大，但在有进行性缺血性胸痛和广泛 ST 段抬高并经过选择的患者，仍可考虑溶栓治疗。④ 高危心肌梗死，就诊时收缩压＞180mmHg 和（或）舒张压＞110mmHg，首先应镇痛、降低血压，血压降至 150/90mmHg 时再溶栓治疗。

溶栓治疗的禁忌证及注意事项：① 既往任何时间发生过出血性脑卒中，1 年内发生过缺血性脑卒中或脑血管事件；② 颅内肿瘤；③ 近期（2～4 周）活动性内脏出血（月经除外）；④ 可疑主动脉夹层；⑤ 入院时严重且未控制的高血压（＞180/90mmHg）或慢性严重高血压病史；⑥ 目前正在使用治疗剂量的抗凝药[国际标准化比率（INR）2～3]，已知的出血倾向；⑦ 近期（2～4 周）创伤史，包括头部外伤、创伤性心肺复苏或较长时间（＞10 分钟）的心肺复苏；⑧ 近期（＜3 周）外科大手术；⑨ 近期（＜2 周）在不能压迫部位的大血管穿刺；⑩ 曾使用链激酶（尤其 5 天～2 年内使用者）或对其过敏的患者，不能重复使用链激酶；⑪ 妊娠；⑫ 活动性消化性溃疡。

溶栓剂的使用方法：① 尿激酶：为我国应用最广的溶栓剂，根据我国的几项大规模临床试验结果，目前建议剂量为 150 万 U 左右于 30 分钟内静脉滴注，配合肝素皮下注射 7500～10000U，每 12 小时一次。② 链激酶或重组链激酶：根据国际上进行的几组大规模临床试验及国内的研究，建议 150 万 U 于 1 小时内静脉滴注。配合肝素的用法同尿激酶。③ 重组组织型纤溶酶原激活剂（rt－PA）：国外较为普遍的用法为加速给药方案（即 GUSTO 方案），首先静脉注射 15mg，继之在 30 分钟内静脉滴注 0.75mg/kg（不超过 50mg），再在 60 分钟内静脉滴注 0.5mg/kg（不超过 35mg）。给药前静脉注射肝素 5000U，继之以 1000U/小时的速率静脉滴注，以 aPTT 结果调整肝素给药剂量，使 aPTT 维持在60～80秒。

2）介入治疗

直接经皮冠状动脉介入治疗（PCI）：现有的试验结果是急性心肌梗死发病 3 小时之内

溶栓效果好，超过3小时PCI的效果好。此时，直接PCI与溶栓治疗比较，梗死相关血管(IRA)再通率高，达到心肌梗死溶栓试验(TIMI)3级血流者明显多，再闭塞率低，缺血复发少，且出血(尤其是脑出血)的危险性低。

直接PCI的适应证：

① 在ST段抬高和新出现或怀疑新出现左束支传导阻滞的急性心肌梗死患者，直接PCI作为溶栓治疗的替代治疗，但直接PCI必须由有经验的术者和相关医务人员在有适宜条件的导管室于发病12小时内或虽超过12小时但缺血症状仍持续时，对梗死相关动脉进行PCI。

实施标准：能在入院90分钟内进行球囊扩张。

人员标准：独立进行经皮冠状动脉球囊成形术(PTCA)>30例/年。

导管室标准：PTCA>100例/年，有心外科条件。

操作标准：急性心肌梗死直接行PTCA的成功率90%以上；无急诊冠状动脉旁路移植术(CABG)、脑卒中或死亡；在所有送到导管室的患者中，实际完成PCI者达85%以上。

② 急性ST段抬高/Q波心肌梗死或新出现左束支传导阻滞的急性心肌梗死并发心源性休克患者，年龄<75岁，急性心肌梗死发病在36小时内，并且血管重建术可在休克发生18小时内完成者，应首选直接PCI治疗。

③ 适宜再灌注治疗而有溶栓治疗禁忌证者，直接PCI可作为一种再灌注治疗手段。

④ 患者非ST段抬高，但梗死相关动脉严重狭窄、血流减慢(TIMI≤2级)，如可在发病12小时内完成可考虑进行PCI。

补救性PTCA：对溶栓治疗未再通的患者使用PTCA恢复前向血流即为补救性PTCA。建议对溶栓治疗后仍有明显胸痛，ST段抬高无显著回落，临床提示未再通者，应尽快进行急诊冠状动脉造影。若血流TIMI 0～2级应立即行补救性PTCA，使梗死相关动脉再通，尤其对发病12小时内、广泛前壁心肌梗死、再次梗死及血流动力学不稳定的高危患者意义更大。

溶栓治疗再通者PTCA的选择：对溶栓治疗成功的患者不主张立即行PTCA。

急诊冠状动脉搭桥术(略)。

(3) 药物治疗

1) 硝酸酯类药物：硝酸酯类药物的主要作用是松弛血管平滑肌产生血管扩张的作用，该药对静脉的扩张作用明显强于对动脉的扩张作用。常用的硝酸酯类药物包括硝酸甘油、硝酸异山梨酯和5-单硝异山梨醇酯。患者使用硝酸酯可轻度降低病死率，急性心肌梗死早期通常给予硝酸甘油静脉滴注24～48小时。对急性心肌梗死伴再发性心肌缺血、充血性心力衰竭或需处理的高血压患者更为适宜。

2) 抗血小板治疗：冠状动脉内斑块破裂诱发局部血栓形成是导致急性心肌梗死的主要原因。在急性血栓形成中血小板活化起着十分重要的作用，抗血小板治疗已成为急性心肌梗死的常规治疗，溶栓前即应使用。

阿司匹林：心肌梗死急性期，阿司匹林使用剂量应在150～300mg/d之间，首次服用时应选择水溶性阿司匹林或肠溶阿司匹林嚼服以达到迅速吸收的目的。3天后改为小剂量(50～150mg/d)维持。

噻氯匹定和氯吡格雷：噻氯匹定主要抑制ADP诱导的血小板聚集。开始服用的剂量为250mg，每日2次，1～2周后改为250mg，每日1次维持。该药的主要副反应是中性粒细胞及血小板减少，应用时需注意经常检查血象，一旦出现上述副作用应立即停药。

氯吡格雷是新型 ADP 受体拮抗剂，口服后起效快，副反应明显低于噻氯匹定，现已成为噻氯匹定替代药物。初始剂量 300～600mg，以后剂量 75mg/d 维持。药物支架植入后至少服用氯吡格雷 1 年，以防支架内血栓形成。

3）抗凝治疗

普通肝素：肝素作为对抗凝血酶的药物在临床应用最普遍，对于 ST 段抬高的急性心肌梗死，肝素作为溶栓治疗的辅助用药，对于非 ST 段抬高的急性心肌梗死，静脉滴注肝素为常规治疗。一般使用方法是先静脉推注 5000U 冲击量，继之以 1000U 维持静脉滴注，每 4～6 小时测定一次 aPTT 或 ACT，以便于及时调整肝素剂量，保持其凝血时间延长至对照的 1.5～2 倍。静脉肝素一般使用时间为 48～72 小时，以后可改用皮下注射 7500U，每 12 小时一次，注射 2～3 天。

低分子量肝素：研究已证明低分子量肝素在降低不稳定性心绞痛患者的心脏事件方面优于或等于静脉滴注普通肝素。鉴于前者较后者有应用方便、不需监测凝血时间、出血并发症低等优点，建议可用低分子量肝素代替普通肝素。事实上，现在低分子量肝素的应用已明显多于普通肝素。用法：每 12 小时 1 次皮下注射 0.4ml(1 支)。

4）β 受体阻滞剂：对降低急性期病死率有肯定的疗效。

5）血管紧张素转换酶抑制剂(ACEI)：ACEI 主要作用机制是通过影响心肌重塑、减轻心室过度扩张而降低充血性心力衰竭的发生率和死亡率。

6）钙拮抗剂：钙拮抗剂对急性心肌梗死不作为一线用药。

7）洋地黄制剂：目前一般认为，急性心肌梗死恢复期在 ACEI 和利尿剂治疗下仍存在充血性心力衰竭的患者，可使用地高辛。对于急性心肌梗死左心衰竭并发快速心房颤动的患者，使用洋地黄制剂较为适合，可首次静脉注射西地兰 0.4mg，此后根据情况追加 0.2mg，然后口服地高辛维持。

8）其他

镁：目前不主张常规补镁治疗。有低镁、低钾的患者，尖端扭转性室性心动过速的患者可以考虑补镁。

葡萄糖-胰岛素-钾溶液静脉滴注：不常规使用。

(4) 并发症的治疗

1）左心功能不全：有轻有重，差异很大。可以根据具体情况选择以下治疗方案：吸氧；取半卧位或坐位；适量使用利尿剂；静脉滴注硝酸甘油；肺水肿合并严重高血压是静脉滴注硝普钠的最佳适应证；在合并快速心房颤动时，可用西地兰或地高辛减慢心室率；急性肺水肿伴严重低氧血症者可行人工机械通气治疗；除外肺源性哮喘的情况下使用吗啡。

2）心源性休克：患者收缩压低于 80mmHg；有烦躁、多汗、面色苍白、皮肤湿冷、脉细而快；尿量减少(少于 20ml/h)；酸中毒；反应迟钝、甚至昏厥者，考虑休克。在严重低血压时，应静脉滴注多巴胺，可同时静脉滴注多巴酚丁胺；根据情况适量扩容。心源性休克单纯药物治疗效果差，死亡率高。可以选用主动脉内球囊反搏。研究证明急诊 PCI 和 CABG 能够降低心源性休克的死亡率。所以，对心源性休克实质性的治疗是主动脉内球囊反搏、急诊 PCI 和 CABG。

3）心律失常：根据不同的心律失常选用不同的治疗措施。

4）其他的并发症根据具体情况选择相应的治疗措施。

(5) 非 ST 段抬高的急性心肌梗死的药物治疗

患者的最初药物治疗除了避免大剂量溶栓治疗外,其他治疗与 ST 段抬高的患者相同。冠状动脉内窥镜检查发现在非 ST 段抬高的急性冠状动脉综合征(ACS)患者中,梗死相关血管新鲜血栓检出率高达 80%~90%。血栓以白血栓(血小板血栓)和混合性血栓为主,红血栓所占比例较少。

1) 血小板膜糖蛋白(GP)Ⅱb/Ⅲa 受体拮抗剂:阿昔单抗、依替非巴肽和替罗非班。此类药物在接受介入治疗的 ACS 患者均有肯定的疗效,在非介入治疗的 ACS 患者中疗效不能肯定。

2) 低分子量肝素临床试验研究显示,在非 ST 段抬高的急性心肌梗死患者中使用低分子量肝素在降低心脏事件方面优于或等于静脉滴注肝素的疗效。由于其使用方便,不需监测凝血时间,不会产生普通肝素引起的血小板减少症的情况,故已主张用低分子量肝素替代普通肝素治疗非 ST 段抬高的急性冠状动脉综合征患者。

第五节　风湿性心瓣膜病

由于炎症、退行性变、缺血坏死、黏液样变性等引起的心瓣膜结构异常,导致瓣膜的狭窄或关闭不全称心瓣膜病(valvular heart disease)。最常累及二尖瓣。累及两个或两个以上瓣膜称做多瓣膜病,以二尖瓣狭窄伴主动脉瓣关闭不全为多见。风湿性心脏病简称风心病,是风湿性炎症过程所致瓣膜损害,主要累及 40 岁以下人群。我国风心病的人群患病率 20 世纪 80 年代成人为 1.99‰,儿童为 0.25‰;现在有所下降。

一、二尖瓣狭窄

(一) 概念

正常二尖瓣口面积 4~6cm²,减少一半定义为狭窄。当减至 2.0cm² 时左心房代偿性肥厚和扩大、心房肌增厚以增加瓣膜口血流,称做左心房代偿期。当二尖瓣口面积≤1.5cm² 时左房压升高,称做左心房失代偿期。绝大多数二尖瓣狭窄是风湿热的后遗症。二尖瓣狭窄患者中 2/3 是女性。约 40%的风湿性心脏病患者为单纯性二尖瓣狭窄。

二、诊断依据

1. 临床表现

(1) 症状

1) 呼吸困难:起初为活动等诱发的劳力性呼吸困难,进一步出现阵发性夜间呼吸困难甚至端坐呼吸。

2) 咯血:大咯血见于支气管静脉破裂;阵发性夜间呼吸困难可出现血性痰;急性肺水肿咳粉红色泡沫痰。

3) 咳嗽。

4) 增大的左心房压迫喉返神经引起声音嘶哑。

(2) 体征

1) 二尖瓣面容见于严重二尖瓣狭窄患者。

2）心尖搏动弥散。

3）部分患者在心尖部可以触及舒张期震颤。

4）心尖部可以听到舒张中晚期低调的隆隆样杂音，左侧卧位明显；约80％～85％的患者可以听到开瓣音，提示瓣膜弹性良好；第一心音亢进。

5）由于肺动脉高压，可出现肺动脉瓣第二心音亢进和分裂；部分患者在肺动脉瓣区可以听到舒张早中期杂音，称做Graham－Stell杂音。

2．X线检查　最早的表现是左心缘变直。病变严重时可以看到双心房影；肺动脉段突出呈梨形心；左前斜位见左主支气管上抬；右前斜位吞钡可见食管受压或后移；当左心房压力达20mmHg时中下肺可见Kerley B线。随着肺静脉压的升高可见肺淤血、肺水肿的表现。

3．心电图　P波增宽呈双峰，即二尖瓣P波。进一步发展出现右心室肥大时有相应的表现。

4．超声心动图

（1）二尖瓣回声增粗，反射增强，EF斜率随病情的发展而逐渐减慢，A峰逐渐消失使正常的双峰曲线呈平台样（城墙垛样改变）。二尖瓣开放面积缩小。

（2）舒张期二尖瓣前叶与后叶同向运动。

（3）左心房、右心室扩大。

（4）多普勒超声心动图：舒张期二尖瓣口血流速度增快，呈五彩样。E峰下降速率减慢。

（5）经食管超声心动图：查左心房特别是左心耳血栓。

5．诊断要点　发现心尖部舒张期隆隆样杂音并有左心房扩大，就可初步诊断二尖瓣狭窄。超声心动图检查可明确诊断。X线检查、心电图等帮助诊断。中青年患者，有风湿性关节炎病史，超声心动图示瓣叶及腱索粘连者可考虑为风心病。50岁以上患者，超声心动图示瓣环及瓣环下钙化时，考虑老年性退行性变。

（三）转归及预后

自然转归常因各种并发症的出现而使患者致残或者死亡。抗凝治疗使血栓栓塞的发生率下降。在未开展手术治疗的年代，本病10年存活率在无症状被确诊后的患者为84％，症状轻者为42％，症状重者为15％，主要死于各种并发症。经皮二尖瓣球囊成形术（PBMV）和瓣膜置换术使患者的预后有所改善。

（四）治疗原则与主要措施

1．积极预防和治疗慢性咽炎或扁桃体炎，防治链球菌感染和风湿活动。

2．避免剧烈体力活动。

3．有呼吸困难者应限制体力活动，并使用利尿剂、吸氧。心力衰竭明显，而且有快速心房颤动的患者用洋地黄缓解症状，控制心室率，也可以进行药物和（或）电转复。

4．已出现右心衰竭时，可用扩张静脉的药物。

5．伴房颤者用华法令、阿司匹林。

6．治疗的关键是解除二尖瓣狭窄。当二尖瓣口的面积小于1.5cm^{2}时，行经皮二尖瓣球囊成形术（PBMV）能迅速解除二尖瓣狭窄，近期疗效肯定。

7. 严重瓣叶和瓣下结构钙化、畸形以及二尖瓣狭窄合并关闭不全可行二尖瓣瓣膜置换术。

二、二尖瓣关闭不全

(一) 概念

收缩期二尖瓣关闭依赖二尖瓣装置(瓣叶、瓣环、腱索、乳头肌)和左心室的结构与功能的完整性,其中任何部位的异常均可导致二尖瓣关闭不全。风心病占主要原因,其次有二尖瓣脱垂、老年退行性变、乳头肌病变以及腱索断裂等。

(二) 诊断依据

1. 临床表现

(1) 症状:急性二尖瓣轻度反流仅有轻微劳力性呼吸困难,严重二尖瓣反流很快发生急性左心衰竭,包括急性肺水肿或心源性休克。慢性二尖瓣关闭不全通常情况下,从初次风湿性心脏病到出现明显二尖瓣关闭不全的症状可长达20年;一旦发生心力衰竭,则进展迅速。轻度二尖瓣关闭不全者可无明显症状或仅有轻度不适感。严重二尖瓣关闭不全的常见症状有劳力性呼吸困难、疲乏、端坐呼吸等,活动耐力显著下降。咯血和栓塞较少见。晚期右心衰竭时可出现肝脏淤血肿大,有触痛,踝部水肿,胸水或腹水。

(2) 体征

1) 心尖搏动弥散,向左下移位。

2) 少部分患者在心尖部可以触及收缩期震颤。

3) 左心室增大者,心界向左下扩大。

4) 心脏听诊重要的体征是心尖区听到收缩期吹风样杂音,响度在3/6级以上,瓣膜增厚者杂音粗糙。前叶损害为主时,杂音向左腋下或左肩胛下传导;后叶损害为主者,杂音向心底部传导。心尖区第一心音减弱,或被杂音掩盖。肺动脉高压时,肺动脉瓣区第二心音亢进。

5) 肺动脉高压和右心衰竭时,可有颈静脉怒张,肝脏肿大,下肢浮肿。

2. X线检查　轻度二尖瓣关闭不全者,可无明显异常发现。严重者左心房和左心室明显增大,明显增大的左心房可推移和压迫食道。肺动脉高压或右心衰竭时,右心室增大。可见肺静脉淤血、肺间质水肿和 Kerley B 线。常有二尖瓣叶和瓣环的钙化。左心室造影可对二尖瓣反流进行定量。

3. 心电图检查　轻度二尖瓣关闭不全者心电图可正常。严重者可有左心室肥大和劳损;肺动脉高压时可出现左、右心室肥大的表现。慢性二尖瓣关闭不全伴左心房增大者多有心房颤动。窦性心律者P波增宽且呈双峰形,提示左心房增大。

4. 超声心动图检查　超声心动图检查是检测和定量二尖瓣反流的最准确的无创性诊断方法,二维超声心动图上可见二尖瓣前后叶反射增强,变厚,瓣口在收缩期关闭对合不佳;腱索断裂时,二尖瓣可呈连枷样改变,在左心室长轴面上可见瓣叶在收缩期呈鹅颈样钩向左心房,舒张期呈挥鞭样漂向左心室。M型超声可见舒张期二尖瓣前叶 EF 斜率增大,瓣叶活动幅度增大;左心房扩大,收缩期过度扩张;左心房扩大及室间隔活动过度。多普勒超声显示左心房收缩期反流。左心声学造影见造影剂在收缩期由左心室返回左心房。

5. 诊断要点　临床诊断主要是根据心尖区典型的吹风样收缩期杂音并有左心房和左心室扩大，超声心动图检查可明确诊断。病因的诊断与二尖瓣狭窄类似。

（三）转归及预后

急性严重反流伴血流动力学不稳定者，如不及时进行手术干预，死亡率极高。在手术治疗前的年代，慢性重度二尖瓣关闭不全确诊后内科治疗5年存活率80%，10年存活率60%。瓣膜置换术使患者的预后有所改善。

（四）治疗原则与主要措施

内科治疗要点是：适当避免过度的体力劳动及剧烈运动，限制钠盐摄入，保护心功能；对风心病积极预防链球菌感染与风湿活动以及感染性心内膜炎；适当使用利尿剂；血管扩张剂，特别是减轻后负荷的血管扩张剂，通过降低左心室射血阻力，可减少反流量，增加心排血量，从而产生有益的血流动力学作用。慢性患者可用血管紧张素转化酶抑制剂。急性者可用硝普钠或硝酸甘油静脉滴注。洋地黄类药物宜用于出现心力衰竭的患者，对伴有心房颤动者更有效。晚期心力衰竭患者可用抗凝药物防止血栓栓塞。

手术治疗长期随访研究表明，手术治疗后二尖瓣关闭不全患者心功能的改善明显优于药物治疗；即使在合并心力衰竭或心房颤动的患者中，手术治疗的疗效亦明显优于药物治疗。

三、主动脉瓣关闭不全

（一）概述

主动脉瓣关闭不全是由于主动脉瓣和瓣环以及升主动脉的病变造成的主动脉瓣闭合不严。慢性发病者中，由于风湿热造成的瓣叶损害所引起者最多见，占全部主动脉瓣关闭不全患者的三分之二。

（二）诊断依据

1. 临床表现

（1）症状：在通常情况下，主动脉瓣关闭不全患者在较长时间内无症状，即使明显主动脉瓣关闭不全者到出现明显的症状可长达10～15年；一旦发生心力衰竭，则进展迅速。

1）心悸：心脏搏动的不适感可能是最早的主诉，由于左心室明显增大，心尖搏动增强所致，或室性早搏可使心悸感更为明显。由于脉压显著增大，常感身体各部有强烈的动脉搏动感，尤以头颈部为甚。

2）呼吸困难：劳力性呼吸困难最早出现，表示心脏储备能力已经降低，随着病情的进展，可出现端坐呼吸和夜间阵发性呼吸困难。

3）胸痛：心绞痛比主动脉瓣狭窄少见。胸痛的发生可能是由于左室射血时引起升主动脉过分牵张或心脏明显增大所致，亦有心肌缺血的因素。心绞痛可在活动时和静息时发生，持续时间较长，对硝酸甘油反应不佳。

4）晕厥：当快速改变体位时，可出现头晕或眩晕，晕厥较少见。

5）其他症状：疲乏，活动耐力显著下降。过度出汗，尤其是在出现夜间阵发性呼吸困难或夜间心绞痛发作时。咯血和栓塞较少见。晚期右心衰竭时可出现肝脏淤血肿大，有触痛，踝部水肿，胸水或腹水。

急性主动脉瓣关闭不全时，由于突然的左心室容量负荷加大，室壁张力增加，左心室扩张，可很快发生急性左心衰竭或出现肺水肿。

(2) 体征

1) 心脏听诊：

① 主动脉瓣区舒张期杂音，为一高调递减型哈气样杂音，坐位前倾呼气末时明显。

② 心尖区常可闻及一柔和、低调的隆隆样舒张中期或收缩期前杂音，即 Austin－Flint 杂音。此乃由于主动脉瓣大量反流，冲击二尖瓣前叶，妨碍其开启并使其震动，引起相对性二尖瓣狭窄，同时主动脉瓣反流血与左心房回流血发生冲击，混合，产生涡流所致。

③ 瓣膜活动很差或反流严重时主动脉瓣第二心音减弱或消失；常可闻及第三心音，提示左心功能不全；左心房代偿性收缩增强时闻及第四心音。

2) 其他体征：颜面较苍白，心尖搏动向左下移位，范围较广，且可见有力的抬举性搏动。心浊音界向左下扩大。颈动脉搏动明显增强，并呈双重搏动。收缩压正常或稍高，舒张压明显降低，脉压差明显增大。可出现周围血管体征：水冲脉(Corrigan's pulse)，毛细血管搏动征(Quincke's sign)，股动脉枪击音(Traube's sign)，股动脉收缩期和舒张期双重杂音(Duroziez's sign)，以及头部随心搏频率的上下摆动(de-Musset's sign)。肺动脉高压和右心衰竭时，可见颈静脉怒张，肝脏肿大，下肢水肿。

2. X线检查　左心室明显增大，升主动脉和主动脉结扩张，呈“主动脉型心脏”。透视下主动脉搏动明显增强，与左心室搏动配合呈“摇椅样”摆动。左心房可增大。肺动脉高压或右心衰竭时，右心室增大。可见肺静脉充血，肺间质水肿。常有主动脉瓣叶和升主动脉的钙化。主动脉根部造影可估计主动脉瓣关闭不全的程度。如造影剂反流至左心室的密度较主动脉明显，则说明重度关闭不全；如造影剂反流仅限于瓣膜下或呈线状反流，则为轻度反流。

3. 心电图检查　轻度主动脉瓣关闭不全者心电图可正常。严重者可有左心室肥大和劳损，电轴左偏。

4. 超声心动图检查　左心室腔及其流出道和升主动脉根部内径扩大，心肌收缩功能代偿时，左心室后壁收缩期移动幅度增加；室壁活动速率和幅度正常或增大。舒张期二尖瓣前叶快速高频的振动是主动脉瓣关闭不全的特征表现。二维超声心动图上可见主动脉瓣增厚，舒张期关闭对合不佳；多普勒超声显示主动脉瓣下方舒张期涡流，对检测主动脉瓣反流非常敏感，并可判定其严重程度。超声心动图对主动脉瓣关闭不全时左心室功能的评价亦很有价值；还有助于病因的判断，可显示二叶式主动脉瓣，瓣膜脱垂、破裂，赘生物形成或升主动脉夹层分离等。

5. 放射性核素检查　放射性核素血池显像示左心室扩大，舒张末期容积增加。左心房亦可扩大。可测定左心室收缩功能，用于随访有一定价值。

6. 诊断要点　临床诊断主要是根据典型的舒张期杂音和左心室扩大做出初步诊断，超声心动图检查可明确诊断。根据病史和其他发现可作出病因诊断。

(三) 转归及预后

急性重度主动脉瓣关闭不全如不及时手术，常死于左心衰竭。慢性者无症状期长。重度者经确诊后内科治疗5年存活率为75%，10年存活率为50%。症状出现后，病情迅速恶化。心绞痛者5年内死亡率约为50%，严重左心衰竭者2年内死亡率约为50%。

(四) 治疗原则与主要措施

1. 内科治疗　避免过度的体力劳动及剧烈运动，限制钠盐摄入。利尿剂以及血管扩张剂，特别是血管紧张素转化酶抑制剂，有助于防止心功能的恶化。对于有心力衰竭的患者，除上述治疗外，可使用洋地黄类药物。洋地黄类药物亦可用于虽无心力衰竭症状，但主动脉瓣反流严重且左心室扩大明显的患者。应积极预防和治疗心律失常和感染。梅毒性主动脉炎应给予全疗程的青霉素治疗，风心病应积极预防链球菌感染与风湿活动以及感染性心内膜炎。

2. 手术治疗　人工瓣膜置换术是治疗主动脉瓣关闭不全的主要手段，最佳的手术时机为患者左心室功能衰竭刚刚开始，严重心力衰竭发生之前手术，或虽无症状，但左室射血分数低于正常和左心室舒张末期内径>60mm 者，也应进行手术。患者在心肌收缩功能失代偿前的无症状期可能很长，此时不必急于手术，可密切随访，至少每六个月复查超声心动图一次。一旦有手术指征即进行手术。

3. 急性主动脉瓣关闭不全的治疗　严重的急性主动脉瓣关闭不全迅速发生急性左心功能不全、肺水肿和低血压，极易导致死亡，故应在积极内科治疗的同时，尽早采用手术治疗，以挽救患者的生命。术前应静脉滴注正性肌力药物(如多巴胺或多巴酚丁胺)和血管扩张剂(如硝普钠)，以维持心功能和血压。

四、主动脉瓣狭窄

(一) 概念

主动脉瓣狭窄是指主动脉瓣先天性结构异常和后天病变所致的瓣膜异常，而引起的主动脉瓣口面积减少。正常主动脉瓣口面积超过 $3.0cm^2$。当瓣口面积减小为 $1.5cm^2$ 时为狭窄。主动脉瓣狭窄可由风湿热的后遗症、先天性狭窄或老年性主动脉瓣钙化所造成。主动脉瓣狭窄患者中 80% 为男性。单纯风湿性主动脉瓣狭窄罕见，常常与主动脉瓣关闭不全及二尖瓣病变合并存在。50% 的先天性主动脉瓣狭窄为二叶式瓣。

(二) 诊断依据

1. 临床表现

(1) 症状：由于左心室代偿能力较大，即使存在较明显的主动脉瓣狭窄，相当长的时间内患者可无明显症状。

1) 劳力性呼吸困难：此乃因左心室顺应性降低和左心室扩大，左心室舒张期末压力和左心房压力上升，引起肺毛细血管楔嵌压增高和肺动脉高压所致。随着病程发展，日常活动即可出现呼吸困难以及端坐呼吸，当有劳累、情绪激动、呼吸道感染等诱因时，可诱发急性肺水肿。

2) 心绞痛：1/3 的患者可有劳力性心绞痛。

3) 劳力性晕厥：轻者为黑矇，可为首发症状。晕厥多在体力活动中或其后立即发作。

4) 其他：胃肠道出血、血栓栓塞、明显的疲乏、虚弱等。

(2) 体征

1) 心脏听诊：胸骨右缘第二肋间可听到粗糙、响亮的喷射性收缩期杂音，呈先递增后递减的菱型，可伴有收缩期震颤。

2）其他体征：脉搏平而弱，严重狭窄时由于心排血量减低，收缩压降低，脉压减小。老年患者常伴主动脉粥样硬化，故收缩压降低不明显。心脏浊音界可正常或向左扩大。心尖区可触及收缩期抬举样搏动。

2. X线检查　左心缘圆隆，心影不大。常见主动脉狭窄后扩张和主动脉钙化。心力衰竭时左心室明显扩大，还可见左心房增大，肺动脉主干突出，肺静脉增宽以及肺淤血的征象。

3. 心电图检查　轻度主动脉瓣狭窄者心电图可正常。严重者心电图左心室肥厚与劳损。

4. 超声心动图检查　M型超声可见主动脉瓣变厚，活动幅度减小，瓣叶反射光点增强提示瓣膜钙化。主动脉根部扩张。二维超声心动图上可见主动脉瓣收缩期呈向心性弯形运动，并能明确先天性瓣膜畸形。多普勒超声可计算最大跨瓣压力阶差。

5. 诊断要点

(1) 发现心底部主动脉瓣区喷射性收缩期杂音，即可诊断主动脉瓣狭窄，超声心动图检查可明确诊断。

(2) 应与其他可导致主动脉瓣区收缩期杂音的疾病如肥厚梗阻型心肌病、主动脉扩张相鉴别。

(三) 转归及预后

无症状期长。一旦出现症状，预后恶化。出现症状后的平均寿命仅3年左右。

(四) 治疗原则与主要措施

1. 内科治疗　适当避免过度的体力劳动及剧烈运动，预防感染性心内膜炎，定期随访和复查超声心动图。洋地黄类药物可用于心力衰竭患者，使用利尿剂时应注意防止容量不足；硝酸酯类可缓解心绞痛症状。

2. 手术治疗　人工瓣膜置换术为治疗成人主动脉瓣狭窄的主要方法。指征为：重度主动脉瓣狭窄；钙化性主动脉瓣狭窄；主动脉瓣狭窄合并关闭不全。

3. 经皮主动脉瓣球囊成形术。

第六节　心脏骤停与心脏性猝死

一、概述

心脏性猝死是指由于心脏原因引起的无法预料的自然死亡。患者过去有或无心脏病史，在急性症状开始的1小时内发生心脏骤停，导致脑血流的突然中断，出现意识丧失，患者如经及时救治可存活，否则将发生生物学死亡。心脏骤停是指心脏射血功能的突然终止。心脏骤停的心电机制：心室颤动占60%～80%；缓慢心律失常或心脏停顿占20%～30%，持续性室性心动过速占5%～10%；无脉搏性电活动或称电机械分离占很少数。仅有在规模较小的人群中进行的心脏性猝死的流行病学研究资料，不足以代表心脏性猝死发生率的全貌。美国每年有35万～40万人发生心脏性猝死。我国的一项调查显示全国每年约有50万人发生心脏性猝死。心脏性猝死的原发病最主要的是冠心病，在西方国家占猝死原因的80%，约

20%～25%的冠心病以心脏性猝死为首发表现，其次为心肌病、心力衰竭、心瓣膜病、先心病、传导系统病变、QT延长综合征、电解质紊乱、不明原因的室颤等。

二、诊断依据

(一) 临床表现

临床表现分四期。

1. 前驱期　前驱症状是新的心血管病症状的出现或原有的症状加重，诸如胸痛、呼吸困难、心悸或疲乏无力，发生在终末事件开始前的数天、数周或数月。不幸的是所有的研究资料表明，前驱症状既不敏感，也缺乏特异性。

2. 终末事件　终末事件开始，特异的症状一般是急骤发生的心悸、心跳快速、头晕、呼吸困难、软弱无力或胸痛，在许多病例这段已经失去记忆，患者想不起晕厥前发生过什么事情。患者出现心率快、室早、室速等。

3. 心脏骤停　此时的表现最重要，而且要根据这些表现作出心脏骤停的诊断。① 意识丧失，急救人员通过拍摇患者，并喊："你怎么了？你醒醒"的话语来迅速判断患者意识是否丧失，如无反应表示意识丧失；② 呼吸断续或停止，检查者用耳贴近患者的口鼻，如未感到有气流或胸部无起伏，则表示已无呼吸；③ 皮肤苍白或明显发绀；④ 颈动脉、股动脉波动消失；⑤ 听诊心音消失。前三条对全民的培训有可操作性，后二条只对医护人员有可操作性。

4. 生物学死亡　如无治疗干预，持续4～6分钟的心室颤动引起不可逆的大脑损害。从心脏骤停至发生生物学死亡时间的长短取决于原来病变性质、心脏骤停至复苏开始的时间，还与年龄有关。

(二) 诊断要点

诊断要点即识别心脏骤停。当旁边有人倒下时，首先需要判断是否意识丧失，进而判断是否心脏骤停。可先用几秒钟观察患者对声音和周围环境的反应、皮肤的颜色、呼吸运动，同时立即触诊大动脉有无搏动。突发意识丧失，大动脉(颈动脉、股动脉)搏动消失，特别是心音消失，是心脏骤停的主要诊断标准。非医务人员触诊大动脉搏动有困难，可直接通过意识丧失、呼吸断续或停止、皮肤苍白或明显发绀作出心脏骤停的诊断。

三、转归及预后

心脏骤停的后果特别严重，只有极个别患者能自行活过来。

四、治疗原则与主要措施

心肺复苏(CPR)是针对心脏、呼吸骤停所采取的抢救关键措施，即通过胸外按压形成暂时的人工循环并恢复自主搏动，采用人工呼吸代替自主呼吸，快速电除颤转复心室颤动，以及尽早使用血管活性药物来重新恢复自主循环的急救技术。

(一) 初级救生

初级救生(basic life support，BLS)的内容包括：对心源性猝死等的识别、心肺复苏、应用自动体外除颤器(AED)除颤，总结为A、B、C、D，具体按以下程序操作。

1. 评价反应　如果身边有人倒下，先用诊断依据、诊断标准中提到的方法评价其反应。

2. 启动急救医疗服务系统(EMS)　若单一抢救者发现无反应患者,应该先启动EMS(在我国打急救电话120),以便取得AED,然后回到患者身边实行CPR和除颤。如果有两人,则一人行CPR,另一人启动EMS。CPR时按A、B、C、D进行,它既有各自的意义,又代表进行的顺序,具体如下:

3. A是Airway的缩写,即开放气道,评价呼吸。将患者仰卧于坚实的平面上,用仰头抬颏法开放气道。如果怀疑患者有颈部外伤,抢救者又是专业人员,可使用托颌手法,并注意保护颈部,转运时可使用颈圈。

4. B是Breathing的缩写,即人工呼吸或救生呼吸。在开放气道的同时,观察、聆听和感觉呼吸。非专业抢救者如果无法确定是否有正常呼吸,或专业抢救者发现呼吸不足,应在10秒钟之内进行救生呼吸。

5. 救生呼吸　连续给2次,每次1秒,深度应使患者胸部见到起伏。这种要求通用于口对口或口对面罩的救生呼吸。CPR时不要过度通气。在室颤的前几分钟,通气时应尽量减少按压的中断。如果已经建立了气管插管等高级气道且有2人行CPR,可以按8～10次/分通气。通气与按压均不应中断。

救生呼吸的方法:① 口对口呼吸:开放气道,捏住患者的鼻子,抢救者的口紧密环绕患者的口,吹气1秒,抢救者正常吸气,然后再给第二次通气,胸外按压与吹气的比是30∶2。此外还有:② 口对隔离设备通气。③ 口对鼻或口对气管切开孔通气。④ 气囊面罩装置通气。⑤ 气管插管。严格讲气管插管已经不属于初级救生。一旦使用了气管插管,通气和按压就不要交替进行了。要持续以100次/分钟的速度按压,同时每分钟给8～10次的通气,不要过度通气(12次/分钟以上)。2个及以上抢救者可以每2分钟进行1次交换以防疲劳。⑥ 自动转运呼吸机。自动转运呼吸机可用于有气管插管的患者。

6. 检查脉搏　非专业人员很难准确判断脉搏的有无,所以2000年国际CPR指南建议取消检测脉搏有无来判定心脏骤停。专业人员检查脉搏的时间也不应该超出10秒钟。

7. 不按压的救生呼吸　(仅适用于专业抢救者)如果有自主循环但需要通气则按10～12次/分钟和5～6秒1次的频率进行救生呼吸,每次通气1秒钟,应该有胸部的起伏。每2分钟检查脉搏,每次检查不要超过10秒。

8. C是Circulation的缩写,即胸外按压建立循环。胸外按压的部位是胸骨正中,中下1/3交界的地方,乳头之间。抢救者应将一只手的掌根部置于按压处,另一只手的掌根置于第一只手上,使两只手重叠并平行。下压胸骨约4～5cm,然后使胸骨完全恢复。下压与放松的时间相等。按压频率100次/分。中断不要超过10秒钟。胸外按压与吹气的比是30∶2,如果是2个人复苏,其中1个吹气,另1个胸外按压,胸外按压与吹气的比是5∶1。

9. D是Defibrillation的缩写,即电除颤。由于多数成人非外伤性的心脏骤停都是室颤,所以早除颤能增加生存率。对院前非目击的心脏骤停,应该在检查脉搏以前先给予5个周期(约2分钟)的心肺复苏,然后除颤。如果非专业抢救者手头有除颤器,或者心脏骤停发生在医院内,或者专业人员目击的心脏骤停,则应该立即除颤。电极板的安放:一电极板置于胸骨右缘第2、3肋间,另一电极板置于心尖部。两个电极板之间的距离不要小于10cm,电极板要涂好导电糊,与皮肤密切接触。除颤能量选择:室颤或无脉搏室速的双相波除颤的建议能量为150～200J,此后再次电击采用相同的能量或增加能量,单相波除颤的建议能量为360J。

成功 BLS 的标志是自主循环恢复。

(二) 高级心肺复苏

高级心肺复苏(advanced life support,ALS)即进一步生命支持,内容包括:继续进行初级心肺复苏、除颤、给氧、通气和气道支持的辅助装置、循环辅助装置、药物治疗。

1. 除颤　如前所述。

2. 辅助呼吸　通气的辅助设施包括面罩、气囊-活瓣装置(简易呼吸器)、自动运送呼吸器、氧驱动-手动呼吸器、气道支持装置(口咽及鼻咽导气管和气管插管)。实施气管插管需中断胸外按压。但是,一旦气管插管建立通气时不再需要中断按压。救生者需要衡量气管插管利弊。对初始的 CPR 和除颤无反应或自主循环已经恢复但呼吸未恢复者,应考虑气管插管。

3. 人工循环的辅助设施　包括高频心肺复苏术(大于 100 次/分的频率胸部按压)、机械心肺复苏等。这些替代技术与普通 CPR 相比,需要额外的人员、培训及设备,目前尚无资料说明院前的初级心肺复苏中这些技术优于普通的 CPR。

4. 高级心肺复苏的药物治疗

(1) 给药途径:静脉给药,大多数患者可选择外周比较大的静脉给药,如肘前静脉、颈外静脉。如果没有静脉通路时,可以选用骨内给药。当除颤以及外周静脉或骨内给药后,自主循环仍未恢复,应考虑建立中心静脉通路。如果静脉通路、骨内通路不能建立,一些复苏药物可通过气管插管给药。

(2) 控制心率及心律失常的药物:快速性心律失常伴血流动力学不稳,首先考虑电转复。

1) 血流动力学稳定的宽 QRS 心动过速,设法明确诊断,如果无法明确诊断,则凭经验用胺碘酮、普鲁卡因酰胺、索他洛尔。

2) 血流动力学稳定的室速:可首先静脉用胺碘酮、普鲁卡因酰胺、索他洛尔,次选利多卡因。

3) 多形性室速:伴 Q－T 间期延长的尖端扭转性室速,停用引起 Q－T 延长的药物,纠正电解质紊乱。亦可静脉注射硫酸镁、临时起搏、β 受体阻滞剂(临时起搏后)等。不伴 Q－T 间期延长的室速,先行病因治疗。其他情况的室速可静脉注射胺碘酮、利多卡因、普鲁卡因酰胺、索他洛尔、β 受体阻滞剂。

4) 室颤/无脉搏的室速:首先进行电除颤,不能转复或无法维持稳定节律者,行气管插管等,应用肾上腺素、加压素等措施后,再行除颤 1 次,如果仍未成功,则用药物改善除颤效果,首选胺碘酮,利多卡因和镁剂也可以用。

5) 血流动力学不稳定的快速房颤、房扑:立即电转复,用药物控制室率。

6) 有症状的窦性心动过缓:可选用阿托品,临时起搏,肾上腺素。

(2) 用于改善血流动力学的药物

1) 肾上腺素:1mg 静脉注射或骨内给药。每 3～5 分钟可重复。

2) 加压素:加压素系非儿茶酚胺类血管收缩剂。在无脉搏心脏骤停治疗中可单次应用加压素 40U 静脉注射或骨内给药,代替第一剂或第二剂肾上腺素。

3) 去甲肾上腺素:只实用于严重低血压及周围血管阻力低的患者。

4) 多巴胺:复苏时多巴胺一般用于症状性心动过缓的低血压或自然循环恢复之后的低

血压。

5）非洋地黄正性肌力药物：有多巴酚丁胺、氨力农和米力农。

6）硝酸甘油：用于急性冠状动脉综合征、高血压急症及与心肌梗死有关的心力衰竭。

7）硝普钠：用于高血压危象、心力衰竭等。

8）洋地黄：主要用于控制某些房颤、房扑患者的心室率。

（3）碱性药物的应用：近年趋向于不用或晚用。碳酸氢钠在除颤、心脏按压、气管插管通气及1次以上的肾上腺素注射后才考虑使用。

（4）呼吸兴奋剂的应用：呼吸兴奋剂对自主呼吸的建立非常重要。只有在循环复苏满意的情况下才有用，所以循环复苏满意为使用呼吸兴奋剂的前提。

当有下列情况时可考虑终止复苏：① 心肺复苏持续30分钟以上仍无心搏及自主呼吸，现场又无进一步救治和送治条件，可考虑终止复苏；② 脑死亡，如深度昏迷、瞳孔固定、角膜反射消失，将患者头向两侧转动，眼球原来位置不变等，如无进一步救治和送治条件，现场可考虑停止复苏；③ 当现场危险威胁到抢救人员安全（如雪崩、山洪爆发）以及医学专业人员认为患者死亡，无救治指征时。

复苏后还要做许多事情，如需要精确检测患者血糖浓度，用于指导胰岛素治疗，并严格控制血糖浓度的范围。院前室颤致心脏骤停复苏成功的成人患者仍无意识，应该使患者处于低温状态，体温控制在32～34℃，持续12～24小时。对院前非室颤性猝死或院内猝死患者行类似治疗可能有益，但仍需进一步研究。控制可能出现的感染，保护肾功能，治疗原发病等。

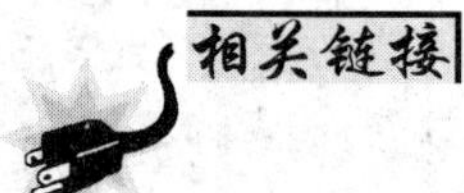

一、世界心脏日

据世界心脏联盟统计，在全世界范围内，每死亡3人，就有1人的死因是心血管疾病。该统计材料还显示，80％死于心血管疾病的人来自中低收入国家和地区，而且这些国家和地区心血管疾病的死亡率随着肥胖症患者和吸烟人数的增加继续呈上升趋势。心血管疾病的死亡率仍远远高于包括癌症、艾滋病在内的其他疾病，其危害无年龄、身份、地域之分，已经成为威胁人类健康的"第一杀手"。预计到2020年，全球心血管病死亡率将增加50％，高达2500万人，其中1900万发生在发展中国家。为唤起公众对心血管疾病及其危险因素（糖尿病、高血压、高脂蛋白血症、肥胖、缺乏运动、营养失衡、吸烟等）的关注，世界心脏联盟于1999年将每年9月的最后一个星期日定为世界心脏日。世界心脏联盟（World Heart Federation）是总部设在日内瓦的非政府组织，致力于控制全球（特别是中低收入国家）心脏病和脑卒中的发生，延长人类寿命，改善生活质量。世界心脏日的永恒主题是"健康的心，快乐人生"。其宗旨在于激励人们把静态的生活方式改变为积极的行动。呼吁人们摒弃不良的饮食习惯和不良嗜好，使人人都可以拥有一颗健康的心，人人都可享受愉悦的生活。

二、心血管病研究进展

血管紧张素转换酶抑制剂（ACEI）雷米普利在HOPE研究中发现可以降低心血管病死亡、心肌梗死、脑卒中以及心衰再住院率，但ACEI有15％～25％的患者不能耐受。而血管紧张素受体拮抗剂（ARB）替米沙坦有较好的耐受性，两者合并治疗是否更好呢？这是临床需要解决的问题。因此，有人提出这样的问题：① ARB替米沙坦是否不逊于ACEI雷米普利？② 两者联合治疗是否优于雷米普利？2008年3月，在美国芝加哥举行的第57届ACC会议上公布了备受关注的ONTARGET研究的最终研究数据。ONTARGET研究的患者来自40个国家的733个研究中心，共有25620例患者入选，中国也有约1700例患者入选。入组患者的年龄大于55岁，有冠心病或糖尿病病史，还有1个以上心血管病危险因素，但无心功能不全的证据。该试验为双盲试验，入选的25620例患者分成3组：雷米普利治疗组(n=8576)，每日给雷米普利5～10mg；替米沙坦治疗组(n=8542)，每日给替米沙坦40～80mg；联合治疗组(n=8502)，给雷米普利10mg加替米沙坦80mg。初级终点是心血管原因的死亡、心肌梗死、脑卒中或因心衰住院。相比雷米普利组，替米沙坦组和联合治疗组的平均血压更低。研究结果显示，在平均56个月的随访中，替米沙坦组、雷米普利组及联合用药组主要研究终点(心血管死亡、心肌梗死、脑卒中及因心衰入院)发生率相似；但雷米普利组咳嗽和血管性水肿的发生率高于替米沙坦组，后者则低血压发生率较高，但与严重低血压相关的晕厥两组无差异；联合治疗组则不良反应的发生率相比单药治疗组更高。

肺血栓栓塞症和深静脉血栓

一、概述

肺血栓栓塞症(pulmonary thromboembolism，PTE)是体静脉和右心系统血栓栓子堵塞肺动脉引起肺循环障碍的临床和病理生理综合征。目前，它的特点是发病率高、病死率高及误诊率高，发病广，涉及多个学科。静脉血栓栓塞病(venous thromboembolism，VTE)是深静脉血栓形成(deep venous thrombosis，DVT)与肺栓塞(pulmonary embolism，PE)的统称，是同一疾病的两种不同的表现。一般说，DVT是源，PE是果。近年已将深静脉血栓形成与肺栓塞合称为静脉血栓栓塞病，这一术语的启用反映对肺栓塞认识的深化，对指导诊断与治疗具有重要意义。由于对静脉血栓栓塞病的病因学、诊断学和治疗学研究的进展，美国肺栓塞的病死率已明显下降。肺栓塞(PE)：栓子堵塞肺动脉引起的病理生理学改变以及临床表现。肺梗死(pulmonary infarction)：肺栓塞引起肺组织坏死者。大块肺栓塞(massive PE)：栓塞2个肺叶动脉或以上者，或小于2个肺叶动脉伴血压下降者(＜90mmHg或下降＞40mmHg/15min以上)，大块肺栓塞一般属危险度分层的高危险组患者。非大块肺栓塞(non-MPE)：肺栓塞面积不及大块肺栓塞的患者，其中一亚组为次大块肺栓塞(submassive PE)，即伴有右心室功能减退，而血压正常的患者，具有不同的治疗和预后意义。

病因、诱因及流行病学：约100多年前，Virchow提出了著名的DVT发病三要素，即血流停滞、血液高凝状态及血管壁损伤，然而，当今对三要素的理解已不仅仅停留在字面上，赋予了新的内涵，如静脉损伤不只限于静脉组织结构的破坏，而涉及到深层次的内皮及其功能损害所引起的一系列分子水平的变化。VTE发病诱因，常见的有制动(包括“飞行血栓病”)、创伤、手术、有创性检查及介入性治疗(如冠状动脉造影术、经皮冠状动脉血运重建术及射频消融术等)，还有静脉插管、慢性心肺疾病、肥胖、恶性肿瘤、抗磷脂抗体综合征、妊娠、口服避孕药等。在过去的10多年，我们已经知道许多VTE遗传性和获得性血栓形成倾向的危险因素，像某些凝血、纤溶机制的遗传缺陷，如蛋白S、蛋白C缺乏和凝血因子V Leiden基因变异等，对诊断特发性 VTE 具有重要意义。VTE 在美国的患病率约为 0.5～1.0/1 000 人，年发病数为 630 000 人，其中约 2/3 为 DVT，1/3 为肺栓塞。每年新发肺栓塞患者约200 000人，是第三位常见的急性心血管病。因肺栓塞年死亡约 50 000 人，病死率仅次于肿瘤和心肌梗死。5%～10%急性肺栓塞患者来院时血流动力学不稳定，其病死率为 25%，稳定患者为 4%。死亡患者中死于肺栓塞者为 45.1%，心源性猝死和呼吸衰竭各为 11.8%。3 个月内肺栓塞复发率为 7.9%。我国尚无确切的流行病学资料，据"急性肺栓塞尿激酶溶栓(栓复欣抗凝)多中心临床试验"，21 家医院 2 年的统计，共诊治 297 例急性肺栓塞患者，其中不少医院收治的患者近年成几倍或十几倍增长。

二、临床表现

PTE 的临床表现多种多样，从无症状到血流动力学出现异常，甚或发生猝死，表现谱广，易造成误诊与漏诊。其临床表现主要取决于栓子的大小和数量、多发栓子的递次栓塞间隔时间以及患者的基础心肺功能储备情况。

(一) 症状

1. 呼吸困难及气促　是最常见的症状，尤以活动后明显。

2. 胸痛　包括胸膜炎性胸痛或心绞痛样疼痛；非大面积 PTE 比大面积 PTE 更多发生胸膜炎性胸痛，其原因是前者栓塞部位靠近胸膜更容易导致肺梗死以及栓塞导致的炎性反应容易累及胸膜。

3. 晕厥　可为 PTE 的唯一或首发症状；在肺血管床堵塞面积超过 50%时，由于右心室功能障碍和左心室充盈不足，从而导致心输出量下降，动脉血压降低，脑血流量减少，表现为晕厥。也有人认为 PTE 触发血管迷走神经反射，从而导致神经源性晕厥是晕厥产生的另一个原因。有研究表明，PTE 伴发晕厥者多伴有血流动力学异常或右心功能障碍，肺血管堵塞面积较大，容易发生病情恶化，临床上对此类患者应高度重视。

4. 咯血　常为小量咯血，大咯血少见。

另外，患者还可出现咳嗽、烦躁不安、惊恐甚至濒死感以及心悸等症状。

急性 PTE 最常见的症状是呼吸困难，胸膜炎性胸痛和呼吸急促也是较为常见的症状。PIOPED 研究发现存在呼吸困难、胸膜炎性胸痛和(或)呼吸频率>20 次/分的患者中，97%经肺动脉造影证实存在 PTE。对于老年患者，PTE 通常误诊为肺炎或难以控制的心衰。最有效的筛查症状为突然发生的不能解释的呼吸困难，如果存在此主诉，应警惕 PTE 的可能性。长期以来，一些医生对肺栓塞的认识还停留在"三联征"的老观念上，即把胸痛、咯血、呼吸困难作为诊断肺栓塞的标准。而实际上临床上所谓"肺梗死三联征"者绝不超过 30%，我国居民资料显示 PTE 具有此三联征者仅为 20%。

(二) 体征

呼吸急促是最常见且具有临床意义的体征，另可出现心动过速、血压下降甚至休克、发绀、颈静脉充盈或搏动、肺动脉瓣区第二音亢进($P_2>A_2$)或分裂、三尖瓣区收缩期杂音、肺部可闻及哮鸣音和(或)细湿啰音，偶可闻及血管杂音，也可出现胸腔积液的相应体征。有 24%的患者表现有发热，多为低热，少数患者可有中度以上的发热。PTE 患者发热的主要原因为出血性肺不张和肺梗死后出血坏死物质引起的吸收热所致。但 PTE 继发肺部感染或深静脉血栓形成本身也可能是引起发热的原因。

由上述临床表现可见，没有特异性的提示 PTE 的症状和体征，如果没有对 PTE 的高度重视，则很容易造成临床上的漏诊与误诊。

（三）深静脉血栓形成的相应症状和体征

在临床上高度疑诊 PTE 时，注意询问 DVT 的相应症状并仔细检查下肢的情况，对临床诊断有较大的帮助。DVT 的症状和体征差异很大，视受累深静脉的部位、阻塞程度、侧支循环的建立和血管壁或血管周围组织的炎症情况而定。一般而言，如果患者在活动后下肢出现酸胀、疼痛，或双下肢出现不对称性的水肿时，要高度疑诊下肢 DVT 的可能性，进行下肢检查时要注意测量双下肢的周径，如果发生一侧下肢增粗的情况，也应注意排除 DVT，需要进行下肢静脉的影像学检查。但值得注意的是，大部分下肢 DVT 患者无任何症状和体征，故如果高度怀疑 PTE 的患者，如果没有下肢 DVT 的表现，也应进行相应的影像学检查。

三、辅助检查

1. 血浆 D－二聚体(D－dimer)　D－二聚体是交联纤维蛋白在纤溶酶的作用下形成的可溶性降解产物，是血管内血栓形成的标志物。急性血栓性疾病，血浆 D－二聚体都可以升高，血浆 D－二聚体升高还可以见于感染、恶性肿瘤、外伤等。用 ELISA 法检测，以＞500μg/L 为界值，D－二聚体诊断 PTE 敏感性达 92％～100％，其特异性为 40％～43％。目前 D－二聚体检测常常作为排除诊断的指标，若血浆 D－二聚体≤500μg/L，基本上可以排除急性 PTE。

2. 血气分析　血气分析对诊断 PTE 无特异性，但可以为诊断 PTE 提供帮助。PTE 患者最常见的动脉血气异常为肺泡动脉氧分压差［$P(A-a)O_2$］增大，动脉血二氧化碳分压($PaCO_2$)和动脉氧分压(PaO_2)下降。但是对于既往体健的患者，尤其是年轻患者，动脉血气也可能正常。对于大面积 PTE 患者，$PaCO_2$ 也可以升高。

3. 血浆肌钙蛋白(cTNI)和脑钠肽(BNP)　cTNI 是评价缺血性心肌损伤的指标，在急性 PTE 并发右心功能不全时血浆 cTNI 显著升高，且其水平越高，提示心肌损伤程度越严重，对血流动力学的影响越大。BNP 主要由心室肌细胞合成分泌，现在已被用来诊断心力衰竭。cTNI 和 BNP 的检测对急性 PTE 的危险分层和预后评价可能有一定的临床应用价值。

4. 心电图　70％的 PTE 患者有心电图异常。PTE 典型心电图改变为 $S_{Ⅰ}Q_{Ⅲ}T_{Ⅲ}$，即肢体Ⅰ导联的 S 波加深和Ⅲ导联出现 Q 波及 T 波倒置或变平。其他表现还有 $V_{1\sim3}$ 导联 T 波倒置，肺型 P 波，完全性或不完全性右束支传导阻滞。心电图改变多在发病后即刻开始出现，以后随病程的发展演变而呈动态变化。

5. 胸部 X 线平片　大多数 PTE 患者的 X 线胸片会出现异常，但往往易被忽视。X 线胸片可表现为区域性肺血管纹理变细、稀疏或消失，肺野透亮度增加；肺野局部浸润性阴影；尖端指向肺门的楔形阴影；肺不张或膨胀不全；右下肺动脉干增宽或伴截断征；肺动脉段膨隆以及右心室扩大征；患侧膈肌抬高；少至中量胸腔积液征等。X 线胸片虽不具有确定诊断的价值，但可提供疑似 PTE 线索，另在排除其他疾病方面具有重要作用。

6. 超声检查　由于超声检查简便易行，宜作为疑诊 PTE 的优先检查项目。超声心动图检查可以发现反映右心室功能障碍(right ventricular dysfunction，RVD)的一些表现，即右室壁局部运动幅度降低;右心室和(或)右心房扩大;三尖瓣反流速度增快;下腔静脉扩张,吸气时不萎陷等。另还可见室间隔左移和运动异常;近端肺动脉扩张;估测的肺动脉压增高等。这些征象说明肺动脉高压、右室高负荷和急性肺源性心脏病,提示或高度怀疑PTE,但尚不能作为PTE的确诊标准。仅有6%的患者通过超声检查发现肺动脉内血栓而确诊。

以上检查均不能用于确诊PTE。但是,这些不能用其他疾病解释的结果结合临床可能性及危险因素,60%的患者可预知PTE。因此,推荐临床医生运用临床信息和实验室资料在确诊检查前进行临床评估。

7. CT肺动脉造影(CTPA)　2006年发表的肺栓塞诊断的前瞻性研究Ⅱ(PIOPED Ⅱ)表明,CTPA诊断PTE的敏感性为83%,特异性为96%,阳性预计值为96%。如果CTPA联合CT静脉造影(CTV)则敏感性可提高到90%,特异性为95%。PTE的CT直接征象是各种形态的充盈缺损,间接征象包括病变部位肺组织有"马赛克"征、肺出血、肺梗死继发的肺炎改变等。CTPA为无创性检查,效益/风险比较高,已在临床上广泛应用。

8. 肺通气灌注显像　肺通气灌注显像包括肺通气显像和肺灌注显像两部分。PTE典型征象是呈肺段分布的肺灌注缺损而通气显像正常,即肺通气灌注扫描不匹配。一般可将结果分为三类:

(1) PTE高度可能:其征象为至少一个或更多肺叶、段的局部灌注缺损,而该部位肺通气良好或X线胸片无异常;

(2) 正常或接近正常;

(3) 非诊断性异常,其征象介于高度可能与正常之间。高度可能时约90%患者有PTE,对PTE诊断的特异性为96%;非诊断性异常不能确诊PTE,需做进一步检查。需要注意的是,由于核素肺显像是功能性诊断,有许多因素可影响其检查结果,如COPD、胸腔积液等,所以此检查适用于无严重心肺疾病或胸片无异常而疑诊PTE的患者,诊断结果要密切结合患者的临床情况进行判断。

9. 磁共振肺动脉造影(MRPA)　MRPA可以直接显示肺动脉内的栓子及PTE所致的低灌注区,对PTE做出确诊,但对肺段以下水平的PTE诊断价值有限。其优点在于MRI检查无X线辐射,不使用含碘造影剂,可以任意方位成像,因而肾功能严重受损、对碘造影剂过敏或妊娠期妇女可考虑选择MRI检查。但是MRPA检查时间长,不适用于危重患者。

10. 肺动脉造影　敏感性和特异性达95%,是诊断PTE的"金标准",表现为栓塞血管腔内充盈缺损或完全阻塞,外周血管截断或枯枝现象。肺动脉压增高时,中央肺动脉扩张。肺动脉造影为有创性检查,可并发血管损伤、出血、心律失常、咯血、心力衰竭等。致命性或严重并发症的发生率分别为0.1%和1.5%,应严格掌握其适应证。

四、诊断

(一) 诊断策略

中华医学会呼吸病学分会制订的《肺血栓栓塞症的诊断与治疗指南(草案)》中,将PTE的诊断分为临床疑似诊断(疑诊)、确定诊断(确诊)和危险因素的诊断(求因)3个步骤,并对每个步骤中所包含的不同检查方法的诊断价值做出了较科学的评价。

1. 根据临床情况疑诊PTE　对存在危险因素,特别是并存多个危险因素的病例,需有较强的诊断意识。临床症状、体征,特别是在高危病例出现不明原因的呼吸困难、胸痛、晕厥和休克,或伴有单侧或双侧不对称性下肢肿胀、疼痛等对诊断具有重要的提示意义。结合心电图、X线胸片、动脉血气分析等基本检查,以及是否存在发生PTE的危险因素,进行临床可能性评估。对于低到中度临床可能性的患者,可行血浆D-二聚体检测,做出可能的排除诊断。超声检查对于提示PTE诊断和排除其他疾病具有重要价值,若同时发现下肢深静脉血栓的证据则更增加诊断的可能性。

2. 对疑诊病例进一步安排检查以明确诊断　疑似病例具备以下条件之一者可以诊断PTE：CTPA发现肺动脉内有血栓的直接证据;MRI发现肺动脉内血栓的直接证据;肺动脉造影发现PTE;肺通气灌注显像为高度可能性。

3. 寻找PTE的成因和危险因素　DVT是PTE最常见原因,因此对某一病例只要疑诊PTE,即应同时做DVT相关检查以明确是否两者并存,并对两者的发病联系作出评价。诊断PTE后,应积极寻找引起PTE的危险因素,包括原发性和继发性危险因素。

(二)临床分型

见概述。

五、治疗

目前引证的PTE的病死率为30%左右,而随着抗凝治疗的开展,其病死率已降低到1%~15%。

对于急性PTE患者的治疗,除进行合理的呼吸循环监测和支持外,最主要的治疗是抗凝和溶栓治疗,在此主要就抗凝溶栓的相关问题进行阐述。

(一)一般治疗

肺血栓栓塞症伴有血流动力学不稳定者应收入监护病房,监测血压、心率、呼吸、心电图及血气分析。血流动力学不稳定时,患者应卧床。此外,在抗凝治疗基础上,卧床休息不能降低无症状PE的发生。早期活动的患者疼痛和肿胀的缓解更快。在积极有效的抗凝治疗下,患者在能耐受的情况下推荐离床活动。DVT发作后2年内,建议使用弹力加压袜,踝部压力达到30~40mmHg。胸痛严重者对症给予镇痛药物。对有低氧血症的患者,采用吸氧后多数患者的PaO_2可达到80mmHg以上;合并严重的呼吸衰竭时,可使用经鼻(面)罩无创性机械通气或经气管插管行机械通气。亦可采用小潮气量策略或压力限制性通气方式等,降低正压通气对循环的不利影响。心力衰竭的治疗见有关章节。

(二)抗凝治疗

抗凝治疗可以防止血凝块的进一步发展,有利于内源性纤溶系统将血凝块在数周或数月内溶解。目前临床上使用的肝素主要有普通肝素(UFH)和低分子肝素(LMWH),两者在临床疗效和安全性方面相仿,均可用来进行急性PTE的抗凝治疗。高度怀疑DVT患者,等待诊断性试验结果同时开始抗凝治疗。急性DVT患者,门诊患者如果可能,每日皮下注射LMWH 1次或2次优于UFH;住院患者如需要也可采取相同措施。严重肾功能衰竭患者,静脉注射UFH优于LMWH。普通肝素通常采取持续静脉注射的方法给药,治疗期间,需要经常监测活化的部分凝血激酶时间(APTT),推荐使用足量的肝素以使APTT延长到基础值的2.0倍。低分子肝素血浆半衰期长,因而每日1次或2次使用即可发挥良好的抗凝作用。

华法令为口服抗凝药，可以拮抗维生素K的活性，其抗凝作用一般需要在服药后至少4天才出现。在肝素/低分子肝素开始应用后的第1～3天内加用口服抗凝剂华法令，初始剂量为3.0～5.0mg/d。由于华法令起效慢，因此与肝素需至少重叠应用4天，当连续2天测定的国际标准化比率(INR)达到2.5(2.0～3.0)时，或PT延长至1.5～2.5倍时，即可停止使用肝素或低分子肝素，单独口服华法令治疗。在华法令治疗期间，应根据INR或PT调节华法令的剂量，在达到治疗水平前，应每日测定INR，其后2周每周监测2～3次，以后根据INR的稳定情况每周监测1次或更少。若行长期治疗，约每4周测定INR并调整华法令剂量1次。存在暂时可逆危险因素的首发DVT，推荐长期使用华法令(3月)，优于短期治疗。对于大多数DVT合并癌症的患者，建议使用LMWH治疗至少3～6个月。一般认为，抗血小板药物的抗凝作用尚不能满足PTE或深部静脉血栓的抗凝要求。

(三) 溶栓治疗

溶栓治疗可以使血块发生更为迅速和完全溶解，迅速恢复肺血流、右心室功能和氧合状态，从而可降低病死率和发病率。

溶栓治疗主要适用于大面积PTE病例；对于次大面积PTE，是否进行溶栓治疗尚存在争议。有研究表明，次大面积PTE患者溶栓治疗和抗凝治疗的临床疗效相当，溶栓治疗可以防止在病程中病情的恶化，故目前认为对于次大面积PTE若无禁忌证可以进行溶栓；对于血压和右室运动均正常的PTE不推荐进行溶栓。

溶栓治疗宜高度个体化，在进行溶栓治疗前要详细询问患者的病史，判断有无溶栓禁忌证，并对溶栓的风险效益比进行评估。溶栓的时间窗一般定为14天以内，但鉴于可能存在血栓的动态形成过程，对溶栓的时间窗不作严格规定。

溶栓治疗的绝对禁忌证有活动性内出血、近期自发性颅内出血。对于严重威胁生命的大面积PTE，上述绝对禁忌证亦应被视为相对禁忌证。

常用的溶栓药物有尿激酶(UK)、链激酶(SK)和重组组织型纤溶酶原激活剂(rt-PA)。溶栓方案很多，以下方案供参考：

尿激酶负荷量4400 IU/kg，静注10分钟，随后以2200 IU/(kg·h)持续静滴12小时；另可考虑2小时溶栓方案：20000 IU/kg持续静滴2小时。

rt-PA 50mg持续静滴2小时。

链激酶治疗PTE的溶栓方案，目前仍沿用美国FDA批准的PTE溶栓治疗方案，即负荷量250000 IU，静注30分钟，随后以100000 IU/h持续静滴24小时。链激酶具有抗原性，故用药前需肌注苯海拉明或地塞米松，以防止过敏反应。

溶栓治疗结束后，应每隔2～4小时测定一次凝血酶原时间(PT)或APTT，当其水平低于正常值的2倍时，即应重新开始规范的肝素抗凝治疗。

(四) 磺达肝葵钠

磺达肝葵钠(fondaparinux)是一类新人工合成的Ⅹa因子抑制剂，每日1次2.5mg皮下注射。已经有循证医学的证据显示在骨科手术患者预防DVT方面，磺达肝葵钠比依诺肝素更好。

(五) 非药物治疗

1. 下腔静脉滤器　对于大多数VTE患者，不推荐在抗凝基础上常规使用腔静脉滤器。

适应证：近端静脉血栓形成患者存在抗凝禁忌证或并发症；PE复发高危患者存在抗凝禁忌证或并发症；某些急性上肢DVT患者，如存在抗凝禁忌证，应考虑置入上腔静脉滤器；经充分的抗凝治疗血栓栓塞(DVT/PE)仍复发；肝素诱导的血小板减少症；伴肺动脉高压的慢性复发性PE，外科肺动脉取栓术或肺动脉血栓内膜切除术操作。

2. 导管溶栓治疗DVT 闭塞性髂股DVT，需要挽救肢体的患者考虑迅速去除血栓，恢复静脉血流。最常用的溶栓药是尿激酶和tPA，但并没有设计良好的研究为依据。导管定向溶栓可引起局部和全身出血，应仔细评估获益与风险。

3. 导管抽吸或破碎和外科血栓切除术治疗DVT 适应证：某些病情危重不能接受溶栓治疗或没有充分的时间进行静脉溶栓的患者；创伤后、术后或产后血栓形成的近端DVT患者，并且年龄小于40岁。对于某些"股青肿"患者可以考虑行该手术。

参考文献

[1] 杨跃进，华伟. 阜外心血管内科手册. 北京：人民卫生出版社，2006：105—525

[2] 胡大一，马长生. 心脏病学实践2007——新进展与临床案例. 北京：人民卫生出版社，2007：31—524

[3] 中华医学会心血管病学分会，中华心血管病杂志编辑委员会，中国循环杂志编辑委员会. 急性心肌梗死诊断和治疗指南. 中国循环杂志，2001，16(6)：407—422

[4] 中华医学会心血管病学分会，中华心血管病杂志编辑委员会. 慢性稳定性心绞痛诊断与治疗指南。中华心血管病杂志，2007，35(3)：195—206

[5] 中华医学会心血管病学分会，中华心血管病杂志编辑委员会. 不稳定性心绞痛和非ST段抬高心肌梗死诊断与治疗指南. 中华心血管病杂志，2007，35(4)：295—304

[6] Valentin Fuster, Lars E. Ryde′n, David S. Cannom, et al. ACC/AHA/ESC 2006 Guidelines for the Management of Patients with Atrial Fibrillation-executive Summary. European Heart Journal, 2006, 27: 1979—2030

[7] Giuseppe Mancia, Co-Chairperson (Italy), Guy De Backer, Co-Chairperson (Belgium), Anna Dominiczak (UK), et al. 2007 Guidelines for the Management of Arterial Hypertension The Task Førce for the Management of Arterial Hypertension of the European Society of Hypertension (ESH) and of the European Society of Cardiology (ESC). Journal of Hypertension, 2007, 25(6): 1105—1187

[8] Elliott M. Antman, Daniel T. Anbe, Paul Wayne Armstrong, et al. ACC/AHA Guidelines for the Management of Patients With ST-Elevation Myocardial Infarction-Executive Summary: A Report of the American College of Cardiology/American Heart Association Task Force on Practice Guidelines. Circulation, 2004, 110: 588—636

[9] Douglas P. Zipes, A. John Camm, Martin Borggrefe, et al. ACC/AHA/ESC 2006 Guidelines for Management of Patients With Ventricular Arrhythmias and the Prevention of Sudden Cardiac Death: A Report of the American College of Cardiology/American Heart Association Task Force and the European Society of Cardiology Committee for Practice Guidelines. Circulation, 2006, 114: 385—484

[10] Sharon Ann Hunt, William T. Abraham, Marshall H. Chin, et al. ACC/AHA

2005 Guideline Update for the Diagnosis and Management of Chronic Heart Failure in the Adult-Summary Article：A Report of the American College of Cardiology/American Heart Association Task Force on Practice Guidelines. Circulation,2005,112:1825—1852

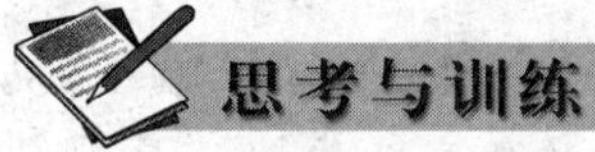

一、单项选择题

1. 快速心律失常最常见的发生机制是 （　　）
   A. 折返激动　　B. 触发活动　　C. 自律性改变
   D. 收缩性改变　　E. 遗传因素
2. β受体阻滞剂属于哪一类抗心律失常药物？ （　　）
   A. Ⅳ类　　B. Ⅲ类　　C. Ⅰ类
   D. Ⅱ类　　E. Ⅰa类
3. 急性左心衰竭最重要的症状是 （　　）
   A. 呼吸困难　　B. 咯血　　C. 心悸
   D. 发热　　E. 水肿
4. 关于急性心肌梗死的胸痛的描述，错误的是 （　　）
   A. 多无诱因　　B. 硝酸甘油不缓解　　C. 位于胸骨后
   D. 持续数分钟　　E. 疼痛程度重
5. 哪一项实验室检查与急性心肌梗死无关？ （　　）
   A. OT 试验　　B. 肌钙蛋白　　C. CK
   D. LDH　　E. 肌红蛋白
6. 高血压的诊断标准是 （　　）
   A. 血压≥160/95mmHg　　B. 血压＞140/90mmHg
   C. 收缩压≥140mmHg 和(或)舒张压≥90mmHg　　D. 收缩压必须≥140mmHg
   E. 血压＞150/90mmHg
7. 二尖瓣狭窄时在肺动脉瓣区听到的舒张期杂音称做 （　　）
   A. Austin Flint 杂音　　B. Graham Steell 杂音　　C. 海鸥音
   D. 喀喇音　　E. 以上都不是
8. 重度狭窄时二尖瓣口的面积 （　　）
   A. 小于 $2.0cm^2$　　B. 小于 $1.0cm^2$　　C. 小于 $1.5cm^2$
   D. 小于 $1.4cm^2$　　E. 小于 $0.5cm^2$
9. 快速心律失常的发病机制不包括下列哪一项？ （　　）
   A. 折返激动　　B. 触发激动　　C. 自律性增高
   D. Lenegre 病　　E. 遗传
10. 导致心力衰竭发生发展的基本机制是 （　　）
    A. 钠水潴留　　B. 收缩力下降　　C. 心室重塑
    D. 舒张力下降　　E. 神经内分泌因素

11. ST 段抬高的急性心肌梗死发病 2 小时,最适宜的治疗方案是 ( )
A. 肌注派替啶 B. 溶栓治疗 C. 抗凝治疗
D. 静滴硝酸甘油 E. 静滴极化液

12. 在我国原发性高血压最常见的并发症是 ( )
A. 心肌梗死 B. 脑卒中 C. 肾功能衰竭
D. 高血压性心脏病 E. 主动脉夹层

13. 洋地黄中毒最常见的表现是 ( )
A. 室性期前收缩 B. 房性心动过速伴传导阻滞
C. 房室传导阻滞 D. 心室率缓慢的心房颤动
E. 心室内传导阻滞

14. 变异型心绞痛的特点是 ( )
A. 发作时心电图 ST 段降低 B. 发作时心电图 ST 段不变
C. 发作时心电图 ST 段抬高 D. 发作时给普奈洛尔口服
E. 以上都不对

15. 识别心脏骤停哪一条是正确的? ( )
A. 只要意识丧失就可诊断心脏骤停
B. 非医务人员触诊大动脉搏动有困难,可直接通过意识丧失、呼吸断续或停止、皮肤苍白或明显发绀作出心脏骤停的诊断
C. 医护人员应通过听诊心音消失作出诊断
D. 只有做了心电图才能诊断
E. 以上都不对

16. 有关心脏骤停的初级救生哪一条是错误的? ( )
A. 胸外按压的部位是胸骨正中,中、下 1/3 交界的地方,两乳头之间。
B. 按压频率 100 次/分
C. 2005 年新的心肺复苏指南建议下压胸骨 4~5cm
D. ABC 中的 B 是 Breathing 的缩写,即人工呼吸或救生呼吸
E. 按压与通气的比例为 20∶2

17. 下列关于心脏骤停的心电机制错误的是 ( )
A. 心室颤动占 60%~80%
B. 缓慢心律失常或心脏停顿占 20%~30%
C. 无脉搏性电活动或称电机械分离也较常见
D. 非心律失常引起者所占比例较少
E. 室性心动过速也较常见

18. Austin Flint 杂音是指 ( )
A. 主动脉瓣关闭不全时在二尖瓣区听到的杂音
B. 收缩期杂音
C. 二尖瓣狭窄时部分患者在肺动脉瓣区听到的舒张早中期杂音
D. 二尖瓣关闭不全时部分患者在肺动脉瓣区听到的舒张早中期杂音
E. 以上都不对

19. 单纯收缩期高血压是指 ( )
   A. 收缩压≥140mmHg,舒张压<90mmHg
   B. 收缩压≥140mmHg,舒张压>90mmHg
   C. 收缩压≤140mmHg,舒张压≥90mmHg
   D. 收缩压≥150mmHg,舒张压<90mmHg
   E. 收缩压≥160mmHg,舒张压<90mmHg
20. 患者,女,70岁,患高血压10多年,血压多在180/80mmHg以上,同时患有糖尿病,1年前患心肌梗死。有关高血压分级和危险度分层哪项正确? ( )
   A. 3级高危　　B. 2级很高危　　C. 3级中危
   D. 3级很高危　　E. 2级高危

二、填空题

1. 典型的心绞痛的疼痛部位在________,性质是________,持续时间________,硝酸甘油________。

2. 二尖瓣狭窄最典型的体征是________,主动脉瓣关闭不全最典型的体征是________。

3. 心房颤动的体征有________、________、________。

4. 治疗高血压的药物主要分为________、________、________、________、________5类。

5. 治疗心绞痛可以有效地改善患者预后的药物有________、________、________、________。

三、名词解释

1. 心绞痛　2. 病态窦房结综合征　3. 心脏性猝死　4. 心脏骤停　5. 持续性室性心动过速

四、问答题

1. 简述急性左心衰的主要治疗措施。
2. 简述房颤的心脏体征和心电图特点。
3. 影响高血压患者预后的危险因素有哪些?
4. 我国现在仍然使用的WHO的急性心肌梗死诊断标准是什么?
5. 心肺复苏的初级救生包括哪些内容?

(陈玉林)

第四章　消化系统常见疾病

消化系统主要器官包括食管、胃、肠和肝、胆、胰。消化系统的主要功能就是对食物进行加工分解，使之变为结构简单的易于溶解的小分子物质，并吸收入血液循环，为机体新陈代谢提供必不可少的物质和能量。本系统疾病常见病因包括感染、炎症、结石、肿瘤、损伤、功能性。本章重点介绍急性胃炎、慢性胃炎、消化性溃疡、胃癌、肝硬化、原发性肝癌、上消化道大出血。要求了解消化系统结构功能特点与疾病的关系，了解消化系统常见疾病的分类及防治原则，自然转归及预后；掌握消化系统疾病的临床表现及诊断；熟悉消化系统疾病的辅助检查。

第一节　胃　　炎

胃黏膜对损伤的反应涉及上皮损伤(damage)、黏膜炎症(inflammation)和上皮细胞再生(regeneration)等过程。胃炎(gastritis)指的是任何病因引起的胃黏膜炎症，常伴有上皮损伤和细胞再生。胃炎是最常见的消化道疾病之一，按临床发病的缓急和病程的长短，一般将胃炎分为急性胃炎和慢性胃炎。

一、急性胃炎

(一) 概述

急性胃炎(acute gastritis)是指各种原因所致的急性胃黏膜炎性病变。急性胃炎是一种常见病。

1. 常见病因及发病机制

(1) 物理因素：进食过冷过热和粗糙的食物，可使胃黏膜损伤。

(2) 化学因素：药物如非甾体消炎药(NSAIDS)、肾上腺皮质激素、抗生素、抗癌药、口服降糖药等，酒精、浓茶、咖啡、香料等刺激胃黏膜，发生糜烂，出血。

(3) 微生物感染和细菌毒素：包括沙门菌和金葡菌毒素，以及流感病毒和肠道病毒的感染。这部分因素引起的急性胃炎与细菌性食物中毒有相似之处。

(4) 急性应激：在脏器功能不全、大手术、大面积烧伤、败血症、休克或颅内病变时机体处于严重应激状态，以及机体的变态反应均可引起胃黏膜的急性炎症损害。

非甾体消炎药、抗癌药等直接损伤胃黏膜上皮层是其主要发病机制。另外，NSAID 抑制环氧合酶，进而抑制内源性前列腺素 E 的合成，H^+ 离子反渗，使胃黏膜的屏障功能削弱以及应激性状态下胃黏膜的缺血缺氧等均可引起急性胃炎。

2. 分类

(1) 按临床表现分为：① 急性单纯性胃炎；② 急性腐蚀性胃炎；③ 急性出血性(糜烂性)胃炎；④ 急性化脓性胃炎。

(2) 按病因分类分为：药物性、应激性、酒精性、腐蚀性、感染性、化脓性、食物中毒性、碱性反流性、缺血性、放射性、机械创伤性胃炎等。

(二) 诊断依据

1. 临床表现　因病因不同而有所不同。一般在暴饮暴食或食用污染食物、服对胃有刺激性的药物后数小时至24小时发病。主要为：

(1) 上腹痛：呈阵发性加重或持续性钝痛，伴腹部饱胀、不适，少数患者出现剧痛。正中偏左或脐周压痛。

(2) 恶心、呕吐：呕吐物为未消化的食物，吐后感觉舒服，有的患者直至呕吐出黄色胆汁或胃酸。

(3) 腹泻：伴发肠炎者出现腹泻，随胃部症状好转而停止，可为稀便和水样便。

(4) 脱水：由于反复呕吐和腹泻，失水过多引起皮肤弹性差、眼球下陷、口渴、尿少等症状，严重者血压下降，四肢发凉。

(5) 呕血与便血：少数患者呕吐物中带血丝或呈咖啡色，大便发黑或大便潜血试验阳性。约占上消化道出血病例的10%～25%。

2. 辅助检查　内镜检查确诊率最高。急性胃炎的内镜下表现为胃黏膜水肿、发红、出血和(或)多发性浅溃疡并可有黑色血痂附着。

3. 诊断要点　根据有进食不当或服用非甾体抗炎药等药物史，结合临床表现，不难诊断。食物中毒多见于夏秋季，常有共同进餐者集体发病的现象。伴有胃出血者应与其他上消化道出血疾病鉴别。出现腹部剧痛时，应与急性胰腺炎、急性胆囊炎、消化性溃疡、急性心肌梗死、Mallory-Weiss综合征等鉴别。必要时行内镜检查。

(三) 转归及预后

轻症患者去除诱因后，如避免刺激性食物可自愈。需要治疗者一般短期内治愈。

(四) 治疗原则与主要措施

急性胃炎病因简单，一般内科治疗效果好。

1. 一般治疗　去除病因，卧床休息，进清淡流质饮食，多饮水，必要时酌情禁食。

2. 对症治疗　腹痛者可予局部热敷或用解痉剂，如阿托品、山莨菪碱、间苯三芬等；呕吐频繁者可肌注胃复安，或口服吗叮啉等；予H_2受体拮抗剂、PPI，减少胃酸分泌，以减轻黏膜炎症；也可用黏膜保护剂，如果胶铋、硫糖铝等；出现上消化道出血者，予输血、止血、静脉滴注H_2受体拮抗剂、PPI以及输液扩容纠正休克等处理。

3. 抗生素　一般不用抗生素，但由细菌引起，特别是伴有腹泻者，可口服黄连素、氧氟沙星、阿莫西林及调节肠道微生态制剂，如培菲康等。

4. 纠正水、电解质紊乱　因呕吐、腹泻导致失水及电解质紊乱时，予口服补液法，重者则静脉输液，并注意补钾，酸中毒者静推5%碳酸氢钠，休克者经补液、纠正酸中毒效果不佳时，可用升压药。

二、慢性胃炎

(一) 概述

慢性胃炎(chronic gastritis)是指不同病因所致的胃黏膜慢性持续性炎症。慢性胃炎是常见病和多发病。内镜普查证实,我国人群中慢性胃炎的发病率高达60%以上,萎缩性胃炎约占其中的20%。1958年纤维胃镜问世及目前广泛应用的电子内镜,进一步提高了对胃炎的诊断,可以在直视下观察和进行黏膜活检病理。

1. 主要病因

(1) 幽门螺杆菌(Hp)感染:Hp作为慢性浅表性胃炎最主要病因的确立基于如下证据:

1) 绝大多数慢性活动性胃炎患者胃黏膜中可检测出Hp;

2) Hp在胃内的分布与胃内炎症分布一致;

3) 根除Hp可使胃黏膜炎症消退;

4) 从志愿者和动物模型中可复制Hp感染引起的慢性胃炎。1986年,世界胃肠病学会第八届会议上提出了Hp感染是慢性胃炎的重要原因之一。Hp的致病机制可能主要是通过破坏胃黏膜屏障,使H^+离子反渗,最终引起胃黏膜炎症。

(2) 循环及代谢功能障碍:胃黏膜的结构和功能的完整性及其对各种损伤因素的防御能力,均与充足的黏膜血流量密切相关。充血性心力衰竭或门静脉高压时,使胃长期处于淤血和缺氧状态,导致胃黏膜屏障功能减弱,胃酸分泌减少,细菌大量繁殖,容易造成胃黏膜炎性损害。慢性肾功能衰竭时,尿素从胃肠道排出增多,经细菌或肠道水解酶作用产生碳酸铵和氨,对胃黏膜产生刺激性损害,导致胃黏膜充血水肿,甚至糜烂。

(3) 十二指肠液反流:经内镜发现或证实胆汁反流是引起慢性胃炎的一个重要原因。由于幽门括约肌功能失调或胃手术后十二指肠液或胆汁可反流至胃内,并破坏胃黏膜屏障,促使H^+离子及胃蛋白酶反渗至黏膜内引起一系列病理反应。

(4) 饮食和环境因素:长期、大量饮酒和吸烟,饮食无规律,食物过冷或过热、过粗糙坚硬、浓茶、咖啡和辛辣刺激性食物等易诱发或加重病情。饮食不卫生可导致胃黏膜受到Hp的感染。NSAIDS、糖皮质激素等可破坏胃黏膜屏障。急性扁桃体炎患者胃内有慢性炎症改变。

(5) 心身因素:由于心理不健康,长期精神紧张、焦虑或抑郁状态,可引起全身交感神经和副交感神经功能失衡。尤其是交感神经长时间处于兴奋状态,导致收缩血管的物质产生过多,造成胃黏膜血流量减少,胃黏膜屏障作用削弱。

(6) 自身免疫:A型胃炎主要分布于胃体,胃酸分泌水平低下,血清壁细胞抗体和内因子抗体阳性,可合并恶性贫血。

2. 分型　慢性胃炎一般分为两个类型:炎症病变比较浅表,局限在胃黏膜表层(不超过三分之一)者,称浅表性胃炎;而炎症病变波及胃黏膜的全层,并伴有胃腺体萎缩者,称为萎缩性胃炎。

(二) 诊断依据

1. 临床表现　主要为上腹痛和饱胀,可有嗳气、反酸、恶心、呕吐、食欲减退、乏力、消瘦及出血等,并呈持续或反复发作。目前认为,极少部分萎缩性胃炎可发展为胃癌,而胃窦胃炎发生胃癌者远较胃体胃炎多见。

2. 辅助检查

(1) 内镜检查：观察胃黏膜病变和胃黏膜组织活检病理检查，进行胃炎分型；还可取胃活组织做 Hp 感染检测。

(2) 幽门螺杆菌检测：快速尿素酶试验，组织学检查和幽门螺杆菌培养，^{13}C 或 ^{14}C 尿素呼气试验，粪便幽门螺杆菌抗原检测及血清学检查。

(3) 血清壁细胞抗体和内因子抗体：A 型胃炎血清壁细胞抗体和内因子抗体阳性。

(4) 粪便隐血检查：慢性胃炎合并出血时粪便隐血阳性。

3. 诊断要点　确诊必须依靠内镜检查加胃活组织病理检查；区分是浅表性胃炎还是萎缩性胃炎；内镜检查时还可取胃活组织做幽门螺杆菌的感染检测。本病主要与功能性消化不良、消化性溃疡、慢性胆道疾病、胃癌等鉴别。

全国慢性胃炎研讨会(2000 年 5 月)拟定的慢性胃炎临床诊断要点如下：

(1) 病史和体检：① 评价胃炎对人体的影响程度：消化不良症状的有无及严重程度；② 找出可能的病因或诱因：药物、酒精、胃十二指肠液反流。

(2) 内镜：内镜下慢性胃炎分为慢性浅表性胃炎(即非萎缩性胃炎)和慢性萎缩性胃炎。如同时存在平坦糜烂、隆起糜烂或胆汁反流，则诊断为浅表性胃炎或萎缩性胃炎伴糜烂或胆汁反流。

全国慢性胃炎研讨会(2003 年 9 月)拟定的慢性胃炎的内镜分型分级如下：

(1) 浅表性胃炎。充血性红斑：与周围黏膜比较，有明显的发红；

(2) 萎缩性胃炎。黏膜萎缩：黏膜呈颗粒状，皱襞变平，血管透见，可有灰色肠上皮化生结节；

(3) 糜烂性胃炎。糜烂(平坦或隆起疣状)：黏膜破损浅，周围黏膜平坦或隆起；

(4) 出血性胃炎。黏膜内出血：黏膜内点状、片状出血，不隆起的发红，暗红色出血斑点(伴或不伴渗血，新鲜或陈旧)(见彩图 2-4-1)；

(5) 特殊类型的胃炎。

各型胃炎根据病变程度由轻到重分 1～3 级。

新分类——悉尼系统：1990 年 8 月第九届世界胃肠病学术大会上，Misiewicz 等提出了悉尼系统——一种新的胃炎分类法。此分类法由组织学和内镜两部分组成。组织学以病变部位为核心，确定 3 种基本诊断：① 急性胃炎；② 慢性胃炎；③ 特殊类型的胃炎。以病因学和相关因素为前缀，组织形态学描述为后缀，并对肠上皮化生、炎症的活动性、炎症、腺体萎缩及 Hp 感染分别给予程度分级。内镜部分以肉眼所见的描述为主，并区别病变程度，确定 7 种内镜下胃炎的诊断，即：① 红斑渗出性胃炎；② 平坦糜烂性胃炎；③ 隆起糜烂性胃炎；④ 萎缩性胃炎；⑤ 出血性胃炎；⑥ 反流性胃炎；⑦ 皱襞肥大性胃炎。

(三) 转归及预后

慢性胃炎常长期持续存在，但多数患者无症状，少数浅表性胃炎可发展为萎缩性胃炎，后者常合并肠化，极少数萎缩性胃炎经长期演变可发展为胃癌。

(四) 治疗原则与主要措施

1. 病因治疗　去除病因，避免精神紧张，戒烟、戒酒，不服用对胃有刺激性的药物，积极治疗慢性扁桃体炎、副鼻窦炎、龋齿及咽喉部感染。

2. 饮食疗法　饮食宜清淡，有规律，避免过热、过辣、生冷及粗糙食物。

3. 药物治疗　大体可分为两类：保护胃黏膜的药物及消除损害胃黏膜因素的药物。

(1) 保护胃黏膜药物：① 硫糖铝：能与胃黏膜蛋白质络合成保护膜，阻止胃酸、胃蛋白酶和胆汁酸的渗透、侵蚀。此外，本药能促进内源性前列腺素合成和刺激表皮生长因子分泌。此药常见的不良反应是便秘。用法：1.0g，每日3～4次。② 胶体果胶铋：除具有类似硫糖铝的作用机制外，还有较强的抑制Hp的作用。短期服用除舌苔发黑外很少有不良反应，长期服用可能发生铋在体内过量蓄积而引发神经毒性。③ 前列腺素类药物：米索前列醇200μg，每日4次口服等，均可起到保护和改善胃黏膜的作用。

(2) 根除Hp感染：Hp与慢性胃炎尤其是慢性活动性胃炎关系密切。Hp对羟氨苄青霉素、四环素类、头孢菌素类、大环内酯类、硝基咪唑类、呋喃类、克拉霉素及铋剂敏感。常选用三联疗法：PPI或胶体果胶铋加两种抗生素，三钾二枸橼酸铋盐（TDB)120mg，每日4次，羟氨苄青霉素1g，每日2次，克拉霉素0.25g或甲硝唑0.4g或呋喃唑酮0.1g，每日2次，连续服用1周。

(3) 抑制胃酸药物：① H_2RA：能抑制胃酸分泌，如西咪替丁、雷尼替丁、法莫替丁等；② PPI：为 H^+-K^+-ATP 酶抑制剂，如洛赛克，抑制胃酸作用比 H_2RA 更强，且作用持久。

(4) 促胃肠动力药物：当幽门功能紊乱，胆汁反流破坏胃黏膜屏障时，可用胃复安、吗叮啉、莫沙必利等，此类药物均有促进胃排空、防止反流的作用。

第二节　消化性溃疡

一、概述

消化性溃疡(peptic ulcer)指发生在胃和十二指肠的慢性溃疡，即胃溃疡(GU)和十二指肠溃疡(DU)。这些溃疡的形成与胃酸和胃蛋白酶的消化作用有关，故称消化性溃疡。近年研究发现溃疡的形成与幽门螺杆菌(Hp)的感染有关。本病的总发病率占总人口的5%～10%，十二指肠溃疡较胃溃疡多见，以青壮年多发，男多于女，儿童亦可发病，老年患者所占比例亦逐年有所增加。胃溃疡患者的平均年龄高于十二指肠溃疡患者约10年。

(一)主要病因

消化性溃疡发病系多因素所致，是由于致溃疡的攻击因子与黏膜防御因子失去平衡，即攻击因子增强或防御因子减弱而形成。前者主要是胃酸、胃蛋白酶、微生物、药物和其他有害物质的作用，后者主要为黏液/碳酸氢盐屏障、黏膜屏障、黏膜细胞更新、黏膜血流量、前列腺素和表皮生长因子等的改变。一般认为，GU发病主要是由于防御因子的削弱，而DU则主要是攻击因子特别是胃酸的分泌增强所致。

1. 幽门螺杆菌　确认Hp为消化性溃疡的重要病因主要基于两方面的证据：

(1) 消化性溃疡患者的Hp检出率显著高于对照组的普通人群，在DU的检出率约为90%，GU的检出率约为70%～80%；

(2) 大量临床研究证明,成功根除 Hp 后溃疡的复发率明显下降。

2. 胃酸和胃蛋白酶　溃疡的形成和发展与胃液中胃酸和胃蛋白酶的自身消化作用有关。胃蛋白酶在 pH<4 时便失去活性,故在探讨消化性溃疡发病机制时主要强调胃酸。无酸情况下罕有溃疡的发生以及抑制胃酸分泌的药物能促使溃疡愈合的事实均说明胃酸在溃疡形成中的决定作用。

3. 黏膜防御力量削弱　主要是由 Hp 感染引起。十二指肠球炎也可直接破坏黏膜屏障,从而导致 DU 的发生。非甾体抗炎药(NSAID)通过破坏黏膜屏障,使黏膜防御和修复功能受损而导致消化性溃疡,已知 NSAID 的系统作用主要是抑制环氧合酶-2(COX-2)。

4. 其他　急性应激可引起应激性溃疡已是共识。精神紧张、劳累、情绪激动等神经精神因素常是 DU 发生和复发的重要因素。食物和饮料对胃黏膜及其屏障可以有物理性(过热、粗糙等)或化学性(如过酸、辛辣、酒精等)损害作用。多种药物,如阿司匹林、消炎痛、利血平、肾上腺皮质激素等对胃黏膜的损伤。在吸烟的人群中,消化性溃疡发病率显著高于不吸烟者,其溃疡愈合过程延缓,复发率显著增高。溃疡的发生还与胃十二指肠运动异常、遗传等因素有关。

二、诊断依据

(一) 临床表现

多数消化性溃疡患者具有典型临床表现,其特点:① 慢性病程,病史可达数年至数十年;② 周期性发作,发作与自发缓解相交替,发作期可为数周或数月,缓解期短者数周,长者数月;发作常有季节性,多在秋冬或冬春之交发病,可因精神情绪不良或劳累而诱发;③ 节律性上腹痛,腹痛多可为进食或服用抗酸药所缓解。部分患者(约 10%～15%)平时缺乏典型临床表现,而以大出血、急性穿孔为其首发症状。少数特殊类型溃疡其临床表现又各有特点。

1. 症状　上腹痛是主要症状,多在中上腹,可偏左或偏右。疼痛为钝痛、灼痛或饥饿感,偶有剧痛。GU 多在进食后半小时到 1 小时出现疼痛,持续 1～2 小时后逐渐缓解,到下一次就餐后节律再现;DU 多在餐后 3～4 小时出现疼痛,为饥饿痛,进餐后缓解,有时夜间疼痛。疼痛多在秋末至次年早春发作。

常伴反酸、嗳气、恶心或呕吐。如出现上消化道出血、穿孔、幽门梗阻及癌变并发症,则出现相应并发症的表现。

2. 体征　溃疡活动时上腹部可有局限性轻压痛,缓解期无明显的体征。

(二) 并发症

1. 上消化道出血　是本病最常见并发症,约占 20%～25%的病例,占上消化道大出血病因的 50%,DU 并发出血比 GU 多见,球后溃疡更多见。上消化道出血的主要临床表现是呕血与黑粪,以及由大量失血引起的症状。

2. 穿孔　消化性溃疡穿孔可分为急性、亚急性、慢性三种形式。① 急性穿孔:穿孔部位绝大多数在胃窦小弯与十二指肠球部前壁,常发生于饱食或运动后,突发上腹部剧烈疼痛,继之涉及全腹,伴恶性、呕吐,表现为急性腹膜炎:腹壁呈板样强直,有压痛及反跳痛,严重者出现休克。② 亚急性穿孔:部分溃疡穿孔小或穿孔处与大网膜或附近器官粘连而自行闭合,仅表现为局限性腹膜炎。③ 慢性穿孔(穿透性溃疡):后壁溃疡穿孔时发生缓慢,与相邻实质器官发生粘连，常有消化性溃疡病史，伴有顽固性腹痛。

3. 幽门梗阻　较常见，多发生于DU和幽门管溃疡，占约2%～4%的病例。溃疡急性发作时由于黏膜炎性水肿和幽门痉挛引起暂时性梗阻，可随炎症消退而缓解；慢性梗阻主要由于瘢痕收缩而呈持续性。

4. 癌变　约占1%以下，长期GU史，45岁以上，巨大和顽固性溃疡者应警惕。

（三）特殊类型的消化性溃疡

1. 复合溃疡　指胃和十二指肠同时发生的溃疡。DU往往先于GU出现，幽门梗阻发生率高。

2. 幽门管溃疡　幽门位于胃远端，与十二指肠交界，长约2cm。幽门管溃疡上腹痛的节律性不明显，呕吐较多见，较易发生幽门梗阻、出血和穿孔的并发症。

3. 球后溃疡　DU多发生在十二指肠球部，发生在十二指肠球部以下的溃疡称球后溃疡。球后溃疡多发生在十二指肠乳头的近端。具DU的临床特点，但夜间痛及背部放射痛多见，较易并发出血。

4. 巨大溃疡　指直径大于2cm的溃疡。对药物治疗反应差，愈合时间较长，易发生慢性穿透或穿孔，应与恶性溃疡鉴别。

5. 老年性消化性溃疡　临床表现多不典型，GU多位于胃体上部和胃底部，溃疡常较大，易误诊为胃癌。

6. 无症状性溃疡　约15%的消化性溃疡患者可无症状，而以出血、穿孔等并发症为首发症状，以老年人较多见；NSAID引起的溃疡近半数无症状。

（四）辅助检查

1. X线钡餐检查　是重要方法之一，特别是钡气双重对比造影及十二指肠低张造影术的应用，进一步提高了诊断的准确性。溃疡的X线征象有直接和间接两种：龛影是直接征象，对溃疡有确诊价值；局部压痛，十二指肠球部激惹和球部变形，胃大弯侧痉挛性切迹均为间接征象。

2. 内镜检查　是确诊消化性溃疡首选的检查方法。内镜检查不仅可对胃十二指肠黏膜进行直接观察、摄像，还可在直视下取活组织作病理检查及幽门螺杆菌检测。可对胃良性、恶性溃疡进行鉴别诊断（见彩图2－4－2,3）。

溃疡的直接征象和分期（崎田分类法）：

(1) 活动期(A1)：苔厚，周围黏膜糜烂，肿胀隆起，完全没有黏膜再生像；

(2) 活动期(A2)：周围肿胀减轻，溃疡边沿更加鲜明；溃疡边沿开始出现少许再生上皮；白苔仍厚，但大多数可观察到轻微的黏膜集中；

(3) 愈合期(H1)：白苔变薄，再生上皮开始向溃疡内推进，周围黏膜的炎症性变化渐消退，变得平滑，皱襞向白苔边沿平滑地集中；

(4) 愈合期(H2)：溃疡面比H1更缩小，再生上皮的范围明显增大，白苔更进一步变薄，变少；

(5) 瘢痕期(S1)：溃疡面消失，被发红的再生上皮覆盖，皱襞平滑地向中心集中；

(6) 瘢痕期(S2)：发红消失，色调和正常黏膜相同；皱襞集中也变轻，有时只能看到黏膜的轻度集中，溃疡被再生上皮完全修复。

3. 幽门螺杆菌检测　检测方法分为侵入性和非侵入性两大类，前者需通过内镜检查取黏膜活组织进行检测，主要包括快速尿素酶试验、组织学检查和幽门螺杆菌培养；后者有^{13}C或^{14}C尿素呼气试验、粪便幽门螺杆菌抗原检测及血清学检查。

4. 胃液分析和血清胃液素测定　DU 患者胃酸分泌增高，GU 患者胃酸分泌可正常或低于正常。做基础胃酸分泌值(BAO)测定、最大胃酸分泌值(MAO)测定。怀疑有促胃液素瘤时做促胃液素测定。

5. 粪便隐血检查　溃疡活动期，粪隐血试验阳性。

(五) 诊断要点

慢性病程、周期性发作、节律性上腹痛是诊断消化性溃疡的重要线索。确诊有赖于内镜检查，并对诊断、鉴别良性与恶性溃疡有重要价值；X 线钡餐检查发现龛影也是诊断消化性溃疡的重要依据。

三、转归及预后

消化性溃疡如不伴有出血、穿孔、梗阻、癌变等经内科治疗可治愈，但消化性溃疡伴 Hp 感染者如未根除 Hp 容易复发。

四、治疗原则与主要措施

(一) 治疗原则

1. 缓解症状；
2. 促进溃疡愈合；
3. 防止复发；
4. 预防并发症。

(二) 主要措施

1. 一般治疗包括　① 饮食规律；② 戒酒及戒烟；③ 禁用非甾体消炎药，如阿司匹林、消炎痛、保泰松等；④ 稳定情绪，解除焦虑。

2. 药物治疗

(1) 抑制胃酸药

1) H_2 受体拮抗剂(H_2RA)：作用于壁细胞膜上的 H_2 受体，促使胃酸分泌增加。H_2RA 选择性阻断此作用，使胃酸分泌减少。甲氰米胍(cimetidine)，用法：200mg，3 次/日，睡前再服 400mg；雷尼替丁(ranitidine)作用比西米替丁强 5～8 倍，副作用小而安全，用法：150mg，早晚各服 1 次；法莫替丁(famotidine)作用强度比雷尼替丁大 6～10 倍，作用时间长，用法：20mg，早晚各服 1 次。不良反应：偶见皮疹、头疼、头昏、便秘、腹泻，白细胞下降，一过性 ALT 升高，男性乳房发育、性欲减退、阳痿等，停药后可消失。

2) 质子泵抑制剂(PPI)：PPI 经肠道吸收后，进入血液，由于其为弱碱性，所以很快就被吸收到壁细胞分泌小管的高酸环境中与酸结合，形成有活性的物质次磺酰胺，与质子泵 H^+-K^+-ATP 酶的两个巯基(—SH)发生不可逆的结合，抑制了酶的活性，因此 PPI 可以抑制任何刺激引起的胃酸分泌。常用的药物有奥美拉唑、兰索拉唑、泮妥拉唑、雷贝拉唑。如奥美拉唑(omeprazole)：20mg，1 次/日，晨空服。溃疡愈合率 4 周 81%，8 周达 93%。不良反应：恶心、腹泻、便秘、上腹痛、皮疹、ALT和胆红素升高也有发生。

(2) 胃黏膜保护药

1) 硫糖铝：抗溃疡机制主要与其黏附覆盖在溃疡面上阻止胃酸和胃蛋白酶侵蚀溃疡面，促进内源性前列腺素合成和刺激表皮生长因子分泌等有关。由于铝能被少量吸收，故对肾功能不全者不宜长期服用。

2) 胶体次枸橼酸铋：除具有类似硫糖铝作用机制外，还有较强的抑制幽门螺杆菌的作用。120mg，4次/日，餐前服，8周为一疗程。此药所含铋的吸收量虽小，但有积蓄作用，故应避免长期服用以防止神经毒性。

(3) 根除Hp药物的治疗方案

目前推荐以PPI或胶体果胶铋为基础加上两种抗生素的三联治疗方案。PPI如洛赛克20mg，2次/日或三钾二枸橼酸铋盐(TDB)120mg，4次/日，羟氨苄青霉素1g，2次/日，克拉霉素0.25g或甲硝唑0.4g，2次/日，连续服用1周。近年幽门螺杆菌对甲硝唑耐药率迅速上升，在甲硝唑耐药率高的地区宜使用不含甲硝唑的其他三联方案，也可用呋喃唑酮(200mg/d，分2次)代替甲硝唑，但要注意呋喃唑酮引起的周围神经炎和溶血性贫血等不良反应。

3. 手术治疗

手术指征为：由于近年来内科治疗的进展，目前仅限少数有并发症者考虑手术治疗。手术适应证为：① 大量出血经内科紧急处理无效者；② 急性穿孔；③ 经过严格内科治疗不愈的顽固性溃疡；④ 器质性幽门梗阻；⑤ 胃溃疡怀疑恶变者。

第三节　胃　　癌

一、概述

胃癌(gastric carcinoma)是源于上皮的恶性肿瘤。在胃的恶性肿瘤中，腺癌占95%。胃癌是人类常见的恶性肿瘤，居全球肿瘤发病率和死亡率的第二位。不同国家和地区胃癌的发病率与死亡率有明显的区别。我国以西北地区的青海、甘肃、宁夏发病率最高，其次为东北及内蒙古，而中南及西南地区发病率低。胃癌以男性居多，男女之比约为3∶1。多发生于中年以后，以40～60岁多见。

(一) 病因

胃癌的发生是一个多步骤、多因素进行性发展的过程。在正常情况下，胃黏膜上皮细胞的增殖和凋亡之间保持动态平衡，这种平衡的维持有赖于癌基因(ras基因 *bcl*-2)、抑癌基因(野生型 *p53*、*APC*、*DCC*、*MCC*)及一些生长因子(EGF、TGF-α)的共同调控。这种平衡一旦被破坏，即癌基因被激活，抑癌基因被抑制，生长因子参与以及DNA微卫星不稳定，使胃上皮细胞过度增殖而又不能启动凋亡信号，则可能逐渐进展为胃癌。与胃癌发生有关的因素如下：

1. 亚硝胺　亚硝胺类化合物的致癌问题，已受到普遍重视。动物实验证明亚硝胺类化合物可以引起动物发生胃癌。在自然界中亚硝胺类化合物的前身物质——二级胺及亚硝酸盐分布很广，这些物质随食物进入到胃，在胃内高酸环境和（或）细菌的作用下，可以转变为亚硝胺类物质，从而诱发胃发生癌变。

2. 胃部疾病与胃癌的关系

(1) 慢性胃炎和肠化生：慢性胃炎特别是萎缩性胃炎可以发展为胃癌。有统计报道，大约有1%胃窦部胃炎可能发生胃癌。萎缩性胃炎常伴有肠上皮化生，不典型增生，后者被认为是胃癌的前期病变。

(2) 胃息肉：胃息肉是一种腺瘤，属于良性肿瘤。当息肉的直径超过2cm时，就容易恶变。

(3) 消化性溃疡：多数临床及病理工作者认为有一部分胃癌可以由胃溃疡恶变而来，有人认为由胃溃疡恶变的胃癌不到1%。

(4) 残胃炎：癌变常发生在毕氏Ⅱ式胃切除术后10～15年发生。

3. 遗传因素　胃癌患者亲属的本病发病率高于正常人的4倍。在胃癌高家族人中属于A型血者的胃癌发病率也高于正常人。

4. 幽门螺杆菌感染　近年来，Hp与胃癌的关系引起人们的高度关注。Hp感染与胃癌有共同的流行病学特点，胃癌高发区人群Hp感染率高；Hp抗体阳性人群发生胃癌的危险性高于阴性人群。

5. 环境与饮食因素　某些环境因素，如火山岩地带、高泥碳土壤、水土中含硝酸盐较多、微量元素比例失调或化学污染可直接或间接经饮食途径参与胃癌的发生。多吃新鲜蔬菜和水果，使用冰箱和正确贮藏食物，可降低胃癌的发生。经常食用霉变食品、咸菜、腌制烟熏食品、过多摄入食盐，可增加危险性。

二、诊断依据

(一) 临床表现

1. 早期胃癌　可无任何症状，仅凭临床症状，诊断早期胃癌十分困难。早期胃癌主要由胃镜检查发现，在日本早期胃癌检出率最高，为50%以上，我国的内镜检出率只有15%～20%，应提倡内镜普查胃癌。

2. 进展期胃癌　最早出现的症状是上腹疼痛，食欲减退，贫血，体重减轻，以及全身无力。

(1) 症状：上腹疼痛是胃癌最常出现的症状，表现为持续性上腹疼痛，疼痛无规律性，进食后加重，抑酸剂不能缓解，有少数疼痛可类似消化性溃疡。贲门癌时可出现吞咽困难，胃窦癌可引起幽门梗阻而出现恶心、呕吐。溃疡型癌有出血时，可引起黑便或呕血。如胃癌转移到肺或胸腔积液时，可有咳嗽和呼吸困难，转移至肝脏和腹膜时，可产生腹水。当剧烈而持续性上腹痛并放射到肩背部时，常表示肿瘤已穿入胰腺。

(2) 体征：早期胃癌无体征。进展期胃癌肿块多位于上腹部，质坚硬。转移表现有左锁骨上可摸到质硬的淋巴结；癌性腹水；癌肿转移至肝、肺、卵巢等时出现相应的症状和体征。

有些胃癌患者，常有伴癌综合征，如反复发作的表浅性血栓静脉炎（trousseau）及过度色素沉着、黑棘皮病（皮肤皱褶处有过度色素沉着，尤其是双腋下）、皮肌炎、膜性肾病、累及感觉和运动通路的神经肌肉病变等。但有些则是癌前先有伴癌综合征，应提高警惕和提高自查能力。

(3)并发症：① 出血：约5%的患者发生上消化道大出血，表现为呕血和(或)黑便，偶为胃癌的首发症状。② 幽门或贲门梗阻：位于幽门或幽门前区的癌肿易引起幽门梗阻；贲门及胃底的癌肿易引起贲门梗阻，表现为吞咽困难、恶心、呕吐。③ 穿孔：比良性溃疡少见，多发生于幽门前区的溃疡型癌。

(二) 辅助检查

1. 上消化道钡餐检查　阳性率可达90%以上，常见者为：① 充盈缺损；② 腔内龛影，溃疡直径通常大于2.5cm，外围并见新月形暗影，边缘不齐，附近黏膜皱襞粗乱、中断或消失；③ 狭窄与梗阻。近年来由于X线检查方法的改进，使用胃双重对比造影等，可以观察到黏膜皱襞间隙所存在的微细病变，因而能够发现大多数早期胃癌。

2. 内镜及胃黏膜活体细胞学检查　内镜对胃癌的诊断具有很重要的价值，可以发现早期胃癌，对良恶性溃疡进行鉴别，确定胃癌的类型和病灶浸润的范围，并可对癌前期病变进行随访检查。胃脱落细胞学检查对胃癌诊断亦有帮助(见彩图2-4-4)。

3. CT检查　可显示胃癌累及胃壁向腔内和腔外生长的范围，与邻近脏器的解剖关系以及有无转移等。

4. 超声内镜　是一种比较新的技术，可以显示胃壁的各层结构，了解肿瘤的全貌，有助于胃癌的诊断和TNM分期。

5. 实验室检查　约半数患者大便隐血呈反复阳性，约2/3的患者血沉增快。多种免疫检查如CEA、CA-724、CA-50、AFP等对胃癌诊断的特异性均不高。以胃癌单克隆抗体检测胃液或血清中的胃癌抗原的方法学尚在积极研究中，迄今未有突破性的进展。

(三) 诊断要点

胃癌的诊断主要依据内镜检查加黏膜组织活检以及X线钡餐检查。对下列情况应及早和定期胃镜检查：① 40岁以上，特别是男性，近期出现消化不良、呕血或黑便者；② 萎缩性胃炎伴胃酸缺乏，有肠化生或不典型增生者；③ 良性溃疡但胃酸缺乏者；④ 胃溃疡经正规内科治疗2月无效，X线钡餐提示溃疡增大者；⑤ X线发现大于2cm的胃息肉，应进一步做胃镜检查；⑥ 胃切除术后10年以上者。

三、转归及预后

胃癌的预后与分级分期密切相关，早期胃癌不伴淋巴结转移者预后较好，术后5年生存率可达95%，如仅累及黏膜同时有局部淋巴结转移者，5年生存率可达82%；进展期胃癌患者如任其发展，一般从症状出现到死亡，平均约1年，大约有1/3的患者接受根治性手术后可存活5年以上，胃癌5年总体生存率一般在10%左右。

四、治疗原则与主要措施

(一) 手术治疗

手术是治疗胃癌的首选方法，亦是胃癌治疗最有效的方法。手术治疗方法有肿瘤根治性胃次全切除术、姑息性手术疗法等。

手术治疗分为根治性手术、姑息性手术和短路手术。

1. 根治性手术切除　此概念是相对的，指从主观判断认为肿瘤已被切尽，可以达到治疗的效果，实际上只有一部分能达到治愈。早期胃癌外科手术切除彻底，5 年生存率高。

2. 姑息性切除　指主观上判断肿瘤已不可能完全切除，但主要的瘤块可切除，切除肿瘤可解除症状，延长寿命，为进一步综合治疗创造条件。

3. 短路手术　主要用于已不可能手术切除的伴有幽门梗阻的病例，做胃空肠吻合术可缓解梗阻。

（二）内镜治疗

内镜治疗为近年来迅速发展起来的一种新的治疗方法，它是将内镜与外科手术结合起来，患者痛苦小。病灶直径小于 2cm 的部分黏膜隆起型或直径小于 1.3cm 的Ⅱc 早期胃癌可行内镜下黏膜剥离术（ESD），根除率 70%～75%；进展期胃癌内镜治疗方法包括注射化学治疗药物、激光、高频电、微波等局部治疗，可缓解症状，延长生存期。

（三）化疗

早期胃癌可不用化疗外，其他进展期胃癌均应适当化疗。

1. 全身化疗　化疗方案应首先考虑肿瘤病理类型、部位、病期等因素。联合化疗较单一化疗为优，胃癌多为腺癌，常选用氟尿嘧啶（5－FU）、丝裂霉素（MMC）、阿霉素（ADM）、亚硝脲类（MeCCNu）、顺铂（DDP）、依托泊苷（VP－16）等药物。术后第一年应做三个疗程，每疗程约 2 个月，休息 2 个月后做第二疗程。第二、三年每年做两个疗程，第四、五年每年做一个疗程，五年后可不必化疗。

2. 腹腔化疗　可术后腹腔置管或腹腔埋置化疗泵及插管化疗，增加局部浓度。

（四）其他治疗

高能量静脉营养疗法常作为辅助治疗手段，术前及术后应用可改善患者体质，使之能更好地耐受手术和化疗。免疫增强剂如胸腺肽、白介素等可提高患者对肿瘤的免疫力。中药治疗可作为晚期胃癌的一种辅助治疗方法。

第四节　肝　硬　化

一、概述

肝硬化（hepafic cirrhosis）是各种原因所致的肝脏慢性、进行性、弥漫性改变。其特点是一种病因或数种病因反复、长期损伤肝细胞，导致肝细胞变性和坏死，以肝组织弥漫性纤维化，假小叶和再生结节形成为特征的慢性肝病。主要表现为肝功能损害，门脉高压，多系统受累及严重并发症。在我国肝硬化比较常见，大多数为肝炎后肝硬化，少部分为酒精性肝硬化和血吸虫性肝硬化。发病年龄 35～48 岁，男多于女。

（一）肝硬化的病因

1. 肝炎病毒　最常见的是乙型、丙型及丁型肝炎病毒感染，约占 60%～80%，通常经过慢性肝炎阶段演变为肝硬化。丁型肝炎病毒依赖乙型肝炎病毒方能发生肝炎，有部分患者发展为肝硬化。

2. 酒精因素　长期大量饮酒导致肝细胞损害，发生脂肪变性、坏死、肝脏纤维化，严重者发生肝硬化。

3. 胆汁淤积 长期慢性胆汁淤积,导致肝细胞炎症及胆小管反应,甚至出现坏死,形成胆汁性肝硬变。

4. 淤血因素 长期反复的慢性心功能不全、缩窄性心包炎及肝静脉阻塞可引起肝脏淤血,使肝细胞缺氧而坏死、变性,最终导致肝硬化。其中由于心脏引起的肝硬化称心源性肝硬化。

5. 药物性或化学毒物因素 长期服用某些药物,如双醋酚汀、甲基多巴等可导致药物性肝炎,最后发展为肝硬化。长期接触某些化学毒物,如四氯化碳、砷、磷等,可引起中毒性肝炎,发展为肝硬化。

6. 代谢紊乱 铜代谢紊乱,见于肝豆状核变性。铁代谢紊乱,见于血色病、半乳糖血症、纤维性囊肿病、α-抗胰蛋白酶缺乏症、糖原贮积病、酪氨酸代谢紊乱症、遗传性出血性毛细血管扩张症,以上情况与遗传代谢缺陷有关,均可导致肝硬化。

7. 寄生虫感染 血吸虫感染在我国南方多见,可导致血吸虫病,进一步引起肝脏纤维化导致肝硬化。人体感染华枝睾吸虫后治疗不及时可发生肝硬化。

8. 营养不良 食物中长期缺乏蛋白质、维生素、抗脂肪肝物质等,可引起肝细胞发生脂肪变形和坏死,最终导致肝硬化。

9. 其他原因。

(二)肝硬化分类

目前,仍多按病因或按病理形态分类,按病因可分为病毒性肝炎性、酒精性、胆汁性、隐匿性肝硬化,按病变则分为小结节型、大结节型、大小结节混合型肝硬化。

二、诊断依据

(一)临床表现

1. 肝功能代偿期 有乏力、食欲不振、腹胀、腹泻、恶心,以及肝区隐痛及不适,也可无症状。体征为肝脏轻度增大,质地较坚硬。肝功能检查正常或轻度异常。

2. 肝功能失代偿期 肝功能显著减退,肿大的肝脏常会缩小。有肝功能减退和门脉高压的表现。

(1) 肝功能减退的临床表现

1) 消化道症状:多由于肝硬化导致门脉压增高,胃肠道黏膜淤血、水肿,胃肠道分泌与吸收功能紊乱所致。表现为食欲不振、腹胀、腹泻或便秘、恶心、呕吐。

出血倾向:出现牙龈出血,鼻腔出血,皮肤淤点、淤斑、血肿等,女性月经量过多或经期延长,或外伤后出血不易止等出血倾向。原因有:①肝脏合成的凝血因子如Ⅱ、Ⅶ、Ⅸ、Ⅹ等减少,导致凝血功能下降,凝血酶原时间延长,活动度下降。②脾大,脾功能亢进,血小板数量减少,同时血小板功能也下降。③毛细血管脆性增加,维生素C缺乏,维生素K利用障碍,血内抗凝物质增加。

2) 内分泌失调:由于肝功能减退,雌激素的灭活减少,导致血中雌激素增多,同时也抑制了雄性激素的产生;有些患者肾上腺皮质激素、促性腺激素分泌减少,导致以下内分泌失调表现:① 男性患者乳房肿大、阴毛稀少;② 女性月经过少和闭经、不孕;③ 皮肤毛细血管扩张、充血而形成蜘蛛痣和肝掌；④ 性欲减退、生殖功能下降；男性睾丸萎缩、精子数量和质量下降；女性无排卵周期发生率增高或不孕症。⑤ 色素沉着可发生在面部，尤其是眼周围，手掌纹理和皮肤折皱等处也有色素沉着。

营养不良的表现：如体重下降、乏力、皮肤粗糙、舌炎、多发性神经炎等。

(2) 门脉高压的症状和体征

1) 脾大、脾功能亢进：脾静脉为门静脉分支，门脉压高时，脾可淤血肿大。脾肿大的患者常有脾功能亢进，表现为白细胞和血小板、红细胞减少。

2) 侧支循环的建立和开放：门脉压增高，超过 200mmH_2O 时，正常消化器官和脾的回心血液流经肝脏受阻，导致门静脉系统许多部位与腔静脉之间建立门-体侧支循环，临床上有三支主要的侧支开放：① 食管胃底静脉曲张，系门静脉系的胃冠状静脉和腔静脉系的食管静脉 、肋间静脉、奇静脉等开放沟通。② 腹壁静脉曲张，门静脉高压时脐静脉重新开放，与副脐静脉腹壁静脉曲张等连接，在脐周和腹壁可见曲张的静脉，以脐为中心向上及下腹延伸。③ 痔静脉曲张，系门静脉系的直肠上静脉与下腔静脉系的直肠中、下静脉沟通，形成痔核。

3) 腹水：腹水形成的机制为钠、水的过量潴留。机制：① 门静脉压增高，超过 300mmH_2O 时，腹腔内脏血管床静水压增高，组织液回吸收减少而漏入腹腔。② 低白蛋白血症：白蛋白低于 30g/L 时，血浆胶体渗透压降低，致血液成分外渗。③ 淋巴液生成过多：肝静脉回流受阻时，血将自肝窦壁渗透至窦旁间隙，致淋巴液生成增多(每日约 7～11L，正常为 1～3L)，超过胸导管引流的能力，淋巴液自肝包膜和肝门淋巴管渗出至腹腔。④ 继发性醛固酮增多致肾钠重吸收增加。⑤ 抗利尿激素分泌增多致水的重吸收增加。⑥ 有效循环血容量不足，致交感神经活动增加，前列腺素、心房以及激肽释放酶-激肽活性降低，从而导致肾血流量、排钠和排尿量减少。

(3) 体征：肝大小与肝内脂肪浸润再生结节和纤维化的程度有关。质地坚硬，边缘较薄，早期表面尚平滑，晚期可触及结节或颗粒，通常无压痛。

(二) 并发症

1. 肝性脑病　是最常见的死亡原因。

2. 上消化道大量出血　以食管胃底静脉曲张破裂出血及门脉高压性胃病出血多见，其他如消化性溃疡、急性出血糜烂性胃炎、贲门黏膜撕裂综合征等。

3. 感染　易并发各种感染，如支气管炎、肺炎、结核性腹膜炎、胆道感染、肠道感染、自发性腹膜炎及革兰阴性杆菌败血症等。

4. 原发性肝癌　其机制可能是乙型肝炎病毒引起肝细胞损害继而发生增生或不典型增生，从而对致癌物质(如黄曲霉素)敏感，在小剂量刺激下即导致癌变。据资料分析，肝癌和肝硬化合并率为 84.6%，显示肝癌与肝硬化关系密切。

5. 肝肾综合征　其特征为少尿或无尿、氮质血症、低血钠或低尿钠、肾脏无器质性病变，故亦称功能性肾功能衰竭。此并发症预后极差。

6. 肝肺综合征　是指严重肝病，肺血管扩张和低氧血征。肝硬化时由于血管活性物质增加，肺内毛细血管扩张，肺动静脉分流，造成通气/血流比例失调。临床表现为呼气困难及低氧血症。

（三）辅助检查

1. 血常规　在代偿期多正常，失代偿期有不同程度的贫血。脾功能亢进时有白细胞及血小板减少。

2. 肝功能检查　代偿期肝功正常或轻度异常；失代偿期肝功明显异常，血浆白蛋白降低，球蛋白升高，其比例倒置，蛋白电泳 γ 球蛋白明显增加。凝血酶原时间测定：当肝实质细胞受损时，肝脏合成的多种凝血因子可减少。当肝功能严重受损时，凝血酶原时间测定是一项较为敏感的指标，肝硬化晚期时凝血酶原时间延长。碱性磷酸酶（AKP）：在肝硬化时无特异性，多出现在梗阻性黄疸、原发性胆汁性肝硬化和肝内肿瘤时。γ-转肽酶：在淤胆型肝炎、慢性活动性肝炎、进行性肝硬化和原发性肝癌时升高较明显。

3. 免疫球蛋白测定　肝炎后肝硬化以 IgG 及 IgA 增高多见，多以 IgG 增高为主。原发性胆汁性肝硬化时 IgM 增高，酒精性肝炎硬化时 IgA 增高常见。

4. 腹水检查　一般为漏出液，如合并自发性腹膜炎时为渗出液；合并肝癌时可为血性腹水。

5. B 超、CT　能对肝实质、肝动脉、肝静脉、门静脉、脾脏及其他脏器进行检测，对肝硬变和门脉高压症具有较高诊断价值。① 肝脏大小形态回声改变：肝硬化早期可见肝脏肿大，实质回声致密，回声增强增粗。晚期肝脏缩小，肝表现凹凸不平，呈结节状、锯齿状、台阶状变化、不规则萎缩变形，弥漫性回声增强，分布不均匀。② 门静脉高压特点：脾肿大，厚度超过 4cm，长度大于 12cm，门静脉主干内径大于 12mm，脾静脉内径大于 8mm，门脉右支大于 10mm，左支大于 11mm。③ B 超下腹水为带状无回声区，少量腹水就可显示出来。

6. 内镜检查

（1）可直接发现是否存在食管胃底静脉曲张。

（2）可明确发现食管胃底静脉曲张的分布走行、曲张程度及静脉表面有无红色征、糜烂和血痂及活动性出血的出血部位。

（3）当急性上消化道出血时，急诊内镜检查对判断出血部位和原因有重要意义，还可行内镜下止血治疗，如硬化及结扎治疗等。

（4）还可同时确诊食管、胃及十二指肠有无溃疡、糜烂、炎症和肿瘤等病变。

7. 肝穿刺活检

（1）可以明确有无肝硬化存在；

（2）鉴别肝硬化临床类型，可区分酒精性肝硬化，还是肝炎后肝硬化，以及是否伴有活动性肝炎；

（3）确定肝脏纤维化和肝硬化的程度，为临床药物治疗，以及预后的判断提供客观依据。

（四）诊断标准

1. 诊断主要根据

（1）有病毒性肝炎、长期饮酒等病史；

（2）有肝功能减退和门脉高压的表现；

（3）肝质地坚硬，有结节感；

（4）肝功能损害明显；

(5) B超或CT提示肝硬化以及内镜发现食管胃底静脉曲张。肝活组织检查见假小叶形成是诊断本病的金标准。

2. 鉴别诊断

(1) 肝、脾肿大：应与慢性肝炎、原发性肝癌、血液病及其他肝占位性病变鉴别。

(2) 应与引起腹水及腹部胀大疾病，如结核性腹膜炎、缩窄性心包炎、慢性肾功能不全、腹腔内恶性肿瘤、卵巢巨大囊肿等鉴别。

(3) 应与肝硬化并发症鉴别。上消化道出血：应与消化性溃疡、急性出血糜烂性胃炎、胃癌等鉴别；肝性脑病：应与低血糖、尿毒症、糖尿病酮症酸中毒等鉴别；肝肾综合征：应与慢性肾小球肾炎等鉴别。

三、转归及预后

肝硬化的预后与病因、病变类型、肝功能的代偿程度及有无并发症而有所不同。Child-Pugh分级(分三级)有助于判断预后，Child-Pugh A级预后较好，Child-Pugh C级预后最差。死亡原因常见于上消化道出血、肝性脑病、肝肾综合征及继发感染等。

四、治疗原则与主要措施

目前尚无特效治疗方法。首先去除病因、综合治疗。对代偿期者，缓解和延长代偿期；对失代偿期者，对症治疗，改善肝功能，治疗和预防并发症。

(一) 一般治疗

1. 休息　肝功能代偿者，宜适当减少活动。失代偿期患者应以卧床休息为主。

2. 饮食　一般以高热量、高蛋白质、维生素丰富而易消化的食物为宜。

3. 支持疗法。

(二) 药物治疗

目前无特效药，不宜滥用药物，否则将加重肝脏负担。口服维生素类及消化酶；抗肝纤维化药物如拉米夫定、秋水仙碱、γ-干扰素、D-青霉胺。

(三) 腹水治疗

目的是预防可能发生的并发症，控制腹水进行性加重，减轻患者的不适感，提高生活质量。

1. 限制钠水的摄入　低盐饮食：每日摄入氯化钠1.2～2.4g；无盐饮食：每日摄入氯化钠0.6～1.2g。限水，一般患者1000ml/d，显著低钠血症患者500ml/d。

2. 利尿剂　增加钠、水的排出，首选保钾利尿剂(如安体舒通、氨苯蝶啶等)，常联合用药，安体舒通加双氢克尿噻或安体舒通加速尿，安体舒通100mg/d，最大剂量400mg/d；速尿40mg/d，最大剂量160mg/d。

3. 放腹水加输注白蛋白　适用于大量腹水，需放液减压，并发自发性腹膜炎。放液量，4000～6000ml/次，首次放液量不要超过3000ml，同时输注白蛋白40g/次。

4. 提高血浆胶体渗透压　定期、少量、多次输注鲜血、白蛋白等。

5. 腹水浓缩回输　将腹水抽出经浓缩处理(超滤或透析)后再经静脉回输，起到消除腹水，保留蛋白，增加血容量的作用。感染性或癌性腹水不能回输。并发症有发热、感染、DIC。

6. 经颈静脉肝内门体分流术　能有效降低门静脉压，适用于食道静脉曲张破裂大出血、难治性腹水，但易诱发肝性脑病。

（四）门脉高压的手术及介入治疗

1. 目的　降低门脉压，消除脾功能亢进。

2. 方法　分流术、断流术、脾切除术、经颈静脉肝内门体分流手术（TIPS）、腹腔-颈静脉引流。禁忌证：黄疸、腹水、肝功能损害严重、有并发症者。

（五）并发症治疗

1. 上消化道出血　积极采取急救措施，禁食、静卧、生命体征监测、扩容抗休克；必要时双气囊三腔管压迫止血；止血（降低门静脉压，详见第四章第六节）；内镜下对曲张的食道和胃底静脉注射硬化剂和静脉结扎治疗；防治其他并发症。

2. 自发性腹膜炎　发病率约占10%～25%，细菌经血源性，穿过肠壁、横膈淋巴管进入腹腔，多数为革兰阴性杆菌，应早期、正确、合理、足量、足疗程、联合使用抗生素。

3. 肝性脑病　消除诱因，减少肠内毒性物质的生成和吸收，应用降氨药物，GABA/BZ复合体拮抗剂氟马西尼，纠正氨基酸代谢紊乱，纠正水、电解质、酸碱失衡，防止脑水肿，保护脑细胞功能。有条件者可进行肝移植或使用人工肝脏。

4. 肝肾综合征　迅速控制上消化道出血、感染等；严格控制输液量，纠正水、电解质、酸碱平衡紊乱；提高循环血容量，改善肾血流；重在预防，避免强烈利尿、放腹水，避免使用损害肾脏的药物。

（六）肝移植

鉴于对晚期肝病患者大多无满意疗法，而肝移植可提高患者生存率，预计今后会有越来越多的各种慢性肝病患者接受肝移植。影响肝移植的因素主要是供肝来源。

第五节　原发性肝癌

一、概述

原发性肝癌（primary carcinoma of the liver）是由肝细胞或肝内胆管上皮细胞发生的恶性肿瘤。欧美国家较少见，亚洲太平洋沿岸及非洲的东南部地区比较常见。我国是世界上肝癌高发国家之一，人群发病率在10/10万左右。发病人群主要分布在长江三角洲、珠江三角洲、都江流域及东南沿海地区。多见于男性，男女之比大约为（3～4）：1。肝癌的发病年龄一般在30～60岁之间，40～50岁为肝癌的高发年龄。

（一）病因和发病机制

1. 病因

（1）病毒性肝炎：与肝癌有关系的涉及乙型（HBV）、丙型（HCV）与丁型（HDV）3种。尽管HBV与肝癌的关系已研究多年，但目前仍仅是一些线索提示其与肝癌关系密切，如发现HBV变种，尤其是我国肝癌高发区发现一些不寻常的HBV变种；另外发现HBV的X基因与癌变有关；土拨鼠研究提示HBV在致肝癌中起直接作用；又发现HBV-DNA的整合与N-ras癌基因的激活有关等。目前研究较多的为肝癌的癌基因、抑癌基因以及与HBV的关系方面。癌症是由于病毒或化学致癌物的作用使原癌基因激活成为癌基因，以及抗癌基因失活，引起细胞生长失控而形成的。

(2) 肝硬化：原发性肝癌合并肝硬化者占50%～90%，病理检查发现肝癌合并肝硬化多为乙型病毒性肝炎后的大结节性肝硬化。肝细胞恶变可能在肝细胞再生过程中发生，即经肝细胞损害引起再生或不典型增生。

(3) 黄曲霉毒素：自从20世纪60年代发现黄曲霉毒素以来，已在动物实验中证实黄曲霉毒素可诱发肝癌，但黄曲霉毒素与人类肝癌的关系主要来自流行病学的证据。我国资料曾一再提示肝癌高发于潮湿地带，尤其是食用玉米、花生多的地区。不少资料提示黄曲霉毒素与HBV有协同作用。

(4) 饮水污染：饮水污染与肝癌的发生密切相关。饮用宅沟水、塘水者其肝癌发生率明显高于饮用井水者。饮水中的有机致癌物有六氯苯、苯并芘、多氯联苯、氯仿、二溴乙烷、二溴乙烯等。

(5) 其他：如亚硝胺类、偶氮芥类、有机氯农药等是致癌物质。华支睾吸虫感染为导致原发性胆管细胞癌的原因之一。嗜酒、缺硒也是危险因素。

2. 病理

(1) 大体分型：① 巨块型，最多见，直径＞5cm；② 结节型，直径＜5cm；③ 弥漫型，米粒至黄豆大小癌结节；④ 小癌型，直径＜3cm。

(2) 细胞分型：① 肝细胞型，占肝癌的90%；② 胆管细胞型；③ 混合型。

3. 转移途径

(1) 血行转移：肝内血行转移发生最早，门静脉癌栓，肝外血行转移常见于肺。

(2) 淋巴转移：肝门淋巴结转移最多。

(3) 种植转移：腹膜、膈、胸腔。

二、诊断依据

(一) 临床表现

原发性肝癌可分为亚临床与临床肝癌。亚临床肝癌就肝癌本身而言应无症状、体征，可能出现的临床表现常为肝病所致的。肝区疼痛、纳差、乏力、消瘦、腹胀、腹块、发热、黄疸等为肝癌常见症状，但这些大多已属中晚期症状。此外尚有出血倾向，如牙龈出血、鼻出血。

1. 肝区疼痛　多数患者有肝区疼痛，呈持续性胀痛或钝痛，肝痛与肿块的大小有关，由于肿瘤的快速增长，肝包膜被牵拉所引起。

2. 肝大　肝呈进行性增大，质地坚硬，表面凹凸不平，有大小不等的结节和巨块，边缘钝而不整齐，常有不同程度的压痛。

3. 黄疸　一般在晚期出现，可因肝细胞的损害或由于癌肿压迫或侵犯肝门附近的胆管，或胆管的癌栓及出血引起的胆管梗阻。

4. 肝硬化征象　有肝功能减退和门脉高压的表现。

5. 恶性肿瘤的全身表现　有进行性消瘦、发热、食欲不振、乏力、营养不良和恶病质等。伴癌综合征：自发性低血糖，红细胞增多症，高血钙，高血脂，类癌。

6. 转移灶症状　如发生肺、骨、胸腔转移，可产生相应的症状。

（二）并发症

1. 肝性脑病　是肝癌终末期的并发症，占死亡原因的35%。

2. 上消化道出血　占死亡原因的15%，因常合并肝硬化或有门静脉癌栓而发生门静脉高压症，发生食道胃底静脉曲张破裂大出血。

3. 肝癌结节破裂出血　约10%的肝癌患者因癌肿破裂出血而死亡。肿瘤增大、坏死和液化时可自发破裂，或因外力而破裂。破裂可限于包膜下，也可破入腹腔引起急腹症。

4. 继发感染　并发各种感染，如肺炎、败血症、肠道感染等。

（三）辅助检查

1. 肿瘤标志物检查

(1) 甲胎蛋白(AFP)：是当前诊断肝癌最特异的标志物。它是胎儿时期肝脏合成的一种胚胎蛋白，当成人肝细胞恶变后又可重新获得这一功能。方法：放射免疫法、AFP单克隆抗体酶免疫法，阳性率70%～90%，相对特异性。诊断标准：AFP>500μg/L，持续4周；AFP逐渐由低浓度升高不降；AFP在200μg/L以上的水平持续8周。假阳性：生殖腺胚胎瘤、少数转移性肿瘤、孕妇、肝炎、肝硬化。AFP在20%～45%活动性肝炎和肝硬化病例中呈低浓度阳性，与ALT的变化呈同步关系；若AFP呈低浓度阳性持续2月或更久，ALT正常，警惕亚临床肝癌存在。AFP异质体，近年采用扁豆凝集素(LCA)亲和双向放射免疫电泳方法检测，显示人体血清AFP可分成LCA结合型和LCA非结合型两种AFP异质体。在肝癌血清中结合型比值高于25%，而在良性肝病中，结合型比值均低于25%。

(2) γ-谷氨酰转移酶同工酶Ⅱ(GGT-Ⅱ)：用聚丙烯酰胺凝胶电泳可将血清γ-谷氨酰转移酶(GGT)分出同工酶各条带，其中GGT-Ⅱ在原发性和转移性肝癌的阳性率可提高到90%，特异性达97.1%。非癌性肝病和肝外疾病假阳性率低于5%。

(3) 异常凝血酶原(AP)：又称γ-羧基凝血酶原。肝癌细胞本身有合成和释放谷氨酸羧化不全的异常凝血酶原的功能，用放免法测定AP，以≥250μg/L为阳性，则肝癌细胞患者的阳性率为67%。

2. B超　B超是肝癌诊断中最常用、最有效的方法，属无创伤定位，价格相对低廉，可重复使用，无放射性损害，可显示>2cm的肿瘤。

3. 电子计算机体层成像(CT)　图像为低密度区，阳性率90%以上，可显示直径>2cm的肿瘤，结合肝动脉造影，可检出直径<1cm的肝癌。CT可对肝癌进行定位诊断，是目前诊断小肝癌和微小肝癌的最佳方法。

4. 肝血管造影　选择性或超选择性肝动脉造影已成为肝癌诊断中的重要手段。肝癌的血管造影表现有动脉位置拉直、扭曲和移位，肿瘤血管和肿瘤染色，数字减影肝动脉造影，可显示直径≥1.5cm的肝癌。

5. 放射性核素肝扫描　肝胆放射性核素显像是采用γ照相或单光子发射计算机断层仪(SPECT)，放射性核素标记的特异性强的抗肝癌的单克隆抗体或有关的肿瘤标志物的放射免疫显像诊断已始用于临床，^{99m}Tc-PMT(^{99m}Tc-吡多醛五甲基色氨酸)为一理想的肝胆显像剂。

6. 磁共振成像(MRI)　与CT相比，其特点在于能获得横断面、冠状面和矢状面的图象;对软组织的分辨优于CT;对良恶性肝内占位,尤其与血管瘤的鉴别可能优于CT。此外,MRI无需增强即可显示门静脉和肝静脉的分支。

7. 肝穿刺活组织检查　在超声或CT引导下用特制活检针穿刺癌结节,吸取癌组织检查可获病理诊断。

8. 剖腹探查　对疑为肝癌的病例,经检查仍不能证实或否定,如患者情况许可,应进行剖腹探查以明确诊断和手术治疗。

(四) 诊断要点

1. 有症状肝癌和大肝癌的诊断要点如下:

(1) 肝癌高发区,中年,男性多于女性,有肝癌家族史;

(2) 有乙型、丙型肝炎或肝硬化证据;

(3) 肝区疼痛、上腹肿块、纳差、乏力、消瘦,不明原因发热、腹泻或右肩痛,肝大、结节感或右膈抬高;

(4) 不伴SGPT明显异常的AFP上升达500μg/L以上者;

(5) 影像学检查有肝癌特征性占位病变;

(6) ^{99m}Tc-PMT呈阳性扫描者多为肝细胞癌或肝腺瘤。亚临床肝癌(即无症状体征者)和小肝癌(直径小于3cm者)的诊断主要是对AFP检测与影像学检查等定位诊断的联合分析。

2. 2001年修订的肝癌临床诊断标准

(1) AFP>400μg/L,排除活动性肝病、妊娠、生殖系胚胎肿瘤、转移性肝癌、肝大及结节,或影像学检查有肝癌特征性占位病变。

(2) AFP≤400μg/L,排除活动性肝病、妊娠、生殖系胚胎肿瘤,转移性肝癌特征性占位病变(两种影像检查);或两种肝癌标志物阳性[AP,GGTⅡ,AFP,α-L-岩藻糖苷酶(AFU)]及一种影像学检查有肝癌特征性占位病变。

(3) 有肝癌临床表现,并有肯定远处转移灶(血性腹水或找到癌细胞),排除继发性肝癌。

三、转归及预后

肿瘤大小、治疗方法与肿瘤的生物学特性是影响预后的重要因素。文献报道获根治性切除者五年生存率达53.0%,其中多为小肝癌或大肝癌缩小后切除者,姑息性切除仅12.5%,药物治疗少见生存5年以上者。早期肝癌体积小、包膜完整、瘤栓少见或无、肿瘤分化好、远处转移少、机体免疫状态较好,这些均是进行手术根治的有利条件。中晚期肝癌虽经多种措施综合治疗,根治机会少,已有远处转移者预后较差。

四、治疗原则与主要措施

多种方法的综合治疗,在过去单一的大肝癌切除基础上又出现了能明显提高疗效的小肝癌切除,以及给不能切除肝癌的缩小后切除。手术方式的改进和多种治疗措施的综合运用,肝癌的治疗效果明显提高。

(一) 手术治疗

手术切除仍是目前治疗肝癌的首选方法。根治性切除是指肿瘤彻底切除、余肝无残癌、门脉无癌栓，术后2个月AFP转阴且不复阳，影像学检查未见肿瘤残存及再发。手术适应征：

1. 诊断明确，病变局限于肝的一叶或半肝且无远处转移，有切除可能或尚可行姑息性外科治疗者；根治性切除术后较局限的复发性肝癌，估计有切除可能者；经综合治疗后，肿瘤明显缩小，估计有切除可能者。

2. 肝功能代偿良好，凝血酶原时间为正常值的50%以上，无黄疸、腹水。

3. 心、肺、肾功能良好和血液系统疾病、未控制的糖尿病等。

（二）化疗栓塞

化疗栓塞（TACE）为非手术疗法中的首选方法，适于不能切除肝癌的治疗。由于肝癌血供多来自肝动脉，因此栓塞肝动脉即可导致癌的大部分坏死。但癌结节周边的血供来自门静脉，单用TACE难以根治，故可以采取门静脉肝动脉分期治疗。

（三）放射治疗

采用钴60（^{60}Co）γ射线或电子直线加速器的X射线、高能射线等，对肝癌的照射定位方法的改进，使肝癌放疗效果有明显的提高，副作用则降低到最低水平。主要包括体外放射治疗和体内放射治疗。

（四）局部治疗

包括瘤内无水乙醇注射（PEI）、高频率聚焦超声、射频、冷冻以及微波、激光等治疗。

（五）化学药物治疗

以往对肝癌的化疗评价不高，尤其是全身给药疗效甚微。目前认为肝动脉插管化疗优于全身联合化疗，联合化疗优于单药化疗。肝动脉插管化疗被认为是不宜手术治疗肝癌患者的最好疗法。

（六）生物和免疫治疗

近年来应用较多的有干扰素、白细胞介素-Ⅱ、淋巴因子激活的杀伤细胞等，单用或联合其他疗法可程度不同地提高肝癌的治疗效果。

（七）中医治疗

中医治疗肝癌的主要机制有：提高免疫功能，改善微循环。通常主张辨证论治。

（八）综合治疗

肝癌应选择以手术为主的综合治疗，对于具体患者应采用个体化方案，合理地选择一种或多种方法联合应用，尽可能去除肿瘤，修复机体的免疫功能，保护患者重要脏器功能。

第六节 上消化道大出血

一、概述

上消化道出血（upper gastrointestinal hemorrhage）是指屈氏韧带以上消化道，包括食管、胃十二指肠或胰胆管等病变引起的出血。

上消化道出血的原因很多，大多数是上消化道本身病变所致，少数是全身疾病的局部表现。对上消化道大出血的患者，应首先治疗休克，然后努力查找出血的部位和病因，以决定进一步的治疗方案和判断预后。

1. 上消化道疾病

(1) 食管疾病：食管炎(反流性食道炎、食道憩室炎)、食管癌、食管溃疡、食管贲门黏膜撕裂综合征(Mallory-Weiss 综合征)、食管化学及机械性损伤等，另外还有放射性损伤。

(2) 胃部疾病：消化性溃疡、急性胃黏膜病变、胃癌、胃黏膜脱垂、胃血管异常、胃良性肿瘤(平滑肌瘤、淋巴瘤、息肉等)、胃术后病变(吻合口溃疡、吻合口及残胃黏膜糜烂、残胃癌)、胃黏膜横径动脉畸形(Dieulafoy's)、胃结核、胃克罗恩病、胃血吸虫病、胃异位胰腺等。

(3) 十二指肠病变：十二指肠溃疡、十二指肠球炎、十二指肠憩室、十二指肠钩虫病。

(4) 空肠疾病：胃空肠吻合术后空肠溃疡。

2. 门脉高压引起的食管胃底静脉曲张破裂或门脉高压性胃病。

3. 上消化道邻近器官或组织的疾病

(1) 胆道出血　胆管和胆囊结石、胆道蛔虫病、术后胆总管引流管及各种支架造成的胆道受压坏死、肝癌、胆脓肿或肝动脉瘤破入胆道等。

(2) 胰腺疾病累及十二指肠　胰腺癌、壶腹癌、乳头癌、急性胰腺炎合并脓肿破溃。

(3) 主动脉瘤破入食管、胃十二指肠。主动脉瘤、肝或脾动脉瘤破入上消化道。

(4) 纵隔肿瘤或脓肿破入食管。

4. 全身性疾病

(1) 血液病，如白血病、血小板减少性紫癜、血友病等。

(2) 尿毒症。

(3) 血管性疾病：动脉粥样性硬化、过敏性紫癜、遗传性出血性毛细血管扩张。

(4) 结缔组织病：结节性大动脉炎、系统性红斑狼疮或其他血管炎。

(5) 应激性溃疡：严重急性感染、外伤与大手术后、休克、肾上腺皮质激素治疗、烧伤、脑血管意外、重症心力衰竭等引起的应激状态。

二、诊断依据

(一) 临床表现

1. 呕血与黑粪　是上消化道出血的特征表现。上消化道出血后，均有黑便。而幽门以上部位出血常为呕血。但出血量少，血液在胃内未引起恶心、呕吐，则全部自下排出呈黑便；反之，出血量大，幽门以下出血，也可出现呕血。有黑便的病例可无呕血，但有呕血的患者均有黑便。呕出血液的性质主要取决于血液在呕出前是否经过酸性胃液的作用。

2. 失血性周围循环衰竭　急性大量出血由于循环血容量迅速减少而导致周围循环衰竭。一般表现为头昏、心悸、乏力，突然出血可产生晕厥、口渴、肢体冷感、心率加快、血压偏低。严重者休克，表现为烦躁、神志不清、面色苍白、四肢湿冷、口唇发绀、呼吸急促、血压下降(收缩压＜80mmHg，脉压差＜25～30mmHg)，心率＞120 次/分，治疗后休克未纠正，尿量少，若补充血容量后，尿量不增加，要警惕急性肾衰。

3. 发热　24 小时内出现低热，一般不超过 38.5℃，持续 3～5 天，引起的原因不清楚，可能与循环血量减少、周围循环衰竭，导致体温调节中枢功能障碍、贫血有关。

4. 血象变化　血红蛋白测定、红细胞计数、血细胞压积可以帮助估计失血的程度。但在急性失血的初期，由于血浓缩及血液重新分布等代偿机制，上述数值可以暂时无变化。一般需组织液渗入血管内补充血容量，即3～4小时后才会出现血红蛋白下降，平均在出血后32小时血红蛋白可被稀释到最大程度。如果患者出血前无贫血，血红蛋白在短时间内下降至7g以下，表示出血量大，在1200ml以上。大出血后2～5小时白细胞计数可增高，但通常不超过$15\times10^9/L$。然而在肝硬化、脾功能亢进时，白细胞计数可以不增加。

5. 氮质血症　上消化道大出血后数小时，血尿素氮增高，1～2天达高峰，大多不超出14.28mmol/L，3～4天内降至正常。如再次出血，尿素氮可再次增高。尿素氮增高是由于大量血液进入小肠，含氮产物被吸收。而血容量减少导致肾血流量及肾小球滤过率下降，则不仅尿素氮增高，肌酐亦同时增高。

（二）辅助检查

1. 大便潜血检查　消化道出血期间患者的大便潜血试验为阳性，由于肠道积血的影响，潜血阳性可能在消化道出血停止后仍持续数天。消化道出血量达5ml，大便潜血试验即可阳性。抗体法潜血检查对鉴别药物因素（如维生素C、铁剂、铋剂等）所致的潜血阳性有帮助。

2. 内镜检查　内镜检查是明确上消化道出血病因的首选诊断方法。一般主张在上消化道出血后24～48小时内进行紧急内镜检查，既可及时获得病因诊断，又可内镜下紧急止血。

3. 双重对比X线钡餐检查　适用于慢性出血或出血已停止病例的检查。

4. 放射性核素显像　放射性核素99m锝标记红细胞的腹部γ-闪烁扫描法可用来确定胃肠道出血部位。此法可监测出血达24小时且较为敏感，当出血速度为0.1ml/min时即可判断出血部位。

5. 数字减影选择性血管造影(DSA)　DSA对消化道出血具有定位和定性价值。出血量＞0.5ml/min时可显示造影剂在消化道内外溢的部位；在出血量小或出血间歇期，也可能发现血管发育不良、血管瘤和肿瘤等病变。对于血管畸形而言DSA是目前临床唯一可靠的或最主要的诊断方法。对于疑诊为小肠出血的病例，DSA可作为首选的检查方法。

（三）诊断标准

1. 上消化道大量出血的早期识别　若上消化道出血引起的急性周围循环衰竭征象的出现先于呕血和黑便，就必须与中毒性休克、过敏性休克、心源性休克或急性出血坏死性胰腺炎，以及子宫异位妊娠破裂、自发性或创伤性脾破裂、动脉瘤破裂等其他病因引起的出血性休克相鉴别。有时尚须进行上消化道内镜检查和直肠指检，借以发现尚未呕出或便出的血液，而使诊断得到及早确立。上消化道出血引起的呕血和黑便首先应与由于鼻衄、拔牙或扁桃体切除而咽下血液所致者加以区别，也需与肺结核、支气管扩张、支气管肺癌、二尖瓣狭窄所致的咯血相区别。此外，口服禽畜血液、骨炭、铋剂和某些中药也可引起粪便发黑，有时需与上消化道出血引起的黑便鉴别。

2. 出血量的估计和周围循环情况的估计　失血量的估计对进一步处理极为重要。一般每日出血量在5ml以上，大便色不变，但隐血试验就可以为阳性，50～100ml以上出现黑粪。以呕血、便血的数量作为估计失血量的资料，往往不太精确，因为呕血与便血常分别混有胃内容与粪便，而且部分血液尚潴留在胃肠道内，仍未排出体外。因此，可以根据血容量减少导致周围循环的改变，作出判断。

(1) 一般状况：失血量少，在400ml以下，血容量轻度减少，可由组织液及脾储血所补偿，循环血量在1小时内即可改善，故可无自觉症状。当出现头晕、心慌、冷汗、乏力、口干等症状时，表示急性失血在400ml以上；如果有晕厥、四肢冰凉、尿少、烦躁不安时，表示出血量大，失血至少在1200ml以上；若出血仍然继续，除晕厥外，尚有气短、无尿，此时急性失血已达2000ml以上。

(2) 脉搏：脉搏的改变是失血程度的重要指标。急性消化道出血时血容量锐减，最初的机体代偿功能是心率加快。小血管反射性痉挛，使肝、脾、皮肤血窦内的储血进入循环，增加回心血量，调整体内有效循环量，以保证心、肾、脑等重要器官的供血。一旦由于失血量过大，机体代偿功能不足以维持有效血容量时，就可能进入休克状态。所以，当大量出血时，脉搏快而弱(或脉细弱)，脉搏每分钟增至100～120次以上，失血估计为800～1600ml；脉搏细微，甚至扪不清时，失血已达1600ml以上。有些患者出血后，在平卧时脉搏、血压都可接近正常，但让患者坐或半卧位时，脉搏会马上增快，出现头晕、冷汗，表示失血量大。如果经改变体位无上述变化，测中心静脉压又正常，则可以排除有过大出血。

(3) 血压：血压的变化同脉搏一样，是估计失血量的可靠指标。当急性失血800ml以上时(占总血量的20%)，收缩压可正常或稍升高，脉压缩小。尽管此时血压尚正常，但已进入休克早期，应密切观察血压的动态改变。急性失血800～1600ml时(占总血量的20%～40%)，收缩压可降至9.33～10.67kPa(70～80mmHg)，脉压小。急性失血1600ml以上时(占总血量的40%)，收缩压可降至6.67～9.33kPa(50～70mmHg)。更严重的出血，血压可降至零。有人主张用休克指数来估计失血量，休克指数＝脉率/收缩压。休克指数正常值为0.58，表示血容量正常；当休克指数＝1时，大约失血800～1200ml(占总血量的20%～30%)；当休克指数＞1时，失血1200～2000ml(占总血量的30%～50%)。

3. 出血是否停止的判断　临床上不能单凭血红蛋白在下降或大便柏油样来判断出血是否继续。因为一次出血后，血红蛋白的下降有一个过程，而出血1000ml，柏油样便可持续1～3天，大便隐血可达1周，出血2000ml，柏油样便可持续4～5天，大便隐血达2周。有下列表现，应认为有继续出血：

(1) 反复呕血、黑粪次数及量增多，或排出暗红以致鲜红色血便。

(2) 胃管抽出物有较多新鲜血。

(3) 在24小时内经积极输液、输血仍不能稳定血压和脉搏，一般状况未见改善；或经过迅速输液、输血后，中心静脉压仍在下降。

(4) 血红蛋白、红细胞计数与红细胞压积继续下降，网织细胞计数持续增高。

(5) 肠鸣音活跃。该指征仅作参考，因肠道内有积血时肠鸣音亦可活跃。

如果患者自觉症状好转，能安稳入睡而无冷汗及烦躁不安，脉搏及血压恢复正常并稳定不再下降，则可以认为出血已减少、减慢甚至停止。

4. 出血的病因和部位的诊断　病史与体征：消化性溃疡患者80%～90%都有长期规律性上腹疼痛史，并在饮食不当、精神疲劳等诱因下并发出血，出血后疼痛减轻，急诊或早期内镜检查即可发现溃疡出血灶。呕出大量鲜红色血而有慢性肝炎、血吸虫病等病史，伴有肝掌、蜘蛛痣、腹壁静脉曲张、脾大、腹水等体征时，以门脉高压食管胃底静脉曲张破裂出血为最大可能。45岁以上慢性持续性粪便潜血试验阳性，伴有缺铁性贫血者应考虑胃癌或食管裂孔疝。有服用NSAID或肾上腺皮质激素类药物史或严重创伤、手术、败血症时，其出血可能为应激性溃疡和急性胃黏膜病变。突然腹痛、休克、便血者要立即想到动脉瘤破裂。黄疸、发热及腹痛者伴消化道出血时，要考虑胆道源性出血可能。

三、转归及预后

发生上消化道出血的原因很多，大多数是上消化道本身病变所致，应首先治疗休克，然后努力查找出血的部位和病因，以决定进一步的治疗方案和判断预后。上消化道出血如不采取积极的抢救和处理，随时可危及生命。

四、治疗原则与主要措施

(一) 一般处理

1. 重症患者应卧床休息，并密切观察生命体征变化。

2. 若为食管胃底静脉曲张破裂出血，应禁饮食，出血停止2～3天后给低蛋白流质饮食；若为溃疡性出血，有频繁呕血者应禁食，无呕血或呕血停止后12～24小时可进食冷流质饮食，并逐步过渡到半流质饮食。

(二) 补充血容量

对于上消化道大出血，应先行深静脉插管快速输注生理盐水、林格氏液或血浆代用品。应及早输足量全血，使红细胞压积提高到30%以上，血红蛋白不低于90～100g/L。对于肝硬化出血患者，因库存血含氨较多，为预防肝性脑病宜输鲜血。

(三) 止血措施

1. 口服或胃内灌注止血剂　如去甲肾上腺素适用于非静脉曲张破裂出血，对急性胃黏膜病变和溃疡性出血有效。将去甲肾上腺素8mg加入100ml冰盐水中，分次经胃管注入胃内或口服。其他止血剂如凝血酶、止血粉等。

2. 抑酸剂的应用　血小板和凝血因子发挥止血作用而形成凝血块的最适pH>6.0，并且新形成的凝血块在pH<5.0的胃液中会被迅速溶解，因此，胃液的酸性环境不利于止血，应用抗酸剂对控制上消化道出血有效。用法：奥美拉唑40mg，每12小时一次，静脉注射。

3. 内镜治疗　药物喷洒，在内镜下对准出血灶，在距出血灶1～2cm处喷洒药物，常用喷洒药物有去甲肾上腺素、孟氏液、凝血酶等。

4. 局部药物注射　在内镜下经内镜注射针将止血或硬化药物注射于出血灶内，达到止血目的。常用注射药物有无水乙醇、高渗钠-肾上腺素、凝血酶、5%鱼肝油酸钠及1%乙氧硬化醇。药物在出血部位周围3～4处注射。

5. 机械止血法　主要有内镜下金属止血夹、皮圈结扎法和缝合止血法。

6. 热凝固法　热凝固法可使局部产生高热，使组织水肿、膨胀、压迫血管，血管内腔变小或闭塞，进一步血栓形成而达到止血效果。现常用的有高频电凝法、Nd-YAG激光照射法、微波法和热探头法、热活检钳法。冷冻止血采用液氮作为冷冻液，用冷冻杆接触和喷射冷冻气体的方法达到止血的目的。

(四) 食管胃底静脉曲张出血的非外科手术治疗

1. 垂体后叶素　可使内脏小动脉收缩，减少门静脉血流而降低门静脉压力达到止血作用。用法：0.2～0.6U/min 连续静脉滴注，其中大出血时可选用 0.5U/min 滴速，出血控制后，以 0.1 U/min 维持。如出现腹痛、面色苍白、心前区不适、血压升高等副作用可每隔 1/2～1小时舌下含服硝酸甘油 0.6mg，或硝酸甘油 20mg 加入 500ml 葡萄糖溶液中静滴，根据患者血压调整剂量。

2. 生长抑素及其衍生物　善得定和施他宁，对肝硬化食管胃底静脉曲张破裂出血和消化性溃疡出血的止血均有效。用法：善得定 100μg，缓慢静脉推注，继而 25～50μg/h 持续静脉滴注；施他宁 250μg，缓慢静脉推注，后以 250μg/h 持续静脉滴注。两者在出血停止后再维持用药 48～72 小时以防再出血。

3. 三腔二囊管气囊压迫止血。

4. 局部注射硬化剂　主要用于食管胃底静脉曲张破裂出血的紧急止血；出血后预防性注射。常用的硬化剂有无水乙醇、5%鱼肝油酸钠、1%乙氧硬化醇(aethoxysklerol)、5%油酸乙醇胺(ethanolamine oleate)和组织胶 N-丁基-2-氰丙烯酸(Histocryl)。其并发症有食管溃疡、食管壁坏死穿孔、食管狭窄、纵隔炎、脓胸等。

5. 食管静脉曲张套扎术(EVL)　用于治疗及预防食管静脉曲张破裂出血。EVL 疗效与局部注射硬化剂相似，但 EVL 创伤小，其并发症较注射硬化剂明显减少，并发症主要为吞咽困难和浅表溃疡。

(五) 外科手术治疗

手术指征：上消化道大出血且出现休克，经积极止血处理和大量快速输血，仍不能止血和改善病情者应不失时机行手术治疗。

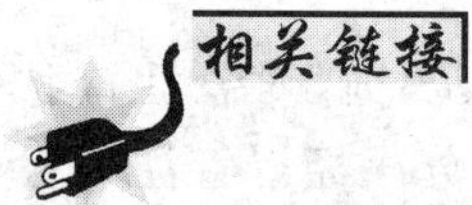

一、幽门螺杆菌

2005 年 10 月 3 日，瑞典卡罗林斯卡(Karolinska)医学院宣布，把 2005 年诺贝尔生理学或医学奖授予澳大利亚科学家巴里·马歇尔(Barry J. Marshall)和罗宾·沃伦(J. Robin Warren)，以表彰他们发现了导致胃炎、胃溃疡的细菌——幽门螺杆菌。诺贝尔奖委员会在授奖词中说，由于马歇尔和沃伦的发现，使得原本慢性的、经常无药可救的胃溃疡变成了只需抗生素和一些其他药物短期就可治愈的疾病。他们两人将分享 1000 万瑞典克朗(约合 130 万美元)的奖金。马歇尔在分离到 Hp 后又回过来探索了历史上的文献，发现这一类细菌实际上早就已经被人注意过。1938 年，Doenges 在一份综合性尸解研究报告中提出了胃中螺形菌的流行率达 43%，但是并未检查出这一细菌与不同的胃病之间的关系。有些研究者提出人们在活检标本中所见到的这种细菌是经口吞服的污染物，这一假说 1959 年由于当时的一位有影响的学者 Palmer 发表了 1000 例胃活检标本大量组织学研究的报告而占了优势，在此以后对胃的细菌学的兴趣被泼了一盆冷水。

1979 年 4 月，沃伦在一份胃黏膜活体标本中，发现无数细菌紧黏着胃上皮。沃伦意识到，这种细菌和慢性胃炎等疾病可能有密切关系。然而，这项发现并不符合当时“正统”的医学理念。1981 年，马歇尔出现在沃伦面前。马歇尔最初对沃伦的工作不感兴趣，只是碍于情面为沃伦提供了一些胃黏膜活体样本，并进行了相关试验。但他惊讶地发现，沃伦坚持的观点是正确的。为了获得这种细菌致病的证据，马歇尔和一位名叫莫里斯的医生，甚至自愿进行人体试验。他们在服食培养的细菌后，都发生了胃炎。虽然马歇尔很快就痊愈了，但莫里斯则费了好几年时间才治好。接下来，沃伦和马歇尔又用内镜对100例肠胃病患者进行研究，他们发现，所有十二指肠溃疡患者胃内都有这种细菌。

英国权威医学期刊《柳叶刀》报道其成果后，全世界掀起了一股研究热潮。沃伦和马歇尔发现的这种细菌被定名为幽门螺杆菌。世界各大药厂陆续投巨资开发相关药物，专业刊物《螺杆菌》杂志应运而生，世界性螺杆菌大会定期召开，有关螺杆菌的研究论文不计其数。

20世纪80年代，次枸橼酸铋是较常用的溃疡病治疗药物。马歇尔发现，联合应用铋剂和抗生素可以完全根除Hp。于是，他开始着手验证又一个假说：根除Hp可以永久性治愈消化性溃疡。在1985—1987年期间，应用抗生素治疗溃疡病成为了马歇尔和沃伦的研究重点。他们发现，如果Hp被根除，那么80%的溃疡可以被永久性治愈。这项发现后来被证实是临床消化病学实践领域的一个重要里程碑，它彻底改变了溃疡病的治疗理念和治疗方法。

但是，仍然有一个问题没有解决：Hp究竟是如何从胃液中存活下来的，沃伦发现，Hp生长在表面覆盖了一厚层黏液的胃黏膜表面上皮上，因此，它们只需要经受住上皮细胞同样的生存环境就能存活。此外，马歇尔还发现，Hp能分泌大量尿素酶，分解尿素产生氨和二氧化碳，从而在Hp周围形成一层保护性的碱性层。也正是该发现触发了马歇尔的又一个灵感，他因此发明了Hp尿素酶快速诊断试验。不仅如此，马歇尔此后还发明了一种无创性的Hp诊断方法——尿素呼气试验。

沃伦与马歇尔的发现所带来的最深远的意义是：消化性溃疡不再是一种病史漫长、久治不愈且频频复发的致残性疾病，而成了一种仅用短疗程抗生素和抑酸剂治疗即可痊愈的疾病。对于全世界的溃疡病患者来说，他们是幸运的。他们之所以幸运，是因为沃伦与马歇尔身上兼具了杰出科学研究者的所有品质：才能，遭遇质疑与挫折时的忍耐、坚持甚至固执，说服力，团队精神。

二、肝移植

自1963年Starzl实施人体肝移植以来，迄今已累计超过8万余例。现每年以8000～10000例次的速度递增。受者1年存活率已达90%，5年存活率在50%，最长生存者已30余年。我国的临床肝移植始于20世纪70年代，近年发展迅速，但较发达国家的先进水平仍有相当差距。

目前肝移植手术的适应证已从最早期的以肝脏恶性肿瘤为主逐步演变成以内科治疗无效的良性终末期肝脏疾病。由于肝移植适应证逐步从恶性疾病转变为良性疾病，剔除了因肝移植术后恶性肿瘤复发而降低肝移植术后长期生存率的影响因素，使肝移植的疗效得到了明显的提高。西方的成人肝移植最常见的适应证是慢性丙型肝炎后肝硬化和酒精性肝硬化，而在亚洲，乙型肝炎后肝硬化则是最常见的成人肝移植适应证，先天性胆道闭锁和先天性代谢性疾病则是儿童肝移植的主要适应证。

肝移植术式：

1. 劈离式肝移植(split liver transp lantation，SLT)是基于肝脏是功能性分段器官的理论，将完整的尸体供肝分割成2个或2个以上解剖功能单位分别移植给不同受者，达到“一肝两受”或“一肝多受”。

2. 活体部分肝移植(living donor liver transplantation，LDLT)：由父母及亲属供肝也逐渐

扩大到非亲属供肝。LDLT 的优点：① 可选择手术时间，充分评价受体，在最适宜的时机进行手术；② 供肝的冷缺血时间大大缩短，尸肝通常是 8～12 小时，而 LDLT 通常<1 小时，冷缺血时间缩短可减少原发肝无功能发生率并增加肝功能立即恢复的比例；③ 供肝来自健康供体，而尸肝则来自创伤、心脑疾病或危重疾病死亡患者，因此肝脏功能可能受损；④ 若为亲属，则免疫基因会有部分相同，排斥反应可能会减少。但 LDLT 较尸肝移植有其独特的危险，即供体作为一个健康人要经历一次肝叶切除手术的风险，有可能出现并发症，甚至死亡。

3. 自体肝移植：离体和半离体肝切除余肝自体移植技术。

在移植史上非常强调组织相容性，因而需常规进行 HLA 血清学配型，或目前使用的 HLA-DNA 分析。尽管目前认为肝移植的排斥反应相对于肾、心脏移植来说并非至关紧要，但事实上肝移植术后排斥反应的发生率仍达 20%～30%，且不乏严重排斥反应，这是由于供、受体之间的基因背景有相当大的差异造成的。在亲体部分肝移植（liver-relatedliver transplantation，LRLT），儿童受者接受了父母一半的染色体，因而排斥反应小。今后，采用先进的分子生物学方法来研究组织相容性，可能会找到排斥反应的关键因子或基因，从而开发新的免疫抑制方法来调控排斥反应。

拓展阅读

胃癌癌前病变的分子生物学研究

胃癌前期病变分为两个范畴：① 癌前状态：属临床范畴，指某些具有易发生癌倾向的疾病，如萎缩性胃炎、胃溃疡、胃息肉、残胃炎、胃黏膜巨大皱襞征、反流性食道炎等。② 癌前病变：属病理范畴，指容易发生癌的一组病理组织学变化，即异性增生（或称组织内瘤变），如 ATP、IM、Barrett 上皮，腺瘤性息肉（FAP）。若能在疾病处于癌前状态和癌前病变时及时发现并给予有效干预，将大大减少及减慢癌变，甚至不进展为癌，是癌的一级预防。

胃癌的发生及发展涉及多步骤、多基因、多因素进行性发展的复杂过程。目前已发现与胃癌发生发展相关的分子生物学改变主要有：*ras*、*c-myc*、*src*、*myb*、*c-erb* 等癌基因激活；*p53*、*APC*、*MCC*、*DCC*、*Rb*、*nm-23* 等抑癌基因失活；细胞凋亡异常和凋亡相关基因：*BcL-1*、*Bax*、*MDR* 系列基因异常表达；端粒酶及其相关分子活化，微卫星体不稳定，CD44 异常转录，以及与肿瘤浸润转移相关的蛋白（如整合素、E-钙粘蛋白）的异常表达等。

（一）癌基因

通过对胃癌基因的过度表达或突变的研究，以寻找特异性指标，作为早期或超早期诊断的手段。目前已发现的原癌基因有 *ras*、*c-met*、*c-myc*、*del-2*、*p53*、*cerb*、*p16* 等。

1. *ras* 基因　参与对细胞增殖的调控；*ras*，*p21* 在肠化、不典型增生的上皮中均有阳性表达，提示 *ras* 基因的激活与细胞的生长、增殖有关，在细胞恶性转化过程中可出现。

2. *c-met* 基因　增殖和表达，在胃癌癌前病变中，肠化、不典型增生胃粘膜的 *c-met* 基因表达是持续高水平，并随病变的进展呈上升的趋势，提示胃黏膜癌变过程中的发生和发展密切相关，是胃癌发生的早期基因改变之一。

3. *c-myc* 基因　对细胞的有些分裂能力起调节作用，胃癌癌前病变中 *c-myc* 基因表达有依肠化、不典型增生及癌的次序递增趋势。*c-myc* 基因激活发生在癌前病变的早期阶段，故其表达的检测可推测癌前病变的预后。

4. *c-erbB2* 基因　有些胃癌基因的表达与胃癌组织类型有关，在胃管状腺癌常发生该基因扩增，且伴有 *c-erb* 蛋白过度表达。

（二）抑癌基因

1. *p53* 基因　是研究最广泛的抑癌基因，在人类肿瘤，如肺、膀胱、乳腺、结肠、肝、胃、食管、骨、脑、前列腺及淋巴系统等肿瘤中发现 *p53* 基因突变发生率约为50%～60%，各期胃癌都可发生 *p53* 基因突变，但以晚期及转移者多见，可高达83%，故亦为判断预后有效指标。

2. *Rb* 基因　为一经典的抑癌基因，参与细胞周期的调控，现已发现胃癌组织和细胞中均存在 *Rb* 基因的缺失与重排，同时确定有 *Rb* 基因异常的均为黏液癌。

3. *p16*　为肿瘤抑制基因，在多种癌肿中可有 *p16* 基因缺失或突变，故在肿瘤发生过程中起重要体用，有学者报道胃癌组织中存在 *p16* 基因缺乏，且缺乏多见于低分化有淋巴结转移的进展期胃癌，故 *p16* 基因缺乏是胃癌的晚期表现。

4. *MCC* 基因　*MCC* 基因即结直肠癌突变基因（mutated incolorectalcancer），同 *APC* 基因一样也位于5q21，仅与 *APC* 基因相隔150kb。研究者采用细胞分选技术检测异倍体胃癌细胞 *MCC* 基因 *LOH*，发现7例信息个体均存在 *LOH*，认为 *MCC* 基因 *LOH* 是胃癌最常见的基因改变之一；多数文献报告 *MCC* 基因 *LOH* 总是伴有 *APC* 基因 *LOH*，是胃肠肿瘤发生的早期改变；亦有研究表明，在肠化生异型增生和胃癌中有 *MCC* 基因 *LOH*，胃癌组织 *MCC* 基因 *LOH* 率为31.3%，胃肠两型胃癌 *MCC* 基因 *LOH* 率无显著差别，*MCC* 基因可能在胃癌的早期发生阶段起作用。

5. *DCC* 基因　定位于染色体18q21。*DCC* 基因在胃肠肿瘤中的缺失率为40%～70%左右，主要出现于中晚期肿瘤，并与临床预后相关研究发现在肠化生及异型增生组织中 *DCC* 基因 *LOH* 检出率分别为4.3%和12.5%，胃癌为43.1%，*DCC* 基因 *LOH* 率及mRNA表达丢失（LOE）率随着肿瘤体积增大、浸润深度增加及淋巴结转移而增高，临床Ⅲ、Ⅳ期胃癌组 *DCC* 基因 *LOH* 率显著高于Ⅰ、Ⅱ期，提示 *DCC* 基因可能与胃癌的进展相关。

6. *APC* 基因　*APC* 基因最初是在结肠腺瘤性息肉患者中发现的，并以此命名。*APC* 基因定位于染色体5q21－22。对胃腺瘤研究表明，*APC* 基因突变率为20%，说明同大肠腺瘤发生的分子机制相似，*APC* 基因突变在胃腺瘤向癌转变过程中可能起重要作用，胃癌组织中 *APC* 基因突变率为20%～40%，杂合缺失率在30%～60%左右，先用流式细胞仪分选胃癌细胞，然后检测胃癌细胞 *APC* 基因改变，发现胃癌 *APC* 基因 *LOH* 率为86%，*APC* 基因 *LOH* 既可见于分化型胃癌，又可见于未分化癌，既可见于早期癌，又可见于晚期癌，*APC* 突变将引起编码蛋白异常，进一步导致细胞的黏附、生长、分化、增生及凋亡的重要改变。

此外，*del－2* 基因主要位于细胞核膜、内质网及线粒体，为一种细胞凋亡抑制基因，其表达可在缺乏生长因子的状态下抑制细胞程序性死亡，该基因表达存在于65%的伴肠化的CAG和81%的不典型增生上皮中，这种基因蛋白的表达在癌变早期的发生和（或）促进阶段起作用。故凋亡抑制基因在胃癌前病变中出现，说明凋亡调节障碍，可能是癌发生的早期关键因素。

参 考 文 献

[1] 叶任高 陆再英. 内科学. 第6版. 北京：人民卫生出版社，2004

[2] 郑之田. 胃肠病学. 第3版. 北京：人民卫生出版社，2006

[3] 刘文忠.幽门螺杆菌研究进展.上海：上海科学技术文献出版社,2001

[4] 萧树东.消化系统疾病基础与临床进展.上海：上海科学技术文献出版社,2005

[5] 夏时海.胃癌的分子生物学研究进展.武警医学院学报,2004,13(12)：130—135

[6] JP2蒋昌龙,张庆华.胃癌分子生物学进展.国外医学·肿瘤学分册,2005,32(4)：295—297

[7] 严律南.活体肝移植的现状与展望.中国普外基础与临床杂志,2007,14(2)：128—131

[8] Malinchoc M, Kamath PS, Gordon FD,et al . A model to predict poor survival in patients undergoing transjugular intrahepatic portosystemic shunts [J]. Hepatology,2000;31(4)：864

[9] Hayashi PH, Forman L, Steinberg T, et al. Model for endstage liver disease score does not predict patient or graft survivalin in living donor liver transplant recipients [J]. Liver Transpl,2003,9(7)：737

[10] Williams RS, Alisa AA, Karani JB. Adult to adult living donor liver transplant：UK experience [J]. Eur J Gastroenteral Hepatol, 2003,15(1)：7

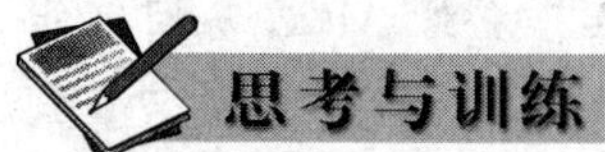

思考与训练

一、单项选择题

1. 慢性胃窦炎最常见的病因是 （　　）

A. 消炎药物　　B. 胆汁反流　　C. 幽门螺杆菌感染

D. 吸烟　　E. 酗酒

2. 消化性溃疡发病中损伤黏膜的侵袭力主要是指 （　　）

A. NSAID　　B. 胃酸和胃蛋白酶　　C. 胰酶

D. 乙醇　　E. 胆盐

3. 抗幽门螺杆菌感染的根除方案不正确的是 （　　）

A. 质子泵抑制剂＋克拉霉素＋阿莫西林

B. 质子泵抑制剂＋克拉霉素＋甲硝唑

C. 质子泵抑制剂＋阿莫西林＋甲硝唑

D. 果胶铋＋阿莫西林＋甲硝唑

E. 果胶铋＋质子泵抑制剂＋甲硝唑

4. 关于早期胃癌的叙述,下列哪项是正确的？ （　　）

A. 病变仅累及黏膜层

B. 病变局限于黏膜层和黏膜下层

C. 病变仅达浅肌层

D. 无肝、肺、脑等远处转移

E. 癌肿直径小于1cm

5. 促进患者腹水形成最主要的内分泌激素是 （　　）

A. 雄激素　B. 雌激素　C. 醛固酮
D. 前列腺素　E. 心钠素

6. 肝硬化腹腔积液患者的进水量限制在每天　(　)
A. 500ml 左右　B. 750ml 左右　C. 1000ml 左右
D. 250ml 左右　E. 1500ml 左右

7. 胃腺癌最常发生在　(　)
A. 贲门部　B. 胃体大弯　C. 胃体小弯
D. 胃窦部　E. 全胃

8. 男性，52 岁，肝硬化 5 年，近 2 年便秘，1 月前钡剂灌肠检查正常，钡剂造影示食道静脉曲张，5 天前排新鲜血便。其血便最可能的原因是　(　)
A. 痔　B. 直肠息肉　C. 早期结肠癌
D. 溃疡性结肠炎　E. 慢性结肠炎

9. 男性，56 岁，肝硬化腹腔积液，24 小时尿钠 11mmol(正常 130～261mmol)，24 小时尿钾 117mmo(正常 151～102mmol)。选择何种利尿剂较好？　(　)
A. 氢氯噻嗪(双氢克尿噻)　B. 依他尼酸　C. 旋内酯(安体舒通)
D. 呋噻米　E. 氯塞酮

10. 排除其他疾病后，AFP 诊断原发性肝癌的标准是　(　)
A. AFP＞500μg/L 持续 2 周
B. AFP＞500μg/L 持续 4 周
C. AFP＞200μg/L 持续 4 周
D. AFP＞200μg/L 持续 6 周
E. AFP＞100μg/L 持续 2 周

11. 男性，58 岁，肝硬化 3 年，呕血、黑便 4 天。急诊输血、补液治疗，无意识障碍。患者既往有多次肝昏迷。为预防肝性脑病的发生，首先应采取的措施是　(　)
A. 输血，补液治疗　B. 给予保肝药　C. 预防应用抗生素
D. 灌肠导泻，清除积血　E. 预防性应用精氨酸

12. 男性，49 岁，上腹痛，反酸，内镜检查发现胃十二指肠多发性溃疡。抑制胃酸治疗效果不佳。尚需进一步做哪项检查？　(　)
A. 幽门螺杆菌　B. X 线钡餐　C. 维生素 B_{12} 吸收试验
D. 血清促胃液素　E. 血清壁细胞抗体

13. 女性，35 岁，近 2 天黑便，量不多。查体：神志清，BP13.3/9.3kPa(100/70mmHg)，心率 78 次/分，胃镜检查为十二指肠球部溃疡，最佳的治疗是　(　)
A. 大量输液　B. 氨甲苯酸肌注　C. 奥镁拉唑静脉滴注
D. 去甲肾上腺素口服　E. 制酸剂口服

14. 男性，34 岁，4 年来常出现右上腹痛，午夜尤甚，疼痛放射至背部，先后曾发生 4 次上消化道大出血，胃肠钡餐检查未发现异常，体格检查仅右上腹压痛，以下最有可能的是　(　)
A. 胃癌　B. 慢性胃炎　C. 胃溃疡
D. 胃黏膜脱垂　E. 十二指肠球后溃疡

15. 肝硬化常出现全血细胞减少，其主要原因是 ( )
A. 营养吸收障碍 B. 经常出现上消化道出血 C. 脾功能亢进
D. 合并再生障碍性贫血 E. 因血容量增加而被稀释
16. 下列哪项不是门脉高压症的表现？ ( )
A. 腹水 B. 痔核形成 C. 脾肿大
D. 食道静脉曲张 E. 肝肿大
17. 目前诊断上消化道出血病因的首选检查方法是 ( )
A. X 线钡餐 B. 胃镜 C. 选择性腹腔动脉造影
D. 放射性核素扫描 E. 小肠镜
18. 消化性溃疡的典型表现是 ( )
A. 慢性经过，周期性发作，呈节律性疼痛
B. 周期性发作的无规律上腹痛
C. 反复出现并发症
D. 慢性经过的消化不良
E. 以上各点都是
19. 血清壁细胞抗体阳性，促胃泌素升高，应考虑 ( )
A. 浅表性胃炎 B. 多灶萎缩性胃炎 C. 胃溃疡
D. 胃息肉 E. 自身免疫性胃炎
20. 消化性溃疡出现下列哪种情况需要紧急手术治疗？ ( )
A. 合并幽门梗阻
B. 有反复上消化道大出血，现又出血
C. 伴胃酸减少
D. 大出血经内科治疗停止后，一天内又有大出血
E. 年龄大，病程长，疼痛反复发作

二、填空题

1. 慢性胃炎的确诊主要依靠________。
2. 慢性胃窦炎最常见的病因是________。
3. 提示萎缩性胃炎的病理改变主要为________。
4. 复合性溃疡是指________。
5. 消化性溃疡的命名是由于________。
6. 抑制胃酸最有效的药物是________。
7. 大便潜血持续阳性多提示________。
8. 早期胃癌是指________。
9. 胃溃疡的好发部位是________。
10. 肠结核最好发部位是________。
11. 肝硬化合并自发性腹膜炎，其主要致病菌是________。
12. 消化道癌肿，最常见的是________。
13. 肝硬化患者出现全血细胞减少，最主要原因是________。

14. 治疗早期胃癌，首选的方法是____。
15. 肝性脑病患者以__________蛋白最适宜。
16. 我国急性胰腺炎的常见病因是____。
17. 诊断原发性肝癌特异性最强的标志物是________________________________。
18. 消化道大出血是指短时间内出血量多于________________________________。
19. 对急性胰腺炎早期诊断有重要意义的检验指标是_________________________。
20. 上消化道出血最常见的病因是____。

三、名词解释

1. 不典型增生　2. 功能性消化不良　3. 消化性溃疡　4. 肝肾综合征　5. 小肝癌

四、问答题

1. 试述能抑制胃酸的药物及其作用机制。
2. 何谓胃癌的癌前变化(癌前状态及癌前病变)?
3. 简述门脉高压症的主要临床表现。
4. 试述甲胎蛋白及血清酶谱对原发性肝癌的诊断价值。
5. 简述判断上消化道出血是否持续的主要观察指标。

(王志勇)

第五章　泌尿系统疾病

泌尿系统包括以肾脏为主体的造尿器官和由输尿管、膀胱、尿道组成的排尿器官两大部分。其基本生理功能是排泄代谢废物，调节水、电解质和酸碱平衡及分泌激素，以利维持机体内环境的稳定。本系统疾病包括各种原发性与继发性肾小球、肾小管、肾间质、肾血管疾病、肾功能不全以及结石、结核、肿瘤、畸形等。结石、结核、肿瘤、畸形四类疾病已归入泌尿外科范畴。本章重点介绍慢性肾小球肾炎、IgA 肾病、肾病综合征、尿路感染及慢性肾功能衰竭等疾病。要求掌握疾病的诊断依据与治疗原则，了解疾病的流行病学、转归及预后及主要治疗措施。

第一节　慢性肾小球肾炎

一、概述

慢性肾小球肾炎(chronic glomerulonephritis，CGN)简称慢性肾炎，是指由多种病因引起的原发于肾小球的一组免疫性炎症性疾病，具有肾小球硬化、肾间质瘢痕形成及肾体积缩小等形态学特点及病程长、缓慢进展、不同程度的蛋白尿、血尿、管型尿、水肿、高血压及肾功能损害等临床特点。病理分类上国内以系膜增殖性肾炎为常见，其次是局灶节段性肾小球硬化、膜增殖性肾炎和膜性肾病。多发生于青壮年，20～40 岁为最多见，男女之比为(2～3)∶1。病程常迁延不愈＞1 年以上，多数预后差，目前仍是我国慢性肾功能衰竭(CRF)最常见的病因，约占 50%。

CGN 仅少数由急性肾小球肾炎发展而来，绝大多数由病理类型决定其病情必定迁延发展，起病即属慢性肾炎，与急性肾炎无关，如 IgA 肾病、非 IgA 系膜增生性肾炎、局灶性肾小球硬化、膜性增生性肾炎、膜性肾病等。一般认为主要发病机制仍为免疫介导性炎症，但在其病变慢性化进展中，除了免疫炎症因素外，非免疫非炎症因素也占有一定地位，如病程中出现高血压导致肾小球内高压，持续性蛋白尿导致细胞外基质积聚以及肾功能不全时残存肾单位代偿导致肾小球高滤过，均可促进肾小球硬化和肾间质纤维化。

二、诊断依据

(一) 临床表现

1. 一般特点

(1) 起病缓慢、病情迁延、时重时轻。

(2) 早期可表现为头昏、乏力、食欲不振、精神差等非特异性全身性症状。肾功能逐步减退，后期可出现贫血、视网膜病变和尿毒症。

(3) 病程中可因上呼吸道感染等诱发急性发作，出现类似急性肾炎的表现，部分病例可有自动缓解期。

(4) 少数患者可由急性肾炎迁延不愈或隐匿性发展所致。

2. 主要表现

(1) 水肿：程度不一、时重时轻。主要与低蛋白血症、球-管失衡相关，继发性醛固酮增多和心力衰竭为加重因素。

(2) 高血压：部分患者以高血压为首发或突出表现，多为持续性中、重度高血压。常伴有眼底改变(动脉硬化Ⅱ～Ⅲ级)。持续性高血压是重要的非免疫性肾损因素，可致肾功能恶化、肾小球硬化。

(3) 肾功能不全的表现：随着肾功能损害的病程进展，逐步累及多器官系统而出现贫血、出血倾向，恶心、呕吐、腹痛、腹泻，咳嗽、呼吸困难，头痛、烦躁、抽搐、意识或精神障碍等。其肾功能可因低血容量、感染、应用肾毒性药物、电解质紊乱、持续性高血压等可逆因素的作用而进行性恶化，表现为尿毒症，称慢性肾脏病基础上的急性肾衰竭(acute on chronic)。

(二) 辅助检查

1. 尿常规　尿比重低，常固定在1.010左右。尿蛋白定性多为微量～＋＋＋不等，定量常在1～3g/d。尿中常有红细胞及管型(颗粒管型、透明管型)。急性发作期有明显血尿或肉眼血尿。

2. 血液检查　常有轻、中度正色素性贫血，红细胞及血红蛋白成比例下降，血沉增快，可有低蛋白血症，一般血清电解质无明显异常。

3. 肾功能检查　肾小球滤过功能减退，表现为内生肌酐清除率降低，血尿素氮及肌酐升高。肾小管功能减退，表现为夜尿多、尿比重及尿渗透压降低。

4. B超　提示慢性肾实质损害(双肾体积缩小、皮质变薄、皮髓质分界不清、皮质回声增强)

5. 肾活检　有助于确立病理类型及病变的严重程度，对指导治疗、判断预后有重要意义。

(三) 诊断要点

凡具备典型肾炎综合征表现，病情迁延不愈达1年以上或具有慢性肾实质损害的声像学证据，且能排除其他肾脏病及全身性疾病肾损害时，诊断即可成立。为了指导治疗、判断预后，应力争作出病理诊断。

三、转归及预后

CGN由于其病理变化决定其病情常迁延不愈，病变缓慢进行性发展，最终导致肾小球硬化、肾间质纤维化而出现CRF。但其病变进展速度的个体差异很大，预后的影响因素也较多，病理类型至关重要，病程中是否重视保护肾功能及治疗是否恰当也与预后密切相关。此外，高血压、蛋白尿、高脂血症等重要的非免疫性肾损因素是否得到理想控制，各种导致肾功能进行性恶化的“可逆因素”是否得到有效避免和及时去除等均是影响愈后的重要因素。

四、治疗原则与主要措施

(一) 治疗原则

1. 设法防止或延缓肾功能进行性减退。

2. 改善或缓解临床症状。

3. 积极防治严重并发症。

(二) 主要措施

1. 一般性治疗　凡水肿、高血压、大量蛋白尿、肾功能损害者均应适当休息，以减轻活动导致肾缺血加重肾功能损害。同时避免受寒与感冒，不使用肾毒性药物。水肿和高血压者应限制盐的摄入(<3g/d)。出现肾功能不全氮质血症者应给予低蛋白、低磷高热量饮食，并辅以必需氨基酸(EAA)或 α-酮酸治疗(详见本章第五节)。

2. 控制高血压　近年研究证实，24 小时持续、有效地控制高血压，对保护靶器官、降低靶器官严重并发症(心衰、肾衰、脑血管意外)和病死率具有重要作用。CGN 患者为达到保护肾功能的目的，其降压目标与蛋白尿有关，即尿蛋白<1g/24h 者，BP 应≤130/80mmHg；反之，BP 应≤125/75mmHg。常用降压药物有利尿剂/钙通道阻滞剂(CCB)/血管紧张素转换酶抑制剂(ACEI)/血管紧张素Ⅱ受体阻滞剂(ARB)/β-受体阻滞剂(β-B) 等(具体用法及注意事项详见本章第五节)。一般原则是轻度高血压(140～159/90～99mmHg)给予休息、限盐、利尿剂治疗；中度高血压(160～179/100～109mmHg)休息、限盐、利尿剂＋降压药治疗；重度高血压(≥180/110mmHg)休息、限盐、利尿剂＋两种以上降压药。

3. 减少蛋白尿　蛋白尿尤其大量蛋白尿也是重要的非免疫性肾损因素。研究证实，尿蛋白重吸收后可激活近曲小管上皮细胞，导致转化生长因子-β(TGF-β)等系列促炎症、促纤维化因子释放，引起肾小球系膜细胞和间质成纤维细胞增殖，致 ECM 增多，促进肾小球硬化和肾间质纤维化。已经证实 ACEI 和 ARB 可减少肾小球蛋白滤过，限制蛋白质的转运或抑制肾小管过度重吸收蛋白质后的激活反应，从而预防或逆转肾脏疾病的发展。

4. 降低高血脂　高血脂可导致肾小球内压力增高而影响肾功能，也可通过 LDL 受体介导系膜细胞的增殖，增加巨噬细胞趋化因子、黏附蛋白、氧自由基的产生等引起肾功能损害。因此，降脂治疗对延缓慢性肾脏病(CKD)病程进展是十分必要的。常用药物有辛伐他汀(舒降之)20mg 1 次/日、氟伐他汀 20～40mg 1 次/日或非诺贝特 100mg 3 次/日、苯扎贝特 200mg 3 次/日以及低分子肝素等。

5. 抗凝降粘治疗　现认为凝血与纤溶障碍在 CKD 发生与发展中起重要作用，多数 CGN 患者体内存在不同程度的高凝与高粘状态。常用药物有阿司匹林、潘生丁、低分子肝素、尿激酶、蚓激酶、蝮蛇抗栓酶等。

6. 糖皮质激素及细胞毒药物　CGN 是否应用尚存争议。目前认为以下情况可试用：

(1)肾脏体积正常、GFR 在正常的 50%左右、血沉增快、无明显贫血，而尿蛋白量较多者。

(2)病理类型为轻、中度系膜增殖性肾炎，系膜毛细血管性肾炎、早期膜性肾病，且尿蛋白较多者。

总之，CGN 的治疗是困难的，强调综合治疗。

第二节 IgA肾病

一、概述

IgA肾病(IgA nephropathy,IgAN)是一组多病因引起的在肾小球系膜区或伴毛细血管壁以IgA或IgA沉积为主的原发性慢性肾小球疾病。临床主要表现为肉眼或显微镜下血尿,可伴或不伴蛋白尿。约10%～15%患者呈现急性肾炎综合征表现,10%～20%患者表现为肾病综合征,少数患者可合并急性肾功能衰竭(ARF),10%～20%患者在10年内发展为CRF。迄今为止,IgAN的发病机制尚未完全阐明,近年研究比较一致的观点是IgA_1结构异常和遗传基因的多态性在其发病机制中占有极其重要的地位,IgAN多为免疫复合物疾病,但细胞免疫也参与发病。IgAN是世界范围内的一种常见肾小球疾病,其流行在不同国家与地区的差异很大,如亚太地区(日本、东南亚和澳大利亚等)和西欧地区(法国、意大利和西班牙等)本病分别占原发性肾小球疾病的20%～40%和10%～30%,而美国西部的印第安人居住区只占2%。一般而言,白人、黄种人明显高于黑人的发病率。IgAN也是我国最常见的原发性肾小球疾病,约占原发性肾小球疾病的39.6%,占我国终末期肾脏病的18.3%。青壮年高发,临床表现轻重不一,病理改变多样化,预后差距十分悬殊。

二、诊断依据

(一)临床表现

本病多发生于青少年,男女之比约为2∶1。起病前常有呼吸道或消化道或泌尿道感染史。临床表现形式多样复杂,轻重程度不一,但几乎所有患者均有肉眼或镜下血尿。根据临床表现不同,可将IgAN分为以下5种类型:

1. 反复发作肉眼血尿型 以反复发作的肉眼血尿为特点,发病年龄相对较轻,血尿发作3天内常有上呼吸道感染等诱因。

2. 无症状尿检异常型 临床症状很少或缺乏,尿检发现轻中度蛋白尿(<2.5g/d)和镜下血尿,病程隐匿,易被忽视,最终出现肾功能损害和高血压。

3. 肾功能不全伴(不伴)高血压型 肾功能不全伴高血压是主要临床表现,尿检存在血尿及蛋白尿或孤立性肉眼血尿。

4. 大量蛋白尿/或肾病综合征型 以大量蛋白尿、低蛋白血症、高脂血症、高度水肿为主要临床表现。

5. 血管炎型 此型病情危重,短期内肾功能进行性恶化,常需透析治疗,肾功能多难恢复。肾活检多呈弥漫性新月体形成。

(二)辅助检查

1. 尿常规 蛋白尿一般不重,但约15 %的病例可呈现大量蛋白尿。尿沉渣检查红细胞尿几乎占100%,亦可见白细胞尿及管型尿。尿红细胞形态检查符合肾小球源性血尿特点。

2. 血清免疫学 ① 约有40%的患者IgA升高;② IgA类风湿因子(IgA-RF)可呈阳性;③ IgA-纤连蛋白聚合物(IgA-FN)可呈阳性;④ IgA型免疫复合物亦可增高。

3. 肾功能 可有不同程度的减退,主要表现为内生肌酐清除率降低,血尿素氮和血肌酐缓慢增高。

4. 病理检查 光镜示系膜细胞增生,系膜基质增多,系膜区增宽。免疫荧光镜检可见肾小球系膜区或伴毛细血管壁有以IgA为主的免疫球蛋白呈颗粒样或团块样沉淀(见彩图2-5-1,2)。

(三) 诊断要点

本病诊断依靠肾活检标本的免疫病理学检查,即肾小球系膜区或伴毛细血管壁有以IgA为主的免疫球蛋白呈颗粒样或团块样沉淀。同时必须排除肝硬化、过敏性紫癜、系统性红斑狼疮等所致继发性IgA沉积的疾病。

三、转归及预后

目前大多数研究认为IgA肾病并非一良性病变,经过30余年的研究,人们发现本病呈慢性进展经过,从发现本病追踪20年以上,约20%~40%的患者可进展到CRF。本病已经成为引起终末肾衰特别是青壮年患者最常见的病因之一。影响本病预后的主要因素有:① 男性患者,起病年龄较大者预后差。② 蛋白尿程度重者预后较差。③ 有高血压,特别是难以控制的严重高血压者预后差。④ 肾功能减退者(血肌酐≥130μmol/L)预后差。⑤ 肾脏病理变化严重者预后差。

四、治疗原则与主要措施

(一) 治疗原则

控制高血压,减少蛋白尿,预防并发症,保护肾功能。

(二) 主要措施

到目前为止,尚无可将沉积的IgA从肾小球系膜区清除的有效办法,大多数治疗手段均是直接针对IgA沉积后导致的免疫和炎症反应。IgAN的治疗应根据患者的临床表现和病理分型的不同而有所不同。

1. 单纯性血尿伴或不伴微量蛋白尿(尿蛋白<1g/d) 肾脏病理改变多为轻度系膜增生或轻微病变,部分反复发作的镜下血尿者,常有一定的自限性。因此,一般无需特殊治疗。但应尽量避免劳累、预防感冒和避免使用肾毒性药物,并进行随访观察。对于部分扁桃体反复感染者,应行扁桃体切除术,以减少肉眼血尿的发生,降低血IgA水平,部分患者可减少蛋白尿,保护肾功能。

2. 大量蛋白尿或肾病综合征型 肾脏病理改变多为重度系膜增生、局灶节段性硬化,少数伴有新月体形成。对于此类患者的治疗,应按照肾病综合征处理,尽早联合应用糖皮质激素和细胞毒药物如环磷酰胺治疗(具体用法见本章第三节)。同时使用RAS系统抑制剂ACEI和(或)ARB类药物减少尿蛋白,控制高血压,延缓肾功能恶化。

3. 快速进展的IgAN 肾脏病理改变多为大量新月体形成,临床多表现为急进型肾小球肾炎,肾功能常急剧恶化。对此类患者应立刻按照急进性肾小球肾炎予以强化治疗(甲泼尼龙或环磷酰胺冲击、抗凝降粘等治疗)。如已达到透析指征,应配合透析治疗。

4. 缓慢进展的 IgAN　肾脏病理改变多为弥漫性系膜增生,少见部分肾小球硬化,偶见新月体形成。临床上常有高血压、蛋白尿>1g/d、肾小球滤过率降低等表现。对于此类患者可参照慢性肾小球肾炎治疗原则,以延缓肾功能损害的病程进展为主要治疗目的。应用 ACEI 或(和)ARB 控制高血压、降低蛋白尿是治疗本病的基石。此外,可依病情需要选用潘生丁、阿司匹林、雷公藤多甙、霉酚酸酯、来氟米特、鱼油、氟伐他汀等药物治疗。

最新的循证医学证据表明,糖皮质激素对于尿蛋白>1g/d、而肾功能正常的患者具有降低蛋白尿及防止肾功能恶化的作用;对肾功能不全、血肌酐>240μmol/L 的患者,糖皮质激素联合细胞毒药物治疗可以明显地延缓肾功能恶化。为此,目前倾向认为,对于表现为慢性肾小球肾炎的 IgAN,治疗应更加积极;但这一观点尚待更多临床研究证实。

第三节　肾病综合征

一、概述

肾病综合征(nephrotic syndrome,NS)是指各种肾脏疾病引起肾小球毛细血管壁对蛋白质的通透性增加所致的一组具有大量蛋白尿(>3.5g/d)、低白蛋白血症(<30g/L)、高脂血症(血清胆固醇>6.5mmol/L)、高度水肿等表现的临床症候群。

临床上将其分为原发性、继发性和先天性三大类。原发性 NS 是指原始病变发生在肾小球的疾病所引起者,临床上的急性肾小球肾炎、急进性肾小球肾炎、慢性肾小球肾炎等都可在疾病过程中出现 NS。病理学上的微小病变肾病、系膜增生性肾炎、膜性肾病、肾小球局灶节段性硬化、系膜毛细血管性肾炎等都可表现为 NS。继发性 NS,即继发于全身性疾病者,病因广泛而复杂,如糖尿病性肾病、系统性红斑狼疮肾炎、过敏性紫癜肾炎、肾淀粉样变、肿瘤(如多发性骨髓瘤、淋巴瘤、各种实体脏器肿瘤)、感染(病毒、细菌、原虫等)及其他(如先兆子痫、肾静脉血栓形成、肾动脉狭窄、反流性肾病等)均可引起 NS。引起先天性或遗传性 NS 的常见疾病有 Alport 综合征、Fabry 病、指甲-髌骨(nail-patella)综合征、先天性(芬兰型)NS 及镰状细胞病等。

二、诊断依据

(一) 临床表现

1. 水肿　NS 的水肿程度轻重不一,以组织疏松处最为明显。常出现于眼睑及下肢,严重者可全身水肿或见胸腔、腹腔,甚至心包积液。NS 高度浮肿主要与大量蛋白尿引起的血浆胶体渗透压降低及其所导致的有效血容量减少密切相关。

2. 低白蛋白血症与营养不良　NS 时,大量蛋白质从尿中丢失,当进入体内及肝脏合成的蛋白质不足代偿其丢失时,血液中蛋白质降低而形成低蛋白血症,由于尿中丢失的蛋白质主要是白蛋白,因此其特点主要是白蛋白降低,即低白蛋白血症。低蛋白血症时常伴发营养不良,主要表现为毛发稀疏、干脆与枯黄、皮肤苍白、肌肉消瘦和指甲有白色横行的宽带(Muchreke 线)等。此外尚可出现甲状腺功能低下(甲状腺结合球蛋白丢失)、低钙血症(维生素D结合球蛋白丢失)、缺铁性贫血(转铁蛋白丢失)及补体系统B因子缺乏(B因子丢失)等临床表现。

3. 高血压　成人NS患者约20%～40%有高血压,水肿明显者约50%出现高血压。通常为中度高血压,常在160～179/100～109mmHg之间。大多为容量依赖性高血压,少数为肾素依赖性高血压。

4. 高凝状态　NS患者多数处于高凝状态,可并发血栓形成,如肾静脉血栓形成、下肢深静脉血栓形成等,也可使肾功能恶化。目前认为,NS患者的高凝状态主要与免疫复合物诱发血小板集聚、红细胞集聚、凝血因子Ⅻ被激活、高脂血症致血液黏滞度增加相关。此外,治疗过程中过度使用糖皮质激素和利尿剂也可使高凝状态更趋严重。

5. 继发感染　NS患者常继发呼吸道、泌尿道、皮肤及腹膜的感染,感染的致病菌可为细菌、病毒及真菌。感染常使NS病情恶化,肾功能损害加重或成为其死因之一。低蛋白血症及营养不良、免疫功能低下是患者易继发感染的主要原因。

6. 肾功能不全　NS患者由于肾间质水肿、低血容量等原因可并发急性肾功能衰竭,尤以微小病变型肾病和轻微肾病变者多见。病理上表现为局灶节段性肾小球硬化、膜性肾病和膜增殖性肾炎者近半数可在10～15年内发展为CRF。

(二)辅助检查

1. 尿液检查　尿常规检查除有大量蛋白(>3.5g/d)外,可有透明管型或颗粒管型或脂肪管型,也可见红细胞增多。此外,尿C3测定对NS的鉴别诊断、尿FDP测定对NS的类型及治疗方案的选择均具有一定的参考价值,尿溶菌酶检测对NS合并肾小管-间质病变的诊断有帮助。

2. 血生化检查　血清总蛋白、白蛋白均降低,白蛋白常小于30/L,血清胆固醇常大于6.5mmol/L,甘油三酯及磷脂也增高。血清肌酐、尿素氮、尿酸可有不同程度的增高。

3. 血清蛋白电泳　原发性NS的血清蛋白电泳特点是白蛋白降低,α_2、β球蛋白增高,γ球蛋白正常值低限或降低;继发性NS时白蛋白降低,α_2、β球蛋白增高不明显,γ球蛋白增高。

4. 免疫学检查　原发性NS时血清IgG常降低,继发性者血清IgG常增高。而急性肾小球肾炎、膜增殖性肾炎及狼疮性肾炎时血清C3常降低。

5. 肾活体组织检查　对NS患者肾组织的超微结构及病理学变化进行光镜、免疫荧光、电镜观察,从而作出组织形态诊断,用以指导治疗,判断预后。

(三)诊断要点

凡符合以下条件者,NS即可诊断:① 大量蛋白尿(>3.5g/d);② 低白蛋白血症(<30g/L);③ 高脂血症(血清胆固醇>6.5mmol/L);④ 高度水肿。

其中第①、②项为诊断的必备条件。有条件者应力争做出病理诊断,NS可表现为微小病变、系膜增殖性肾炎、膜性肾病、局灶节段性肾小球硬化、膜增殖性肾炎、新月体肾炎等多种病理类型。

三、转归及预后

NS转归及预后的个体差异很大,其决定因素主要有:

1. 临床表现　长期得不到控制的大量蛋白尿、高血压及高血脂均可促进肾小球硬化、肾间质纤维化，导致肾功能损害，直至肾衰竭；此外，反复感染、血栓栓塞者预后也差。

2. 病理类型 微小病变型肾病、轻中度系膜增生性肾炎及早期膜性肾病预后较好；膜增殖性肾炎、重度系膜增生性肾炎、晚期膜性肾病、局灶节段性肾小球硬化、新月体肾炎等预后差。

四、治疗原则与主要措施

(一) 治疗原则

减少蛋白尿，控制高血压，降低高血脂，防治并发症，保护肾功能。

(二) 主要措施

1. 一般治疗 有严重水肿、高血压、肾功能损害者应卧床休息。对高血压、水肿、心衰者应给予低盐饮食(<3g/d)，同时限制水分的摄入；高脂血症者应多吃富含多聚不饱和脂肪酸(如植物油、鱼油)和富含可溶性纤维(如燕麦、米糠、豆类)的食物，少进食富含饱和脂肪酸(动物油脂)的食物。NS患者虽有低蛋白血症，但因高蛋白饮食可致肾小球高滤过，加重蛋白尿，导致肾功能损害，故不主张给予高蛋白饮食，而给予正常量[0.8～1.0g/(kg·d)]蛋白质饮食，为了保护肾功能，现主张动物与植物蛋白各占50%为宜。

2. 抑制免疫与炎症反应治疗

(1) 糖皮质激素(简称激素)：主要通过抑制炎症反应、抑制免疫反应、抑制醛固酮与抗利尿激素分泌，影响肾小球滤过膜通透性等综合作用而发挥利尿、减少蛋白尿的作用。糖皮质激素对NS的疗效在很大程度上取决于其病理类型，一般认为微小病变肾病的疗效最为肯定。

激素的用法及不良反应：首治剂量一般为泼尼松1mg/(kg·d)，儿童1.5～2mg/(kg·d)。治疗8周后，有效者应维持应用，并逐渐减量，一般每1～2周减原剂量的10%～20%，剂量越少，递减的量越少，速度越慢。激素的维持量和维持时间因病例不同而异，以不出现临床症状而采用的最小剂量为度，以低于15mg/d为满意。在维持阶段有体重变化、感染、手术和妊娠等情况时调整激素用量。经8周以上正规治疗无效病例，需排除影响疗效的因素，如感染、水肿所致的体重增加和肾静脉血栓形成等，应尽可能及时诊断与处理。对口服激素治疗反应不良，高度水肿影响胃肠道对激素的吸收，全身疾病(如系统性红斑狼疮)引起的严重NS以及病理上有明显的肾间质病变、小球弥漫性增生、新月体形成和血管纤维素样坏死等改变的患者，可予以静脉激素冲击治疗。冲击疗法的剂量为甲泼尼龙0.5～1g/d，疗程3天。激素的主要不良反应有感染、出血、药源性糖尿病、高血压、心衰、骨质疏松及股骨头无菌性缺血性坏死等。

(2) 细胞毒药物：激素治疗无效，或激素依赖型或反复发作者，因不能耐受激素的副作用而难以继续用药的NS可以应用细胞毒药物治疗。如无激素禁忌，一般不首选或单用此类药物治疗。

目前临床上常用的此类药物中，环磷酰胺(CTX)和苯丁酸氮芥疗效最可靠。CTX的剂量为2～3mg/(kg·d)，分1～2次口服或200mg/次，隔日静脉注射，剂量达6～8g为一疗程；当累积总量超过300mg/kg时易发生性腺毒性。苯丁酸氮芥0.1～0.3mg/(kg·d)，分3次口服，疗程3个月；当累积总量达7～8mg/kg时易发生毒性副作用。对狼疮性肾炎、膜性肾病引起的 NS 或难治性 NS,可运用 CTX 冲击治疗,剂量为 9～12mg/(kg·次),每月一次,连用 6 次,以后每 3 个月一次,持续 2 年。细胞毒药物的主要不良反应有:骨髓抑制、中毒性肝损害、胃肠道症状、性腺抑制(尤其男性)、出血性膀胱炎、脱发等。

(3) 环孢霉素 A(CyA):CyA 能选择性抑制 T 辅助细胞及 T 细胞毒效应细胞,近年已作为二线药物用于激素及细胞毒药物无效的难治性 NS 的治疗。治疗剂量为 3～5mg/(kg·d),分 2 次口服,服药期间应监测并使药物血浓度的谷值维持在 100～200ng/ml(全血,FPIA 法),一般在用药后 2～8 周起效,但个体差异很大,个别患者则需更长的时间才有效,见效后应逐渐减量,疗程一般为 3～6 个月。与激素和细胞毒药物相比,CyA 的最大优点是减少蛋白尿及改善低蛋白血症疗效可靠,不影响生长发育和抑制造血细胞功能。但肾、肝毒性常见,其肾毒性发生率在 20%～40%,长期应用可导致间质纤维化。由于该药价格昂贵,停药后易复发,且肝肾毒性常见,故不宜长期用此药治疗 NS,更不宜轻易将此药作为首选药物。

(4) 霉酚酸酯(MMF):MMF 能选择性抑制 T、B 淋巴细胞增殖及抗体形成,现也用以治疗激素及细胞毒药物无效的难治性 NS。常用量为 1.5～2.0g/d,分 1～2 次口服,共用 3～6 个月,减量维持半年。本药物无肝、肾毒性,偶有胃肠道反应及白细胞减少,孕妇及哺乳期妇女不宜使用。

(5) 雷公藤多甙:国内研究证实本药具有抑制免疫及系膜细胞增值的作用,并能改善肾小球滤过膜的通透性,减少蛋白尿。一般认为,对激素敏感的 NS,往往对雷公藤有良好的疗效。用法:20mg,每日 3 次口服。主要副作用有肝脏损害、血白细胞数减少、性腺抑制、皮疹等。

(6) 静脉滴注人丙种球蛋白(IVIG):其治疗作用机制为 IG 的 Fc 片断能竞争性封闭 Fc 受体,抑制免疫反应,大量 IG Fc 可抑制致炎性细胞因子及自身抗体的产生,并减轻免疫复合物的沉积。常用剂量为 0.2～0.4g/(kg·d),每日或隔日一次,连用 3～5 日。

3. 对症治疗

(1) 利尿消肿:对尿量减少、水肿明显者应限制水、盐摄入,同时合理选用利尿剂。通常当肾小球滤过率在 30ml/min 以上时,可首先联合应用噻嗪类利尿剂与潴钾利尿剂治疗,无效时可改用襻利尿剂;肾小球滤过率小于 30ml/min 时,其他利尿剂疗效十分有限,应首选对髓襻升支厚段钠、氯和钾的重吸收具有强力抑制作用的襻利尿剂如呋塞米(速尿)20～120mg/d 和布美他尼(丁脲胺)1～5mg/d,分次口服或静脉注射。由于 NS 患者常因低蛋白血症而致机体处于低血容量或亚临床低血容量状态,强力利尿剂的使用有可能导致肾功能损害,甚至引起急性肾衰竭,因此常在静脉输注人血白蛋白后应用襻利尿剂治疗。

(2) 纠正高凝状态:多数 NS 患者由于凝血因子改变而存在血液高凝状态,尤其当血浆白蛋白低于 20～25g/L 时,即有静脉血栓形成可能。目前临床常用的抗凝药物有:① 硫酸肝素或低分子肝素:常用硫酸肝素 50～100mg/d 静滴或分次肌注,连用 4 周为一疗程或低分子肝素 4000～5000U/d,每日一次皮下注射,连用 4 周。② 尿激酶(UK):直接激活纤溶酶原,导致纤溶。常用剂量为 6 万～10 万 U/d,加入 5%葡萄糖液 250ml 中静滴,每日一次,10 次为一疗程,间隔 7 日后可行下一疗程,共计 3 个疗程。③ 华法令:抑制肝细胞内维生素 K 依赖因子Ⅱ、Ⅶ、Ⅸ、Ⅹ的合成,常用剂量 2.5mg/d,口服。④ 抗凝治疗的同时可辅以抗血小板药治疗，如潘生丁 100～200mg/d，分 3 次口服或肠溶阿司匹林 100～300mg/d，分 1～3 次口服。抗凝治疗有出血危险，应加强对凝血功能的监测。

(3) 降低高血脂：近年来认识到高脂血症对肾脏疾病进展的影响，而一些治疗 NS 的药物如肾上腺皮质激素及利尿药，均可加重高脂血症，故目前多主张对 NS 的高脂血症使用降脂药物。可选用非诺贝特(fenofibrate)100mg，每日 3 次，或吉非罗齐(gemfibrozil)600mg，每日 2 次，或洛伐他汀(美降脂)20mg 每日 1 次，或辛伐他汀(舒降之)20mg，每日 1 次口服。降脂药物多有胃肠道不适和肝功能损害，应注意监测。

(4) 减少蛋白尿：持续大量蛋白尿是重要的非免疫性肾功能损害因素，减少蛋白尿可有效延缓肾功能损害的病程进展。目前常用 ACEI 和(或)ARB 治疗。

(5) 防治急性肾衰竭：NS 患者可因低血容量、肾间质水肿、肾静脉血栓形成、使用肾毒性药物、感染等因素而并发急性肾衰竭，应加强防治。主要防治原则包括：合理使用利尿剂、肾上腺皮质激素、纠正低血容量、纠正高凝状态和适时给予透析治疗等。

第四节　尿路感染

广义的尿路感染(urinary tract infection，UTI)是指尿路内有大量病原微生物繁殖而引起的尿路炎症，其病原微生物包括细菌(含结核杆菌)、病毒、真菌、衣原体、支原体、寄生虫等。而狭义的，通常所称的 UTI 则是指由细菌直接侵犯尿路所引起的非特异性炎症(不包括结核)。我国 UTI 的发病率为 0.91%，女性中为 2.3%，国外报道约 20%的女性在一生的某一时间会发生 UTI。UTI 是泌尿系统发病率最高的疾病，同时也是仅次于上呼吸道感染的内科常见多发病。主要临床表现有畏寒、发热、腰痛、膀胱刺激症状、脓尿和菌尿等。分为上尿路感染(肾盂肾炎)和下尿路感染(主要是膀胱炎)，单纯性 UTI 和复杂性 UTI。以下按狭义的尿路感染分述。

一、肾盂肾炎

(一) 概述

肾盂肾炎(pyelonephritis)是由致病菌直接侵入肾盂、肾盏和肾实质所引起的炎症性病变。它是内科常见病、多发疾病之一，临床上又将其称为上尿路感染。本病好发于 20～40 岁女性，男女发病之比为 1∶10，其中育龄妇女发病率最高。致病菌绝大多数为革兰阴性杆菌，以大肠杆菌最常见。主要感染途径是上行性感染，即致病菌由尿道上行入膀胱引起膀胱炎，继而沿输尿管向上蔓延至肾脏，导致肾盂肾炎。肾盂肾炎分为急性和慢性两种类型，慢性肾盂肾炎多由急性肾盂肾炎迁延不愈或反复发作演变而来。急性肾盂肾炎 90%以上均可迅速治愈，慢性者治愈则相对较困难。

(二) 诊断依据

1. 临床表现

(1) 急性肾盂肾炎：重者起病急骤，常有头痛、乏力、呕吐、寒战和发热；轻者无明显全身感染症状。常伴有尿频、尿急、尿痛和排尿时尿道口灼热感等尿路局部激惹症状、腰部不适或钝痛以及食欲下降、恶心、呕吐、腹痛、腹泻及腹胀等消化道症状。体检可有肾区压、叩痛，腹部上、中输尿管点压痛。

(2) 慢性肾盂肾炎：大多数慢性肾盂肾炎患者，缺乏尿路感染的症状和体征，而仅有持续菌尿症。部分患者可有不同程度的全身症状及尿路局部症状反复发作史。随着肾脏损害的进展，可有不同程度的多尿、夜尿增多、尿比重及渗透压下降等肾小管浓缩稀释功能减退及肾小管性酸中毒的表现，晚期可出现肾小球功能损害，发生高血压、贫血、氮质血症，直至尿毒症。

2. 实验室检查

(1) 尿液检查：① 尿常规：白细胞数增多(≥5 个/HP)，急性者可见大量白细胞，尿液外观多混浊，可呈脓尿。白细胞管型对诊断有重要意义。可伴镜下血尿，甚至肉眼血尿。尿蛋白多在(+)左右，定量≤1.5g/d。近年来认为应用 ELISA 法测定白细胞内乳铁蛋白代谢产物筛选白细胞尿是一种较为肯定的方法。② 尿细菌学检查：尿细菌培养和菌落计数对确定诊断有决定性意义。尿内菌落数$\geq 10^5$/ml，为有意义的细菌尿，有诊断意义；未经离心的尿液直接涂片镜检，若平均每个高倍视野≥1 个细菌，则提示菌落计数$\geq 10^5$/ml，也有诊断意义。此外，膀胱穿刺尿细菌培养，如有细菌生长，即有诊断意义。

(2) 肾功能检查：急性者肾功能多无改变。慢性者随病情发展，可出现尿比重及渗透压下降，尿钠、尿钾排出增多，代谢性酸中毒；尿少时血钾可增高，晚期出现肾小球滤过功能障碍，血清尿素氮及肌酐增高，内生肌酐清除率下降。

(3) 其他实验室检查：尿溶菌酶、β_2-微球蛋白和 N-乙酰-β-氨基葡萄糖苷酶(NAG)增高。尿抗体包裹细菌检查可呈阳性。急性者常有外周血白细胞数增加，核左移及 C-反应蛋白增加。

(4) 特检：肾脏 B 超、静脉肾盂造影、CT 等检查可了解尿路系统有无结石、梗阻、畸形、肿瘤、肾下垂等复杂情况。如发现双肾不对称体积缩小，肾皮质有局灶性粗糙的瘢痕形成及肾盂肾盏变形，对诊断慢性肾盂肾炎有决定性意义。

3. 诊断要点

肾盂肾炎诊断的确立常不能单纯依靠临床表现，而应依靠实验室检查，尤其是尿细菌学检查。在确立真性细菌尿的前提下，依据突出的发热(>38℃)、腰痛及肋脊角或肾区压、叩痛等全身表现，血白细胞数及 C-反应蛋白增加，尿白细胞管型以及尿溶菌酶、β_2-微球蛋白和 NAG 增高，即可确立急性肾盂肾炎的诊断；依据双肾不对称体积缩小，肾皮质局灶性粗糙的瘢痕形成及肾盂肾盏变形，可确诊慢性肾盂肾炎。

(三) 转归及预后

急性肾盂肾炎如能及时彻底治疗，大多数可以治愈；如治疗不彻底或尿路梗阻等复杂性尿感因素未消除，则易反复发作而转为慢性。有严重尿路阻塞时，可引起肾盂积水或肾盂积脓。慢性肾盂肾炎病程较长，及时合理治疗，可控制病变发展，肾功能可以得到代偿，不致引起严重后果。若病变广泛并累及双肾者，晚期可引起高血压和肾功能衰竭等严重后果，因此去除诱因和早期彻底治疗非常重要。

(四) 治疗原则与主要措施

1. 治疗原则

(1) 急性肾盂肾炎：消灭病原体，控制症状，去除诱因，防止复发。

(2) 慢性肾盂肾炎：去除易感因素，消灭致病菌，减轻肾组织损伤，保护肾功能。

2. 主要治疗措施

(1) 急性肾盂肾炎：

1) 一般治疗：补液及对症治疗。

2) 根据菌种和药敏试验选用抗菌药：① 由于大多数患者(70%)为大肠杆菌感染，故无药敏结果时首选对革兰阴性杆菌有效、在尿中浓度高的药物治疗。常用药物有磺胺类、喹诺酮类、半合成青霉素、氨基甙类、头孢菌素类。② 重症患者(过高热、合并感染性休克或其他器官严重并发症者)需联合两种以上抗菌作用强、抗菌谱广的抗生素治疗。如第三代头孢菌素＋氨基糖甙类抗生素或半合成广谱青霉素＋氨基糖甙类抗生素，也可单用碳青霉烯类或加用氨基糖甙类抗生素。③ 多采用2周疗法，全身症状明显者可适当延长疗程。所选抗生素治疗后3日内无明显好转者，应另选有效抗生素治疗2周，然后复查尿培养。

3) 去除易感因素：如应用抗生素正规治疗症状得不到改善，脓尿或菌尿不消失，应积极寻找并治疗诱发肾盂肾炎的因素——易感因素，如解除尿路梗阻、治疗糖尿病等慢性病、纠正代谢紊乱等。

(2) 慢性肾盂肾炎：

1) 急性发作者按急性肾盂肾炎处理。

2) 对于有尿路梗阻及感染原因(如尿路结石、膀胱颈梗阻、盆腔感染等)者，应及时排除并针对病因治疗。

3) 抑菌疗法：慢性期在抗菌疗法无效时，可用抑菌疗法。具体方法：每晚睡前排空膀胱后服复方磺胺甲噁唑2片(或呋喃旦啶0.1g、氧氟沙星0.1g)连续6个月以上，约60%患者尿培养可阴转。此法费时长，应注意药物的毒副作用。

4) 积极保护肾功能，如减轻肾积水、减少蛋白尿、控制高血压等。

二、膀胱炎

(一) 概述

膀胱炎(cystitis)系病原微生物直接侵犯膀胱所引起的非特异性炎症，是尿路感染的一部分或尿路其他疾病的继发感染。膀胱炎可分为急性与慢性两种，两者可互相转化，急性膀胱炎得不到彻底治疗可迁延成慢性，慢性膀胱炎在机体抵抗力降低或局部病变因素加重时，又可转化成急性发作。

(二) 诊断依据

1. 临床表现及实验室检查

(1) 急性膀胱炎发病急骤，主要表现为突发的尿频、尿急、尿痛、脓尿和终末血尿，甚至全程肉眼血尿。严重者可出现类似尿失禁的表现。全身症状轻微，多不发热。

(2) 慢性膀胱炎症状与急性膀胱炎相似，但程度较轻，其特点是发病“慢”、炎症反应“轻”、病变部位“深”。

(3) 尿液常规检查可见白细胞尿、脓尿、血尿，尿细菌培养可有真性细菌尿。

2. 诊断要点

(1) 急性膀胱炎根据尿频、尿急和尿痛表现，尿液常规检查可见白细胞尿、脓尿、血尿，尿细菌培养发现真性细菌尿，短程抗菌疗法效果显著等特点，诊断不难。慢性膀胱炎多继发于泌尿生殖系统的其他疾病，应注意寻找引起感染持续或复发的原因。

(2) 慢性非特异性膀胱炎须与特异性膀胱炎相鉴别，如结核性膀胱炎、间质性膀胱炎、以及滴虫性、霉菌性膀胱炎等。

(三) 转归及预后

急性单纯性膀胱炎 90%以上可治愈，而有明显复杂性因素的慢性膀胱炎治愈率低，超过半数者治疗后仍有细菌尿及经常复发。但纠正易感因素后常可改善预后。

(四) 治疗

多饮水，勤排尿，碱化尿液。目前主张采用抗菌 3 日疗法，老年患者不论有无症状，均应采用 5～7 日疗法。常用药物同肾盂肾炎。疗程结束一周后应复查尿细菌定量培养。目前认为单剂抗菌疗法(如复方磺胺甲噁唑 6 片或氧氟沙星 0.6g，一次顿服)复发率甚高，一般不主张应用。

三、无症状性细菌尿

(一) 概述

无症状性细菌尿(asymptomaticbacteriuria)或称隐匿性尿路感染，是指在正确收集一个没有尿路感染症状的人的尿液样本里，其细菌数达一定的数量。无症状性细菌尿很常见，但根据不同年龄、不同性别以及是否存在泌尿生殖系异常等因素，其发生率也有很大区别。健康女性随着年龄的增长，其发生率也随着上升，女学生仅为 0～1%，孕妇可达 7%，而>60 岁的妇女可达 10%，>80 岁者则>20%；糖尿病女性的发生率为 8%～14%；健康青年男性罕见，但 60 岁以上的男性发生率高达 15%～40%，可能与前列腺增生引起的尿路梗阻和排尿功能障碍有关。慢性残疾、排尿功能障碍和内置排尿装置的患者发生率很高，脊髓损伤患者无论是采用间歇性导尿还是行尿道括约肌切开术并阴茎套引流，发生率均大于 50%；正在接受血液透析的患者发生率为 28%。长期留置尿管和长久置放输尿管支架的患者发生率几达 100%。细菌尿可来自膀胱或肾，致病菌多为大肠杆菌。

(二) 诊断要点

成人无症状性细菌尿的诊断治疗指南-2005(美国感染疾病协会)指出：无症状性细菌尿的诊断应以尽量小的污染所搜集的尿标本的培养为基础。

1. 对于妇女，连续 2 次晨尿标本分离出同种菌株，计数≥10^5 cfu/ml，可诊断。
2. 对于男性，单次清洁晨尿分离出 1 种细菌，计数≥10^5 cfu/ml，可诊断。
3. 无论性别，单次导尿标本分离出 1 种细菌，计数≥10^2 cfu/ml，可诊断。

(三) 转归与治疗

无症状性细菌尿是否需抗菌治疗，争议颇大。多数人认为以下情况需要抗菌治疗：

1. 妊娠妇女必须立即治疗；
2. 可能带来黏膜出血的泌尿外科介入检查或治疗的患者；
3. 并存膀胱输尿管逆流者；
4. 伴有尿路梗阻或结石者。

上述情况以外的成人无症状性细菌尿尚未被证明是有害的，故不主张进行抗菌治疗。

第五节　慢性肾功能衰竭

一、概述

各种原发或继发性肾脏疾病进行性发展，使受损肾单位相继硬化、纤维化，残存肾单位不断减少，使其代偿能力日趋下降，终致失代偿时所引起的以蛋白质代谢产物潴留为主，伴有水、电解质、酸碱失衡及多器官功能受累表现的一种临床综合征，称为慢性肾功能衰竭(CRF)。

国内外资料显示，CRF 的发病率和患病率在最近十几年来明显增高，据国际肾脏病协会统计，CRF 在自然人群中的年发病率为 98～198/100 万，经济发达国家更高，美国和日本的发病率分别达 802/100 万和 996/100 万。国内近年来的统计资料显示，慢性肾脏疾病(CKD)的年发病率约为 2‰～3‰，尿毒症的年发病率约为 100～130/100 万人口，且有逐年增加的趋势。CRF 病因众多，在我国其病因构成中仍以慢性肾小球肾炎为主，约占 50%～60%，但继发性肾脏病所致者逐年增多，尤以高血压肾小动脉硬化症、糖尿病肾病和狼疮性肾炎多见。而西方国家则以继发性肾脏病为主要原因，已经公认糖尿病和高血压是两大主要因素，约占 50%。近年来乙型肝炎病毒相关性肾炎导致的 CRF 日益引起国内外学者的关注。

按照肾小球滤过功能降低的进程，我国现将 CRF 分为四个阶段(而西方发达国家则沿用美国 K/DOQI 的分期方法将之分为五个阶段，本文从略)：

1. 肾功能不全代偿期（肾储备功能减退期）　约相当于 K/DOQI 的第 2 期，肾小球滤过率(GFR)降低，但 $>$ 50ml/min 以上，血清肌酐(Scr)$<$ 178μmol/L，血清尿素氮(BUN)$<$ 9mmol/L，临床无肾功能不全症状。

2. 肾功能不全失代偿期(氮质血症期)　约相当于 K/DOQI 的第 3 期，GFR 降至 50～25ml/min，Scr $>$ 178μmol/L，BUN $>$ 9mmol/L，临床出现轻度消化道症状、贫血、多尿和夜尿等。

3. 肾功能衰竭期(尿毒症期)　约相当于 K/DOQI 的第 4 期，GFR $<$ 25ml/min，Scr $>$ 445μmol/L，BUN $>$ 18mmol/L，临床出现水、电解质和酸碱平衡紊乱及多器官系统受累表现。

4. 尿毒症晚期(终末期)　约相当于 K/DOQI 的第 5 期，GFR $<$ 10ml/min，Scr $>$ 707μmol/L。以上临床表现更加明显。

二、诊断依据

(一) 临床表现

肾脏储备功能轻度减退患者，除原发基础疾病表现外常无症状，只有通过实验室检查才能发现肾功能不全。轻到中度肾功能不全患者，尽管 Scr 和 BUN 已明显升高，但症状仍不明显，常仅有轻度消化道症状、贫血、夜尿增多、倦怠、疲乏等。晚期患者则可出现水、电解质、酸碱平衡紊乱和多器官系统受累的临床表现。

1. 水、电解质和酸碱失衡表现

(1) 水代谢障碍：CRF 时水代谢障碍的特点是肾脏对水负荷变化的调节适应能力减

退。多尿、夜尿增多常致脱水，纠正脱水时又常因补液过多而造成水潴留，甚至发生水中毒；肾单位极度减少时，肾小球滤过率明显下降，因少尿而引起水肿。因此，CRF时必须密切观察和调整水的出入量。

(2) 钠代谢障碍：CRF时的钠代谢障碍，一方面可以继发于水代谢障碍而表现为血钠过高或过低，另一方面肾脏对钠平衡的调节适应能力降低。CRF时的肾脏由于氮质血症引起的渗透性利尿，以及体内蓄积的甲基胍对肾小管钠重吸收的抑制作用，常导致大量的钠离子随尿排出，而表现为“失盐性肾”。因此，如过分限制钠的摄入，可导致低钠血症；如钠摄入过多，超过健存肾单位对钠的代谢能力，可导致钠水潴留。

(3) 钾代谢障碍：CRF早期，由于尿量不减少，血钾可长期维持正常水平。但长期使用排钾性利尿剂、厌食、呕吐、腹泻等可导致低钾血症。CRF晚期，由于少尿、摄入富含钾的食物、输入库存血、酸中毒、感染等则可引起高钾血症。

(4) 钙磷代谢障碍：① 血磷增高：CRF晚期，由于肾小球滤过率极度下降，继发性甲状旁腺激素(PTH)分泌增多已不能使磷充分排出，故血磷水平显著升高。PTH的增多又加强溶骨活动，使骨磷释放增多，从而形成恶性循环，使血磷水平不断上升。② 血钙降低：CRF患者由于血磷升高、PTH作用、尿毒症毒素作用、肾体积减少及1,25-$(OH)_2VitD_3$产生不足或活性降低等常致低血钙。低血钙引起神经肌肉应激性增强，导致患者手足抽搐。

(5) 代谢性酸中毒：CRF时，当肾小球滤过率降至正常人的20%以下时，血浆中固定酸不能随尿排出，特别是硫酸、磷酸等在体内大量积蓄，即可出现明显的代谢性酸中毒，引起心律失常、心力衰竭、血压下降以及呼吸加深加快、嗜睡、昏迷等。

2. 多器官系统受累表现

(1) 消化系统：消化系统症状是CRF最早和最常见的表现，早期可表现为厌食、餐后饱胀感，随着肾功能损害的进展，逐步出现恶心、呕吐、腹泻、口腔炎、口腔黏膜溃疡、口臭带有氨味，甚至呕血、黑便等上消化道出血表现。

(2) 心血管系统：CRF患者50%死于心血管事件。CRF的心血管表现主要有：

1) 高血压：发生率几乎100%，为重要的非免疫性肾损害因素之一。常有CRF所致高血压的固有特征，即夜间生理性血压下降趋势消失，部分可为单纯性收缩期高血压。长期高血压的后果：增加肾小球过度滤过，加速肾小球硬化，促使CRF发展；促进动脉硬化，损害心脏，并发急性脑血管意外。

2) 尿毒症性心肌病及心力衰竭：是CRF最常见、最重要的死因。尿毒症性心肌病最突出的表现是左室肥厚和左室舒张功能下降，以及充血性心力衰竭、心律失常和缺血性心脏病。

3) 心包炎：是CRF患者病情危重及终末期表现。临床上常将其分为尿毒症性心包炎和透析相关性心包炎两类，前者常发生于透析前或透析刚开始时，与尿毒症本身代谢异常有关。后者与透析不充分、血小板功能低下、肝素作用以及免疫功能低下、反复病毒感染相关。其特点为：出现于维持性透析期间，积液多，症状明显，BUN和Cr虽有下降，而心包积液继续加重，且常呈血性。

(3) 造血系统：主要表现为贫血，出血倾向(鼻出血、牙龈出血、皮肤黏膜及胃肠道出血)。贫血为尿毒症的必备症状，常为正色素正细胞型贫血，HCT下降，贫血的主要原因为肾脏产生的促红细胞生成素减少；出血倾向主要是尿毒症毒素积聚，导致出血时间延长，血小板功能异常和血小板数量下降所引起。

(4) 呼吸系统：可表现为尿毒症性支气管炎、肺炎、胸膜炎等，其中以尿毒症肺炎最严重，且提示病情严重。尿毒症肺炎的临床表现一般并不显著，但严重者可表现为肺水肿。X线表现示间质性肺炎改变，表现为以肺门为中心的两侧对称性的弥漫性较淡阴影如蝴蝶状。

(5) 神经、精神系统：发生率很高，几乎100%。可出现一般性神经精神症状，如头昏、头晕、头痛、记忆力减退、注意力不易集中、判断错误、烦躁不安或抑郁等，脑病表现包括精神异常、癫痫样抽搐、昏迷等以及周围神经病变，如下肢远端袜套样分布的感觉丧失、麻木、不宁腿综合征、深反射迟钝或消失、肌肉无力等。

(6) 皮肤黏膜：患者可有尿毒症面容(面色深且萎黄，有轻度浮肿感)，皮肤黏膜失去光泽，干燥、脱屑、尿素霜形成及皮肤瘙痒、色素沉着、皮肤黏膜继发感染等。其中皮肤瘙痒是常见症状，有时难以忍受，常规透析通常不能改善，可能与继发性甲旁亢有关。

(7) 肾性骨病(又称肾性骨营养不良)：依其常见顺序排列包括：纤维性骨炎、肾性骨软化症、骨质疏松和骨硬化症。可有骨痛、行走不便和自发性骨折等表现。骨病的发生机制为钙、磷代谢紊乱→维生素D代谢障碍→继发性甲旁亢。据统计，肾性骨病患者有临床表现(骨痛、行走不便等)者不足10%，X线骨片异常者仅35%，而骨活组织异常者达90%，故早期诊断有赖于骨活检。

(8) 代谢紊乱：

1) 脂质代谢：GFR<10ml/min时，约50%患者血甘油三酯、极低密度脂蛋白浓度增高，但高密度脂蛋白、总胆固醇并无增高。

2) 糖代谢紊乱：尿毒症毒素可使外周组织对胰岛素的抵抗性加强，表现为空腹血糖增高，葡萄糖耐量试验下降，称为尿毒症性假糖尿病。

3) 蛋白质及氨基酸代谢：患者体内严重蛋白质不足，负氮平衡，低蛋白血症。必需氨基酸(EAA)/非必需氨基酸(NEAA)比值下降，伴组氨酸和酪氨酸下降。

(9) 内分泌代谢紊乱：

1) 肾内分泌的激素如血浆骨化三醇降低、促红细胞生成素降低，肾素水平增高或正常。

2) 肾内降解的激素如血PTH、胰岛素、胰高糖素、降钙素均可增多，并成为“毒素”。

3) 甲状腺激素如T_3、T_4、FT_3、FT_4下降，但TSH正常，表现为所谓的低T_3或低T_4综合征。

4) 性腺功能减退：男性性成熟延迟，睾丸萎缩，阳痿，性功能减退；女性月经不规则，不孕，闭经等。

(10) 免疫功能低下：表现为白细胞功能异常(粒细胞和淋巴细胞减少，中性粒细胞趋化、吞噬和杀菌能力下降)，易继发各种感染(尤其肺部和尿路)。

(二) 实验室检查

1. 血常规　红细胞数、血红蛋白和红细胞压积降低，且随肾功能损害程度而加重；白细胞数多正常，继发感染时增高；血小板降低，出、凝血时间延长，血沉增快。

2. 尿常规　比重低且固定(常在1.010左右)；晨尿渗透压多小于450mOsm/kgH_2O；可出现不同程度的蛋白尿、血尿、管型尿、红细胞或白细胞。终末期肾病时尿蛋白可为(－)。

3. 血生化　低蛋白血症，低钙高磷血症，钾、钠依病情而定。

4. 肾功能　Scr、BUN和尿酸增高，内生肌酐清除率下降，肾小管功能异常。

5. 其他检查　X线、B超、CT、肾图、肾活检等有助于病因诊断。上述检查中尤以B超在证实是否有慢性肾实质损害(包括双肾体积缩小、肾实质或皮质变薄、皮质回声增强及皮髓质结构分界不清)最为重要和适用。

6. 指甲肌酐(Ncr)检查　指甲肌酐测定是一项无创、简便的检查方法，其测定值反映3个月前血肌酐水平。对于隐匿起病或病史不详、肾脏大小正常的患者，指甲肌酐测定可了解3个月前的肾功能情况，其特异性达84%，可作为肾体积和肾实质厚度的弥补。

(三) 诊断要点

1. 诊断要点(典型)　典型者诊断不难，其依据如下：

(1) 有CKD史；

(2) 有多器官、系统受累的临床表现；

(3) 肾功能损害明显伴有代谢性酸中毒及电解质紊乱；

(4) 固定低比重尿及其他尿改变；

(5) 影像学有慢性肾实质损害的证据，如双肾体积对称性缩小、肾实质厚度<1.5cm、皮质回声增强及皮髓质结构分界不清；

(6) 指甲肌酐含量增高。

2. 诊断线索(不典型)　GRF常累及多器官系统，临床表现错综复杂，常因表现“不典型”而误诊为多种疾病。因此，对以下情况及时进行肾功能等相关检查有助于“不典型者”的诊断：

(1) 持久的厌食、恶心呕吐、腹痛、腹泻等原因不清者；

(2) 贫血明显难以纠正者；

(3) “白色”高血压者(即明显贫血伴高血压者)；

(4) 嗜睡、抽搐、昏迷者；

(5) 营养状态差、皮肤无光泽、干燥、脱屑、异常瘙痒等原因不明者；

(6) 感染严重难以控制者。

三、转归及预后

各种肾脏疾病未经有效治疗均异途同归慢性化，其肾功能损害病程进行性发展，直至导致肾小球硬化、肾间质纤维化，最终出现CRF。由于肾脏代偿能力极为强大，CKD患者可以在相当长的时期内无明显肾功能损害的临床症状，肾功能保持“相对稳定”。因此，如能在疾病的早期给予合理的干预性治疗，可望有效地延缓CKD肾功能损害的病程进展。另外，CKD患者也可因某种诱因(可逆因素)的作用，使肾功能急骤恶化，如不能及时去除诱因，则肾功能不可逆转而进入尿毒症。慢性肾脏疾病一旦进入CRF阶段，常出现多器官系统功能损害等严重并发症，预后不佳，常需肾移植或透析等替代治疗。

四、治疗原则与主要措施

(一) 治疗原则

1. 减缓肾衰病程进展，保护残存肾单位；

2. 努力寻找导致肾功能恶化的可逆因素，并及时去除；

3. 积极防治严重并发症；

4. 适时给予有效替代治疗。

（二）主要措施

1. 积极治疗原发病　积极治疗CRF的基础疾病，如对高血压病、糖尿病肾病、狼疮性肾炎、各种原发性肾小球肾炎等，坚持长期合理治疗是重要措施之一。

2. 避免或消除导致肾衰加重的可逆因素　如纠正水、电解质和酸碱平衡失调，及时控制感染，控制高血压，解除尿路梗阻，治疗心力衰竭，停止肾毒性药物使用等，使肾功能获得改善。

3. 现代营养疗法　低蛋白、低磷高热量或加低盐/低脂饮食单用或加用必需氨基酸(EAA)/α-酮酸(α-KA)治疗，具有减轻肾小球高滤过或(和)肾小管高代谢、纠正CRF患者的氨基酸代谢紊乱以及改善尿毒症症状的作用。

(1) 低蛋白、低磷饮食：一般认为，GFR降至50ml/min或CKD 3期时应开始进行低蛋白饮食，既可避免营养不良，又可减轻症状。其蛋白质摄入量，宜根据GFR适时调整，GFR在10～20ml/min者，在热量充足[＞125.6kJ/(kg·d)]情况下，维持氮平衡的最小蛋白需要量为0.5～0.6g/(kg·d)，磷摄入量≤600mg/d。终末期者蛋白质摄入量可降至20g/d，但只能应用1～2周或加EAA或α-酮酸(α-KA)，以免因蛋白质摄入太少发生营养不良、自身蛋白质库耗竭和机体免疫力低下。以往多强调优质蛋白(动物蛋白)应占60%～80%，而植物蛋白质应尽量少食。但近年来的实验和临床研究均证实大豆蛋白升高GFR和有效肾血流量(ERPF)的作用较牛肉和静注氨基酸为低，产生高滤过作用较弱，可能对保护肾功能更有利，对治疗CRF较动物蛋白有其优越性。因此，目前主张CRF低蛋白饮食中以动物蛋白和植物蛋白各占50%或以患者可口为宜。

(2) 热量、维生素及微量元素的摄入：CRF患者饮食中的热量应为125.6kJ/(kg·d)，消瘦或肥胖者宜酌情加减。应多食用植物油、人造黄油和食糖。注意补充B族维生素、维生素C、叶酸以及钙、铁、锌和硒等。蔬菜和水果通常不受限制，但对高钾者应避免摄入过多。

(3) EAA或α-KA疗法：在低蛋白饮食的同时，补充EAA或α-KA可减慢肾衰发展速度，减轻血浆氨基酸代谢紊乱，降低BUN，改善氮平衡和营养状态，减轻症状。用法：EAA 0.2～0.3g/(kg·d)口服或250ml/d静滴；α-KA 0.12～0.20/(kg·d)口服。

4. 纠正水、电解质紊乱和酸碱平衡失调

(1) 水、钠平衡失调的治疗：水过多、严重高血压、心力衰竭和少尿、无尿者应严格限制水、钠入量，以每日排水量加非显性失水量之和为度，钠盐每日2～3g，严重水过多者可用襻利尿剂，如呋塞米，必要时再联合应用其他利尿剂。轻度脱水可口服补液，明显失水可静脉补充，其量视病情而定，但不宜过多过快。高钠血症多系脱水引起，以补充水分为主。

(2) 低钾与高钾血症的治疗：轻度低钾进食含钾丰富的食物或口服钾盐即可，严重低钾需静脉滴注，但不宜过快、过浓，尿量每日在800ml以上方可补钾。高钾血症应寻找病因，如组织分解、酸中毒加重、发热、摄入过多、输库血、药物(潴钾利尿剂螺内酯及氨苯蝶啶、血管紧张素转换酶抑制剂、肝素、β阻滞剂、非甾体抗炎药等)所致。高钾时除限制钾摄入外，采用利尿、导泻、降钾树脂吸附等加速钾排泄。当血钾＞6.5mmoL/L出现心电图高钾表现时，必须紧急处理，具体措施详见第三篇第五章第四节ARF。

(3) 钙、磷失调的治疗：严格限制磷摄入，使用磷结合剂，如氢氧化铝凝胶、硫糖铝，但长期使用有铝中毒之虑；碳酸钙是一种良好的磷结合剂，可减少磷吸收，补充钙，又可利于纠正酸中毒，每日 3 次，每次 2g，进餐时同服为宜。低钙抽搐时可静脉缓慢注射 10%葡萄糖酸钙 10～30ml，口服骨化三醇如罗钙全每天 0.25μg，如疗效不佳，在 2～4 周内增至每天 0.5～1.0μg，有利于纠正低钙血症，防治肾性骨病。

(4) 代谢性酸中毒的治疗：轻度酸中毒可口服碳酸氢钠，每天 3～6g。如 HCO_3^- 浓度 <13.5mmol/L，尤其伴有明显酸中毒症状时，应静脉补碱，迅速纠正酸中毒，可用碳酸氢钠或乳酸钠，将 HCO_3^- 纠正至 17.1mmol/L 以上。每提高 HCO_3^- 1mmol/L，需要 5%碳酸氢钠 0.5ml/kg；治疗过程中要注意防治低钾和低钙，警惕发生高钠血症、高渗血症和诱发心力衰竭。如因纠正酸中毒后引起低钙，发生手足抽搐时，可给予 10%葡萄糖酸钙 10～20ml 缓慢静注。

5. 控制系统高血压及肾小球内高压　高血压是重要的非免疫性肾损因素，严格控制系统高血压及肾小球内高压是干预 CKD 进展最重要的措施。中度以上高血压应首先限制钠摄入和使用利尿剂，减少血容量，纠正假性抗药性，然后再合理选用降压药物。常用药物有：① CCB，如硝苯地平 10mg 3 次/日、硝苯地平控释剂 30mg 1 次/日、非洛地平缓释片 5mg 1 次/日、氨氯地平 5mg 1 次/日；② ACEI，如卡托普利 25mg 3 次/日、苯那普利 10mg 1 次/日、雷米普利 5mg 1 次/日、福辛普利 10mg 1 次/日；③ ARB，如氯沙坦 100mg 1 次/日、缬沙坦 80mg 1 次/日、伊贝沙坦 150mg 1 次/日、替米沙坦 40mg 1 次/日；④ β-B，如美托洛尔 25mg 2 次/日、阿替洛尔 50mg 1 次/日、倍他洛尔 10mg 1 次/日、卡维洛尔 12.5mg 2 次/日等。现认为应设法将血压将至 130/80mmHg 以下，如尿蛋白>1g/d，则应降至 125/75mmHg 以下。

6. 减少蛋白尿　蛋白尿尤其大量蛋白尿也是重要的非免疫性肾损因素。近年研究证实，ACEI 和 ARB 均可减少肾小球蛋白滤过，限制蛋白质的转运或抑制过多蛋白质重吸收后激活近曲小管上皮细胞所介导的相关细胞因子(如 TGF-β、MCP-1、RANTES)的释放，从而减少细胞外基质(ECM)的产生，延缓肾小球硬化和肾间质纤维化。

7. 控制感染　合并感染时应及时使用合适的抗菌药物，禁用或慎用肾毒性药物。必须使用时应根据药物代谢与排泄途径、肌酐清除率及透析对其影响等因素，决定用药剂量及给药间隔时间。

8. 对症处理

(1) 恶心呕吐：除限制蛋白质摄入和纠正酸中毒外，可用胃复安口服或肌注，也可用多潘立酮每日 3 次，每次 10mg；重者可肌注地西泮或氯丙嗪。

(2) 心包炎及心衰的治疗：应包括充分透析、单纯超滤和内科综合治疗。如使用洋地黄，宜选快速短效制剂，减少蓄积中毒。

(3) 贫血和出血的治疗：重组人类红细胞生成素(rhEPO)治疗肾衰性贫血效果明显。当红细胞压积(HCT)<0.30 时即应开始应用 rhEPO，开始用量为每次 50U/kg，每周 3 次皮下或静脉注射。每 2～4 周查一次血红蛋白(Hb)和 HCT，如每月 Hb 上升<10g/L 或 HCT<0.03，则 rhEPO 的每次剂量增至 75U/kg，直至 Hb 上升至 110～120g/L 和 HCT 上升至 0.33～0.36。然后改用维持量，每周 3000U，使血红蛋白维持在 100～120g/L。近年临床观察发现，大剂量 EPO(6000～10000U)每周一次皮下注射，疗效及副作用与常规剂量(2000～3000U)每周 2～3 次皮下注射治疗效果相似，患者则更加乐意接受，便于长期治疗。EPO 的

主要副作用是高血压、头痛、癫痫样发作和过敏反应。此外，当血清铁蛋白<30ng/ml、转铁蛋白饱和度<20%时应补充铁剂，如硫酸亚铁 0.3g 3 次/日、富马酸亚铁 0.2g 3 次/日、多糖铁复合物(力蜚能)150mg 1 次/日。如有条件，可使用右旋糖酐铁或蔗糖铁静注，则效果更好，并可提高 EPO 治疗的反应率，减少用药量。严重出血除输鲜血或血小板悬液外，可酌用抗纤溶止血剂。

(4) 降血脂治疗：高血脂可加重 CRF 患者全身动脉血管的硬化，导致肾小球内压力增高，加速肾功能恶化。因此，降脂治疗对延缓 CRF 病程进展是十分必要的。常用药物有辛伐他汀 20mg 1 次/日、氟伐他汀 20mg 1 次/日、非诺贝特 100mg 3 次/日、苯扎贝特 400mg 1 次/日以及低分子肝素等。

9. 控制肾小球硬化和肾间质纤维化　近年研究认为，通过抑制细胞/生长因子的表达，控制肾小球硬化和肾间质纤维化是一种颇有前途的治疗措施。例如应用基因重组修饰素(decorin)或抗 TGF β 抗体制剂治疗肾炎动物模型，可使肾小球硬化和间质纤维化明显减轻。这一实验研究结果为今后慢性肾脏病的防治提供了新的理论依据，但还需经多中心临床研究证实。

10. 透析治疗　当 CRF 经上述非透析治疗无效，Scr 达 707.2μmol/L 以上时应进行透析治疗。

(1) 血液透析：血液透析是利用半透膜原理，将患者血液与透析液分别引进透析器，在透析膜两侧呈反方向流动，借助膜两侧的溶质、渗透和水压梯度，通过扩散、对流、吸附来清除代谢产物。通过超滤和渗透清除体内潴留过多的水分，同时可补充碱基等需要的物质。纠正电解质紊乱和酸碱失衡，从而部分替代肾的排泄功能，但不能代替内分泌和代谢功能。一般每周做血透 3 次，每次 4～6 小时。不少患者因能坚持合理的透析，已存活 20 年以上。

(2) 腹膜透析：腹膜透析是利用腹膜作为半透膜，置入腹透管后向腹腔内注入透析液，依靠膜两侧的毛细血管内血浆及腹膜腔内的透析液中的溶质浓度梯度和渗透梯度，通过弥散和渗透原理以清除体内代谢废物和潴留过多的水分，同时由腹透液补充必要的物质，不断更换新鲜腹透液反复透析，达到清除尿毒症毒素，调节水、电解质、酸碱平衡失调的目的。目前常采用持续性非卧床腹膜透析，每次入液 2L，停留 4～6 小时后再交换透析液，每天 4 次，持续地进行透析。不影响患者的正常活动，较血透感觉舒适，治疗效果满意，尤其适用于儿童、心血管功能不稳定的老年人、糖尿病肾病及不宜作血透者。

11. 肾移植　肾移植是替代肾功能最有效的方法，有条件者应争取在透析稳定内环境后进行肾移植治疗，成功的肾移植可恢复肾功能，纠正尿毒症的许多代谢异常，使患者获得较高的生活质量，正常地生活和工作。移植肾可由尸体供肾或由亲属提供。大月份胎肾作为供肾移植于成人受者也获成功。

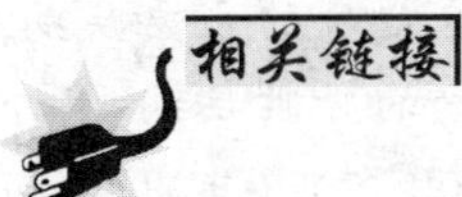

一、世界肾脏日

随着人口老龄化和人们生活方式的改变，人类的疾病谱正在悄然发生变化，传统的感染性疾病正在减少，而慢性非感染性疾病正在成为威胁人类健康的第一杀手。高血压、糖尿病、肿瘤在慢性病变中的重要性已经为人们所熟知，然而 CKD 的危害至今仍未引起人们的足够重视。经国际肾脏病学会(International Society of Nephrology, ISN)与国际肾脏基金联盟(International Federation of Kidney Foundation, IFKF)联合提议,决定从2006年起将每年3月份的第二个星期四确定为“世界肾脏日(World Kldney Day)”。藉此呼吁公众重视CKD的危害,早期识别并有效预防CKD。其目的在于:提高人们对CKD及与其相关的心血管疾病的高发病率和高死亡率的认识;让人们认识到早期检测和预防CKD是目前全球急切需要解决的问题。

二、慢性肾脏病治疗的重大研究进展

2006年度教育部科学技术委员会全会12月27日在北京召开,会议宣布了教育部科技委“2006年度中国高等学校十大科技进展”的评选结果并颁奖。南方医科大学主持的“血管紧张素转换酶抑制剂治疗晚期慢性肾脏病的研究”荣获2006年中国高校十大科技进展。

本项目突破了肾素、血管紧张素系统抑制剂不能用于晚期慢性肾脏病的治疗禁区,使更多患者受益。

血管紧张素转换酶抑制剂(ACEI)等肾素、血管紧张素系统抑制剂是目前证据最多的肾保护药物。然而对晚期慢性肾脏病患者,多数医生由于顾虑疗效和安全性而放弃使用上述药物,致使目前80%的晚期慢性肾脏病患者未能接受肾保护治疗。南方医科大学侯凡凡教授领导的团队首次通过循证医学研究证实,ACEI能有效延缓晚期非糖尿病慢性肾脏病的发展,使晚期慢性肾脏病发展至慢性肾衰竭的危险性降低43%。在严密监控下,晚期慢性肾脏病患者服用ACEI时高血钾等不良事件率与服安慰剂相仿,从而突破了肾素、血管紧张素系统抑制剂不能用于晚期慢性肾脏病的治疗禁区,使更多患者受益。该研究还证实,ACEI的肾保护作用与其减少蛋白尿有关,不完全依赖其降压效应。该研究成果于2006年1月12日发表在医学类影响因子最高的全球顶尖医学期刊《新英格兰医学》杂志上。据相关检索,这是中国大陆学者独立完成的原创论文首次在该杂志发表。该杂志还配发社论,称该循证临床试验“是改变我们对慢性肾脏病治疗策略的时候了”。论文发表后10个月,其电子文本被下载29697次,摘要被7家国外杂志转载,在国内外引起了广泛重视,聚集了海内外业内科学家关注的目光。项目的完成标志着我国循证医学研究达到了新水平,对遵循证据开展医学实践起到了推动作用。

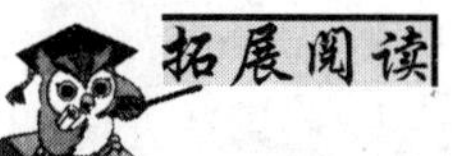

一、CKD的危害与防治新概念

(一) CKD的危害

CKD起病隐匿,常无明显的临床表现,早期就诊率低,不少患者就诊时已进入尿毒症期,此时表现错综复杂,并发症明显,误诊、漏诊现象十分普遍。CKD如同“隐身杀手”而伴随着高血压、糖尿病、风湿性疾病、肝病等多种常见慢性疾病,最终造成严重的肾脏损害,直至多器官系统功能损害,病死率高,且治疗代价高昂。高昂的治疗费用和高病死率给社会、家庭、个人带来了沉重的负担。目前CKD已经成为一个威胁全世界公众健康的主要疾病。在美国等西方发达国家,普通人群中约有6.5%~10%的人患有不同程度的肾脏疾病,其中美国的肾脏病患者数已经超过2000万,医院每年收治肾脏病患者高达100多万(其中25万是新增肾病患者),而身患肾脏病未去就医的人数要比收治的患者人数多得多。中国目前尚无翔实的CKD流行病学调查数据,初步调查结果显示,40岁以上人群CKD的患病率约为8%~9%。据统计近10年来,全球CKD透析患者已由1990年的42.6万人增长至2000年的106.5万人，预计到2010年将达到200余万人。这一人数的增长，造成用于透析的医疗费用迅速增长：由20世纪80年代2000亿美元增至90年代的4500亿美元，预计新世纪的第一个十年中将达到万余亿美元。这个迅速增长的经费已经成为人类严重的负担。需要肾脏替代治疗的终末期肾病(ESRD)患者数目巨大，但潜在的患者——CKD数目更加惊人。此外，除肾功能减退带来的种种严重后果之外，CKD与心脑血管疾病的关系也相当密切，CKD各期心血管并发症的发生率及死亡率均远远高于普通人群，相当多的CKD患者在进入终末期肾病之前已死于严重心脑血管并发症。肾脏损害的指标(如血肌酐、尿白蛋白和尿酸等)是影响预后的独立危险因素，而延缓CKD进展或纠正CKD危险因素后均可使心血管并发症明显减少。因此，CKD本身就是心脑血管疾病独立的危险因素，与心脑血管疾病、糖尿病具有同等重要的地位，延缓肾脏疾病的进展，对降低心脑血管并发症和死亡率尤其重要。目前认为CKD的危害仅次于肿瘤和心脏病，成为第三大"杀手"，而且还具有患病率高、知晓率低、治疗费用高、合并心血管事件的危险性高以及早死等特点。

（二）CKD防治新概念

近年来，发达国家的数据表明在一般人群中每10个人就有1个患有不同程度的肾脏疾病，如果进一步将糖尿病、高血压、高血脂、心脑血管疾病等具有CKD危险因素的高危人群纳入CKD预防监控体系中，所累加涉及的总人群数将是一个极其惊人的庞大数字。因此，近些年来CKD的防治不仅成为国际肾脏病学术界共同关注的重点，而且已成为全球性的公共卫生事件。1999年美国肾脏病基金会(NKF)公布的肾脏病生存质量指导(K/DOQI)提出CKD定义为：

1. 肾脏损伤(肾脏结构或功能异常)超过3个月，可以有或无肾小球滤过率(GFR)下降，可表现为下面任何一条：①病理学检查异常；②肾损伤的指标，包括血、尿成分异常或影像学检查异常。

2. GFR$<$60ml/(min·1.73m^2)超过3个月，有或无肾脏损伤证据。2002年起在K/DOQI资源共享的基础上开始制订全球性的临床实践指导意见。至今已发表了一部分临床实践指南，受到广大肾脏病专业医师的重视。在CKD的临床防治方面，强调尽可能早期诊断、早期治疗。针对CKD的不同时期，采取不同的干预措施。在CKD的第1、2、3期，抓住CKD进展因素可控性的有利时机，重点在于控制高血压、减少蛋白尿、保护肾功能；在CKD的第4期，重点在于延缓CKD的进展，防治各种严重并发症；在CKD的第5期，进行积极、稳妥的肾脏替代治疗。针对不同病种、不同病变程度，区别对待，注重个体化治疗。ACEI/ARB可以延缓糖尿病肾病等许多CKD的进展，但其治疗量、持续时间和联合用药均要进一步认识。新药物和新疗法的应用，要掌握好适应证。免疫吸附疗法在脂蛋白肾病等特殊CKD的治疗中具有较好的效果。此外，建立全新的CKD防治理念也十分重要，必须充分认识到CKD的防治是一个对患者进行终身的全面监测、指导和治疗的系列过程。这一过程应该是肾科医师指导下的各有关学科(如心血管、营养、康复)医师及基层医师(社区医院医师)、患者及其家属共同参与的系统过程。其目的在于：① 延缓肾功能损害的进展；② 减少心血管合并症；③ 减少其他合并症(如营养不良、贫血、高血压、骨病等)。最终提高生存率、生活质量及社会生活的重返率。对CKD防治的一体化措施不仅是某些新药物、新检查方法的推广使用，而是肾科医师医疗理念、工作模式的转变，以及患者对自身疾病的正确认识。总之，重视CKD，正确认识CKD，才能减少CKD的发生，延缓CKD的进展，降低慢性肾衰竭的发生率，提高人们的生活质量。

二、CKD 的早期诊断和治疗

(一) CKD 早期诊断

在全球范围内,CKD 不被重视已有很长时间。虽然医学科技的进步早已使我们有简单易行、早期发现肾脏病的方法和有效的防治手段,但是却没有被广泛知晓和应用。当人们把更多的目光投向高血压、糖尿病等常见慢性病的防治工作中时,却忽视了一个同样重要,而且累及面更广的疾病——CKD。仅仅为了治疗这一疾病的终末期阶段——尿毒症,全世界每年需要花费数十亿乃至数百亿美元,国家和个人均要承受巨额经济负担。可见,CKD 的早期诊断十分重要。如何早期诊断 CKD? 首先应关注与监控 CKD 高危人群。CKD 病因多样,对于具有 CKD 危险因素的人群(如高血压、糖尿病、肝病、自身免疫病、全身性感染、>60 岁、有肾脏病家族史、急性肾功能衰竭恢复期等)应予以特别关注并进行相关检查,如对于高血压患者应定期(每年)检查尿微量白蛋白及血、尿渗透压以早期发现高血压肾损害;凡已被确诊为 2 型糖尿病或已有 5 年 1 型糖尿病病史的患者,应对其常规进行尿微量白蛋白检测,阳性(>20μg/min 或 30mg/24h)者应于 3～6 个月内重复检测 2 次,如 3 次中有 2 次检测为阳性,即可确立早期糖尿病肾病的诊断;如为阴性则应每年复查一次,以早期发现肾脏损害。其次是注意寻找 CKD 的诊断线索。CKD 早期起病往往隐匿,临床表现不典型,部分患者可表现为水肿、泡沫尿、夜尿增多、高血压等,很多年轻患者就诊时已是肾功能衰竭晚期,失去了逆转治疗的机会。而临床更有相当一部分患者是在健康体检时偶尔发现高血压、尿检异常(蛋白尿、镜下血尿、白细胞尿)、肾脏影像学异常(体积增大或缩小、尿路梗阻)和肾功能损害(血肌酐、尿素氮、尿酸增高),因此在常规体检中重视早期肾脏病的信号对于早期发现肾脏病具有重要意义。第三,根据临床表现,选择合理的检查方法,正确评估肾损程度。肾脏病的主要表现包括尿频、尿急、尿痛、少尿、多尿、腰痛、水肿、蛋白尿、血尿、夜尿增多、高血压、贫血、高脂血症、低蛋白血症及肾功能不全等。应根据上述临床表现,结合相关实验室检查结果对不同肾脏病的病理损害程度及肾功能损害程度进行正确评估,以利明确诊断、指导治疗。蛋白尿是重要的非免疫性肾损因素及肾脏病重要的预后指标,有效控制蛋白尿可延缓 CKD 病程进展并减少心血管并发症。临床检测手段包括尿常规、尿微量白蛋白、24 小时尿蛋白定量、尿蛋白电泳等,不同的检测手段具有不同敏感性和特点。近年来,尿微量白蛋白检测在 CKD 的早期诊断中的地位受到了广泛关注。镜下血尿常常不被人们重视,但它却往往是一些重要肾脏疾病如 IgA 肾病的早期表现,因此,对镜下血尿患者常规进行尿红细胞形态学分析,以确立是否肾小球源性血尿,对 CKD 早期诊断也是十分重要的。长期以来普遍采用血肌酐评估肾功能,但用血肌酐评估肾功能缺乏足够的敏感性。这是因为血肌酐受年龄、种族和性别的影响,相同肌酐水平的年轻男性和老年女性,其肾功能水平完全不同。此外,肾脏具有强大的代偿功能,只有当有功能的肾单位毁损大于 50%以上时,血肌酐才开始升高,而大部分 CKD 3 期(肾小球滤过率处于 30～60ml/min 间)患者的血肌酐都处于正常偏高水平,往往不受重视。自提出 CKD 定义后,肾病学界更加强调对肾功能的正确评估,公式法计算肾小球滤过率、同位素检测、内生肌酐清除率测定、碘海醇(iohexol)血浆清除率测定、血胱蛋白酶抑制剂 C(cystatin C)测定等均可应用于肾功能不全的早期评估。临床一般建议采用 2～3 种方法进行综合评估,对于一些特殊人群如肥胖者、儿童、高龄、肌病等患者需要注意选择合适的评估手段。总之,CKD 是一种进行发展的疾病,如不及时予以合理的干预,最终必定发展至终末期肾病。因此,特别强调对于CKD人群的早期筛查和诊断,早期干预,以最大程度地减少和延缓终末期肾病及其并发症的发生,减轻患者痛苦,提高生活质量,节约医疗资源。

(二)CKD早期治疗

CKD的早期诊断是早期防治的前提和基础,提高对于CKD的认识不仅仅是医务人员的工作,对于更多的CKD患者以及具有CKD危险因素的人群来说,充分了解CKD的相关知识(肾脏病的危害、早期诊断与早期治疗)对于自我监护和科学防治具有重要意义。肾功能衰竭是一切CKD病变自然进展的共同结局,一体化治疗是切实可行的措施。大量研究证明CKD的早期干预治疗可延缓肾脏功能的损害,减少心血管合并症,降低CKD患者总体的病死率。因此,近年来国际肾脏病学界的工作重点已由慢性肾功能衰竭及其替代治疗转向CKD的早期诊断和早期防治。大量基础研究与临床试验已经证实,严格控制糖尿病患者的血糖水平,严格控制血压与血脂,适时应用ACEI与ARB,限制蛋白质的摄入量等均为有效的早期治疗措施,它们对减缓CKD肾功能损害的病程进展,延缓或防止尿毒症的发生具有十分重要的作用。

参考文献

[1] 叶任高. 内科学. 第6版. 北京:人民卫生出版社,2004:489—551

[2] 陈灏珠. 实用内科学. 第12版. 北京:人民卫生出版社,2004:2078—2094,2153—2175

[3] 钱桐荪. 肾脏病学. 第3版. 北京:华夏出版社,2001:169—245,331—350,608—632

[4] 刘章锁,王沛. K/DOQI指南关于慢性肾脏病分期的临床指导意义. 中国实用内科杂志,2008,28(1):21—24

[5] 张铭霞,王梅,王海燕. 慢性肾脏病的流行病学研究. 中华肾脏病杂志,2005,21(7):425—428

[6] Barratt J, Feehally J. IgA nephropathy. J Am Soc Nephrol, 2005,16:2088—2097

[7] Asche FM, Keller F, von Muller L, et al. Mycophenolic acid therapy after cyclophosphamide pulses in progressive IgA nephropathy. J Nephrol, 2006, 19:465—472

[8] Pozzi C, Andrulli S, Del Vecchio L, et al. Corticosteroid effectiveness in IgA nephropathy: Long-term results of a randomized, controlled trial. J Am Soc Nephrol, 2004, 15:157—163

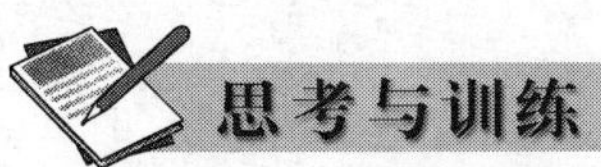

一、单项选择题

1. 下列哪项不是原发性肾病综合征常见的病理类型? ( )
   A. 微小病变型肾病　　B. 局灶性节段性肾小球硬化
   C. 系膜增生性肾炎　　D. 膜性肾病
   E. 毛细血管内增生性肾小球肾炎
2. 女,39岁,乏力,腰痛,夜尿增多两年,查BP 150/90mmHg,尿常规:蛋白(+),红细胞管型3~4个/HP,血尿素氮8.3mmol/L、血肌酐186μmol/L。影像学检查发现有

局灶性粗糙的肾皮质瘢痕，伴有相应的肾盏变形。最可能诊断为 （ ）

A. 慢性肾小球肾炎　　B. 肾结核　　C. 慢性肾盂肾炎

D. 慢性膀胱炎　　E. 高血压肾小动脉硬化

3. 男性，49岁，患高血压病8年，近日出现头昏、恶心、呕吐、腹泻、呼吸深快，血 pH7.24，HCO_3^- 20mmol/L，CO_2CP 18mmol/L，血尿素氮为20mmol/L，肌酐445μmol/L，其肾功能处于 （ ）

A. 失代偿期　　B. 代偿期　　C. 衰竭期

D. 终末期　　E. 以上都不对

4. 确诊尿路感染的依据是 （ ）

A. 真性细菌尿　　B. 白细胞尿

C. 畏寒、发热伴尿频、尿急和尿痛　　D. 白细胞尿和血尿

E. 血中白细胞总数及中性粒细胞增加

5. 关于IgA肾病，以下说法哪项是错误的？ （ ）

A. 是血尿最常见的病因

B. 细胞免疫异常在IgA肾病发病机制中具有一定作用

C. 病理类型主要为系膜增生性肾小球肾炎

D. 临床上可表现为单纯性血尿或(和)轻度蛋白尿/肾病综合征/急进性肾炎/慢性肾炎等多种类型

E. 确诊本病有赖于肾活检免疫病理检查

6. 下列属于肾病综合征的主要临床表现的是 （ ）

A. 尿蛋白多于3.5g/d，肉眼血尿、蜡样管型

B. 尿蛋白多于3.5g/d，血脂升高，高血压

C. 尿蛋白多于3.5g/d，血浆白蛋白低于30g/L

D. 尿蛋白多于3.5g/d，水肿显著与血脂升高

E. 血浆白蛋白低于30g/L，血脂升高和高血压

7. 急性肾盂肾炎的典型临床表现为 （ ）

A. 发热，膀胱刺激征，肉眼血尿，尿中白细胞增高

B. 发热，膀胱刺激征，肾区压、叩痛，尿中白细胞增高

C. 发热，膀胱刺激征，浮肿，尿中白细胞增高

D. 发热，膀胱刺激征，浮肿，尿中白蛋白憎高

E. 高血压，浮肿，膀胱刺激症，尿中白细胞增高

8. 关于慢性肾功能衰竭，以下哪项是错误的？ （ ）

A. 尿比重低且固定(1.010左右)是其重要特点之一

B. 心血管并发症是其主要的死亡原因

C. 尿毒症晚期由于肾功能损害明显，蛋白尿明显增多

D. EPO是治疗贫血的最佳选择

E. 继发性甲状旁腺功能亢进与肾性骨病密切相关

9. 慢性肾衰竭常见的电解质紊乱不包括 （ ）

A. 低钠血症　　B. 高钾血症　　C. 低钙血症

D. 高钙血症　　E. 高磷血症

10. 肾性骨病的发生机制主要是 (　　)

A. 酸碱失衡　　B. 维生素 D 过量

C. 原发性甲状旁腺功能亢进　　D. 甲状旁腺功能减退

E. 继发性甲状旁腺功能亢进

11. 慢性肾小球肾炎治疗的主要目的是 (　　)

A. 控制高血压　　B. 防止和延缓肾功能进行性减退

C. 消除血尿　　D. 纠正贫血

E. 改善全身症状

12. 慢性肾小球肾炎与急性小球肾炎的鉴别中，下列哪项无意义？ (　　)

A. 先驱感染至发病时间在 1 周内　　B. 眼底有高血压性改变

C. 明显的低蛋白血症与贫血　　D. 少尿与肌酐增高

E. 肾脏体积缩小

13. 以下哪项是 CRF 透析的应用指标？ (　　)

A. Ccr≤10ml/min　　B. Cr≥450μmol/L　　C. BUN≥21mmol/L

D. 血清钾≥6mmol/L　　E. CO_2CP≤16mmol/L

14. 关于慢性肾炎的治疗，错误的是 (　　)

A. 低蛋白饮食可降低肾小球内“三高”，延缓肾小球硬化

B. 理想的降压目标是≤150/90mmHg

C. 如有水肿、高血压应给予低盐饮食

D. 常用 ACEI 和(或)ARB 治疗蛋白尿

E. 是否给予激素治疗，主要取决于病理类型

15. 以下是关于尿路感染时实验室检查的描述，错误的是 (　　)

A. 尿沉渣内白细胞多显著增加，常有脓尿

B. 白细胞管型有助于肾盂肾炎的诊断

C. 急性肾盂肾炎患者可有血白细胞升高并有中性粒细胞核左移

D. 尿沉渣中不会出现红细胞

E. 尿中可出现少量蛋白

16. 尿渗透压的改变可反映 (　　)

A. 肾脏浓缩和稀释功能减退　　B. 肾小球滤过功能减退

C. 肾血流量减少　　D. 肾小管排泄功能减退

E. 以上都不是

17. 肾病综合征用糖皮质激素治疗 2 周，尿蛋白转阴，浮肿消退，正确的用药方法是 (　　)

A. 即可停药

B. 即可减量，3 个月内停药

C. 1 周后开始减药，每周减一次至 20mg/d 后维持 1 年

D. 2 周后开始减药，每周减一次至 20mg/d 后维持 1 年

E. 继续用药满 8 周开始减量，每 2 周减 10％～20％至维持量 5mg/d，再用药半年

至1年以上

18. 女，30岁，突感腰痛，卧床不起，尿常规：蛋白(＋)，红细胞0～5/HP、白细胞＋＋/HP，拟诊急性肾盂肾炎。下列哪项无助于急性肾盂肾炎的诊断？ (　　)

A. 发热　　B. 膀胱刺激征　　C. 高血压

D. 肾区叩击痛(＋)　　E. 尿培养示真性细菌尿

19. 尿毒症患者可表现内分泌紊乱，但下列哪项不正确？ (　　)

A. 红细胞生成素减少，出现贫血

B. 甲状旁腺功能亢进

C. 1,25-二羟维生素 D_3 转化障碍可出现肾性骨病

D. 糖皮质激素减少

E. 性腺功能减退

20. 慢性肾小球肾炎患者，当蛋白尿大于1g/d时，血压控制的理想水平是 (　　)

A. 120/80mmHg以下　　B. 125/75mmHg以下　　C. 130/80mmHg以下

D. 140/90mmHg以下　　E. 135/85mmHg以下

二、名词解释

1. 肾病综合征　2. IgA肾病　3. 慢性肾功能衰竭　4. 上尿路感染　5. 慢性肾小球肾炎

三、填空题

1. 慢性肾衰贫血的主要原因有________、________、________和________。

2. 慢性肾小球肾炎的临床表现多有水肿、高血压、______和______终致尿毒症，多预后较差。

3. 慢性肾衰竭依据肾功能损害程度分为______、______、______、______四期。

4. 原发性肾病综合征的临床表现是：① ______，② ______，预后较好的病理类型是______、______和______。

5. 急性肾盂肾炎的抗生素治疗常采用______疗法，所选抗生素治疗后______内无明显好转者，应另换有效抗生素治疗。

6. 关于IgAN的发病机制，近年研究比较一致的观点是______和______在其发病机制中占有极其重要的地位，IgAN多为免疫复合物疾病，但______也参与发病。

四、问答题

1. IgA肾病的主要临床表现类型有哪些？

2. 慢性肾功能衰竭有哪些心血管系统表现？

3. 急性肾盂肾炎应如何治疗？

4. 试述慢性肾小球肾炎的转归及预后。

5. 试述肾病综合征的糖皮质激素治疗。

(徐　刚)

第六章 血液系统常见疾病

血液系统疾病(全称为血液和造血系统疾病,简称血液病)是指原发于血液和造血系统异常和继发引起血液和造血系统异常的疾病。血液系统由骨髓、淋巴器官、单核巨噬细胞系统、骨髓和血液中细胞和血浆组成。临床上血液病分为红细胞疾病、白细胞疾病和出凝血疾病等。本章重点介绍缺铁性贫血、再生障碍性贫血、特发性血小板减少性紫癜和急性白血病。要求掌握血液系统疾病的诊断依据和治疗原则,了解血液系统疾病的转归、预后和治疗措施。

第一节 缺铁性贫血

一、概述

缺铁性贫血(iron deficiecy anaemia)是由于各种原因引起机体内贮存铁缺乏,血红蛋白合成减少引起的贫血。缺铁性贫血是最常见的一种贫血,育龄妇女和儿童的发病率高。按铁的代谢将病因归纳为体内的铁丢失过多,铁的需要量增加,摄入量相对不足,铁的吸收不良。其发病机制是铁的缺乏导致血红素合成减少,引起小细胞低色素性贫血;铁的缺乏还可引起组织含铁酶活性降低,导致对身体和智力发育、肌肉功能等的不利影响。

二、诊断依据

(一) 临床表现

1. 贫血表现 缺铁性贫血发展缓慢。皮肤苍白是贫血最常见和最显著的客观体征。常见的表现有头昏、乏力、食欲不振、耳鸣、记忆力衰退、思想不集中等。重者表现有心慌、气急、活动受限。

2. 组织含铁酶活性降低的表现 ① 黏膜改变:口角炎、舌炎、舌乳头萎缩等,重者可出现吞咽困难;② 皮肤改变:皮肤干燥;③ 指甲改变:指甲扁平,甚至反甲;④ 对身体和智力发育的影响:生长发育迟缓,体重比同龄儿童低;⑤ 行为异常:如注意力不集中、兴奋等,重者出现异食癖,如吃泥土、生米等;⑥乏力。

3. 原发病表现:根据原发病不同引起不同的表现,如月经过多、便血、黑便、腹泻等。

(二) 辅助检查

1. 血液分析 典型缺铁性贫血的血液分析结果为:

（1）贫血：成年男性血红蛋白浓度低于120g/L，女性（非妊娠）低于110g/L，孕妇低于100g/L，10天内的新生儿低于145g/L，10天至3个月的婴儿低于100g/L，3个月至6岁儿童低于110g/L，6岁以上儿童低于120g/L。

（2）小细胞低色素：平均红细胞体积（MCV）＜80fl，平均红细胞血红蛋白量（MCH）＜27pg，平均红细胞血红蛋白浓度（MCHC）＜320g/L。

（3）红细胞分布宽度：红细胞分布宽度（RDW）＞0.15。

（4）白细胞：白细胞计数正常或稍低。

（5）血小板：血小板计数正常或稍低。

（6）外周血细胞形态：成熟红细胞大小不等，中心淡染区扩大。

（7）网织红细胞：网织红细胞增高或正常。

2. 铁代谢检查

（1）血清铁、总铁结合力和运铁蛋白饱和度：血清铁（SI）＜10.7μmol/L，总铁结合力（TIBC）＞64.4μmol/L，转铁蛋白饱和度（TS）＜0.15。

（2）红细胞游离原卟啉：红细胞游离原卟啉（FEP）＞0.9μmol/L。

（3）血清铁蛋白：反映机体缺铁最敏感的指标，血清铁蛋白（SF）＜15μg/L。

（4）骨髓铁染色：骨髓增生活跃或明显活跃，幼红细胞增生明显活跃，以中晚幼红细胞为主，有核红细胞体积变小，核染色质致密，胞浆量少，染色偏碱。粒系和巨核系细胞比例及形态正常。骨髓片用亚铁氰化钾染色后，在骨髓小粒中见不到含铁血黄素颗粒（外铁阴性），铁粒幼红细胞（含铁小粒的幼红细胞，又称内铁）阴性或减少（＜15%）。

3. 病因学检查。

（1）骨髓细胞学检查。

（2）大便潜血、虫卵。

（3）胃镜或肠镜检查。

（4）妇科检查：女性患者如果月经量增多，需做妇科检查。

（三）诊断要点

典型病例有明确的缺铁病因和缺铁性贫血的临床表现，小细胞低色素贫血，血清铁减低，总铁结合力增高，血清铁蛋白＜15μg/L，骨髓外铁阴性，铁粒幼红细胞减少可诊断为缺铁性贫血。

三、转归及预后

1. 摄入不足引起的缺铁性贫血　因偏食和饮食结构不科学而导致食物中含铁量减少引起的缺铁性贫血，通过改变饮食习惯，改善饮食结构，补充铁剂，可取得良好效果。由生长发育（婴幼儿和青少年）、代谢旺盛（孕妇和月经期妇女）引起相对铁缺乏而不能满足造血需要，则增加含铁食物（黑色食物、肉和血类食物）的摄入，补充铁剂，也可取得满意的效果。

2. 慢性失血引起的缺铁性贫血　治疗各种引起慢性失血（如胃肠道出血、钩虫、痔疮、胃肠道肿瘤、月经增多）的原发病，只有治愈原发病，才能治愈缺铁性贫血，因此预后与病因密切相关。

3. 吸收障碍引起的缺铁性贫血　如治愈慢性腹泻等，才能治愈缺铁性贫血。但对于胃大部切除术后所致的缺铁性贫血，因不能去除病因，要长期给予铁剂维持治疗。

4. 慢性溶血引起的缺铁性贫血　只有纠正慢性溶血才能治愈缺铁性贫血。

四、治疗原则与主要措施

(一) 治疗原则

1. 对于能治愈引起缺铁性贫血的疾病　恢复血红蛋白浓度,补足贮存铁,治愈引起缺铁的病因。

2. 对于不能治愈引起缺铁性贫血的疾病　恢复血红蛋白浓度,补足贮存铁,长期给予铁剂维持。

(二) 主要措施

1. 补充铁剂　铁剂治疗的目的在于恢复血红蛋白浓度和补足贮存铁。

(1) 口服铁剂:

用法:琥珀酸亚铁 0.1～0.2g,每日 1～3 次;或多糖铁,0.15g,每日 2 次。

疗程:血红蛋白浓度恢复正常后,血清铁蛋白＞30～50μg/L 时再停药,如果不能测定血清铁蛋白,在原发病治愈后,再补充铁剂 6 个月;如原发病不能治愈,则要给予小剂量铁剂维持,根据血清铁蛋白调整铁的维持量。

铁剂治疗有效的判断:即每日口服铁剂后,5～10 天网织红细胞百分比开始上升,7～12 天网织红细胞百分比达到高峰,然后开始下降,2 周后血红蛋白浓度上升。只有缺铁性贫血患者,才会出现这种反应。

注意事项:服用铁剂前,应检查大便隐血,因服用铁剂后,大便为黑色。如果铁剂治疗 3 周后,网织红细胞或血红蛋白无明显增加,应评价诊断是否准确;是否按医嘱用药;病因是否去除,尤其注意胃肠道的恶性肿瘤;是否存在其他因素,如慢性感染性疾病等。

(2) 注射铁剂:

常用药物:注射铁剂有右旋糖酐铁和山梨醇枸橼酸铁,两者每毫升含铁 50mg。右旋糖酐铁可肌肉注射及静脉滴注。

不良反应:除局部肌肉注射部位发生疼痛外,尚可出现全身反应,轻者面部潮红、头痛,重者肌肉酸痛、恶心、呕吐、腹痛、腹泻、畏寒发热。重者会出现过敏性休克表现,患者感胸闷、气促、心慌,大汗淋漓、晕厥等情况。不良反应发生时间有时数分钟,有时在注射后数小时发生。尤以静脉给药方式发生率高且严重,故通常不采用静脉给药。山梨醇枸橼酸铁仅采用肌肉注射,局部反应较少,仍可发生严重全身反应。

适应证:口服铁剂不能耐受,消化道反应重者;存在严重消化道疾病,口服铁剂后消化道症状加重者;胃肠道吸收有障碍者;口服补铁不能满足机体需要者;长期慢性失血口服铁剂不能控制者。

注射用铁补充总量:总需铁量(mg)＝(正常血红蛋白－患者血红蛋白)×体重(kg)×0.33,即$(150-X)\times W\times 0.33$。

用法:首剂 50mg,臀部深部肌肉注射,如无反应,每日或隔日注射 100mg,每次不能在同一部位注射。

2. 输血　轻中度贫血的缺铁性贫血患者,一般不需要输血。重度贫血的缺铁性贫血患者,临床上伴有缺氧症状,需要输血,第一次输入 2U 的红细胞悬液,以后根据病情而定。中重度贫血的缺铁性贫血患者，伴发其他疾病需要立即手术，妊娠待产的患者也需要输血，第一次输入2U的红细胞悬液，以后的输血根据手术情况而定，血红蛋白上升至90g/L即可。

第二节　再生障碍性贫血

一、概述

再生障碍性贫血(aplastic anaemia，简称再障)是由各种原因导致造血干细胞数量减少和(或)功能异常，发生全血细胞(红细胞、血小板、白细胞)减少的一种综合征。再障分为先天性和获得性两种。先天性再障与遗传因素有关，最常见的是范可尼(Fanconi)贫血。部分获得性再障原因不明，称原发性再障，另一部分有明确的病因，称继发性再障。继发性再障的外因有化学因素(包括药物和化学物质)、物理因素(如各种电离辐射)和生物因素(如肝炎病毒、微小病毒等)，内因为自身免疫功能紊乱和妊娠(妊娠期再障)。发病机制包括造血干细胞受损、造血微循环缺陷和免疫功能异常。

二、诊断依据

(一) 临床表现

1. 急性(重型)再障　起病急，症状重，病情进展迅速；常以感染发热和广泛出血为首发及主要表现；部分起病时症状不重，但病情进行性加重；可发生皮肤感染、呼吸道感染和败血症；出血部位广泛，可见皮肤、牙龈、鼻腔、泌尿生殖系统、消化道和颅内出血。

2. 慢性(非重型)再障　起病慢，症状轻，病情进展缓慢；贫血为首发表现；感染轻；出血发生率不高，多为皮肤和牙龈出血，内脏出血可能性极小。少数慢性(非重型)再障变成急性(重型)再障。

(二) 辅助检查

1. 血象　全血细胞减少，发病早期可能只出现一系或二系细胞减少。贫血为正细胞正色素性贫血，网织红细胞百分比及绝对值减低，中性粒细胞和血小板数降低，急性型分别低于$0.5\times10^9/L$和$20\times10^9/L$。淋巴细胞相对增多。成熟中性粒细胞碱性磷酸酶活性和积分增高。

2. 骨髓细胞学　急性(重型)再障红髓减少，三系的早期细胞减少，巨核细胞不易见到，油滴增多。慢性(非重型)再障患者，不同部位穿刺的结果不一致，典型者骨髓中油滴明显增多，骨髓小粒的非造血细胞明显增多。在增生较好部位可见幼红细胞增生，晚幼红细胞较多，但巨核细胞减少。

(三) 诊断要点

如果出现全血细胞减少，网织红细胞绝对值减低，淋巴细胞相对增多，骨髓至少有一部位增生减低或重度减低(如增生活跃，则巨核细胞明显减少)，骨髓小粒的非造血细胞增多，能排除引起全血细胞减少的疾病如阵发性睡眠性血红蛋白尿(PNH)、骨髓增生异常综合征(MDS)、急性造血功能停滞、骨髓纤维化及低增生性白血病等即可诊断再障。

再障诊断后还需要进一步分型诊断。如果起病急，贫血呈进行性加重，伴严重感染和广泛出血；网织红细胞比例<0.01，绝对值<15×10^9/L，中性粒细胞数<0.5×10^9/L，血小板数<20×10^9/L；骨髓象显示多部位增生减低，造血细胞显著减少，非造血细胞显著增多；骨髓小粒的非造血细胞增多，可诊断为急性再障(重型再障Ⅰ型)。如果起病慢，贫血、感染和出血较轻；血象中血红蛋白浓度、网织红细胞、中性粒细胞数和血小板数减少比急性再障减少的程度轻；骨髓象中至少一个部位增生减低，如增生活跃，淋巴细胞则相对增多；巨核细胞则明显减少；骨髓活检示非造血细胞增加，可诊断为慢性(非重型)再障。

三、转归及预后

(一) 慢性(非重型)再障

治疗有效率为50%～80%，5年生存率为25%～50%。单用雄激素治疗有效率为50%～60%；中药补肾治疗有效率为50%左右；雄激素、中药、环孢霉素A(CsA)或红细胞生成素(Epo)等联合应用，有效率70%～80%。治疗前病程超过2年者，治疗有效率为55%～60%，小于2年者，治疗有效率为70%～80%，小于半年者，治疗有效率可达90%。

(二) 急性(重型)再障

同种异基因移植治疗成功率为60%～70%，移植后长期生存率在反复输血者为45%，骨髓移植同时输入供体的细胞者为70%，从未输血者为80%，同卵孪生为84.6%。

抗淋巴细胞球蛋白/抗胸腺细胞球蛋白(ALG/ATG)治疗有效率约为50%，完全缓解率为14%～30%，1年生存率约为60%。CsA有效率为15%～75%。大剂量甲泼尼松龙有效率为38%。

四、治疗原则与主要措施

(一) 治疗原则

1. 分型治疗　治疗再障前先确定是轻型还是重型，轻型再障一般用雄激素、中药治疗和CsA；重型再障则采用骨髓移植、ALG、CsA、大剂量的甲泼尼松龙和细胞因子等方法治疗。

2. 早期治疗　轻型再障治疗前病程越短，疗效越好。

3. 联合治疗　如雄激素加CsA治疗轻型再障，疗效高于单用雄激素；ALG/CsA加雄激素和造血生长因子治疗重型再障的有效率明显高于单用ALG/CsA的疗效。

4. 维持治疗　降低再障复发率，提高远期疗效。

5. 支持对症治疗。

(二) 主要措施

1. 轻型再障的治疗

(1) 雄激素：常用的雄激素制剂有十一酸睾酮(安特尔)和康力龙等，至少用3个月，有效者疗程应大于6个月。雄激素治疗血红蛋白浓度达到正常后应继续用药2年，再逐渐减量。若一种雄激素治疗无效，可改用另一种雄激素治疗。常见的副作用为雄性化作用、臀部肌肉肿块和肝脏毒性。

(2) 中药：常用的中成药有复方皂矾丸等。

(3) CsA：每天3～6mg/kg，口服6个月以上。治疗前检测患者血肌酐水平作为基数，疗程中应控制在基数的1.5倍以下。如条件允许或剂量较大，需定期检测CsA血药浓度，以保持CsA血药浓度在200～400μg/L。当血象上升到正常，维持用药1个月，使血象保持稳定，然后逐渐减量，小剂量维持治疗1年。

2. 重型再障的治疗

(1) 造血干细胞移植：年龄小、移植前输血次数少及移植早可提高移植成功率。

(2) 免疫抑制剂：常用ALG、CsA和肾上腺皮质激素。马和猪ALG每天10～15mg/kg、兔ATG每天3～5mg/kg，加入250～500ml生理盐水中静脉滴注，共用5天治疗。CsA每天3～6mg/kg，口服6个月以上；国外有作者用小剂量CsA每天1mg/kg。近年来开始应用大剂量甲泼尼松龙每天20～30mg/kg，每治疗3天后减半，疗程为1个月。

(3) 造血生长因子：常与雄激素、ALG/ATG和CsA等合用。粒(-巨噬)细胞集落刺激因子每天从2～5μg/kg(皮下注射和静脉滴注)逐渐增加剂量，最大用量每天达20μg/kg。红细胞生成素4000～20000 U/d，皮下注射和静脉滴注，隔日一次，疗程应在3个月以上。IL-11每天一次3mg，皮下注射，血小板生成素(TPO)每天300U/kg，皮下注射。

(4) 支持对症治疗：包括避免使用造血毒性药物、皮肤黏膜感染的防治、红细胞输注、血小板输注等。

第三节　特发性血小板减少性紫癜

一、概述

特发性血小板减少性紫癜(idiopathic rhrombocytopenic purpura，ITP)又称原发性或免疫性血小板减少性紫癜，是一种自身免疫性疾病。临床分急性和慢性。急性ITP儿童多见，多发生在病毒感染恢复期，因此认为由病毒抗原引起。慢性ITP成人多见，发病机制与自身免疫有关。

二、诊断依据

(一) 临床表现

1. 急性型　常发生在冬春季，发病前1～3周有上呼吸道感染史，多数有自限性，一般为4～6周，痊愈后很少复发。出血常较严重，有皮肤黏膜和内脏出血。皮肤出血常见于下肢；黏膜出血多见于鼻腔和口腔；重者发生内脏出血，如消化道、泌尿道、生殖道和颅内出血。

2. 慢性型　多见于成年女性，起病缓慢隐匿。病程长，常反复发作，每次发作持续数周、数月或数年，很少自然缓解。出血相对较轻，有长期反复皮肤黏膜出血和女性月经增多。皮肤出血常见于下肢；黏膜出血常见于鼻腔和齿龈；内脏出血少见。可伴贫血，少数患者脾脏轻度肿大。

(二) 辅助检查

1. 血常规　血小板数减少，急性型常少于$20\times10^9/L$，慢性型为$(30\sim80)\times10^9/L$，血小

板体积大、颗粒少和染色深等，少数患者可见血红蛋白降低。

2. 毛细血管脆性试验阳性。

3. 出血时间延长，血块退缩不良和凝血酶原消耗不良。

4. 血小板相关免疫球蛋白(PAIg)　PAIgG、PAIgA、PAIgM、PAC_3 增高，以 PAIgG 增高的发生率最大。

5. 血小板功能　血小板黏附和聚集功能降低。

6. 血小板寿命　寿命缩短。

7. 骨髓　多数患者巨核细胞增多，伴成熟障碍，急性型者幼稚巨核细胞增多，慢性型者颗粒型巨核细胞增多，游离血小板少见。

(三) 诊断要点

如果多次检查发现血小板数减少，脾脏不肿大或轻度肿大，PAIgG 和 PAC_3 增多，骨髓中巨核细胞增多或正常，但有成熟障碍，排除继发性血小板减少症即可诊断，如有三个或以上部位出血，血小板数小于 $20\times10^9/L$ 时诊断为重症 ITP。

三、转归及预后

肾上腺糖皮质激素治疗 ITP 的有效率为 60%～90%，但容易复发。脾切除的有效率为 50%～70%，免疫抑制剂的有效率为 16%～55%。

10%～15%的急性型 ITP 可变为慢性。5%的慢性和难治性 ITP 死于颅内出血。

四、治疗原则与主要措施

(一) 治疗原则

根据病情的急缓采用紧急治疗和常规治疗，重症 ITP 和血小板数小于 $10\times10^9/L$ 时要作紧急处理。方法包括输血小板、大剂量肾上腺糖皮质激素、大剂量免疫球蛋白、血浆置换和脾切除；经过急救处理后，若出血控制，血小板数增加，病情稳定，转入常规治疗，方法有肾上腺糖皮质激素、脾切除和免疫抑制剂等。

(二) 主要措施

1. 紧急治疗　重症 ITP 患者和血小板数明显减低($<10\times10^9/L$)时应该住院并紧急治疗，迅速控制出血，减少血小板破坏，提高血小板计数，降低死亡率。常用方法如下：

(1) 输血小板：如患者有严重的黏膜出血或有颅内出血或疑有颅内出血都应紧急输注血小板，根据观察，输血小板数 $1\times10^{11}/m^2$ 使患者血小板数提高约 $(8\sim10)\times10^9/L$，血细胞分离机一次从单一献血者可采集到约 $4\times10^{11}/m^2$ 的血小板，可使患者血小板数提高 $(15\sim20)\times10^9/L$，采集到的血小板应在 6 小时内输完，以达到最佳止血效果。输入血小板的有效作用时间持续 1～3 天。

(2) 静脉输注大剂量免疫球蛋白：剂量为每天 0.2～0.4g/kg，连续用 5 天。

(3) 甲泼尼松龙：甲泼尼松龙 1g/d×3d，在 30 分钟内静脉注射，随后应改为泼尼松口服。

(4) 血浆置换：对除去患者血循环中血小板抗体有暂时效果，但血浆置换需特殊设备，价格昂贵，置换血浆可能感染病毒性肝炎，抗凝剂可引起继发性出血，仅在各种治疗方法无效时考虑使用。

(5) 脾切除：如上述治疗方法都无效，出血持续并威胁生命时，应进行紧急切脾。

2. 常规治疗和慢性 ITP 的治疗

(1) 肾上腺糖皮质激素：为首选治疗方法。以泼尼松为例，治疗过程分为四个阶段。① 诱导阶段：确诊后即给予泼尼松 1～2mg/(kg·d)口服，患者治疗后一般在 2 周内血小板数开始上升，4～6 周血小板数恢复正常。② 减量阶段：如血小板数正常，每周减 10mg 直到 30mg/d，随后每二周减 5mg 直到 15mg/d，随后每二周减 2.5mg 直到 10mg/d。③ 维持阶段：10mg/d 维持 3～6 个月。④ 再减量阶段：如血小板数正常，每二周减 2.5mg，直到减完。

(2) 脾切除：适用于糖皮质激素治疗无效；治疗中或停药后复发；或糖皮质激素治疗有禁忌者。

(3) 免疫抑制剂：在肾上腺糖皮质激素和脾切除无效时采用的方法。常用的药物有长春新碱 1～2mg/次，每周静脉给药 1 次，共 4～6 次；环孢霉素 A 每天 4～12mg/kg 口服；环磷酰胺每天 1～2mg/kg，分 3 次口服，共 2～3 个月；硫唑嘌呤每天 1～4mg/kg，分 3 次口服。

第四节 急性白血病

一、概述

急性白血病(acute leukemia)是源于造血干细胞的克隆性的肿瘤疾病。白血病细胞能增殖，但不能分化成熟，因此白血病细胞在骨髓内聚积，抑制正常造血，从而发生贫血、出血和感染；白血病细胞还可浸润体内的其他器官和组织，引起肝脾肿大、淋巴结肿大、胸骨压痛及破坏屏障（血脑、血眼和血生殖）而浸润到中枢神经系统、眼和睾丸或卵巢等。病因有病毒（如成人 T 淋巴细胞病毒-1 等）、放射线和化学因素（如苯及衍生物等）。发病机制与癌基因激活、抑癌基因失活、微环境中生长因子与受体之间反应的改变、机体免疫监视能力的改变等有关。急性白血病（FAB）分为急性髓细胞性白血病（AML）和急性淋巴细胞性白血病（ALL）两大类。AML 又分为 M0～ M7 型。ALL 又分为 L1、L2 和 L3 型。

二、诊断依据

(一) 临床表现

1. 正常造血受抑的表现

(1) 贫血：贫血为首发表现，并逐渐加重。其原因是白血病细胞在骨髓中增殖抑制红系造血所致。

(2) 发热：低热为白血病本身引起，中高度发热为继发感染所致。其原因是白血病细胞在骨髓中增殖抑制正常的粒系造血所致。

(3) 出血：可发生全身各个部位的出血，以皮肤、鼻腔、牙龈出血和月经增多常见。重者可发生颅内出血。血小板减少是出血的主要原因。出血倾向最明显的是急性早幼粒细胞白血病。

2. 白血病细胞浸润的表现　肝、脾和淋巴结肿大，胸骨压痛和骨关节疼痛，牙龈增生和皮肤损害，以及三大屏障破坏，即血眼屏障、血脑屏障和血生殖（睾/卵巢）屏障被破坏而引起眼球突出、中枢神经系统白血病和睾丸肿大或卵巢浸润。

（二）辅助检查

1. 血象

(1) 白细胞：大多数增多，部分正常和减少。分类中可见原始和早幼细胞。

(2) 血红蛋白：降低，多为正细胞正色素性贫血。

(3) 血小板：约半数患者在初诊时有血小板减少。

2. 骨髓象

(1) 有核细胞明显增多：90%骨髓增生明显活跃，10%骨髓增生减低。有核细胞主要是原始和（或）幼稚细胞，占非红系细胞（NEC）的 30%以上。

(2) 裂孔现象：常见于 AML。细胞为原始细胞和少量成熟粒细胞，无中晚幼粒细胞。

(3) 形态异常：原始细胞的胞体较大，核浆比例增加，核有切迹和凹陷，染色质粗糙等。AML 的早幼粒细胞浆中常见 Auer 小体。

3. 细胞化学染色

(1) 过氧化物酶（POX）：ALL 为阴性，AML 的原单细胞和分化差的原粒细胞为阴性至弱阳性，分化好的原粒细胞为阳性至强阳性。

(2) 糖原染色（PAS）：ALL 和 AML-M6 的原红细胞为阳性，呈块或颗粒状，AML 的原单细胞和原粒细胞为阴性。

(3) 非特异性酯酶（NSE）：ALL 和 AML 的原粒细胞为阴性，AML 的原单核细胞为阳性，可被氟化钠抑制。

(4) 氯醋酸 AS-D 萘酚酯酶（NCE）：ALL 和 AML 的原单细胞为阴性，AML 的原始粒细胞为阳性。

4. 免疫学检查　急性 B 淋巴细胞性白血病（B-ALL）CD19、HLA-DR 和 TdT 为阳性，急性 T 淋巴细胞性白血病（T-ALL）CD7 和 TdT 为阳性，AML 粒细胞和单核细胞系的 CD13、CD33、CD15、CD14、CD34 和抗髓过氧化物酶为阳性，红细胞系的抗血清糖蛋白为阳性，巨核细胞的 CD41a、CD41b、CD61、CD42b、CD42c 为阳性。

5. 细胞遗传学检查

(1) ALL 中的染色体改变：早前 B 型 ALL 为 t(4;11)(q21;q23)和 t(9;22)(q34;q11)，前 B 型 ALL 为 t(1;19)(q21－23;p13)，B-ALL 为 t(8;14)(q24;q32)，T-ALL 为t(11;14)(p13;q11)、t(1;14)(p 32;q11)、t(10;14)(q24;q11)、t(8;14)(q24;q11)。

(2) AML 中的染色体改变：M1 或 M2 为 t(9;22)(q34;q11)，M2 为 t(8;21)(q22;q22)，M3 为 t(15;17)(q22;q22)，M2 或 M4 为 t(6;9)(p23;q34)，M5 为 t(9;11)(p21;q23)，M4Eo 为 inv(16)和 t(16;16)(p13;q22)，M6 的 5 号和 7 号染色体部分和全部丢失。

6. 分子遗传学检查

(1) ALL：早前 B 型 ALL 为 HRX/ALL1，前 B 型 ALL 为 BCR/ABL，B-ALL 为 MYC/Ig，T-ALL 为 RHOM/TTG2、TAL/TCR、HOX11/TCR、MYC/TCR。

(2) AML：M1、M2 或 M4 为 DEK/CAN，M2 为 AML1/ETO，M3 为 PML/RARα，M4Eo 为 CBFB/MYH_{II}。

7. 血液生化检查　血清尿酸浓度增高，尿中尿酸排泄量增加。

（三）诊断要点

1. FAB 诊断标准

（1）骨髓原始细胞（非红系细胞）≥30%，原始和幼稚红细胞＜50%，可诊断为 AML-M0～AML-M5，AML-M7。

（2）骨髓原始细胞（非红系细胞）≥30%，原始和幼稚红细胞≥50%，可诊断为 AML-M6。

（3）骨髓原始和幼稚淋巴细胞≥30%，可诊断为 ALL。

2. WHO 诊断标准

（1）血和骨髓原粒或原单细胞≥20%，可诊断为 AML。

（2）有重复的遗传学异常［如 t(8：21)、inv(16)、t(16：16)、t(15：17)］，可诊断为 AML。

(3)骨髓幼淋细胞＞25%，可诊断为 ALL。

三、转归及预后

急性白血病的自然病程（即未经过治疗平均生存期）为 3 个月，经过积极治疗有 30%或更多患者达到长期生存。1～9 岁的 ALL 患者预后较好，其他患者预后较差；AML 的老年、外周血白细胞高于 50×10^9/L、5 和 7 号染色体异常、继发于 MDS、多药耐药和继发性白血病等预后差。

四、治疗原则与主要措施

（一）治疗原则

强烈诱导，及早巩固，强烈强化，酌情维持，遵循个体化原则。

（二）主要措施

1. 基础治疗

（1）急性淋巴细胞白血病（ALL）的治疗：

1）诱导缓解：常用长春新碱、柔红霉素和泼尼松（VDP）方案、VDP 加环磷酰胺（VDCP）方案和 VDP 加左旋门冬酰胺酶（VDLP）方案。

2）巩固治疗：原则是联合用药，剂量较大，交替使用。常用 VDCP 或 VDLP 方案、含中大剂量阿糖胞苷的方案和大剂量甲氨喋呤（MTX）方案，以上 3 种方案交替使用共 6 个疗程，每疗程间隔 2～3 周。

3）维持治疗：巩固治疗后的患者除非做骨髓移植，必须维持治疗。MTX 20mg/m^2，每周一次，口服。6-巯嘌呤 60mg/m^2，每天 1 次，口服。脑膜白血病的防治：MTX 10mg、地塞米松 5mg 和（或）阿糖胞苷（Ara-C）30mg/m^2 鞘内注射；头颅照射；大剂量 MTX 或中大剂量 Ara-C 静脉滴注。

（2）急性髓细胞白血病的治疗

1）诱导缓解：常用柔红霉素和阿糖胞苷（DA）方案和高三尖杉酯碱和阿糖胞苷（HA）方案。

2）诱导分化治疗：主要用于 AML-M3 的治疗。全反式维甲酸每天 $25mg/m^2$，分 3 次口服，直至完全缓解，约需 30～60 天。三氧化二砷（As_2O_3）10ml 加入 5%葡萄糖液 500ml 中，静脉滴注，每天 1 次，连续 28 天，间歇 1～2 周，再重复 1 疗程。

3）巩固维持治疗：经诱导达到完全缓解后，采用原诱导方案和新方案巩固维持治疗；或用中大剂量阿糖胞苷为主的方案治疗。

2. 支持疗法　支持治疗在急性白血病的治疗中起着十分重要的作用，没有有效的支持治疗，要达到完全缓解和长期存活是不可能的。具体措施为感染的防治、血制品输注、造血因子的应用、注意营养、重要器官功能的保护等。

3. 造血干细胞移植。

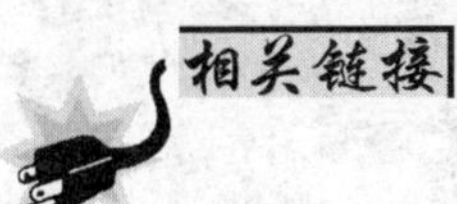

血液病诊断治疗新进展

血液系统疾病指原发或主要累及血液和造血组织及器官的疾病。血液由细胞成分和血浆组成，细胞成分中包括红细胞、白细胞及血小板。血浆包含各种具有特殊功能的蛋白质及某些其他化学成分。因此，反映造血系统病理生理以及血浆成分发生异常的疾病均属于血液系统疾病，习惯上称为血液病。目前血液病的诊断治疗有如下进展。

（一）人类基因组测序

通过人类基因组测序发现，染色体上存在基因成簇区域，也存在基因分散在大片区域，也发现大片的“无用 DNA”区域。据估计人类基因组里有 3 万～3.5 万个基因。在完成人类基因组测序的同时，还发现了 140 万个单核苷酸多态性（SNPs），并在人类基因组序列中进行了精确定位。通过检查 SNP 图谱，就能找到相关的变异体，这对于研究疾病与基因的关联有重要的意义，有助于从分子生物学的改变来阐明血液病的发病机制。

（二）诱导分化治疗

维甲酸是成功应用于白血病治疗的第一个诱导分化药物，能够特异性诱导 AML-M3 细胞分化成熟。在 AML-M3 缓解后的巩固治疗中，联合应用化疗和维甲酸具有关键作用。临床研究表明，以蒽环类药物为主体的化疗药物尤其是去甲氧柔红霉素可以有效降低白血病负荷，争取分子生物学缓解。在此基础上，加用维甲酸可以进一步降低复发率，使多数病例取得持久缓解。虽然维甲酸联合化疗治疗 AML-M3 取得良好的疗效，但复发病例的治疗仍是临床难题之一。自 1996 年以来，三氧化二砷的应用使得复发 APL 的疗效取得了突破，CR 率可达到 80%～90%，部分患者得以长期生存，为白血病的治疗开辟了新途径。

（三）单克隆抗体

利妥昔单抗（rituximab，抗 CD20 单克隆抗体）用于治疗 CD20 阳性的非霍奇金淋巴瘤。吉妥单抗（gemtuzumab ozogamicin）是偶联化疗药物靶向结合 CD33 的人源化单克隆抗体。联合应用单克隆抗体和化疗与单独应用化疗方案比较，有助于提高患者对治疗的敏感性。阿仑单抗（alemtuzumab）是清除淋巴细胞的人源化抗 CD52 单克隆抗体，用于治疗慢性淋巴细胞性白血病。单克隆抗体治疗恶性肿瘤取得了一定的成果，但是还需要进行大量的临床研究以探索利用这些抗体以及与其他治疗方法相结合以获取更好疗效的最佳治疗方案。

(四) 基因治疗

2006年6月2日美国马里兰州的科学家们在美国基因治疗年会上宣布成功地治愈了4只先天白细胞缺乏的狗,他们采用了一种新的病毒来修复狗的细胞,也许比现在所采用的基因治疗更安全。虽然把这种治疗方法用于人类临床实验,还存在着很多困难,但随着癌基因的相继发现以及分子生物学手段的不断发展,基因治疗在肿瘤治疗中具有不可估量的作用。

拓展阅读

一、急性白血病的 WHO(2000)分类

(一) 急性髓细胞性白血病(AML)

1. 有重复出现的染色体易位的 AMLs

AML 伴 t(8;21)(q22;q22),AML1(CBF-α)/ETO

急性早幼粒细胞白血病(APL)[t(15;17)(q22;q11－12)及变异型,PML/RARα]

AML 伴骨髓中异常嗜酸性粒细胞[inv(16)(p13;q22)或 t(16;16)(p13;q11),CBFβ/MYH11]

AML 伴 11q23(MLL)异常

2. AML 伴多个细胞系病态造血

既往有 MDS 病史　　既往无 MDS 病史

3. 治疗相关的 AML

烷化剂相关的　　鬼臼霉素相关的

其他类型

4. AML 无法归类的

AML 微分化型(M0)　　AML 无成熟型(M1)

AML 伴成熟型(M2)　　急性粒-单核细胞性白血病(M4)

急性单核细胞性白血病(M5)　　急性红白血病(M6)

急性巨核细胞性白血病(M7)　　急性嗜碱性粒细胞性白血病

急性全髓增生伴骨髓纤维化

(二) 急性淋巴细胞性白血病(ALL)

1. 前 B 细胞急性淋巴细胞性白血病(细胞遗传学亚型)

t(9;22)(q34;q11)BCR/ABL

11q23MLL 重组

t(1;19)(q23;p13)E2A/PBX1

t(12;21)(p12;q22)ETV/CBFα

2. 前 T 细胞急性淋巴细胞性白血病

3. Burkitt's 细胞白血病

二、急性白血病的MICM诊断

(一) 急性髓细胞白血病的MICM诊断

1. M1型

(1) 形态学：骨髓中原始粒细胞大于或等于90%(非红系细胞,NEC)。细胞形态单一,核/浆比例高,染色质细致,部分原始粒细胞的胞浆可见少量嗜天青颗粒,可见Auer小体。早幼粒及其以下各阶段细胞很少。

(2) 细胞化学染色：过氧化物酶(POX)染色阳性率大于或等于3%。高碘酸-席夫(PAS)染色阴性;特异性酯酶(NCE)染色阳性;非特异性酯酶(NSE)染色呈弱阳性反应,并不被氟化钠所抑制;中性粒细胞碱性磷酸酶(NAP)积分明显降低,合并感染时可略有增高。

(3) 免疫学：抗髓系单克隆抗体CD33、CD13、MPO阳性,CD11、CD15阴性。CD33阳性患者疗效好,缓解率(CR率)高,而CD13阳性、CD33阴性的急粒CR率低、生存期短,CD15阳性有利于长期生存。

(4) 细胞遗传学和分子生物学：无特异重复出现的染色体异常。少数可发现t(6;9)(p23;q34)易位,其他的染色体异常还有5q -/- 5,7q -/- 7,- 17,t(6;9)(p23;q34),del(3p),t(3),+21,+8,inv(3)等。

2. M2型

(1) 形态学：按我国修订标准分为M2a和M2b两种亚型。M2a型：骨髓中原始粒细胞大于30%至小于90%(NEC),细胞大小不一、形态多变,Auer小体易见。早幼粒细胞及以下阶段细胞大于10%,单核细胞小于20%。部分可见嗜碱性粒细胞增多。M2b型：骨髓中原始粒细胞和早幼粒细胞比例略高,但以形态异常的中性中幼粒细胞增生为主(大于30%),该类细胞胞核/浆发育不平衡,可见细胞核凹陷,染色质疏松,核仁明显,胞浆量多,Auer小体。其中分化差的细胞胞浆嗜碱,核凹陷处有透亮区,可见少量嗜中性颗粒。分化良好者含有较多细小而弥散分布的粉红色嗜中性颗粒。

(2) 细胞化学染色：POX染色阳性或强阳性;PAS染色阴性;NCE呈阳性,NSE呈弱阳性,不能被氟化钠抑制;NAP积分明显降低,合并感染时可略有增高。

(3) 免疫学：抗髓系单克隆抗体CD33及CD13阳性,而CD11、CD15阴性。

(4) 细胞遗传学和分子生物学：90%的M2b型白血病细胞可发现特异的染色体易位t(8;21)(q22;q22),对化疗反应较好。这种染色体易位累及21号染色体的急性粒细胞白血病基因1(AML1)和8号染色体的ETO(eight twenty-one)基因,染色体交互易位形成AML1-ETO融合基因。少数有t(6;9)(p23;q34)易位,这种易位主要累及6p23上一个名为DEK的基因和q34上一个名为CAN的基因相互融合产生DEK/CAN嵌合基因。有这种异常的患者一般预后较差,其他染色体异常还有5q -/- 5,7q -/- 7,- 17,t(6;9)(p23;q34),del(3p),t(3),+21,+8,inv(3)等。

3. M3型　急性早幼粒细胞白血病(APL)是一种特殊类型的白血病,发病率约占AML的10%。

(1) 形态学：骨髓中以颗粒增多的异常早幼粒细胞增生为主,占30%～90%(NEC),原粒细胞比例无明显增加。早幼粒细胞大小不一,胞核不规则,染色质粗细不等,核仁常被嗜天青颗粒所覆盖而不清。胞浆量丰富,含有大量嗜天青颗粒,并可见蓝色无颗粒的外浆呈伪足状突出。Auer小体易见。根据胞浆中颗粒粗细不同可分为两型。① M3a：粗颗粒型，胞浆中颗粒粗大深染、密集融合，往往遮盖在胞核上。② M3b：细颗粒型，胞浆中充满细小嗜天青颗粒，有时为灰尘样，甚至不易看见，核染色质细致，核型不规则，易与单核细胞白血病相混淆。

(2) 细胞化学染色：POX呈强阳性或阳性反应，其中M3a型POX阳性积分又高于M3b型；特异性酯酶(NCE)染色的阳性反应较M2a型强；非特异性酯酶(NSE)染色为阳性，但不被氯化钠抑制，NAP积分明显降低。

(3) 免疫学：M3型的免疫学特点是粒细胞系抗体除HLA-DR及CD34表达极差外，CD33、CD13均为阳性，CD11、CD15也可有阳性表达。

(4) 细胞遗传学和分子生物学：APL独特的染色体易位t(15;17)(q22;q12～21)和累及的PML-RARa融合基因是特异标志。具有t(15;17)及PML-RARa融合基因的APL用全反式维甲酸(ATRA)治疗有很高的缓解率。少数APL患者虽然未发现t(15;17)，但存在特异的PML-RARa融合基因。有10%的APL无t(15;17)及PML-RARa融合基因，对ATRA治疗亦无反应。近年来发现t(11;17)及PLEF-RARa融合基因是一种新的核型异常和新的异质性基因。

4. M4型　M4型是骨髓中同时具有粒细胞系统和单核细胞系统两类白血病细胞：急性粒-单核细胞白血病(AMMOL)。

(1) 形态学：根据粒、单核两系增生程度的不同可分为四种亚型。M4a型：骨髓中以原粒细胞及早幼粒细胞增生为主，原幼单和单核细胞大于20%(NEC)；M4b型：骨髓中以原幼单核细胞增生为主，原粒细胞和早幼粒细胞大于20%(NEC)；M4c型：原始细胞既具有粒系又具有单核系特征者大于或等于30%(NEC)；M4Eo：除上述特点外，嗜酸性粒细胞占5%～30%，胞质中嗜酸颗粒粗大而圆，着色较深。

(2) 细胞化学染色：部分原始细胞的POX和NCE等染色具有粒系的特点，另一部分则为单核系的表现。NSE染色反应阳性，其中单核系白血病细胞被氟化钠抑制，而粒系则不被抑制。酯酶双染色可同时出现两种不同颜色的阳性，显示粒系及单核系的白血病细胞。

(3) 免疫学：因同时具有粒、单核两系白血病细胞，因此髓系抗体包括HLA-DR，CD34，CD33，CD13，CD11，CD15，CD14均可有阳性表达。

(4) 细胞遗传学和分子生物学：M4Eo患者常伴染色体倒位，inv(16)(p13;q22)，使16号染色体长臂的CBFB基因和短臂的MYHⅡ基因产生融合，形成CBFB-MYHⅡ融合基因，伴inv(16)的M4Eo患者治疗后CR率较高。另有约7%的M4患者可发现染色体易位t(8;21)(q22;q22)及形成AML1-ETO融合基因。少数患者有染色体易位t(6;9)(p23;q34)及形成DEK-CAN融合基因。其他染色体异常还表现为5q－/－5，7q－/－7，＋8，t(9;22)及＋4等。

5. M5型　M5型为急性单核细胞白血病(AMOL)。

(1) 形态学：根据骨髓中单核细胞分化程度的不同又可分为两种亚型。M5a型(未分化型)，骨髓中原始单核细胞显著增生，大于或等于80%(NEC)，幼单核细胞较少。M5b型(部分分化型)，骨髓中可见原始单核细胞少于80%(NEC)，幼单核细胞较M5a型明显增多，可大于20%。

(2) 细胞化学染色：POX染色呈细小而弥散弱阳性颗粒，在胞浆边缘及伪足处明显，原始单核细胞可呈阴性反应；PAS反应为阴性或细小颗粒的阳性；NSE染色呈阳性反应，可被氟化钠抑制；NAP积分减低，也可正常或增高。

(3)免疫学：主要有CD14，HLA-DR，CD33，CD13表达。

(4)细胞遗传学：少数M5患者染色体有t(9;11)，+8异常。

6. M6型　M6型为红白血病。

(1)形态学：骨髓中红细胞系显著增生，幼红细胞往往大于50%，且伴有形态异常，表现为巨幼样变、多核、巨形核、母子核、核碎裂等。同时有白细胞系的异常增生，原始粒细胞(原始和幼单核细胞)大于30%(NEC)，如外周血中原始粒细胞(原始和幼单核细胞)大于5%时，骨髓中原始粒细胞(原始和幼单核细胞)大于20%(NEC)。

(2)细胞化学染色：幼红细胞PAS呈阳性或强阳性反应，多为红色粗大颗粒或块状，但成熟中性粒细胞内PAS积分明显低于正常，而淋巴细胞PAS反应增强。原始粒细胞(原始和幼单核细胞)的细胞化学染色与急粒及急单相似。

(3)免疫学：M6型主要为血型糖蛋白A的表达。

(4)细胞遗传学：可有染色体核型异常，表现为5q-/-5，7q-/-7，-3，dup(1)，+8等。

7. M7型　M7型为急性巨核细胞白血病。

(1)形态学：根据骨髓中巨核细胞分化程度又分为两种亚型。未分化型，骨髓中原始巨核细胞大于30%，此类细胞大小不一，小细胞染色质致密，胞质量少，大细胞核圆形，可见1～3个核仁，胞质有突起。分化型，骨髓及外周血中以单圆核和多圆核等病态巨核细胞为主。

(2)细胞化学染色：血小板过氧化酶(PPO)阳性而髓过氧化酶(MPO)阴性具有特异性，PAS呈块状阳性，NAP积分减低。

(3)免疫学：用抗血小板GP-Ⅱb/Ⅲa(CD41a)呈阳性反应，PPO反应阳性。

(4)细胞遗传学：部分患者染色体检查可发现inv(3)或del(3)，+8，+21等异常。

(二)急性淋巴细胞白血病的MICM诊断

1. 形态学　骨髓中以原始及幼淋巴细胞增生为主，占30%～90%，粒、红、巨三系细胞明显减少，篮细胞(涂抹细胞)易见。根据白血病细胞不同的形态特点，又可分为L1、L2和L3三种亚型。

2. 细胞化学染色　POX染色呈阴性反应，PAS反应表现为红色阳性粗颗粒或块状环绕在胞核的周围。

3. 免疫学　按免疫学分型可将ALL分成B和T细胞ALL。

4. 细胞遗传学和分子生物学　ALL染色体异常大多数与免疫表型有关。早期前B-ALL常伴染色体易位t(4;11)，t(9;22)；B-ALL染色体易位多为t(8;14)，t(2;8)，t(8;22)以及6q-等异常。早期前T-ALL有t/del(9p)异常；T-ALL的染色体易位有t(11;14)以及6q-。

三、急性髓系白血病的治疗

(一)AML-M3的治疗

确诊后采用全反式维甲酸联合以蒽环类药物(如去甲氧柔红霉素或柔红霉素)为基础的化疗诱导治疗。如果完全缓解，继续采用至少2个周期的巩固治疗，每个周期内用1～2周的全反式维甲酸。维持治疗采用全反式维甲酸治疗(或加用6MP+MTX治疗)1～2年，如果诱导治疗失败，则采用三氧化二砷或 HSCT。

如果不能耐受蒽环类药物，则采用全反式维甲酸联合三氧化二砷治疗。如果完全缓解，继续采用至少 6 个周期的全反式维甲酸联合三氧化二砷治疗。如果诱导治疗失败，则采用其他的化疗或 HSCT。

缓解后第一次复发，采用三氧化二砷治疗。如果第一次复发后不缓解或缓解后第二次复发，则采用其他的化疗或 HSCT。

（二）AML(除 M3 外)的治疗

诱导治疗：60 岁以下的患者，蒽环类药物(如去甲氧柔红霉素或柔红霉素)3 天加 Ara-C 100～200mg/m²，连续输注 7 天(3＋7 方案)，用 1～2 个周期；或蒽环类药物 3 天加 Ara-C 2～3g/m²，用一个周期。如果以前有血液系统疾病，可采用常规化疗或低强度化疗，HSCT 或蒽环类药物加 Ara-C 治疗。60 岁或以上的患者采用低强度化疗或良好的支持治疗。

缓解后治疗：对于 60 岁以下的低危患者，大剂量 Ara-C 3g/m²，持续 3 小时，每 12 小时一次，第 1,3,5 天用，连用 4 个周期；或 1～2 个周期的大剂量 Ara-C 治疗后行 auto-HSCT；其他临床试验。对于 60 岁以下的中危患者，auto -或相合同胞 allo-HSCT；大剂量 Ara-C 3g/m²，持续 3 小时，每 12 小时一次，第 1,3,5 天用，连用 4 个周期；其他临床试验。对于 60 岁以下的高危患者，临床试验；相合同胞 allo-HSCT；或非血缘 allo-HSCT。60 岁或以上的患者采用低强度化疗或良好的支持治疗。

（三）急性淋巴细胞白血病的治疗

1. 诱导治疗

(1) VDP 方案：长春新碱(VCR) 1～2mg，静脉注射，每周 1 次。泼尼松(prednisone, Pre)每天 40～60mg。柔红霉素(daunorubincin, DNR)每天 30～50mg/m²，静脉注射，第 1～3 天，2 周后无效改用其他方案。

(2) VDCP：VCR 1～2mg，静脉注射，每周 1 次。DNR 每天 40mg/m²，静脉注射，第 1～3 天，第 15～17 天。环磷酰胺 600～800mg/m²，静脉注射，第 1,15 天。Pre 每天 60mg/m²，口服，第 1～28 天。

(3) VDLP 方案：VCR 1～2mg，静脉注射，每周 1 次；DNR 40mg/m²，静脉注射，第 1～3 天，第 15～17 天；L-ASP 6000 U/m²，每天 1 次，静脉滴注，第 17～28 天；Pre 每天 60mg/m²，口服，第 1～28 天。

在上述方案中，DNR 可用阿霉素(adriamycin, Adr)或表阿霉素(epirubicin, EPR)代替。剂量相同，疗效相似。无论何种方案，两个疗程无效，即应更换治疗方案。

2. 巩固治疗　原则是联合用药，剂量较大，交替使用，药物包括甲氨蝶呤(methotrexate, MTX)、Ara-C、环磷酰胺(cyclophosphamide, CPA, CTX)、足叶乙甙(etoposide, VP-16)、威猛(teniposide, VM－26)、VCR 和 Pre。以不同的组合、剂量及给药方式，巩固治疗在完全缓解后 2～3 周进行，每 3～4 周为一疗程，长达 3～6 个月。

(1) VDLP 方案：VCR 1～2mg，静脉注射，第 1,8 天；Pre 60mg/m²，口服 14 天；DNR 40mg/m²，静脉注射，第 1～3 天；L-ASP 12000 U/m²，隔天 1 次，静脉滴注，共 6 次。

(2) EA 方案：VP16 或 Vm26 100～200mg，第 1～3 天和 Ara-C 200～300mg，静脉注射，第 1～7 天。(Ara-C 可采用 1～3g/m²，持续静脉滴注，每 12 小时一次，连用 3 天。)

(3) 大剂量MTX方案：MTX 1～1.5g/m²，静脉滴注，停药后12小时给予四氢叶酸钙6mg/m²，肌肉注射，每6小时一次，共8次。

以上3种方案交替使用共6个疗程，每疗程间隔2～3周。

3. 维持治疗　强化巩固后的患者除非做异基因造血干细胞移植，必须维持治疗3～5年。用巩固治疗的3个方案，逐渐延长间歇期。

化疗间歇期用MTX 20mg/m²，口服，每周一次，6－巯嘌呤(mercaptopurine，6－MP) 60mg/m²，口服，每天1次。在巩固强化阶段应积极进行脑膜白血病的防治：MTX 10mg、地塞米松5mg和(或)Ara-C 30mg/m² 鞘内注射；头颅照射；大剂量MTX或Ara-C静脉滴注。

参考文献

[1] 张之南，沈悌主编. 血液病诊断及疗效标准. 第3版. 北京：科学出版社，2007

[2] 高清平主编. 血液内科住院医师手册. 北京：科学技术文献出版社，2005

[3] NCCN Clinical Practice Guidelines in Oncology™. http://www.nccn.org

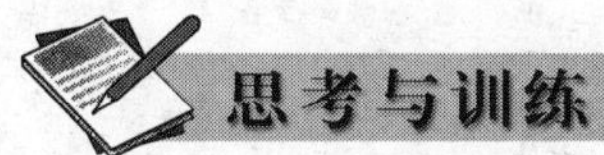

一、单项选择题

1. 育龄妇女和儿童发病率高的贫血为 (　　)

A. 海洋性贫血　B. 缺铁性贫血　C. 巨幼细胞性贫血

D. 再生障碍性贫血　E. 溶血性贫血

2. 典型缺铁性贫血细胞形态学特征是 (　　)

A. 大细胞性贫血　B. 正细胞性贫血　C. 小细胞性贫血

D. 小细胞低色素性贫血　E. 以上都不对

3. 反映机体缺铁最敏感的指标是 (　　)

A. 血清铁　B. 总铁结合力　C. 血清铁蛋白

D. 转铁蛋白饱和度　E. 未结合铁的转铁蛋白

4. 与缺铁性贫血无关的表现是 (　　)

A. 口角炎　B. 吞咽困难　C. 黄疸

D. 反甲　E. 异食癖

5. 血清铁(SI)、总铁结合力(TIBC)、转铁蛋白饱和度(TS)和血清铁蛋白(SF)在缺铁性贫血时的结果是 (　　)

A. SI↓，TIBC↓，TS↑，SF↑

B. SI↓，TIBC↓，TS↑，SF↓

C. SI↑，TIBC↑，TS↑，SF↑

D. SI↓，TIBC↑，TS↓，SF↓

E. SI↓，TIBC↑，TS↑，SF↓

6. 急性再障早期主要表现是 (　　)

A. 重度贫血　B. 感染发热与广泛出血　C. 头昏

D. 疲乏无力　　E. 皮肤出血

7. 与再障关系最密切的疾病是（　　）

A. 骨髓增生异常综合征　　B. 巨幼细胞性贫血

C. 脾功能亢进　　D. 阵发性睡眠性血红蛋白尿

E. 特发性血小板减少性紫癜

8. 治疗轻型再障时应首选（　　）

A. 联合应用造血刺激因子

B. 免疫抑制剂

C. 山莨菪碱＋一叶秋碱＋硝酸士的宁

D. 以雄性激素为主的综合治疗

E. 支持对症治疗

9. 慢性 ITP 血小板破坏的主要场所在（　　）

A. 血循环中　　B. 肝脏　　C. 脾脏

D. 骨髓　　E. 肾脏

10. ITP 的主要出血部位是（　　）

A. 皮肤与黏膜　　B. 肌肉　　C. 关节腔

D. 颅内　　E. 消化道

11. ITP 的典型骨髓象特点是（　　）

A. 有核细胞增生活跃　　B. 巨核细胞减少

C. 巨核细胞增多　　D. 巨核细胞数增多伴成熟障碍

E. 以上都不是

12. 治疗慢性 ITP 首选的方法是（　　）

A. 糖皮质激素　　B. 脾切除

C. 免疫抑制剂　　D. 大剂量人免疫球蛋白

E. 血浆置换

13. 急性白血病患者出现高热首先考虑（　　）

A. 继发感染　　B. 细胞溶解　　C. 深部组织出血

D. 中枢神经系统白血病　　E. 重度贫血

14. 出血倾向最明显的是（　　）

A. 急性淋巴细胞白血病　　B. 急性原粒细胞白血病

C. 急性早幼粒细胞白血病　　D. 急性单核细胞白血病

E. 急性粒-单核细胞白血病

15. 下列哪项不属于急性白血病正常造血受抑制的表现？（　　）

A. 贫血　　B. 月经增多　　C. 感染

D. 肝脾肿大　　E. 颅内出血

16. 维 A 酸诱导治疗的白血病是（　　）

A. 急性原粒细胞白血病　B. 急性早幼粒细胞白血病　C. 急性单核细胞白血病

D. 急性淋巴细胞白血病　E. 以上都不是

17. 非特异性酯酶染色阳性，可被氟化钠抑制的细胞是（　　）

A. 原始粒细胞　B. 早幼粒细胞　C. 原始淋巴细胞
D. 原始单核细胞　E. 原始巨核细胞

18. Aure 小体主要见于 (　)
A. 慢性粒细胞白血病　B. 急性淋巴细胞白血病　C. 急性髓细胞白血病
D. 恶性组织细胞病　E. 慢性淋巴细胞白血病

19. 急性髓细胞白血病的诱导缓解治疗方案是 (　)
A. DA 方案　B. VDP 方案　C. CHOP 方案
D. VAD 方案　E. 以上都不是

20. 急性淋巴细胞白血病的诱导缓解治疗方案是 (　)
A. DA 方案　B. VDP 方案　C. CHOP 方案
D. VAD 方案　E. 以上都不是

二、名词解释

1. 造血系统疾病　2. 缺铁性贫血　3. DA 方案　4. 再生障碍性贫血　5. 中枢神经系统白血病

三、填空题

1. 缺铁性贫血的细胞形态学特征是__________。

2. 小细胞低色素性贫血：平均红细胞体积(MCV) __________，平均红细胞血红蛋白含量(MCH) __________，平均红细胞血红蛋白浓度(MCHC) __________。

3. 再生障碍性贫血的细胞形态学特征是__________。

4. 再生障碍性贫血的中性粒细胞碱性磷酸酶活性__________。

5. 如果起病急，贫血呈__________，伴严重感染和出血；网织红细胞__________，绝对值__________，中性粒细胞__________，血小板__________；骨髓象呈多部位增生减低，造血细胞明显减少，非造血细胞明显增多；骨髓活检示骨髓小粒中非造血细胞和脂肪细胞增多，可诊断为重型再障。

6. 出血症状最明显的白血病是__________。

7. 慢性特发性血小板减少性紫癜主要出血部位是__________。

8. 男，22 岁，乏力 2 个月；体格检查：皮肤可见散在性出血点，浅表淋巴结不大，胸骨无压痛，肝脾未及；实验室检查：Hb 66g/L，WBC 3.2×10^9/L，中性粒细胞 0.30，淋巴细胞 0.70，血小板 35×10^9/L，网织红细胞 0.004，该患者最可能的诊断是__________。

9 女，16 岁，面色苍白，乏力 6 个月；体格检查：结膜苍白，巩膜无黄染，浅表淋巴结不大，胸骨无压痛，肝未及，脾肋下 1cm；实验室检查：Hb 60g/L，MCV 65fl，MCH 19pg，MCHC 298g/L，WBC 5.6×10^9/L，中性粒细胞 0.70，淋巴细胞 0.30，血小板 155×10^9/L，网织红细胞 0.03，该患者最可能的诊断是__________。

10. 女，25 岁，间断皮肤和牙龈出血三年，体检下肢淤瘢。实验室检查：Hb 110g/L，WBC 5.6×10^9/L，中性粒细胞 0.70，淋巴细胞 0.30，血小板 35×10^9/L，网织红细胞 0.03，此患者最可能的诊断是__________。

11. 男，18 岁，低热、皮肤紫癜 10 天。体格检查：全身浅表淋巴结轻度增大，胸骨压痛，脾肋下 1cm。实验室检查：Hb 80g/L，MCV 85fl，MCH 28pg，MCHC 320g/L，WBC 16.6×10^9/L，血小板 55×10^9/L，骨髓增生活跃，原始细胞 0.62，糖原染色粗粒状阳性，过氧化物酶阴性，该患者最可能的诊断是__________。

本患者治疗方案应选择__________。

12. 如果多次检查血小板数减少，脾脏不肿大或轻度肿大，PAIgG 和 PAC_3 增多，骨髓中巨核细胞增多或正常，但有成熟障碍，排除继发性血小板减少症即可诊断__________。

13. 慢性特发性血小板减少性紫癜的首选治疗方法是__________。

四、问答题

1. 简述再生障碍性贫血的治疗方法。
2. 急性白血病有哪些器官和组织浸润的表现？
3. 简述特发性血小板减少性紫癜的诊断要点。
4. 简述缺铁性贫血中有关铁代谢实验室检查的变化及其临床意义。
5. 怎样治疗特发性血小板减少性紫癜？

（高清平）

第七章　内分泌和代谢疾病

内分泌系统是人体重要组成部分之一。内分泌疾病和代谢疾病种类多，但发病率相对较低。糖尿病和甲状腺疾病是比较常见的内分泌和代谢疾病。

第一节　甲状腺功能亢进症

一、概述

甲状腺功能亢进症，简称甲亢，是指甲状腺腺体产生甲状腺激素过多而引起的甲状腺毒症。病因很多，但其最主要病因为弥漫性毒性甲状腺肿，称为 Graves 病，约占全部甲亢的 80%～85%，本节主要讲述 Graves 病(GD)。该病普通人群中患病率约 1%，发病率约 15/10 万～50/10 万，女性多发，男女比为(4～6)∶1，高发年龄为 20～50 岁。该病的发生与自身免疫有关。

二、诊断依据

(一) 临床表现

1. 甲状腺肿　甲状腺呈弥漫性对称性肿大，质软，吞咽时上下移动，少数患者的甲状腺肿大不对称或肿大不明显。由于甲状腺的血流量增多，故在上、下叶外侧可听到血管杂音，可扪及震颤，以腺体上部较明显。杂音明显时可在整个甲状腺区听到，但以上、下极明显，杂音较轻时仅在上极或下极听到。触到震颤时往往可以听到杂音，但杂音较弱时可触不到震颤。杂音和震颤为本病一种较特异性的体征，对诊断本病具有重要意义。

2. 眼部表现　甲亢时引起的眼部改变大致分两种类型，一类由甲亢本身所引起，系由于交感神经兴奋眼外肌群和上睑肌所致；另一类为 GD 所特有，为眶内和球后组织体积增加、淋巴细胞浸润和水肿所致，又称为 GD 眼病。

3. 高代谢症状　由于 T_3、T_4 分泌过多和交感神经兴奋性增高，促进物质代谢，加速氧化，使产热、散热明显增多，患者疲乏无力、不耐热、多汗、皮肤温暖潮湿、体重锐减，有时伴低热；蛋白质代谢加速，致负氮平衡、尿肌酸排出增多；骨骼代谢和骨胶原更新加速，尿钙、磷、羟脯氨酸等排出增高。

4. 心血管系统　心血管系统最早最突出的表现为窦性心动过速，心率多在 100 次/min 以上。心动过速为持续性，在睡眠和休息时有所降低，但仍高于正常。静息和睡眠时心率快慢与基础代谢率呈正相关。心律失常以房性早搏最常见，其次为阵发性或持续性心房颤动，偶见室性或交界性早搏、房室传导阻滞。心尖部第一心音亢进，常有收缩期杂音，偶在心尖部可听到舒张期杂音。久病及老年患者可出现心脏扩大。当心脏负荷加重、合并感染或应用β受体阻滞剂可诱发充血性心力衰竭。收缩压升高、舒张压下降和脉压增大为甲亢的特征性表现之一。有时可出现毛细血管搏动、水冲脉等周围血管征。甲亢伴有明显心律失常、心脏扩大和心力衰竭者称为甲亢性心脏病，以老年甲亢和病史较久未能良好控制者多见。

5. 消化系统　患者食欲亢进、多食易饥，肠蠕动增加，肠鸣音亢进，甚至出现腹泻。但少数老年患者可出现厌食，少数患者呈顽固性恶心、呕吐，致体重在短期内迅速下降。甲亢可引起肝脏肿大，少数患者可出现肝功能异常、转氨酶升高和黄疸，但明显肝脏受损者少见。

6. 精神神经系统　患者易激动，神经过敏、多言多动、失眠紧张、注意力不集中、焦虑烦躁，舌和双手平举向前伸出时有细震颤。有时出现幻觉、躁狂、寡言、抑郁等精神症状。腱反射活跃，反射恢复时间缩短。

7. 肌肉和运动系统病变　慢性甲亢性肌病较多见，起病慢，早期多累及近端肌群和肩或髋部肌群，患者诉进行性肌无力，肌肉萎缩。甲亢伴周期性麻痹多见于亚洲地区的患者，年轻男性多发。发作时常伴血钾过低，葡萄糖和胰岛素静脉滴注可诱发本症，症状与家族性周期性麻痹相似。甲亢伴重症肌无力主要累及眼部肌群，有眼睑下垂，眼球运动障碍和复视，朝轻暮重，对新斯的明有良好效应。可伴骨密度降低。

8. 血液和造血系统　由于消耗增加、营养不良和铁的利用障碍偶可引起贫血。周围血液中白细胞总数偏低、淋巴细胞及单核细胞的百分比和绝对值提高。血小板寿命缩短，有时可出现皮肤紫癜。

9. 生殖系统　女性患者常有月经稀少，周期延长，甚至闭经。男性多阳痿，偶见乳腺发育。

10. 皮肤、毛发　患者皮肤光滑细腻，缺乏皱纹，触之温暖湿润。年轻患者可有颜面潮红，部分患者面部和颈部可呈红斑样改变，触之退色，尤以男性多见。多数患者皮肤色素正常，少数可出现色素加深，以暴露部位明显。口腔、乳晕无色素加深。也有部分患者色素减退，出现白癜风。甲状腺功能亢进时可出现毛发稀疏脱落，少数患者可出现斑秃，甲亢控制后斑秃可痊愈。约5%的患者有典型对称性黏液性水肿，常与浸润性突眼同时或之后发生，有时不伴甲亢而单独存在。多见于小腿胫前下1/3部位，称为胫前黏液性水肿，是本病的特异性表现之一。

11. 甲亢危象　本病的主要诱因为精神刺激、感染、甲状腺手术前准备不充分、放射碘治疗、创伤等。早期表现为患者原有的症状加剧，伴中等发热、体重锐减、恶心、呕吐，以后发热可达40℃或更高，心动过速，常在140次/min以上，伴心房颤动或心房扑动，大汗淋漓，腹痛、腹泻，严重者出现谵妄、昏迷、休克。死亡原因多为高热虚脱，心力衰竭，肺水肿，严重水、电解质代谢紊乱等。

12. 特殊类型的甲亢

(1) 儿童期甲亢：临床表现与成人相似，在后期常伴有发育障碍。

(2) 淡漠型甲亢：发病较隐匿；临床表现不典型，常以某一系统的表现为突出，尤其是心血管和胃肠道症状明显，但心动过速较少见；出现明显消瘦、衰竭，淡漠忧郁；眼征及高代谢征群少见；由于年迈伴有其他心脏病，不少患者合并心绞痛，有的甚至发生心肌梗死。心律失常和心力衰竭的发生率可达50%以上。

(3) 妊娠期甲亢:如患者体重不随妊娠月份而相应增加,或四肢近端肌肉消瘦,或休息时心率在100次/min以上应疑及甲亢。如血FT_3、FT_4升高,TSH<0.5mU/L可诊断为甲亢。如同时伴有眼征、弥漫性甲状腺肿、甲状腺区震颤或血管杂音,血TSAb阳性,在排除其他原因所致甲亢后,可诊断为GD。本病和妊娠可相互影响,对妊娠的不利影响为早产、流产、妊娠毒血症及死胎等。

(4) T_3型甲亢:临床表现与寻常型相同,但一般较轻。特征为血清TT_3与FT_3均增高,而TT_4、FT_4正常甚至偏低。甲状腺摄^{131}I率正常或偏高,但不受外源性T_3抑制。可见于弥漫性、结节或混合性甲状腺肿患者的早期、治疗中或治疗后复发期。

(5) 亚临床型甲亢:患者无症状或有甲亢的某些表现,血T_3、T_4正常,但TSH显著降低。本症可能是发生于GD早期、GD经手术或放射碘治疗后、各种甲状腺炎恢复期的暂时性临床现象;但也可持续存在,并成为甲亢(包括GD)的一种特殊临床类型,少数可进展为临床型甲亢,并可导致心血管、肌肉或骨骼损害。

(二) 实验室检查

1. 血清TT_3、血清TT_4　TT_3浓度的变化常与TT_4的改变平行,但在甲亢初期与复发早期,TT_3上升往往很快,约4倍于正常;TT_4上升较缓慢,仅为正常的2.5倍。其受TBG等结合蛋白量和结合力变化的影响。

2. 血清FT_4与FT_3　FT_3、FT_4不受血中甲状腺结合球蛋白(TBG)变化的影响,直接反映甲状腺功能状态。其敏感性和特异性均明显高于TT_3、TT_4。

3. TSH测定　甲状腺功能改变时,TSH的波动较T_3、T_4更迅速而显著,故血中TSH是反映下丘脑-垂体-甲状腺轴功能的敏感指标,尤其对亚临床型甲亢和亚临床型甲减的诊断有重要意义。

4. TRH兴奋试验　甲亢时血T_3、T_4增高,反馈抑制TSH,故TSH不受TRH兴奋。如静脉注射TRH 200μg后TSH有升高反应可排除GD;如TSH不增高则支持甲亢的诊断。

5. 甲状腺摄^{131}I率　甲亢时甲状腺摄^{131}I率升高,摄取高峰前移。缺碘性甲状腺肿也可升高,但一般无高峰前移,必要时,可作T_3抑制试验以鉴别。

6. T_3抑制试验　主要用于鉴别甲状腺肿和甲亢,亦可用于长期抗甲状腺药物治疗后停药后复发可能性的预测。部分甲状腺功能正常的活动性眼病的患者T_3抑制试验阳性。对伴眼病的GD诊断来说,T_3抑制试验较TRH兴奋试验更可靠。

7. 超声诊断　GD时,甲状腺呈弥漫性、对称性、均匀性增大,边缘规则,内部回声多呈密集、增强光点,分布不均匀,部分有低回声小结节状改变。腺体肿大明显时,常有周围组织受压和血管移位表现。多普勒彩色血流显像示患者甲状腺腺体内血流呈弥漫性分布,为红蓝相间的簇状或分支状图像,血流量大,速度增快。

8. CT或MRI诊断　CT在GD诊断及鉴别诊断方面具有重要价值,可排除肿瘤,在眼部病变不明显时,可观察到眼外肌受累的情况。MRI检查时间长,费用昂贵,且未发现具有比CT多的优势,不作首选。

(三) 诊断要点

1. 功能诊断

在临床上,遇有病程长的不明原因体重下降、低热、腹泻、手抖、心动过速、心房纤颤、肌无力、月经紊乱、闭经等应考虑甲亢的可能；对疗效不满意的糖尿病、结核病、心衰、冠心病、肝病等，也要排除合并甲亢的可能性。血 FT_3、FT_4（或 TT_3、TT_4）增高及 TSH 降低者符合甲亢特征；仅 FT_3 或 TT_3 增高而 FT_4、TT_4 正常可考虑为 T_3 型甲亢；血 TSH 降低，FT_3、FT_4 正常，符合亚临床型甲亢。典型病例经详细询问病史，依靠临床表现即可诊断。不典型病例，尤其是小儿、老年或伴有其他疾病的轻型甲亢或亚临床甲亢病例易被误诊或漏诊。确认有赖于甲状腺功能检查和其他必要的特殊检查。

2. 病因诊断

在确认甲亢基础上，结合患者有眼征、弥漫性甲状腺肿、血 TSAb 阳性，可诊断为 GD。应排除其他原因所致的甲亢。有结节者须与自主性高功能甲状腺结节、甲状腺瘤、甲状腺癌相鉴别。结节性甲状腺肿和甲状腺瘤患者一般无突眼，甲亢症状较轻，甲状腺扫描为"热"结节，结节外甲状腺组织的摄碘功能受抑制。亚急性甲状腺炎伴甲亢症状者，甲状腺摄^{131}I 率减低。慢性淋巴细胞性甲状腺炎伴甲亢症状者，血中自身抗体阳性。

3. 诊断程序

(1) 确定有无甲状腺功能亢进症，测定血清 TSH 和甲状腺激素的水平。甲状腺功能亢进症的诊断：① T_3、T_4 增高的症状和体征；② 伴或不伴甲状腺肿大；③ 血清 T_3、T_4 增高，TSH 减低。具备以上三项诊断即可成立。

(2) 确定甲状腺功能亢进症是否为 GD 的诊断要求有：① 甲亢诊断成立；② 甲状腺肿大呈弥漫性；③ 伴浸润性突眼；④ TRAb 和 TSAb 阳性；⑤ 其他甲状腺自身抗体阳性；⑥ 胫前黏液性水肿。具备①、②项者诊断即可成立，其他 4 项进一步支持诊断确立。

三、转归及预后

GD 所致甲状腺功能亢进症预后良好。大多数 Graves 病患者能够治愈。浸润性突眼治疗效果欠佳，甲亢危象预后较差。

四、治疗原则与主要措施

三种疗法被普遍采用，即抗甲状腺药物(ATD)治疗、放射碘治疗和手术治疗。ATD 的作用是抑制甲状腺合成甲状腺激素，放射碘和手术治疗则是通过破坏或切除甲状腺组织，减少甲状腺激素的产生来达到治疗目的。目前不能对 GD 进行病因治疗。

(一) 抗甲状腺药物

ATD 治疗是甲亢的基础治疗。该疗法平稳、安全，对多数 GD 患者有效。但单纯 ATD 治疗的治愈率仅有 40%左右，复发率高达 50%～60%。ATD 也用于手术和放射碘治疗前的准备阶段。常用的 ATD 分为硫脲类和咪唑类两类，硫脲类包括丙基硫氧嘧啶和甲基硫氧嘧啶等，咪唑类包括甲巯咪唑和卡比巴唑等。其适应证为：① 病情轻、中度患者；② 甲状腺轻、中度肿大；③ 年龄<20 岁；④ 孕妇、高龄或由于其他严重疾病不适宜手术者；⑤ 手术前或放射碘治疗前的准备；⑥ 手术后复发且不适宜放射碘治疗者。药物的常见不良反应有粒细胞减少和皮疹；少见不良反应有胆汁淤积性黄疸、血管神经性水肿、中毒性肝炎、急性关节痛等；严重不良反应一旦发生则应立即停药。

(二) 放射碘治疗

其机制是^{131}I 被甲状腺摄取后释放出 β 射线，破坏甲状腺组织细胞。β 射线在组织内的射程仅有 2mm，不会累及毗邻组织。

适应证为：① 中度甲亢；② 年龄 25 岁以上；③ 经 ATD 治疗无效或对 ATD 过敏；④ 不宜手术或不愿接受手术者。

禁忌证为：① 妊娠、哺乳期妇女；② 年龄 25 岁以下；③ 严重心脏、肝、肾衰竭或活动性肺结核；④ 外周血白细胞低于 $3\times10^9/L$ 或中性粒细胞低于 $1.5\times10^9/L$；⑤ 重症浸润性突眼；⑥ 甲状腺危象。常见并发症有甲状腺功能减退，治疗后一年内的发生率为 4.6%～5.4%，以后每年递增 1%～2%。

(三) 手术治疗

适应证为：① 中、重度甲亢，长期服药无效，或停药复发，或不能坚持服药者；② 甲状腺肿大显著，有压迫症状；③ 胸骨后甲状腺肿；④ 结节性甲状腺肿伴甲亢。其禁忌证为：① 伴严重浸润性突眼；② 合并严重心脏、肝、肾疾病，不能耐受手术者；③ 妊娠开始头 3 个月和第 6 个月以后。手术方式通常为甲状腺次全切除术，两侧各留下 2～3g 甲状腺组织。

(四) 甲状腺危象的治疗

1. 针对诱因治疗。

2. 抑制甲状腺激素合成　首选 PTU 600mg 口服或经胃管注入，以后给予 250mg、每 6 小时一次口服，待症状缓解后减至一般治疗剂量。

3. 抑制甲状腺激素释放　服 PTU 1 小时后再加用复方碘口服溶液 5 滴、每 8 小时一次，或碘化钠 1.0g 加入 10%葡萄糖盐水溶液中静滴 24 小时，以后视病情逐渐减量，一般使用 3～7 日。如果对碘剂过敏，可改用碳酸锂 0.5～1.5g/d，分 3 次口服，连用数日。

4. 普萘洛尔 20～40mg、每 6～8 小时口服一次，或 1mg 稀释后静脉缓慢注射。普萘洛尔有抑制外周组织 T_4 转换为 T_3 的作用。

5. 氢化可的松 50～100mg 加入 5%～10%葡萄糖溶液中静滴，每 6～8 小时一次。

6. 降低和清除血浆甲状腺激素　在上述常规治疗效果不满意时，可选用腹膜透析、血液透析或血浆置换等措施迅速降低血浆甲状腺激素浓度。

7. 降温　高热者予物理降温，避免用乙酰水杨酸类药物。

8. 护理、支持治疗。

(五) 浸润性突眼的治疗

1. 夜间高枕卧位，限制食盐，给予利尿药。

2. 免疫抑制剂　泼尼松 60～100mg/d，分 3 次口服，持续 2～4 周，以后的 4～12 周中逐渐减量。严重病例可应用甲泼尼龙 0.5～1.0g 加入生理盐水中静滴，隔日一次，连用 2～3 次后改为口服泼尼松。

3. 合用 L-T_4 50～100mg/d，以预防甲状腺功能低下加重突眼。

4. 眼部局部护理，用1%甲基纤维素或 0.5%氢化可的松滴眼，睡眠时使用抗生素眼膏，加盖眼罩预防角膜损伤。

5. 严重突眼、暴露性角膜炎或压迫性视神经病变者，可行眼眶减压手术或球后放射治疗，以减轻眶内和球后浸润。

(六) 妊娠期甲状腺功能亢进症的治疗

1. ATD 治疗　可以在妊娠全程给予 ATD 治疗。首选 PTU，因该药不易通过胎盘。密切监测孕妇的甲状腺素水平对确定治疗所需的ATD剂量十分重要。

2. 手术治疗　发生在妊娠期的甲亢经PTU治疗控制甲亢症状后，可选择在妊娠中期做甲状腺次全切除。

(七) 甲亢进性心脏病的治疗

首先应针对甲状腺毒症治疗，尽快使甲状腺的功能恢复正常。首选放射碘治疗，不适合放射碘治疗的患者使用ATD治疗。β受体阻滞药具有迅速减慢心率、缩小脉压、减少心排血量的作用，对于控制心房颤动的心室率有明确效果。对于不能使用β受体阻滞药者，可给予抗心力衰竭治疗，如地高辛和利尿药。

第二节　甲状腺功能减退症

一、概述

甲状腺功能减退症，简称甲减，是由各种原因导致的低甲状腺激素或甲状腺激素抵抗而引起的全身性低代谢综合征。普通人群的患病率为0.8%～1.0%。以原发性甲状腺功能减退症最为常见。主要病因有：① 自身免疫损伤；② 甲状腺破坏，包括手术、放射碘治疗；③ 碘过量和抗甲状腺药物使用不当。

二、诊断依据

(一) 临床表现

1. 一般表现　怕冷、易疲劳、记忆力减退、反应迟钝、嗜睡、精神抑郁。体检可见面色苍白、表情淡漠，皮肤干燥粗糙，颜面、眼睑浮肿，体重增加，声音嘶哑。

2. 肌肉与关节　肌无力，也可以出现暂时性肌强直、痉挛、疼痛，嚼肌、胸锁乳突肌、股四头肌和手部肌肉可有进行性肌萎缩。

3. 心血管系统　心动过缓、心排血量下降。左心室扩张导致心脏增大。心包积液、冠心病高发。

4. 血液系统　多见贫血。

5. 消化系统　厌食、腹胀、便秘，严重者出现麻痹性肠梗阻或黏液水肿性巨结肠。

6. 内分泌系统　女性常有月经过多。长期严重甲减病例可出现垂体增生、蝶鞍增大。部分患者发生溢乳。

7. 黏液性水肿昏迷　多在冬季寒冷时发病，见于病情严重的患者。表现为嗜睡、呼吸徐缓、心动过缓、血压下降、低体温(＜35℃)、四肢肌肉松弛、反射减弱或消失，重者昏迷，可因休克、肾功能不全危及生命。

(二) 实验室检查

1. 血清TSH增高、T_4降低是诊断本病的必备指标；血清TT_3和FT_3可以在正常范围内，在严重病例中减低。亚临床甲减者仅血清TSH增高。

2. 血液分析　多为轻、中度正常细胞正常色素性贫血。

3. 生化检查　血清甘油三酯、LDL-C增高，HDL-C降低，血清CK、LDH增高。

4. ^{131}I摄取率减低。

5. 甲状腺自身抗体　血清TPOAb和TgAb阳性提示甲减是由于自身免疫性甲状腺炎所致。

(三) 诊断要点

若血清TSH增高，T_4减低，原发性甲减即可以成立。如血清TSH正常，T_4减低，考虑为继发性甲减或三发性甲减，需做TRH兴奋试验来区分。

三、转归及预后

本病一般不能治愈，需终生替代治疗。良好的替代治疗不影响患者的生活质量。

四、治疗原则与主要措施

1. 替代治疗　首选左甲状腺素(L-T_4)。该药的半衰期为7日，吸收缓慢，每天晨间服药一次即可维持较稳定的血药浓度。长期替代治疗维持量约50～200μg/d(1.4～1.6μg/kg标准体重)。一般初始剂量为25～50μg/d，每隔2～3周增加12.5μg/d，直到达到最佳疗效。对于老年患者，初始剂量为12.5～25μg/d，每隔4～6周增加12.5μg/d，以免诱发和加重冠心病。甲状腺片60mg大致相当于L-$T_4$100μg，但是该药的甲状腺激素含量不恒定，该药的初始剂量为15～30mg/d，每隔2周增加15～30mg/d，长期维持剂量约60～180mg/d。替代治疗的剂量个体差异大。

2. 黏液水肿性昏迷的治疗　及时补充甲状腺激素，首选L-T_3静脉注射，清醒后改为口服；如无注射剂可予片剂鼻饲。加用氢化可的松持续静滴。注意保温、供氧、保持呼吸道通畅。补液，保持水、电解质平衡，入水量不宜过多。

第三节　糖　尿　病

一、概述

糖尿病是一组以慢性血糖增高为特征的代谢综合征。胰岛素分泌不足和(或)胰岛素抵抗是其主要的发病机制。糖尿病病因未完全阐明，目前认为其发病与遗传、自身免疫及环境因素有关。糖尿病是常见病、多发病、全身性疾病和终身疾病。1999年WHO将糖尿病分为：① 1型糖尿病(T1DM)、② 2型糖尿病(T2DM)、③ 其他特殊类型糖尿病、④ 妊娠期糖尿病四种类型。四种类型均会经过正常葡萄糖耐量、葡萄糖调节受损和糖尿病三个发展阶段。

二、诊断依据

(一) 临床表现

1. 代谢紊乱症状群　血糖升高，渗透性利尿引起多尿、口渴、多饮。患者外周组织对葡萄糖利用障碍,脂肪分解增多,蛋白质代谢负平衡,患者消瘦,疲乏无力,体重减轻,儿童生长发育受阻。为了补偿损失的糖分,维持机体活动,患者常易饥、多食。故糖尿病的表现常被描述为"三多一少",即多尿、多饮、多食和体重减轻。

2. 糖尿病酮症酸中毒和高渗性非酮症糖尿病昏迷是糖尿病常见的急性并发症,一些患者可以此为首发表现。

3. 反应性低血糖　早期T2DM患者进食后胰岛素分泌高峰延迟,餐后3～5小时血浆胰岛素水平不适当地升高,常引起反应性低血糖,可成为这些患者的首发表现。

4. 糖尿病患者抵抗力下降,常合并各种感染。合并肺结核的发生率较非糖尿病者高很多。常发生疖、痈等皮肤化脓性感染,可反复发生,有时可引起败血症或脓毒血症。皮肤真菌感染如足癣、体癣也常见。真菌性阴道炎和巴氏腺炎是女性糖尿病患者常见并发症,多为白念珠菌感染所致。尿路感染中以肾盂肾炎和膀胱炎最常见,尤其多见于女性患者,反复发作可转为慢性。

5. 大血管病变　与非糖尿病人群相比较,糖尿病人群中动脉粥样硬化的患病率较高,发病年龄较轻,病情进展也较快。大、中动脉粥样硬化主要侵犯主动脉、冠状动脉、脑动脉、肾动脉和肢体外周动脉等,引起冠心病、缺血性或出血性脑血管病、肾动脉硬化、肢体动脉硬化等。肢体外周动脉粥样硬化常以下肢动脉病变为主,表现为下肢疼痛、感觉异常和间歇性跛行,严重供血不足可导致肢体坏疽。

6. 糖尿病肾病　是常见的微血管病变,多发生于病史超过10年者。糖尿病肾损害的发生发展可分为五期:Ⅰ期:为糖尿病初期,肾体积增大,肾小球滤过率升高,肾小球入球小动脉扩张,肾小球内压增加;Ⅱ期:肾小球毛细血管基底膜增厚,尿白蛋白排泄率(UAER)多数在正常范围,或呈间歇性增高;Ⅲ期:早期肾病,出现微量白蛋白尿,即尿白蛋白排泄率(UAER)持续在20～199μg/min;Ⅳ期:临床肾病,尿蛋白逐渐增多,UAER＞200μg/min,肾小球滤过率下降,可伴有浮肿和高血压,肾功能逐渐减退;Ⅴ期:尿毒症期,多数肾单位闭锁,UAER降低,血肌酐、尿素氮升高,血压升高。糖尿病肾病是1型糖尿病患者死亡的最主要原因。

7. 糖尿病性视网膜病变　糖尿病性视网膜病变呈进展性,严重影响糖尿病患者的生活质量。糖尿病病程超过10年的大部分患者常合并程度不等的视网膜病变。按眼底改变可分六期,分属两大类:Ⅰ期:微血管瘤,出血;Ⅱ期:微血管瘤,出血并有硬性渗出;Ⅲ期:出现棉絮状软性渗出;Ⅳ期:新生血管形成,玻璃体出血;Ⅴ期:机化物增生;Ⅵ期:继发性视网膜脱离,失明。Ⅰ～Ⅲ期为背景性视网膜病变。Ⅳ～Ⅵ期为增殖性视网膜病变。

8. 糖尿病性神经病变　是常见的并发症,以周围神经病变最为常见,通常为对称性,下肢较上肢严重,病情进展缓慢,但会逐渐加重。临床上先出现肢端感觉异常,麻木、针刺、灼热或如踏棉垫感,有时伴痛觉过敏,分布如袜子或手套状。随后有肢痛,呈隐痛、刺痛或烧灼样痛,夜间及寒冷季节加重。后期可有运动神经受累,出现肌张力减弱,肌力减弱以至肌萎缩和瘫痪。自主神经病变也较常见,并可较早出现。影响胃肠、心血管、泌尿系统和性器官功能,临床表现有胃排空延迟、腹泻、便秘等胃肠功能失调,直立性低血压、持续心动过速、心搏间距延长等心血管自主神经功能失常,瞳孔改变和排汗异常以及残尿量增加、尿失禁、尿潴留、逆向射精、阳痿等。

9. 心脏微血管病变和心肌代谢紊乱可引起心肌广泛灶性坏死等损害,称为糖尿病心肌病，可诱发心力衰竭、心律失常、心源性休克和猝死。

10. 糖尿病足　是与下肢远端神经病变和不同程度的周围血管病变相关的足部感染、溃疡和(或)深层组织破坏，是截肢、致残的主要原因。可引起 Charcot 关节，由神经营养不良和外伤共同作用所致，好发于足部和下肢各关节，导致受累关节广泛骨质破坏和畸形。

(二) 实验室检查

1. 血葡萄糖(血糖)测定　血糖升高是诊断糖尿病的主要依据，常用葡萄糖氧化酶法测定，抽静脉血或取毛细血管血，可用血浆、血清或全血。如血细胞比容正常，血浆、血清血糖比全血血糖高 15%。血糖测定是判断糖尿病病情和控制情况的主要指标，可用便携式血糖计采毛细血管全血测定。

2. 葡萄糖耐量试验　当血糖高于正常范围而又未达到诊断糖尿病标准者，须进行口服葡萄糖耐量试验(OGTT)。OGTT 应在清晨进行。WHO 推荐成人口服 75g 无水葡萄糖或 82.5g 含一分子水的葡萄糖，溶于 250～300ml 水中，5 分钟内饮完，2 小时后再测静脉血浆糖量。

3. 糖化血红蛋白 A_{1c}(HbA_{1c})测定　糖化血红蛋白 A_1 为血红蛋白中 2 条 β 链 N 端的缬氨酸与葡萄糖非酶化结合而成，其量与血糖浓度呈正相关，且为不可逆反应，有 a、b、c 三种，以 HbA_{1c} 为主。病情控制不良者其 HbA_{1c} 较正常人高，且与病情控制不良的程度相关。由于红细胞在血循环中的寿命约为 120 天，因此其测定可反映取血前 8～12 周血糖的总水平，成为糖尿病控制情况的监测指标之一。

4. 糖化血浆白蛋白测定　人血浆蛋白(主要为白蛋白)也可与葡萄糖发生非酶催化的糖基化反应而形成果糖胺(FA)，其形成的量与血糖浓度有关。由于白蛋白在血中浓渡稳定，其半衰期为 19 天，故 FA 测定可反映糖尿病患者近 2～3 周内血糖总的水平，亦为糖尿病患者近期病情监测的指标。

5. 血浆胰岛素和 C-肽测定　血胰岛素水平测定对评价胰岛 B 细胞功能有重要意义。C-肽和胰岛素以等分子数从胰岛细胞生成及释放。由于 C-肽清除率慢，肝对 C-肽摄取率低，周围血中 C-肽/胰岛素比例常大于 5，且不受外源性胰岛素影响，故能较准确反映胰岛 B 细胞功能。正常人口服葡萄糖(或标准馒头餐)后，血浆胰岛素水平在 30～60 分钟上升至高峰，可为基础值的 5～10 倍，3～4 小时恢复到基础水平，C-肽水平则升高 5～6 倍。血浆胰岛素和 C-肽水平测定有助于了解胰岛 B 细胞功能，指导治疗。

6. 尿糖测定　尿糖测定是一种简便的间接了解血糖控制情况的方法，但容易受到肾糖阈个体差异的影响。诊断上，尿糖阳性是诊断糖尿病的重要线索，但尿糖阴性不能排除糖尿病的可能。

(三) 诊断要点

糖尿病以血糖异常升高作为诊断依据，应查空腹血糖和餐后血糖，必要时做负荷试验(如 OGTT)。对高危人群定期检查血糖有助于早期发现糖尿病。诊断时应考虑是否符合诊断标准、分型，有无并发症和伴发病，有无加重糖尿病的因素存在。

1. 诊断标准　根据 1999 年 WHO 专家委员会公布的协商性报告，糖尿病诊断是基于空腹(FPG)、任意时间或 OGTT 中 2 小时血糖值(2hPG)。空腹指 8～10 小时内无任何热量摄入。任意时间指一日内任何时间，无论上一次进餐时间及食物摄入量。OGTT 采用 75g 无水葡萄糖负荷。糖尿病症状指多尿、烦渴多饮和难以解释的体重减轻。糖尿病的诊断标准为：糖尿病症状加任何时间血浆葡萄糖≥11.1mmol/L，或 FPG≥7.0mmol/L，或 OGTT2hPG≥11.1mmol/L。1999 年 10 月我国糖尿病学会采纳了这个诊断标准。

2. 对于临床工作，推荐采用葡萄糖氧化酶法测定静脉血浆葡萄糖。

3. 临床医生在做出糖尿病诊断时，应充分确定其依据的准确性和可重复性，对于无急性代谢紊乱表现，仅一次血糖值达到糖尿病诊断标准者，必须在另一天复测核实，如复测结果未达到糖尿病诊断标准，应让患者定期复检，直至诊断明确为止。应注意在急性感染、创伤或各种应激情况下可出现暂时血糖升高，不能以此诊断为糖尿病。

4. 儿童糖尿病诊断标准与成人相同。

三、转归及预后

糖尿病是一种慢性病、终身性疾病，治疗需持之以恒，长期良好的病情控制可在一定程度上延缓或预防并发症的发生。只要认真治疗，预后良好。

四、治疗原则与主要措施

治疗的目标是纠正代谢紊乱、消除糖尿病及其相关问题的症状、防止或延缓并发症的发生、维持良好的劳动和学习能力、保障儿童生长发育、延长寿命、降低病死率、提高患者生活质量。强调早期治疗、长期治疗、综合治疗和治疗措施个体化原则。

(一) 糖尿病健康教育

应对患者和家属进行耐心宣教，使其认识到糖尿病是终身疾病，治疗需持之以恒。让患者了解糖尿病的基础知识和治疗控制要求，学会正确使用便携式血糖计，掌握饮食治疗的具体措施和体育锻炼的具体要求，使用降血糖药物的注意事项，学会胰岛素注射技术，从而在医务人员指导下长期坚持合理治疗并达标。坚持随访，按需要调整治疗方案，生活制度应规律，戒烟和烈性酒，讲究个人卫生，预防各种感染。健康教育还应该包括糖尿病防治专业人员的培训，医务人员的继续医学教育。

(二) 饮食治疗

对 1 型糖尿病患者，在合适的总热量、食物成分、规则的餐饮安排等措施的基础上，配合胰岛素治疗有利于控制高血糖和防止低血糖的发生。对 2 型糖尿病患者，尤其是肥胖或超重患者，饮食治疗有利于减轻体重，改善高血糖、脂代谢紊乱和高血压，以及减少降血糖药物剂量。饮食治疗应严格和长期执行，包括以下几方面：

1. 制订总热量　算出理想体重，然后根据理想体重和工作性质，参照原来的生活习惯等因素，计算每日所需总热量。儿童、孕妇、乳母、营养不良和消瘦者，以及伴有消耗性疾病者应酌情增加，肥胖者酌减，使患者体重逐渐恢复至理想体重。

2. 计算碳水化合物、蛋白质和脂肪比例和含量　碳水化合物约占饮食总热量的 50%～60%，提倡用粗制米、面和一定量杂粮，忌食用葡萄糖、蔗糖、蜜糖及其制品。饮食中蛋白质含量一般不超过总热量的 15%，成人每日每千克理想体重 0.8～1.2g，儿童、孕妇、乳母、营养不良或伴有消耗性疾病者宜增至 1.5～2.0g，伴有糖尿病肾病而肾功能正常者应限制至 0.8g，血尿素氮升高者，应限制在 0.6g。蛋白质来源应至少有 1/3 来自动物蛋白质，以保证必需氨基酸的供给。脂肪约占总热量的 30%。

3. 合理分配　按上述方法确定每日饮食总热量和碳水化合物、蛋白质、脂肪的组成后，将热量换算为食物的重量，制订食谱，并根据生活习惯、病情和配合药物治疗的需要进行安排，可按每日三餐分配为1/5、2/5、2/5或1/3、1/3、1/3。

4. 富含食用纤维的食品可延缓食物吸收，降低餐后血糖高峰，有利于改善血糖，纠正脂代谢紊乱，并促进胃肠蠕动，防止便秘。每日饮食中纤维素含量不少于40g为宜。食用绿叶蔬菜、豆类、块根类、粗谷物、含糖成分低的水果等，不但提供饮食中纤维素含量，还有利于各种纤维素和微量元素的摄取。限制饮酒。每日摄入食盐应限制在10g以下。

(三) 体育锻炼

根据年龄、性格、体力、病情及有无并发症等不同条件，循序渐进和长期坚持。1型糖尿病患者，体育锻炼宜在餐后进行，运动量不宜过大，持续时间不宜过长，并予餐前在腹壁下注射胰岛素，使运动时不会过多增加胰岛素吸收速度，以避免运动后的低血糖反应。2型糖尿病患者，尤其是肥胖患者，适当运动有利于减轻体重，提高胰岛素敏感性，改善血糖和脂代谢紊乱。应进行有规律的合适运动。

(四) 自我血糖监测

自我血糖检测(self-monitoring of blood glucose, SMBG)是近10年来糖尿病患者管理方法的主要进展之一，为糖尿病患者和保健人员提供一种动态数据，应用便携式血糖计可经常观察和记录患者血糖水平，为调整药物剂量提供依据。此外，每2～3个月定期复查HbA_{1c}，了解糖尿病病情控制程度，以便及时调整治疗方案。每年1～2次全面复查，并着重了解血脂水平，心、肾、神经功能和眼底情况，以便尽早发现大血管、微血管并发症，给予相应的治疗。

(五) 口服药物治疗

治疗糖尿病的口服药主要有4类。

1. 促进胰岛素分泌剂　只适用于无急性并发症的T2DM，不适用于T1DM、有严重并发症的T2DM、孕妇、哺乳期妇女、大手术围手术期、儿童糖尿病和全胰腺切除术后等。促进胰岛素分泌剂又可分为以下两类：

(1) 磺脲类：通过促进胰岛素分泌而发挥降血糖作用，其作用有赖于机体尚保存有相当数量(30%以上)有功能的胰岛B细胞组织。磺脲类药物也可改善胰岛素的敏感性。

(2) 非磺脲类：降血糖作用快而短，模拟胰岛素生理性分泌，主要用于控制餐后高血糖。非磺脲类药物可单独或与二甲双胍、胰岛素增敏剂联合使用。有瑞格列奈和那格列奈两种制剂。

2. 双胍类　该类药主要作用机制包括提高外周组织对葡萄糖的摄取和利用，抑制糖原异生和糖原分解，降低过高的肝葡萄糖输出；降低脂肪酸氧化率；提高葡萄糖的运转能力；改善胰岛素敏感性，减轻胰岛素抵抗。双胍类药物治疗T2DM可降低过高的血糖，降低体重，不增加血胰岛素水平，对血糖在正常范围者无降血糖作用，单独用药不引起低血糖。

3. α-葡萄糖苷酶抑制剂　食物中淀粉、糊精和双糖(如蔗糖)的吸收需要小肠黏膜刷状缘的α-葡萄糖苷酶，该类药物抑制这一类酶，可延迟碳水化合物吸收，降低餐后的高血糖，可作为治疗T2DM的第一线药物，尤其适用于空腹血糖正常(或不太高)而餐后血糖明显升高者。有两种制剂：阿卡波糖和伏格列波糖。

4. 胰岛素增敏剂　本类药为噻唑烷二酮类，又称格列酮类，主要通过结合和活化过氧化物酶体增殖物激活受体γ(PPARγ)起作用。PPARγ受体被激活后通过诱导脂肪生成酶和与糖代谢调节相关蛋白的表达，促进脂肪细胞和其他细胞的分化，并提高细胞对胰岛素作用的敏感性，减轻胰岛素抵抗。现有两种制剂：罗格列酮和吡格列酮。

(六) 胰岛素治疗

适用于：① 1型糖尿病；② 2型糖尿病口服药无效；③ 妊娠期糖尿病；④ 糖尿病并发急性并发症，如酮症酸中毒等；⑤ 合并严重慢性并发症，肝肾功能不全；⑥ 糖尿病合并手术、外伤、严重感染等应激情况及胰腺疾病所致糖尿病。胰岛素治疗要注意个体化原则，选择合适的剂型和剂量，在治疗过程中严防低血糖发生。胰岛素也可以与口服药同时使用。

(七) 胰腺移植和胰岛细胞移植

治疗对象大多为1型糖尿病患者，单独胰腺移植(节段或全胰腺)可解除对胰岛素的依赖，改善生活质量。1型糖尿病患者合并糖尿病肾功能不全是进行胰肾联合移植的适应证。胰岛细胞移植技术在胰岛细胞分离、纯化、低温保存、生物相容性免疫保护微囊技术等方面取得一些进展，但胰岛细胞来源以及技术的普及仍有待进一步发展。用干细胞或胰导管诱导分化成为分泌胰岛素细胞治疗糖尿病的研究正在进行中。

(八) 糖尿病合并妊娠的治疗

无论妊娠期糖尿病或在妊娠前已患糖尿病，妊娠对糖尿病以及糖尿病对孕妇和胎儿均有复杂的相互影响。饮食治疗原则与非妊娠者相同，在整个妊娠期间应密切监护孕妇血糖水平和胎儿的生产、发育、成熟情况。应选用速效和中效胰岛素，忌用口服降血糖药。在妊娠28周前后，宜特别注意根据血糖变化，调节胰岛素用量，通常在孕36周前早产婴儿死亡率较高，38周后胎儿宫内死亡率增高，故在妊娠32～36周时宜住院治疗直至分娩。住院期间密切监护产科情况，必要时进行引产或剖宫产。产后注意对新生儿低血糖症的预防和处理。

(九) 糖尿病各种并发症的治疗(略)

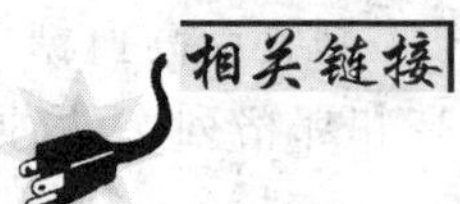

世界防治糖尿病日

世界防治糖尿病日是由世界卫生组织(WHO)和国际糖尿病联盟(IDF)于1991年联合发起的，旨在唤起政府、媒体及公众对糖尿病防治工作的关注，共同为糖尿病防治工作承担起各自的责任。自建立以来，它不断成长壮大，现已引起了全世界约35亿人的关注，包括政府工作者、医务人员、新闻媒体等，当然还有糖尿病患者自己。

历史上著名的加拿大糖尿病专家班亭，是第一个把胰岛素用于糖尿病患儿的医生，也因此挽救了这个患儿的生命。为了缅怀班亭的功绩，1991年世界卫生组织(WHO)和国际糖尿病联盟(IDF)决定把他的生日——11月14日，定为世界防治糖尿病日，号召世界各国在这一天广泛开展糖尿病宣传、教育和防治工作，以推动国际糖尿病防治事业的开展。

代谢综合征和国际糖尿病联盟(IDF)代谢综合征全球统一定义

代谢综合征是近年来国内外关注的热点问题。随着社会经济的发展,人口老龄化趋势严峻,人们的行为方式也日渐发生改变,其导致的慢性病严重威胁着人们的健康,慢性病已经成为当前重要的社会公共卫生问题。主要慢性病中的心血管病、糖尿病与代谢紊乱密切相关,并且其中葡萄糖耐量异常、肥胖、高血压、高脂血症等常可同时发生。为此,在1998年世界卫生组织正式提出了代谢综合征这一概念。2001年,美国国家胆固醇教育计划成人治疗指南Ⅲ中指出,只要同时具备中心性肥胖、高甘油三酯、低高密度脂蛋白、空腹血糖水平异常以及高血压五项指标中三项或三项以上者就可以诊断为代谢综合征。代谢综合征最直接的后果就是导致心血管疾病发病率和死亡率的大大增加。

代谢综合征以前在我国发病情况并不多见,因为那时的生活水平并不高,随着生活水平的不断提高,据不完全统计,我国现在已有肥胖患者700万人,特别是青少年肥胖越来越多。高血压患者在我国大概有1亿人,糖尿病患者大概有三四千万人,所以代谢综合征患者在我国的比例已很高。

糖耐量减低、糖尿病、肥胖、脂代谢紊乱及高血压等分别是心血管疾病的独立危险因素,但常同时出现在同一个体中,使心血管疾病的发病风险大为增加。在相当长的时间里,人们并不了解该综合征的各种成分为什么先后或同时出现在同一个体或同一家族中,因此称其为X综合征。1988年,Reaven首先提出胰岛素抵抗综合征,认为胰岛素抵抗为其发病基础。鉴于此综合征与多种代谢相关疾病联系密切,1997年Zimmet等主张将其命名为代谢综合征。

1999年,世界卫生组织(WHO)首次对代谢综合征进行工作定义,6年来美国国家胆固醇教育计划成人治疗指南Ⅲ(NCEP ATP Ⅲ)、欧洲胰岛素抵抗工作组(EGIR)和美国临床内分泌医师学会(AACE)等,基于不同的出发点和适用目标,对代谢综合征作出了不同的定义。其中,WHO和EGIR的定义偏重于基础研究,NCEP ATP Ⅲ和AACE的定义偏重于临床应用。

这些定义的差别,造成了学术交流和临床研究的混淆,因此有必要对代谢综合征统一定义。

基于上述原因,2005年4月14日,国际糖尿病联盟(IDF)在综合了来自世界五大洲的糖尿病学、心血管病学、血脂学、公共卫生、流行病学、遗传学、营养和代谢病学专家意见的基础上,颁布了新的代谢综合征工作定义,这是国际学术界第一个代谢综合征的全球统一定义。

IDF新诊断标准强调以中心性肥胖为基本条件(根据腰围判断),合并以下4项指标中任意2项:

1. 甘油三酯(TG)水平升高:＞150mg/dl(1.7mmol/L),或已接受相应治疗;

2. 高密度脂蛋白胆固醇(HDL-C)水平降低:男性＜40mg/dl(0.9mmol/L),女性＜50mg/dl(1.1mmol/L),或已接受相应治疗;

3. 血压升高:收缩压≥130mmHg和(或)舒张压≥85mmHg,或已接受相应治疗或此前已诊断高血压；

4. 空腹血糖升高：空腹血糖≥100mg/dl(5.6mmol/L)，或已接受相应治疗或此前已诊断为2型糖尿病；

若空腹血糖≥100mg/dl(5.6mmol/L)，为明确有无糖尿病，则强烈推荐口服葡萄糖耐量试验(OGTT)；但是OGTT在诊断代谢综合征时并非必需。

在某种程度上，IDF的新定义是WHO、NCEP-ATPⅢ和EGIR定义的集合，但各个标准间也有差异：

1. 新定义与ATPⅢ的定义最接近，两者包含完全相同的参数：中心性肥胖、TG、HDL-C、高血压和高血糖。其主要区别是新标准以中心性肥胖作为基本条件，且腰围值低于ATPⅢ标准，并有种族和地区的差别。

2. 血压和血脂的切点没变，但空腹高血糖切点采纳了美国糖尿病协会最新的异常标准。

新定义不包括任何胰岛素抵抗指标的测定，高血糖也不是一项必需指标，这与WHO和EGIR不同。

3. 新定义的核心是中心性肥胖，腰围切点欧洲人男性≥94cm，女性≥80cm；美国人仍采用ATP Ⅲ标准，男性≥102cm，女性≥88cm。值得一提的是，中国人腰围切点的确定，主要基于中国上海市和中国香港的流行病学资料，男性≥90cm，女性≥80cm。

IDF新的工作定义引起了广泛重视，新标准和切点的确立，简化了临床操作，更有利于标准的执行。

简便、全球统一的标准有助于全球范围内的广泛应用：可用于高危人群的常规筛查和评价，促进代谢综合征的早期临床诊断；有利于心血管疾病和(或)2型糖尿病高危人群的确定，及早进行生活方式的强化干预和代谢综合征各组分的个体化干预治疗；有利于获得科学价值高的全球流行病学资料，为临床实践和流行病学研究提供方便，从而为临床工作者提供最重要的心血管危险预测指标，也为未来的代谢综合征标准及防治规范的进一步修订提供依据。

参考文献

[1]廖二元，超楚生.内分泌学.北京：人民卫生出版社，2001：592—693
[2]叶任高，陆再英.内科学.第6版.北京：人民卫生出版社，2004：787—814

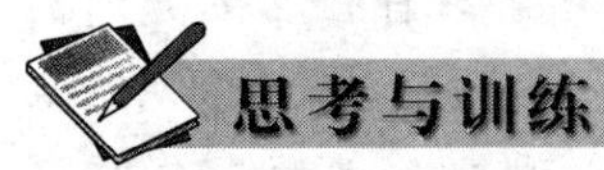

一、单项选择题

1. 甲亢患者中，下列哪一种物质的浓度降低？ （ ）
   A. 氨基酸 B. 葡萄糖 C. 胆固醇
   D. 血钙 E. 尿酸

2. 以下哪项不是甲亢的临床表现？ （ ）
   A. 情绪激动 B. 眼球突出 C. 心动过缓

D. 甲状腺肿大　　E. 食欲亢进

3. 甲亢患者出现大便次数增多或腹泻主要是因为　(　　)

A. 甲酸缺乏　　B. 肠道炎症　　C. 肠蠕动增强

D. 服利尿药的作用　　E. 大量饮水后

4. 下列关于甲亢的诊断,哪项是错误的?　(　　)

A. 不明原因的消瘦患者应考虑甲亢的可能

B. 疗效不满意的冠心病患者要排除合并甲亢的可能性

C. 血 FT_3、FT_4(或 TT_3、TT_4)增高及 TSH 降低者符合甲亢

D. 血 TSH 降低,FT_3、FT_4 正常,符合亚临床型甲亢

E. TRAb 和 TSAb 阳性是诊断 GD 的必备条件

5. 甲亢危象的治疗,下列哪组最理想?　(　　)

A. 丙硫氧嘧啶+碘剂+普萘洛尔+强的松

B. 丙硫氧嘧啶+强的松

C. 他巴唑+普萘洛尔+强的松

D. 丙硫氧嘧啶+普萘洛尔+他巴唑

E. 碘剂+他巴唑

6. 可减轻甲亢症状,但不能使甲状腺激素分泌释放减少的药物是　(　　)

A. 他巴唑　　B. ^{131}I　　C. 复方碘液

D. 普萘洛尔　　E. 以上都不对

7. 粒细胞减少是抗甲状腺药物的常见不良反应,常发生在治疗开始后　(　　)

A. 2～5 天　　B. 7～14 天　　C. 2～3 周内

D. 2～3 个月内　　E. 6 个月以内

8. 关于淡漠性甲亢下列哪项是错误的?　(　　)

A. 多见于老年人

B. 患者乏力,明显消瘦

C. 可仅表现为阵发性或持续性心房纤颤

D. 不易发生甲状腺危象

E. 眼征、甲状腺肿和高代谢症候群均不明显

9. ^{131}I 治疗甲亢,哪一项是不适宜的?　(　　)

A. 抗甲状腺药物治疗无效　　B. 甲亢手术后复发

C. 甲亢合并妊娠　　D. 年龄 30 岁以上病情中度严重者

E. 单个结节伴甲亢者

10. 下列哪项不是原发性甲减的病因?　(　　)

A. 自身免疫损伤　　B. 甲状腺手术　　C. 过量摄入碘制剂

D. 抗甲状药物作用　　E. 细菌感染

11. 原发性甲减的临床表现不包括　(　　)

A. 怕冷、表情淡漠　　B. 体重增加　　C. 心动过速

D. 水肿　　E. 进行性肌萎缩

12. 关于原发性甲减的诊断,错误的是　(　　)

A. 疑诊甲减者尽量不做^{131}I检查，以免造成甲状腺进一步损伤

B. 血清TSH增高、T_4降低是诊断本病的必备指标

C. 血清TT_3和FT_3可以在正常范围内，在严重病例中减低

D. 亚临床甲减者仅血清TSH增高

E. 血清TPOAb阳性提示甲减多由于甲状腺手术所致

13. 2型糖尿病的发病是由于 ( )

A. 胰岛素分泌不足 B. 以胰岛素抵抗为主伴胰岛素分泌不足

C. 常染色体显性遗传 D. 胰岛素作用遗传性缺陷

E. 线粒体基因突变

14. 1型糖尿病和2型糖尿病的最主要区别是 ( )

A. 发病年龄不同 B. 对胰岛素的敏感性不同

C. 血糖稳定性不同 D. 发生酮症酸中毒的倾向不同

E. 胰岛素基础水平与释放曲线不同

15. 糖化血红蛋白A_{1c}反映取血前血糖水平的时间是 ( )

A. 瞬时 B. 1～2周 C. 2～3周

D. 3～4周 E. 8～12周

16. 口服降糖药阿卡波糖的常见不良反应是 ( )

A. 低血糖 B. 乳酸性酸中毒 C. 胃肠反应

D. 肝肾损害 E. 粒细胞减少

17. Ⅲ期糖尿病视网膜病变是指 ( )

A. 微血管瘤，出血 B. 出现棉絮状软性渗出

C. 微血管瘤，出血并有硬性渗出 D. 新生血管形成，玻璃体出血

E. 机化物增生

18. Ⅲ期糖尿病肾病是指 ( )

A. UAER降低，Ccr↓，Cr、BUN↑，血压升高

B. UAER持续在20～199μg/min，Ccr↑

C. 肾小球毛细血管基底膜增厚，UAER大多正常，Ccr↑

D. UAER＞200μg/min，Ccr↓，可伴有浮肿和高血压

E. 肾体积增大，Ccr↑，尿白蛋白排泄率(UAER)正常

19. 下列哪项不是磺脲类降糖药物的禁忌证？ ( )

A. T1DM B. 孕妇与哺乳期妇女 C. 大手术围手术期

D. 儿童糖尿病 E. T2DM

20. 下列关于胰岛素治疗的叙述，错误的是 ( )

A. 确诊T1DM即应给予胰岛素治疗

B. 口服降糖药无效T2DM患者应给予胰岛素治疗

C. 合并严重慢性并发症，肝肾功能不全者应给予胰岛素治疗

D. 合并手术、外伤、严重感染等应激情况者应给予胰岛素治疗

E. 胰岛素不能与口服降糖药同时使用，以免加重低血糖反应

二、填空题

1. 甲状腺功能亢进症的诊断条件有________、________和________，具备以上三项诊断即可成立。

2. 若血清 TSH 增高，T_4 减低，原发性甲减即可以成立。如血清 TSH 正常，T_4 减低，考虑为________________，需做 TRH 兴奋试验来区分。

3. 治疗甲亢的三种常用疗法是________、________、________。抗甲状腺药物的常见副作用是____________，____________，____________。

4. 糖尿病分为________、________、________和________四种类型。

5. 糖尿病的诊断标准为：糖尿病症状加任何时间血浆葡萄糖________，或 FPG ________，或 OGTT ________。需重复确认一次，诊断才能确立。

6. 糖尿病患者可将每日总热量换算为食物的重量，制订食谱，并根据个体的________、________和________进行安排，可按每日三餐分配为 1/5、2/5、2/5 或 1/3、1/3、1/3。

三、名词解释

1. 黏液性水肿　2. 淡漠型甲亢　3. 亚临床甲减　4. 糖尿病足　5. 甲亢心

四、问答题

1. Graves 病的主要临床表现有哪些？
2. 怎样诊断和治疗甲状腺危象？
3. 什么是原发性甲减和继发性甲减？
4. 哪些糖尿病患者需要使用胰岛素治疗？
5. 糖尿病肾病分为哪几期？

（毕会民）

第八章 风湿性疾病

风湿性疾病(rheumatic disease,简称风湿病)是指一切以疼痛为主,累及关节及关节周围软组织的疾病。它包括多种原因引起的骨、关节、关节周围软组织、肌肉疾病及所有的结缔组织疾病(connective tissue disease,CTD)。本章重点介绍类风湿关节炎和系统性红斑狼疮 2 种疾病。要求掌握疾病的诊断依据与治疗原则,了解疾病的流行病学、自然转归及预后及主要治疗措施。

第一节 类风湿关节炎

一、概述

类风湿关节炎(rheumatoid arthritis,RA)是一种病因不明的以关节腔滑膜的慢性炎症为特点的对称性多发性反复发作性关节炎为主要临床表现的慢性全身性自身免疫病。受累关节多为手足小关节,临床表现为关节疼痛、肿胀、晨僵、功能下降,晚期多数导致关节破坏、僵直和畸形。病程中可伴有低热、疲乏无力、体重下降、贫血、淋巴结肿大等全身症状和心包炎、胸膜炎、肾小管性酸中毒、周围神经炎、高黏血症等多器官损害表现。

本病多发年龄为 35～50 岁,女性多见,女∶男为 3∶1。我国的患病率为 0.35%～0.40%。本病致残率较高(15%)。

本病的病因未明,目前认为是一种被遗传因素控制的、与多因素相关的自身免疫性疾病。已经证实,RA 有家族易感性,与人类白细胞抗原-DR_4($HLA-DR_4$)某些亚型的 β 链密切相关。近年认为,HLA 以外的基因如 T 细胞受体基因、性别基因、球蛋白基因等也可能与 RA 的发生与发展有很大的关系,提示 RA 是一种多基因疾病。此外,尚与感染(病毒、支原体、细菌)、受寒、潮湿、精神因素、营养不良、过劳、创伤等因素有关。

二、诊断依据

(一) 临床表现

1. 全身表现 起病缓慢,可有低热(偶呈高热)、多汗、手足麻木、食欲不振、乏力及体重下降等,数周或数月后出现关节症状。少数急骤起病,可在数天内出现多个关节症状。

2. 关节表现 RA 的关节症状可有以下特点:

(1) 晨僵:其程度与持续时间与 RA 活动有关。敏感性高(95%),特异性较差(主观性强，其他原因的关节炎也可出现）。

(2) 多为对称性、游走性关节炎伴关节腔内渗液。

(3) 病变始于手足小关节尤其是近端指间关节，渐波及大关节，且常有小关节梭形肿胀(见彩图 2-8-1)。

(4) 症状常呈缓解与复发交替，最终导致关节僵直、变形、脱位(见彩图 2-8-2,3)。

(5) 特殊关节受累可表现为颈椎、肩、髋关节病变所引起相应部位的疼痛、肿胀及活动受限。颈椎受累可因半脱位而出现脊髓受压。颞颌关节受累可表现为讲话或咀嚼时疼痛，张口受限。

(6) 关节功能障碍：关节疼痛和结构破坏都可引起关节的功能障碍。

3. 关节外表现

(1) 类风湿结节：见于 20%～30%的患者。多位于鹰嘴突、指伸侧、腕和踝关节等处；大小不一(数毫米至数厘米)，质韧，无压痛，常对称性分布。提示病变活动。

(2) 肺损害：常有肺间质纤维化、渗出性胸膜炎和结节性肺病三种临床类型。其中以肺间质纤维化最为常见，见于约 30%的患者，临床表现多不明显，部分患者可出现气急及肺功能不全，少数患者出现慢性纤维性肺泡炎则预后不良。

(3) 心脏损害：肉芽肿性类风湿结节浸润可致心包炎、心肌病、心瓣膜炎、冠状动脉炎、肉芽肿性主动脉炎及传导系统障碍，其中心包炎最为常见。

(4) 血管炎：可出现于机体的任何系统，可影响内脏而引起肠穿孔、心包炎、心肌梗死、脑血管意外等。肢端血管炎可致手足发绀、雷诺现象和坏疽等。

(5) 肾脏损害：较少见，可导致肾小管性酸中毒、淀粉样变肾病。罕见肾小球肾炎。

(6) 其他：如干燥综合征、高黏血症、冷球蛋白血症、脊髓受压、腕管综合征等。

(二) 实验室及其他辅助检查

1. 血液常规检查　可有轻至中度贫血，活动期 WBC 数可增高，ESR 明显增快。

2. 血液呈高黏滞状态。

3. 免疫学检查

(1) 类风湿因子(RF)：分为 IgM、IgG 和 IgA 三种类型，目前临床上主要检测 IgM 型 RF。70%为(+)，滴度多在 1∶64 以上，可超过 1∶1280，但滴度高低与病变严重程度不相平行，只与病变活动性有关。此外，约 5%～10%的正常人、5%的其他关节炎患者及 SLE 也可呈(+)，故单凭 RF(+)并不能诊断 RA。

(2) 抗角蛋白抗体谱：包括抗核周因子(APF)抗体、抗角蛋白抗体(AKA)、抗聚角蛋白微丝蛋白抗体(AFA)、抗环瓜氨酸肽抗体(抗 CCP)。阳性有助于早期 RA 尤其是血清 RF 阴性、临床表现不典型者的诊断，特异性高达 90%以上。

(3) 血清 IgG、M、A、α_2-M、γ-M、补体 C_3、CH_{50} 活动期均增高。

4. 滑膜液检查　白细胞数明显增多，可达 2×10^9/L～75×10^9/L，以中性粒细胞占优势。

5. 滑膜及皮下结节活检有助于除外其他疾病。

6. X 线检查　关节腔狭窄和骨质疏松为 RA 的两大 X 线主征。临床上应用最多的是手指及腕关节的 X 线片。X 线片上主要有：

(1) 早期：仅见关节周围软组织肿胀；

(2) 中期：以关节面软骨破坏、关节腔狭窄、骨质疏松为主；

(3) 晚期：关节僵直、畸形或错位，骨质普遍疏松，易有病理性骨折。

(三) 诊断要点

美国风湿病学院 1987 年修订的 RA 诊断标准如下：① 晨僵持续至少 1 小时(每天)，病程至少 6 周；② 有 3 个或 3 个以上的关节肿胀，至少 6 周；③ 腕、掌指、近指关节肿胀至少 6 周；④ 对称性关节肿胀至少 6 周；⑤ 有皮下结节；⑥ 手 X 线片改变(至少有骨质疏松和关节间隙狭窄)；⑦ RF 阳性(滴度＞1∶20)。有上述 7 项中 4 项者即可诊断为 RA。

三、转归及预后

RA 是全身性疾病，其发生与发展、转归及预后受多因素影响。起病后一年内自行缓解者约 10%；15%左右的患者，由于发病急骤，受累关节较多，病情严重或关节外病变严重，终因治疗困难而丧失工作和自理生活的能力；约有 80%的患者长期呈慢性过程，久治不愈，有局限性关节功能明显障碍。一般认为男性比女性预后好，发病年龄晚者较发病年龄早者预后好；起病时关节受累数多、或有跖趾关节受累、或骨侵蚀发生早、或积累骨侵蚀数多者预后差；关节外表现明显者预后差；不能坚持正规治疗者预后差。

四、治疗原则与主要措施

(一) 治疗原则

1. 减轻或消除关节及关节外症状；
2. 控制疾病发展，防止和减少关节骨的破坏，维持受累关节的功能；
3. 促进已破坏的关节骨的修复，改善受累关节的功能。

(二) 主要措施

1. 一般疗法　发热、关节肿痛、脏器受累、全身症状严重者应卧床休息，至症状基本消失为止。此外，在急性期还应注意关节制动，在恢复期应注意关节功能锻炼，并配合物理疗法。饮食中蛋白质和各种维生素要充足。

2. 药物治疗

(1) 非甾体类抗炎药(NSAID)：用于初发或轻症病例，此类药物主要通过抑制炎症介质前列腺素的合成而发挥控制关节肿痛的作用。仅能缓解症状，不能纠正骨质损害的病理变化。

常用药物：布洛芬(0.3～0.6g，每日 3～4 次)、萘普生(0.2～0.4g，每日 2～3 次)、吲哚美辛(25～50mg，每日 3 次)、双氯芬酸(25mg，每日 2 次)、美洛喜康(7.5～15mg，每日 1 次)、塞来昔布(200mg，每日 1 次)等。此类药物均有不同程度的消化道副作用，活动性溃疡患者禁用。也不主张联合用药，当应用某一药物，剂量适当，达 2～3 周无效者，可换另一药物治疗。有溃疡病史的老年人，宜选用胃肠道副反应小的选择性 COX－2 抑制剂(如塞来昔布)治疗。

(2) 改善病情药(DMARD)：又称为慢作用药，此类药物主要通过调整免疫、抗炎等机制发挥作用。一般需用药 3 个月以上方能见效。其中某些药物具有控制病情进展的作用(如金制剂和青霉胺被认为可改善或逆转骨质损害的病理过程和实验室指标，缓解病情)。常用药物有：

1) 金制剂：目前公认对类风湿关节炎有肯定疗效。常用硫代苹果酸金钠：第一周 10mg 肌注，第二周 25mg 肌注，如无不良反应，以后每周 50mg 肌注，直至病情缓解或总量达 1000mg，维持量每月50mg。也可用金诺芬(auranofin)口服：3mg，每日2次，3个月后起效，副作用小，适于早期或轻症患者，副作用有大便次数增多、皮疹、口腔炎、肾损害等，停药后可恢复。

2）D-青霉胺：目前主张小剂量缓增疗法，即以125mg，每日2次开始，每月增加日用量125mg，直至每日500～750mg。待病情改善后减量，维持量每日125～250mg。不良反应有胃肠道反应、骨髓抑制、肝肾损害、皮疹等。

3）雷公藤多甙：10～20mg，每日3次，病情缓解后酌情减量。白细胞数减少、性腺抑制和肝脏损害是其主要不良反应。

4）甲氨喋呤(MTX)：是目前首选的DMARD，具有修复骨破坏的作用。每周7.5～20mg，一日内口服。胃肠道反应、骨髓抑制、肝肾损害是其主要不良反应。

5）来氟米特(leflunmide)：为一新型低毒免疫抑制剂。剂量50mg，每日1次，3天后改为20mg，每日1次，梗阻性胆管性疾病、肝病、严重免疫缺陷病、妊娠等禁用。

6）柳氮磺吡啶：可减缓RA影像学的进展速度。剂量1g，每日2次口服。磺胺类药物过敏者禁用。

7）环孢霉素：近年用于治疗难治性RA的免疫抑制剂。每日3～5mg/kg，分1～2次口服。肾脏、肝脏毒性大，也可引起高血压、皮疹和胃肠道不适。

(3) 糖皮质激素：消炎止痛作用迅速，但效果不持久，对病因和发病机制毫无影响，一旦停药短期内即复发，对RF、血沉和贫血也无改善，长期应用可导致严重副作用，因此不作为常规治疗，仅限于严重血管炎引起关节外损害而影响重要器官功能者，如眼部并发症有引起失明危险者，中枢神经系统病变者，心脏传导阻滞，关节有持续性活动性滑膜炎等可短期应用，或经NSAIDS、青霉胺等治疗效果不好，症状重，影响日常生活，可在原有药物的基础上加用小剂量糖皮质激素。如奏效不著可酌情增加。症状控制后应逐步减量至最小维持量。常用泼尼松每日30～40mg，清晨一次顿服，症状控制后规则减量至每日5～10mg维持。

3. 外科治疗　包括滑膜切除术、关节成形术、人工关节置换术。早期滑膜肥厚者行滑膜切除术；晚期关节破坏、畸形并失去功能者行人工关节置换术。

第二节　系统性红斑狼疮

一、概述

系统性红斑狼疮(systemic lupus enythematosus, SLE)是一种原因不明的累及全身结缔组织、表现为多脏器系统损伤、临床表现复杂、病程迁延反复的自身免疫性疾病。以女性尤其青春期、生育期女性为多见，女：男＝(7～9)：1。绝大多数患者为30～40岁青壮年。近亲发病率高达5%～10%。我国统计资料显示患病率为70/10万人，10年生存率为80%。本病病程中可有多次自然缓解和加剧相交替。本病的发生与多因素有关，如遗传因素(现认为与HLA-DQW1、-DQW2、-DR2、-DR3密切相关)、病毒感染(C型病毒-抗双链DNA抗体)、内分泌因素(如雌激素)、药物因素(青霉胺、磺胺类等多种药物)和环境因素(日光、紫外线)等。目前认为遗传因素在SLE的病因中起着重要作用，环境因素只在遗传性因素的基础上起诱导作用，内分泌因素则通过影响神经及免疫系统功能参与发病。

二、诊断依据

(一) 临床表现

1. 发热　反复不规则发热是其特点，缓慢起病者多为低热，急性起病和狼疮活动多呈高热，常伴畏寒和全身不适。缓解期可不发热或呈低热。常不伴白细胞数增多，抗生素治疗无效，激素治疗有效也是其特点之一。

2. 皮肤与黏膜损害　80%以上患者有皮肤损害，可表现为：

(1) 颜面蝶形或盘状红斑(见彩图 2-8-4)；

(2) 四肢掌跖部红斑：对称性、大小不等、不规则(见彩图 2-8-5)；

(3) 口腔黏膜无痛性溃疡；

(4) 脱发：头发失去光泽、干燥、易断、稀疏，称为“狼疮发”。

(5) 全身过敏性皮炎：如荨麻疹、泛发性红色斑丘疹、丘疹等；

(6) 光过敏：所有皮疹在日光照射后出现或加重。

(7) 雷诺现象：两手足对称地按发白、发绀、潮红顺序相继出现，由寒冷诱发，多在冬天出现。

3. 关节痛及关节炎　关节痛也是 SLE 的常见主症之一，可表现为：对称性近端指间关节、足、肘、腕、踝关节痛，多为游走性，一般无骨质异常。此外，约半数患者可表现为关节炎(轻度滑膜炎、关节腔积液和关节周围软组织肿胀)。

以上三主症见于 90%的 SLE 患者。

4. 肾脏损害　随病程进展，约 3/4 SLE 患者可出现狼疮性肾炎，是 SLE 最常见、最重要的内脏损害，也是 SLE 致死的主因。临床可出现蛋白尿、血尿、白细胞尿、管型尿、水肿、高血压等各种肾炎表现。也可出现大量蛋白、低蛋白血症而表现为肾病综合征，病变严重者可出现肾功能损害，直至肾功能衰竭而致死亡。病理改变轻重不等，可分为正常或轻微病变型(Ⅰ型)、系膜病变型(Ⅱ型)、局灶性增殖型(Ⅲ型)、弥漫性增殖型(Ⅳ型)、膜性肾病型(Ⅴ型)和肾小球硬化型(Ⅵ型)等 6 种类型。

5. 心脏损害　约 2/3 的病例心脏受累而表现为心肌炎、心包炎、心内膜炎、心律失常以及周围血管病变(以雷诺现象多见)，其中以心包炎最常见。

6. 肺损害　约 35%的患者可表现为双侧中小量胸腔积液，也可出现狼疮性肺炎，表现为发热、干咳、气促，X 线常见双下肺片状浸润影。少数患者有间质性肺疾病及肺动脉高压表现。

7. 脑损害　约 25%的 SLE 患者可累及中枢神经系统，主要表现为癫痫样发作和精神异常，称为神经精神性狼疮(neuropsychiatric lupus，NP 狼疮)。周围神经受累较少见。脑脊液常异常(蛋白及细胞数均增高)。

8. 胃肠道损害：约 30%的 SLE 患者可有食欲不振、恶心、呕吐、腹泻、腹痛、腹水等消化道症状以及肝脾肿大，肝功能损害。少数可并发急腹症，如胰腺炎、肠坏死、肠梗阻等。

9. 其他　约 1/2 的 SLE 患者有全身或局部淋巴结肿大。约 20%的 SLE 患者有眼部病变(包括视网膜渗出、出血，视乳头充血、水肿等内眼病变和结膜炎、角膜炎、脉络膜炎等外眼病变)。此外，女性可有月经不调、流产等。约 1/2 的 SLE 患者有贫血、血白细胞总数、淋巴细胞及血小板减少。30%的 SLE 患者有继发性干燥综合征并存。部分 SLE 患者可出现抗磷脂抗体综合征，表现为动脉或静脉血栓形成、习惯性自发性流产、血小板减少等。

(二) 实验室及其他辅助检查

1. 自身抗体　SLE是一种自身免疫性疾病，血中可出现多种攻击自身组织的抗体，这些抗体阳性有助于本病的诊断及活动性的判断。常见且有用的自身抗体主要有：

(1) 抗核抗体(ANA)：即攻击自身细胞核的抗体，对SLE的敏感性达95%，是目前最好的SLE筛选试验，几乎见于所有的SLE患者。但特异性低，基本无鉴别诊断意义。

(2) 抗双链DNA抗体(抗dsDNA抗体)：对SLE特异性较高，由于只见于SLE，因此是目前公认的SLE标志性抗体。阳性率为40%～57.8%，该抗体滴度(水平)的高低与SLE的活动程度有相关性，因此，测定抗dsDNA抗体可监测SLE的病情变化。

(3) 抗Sm抗体：在SLE患者的阳性率为20%～30%，但特异性高，也是SLE的标志性抗体，常和抗双链DNA抗体一起出现，但与SLE的活动程度无关。

(4) 其他自身抗体如抗磷脂抗体、抗组织细胞抗体等，在SLE都可出现。

2. 血清补体　CH50、C3、C4均可降低，尤其C3降低是本病活动性指标之一。

3. 血清蛋白　α_2和γ球蛋白增高，纤维蛋白原增高。

4. 血清免疫球蛋白　在活动期IgG、IgA、IgM都升高，但以IgG升高为明显。

5. 血常规　常见溶血性贫血、白细胞数减少、血小板计数减少，病情活动时血沉常明显增快。

6. 尿常规　可有蛋白尿、血尿、管型尿。

7. 其他　肾活检病理检查有助于狼疮性肾炎的诊断、治疗及预后估计；皮肤狼疮带试验阳性也是疾病活动性指标之一。

8. 影像学检查　有助于脑、心脏及肺部等重要器官病变的早期诊断。

(三) 诊断要点

1997年美国风湿病学会推荐的SLE诊断标准见表2-8-1所示。

表2-8-1　1997年美国风湿病学会推荐的SLE诊断标准

1. 颊部红斑	固定红斑，扁平或高起，在两颧突出部位
2. 盘状红斑	片状高起于皮肤的红斑，黏附有角质脱屑和毛囊栓；陈旧病变可发生萎缩性瘢痕
3. 光过敏	对日光有明显反应，引起皮疹，从病史中得知或医生观察到
4. 口腔溃疡	经医生观察到的口腔或鼻咽部溃疡，一般为无痛性
5. 关节炎	非侵蚀性关节炎，累及两个或更多的外周关节，有压痛、肿或积液
6. 浆膜炎	胸膜炎或心包炎
7. 肾脏病变	尿蛋白＞0.5g/24h或＋＋＋，或管型(红细胞、血红蛋白、颗粒或混合管型)
8. 神经病变	癫痫发作或精神病，除外药物或已知的代谢紊乱
9. 血液学疾病	溶血性贫血，或白细胞减少，或淋巴细胞减少，或血小板减少
10. 免疫学异常	抗dsDNA抗体阳性，或抗Sm抗体阳性，或抗磷脂抗体阳性(包括抗心磷脂抗体或狼疮抗凝物、或至少持续6个月的梅毒血清试验假阳性的三者中具备一项阳性
11. 抗核抗体	在任何时候或未用药物诱发“药物性狼疮”的情况下，抗核抗体滴度异常

以上 11 项中,符合 4 项或 4 项以上者,可诊断 SLE。其敏感性和特异性均>90%。

我国风湿病学学会的标准增加:狼疮带试验阳性、肾活检阳性、血清 C3 低于正常三条。SLE 表现复杂,早期不典型病例诊断困难,容易误诊,就个别病例而言,符合标准者不一定是 SLE,反之不符合标准者也不一定即可排除 SLE,有时需一定时期随访后才能确诊。

三、转归及预后

目前 SLE 的转归及预后已有较大改善,国内报告 SLE 10 年生存率可达 84%以上。美国近些年报告 SLE 的 5 年、10 年、15 年生存率已分别达到 97%、93%、83%。肾功能衰竭、感染、NP 狼疮是 SLE 的三大主要致死原因,此外,动脉硬化性心脏病以及高血压也是较常见的死亡原因。一般认为性别、起病时年龄、种族、患者社会经济情况等因素均与患者预后相关,但患者有无肾炎以及肾活检病理改变和肾功能损害的严重程度,有无 NP 狼疮,有无高血压等因素对影响患者预后更为重要。

四、治疗原则与主要措施

(一) 治疗原则

1. 活动期且病情重者应积极予以强力治疗,控制病情,缓解症状;
2. 缓解期应调整用药,减少药物副作用,防止疾病复发。

(二) 具体措施

1. 一般治疗　急性期应注意休息,避免过劳;预防和及早诊治感染;调节饮食,避免服用某些能致药物性狼疮的药物(如普鲁卡因酰胺、苯妥英钠、肼苯哒嗪);避免日光曝晒。

2. 早期轻症 SLE　合并内脏器官损害少,主要表现为全身肌肉、关节疼痛、皮疹者,以对症治疗为主。可予非甾体类消炎药或中药治疗;皮疹明显者可予抗疟药如氯喹 0.25g,每日 1~2 次(或羟氯喹 0.2g,每日 2 次),连用 2~3 周,并辅以含有糖皮质激素的软膏如 1%醋酸氢化可的松软膏外涂。上述治疗无效者也可给予小剂量糖皮质激素治疗[如泼尼松 0.5mg/(kg·d)]。

3. 伴有重要脏器损害的重症 SLE 应积极予以强力治疗,主要措施如下:

(1) 糖皮质激素(简称激素):是治疗 SLE 的主要药物。泼尼松或者泼尼松龙 1mg/(kg·d),每日晨起顿服。若有好转,8 周开始减量,每 1~2 周减 10%,至小剂量[0.5mg/(kg·d)]时维持 1~3 月后再继续减量,直至 10~15mg/d 维持治疗 1 年以上。长期使用激素的主要不良反应有向心性肥胖、感染、高血压、高血糖、骨质疏松及股骨头坏死等。对于狼疮性肾炎近期内肾功能恶化者或急性暴发性重症 SLE(合并 ARF、癫痫发作或明显精神症状、严重溶血性贫血、严重心肌损害)者,可采用大剂量激素冲击治疗,即用甲泼尼龙 1g 溶于葡萄糖液中,缓慢静滴,每天 1 次,3 天为 1 疗程,第 4 天改为泼尼松[1mg/(kg·d)]维持,一月后渐减量。

(2) 细胞毒药物:单用效果不如激素,合用可提高激素疗效。主要适用于激素效果差、由于副作用不能应用激素者或 SLE 活动程度高者或狼疮性肾炎者。常用环磷酰胺(CTX)、环孢霉素 A(CsA)、霉酚酸酯(MMF)、普乐可复(FK506)、来氟米特(LEF)和大剂量丙种球蛋白静滴(IVIgG)等。

1）CTX：为首选药物，主要作用于细胞周期 G_2 期细胞，通过对 DNA 的直接烷化作用，导致细胞死亡。可明显抑制抗体的产生，对 T 细胞介导的免疫非特异性炎症反应也有作用。口服剂量为 2mg/(kg·d)，分 2 次服，疗程 6～12g，或隔日静注 200mg，或每周静注 400mg，一般认为总量达到 3g 左右即应起效。也可冲击治疗，每次剂量 10～16mg/kg，加入 0.9% 氯化钠溶液 200ml 中缓慢静滴（>1 小时），每月冲击一次，冲击 6 次后，改为每 3 个月冲击一次，连续 2 年或持续至活动静止后 1 年。CTX 的主要不良反应为胃肠道反应（恶心、呕吐等）、骨髓抑制、脱发、肝功能异常等，尤其应注意检测血象，当外周血中白细胞总数 $<3\times10^9$/L 时，即停药。

2）CsA：现认为与泼尼松[0.5mg/(kg·d)]合用可提高疗效。4～6mg/(kg·d)，分 2 次口服，连续服用 3 个月，以后每月减 1mg/kg，至每日 3mg/kg 作维持治疗。主要不良反应为肝、肾损害。

3）MMF：一种新型免疫抑制剂，具有选择性抑制 T 和 B 淋巴细胞，抑制活化的 B 细胞产生抗体的作用。对肝肾及骨髓无明显毒副反应。对激素、其他免疫抑制剂无效的狼疮性肾炎仍然有效。剂量为 1～2g/d，持续治疗 3 个月后减量，至 0.5g/d 后维持治疗 6～12 个月。因费用昂贵，不作为首选。

4）FK506：是一种治疗作用与 CsA 相似，但肾毒性小于 CsA 的新兴免疫抑制剂。成人起始剂量为 0.1mg/(kg·d)，血药浓度保持在 5～15ng/ml，疗程为 12 周，尿蛋白转阴后，可减量至 0.08mg/(kg·d)，再持续治疗 12 周，6 个月后减量至 0.05mg/(kg·d)维持治疗。因费用昂贵，不作为首选。

5）IVIgG：具有封闭单核巨噬细胞的 Fc 受体，抑制自身抗体的产生，溶解免疫复合物的作用。特别适用于重症狼疮性肾炎且对激素及 CTX 有禁忌或产生显著副作用，或有严重感染者。成人每天 15～24g，连用 5 天。有条件者可改为 1 次/周或 1 次/月，疗程 10 月。因费用昂贵，不作为首选。

6）LEF：具有抑制二氢乳酸脱氢酶的活性，从而影响活化淋巴细胞嘧啶的合成。体内体外试验表明本品具有抗炎作用。临床研究证实，本品可使 SLE 患者 24 小时尿蛋白量明显减少，血浆蛋白升高，肾功能改善，并能降低抗核抗体和抗 dsDNA 抗体的滴度。最初三天给予负荷剂量每日 50mg，之后给予维持剂量每日 20mg。在使用本药治疗期间可继续使用非甾体类抗炎药或低剂量糖皮质激素。

（3）血浆置换：具有去除循环中的免疫复合物、自身抗体、补体及炎症介质，促进吞噬作用，调节 Ts/Th 比值，调整 B 淋巴细胞分化抗体的功能等作用。用法：每次置换 1～1.5L，2～3次/周，持续 2～3 周。

（4）雷公藤多甙：尤其适用于狼疮性肾炎者，可与激素合用或交替使用。每次 20～40mg，每日 3 次。

4. 妊娠　确诊 SLE 1～2 年内应尽可能避免妊娠，忌服避孕药。如经过积极治疗，狼疮活动性得以控制，无重要脏器损害、病情活动达 6 个月以上可以考虑妊娠。在孕期应维持用泼尼松 10mg/d 口服，病情活动则增加泼尼松剂量控制病情，分娩时应用甲泼尼龙 60mg/d 静脉滴注，产后第 2 天应用甲泼尼龙 40mg/d 静脉滴注，第 3 天恢复产前剂量，至少 10mg/d 维持 6 周。孕妇忌用非甾体类抗炎药、抗疟药、地塞米松、免疫抑制剂等。有习惯性流产史或抗磷脂抗体阳性者，妊娠时应口服小剂量阿司匹林（50mg/d）。

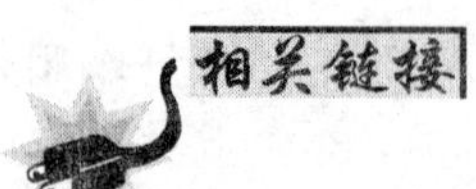

一、我国风湿病学专业的奠基人、开拓者——张乃峥教授

张乃峥，男，内科学教授，1921 年出生于河南安阳，1939—1941 年就读于北京燕京大学医预系，1949 年毕业于八年制上海圣约翰大学医学院，获医学博士学位。1985 年创建中华风湿病学学会，并任中华医学会风湿病学分会第一、二届主任委员。现任中华医学会风湿病学分会名誉主席，世界卫生组织风湿病学专家委员会委员，美国风湿病学学会及亚太地区风湿病学学会联盟会员。张乃峥是我国公认的风湿病学开拓者和奠基人。国际风湿病学学会联盟前主席莫尔顿教授誉其为中国风湿病学之父。20 世纪 50 年代末开创中国的风湿病学，最早建立了类风湿因子的测定方法，并参与制订当时国家科学发展纲要中的风湿病学规划部分。70 年代末最先在内科学系中建立了风湿病学专业科和研究室。其抗核抗体谱的建立和临床应用研究及对原发性干燥综合征的系列研究，均获卫生部和国家科委的科学技术进步成果奖，前者提高了对结缔组织病的诊治水平，后者提高了全国对原发性干燥综合征的认识，纠正了大量患者被误诊漏诊的情况。对中国几种主要风湿疾病的流行病学的调查研究为制订卫生规划提供了依据，获北京市科研成果奖。对药用植物雷公藤的研究，阐明了有效治疗类风湿关节炎的免疫药理作用，对进一步开发提供了依据，获中国医学科学院科研奖。作为国家审定的首批培养硕士及博士研究生的导师，他所培养的众多博士和硕士研究生及进修生，分布于全国各地，成为我国风湿病学的骨干。发表论著 200 余篇，研究成果不断为国内外引用。其著作《临床风湿病学》一书受到广泛的好评。近年致力于类风湿关节炎的早期诊断和治疗的研究，提出：① 多项对类风湿关节炎特异性较高的血清学联合检查（如抗核周因子、抗角蛋白抗体、抗 RA-33/36 抗体、抗 Sa 抗体）是提高早期诊断的重要途径。② 原发性干燥综合征可引起胆汁淤积，临床与原发性胆汁肝硬化很相似，但有其不同特点，且较后者更为多见，两者不宜混淆。

二、风湿性疾病的基因治疗

风湿性疾病是一组病因各异而主要累及肌肉骨骼系统的慢性全身免疫性炎症疾病。其发病机制至今仍不十分清楚。常规的药物治疗及手术治疗效果均不十分理想，有效的治疗手段尚在不断探索之中。最近研究表明，基因治疗在一些风湿性疾病如 RA、SLE、强直性脊柱炎（AS）等的治疗上显示出了良好的前景。基因治疗是将正常基因或有治疗作用的基因通过一定方式导入靶细胞以纠正基因的缺陷而发挥治疗作用，从而达到治疗目的的生物医学高科技技术。基因治疗中表达载体的构建是治疗成功与否的关键，理想的载体应该是滴度高，能转染大量细胞，制备方便且重复性好，能定向进入目的细胞并整合到宿主染色体特异定位点，能以附加体的形式稳定存在，转录单元有可调控的操纵元件，以及不含能激发免疫应答的组分。近年来人们针对基因治疗进行了大量的研究，希望设计出安全、有效的基因，并形成把它们引入体内的方法来干扰炎症进程。有资料显示腺病毒载体携带 IκBα 基因转染可抑制 RA 滑膜组织 NF-κB 依赖免疫活性，干扰抗原提呈。动物实验发现给关节炎大鼠注射 TGF-β 蛋白编码基因能明显抑制关节炎大鼠炎症反应。最近提出用自我更新的自体干细胞作为所需编码基因导入的载体，有望用于 RA 等自身免疫病的治疗。目前有许多基因制剂正在临床开发之中。但基因治疗也存在不少问题，比如，如何局部转染、全身应用引起肝细胞甚至中枢神经系统凋亡、免疫抑制等。

拓展阅读

一、21世纪风湿性疾病治疗前景展望

随着科技的迅猛发展，人们对各种各样的疾病的认识越来越清楚。同时，由于人群疾病谱的变化，传染性疾病的影响日益减少，而一些慢性疾病，如风湿性疾病，则成为影响人们生活质量的主要因素。风湿性疾病具有病程长、反复发作和不易根治的特点，长期以来一直困扰着患者和医生。但随着各门基础学科，尤其是分子生物学、分子遗传学、分子药理学的新进展，使人们的诊断手段空前多样，也大大丰富了可选的治疗方法，使人们看到了彻底攻克风湿性疾病的曙光。以诊断为例，目前不仅有多种多样的血清学检验，使疾病的诊断更特异，同时，影像学的进展使我们在疾病早期就可以明确病变程度，从而早期采取措施。在治疗方面，目前可选择的药物更多，疗效更好。而且，随着对疾病发病机制研究的深入，更高效、更安全的新药还会不断地出现，如抗某些细胞的单克隆抗体、细胞因子受体的拮抗剂或抗细胞因子的单克隆抗体等，从多个方面、多个水平抑制过度的免疫反应。对于晚期或有严重的器质性病变者，除了药物治疗外，还可以采取理疗和手术根治。近来国际上广泛开展了对风湿性疾病如系统性红斑狼疮、类风湿关节炎、干燥综合征等的遗传背景的研究，以确定风湿性疾病的“易感基因”。也许在不远的将来，风湿性疾病的基因治疗将不再是人类的梦想。

二、生物因子在风湿性疾病中的应用

目前风湿病的治疗尚无很好的方法，许多药物只能暂时缓解病情的进展，尚未发现能根治病情的药物。风湿病的发病和免疫因素参与的炎症反应密切相关，现在的药物只是非特异性地抑制免疫反应，降低疾病的进展速度。因此，寻找能特异性阻止免疫反应的药物，受到各国医学家的高度重视。生物因子作为一类新的治疗药物，能特异性针对某一炎症介质，已进入临床试验。这些生物因子主要包括抗 $CD4^+$ 单克隆抗体、肿瘤坏死因子-α(TNF-α)抑制剂、白介素-1(IL-1)受体拮抗剂、γ干扰素。

1. 抗 $CD4^+$ 单克隆抗体　动物实验发现，将特异的T细胞克隆注入动物体内，可导致破坏性关节炎；临床研究也显示HLAⅡ型分子与RA的发生密切相关，$DR4^+$ RA患者更易发生关节侵蚀性病变，现已知HLAⅡ型分子的唯一功能是提呈抗原给 $CD4^+$ T细胞表面受体(TCR)作为T细胞激活第一步，由此提示T细胞在RA病理中起重要作用，RA患者的 $CD4^+$ T淋巴细胞功能亢进。而抗 $CD4^+$ 单克隆抗体可抑制其功能，其对RA的治疗理论上应该是有效的，近10年有很多以鼠抗人 $CD4^+$ 单抗治疗RA取得疗效的报道。一般在治疗范围内，可减轻滑膜炎，病情可缓解很长一段时间，药物耐受性很好。新近应用主要干扰T细胞功能的环孢霉素A治疗类风湿关节炎、系统性红斑狼疮获得了良好疗效，进一步支持了T细胞在自身免疫性疾病中重要性的理论。但以 $CD4^+$ T细胞为靶子的治疗如鼠抗 $CD4^+$ T细胞单克隆抗体以及为减少鼠单克隆抗体的免疫原性，将鼠单克隆抗体的可变区与人免疫球蛋白恒定区嵌合成的嵌合体抗体(chimeric)和直接以人抗 $CD4^+$ T细胞单克隆抗体(antiidiotypic Mab)的临床双盲对照实验并未显示出治疗组较对照组有明显的临床好转。

可见，抗 $CD4^+$ 单克隆抗体对风湿性疾病的治疗尚处于初级研究阶段，其机制与效果尚需更加深入的研究与探讨。

2. TNF-α抑制剂　在诸多的 RA 炎症反应的细胞因子中，TNF 是最重要的促炎症细胞因子之一，它能刺激滑膜增生，促进前列腺素和金属蛋白酶产生，在 RA 的发生与发展过程中具有重要作用。阻断 TNF 的作用可阻断由此导致的细胞因子网络失衡，从而起到治疗作用。抑制 TNF-α 的作用对控制 RA 的病情和改善预后非常重要。目前已经用于临床的 TNF-α 抑制剂有以下 3 种：① 依那西普(etanercept，重组人Ⅱ型 TNF 受体-抗体融合蛋白)；② 英夫利昔单抗(inflixinab，TNF-α 的特异性 IgG1 单克隆抗体，由人 Ig 稳定区和鼠 Ig 可变区组成的嵌合体)；③ 阿达木单抗(adalinumab，TNF-α 的特异性 IgG1 单克隆抗体，Ig 稳定区和可变区均为人源)。已经证实，3 种 TNF-α 抑制剂均能减轻 RA 关节炎症，减少临床活动性和减低 RF 及抗环瓜氨酸多肽抗体的滴度，并可改善关节功能以及延缓关节的放射学进展。其疗效优于氨甲喋呤(MTX)，与 MTX 合用可显著提高疗效。它们的总有效率为 65%。主要副反应有严重感染的危险性增加、上呼吸道感染、消化道症状、皮疹等。

3. IL-1 受体拮抗剂　主要通过与 IL-1 竞争细胞表面的 IL-1 受体，特异性地抑制 IL-1 的活性而发挥治疗作用，已在 RA 多中心双盲试验中被证明有效；目前 Anakinra(一种通过重组 DNA 技术利用大肠杆菌的发酵作用获得的 IL-1 受体拮抗剂)已经通过美国食品与药品管理局的认证，批准用于经过一种或多种 DMARD 治疗无效的 RA 患者。临床试验表明，患者对该药有很好的耐受性，常见的不良反应是注射部位的反应，通常表现轻微且范围局限。此外，近年研究发现，应用人重组可溶性 IL-1 受体与免疫球蛋白的融合蛋白进行关节内注射治疗 RA，可使患者临床表现缓解。

4. γ 干扰素　近年来，临床应用 γ 干扰素治疗类风湿关节炎取得较好疗效，且除发热外，无严重不良反应发生，提示基因工程药物 γ 干扰素是一种有效且安全的治疗类风湿关节炎的新型生物制剂。γ 干扰素治疗 RA 的作用机制目前尚未完全清楚。研究发现活动期 RA 患者内源性 γ 干扰素产生不足或产生障碍。RA 患者对 IL-1 的调节功能有缺陷，导致淋巴细胞产生 IL-2 及 γ 干扰素抑制。正常机体的 γ 干扰素能阻断 IL-4 对 B 细胞的增殖作用，因此，外源性干扰素治疗可能使 RA 患者免疫系统的某些方面缺陷得以重建。此外，γ 干扰素具有抑制 B 细胞的活化，减少 B 细胞产生免疫球蛋白，以及抑制单核/巨噬细胞产生细胞因子等作用，因此具有免疫调节及抗炎作用，γ 干扰素的这些特性可能与治疗 RA 的机制有关。

总之，生物因子治疗风湿病，尽管在临床试验中取得短期疗效，但长期疗效及安全性还需进一步评价。生物因子是今后治疗风湿病领域中非常有前景的手段。

参考文献

[1]叶任高. 内科学. 第 6 版. 北京：人民卫生出版社，2004：387—398

[2]张启宇. 内科手册. 南京：江苏科学技术出版社，2007：1333—1345

[3] Goldring SR. Pathogenesis of bone and cartilage destruction in rheumatoid arthritis. Rheumatology，2003，42(suppl2)：1111—1116

[4]Firestein GS. Etiology and pathogenesis of rheumatoid arthritis. In：Kelley WN，

Harris ED,Ruddy S. Textbook of Rheumatolog. 5th ed. Publisher：W B Saunders Co,2004：851—898

[5]Symmons DP,Silman AI. The world of biologics. Lupus,2006,15(3)：122—126

[6]孔纯玉,齐文成.类风湿关节炎的生物治疗.医学综述,2007,13(12)：918—920

[7]Brooks PM,Moore J,Tyndall A. Stern cell transplantation in rheumatic diseases. Aplar J Rheumatol,2003,6(1)：79—82

[8]蔡青,韩星海,孟济明.类风湿关节炎的病理生理及生物学治疗进展.中华风湿病学杂志,2000,3(4)：183—186

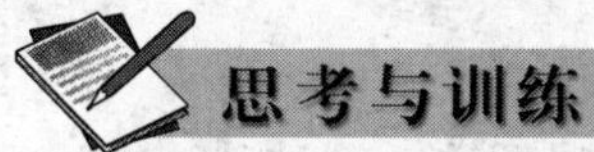

思考与训练

一、单项选择题

1. 类风湿关节炎的基本病理改变是 (　　)
   A. 滑膜炎　B. T淋巴细胞大量增殖　C. 炎症细胞浸润
   D. 免疫复合物沉积　E. 关节骨性增生
2. 下列哪项不是类风湿关节炎的临床特征？ (　　)
   A. 对称性关节肿痛　B. 近端指间关节肿痛　C. 腕关节肿痛
   D. 远端指间关节肿痛　E. 掌指关节肿痛
3. 类风湿关节炎的诊断标准包括 (　　)
   A. 晨僵至少1小时(>6周)和3个或3个以上关节肿(>6周)
   B. 腕、掌指关节或近端指间关节肿(>6周)和对称性关节肿(>6周)
   C. 皮下结节和手X线片改变
   D. 类风湿因子阳性(滴度>1：32)
   E. 以上均是
4. 不属于慢作用抗风湿药的是 (　　)
   A. MTX　B. 萘普生　C. 雷公藤多甙
   D. 金诺芬　E. D-青霉胺
5. 关于糖皮质激素治疗类风湿关节炎,错误的是 (　　)
   A. 消炎止痛作用迅速,可常规治疗
   B. 对病因和发病机制毫无影响
   C. 对RF、血沉和贫血无改善
   D. 无修复骨破坏的作用
   E. 经NSAIDS、青霉胺等治疗效果不好者可小剂量使用
6. 类风湿关节炎常见的关节外表现应除外下列哪一项？ (　　)
   A. 肾小球肾炎　B. 类风湿结节　C. 肺间质纤维化
   D. 心包炎　E. 血管炎
7. 下列关于影响RA预后的因素,错误的是 (　　)
   A. 女性比男性预后好

B. 发病年龄晚者较发病年龄早者预后好
C. 起病时关节受累数多者预后差
D. 关节外表现明显者预后差
E. 不能坚持正规治疗者预后差

8. 抗角蛋白抗体谱不包括 ( )
A. APF B. AKA C. AFA
D. ANA E. CCP

9. 下列关于类风湿关节炎的治疗,哪项正确? ( )
A. NSAID 治疗能纠正骨质损害的病理变化
B. DMARD 治疗具有迅速控制病情进展的作用
C. 糖皮质激素消炎止痛作用迅速,且疗效持久
D. 急性期应加强关节运动,以便恢复关节功能
E. 早期滑膜肥厚者可行滑膜切除术

10. 下列哪项不是类风湿关节炎的流行病学特征? ( )
A. 多发年龄为 35～50 岁
B. 男性多见,男/女＝3/1
C. 在我国,其患病率为 0.35％～0.40％
D. 致残率高达 15％
E. 病因未明,可能是一种被遗传因素控制的多基因疾病

11. 以下哪项不是 SLE 的可能病因? ( )
A. 遗传因素 B. 接触放射线 C. 病毒感染
D. 雌激素作用 E. 药物因素

12. 关于 SLE 发热的特征,错误的是 ( )
A. 常反复不规则发热
B. 急性起病和狼疮活动多呈高热
C. 缓解期可不发热或呈低热
D. 常不伴白细胞数增多,抗生素治疗无效,而激素治疗有效
E. 以上都不对

13. 下列关于 SLE 关节症状的描述,正确的是 ( )
A. 对称性远端指间关节肿痛
B. 常有骨质异常
C. 足、肘、腕、踝等大关节很少受累
D. 关节疼痛多无游走性
E. 以上都不对

14. SLE 最常损害的脏器是 ( )
A. 肺脏 B. 肾脏 C. 心脏
D. 脑 E. 肝脏

15. 既与 SLE 的活动性有关,又是其标志性抗体的是 ( )
A. 抗核抗体 B. 抗 dsDNA 抗体 C. 抗 Sm 抗体

D. 抗磷脂抗体　　E. 抗 SSA 抗体

16. 1997 年美国风湿病学院推荐的 SLE 分类标准不包括 (　　)
A. 颊部红斑　　B. 光过敏　　C. 呕血与便血
D. 口腔溃疡　　E. 关节炎

17. SLE 的常见死亡原因不包括 (　　)
A. 肾功能衰竭　　B. 感染　　C. 中枢神经系统狼疮
D. 贫血　　E. 高血压

18. 通常认为 SLE 如经过积极治疗,狼疮活动性得以控制、无重要脏器损害,病情稳定达多长时间可以考虑妊娠? (　　)
A. 2 个月以上　　B. 3 个月以上　　C. 6 个月以上
D. 8 个月以上　　E. 1 年以上

19. 以下哪种药物不是目前治疗 SLE 的常用细胞毒药物? (　　)
A. 环磷酰胺　　B. 环孢素 A　　C. 霉酚酸酯
D. 甲氨喋呤　　E. 普乐可复

20. 下列关于 SLE 的治疗,错误的是 (　　)
A. 早期轻症 SLE 以对症治疗为主
B. 伴有重要脏器损害的重症 SLE 应积极予以强力治疗
C. 糖皮质激素是治疗 SLE 的主要药物
D. 细胞毒药物单用效果不如激素,合用可提高激素疗效
E. 霉酚酸酯因免疫抑制作用显著,对肝肾及骨髓无明显毒副反应,故被作为首选的细胞毒药物

二、填空题

1. 类风湿关节炎是一种病因不明的以________的慢性炎症为特点的对称性多发性反复发作性________为主要临床表现的慢性全身性自身免疫病。

2. 类风湿关节炎的病因未明,目前认为是一种________、与________的自身免疫性疾病。

3. 类风湿关节炎的肺损害常有________、________和________三种临床类型,其中以________最为常见。

4. 类风湿关节炎的两大 X 线主征分别是________和________。

5. SLE 的发生与多因素有关,如________、________、________、药物因素和________等。

6. SLE 的三大主症分别是________、________、________。

7. 部分 SLE 患者可出现抗磷脂抗体综合征,主要表现为________、________和________等。

三、名词解释

1. 类风湿关节炎　2. 系统性红斑狼疮　3. 类风湿结节　4. 抗磷脂抗体综合征
5. 神经精神性狼疮

四、问答题

1. 类风湿关节炎的关节症状有哪些特点？
2. 试述美国风湿病学院 1987 年修订的 RA 诊断标准。
3. 狼疮性肾炎有何临床表现？病理上将其分为哪几种类型？
4. 试述 1997 年美国风湿病学院推荐的 SLE 诊断标准。
5. 伴有重要脏器损害的重症 SLE 的主要治疗措施有哪些？

（徐　刚）

第九章　理化因素所致疾病

理化因素所致疾病是指环境中的有害物质对人体的损害而引起的疾病。这些有害物质主要包括物理、化学、生物、心理性等因素。本章重点介绍急性有机磷农药中毒和中暑等疾病。要求掌握疾病的诊断依据和治疗原则，了解疾病的流行病学、转归及预后及主要治疗措施。

第一节　急性有机磷农药中毒

一、概述

农用杀虫药在农业生产中应用广泛，种类繁多，目前仍以有机磷农药使用最为普遍。有机磷农药多属有机磷酸酯类化合物，大多呈油状或结晶状，色泽由淡黄至棕色，有挥发性和蒜味。除敌百虫外，一般难溶于水，易溶于多种有机溶剂，在碱性条件下易分解失效。常用剂型有乳剂、油剂和粉剂等。以其对温血动物的“半数致死量”(LD_{50})的大小不同，将其分为剧毒类(LD_{50}＜10mg/kg)、高毒类(LD_{50} 10～100mg/kg)、中毒类(LD_{50} 100～1000mg/kg)和低毒类(LD_{50} 1000～5000mg/kg)四种类型。

有机磷农药可因生产性或生活性原因，经皮肤或呼吸道或消化道侵入人体，并能与体内胆碱酯酶结合形成较为稳定的磷酰化胆碱酶，使其失去分解乙酰胆碱的能力，引起乙酰胆碱在体内大量蓄积，导致一系列毒蕈碱样、烟碱样及中枢神经系统等中毒症状和体征。急性有机磷农药中毒(acute organic phosphorus poisoning，AOPP)是最常见的药物中毒性疾病，具有起病急、毒性大、吸收快、病情发展迅速等特点，如不及时抢救则会因中毒过深造成心、肺、脑、肾等重要脏器的不可逆损害甚至死亡。根据临床表现程度不同，临床上将其分为轻度、中度和重度有机磷农药中毒。

二、诊断依据

(一) 临床表现

起病急缓与毒物种类、剂量和侵入途径密切相关。经皮肤吸收者，一般在接触 2～6 小时后发病，口服中毒者常在 10 分钟至 2 小时内出现症状。一旦出现中毒症状，病情迅速发展。

1. 毒蕈碱样症状(M 样症状)　主要是副交感神经末梢兴奋所致平滑肌痉挛与腺体分

泌增加的表现，如瞳孔缩小、呼吸困难、咳嗽、咳痰、发绀，严重者可引起肺水肿与呼吸衰竭；恶心、呕吐、腹痛、腹泻；流泪、流涕、流涎、多汗或大汗不止以及心率减慢，血压升高（早期）或降低（晚期），甚至休克，也可因心肌炎而出现心律失常、心力衰竭。

2. 烟碱样症状（N样症状） 乙酰胆碱在横纹肌神经肌肉接头处过多蓄积和刺激所致，主要表现为肌束颤动，自小肌群开始，渐至全身抽搐。严重者转为抑制，出现肌无力、瘫痪，最后可因呼吸麻痹而死亡。交感神经节兴奋，儿茶酚胺分泌增加可致血压增高、心率增快和心律失常等。

3. 中枢神经系统症状 先兴奋后抑制，可表现为头昏、头痛、乏力、烦躁不安、语言不清、抽搐、昏迷，最后出现中枢性呼吸衰竭而死亡。中枢神经系统症状的轻重与有机磷农药透过血脑屏障的作用有关。

4. 特殊表现

(1)“反跳”现象：部分口服乐果或马拉硫磷中毒的患者，经急救后临床症状好转，却在数日至1周后突然再次昏迷，甚至发生肺水肿或突然死亡，称为“反跳”。有人认为这与残留在毛发、皮肤和胃肠道的有机磷农药重新吸收或解毒药停用过早有关。

(2) 迟发性神经病变：少数患者在重度中毒症状消失后2～3周可发生迟发性神经病变，主要表现为双下肢肢端麻木、疼痛、乏力，甚至肢体瘫痪、肌肉萎缩等。

(3) 中间综合征（IMS）：在AOPP 1～4天，胆碱能危象消失后和迟发性神经病变出现之前，出现以颅神经支配的肌肉、颈部肌肉、肢体近端肌肉和呼吸肌麻痹为特征的临床表现，严重者常因呼吸衰竭而死亡。

5. 局部症状 部分有机磷农药接触皮肤后可引起过敏性皮炎、水泡和剥脱性皮炎。滴入眼内可致结膜充血和瞳孔缩小。

总之，以上表现中以流涎、多汗、呕吐、瞳孔缩小、肌束颤动、肺水肿为常见。

（二）实验室检查

1. 全血胆碱酯酶活力测定 此检查是诊断本病的特异性实验室指标，也是判断中毒程度、疗效和预后的重要参考指标。以正常人血胆碱酯酶活力为100%，则酶活力值在70%～50%者为轻度中毒，50%～30%者为中度中毒，30%以下者为重度中毒。但有时酶活力与中毒程度并非完全一致。

2. 必要时可做以下检查

(1) 对呼吸道分泌物、呕吐物、胃内容物进行毒物鉴定；

(2) 尿中有机磷农药氧化分解产物测定，如对硝基酚（见于对硫磷及甲基对硫磷中毒时）、三氯乙醇（敌百虫中毒时）。

（三）诊断要点

1. 诊断要点

(1) 接触史：最重要和可靠的依据。

(2) 临床特征：抓住流涎、多汗、呕吐、瞳孔缩小、肌束颤动、呼吸道分泌物增加、肺水肿等主要表现。此外，呼吸、呕吐物、衣服等有特殊蒜臭味对诊断有很大帮助。

(3) 实验室检查：

1) 及时行全血胆碱酯酶活力测定，判断中毒程度、估计预后、指导治疗。

2）尿中有机磷农药氧化分解产物测定，必要时对呼吸道分泌物、呕吐物、胃内容物进行毒物鉴定。

（4）阿托品试验：对少数可疑病例，可行阿托品试验。方法是给予阿托品 2mg 静脉注射，观察 10 分钟，如出现典型阿托品化表现，则有机磷农药中毒的可能性极小，反之，应考虑本病诊断。

2. AOPP 的分级

（1）轻度中毒：非特异性神经系统表现如头昏、头痛、烦躁不安等加上轻度 M 样症状，全血胆碱酯酶活力降至正常人的 70％～50％；

（2）中度中毒：轻度中毒表现加上轻、中度 N 样症状，出现呼吸困难，全血胆碱酯酶活力降至正常人的 50％～30％；

（3）重度中毒：中度中毒表现基础上出现以下表现之一者：昏迷、肺水肿、脑水肿、呼吸麻痹、全身大抽搐，全血胆碱酯酶活力降至正常人的 30％以下。

三、转归及预后

AOPP 是内科急诊之一，病情常较凶险（尤其口服中毒者），发展迅速，治疗上稍有延误，病死率高，有报道 AOPP 的病死率高达 60％以上。本病的预后与毒物进入体内的途径、接触毒物量的大小及时间的长短、患者个体的敏感性、肝肾等重要脏器的功能、治疗是否及时正确、全血胆碱酯酶活力的变化等因素密切相关。近年来研究发现，动态观察患者外周血白细胞总数和中性粒细胞、血清心肌酶谱的变化对了解中毒程度、判断预后及转归有重要意义。

四、治疗原则与主要措施

（一）治疗原则

1. 立即终止机体与毒物接触。

2. 积极清除进入体内已被吸收或尚未吸收的毒物。

3. 适时选用特效解毒剂。

4. 对症治疗，维持重要脏器功能。

（二）主要措施

1. 迅速清除毒物

（1）生产、喷洒农药中毒时：迅速脱离中毒现场，脱去污染衣物，用肥皂水清洗皮肤、毛发和指甲，清水清洗眼睛等。

（2）口服中毒者：应力争在服毒后 6 小时以内规范洗胃、导泻，同时肌注或静注强力利尿剂，如呋塞米、布莫他尼等。

2. 应用特效解毒剂

（1）抗胆碱药：常用阿托品。

1）机制：该药可作用于植物神经节后纤维所支配的器官组织，竞争性阻断乙酰胆碱与器官组织发生作用，表现出对抗乙酰胆碱的毒蕈碱样作用，对中枢神经系统症状也有解除作用，但对烟碱样症状和胆碱酯酶复能无效。

2）应用原则：早期、足量、反复用药。

早期：洗胃的同时应用。

足量：足够剂量，即"阿托品化"。"阿托品化"是指在短时间内连续使用阿托品，以达到最大疗效而又不致过量中毒的剂量。"阿托品化"的指征有：① 瞳孔散大且固定不缩小；② 皮肤干燥、颜面潮红；③ 腺体分泌减少，表现为无汗、流涎消失、肺部啰音消失；④ 心率增快（120～140 次/分）。目前认为达到"阿托品化"的时间越短越好，有人认为不超过 9 小时，如果 24 小时还未能达到，则预后不良。

反复用药：即反复用药至症状完全消失为止。

3）具体用法：见表 2－9－1 所示。

表 2－9－1　AOPP 阿托品治疗方案

中度程度	首剂（mg）	间隔时间（分）	"阿托品化"后用法	疗程（天）
轻度	2～4mg 皮下注射	30～60	0.5mg 皮下注射，每 4～6 小时一次	3～5
中度	5～10mg 静脉注射	15～30	1～4mg 静脉或皮下注射，每 1～6 小时一次	5～7
重度	10～20mg 静脉注射	10～15	依病情逐步减量，延长给药时间	7～10

4）阿托品过量或中毒问题：在临床救治中、重度中毒患者时，常遇到"阿托品化"与"阿托品量不足"或"阿托品过量中毒"之鉴别问题。由于阿托品化量与中毒量十分接近，且均有瞳孔散大、心率增快、皮肤干燥、颜面潮红、肺部啰音消失等表现，因此两者有时易混淆。但中毒时常出现高热、意识模糊（原清醒者）、狂躁不安、幻觉、摸空等。解救方法主要是对症处理、补液、镇静，必要时给予毛果芸香碱或毒扁豆碱解毒，但禁用新斯的明，以免致呼吸、心跳骤停。因为新斯的明在兴奋 M 受体，消除阿托品对 M 受体抑制作用的同时，兴奋了 N 受体，使烟碱样症状加重。

近年来应用山莨菪碱或东莨菪碱抢救有机磷农药中毒的报告日渐增多，其副作用较阿托品小。两者均可与阿托品合用。

（2）胆碱酯酶复能剂：国内常用的复能剂有碘解磷定（PAM）、氯磷定（PAM-Cl）、双复磷（DMO_2）、双解磷（TMB_4）等，目前以 PAM-Cl 最常用。

1）机制：胆碱酯酶复能剂所含的肟基与磷酰化胆碱酯酶的磷原子结合，形成磷酰化 PAM，从而释放出胆碱酯酶，能迅速缓解烟碱样症状，对中枢神经系统症状也有缓解作用。胆碱酯酶复能剂对各种有机磷农药中毒的疗效并不完全相同，PAM 和 PAM-Cl 对内吸磷、对硫磷、甲胺磷、甲拌磷等中毒疗效好，对敌百虫、敌敌畏等中毒疗效差，对乐果和马拉硫磷中毒疗效可疑。DMO_2 对敌敌畏、敌百虫中毒效果较 PAM 为好。

2）用法：应早期使用，一般认为中毒超过 24 小时后疗效降低，超过 3 天无效。

轻度中毒可不用复能剂，或轻中度中毒用 PAM-Cl 0.25～0.5g 肌注或 PAM 0.5g 静注，必要时 2 小时后重复一次。重度中毒给 PAM-Cl 0.75～1g 或 PAM 1～1.5g 溶于 10% 葡萄糖液中缓慢静注，半小时后如病情无明显好转，可重复一次，后改为静滴，速度一般每小时不超过 0.5g。烟碱样症状好转后逐步停药。一般应用 1～2 日。

3）副作用：主要有短暂的眩晕、视物模糊、复视、血压升高、癫痫样发作和呼吸抑制等。

（3）抗胆碱剂和复能剂的复方注射液

1）解磷注射液：起效快，作用时间较长。因有多种配方，用法各不同。由苯那辛（抗胆碱药）和PAM-Cl等组成的复合剂肌注，轻度中毒1/2～1支，中度中毒1～2支，加用PAM-Cl 0.5g，重度中毒2～3支，加用PAM-Cl 0.75～1.0g。用药后1小时可重复半量。中毒症状基本消退，全血胆碱酯酶活性60%以上，停药观察。

2）HI-6复方注射液：由HI-6（双吡啶单肟）、阿托品、贝那替嗪、地西泮组成，每支2ml。轻度中毒1/2～1支，中度中毒2～3支，重度中毒3～5支，均肌注。口服中毒者适当加量，必要时补充阿托品。

3. 对症治疗　有机磷农药中毒的主要死因是肺水肿、呼吸麻痹、中枢性呼吸衰竭。休克、急性脑水肿、中毒性心肌炎、心脏骤停等也是重要死因。应针对不同的情况给予相应的处理。必要时可给予糖皮质激素治疗以提高机体的应急能力，输鲜血300～600ml以补充胆碱酯酶。

4. 防治"反跳"和猝死　"反跳"的原因见前述。猝死的主要原因是有机磷化合物对心脏的第三期毒性（即心肌纤维受交感刺激）作用，导致扭转型室性心动过速，Q-T间期延长甚至室颤所致。因此，病情缓解后（尤其是重度中毒者）仍应密切观察3～7天，给予能量合剂、生脉、参麦、丹参、辅酶Q_{10}等保护心肌的药物治疗，必要时进行心电监护，一旦反复，及时处理。

5. 血液净化治疗

（1）适应证：① 经常规治疗后，病情仍恶化者；② 已知进入体内毒物的量或测知血液中毒物浓度已达致死量者；③ 正常排泄毒物的器官（如肝、肾）功能障碍者；④ 合并肺或其他部位感染者。

（2）净化方式选择：血液灌流效果最好，也可选用血透或腹透。

第二节　中　　暑

一、概述

中暑（heat illness）是由于人体受高温环境或烈日的影响引起体温调节中枢功能障碍、汗腺功能衰竭、神经系统功能损伤及水、电解质失衡等为特征的急性疾病。根据发病机制和临床表现不同，通常将其分为热痉挛（heat cramp）、热衰竭（heat exhaustion）和热（日）射病（heat stroke or sun stroke）三种类型。环境温度过高、产热过多或散热障碍或汗腺功能障碍，导致机体产热大于散热，并超过机体代偿调节能力时即可引起中暑。

二、诊断依据

（一）临床表现

1. 热痉挛　又称中暑性痉挛，是指在高温环境下进行剧烈运动，大量出汗后导致氯化钠缺失，血钠及血氯降低所引起的短暂、间歇性发作的肌肉痉挛及疼痛。多见于健康青壮年，主要累及骨骼肌，常在活动停止或休息时发生，一般持续约3分钟后缓解。也可累及腹直肌、肠平滑肌而导致腹绞痛。体温多正常。

2. 热衰竭　也称中暑衰竭，是指高温引起大量汗液分泌和血管扩张所致血容量不足而引起的周围循环衰竭。常见于老年人、儿童及慢性疾病患者。临床表现特点：① 脱水表现；② 失盐表现；③ 周围循环衰竭表现；④ 体温轻度升高，红细胞压积增高，血清钠增高。

3. 热射病　亦称中暑高热，是指体温调节功能失调，散热机制发生障碍，产热增多，导致体内热蓄积过多所引起的以高热(>40℃)和神志障碍为突出表现的一种致命性急症。根据临床特点不同分劳力性和非劳力性两种类型。

(1) 劳力性：高温环境下内源性产热过多所致。常见于身体健康的年轻人，多在工作数小时后发病，表现为持续出汗，心率显著增快，可达160～180次/分，脉压差增大。重症者可发生横纹肌溶解、急性肾功能衰竭(ARF)、急性肝衰竭、弥漫性血管内凝血(DIC)及多器官功能衰竭等。

(2) 非劳力(或典型)性：高温环境下体温调节功能障碍引起散热减少所致。常见于年老、体弱、心脑功能不全、患有慢性疾病如糖尿病、截瘫、精神分裂症等患者。表现为皮肤干热发红，大多无汗，高热(肛温常达41～43℃)，神志模糊，谵妄和惊厥，甚至昏迷。严重者可出现休克、心律失常、心衰、肺水肿、脑水肿、ARF和DIC等，常在发病后24小时左右死亡。实验室检查可有血白细胞总数和中性粒细胞增高，尿检可见蛋白尿、血尿；血清天冬氨酸氨基转移酶(AST)、丙氨酸氨基转移酶(ALT)、乳酸脱氢酶(LDH)、肌酸激酶(CK)增高，血清钠和钾降低，血肌酐(Scr)和尿素氮(BUN)增高，血气分析示酸中毒改变，凝血功能异常等。

在临床上，中暑的三种类型可同时存在，不能截然分开。

(二) 实验室检查

1. 血常规　中暑高热时常有白细胞总数和中性粒细胞增高，在一定范围内，其增高的程度与中暑的严重程度相关。发生DIC时可有血小板减少，凝血酶原时间延长，纤维蛋白原降低，纤维蛋白溶解试验阳性。脱水、血液浓缩，可使血红蛋白与红细胞增加，红细胞压积增高。

2. 尿常规　尿量减少，尿比重及尿渗透压降低。如治疗时间超过4小时以上，血压已升至正常水平，但尿量仍少，尿比重<1.015，尿渗透压<350mOsm/kgH_2O，尿蛋白+～++，有颗粒管型、红细胞和白细胞时，应考虑ARF的诊断。

3. 血生化检查　电解质的测定不仅能够帮助分型，而且对中暑的严重程度和预后判断有帮助。热痉挛有低钠血症(血清钠浓度低于135mmol/L)、低氯血症(血清氯化物低于95mmol/L)和尿肌酸增加；热衰竭有高钠血症、低钾血症(血清钾低于3.5mmol/L)和血液浓缩；而高血钾的发生则提示预后不良。当发生肾功能损害时可出现BUN、Scr增高，内生肌酐清除率下降。中暑高热常有ALT、AST、LDH、CK增高，而且这些指标的水平和变化与预后有密切关联。

4. 血气分析　可有低氧血症、血氧饱和度降低、高碳酸血症和酸中毒等。

5. 心电图　重症中暑心电图可呈现各种心律失常和ST段压低、T波改变等不同程度的心肌损害。

(三) 诊断要点

典型者诊断不难，依据如下：

1. 多在高温环境下发病；

2. 具有高热、神志改变、周围循环衰竭、肌肉痉挛及疼痛等表现；

3. 血生化检查相关异常改变等。

4. 可排除脑炎、脑膜炎、中毒性菌痢、甲亢危象、脑血管意外、急腹症、各种原因所致的休克等疾病。

三、转归及预后

中暑的病死率介于20%～70%之间，50岁以上患者可达80%。体温升高的程度及持续时间与病死率密切相关。影响预后的因素有神经系统、肝脏、肾脏及肌肉损伤程度的轻重、血乳酸浓度的高低、昏迷时间的长短、是否存在DIC等。热痉挛与热衰竭如诊断及时，治疗正确，均可恢复正常。热射病预后不良，病死率5%～30%。昏迷超过6～8小时或出现DIC者预后不良。

四、治疗原则与主要措施

(一) 治疗原则

1. 尽快降温，降低病死率；

2. 积极防治并发症，提高存活率。

(二) 主要措施

1. 降温治疗　降温的迟早及快慢决定预后，体温超过41.6℃时病死率为21%，低于41.6℃时病死率为10%。因此，通常应在1小时内使肛温降至37.8～38.9℃。

(1) 体外降温：低温环境、通风，使室内温度保持在22～25℃左右；冰水擦浴或将躯体浸入27～30℃的冷水浸浴（昏迷、休克、心衰以及年老体弱者不宜）。

(2) 体内降温：体外降温无效者使用。方法：冰盐水灌胃或灌肠/低温血透或腹透/自体血液冷却后回输体内。

(3) 药物降温：单用通常无效，常与物理降温合并使用，以减少物理降温引起的寒战。常用氯丙嗪25～50mg＋5% GNS 500ml静滴，1～2小时内滴完，以肛温降至38.5℃为宜。用药过程中应密切监护神志、呼吸和血压变化。

2. 防治并发症　积极防治并发症。维持重要脏器功能对提高存活率十分重要。重点是加强循环功能衰竭、脑水肿、ARF、肝衰竭、DIC及水、电解质失衡的防治。

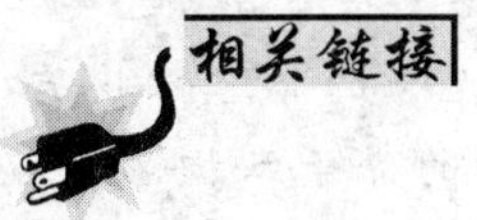

一、世界近年重大公共卫生事件
——二恶英事件

当历史车轮即将进入21世纪的时候，一个陌生的词语——被称为“世纪之毒”的“二恶英”通过电视、报刊杂志、互联网络等途径突然闯进了人们的生活。一时间，这种原本鲜为人知的化学物质竟然变得家喻户晓，甚至令人们谈虎色变。

1999年春，比利时养殖场主纷纷向政府反映，一些养鸡场不断出现怪事：蛋鸡产蛋量剧减，并开始掉毛；肉鸡进食明显减少，生长相当缓慢。更为严重的是，大量的鸡相继死亡。同年4月下旬，比利时农业部专家经调查研究发现国内9家饲料公司生产的饲料中含有一种剧毒污染物——二恶英。人如果大量食用此类饲料喂养的鸡，将有可能导致癌症。震惊世界的“污染鸡”事件就此暴发。6月1日，比利时政府宣布停售并回收市场上所有本国生产的禽、蛋及其制品。3日，又再次宣布，由于发现不少养猪和养牛场也使用了受到污染的饲料，下令停止屠宰一切牲畜，并决定销毁当年1月15日至6月1日间生产的禽、蛋及其加工制品。4日，欧盟委员会决定在欧盟15国范围内禁止出售比利时蛋禽和猪牛肉。5日，比利时政府宣布采取进一步措施，决定禁止销售可能被污染的猪肉和牛肉制品，以打消由此给消费者造成的恐慌。此后不久，荷兰、法国、德国等也相继发现，因饲料被二恶英污染导致不少畜禽产品及乳制品含高浓度二恶英。这场风暴很快就刮出了欧洲，在全球范围内引发了一场恐慌，许多国家纷纷禁止从上述国家进口乳制品。

二、乌克兰总统尤先科与二恶英中毒

2004年12月，乌克兰大选引起了世人的注目，一匹黑马——反对派领导人维克托·尤先科成了新闻的焦点，因为原先相貌堂堂的尤先科容貌发生了很大变化。随后，他前往奥地利的一家豪华医院接受治疗。检查结果表明，尤先科的血液中二恶英的含量是正常值的1000倍，而且检查表明，毒素是从口中进入体内的。如果毒素剂量再大一些的话，尤先科很可能在12月26日重新进行总统选举第二轮投票前就已经中毒身亡。尤先科则在接受媒体采访时称，他很可能是在9月5日晚和国家安全局局长伊霍尔·斯梅什科和副局长弗拉基米尔·萨狄克一起就餐时遭人下毒的，因为他在聚餐结束回家后感觉嘴里有“金属”味，随后开始出现头和内脏的剧烈疼痛，并逐渐出现脸庞浮肿，而且布满大疱和囊肿，面色发灰，和发病前英俊潇洒的形象形成了鲜明的对比。

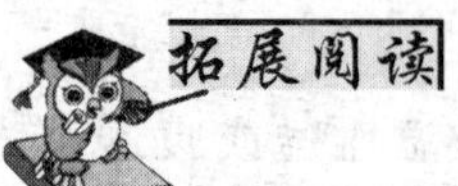

一、二恶英的相关知识

(一) 何谓二恶英?

二恶英实际上是一个简称，它指的并不是一种单一物质，而是结构和性质都很相似的包含众多同类物或异构体的两大类有机化合物，全称分别叫多氯二苯并-对-二恶英(简称PCDDs)和多氯二苯并呋喃(简称PCDFs)，我国的环境标准中把它们统称为二恶英类。

PCDDs由2个氧原子联结2个被氯原子取代的苯环；PCDFs由1个氧原子联结2个被氯原子取代的苯环。每个苯环上都可以取代1～4个氯原子，从而形成众多的异构体，其中PCDDs有75种异构体，PCDFs有135种异构体。所以，二恶英包括210种化合物，这类物质非常稳定，熔点较高，极难溶于水，可以溶于大部分有机溶剂，是无色无味的脂溶性物质，所以非常容易在生物体内积累。自然界的微生物和水解作用对二恶英的分子结构影响较小，因此，环境中的二恶英很难自然降解消除。二恶英是目前世界上已知的有毒化合物中毒性最强的一种含氯化合物，微量摄入体内不会立即引起病变，但由于其稳定性极强，一旦摄入不易排出，如长期食用含二恶英的食品，这种有毒成分会蓄积下来逐渐增多，最终对身体造成危害。

(二) 二恶英对人类健康有哪些严重危害?

二恶英的最大危害是具有不可逆的“三致”毒性，即致畸、致癌、致突变。可能引起发育初期胎儿的死亡、器官结构的破坏以及对器官的永久性伤害，或发育迟缓、生殖缺陷；它可以通过干扰生殖系统和内分泌系统的激素分泌，造成男性的精子数减少、精子质量下降、睾丸发育中断、永久性性功能障碍、性别的自我认知障碍等；造成女性子宫癌变畸形、乳腺癌等；还可能造成儿童的免疫能力、智力和运动能力的永久性障碍，比如多动症、痴呆、免疫功能低下等。根据病例报告和动物实验的最新报告结果，一生持续摄入每千克体重 10～12g 的 2,3,7,8-TCDD，其致癌概率可达 1/1000～1/100。

二恶英类物质是目前已经认识的环境荷尔蒙中毒性最大的一种。环境荷尔蒙是指那些干扰人体正常激素功能的外因性化学物质，具有与内分泌激素类似的结构，能引起生物内分泌紊乱，又称环境激素或内分泌干扰物质。环境激素通过环境介质和食物链进入人体或野生动物体内，干扰其内分泌系统和生殖系统功能，影响后代的生存和繁衍。

二恶英又是一类持久性有机污染物(POPs)，在环境中持久存在并不断富集。一旦摄入生物体就很难分解或排出，会随食物链不断传递和积累放大。人类处于食物链的顶端，是此类污染的最后结集地。

二恶英对人的影响可谓“一棰定音”。一般的污染物质要达到一定的剂量才会产生明显的有害作用(即作用阈值)，而至今还没有研究出二恶英的作用阈值，只要“超微量”的剂量，就可能产生危害，对于婴幼儿的损害更明显和无可挽回。

二恶英危害的另一个特点是它的长期性和隐匿性，在表现出明显的症状之前有一个漫长的潜伏过程，它影响的可能是人类的子孙后代。因此，有科学家甚至担心，人类的进化是否将会被这类物质终止。

二、我国目前二恶英污染的检测及防治研究现状

我国对二恶英的监测研究起步较晚。1996 年中国科学院武汉水生所建立起我国第一个水生生物二恶英类物质检测与研究实验室。近年来，中国科学院、疾病与控制、商检等系统开始筹建二恶英分析实验室，进行一些科研项目或从事商检、疾控等领域的工作，但对工业企业污染源的监督性监测以及环境中二恶英类物质的调查研究开展较少。国家环保总局于 1999 年颁布了《危险废物焚烧污染控制标准》和《生活垃圾焚烧污染控制标准》，规定了生活垃圾和危险废物焚烧的二恶英排放限值，迈出了控制二恶英污染法制化的第一步。国家环境分析测试中心随之建立了配套实验室，开展焚烧设施的二恶英监测与研究，取得了大批基础数据和研究成果。近年来，我国政府对比利时等国肉和乳制品检出高浓度二恶英的情况非常重视，卫生部迅速成立了由卫生监督、食品卫生、食品标准、食品检验、污染物分析和法律等有关方面专家组成的紧急事件处理专家组，进行技术性分析和研究，提出对污染食品的处理意见。同时对国际社会关于该事件的处理信息采取零报告制度，及时掌握国际动态，为政府对该事件处理和决策提供科学的依据，使我国对事件的处理处于有理、有利、有节的主动地位。

参 考 文 献

[1]叶任高. 内科学. 第 6 版，北京：人民卫生出版社，2004：961—966，992—995

[2]陈灏珠. 实用内科学. 第 12 版. 北京：人民卫生出版社，2005：800—802

[3]王吉寿，刘海英，杨义明，等. 急性有机磷农药中毒患者中性粒细胞形态改变的临床

意义. 中国急诊医学,2002,22(10):561—562

[4]张振华,王吉寿,赵金垣. 急性有机磷农药中毒患者的心肌酶谱变化及临床意义. 中国急救医学,2001,21(1):28—29

[5]杨永滨,郑明辉,刘征涛. 二恶英类毒理学研究新进展. 生态毒理学报,2006,1(2):105—115

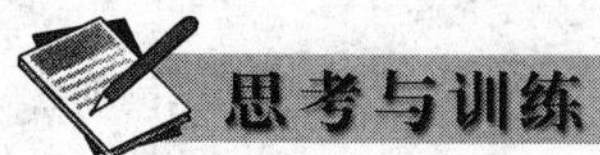

思考与训练

一、选择题

1. 口服有机磷农药中毒,常在多长时间内出现临床症状? ( )
   A. 10 分钟～2 小时　B. 即刻　C. 30 分钟～1 小时
   D. 2 小时以后　E. 以上都不对
2. 下列哪项不是毒蕈碱样症状? ( )
   A. 瞳孔缩小　B. 呼吸困难　C. 肌束颤动
   D. 咳嗽、咳痰　E. 流泪、流涕、流涎、多汗
3. 与有机磷农药中毒的中枢神经系统症状轻重有关的主要因素是 ( )
   A. 起病的快慢　B. 服毒量的多少
   C. 患者的机体状况　D. 不同有机磷农药透过血脑屏障的作用
   E. 治疗的早晚
4. 少数有机磷农药中毒患者在重度中毒症状消失后________可发生迟发性神经病变。 ( )
   A. 3～5 天　B. 1～2 周　C. 2～3 周
   D. 3～4 周　E. 6 周以上
5. “反跳”现象常发生在患者临床症状好转后 ( )
   A. 24 小时内　B. 48 小时内　C. 72 小时内
   D. 数天至 1 周　E. 1～2 周
6. 剧毒类有机磷农药是指其对温血动物的 LD_{50} 为________的农药。 ( )
   A. LD_{50}＜10mg/kg　B. LD_{50} 10～100mg/kg　C. LD_{50} 100～1000mg/kg
   D. LD_{50} 1000～5000mg/kg　E. LD_{50}＞5000mg/kg
7. 血胆碱酯酶活力为正常人________提示患者为重度有机磷农药中毒。 ( )
   A. 70%～50%　B. 50%～30%　C. 30%以下
   D. 15%以下　E. 以上都不是
8. 以下哪项不是影响有机磷农药中毒预后的因素? ( )
   A. 毒物进入体内的途径　B. 接触毒物量的大小及时间的长短
   C. 患者个体的敏感性　D. 肝肾等重要脏器的功能
   E. 是否及时给予大量补液与强力利尿治疗
9. 口服有机磷农药中毒者,应力争在服毒后多少时间以内规范洗胃? ( )
   A. 6 小时　B. 8 小时　C. 12 小时

D. 24 小时　　E. 48 小时

10. 下列关于阿托品治疗的叙述，正确的是 (　)
A. 该药作用于植物神经节前纤维所支配的器官组织而发挥作用
B. 该药对中枢神经系统症状无解除作用
C. 该药可对抗烟碱样症状
D. 该药可恢复胆碱酯酶的活力
E. 该药应早期、足量、反复用药

11. “阿托品化”的指征不包括 (　)
A. 瞳孔散大且固定不缩小
B. 皮肤干燥、颜面潮红
C. 腺体分泌减少，表现为无汗、流涎消失、肺部啰音消失
D. 尿潴留
E. 心率增快(120～140 次/分)

12. 除哪项外是重度有机磷农药中毒的表现？ (　)
A. 瞳孔针尖大小　　B. 昏迷　　C. 肺水肿
D. 脑水肿　　E. 全身大抽搐

13. PAM 和 PAM-Cl 对下列哪种有机磷农药中毒疗效最差？ (　)
A. 甲胺磷　　B. 内吸磷　　C. 敌敌畏
D. 对硫磷　　E. 甲拌磷

14. 热痉挛一般持续约多少时间后缓解？ (　)
A. 3 分钟　　B. 5 分钟　　C. 10 分钟
D. 20 分钟　　E. 30 分钟

15. 以下哪项不是热衰竭的临床表现特点？ (　)
A. 脱水表现　　B. 失盐表现　　C. 周围循环衰竭表现
D. 红细胞压积增高、血清钠增高　　E. 高热

16. 中暑时昏迷时间超过________或出现 DIC 者预后不良。 (　)
A. 3～6 小时　　B. 6～8 小时　　C. 8～12 小时
D. 12～16 小时　　E. 24 小时

17. 降温治疗决定中暑的预后，通常要求在________内使肛温降至 37.8～38.9℃。 (　)
A. 10 分钟　　B. 20 分钟　　C. 30 分钟
D. 60 分钟　　E. 120 分钟

18. 严重非劳力性热射病患者常出现休克、心律失常、心衰、肺水肿、脑水肿、ARF 和 DIC 等，常在发病后________左右死亡。 (　)
A. 2 小时　　B. 6 小时　　C. 12 小时
D. 18 小时　　E. 24 小时

19. 以下哪项不是影响中暑预后的因素？ (　)
A. 神经系统、肝脏、肾脏及肌肉损伤程度的轻重
B. 血尿酸浓度的高低
C. 昏迷时间的长短

D. 是否及时药物降温

E. 体温升高的程度及持续的时间

20. 下列关于中暑临床表现的描述，正确的是 （ ）

A. 热痉挛常见于老年人、儿童及慢性疾病患者

B. 热衰竭是指体温调节功能失调，散热机制发生障碍，产热增多，导致体内热蓄积过多所引起的以高热（>40℃）和神志障碍为突出表现的一种致命性急症

C. 劳力性热射病是由于高温环境下体温调节功能障碍引起散热减少所致

D. 非劳力性热射病是由于高温环境下内源性产热过多所致

E. 重症劳力性热射病患者可发生横纹肌溶解、急性肾功能衰竭（ARF）、急性肝衰竭、弥漫性血管内凝血（DIC）及多器官功能衰竭等

二、填空题

1. 有机磷农药以其对温血动物的“半数致死量”（LD_{50}）的大小不同，分为________、________、________和________四种类型。

2. 有机磷农药中毒的临床表现主要有________、________、和________。

3. 血液净化疗法是抢救有机磷农药中毒的有效方法，其中________效果最好，也可选用________或________。

4. 近年来研究发现动态观察患者外周血________、________的变化对了解中毒程度、判断预后及转归有重要意义。

5. 抢救有机磷农药中毒时阿托品的应用原则是________、________、________。

6. 根据中暑的发病机制和临床表现不同，将其分为________、________、________三种类型。

7. 热射病分________和________两种类型。

三、名词解释

1. 毒蕈碱样症状　2. 烟碱样症状　3. 阿托品化　4. 中间综合征（IMS）
5. 中暑高热

四、问答题

1. 急性有机磷农药中毒诊断要点有哪些？

2. “阿托品化”有哪些指征？

3. 简述急性有机磷农药中毒血液净化的适应证。

4. 非劳力（或典型）性热射病有哪些主要临床表现？

5. 中暑的主要治疗措施有哪些？

（徐　刚）

第十章　神经系统常见疾病

神经系统包括脑、脊髓组成的中枢神经系统与脑神经、脊神经组成的周围神经系统。神经系统疾病包括血管性疾病、感染性疾病、肿瘤、外伤、变性疾病、自身免疫性疾病、遗传性疾病、中毒性疾病、先天发育异常、营养缺陷和代谢障碍性疾病等。临床神经病学涉及的疾病种类繁多，至少有数百种，其中最常见的是脑血管疾病，其次是癫痫，因此本章予以重点介绍。要求掌握疾病的识别和诊断依据与治疗原则，了解疾病的流行病学、自然转归及预后及主要治疗措施。

第一节　脑血管疾病

一、概述

脑血管疾病是指各种血管源性脑病变引起的脑功能障碍，脑卒中是急性脑循环障碍（梗死或出血）迅速导致局限性或弥漫性脑功能缺损的临床事件。

脑血管疾病有“五高”特点：病死率高（是目前人类三大死亡原因之一）、发病率高、病残率高、复发率高和患病率高。病因分为：① 血管壁病变：以中、大血管的动脉粥样硬化和高血压性的小动脉硬化最常见，其次为感染和非感染性疾病的动脉炎、先天性脑血管病变等等；② 心脏病和血流动力学改变；③ 血液成分和血液流变学改变；④ 其他病因：包括少见病因形成的栓子、脑血管受压和外伤等。根据流行病学调查显示，许多因素与脑血管疾病的发生及发展密切相关，称为脑卒中危险因素。有的危险因素是无法干预的，如高龄、性别、种族、气候和脑卒中家族史；有的危险因素是可以干预的，如高血压、心脏病、糖尿病、高脂血症、吸烟、酗酒、短暂性脑缺血发作（TIA）和脑卒中史等。通过对脑卒中危险因素的防治，可以有效防止心脑血管的病变和脑卒中的发生，或者减少脑卒中的复发。

脑卒中的临床表现主要取决于脑组织受损的部位和范围。脑主要由 3 部分组成：大脑、小脑和脑干。大脑是其中最大和最高级的一部分，控制着许多高级功能，如智力、语言、情感、各种感觉刺激的整合以及运动。小脑的作用是维持平衡，控制和协调运动。脑干是脑和脊髓的通路，还控制着许多至关重要的自主功能，如呼吸、心率、血压、觉醒和注意力。大脑可分为左右两个大脑半球，每个大脑半球又分别由额叶、顶叶、颞叶和枕叶组成。由于支配偏身的运动神经纤维从大脑下行过程中在脑干发生交叉，感觉神经纤维上行到大脑过程中在脊髓发生交叉，所以左侧大脑半球控制着身体右侧的运动和感觉功能，右侧大脑半球控制着身体左侧的运动和感觉功能。因此，左侧大脑半球损伤会造成身体右侧的感觉和运动功能障碍；反之亦然。控制语言和书写的脑区（语言中枢）位于某一侧大脑半球，该侧称之为优势半球。95%以上的右撇子（右利手）和多数左撇子（左利手）的优势半球都在左侧。因此，左侧半球发生卒中时更容易出现失语和其他言语功能障碍。

脑血液供应来自两个动脉系统：颈内动脉系统和椎基底动脉系统（见彩图 2-10-1）。

（一）颈内动脉系统

供应额叶、颞叶、顶叶和基底节等大脑半球前 3/5 部分的血流，故又称前循环。其主要分支血管有（见彩图 2-10-2,3,4）：

1. 眼动脉　供应同侧眼部。

2. 大脑前动脉　供应大脑皮质的内侧面，包括支配对侧下肢的运动和感觉皮质及排尿中枢。

3. 大脑中动脉　供应绝大部分的大脑皮质（外侧面）和深部皮质下结构。大脑中动脉皮质支分：① 上侧分支，供应支配对侧面部、手和手臂的运动感觉皮质和优势半球的语言表达区（Broca 区）；② 下侧分支则供应视放射、视皮质（黄斑视力）和部分感觉皮质及优势半球的语言感受区（Wernicke 区）。发自大脑中动脉主干的穿通动脉（豆纹动脉）供应基底节、内囊膝部和后肢的下行运动传导束（对侧面部及上、下肢）。

（二）椎基底动脉系统

椎基底动脉系统主要通过两侧椎动脉、基底动脉、小脑上动脉、小脑前下动脉、小脑后下动脉和大脑后动脉供应大脑半球后 2/5，包括脑干、小脑、间脑后半部、枕叶（视皮质）和颞叶的一部分，故又称后循环（见彩图 2-10-5）。

颈内动脉和椎动脉左右各一，入颅后通过一条大脑前交通动脉和两条大脑后交通动脉将前、后循环动脉连成环状吻合，称脑底动脉环（Willis 环），这是颅内脑血管最重要的侧支循环，形成了十分有效的血流供应和代偿保障机制。脑血管有脑血流的自动调节功能。在正常情况下，当平均动脉压在 60～160mmHg 范围内变化时，可以通过改变血管口径（舒张或收缩）来代偿，使脑血流量保持不变；高血压脑病和脑卒中的急性期脑血流的自动调节功能损害。

脑组织全靠血流供应的氧和葡萄糖代谢提供能量，有以下几个生理特点：① 脑重仅占体重的 1/50；② 脑的氧耗量占了全身氧耗量的 1/5；③ 脑的血流量占了心脏输出量的 1/5；④ 脑的葡萄糖消耗量占了全身葡萄糖总消耗量的 1/5；⑤ 脑组织几乎没有氧和葡萄糖的储备。

脑血管疾病按发病的急、慢性可分为急性脑血管病和慢性脑血管病。脑动脉硬化症、脑血管性痴呆等属于慢性脑血管病。急性脑血管病按临床症状的短暂或持久又分为短暂性脑缺血发作（TIA）和脑卒中两大类。脑卒中又称中风、脑血管意外，按病理性质不同分为缺血性卒中和出血性卒中两类。缺血性卒中又称为脑梗死，约占全部脑卒中的 70%。根据发病机制不同，脑梗死可为脑血栓形成和脑栓塞所致。出血性卒中根据脑内血管或脑外血管的出血不同分为脑出血和蛛网膜下腔出血。

二、脑血栓形成

脑血栓形成是指在脑动脉的颅内、外段血管壁病变基础上形成血栓，管腔逐渐狭窄闭塞引起脑局部血流逐渐减少或致供血中断，脑组织缺血缺氧导致软化坏死，临床出现渐重性局灶性神经体征。血管壁病变最常见的病因为动脉粥样硬化，主要发生在管径 500μm 以上的中、大动脉，可见于颈内动脉和椎基底动脉系统任何部位，以动脉分叉处多见，约占全部脑梗死患者的 70%～80%。其次，动脉炎、血液系统疾病、脑淀粉样血管病等也可发生脑血栓形成。各种导致血流缓慢的因素是促使血栓加速形成的诱因。急性脑梗死病灶由中心坏死区及周围的缺血半暗带(ischemic penumbra)组成。缺血半暗带仍存在侧支循环，可获得部分血液供应，尚有大量可存活的神经元，如能在 6 小时之内恢复血流使脑代谢改善，损伤仍然可逆并恢复功能。因此，保护这些可逆性损伤神经元是急性脑梗死治疗的关键。

（一）诊断依据

1. 临床表现

(1) 动脉粥样硬化性脑梗死多见于 50～60 岁以上患有脑动脉硬化者，男性略多于女性；动脉炎以中青年多见。

(2) 多伴有高血压、糖尿病、冠心病、高脂血症，约 1/4 患者发病前有短暂性脑缺血发作史。

(3) 常于睡眠中或静息时发病，在 1～3 天内达高峰，意识通常清楚。

(4) 脑的损害症状主要为脑血管供血区的脑功能损害，如偏瘫、失语、偏盲、偏身感觉障碍等，并根据闭塞血管不同可表现为颈内动脉闭塞综合征、大脑中动脉闭塞综合征、大脑前动脉闭塞综合征、大脑后动脉闭塞综合征、椎基底动脉闭塞综合征、小脑后下动脉或椎动脉闭塞综合征等。其中，大脑中动脉闭塞综合征最多见，其近端主干闭塞时导致病灶对侧中枢性面舌瘫与偏瘫(基本均等性)、偏身感觉障碍及偏盲(三偏)，为大脑半球皮质、皮质下和内囊梗死所致。优势半球受累导致完全性失语症，非优势半球受累可出现体象障碍；皮质支闭塞时常出现病灶对侧偏瘫和感觉缺失，以上肢为重，伴 Broca 失语或 Wermicke 失语(优势半球)和体象障碍(非优势半球)，无同向性偏盲；深穿支闭塞时导致对侧中枢性均等性偏瘫，可伴面舌瘫(纯运动性偏瘫)或对侧偏身感觉障碍。

(5) 脑梗死 6 小时后开始形成脑水肿，2～3 天达高峰。大面积梗死可出现严重颅内压增高而意识障碍，并可因脑疝致死。

2. 实验室检查

(1) 神经影像学检查：应常规进行 CT 检查，多数病例发病 24 小时后逐渐显示低密度梗死灶(图 2-10-6)，发病后 2～15 日可见均匀片状或楔形的明显低密度灶，大面积脑梗死伴脑水肿和占位效应。有时 CT 不能显示脑干、小脑较小的梗死灶。MRI 可清晰显示早期缺血性梗死、脑干及小脑梗死，梗死后数小时即出现 T_1 低信号(黑色)，T_2 高信号(白色，图 2-10-7)。数字减影脑血管造影(DSA)可发现血管狭窄及闭塞部位。

(2) 脑脊液(CSF)检查：无 CT 条件时进行，通常 CSF 压力及常规正常。

3. 诊断要点

(1) 常中年以上，静态中起病，常并存动脉硬化危险因素；

(2) 神经症状体征有一缓慢进展过程(1～3 天达高峰)；

(3) 起病早期多无颅内压增高表现；

(4) 有相应脑动脉供血区脑功能缺失体征；

(5) CT或MRI发现相应梗死灶。

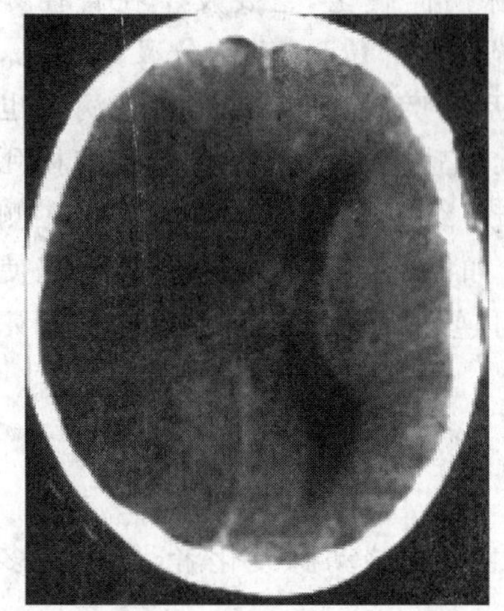

图2-10-6　CT扫描示大脑中动脉区低密度脑梗死病灶

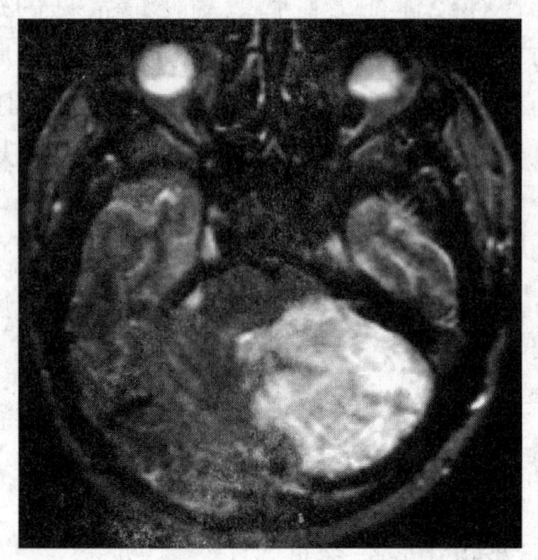

图2-10-7　MRI扫描显示小脑梗死，T_2 可见小脑半球高信号病灶

三、脑栓塞

脑栓塞指各种栓子随血流进入颅内动脉使血管腔急性闭塞，引起相应供血区脑组织缺血坏死及脑功能障碍。与脑血栓形成不同，脑栓塞引起的急性脑循环障碍为栓塞血管的突然断流。病因根据栓子来源可分为：① 心源性：占脑栓塞的60%～75%，栓子主要来源是风湿性心瓣膜病、慢性心房纤颤、心内膜炎赘生物及附壁血栓脱落等，以及心肌梗死、心房黏液瘤、心脏手术(如瓣膜置换)、心脏导管、二尖瓣脱垂和钙化、先天性房室间隔缺损来自静脉的反常栓子等；② 非心源性：如动脉粥样硬化斑块脱落、肺静脉血栓或血凝块、骨折或手术时脂肪栓和气栓、血管内治疗时血凝块或血栓脱落等；颈动脉纤维肌肉发育不良是节段性非动脉硬化性血管病变，可发生脑栓塞，女性多见；肺感染、败血症、肾病综合征的高凝状态等可引起脑栓塞；③ 来源不明：约30%的脑栓塞不能明确原因。如不消除栓子来源，脑栓塞可反复发生。

脑栓塞常见于颈内动脉系统，尤以大脑中动脉多见，椎基底动脉系统少见。脑栓塞合并出血性梗死(点片状渗血)发生率约30%，可能由于栓塞血管内栓子破碎向远端前移，恢复血流后栓塞区缺血坏死的血管壁在血压作用下发生出血。骤然发生的较大血管脑栓塞易伴一过性脑血管痉挛，可出现短暂意识障碍；脑皮质受急性缺血刺激可出现痫性发作；脑栓塞所致脑缺血损伤较血栓性脑梗死严重。

(一) 诊断依据

1. 临床表现

(1) 起病急骤，活动中骤然发生局灶性神经体征而无先兆，在数秒、数分钟内达高峰。

(2) 风湿性心脏病引起的心源性栓塞患者以青壮年(20～40岁)为多，急性心肌梗死引起者多见于中老年。

(3) 起病时症状：短暂意识障碍多见，部分有癫痫发作。

(4) 脑功能障碍的表现取决于栓塞的部位，常见以大脑中动脉闭塞综合征为多，表现为偏瘫、偏身感觉障碍、失语、局灶性癫痫发作等；如阻塞椎基底动脉系统（约占 10%）以眩晕、复视、眼震、共济失调、吞咽困难、构音障碍为多；如发生大面积或多发性脑梗死可因急性脑疝而迅速死亡。

(5) 原发疾病和伴随脑外栓塞的表现：可伴有各种心脏病、颅外动脉粥样硬化、长骨骨折等基础疾病或血管内介入治疗史和肺栓塞（气急、发绀、胸痛、咯血和胸膜摩擦音等）、肾栓塞（腰痛、血尿等）、肠系膜栓塞（腹痛、便血等）、皮肤栓塞（出血点或瘀斑）等症状、体征。

2. 实验室检查

(1) CT 和 MRI 检查：可显示缺血性梗死或出血性梗死（混杂密度，图 2－10－8）改变，合并出血性梗死高度支持脑栓塞。

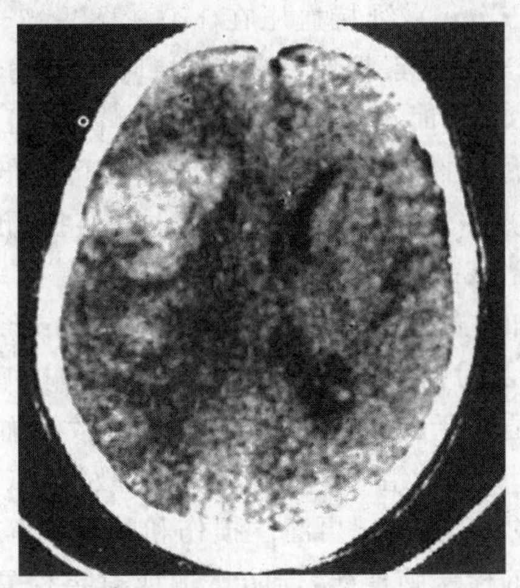

图 2－10－8　CT 扫描示脑梗死区内混杂密度出血病灶

(2) CSF 检查：脑压增高提示大面积脑梗死。出血性梗死 CSF 可呈血性；感染性脑栓塞如亚急性细菌性心内膜炎 CSF 细胞数增高；脂肪栓塞 CSF 可见脂肪球。

(3) 心电图检查：应作为常规检查，确定心肌梗死、风心病、心律失常等的证据。

(4) 超声检查：可评价颈动脉管腔狭窄程度及动脉斑块，对证实颈动脉源性栓塞有提示意义。

3. 诊断要点

(1) 青壮年多见，多有栓子来源基础病可寻；

(2) 神经体征即刻达高峰；

第(3)、(4)、(5)点基本与脑血栓形成相同。

(二) 转归及预后

脑栓塞急性期病死率为 5%～15%，多死于严重脑水肿、脑疝、肺部感染和心力衰竭。心肌梗死所致脑栓塞预后较差，存活的脑栓塞患者多遗留严重后遗症。如栓子来源不能消除可再次发生脑栓塞，10%～20%的脑栓塞患者可能在病后 10 日内再发，再发者病死率高。

(三) 治疗原则与主要措施

急性脑梗死的治疗原则与主要措施如下：

1. 急性期治疗原则

(1) 超早期治疗：力争在3～6小时治疗时间窗内溶栓治疗；

(2) 个体化治疗：根据患者年龄、缺血性卒中类型、病情程度和基础疾病等采取最适当的治疗；

(3) 防治并发症；

(4) 整体化治疗：包括支持疗法、对症治疗和早期康复治疗；对卒中危险因素采取预防性干预。

2. 主要措施

(1) 对症治疗：包括维持生命功能和处理并发症。①缺血性卒中后血压升高通常不需紧急处理，切忌过度降压使脑灌注压降低，导致脑缺血加剧；血压过高(舒张压＞140mmHg)可用硝普钠0.5～10μg/(kg·min)，维持血压在170～180/95～100mmHg水平；② 意识障碍和呼吸道感染者宜选用适当抗生素控制感染，保持呼吸道通畅、吸氧和防治肺炎，预防尿路感染和褥疮等；③ 发病后48小时至5天为脑水肿高峰期，可根据临床观察或颅内压监测用20%甘露醇、速尿、10%白蛋白静脉滴注；④ 卧床患者可用低分子肝素4000IU皮下注射预防肺栓塞和深静脉血栓形成；⑤ 发病3日内进行心电监护，预防致死性心律失常(室速和室颤等)和猝死，必要时可给予钙拮抗剂、β受体阻滞剂治疗；⑥ 血糖水平宜控制在6～9mmol/L，过高或过低均会加重缺血性脑损伤，如血糖＞10mmol/L宜给予胰岛素治疗，并注意维持水、电解质平衡；⑦及时控制癫痫发作，处理患者卒中后的抑郁或焦虑障碍。

(2) 超早期溶栓治疗：适用于脑血栓形成脑梗死，挽救缺血半暗带。① 静脉溶栓疗法：常用溶栓药物包括尿激酶(UK)、重组组织型纤溶酶原激活物(rt-PA)。溶栓治疗须注意掌握适应证，并观察可能出现的继发出血、再灌注损伤和脑水肿等并发症。

(3) 抗凝治疗：适用于脑栓塞脑梗死，预防房颤或有再栓塞风险的心源性病因、动脉夹层或高度狭窄的患者，可用肝素预防再栓塞或栓塞继发血栓形成。

(4) 脑保护治疗：在缺血瀑布启动前用药，可通过降低脑代谢、干预缺血引发细胞毒性机制减轻缺血性脑损伤。包括自由基清除剂(过氧化物歧化酶、巴比妥盐、维生素E和维生素C、21-氨基类固醇等)，以及阿片受体阻断剂纳洛酮、钙通道阻断剂、兴奋性氨基酸受体阻断剂和镁离子等。

(5) 降纤治疗：通过降解血中纤维蛋白原、增强纤溶系统活性以抑制血栓形成。可选用巴曲酶、降纤酶、安克洛和蚓激酶等。

(6) 抗血小板治疗：急性脑梗死患者发病48小时内用阿司匹林100～300mg/d，可降低死亡率和复发率。抗血小板聚集剂如噻氯匹定、氯吡格雷等也可应用。

(7) 脑梗死急性期不宜使用或慎用血管扩张剂，因缺血区血管呈麻痹及过度灌流状态，可导致脑内盗血和加重脑水肿。脑卒中急性期不宜使用脑细胞营养剂脑活素等，否则可使缺血缺氧脑细胞耗氧增加，加重脑细胞损伤，宜在脑卒中亚急性期(2～4周)使用。

(8) 外科治疗：幕上大面积脑梗死有严重脑水肿、占位效应和脑疝形成征象者，可行开颅减压术；小脑梗死使脑干受压导致病情恶化的患者通过抽吸梗死小脑组织和后颅窝减压术可以挽救生命。

(9) 康复治疗：应早期进行，增进神经功能恢复，降低致残率，提高生活质量和重返社会。

(10) 预防性治疗：对有明确的缺血性卒中危险因素，如高血压、糖尿病、心房纤颤和颈动脉狭窄等应尽早进行预防性治疗，可用抗血小板药阿司匹林 75～100mg/d、噻氯匹定 250mg/d，出血倾向者慎用。

四、脑出血

脑出血是指原发性脑实质内出血，占全部脑卒中的 10%～30%。高血压性脑出血是非创伤性颅内出血最常见的病因，长期高血压使脑小动脉硬化，发生微小动脉瘤。各种促使血压骤升的因素均可促使动脉破裂出血。其他病因包括血液病，以及脑淀粉样血管病、动脉瘤、动静脉畸形、脑动脉炎、转移性肿瘤、梗死后脑出血、抗凝或溶栓治疗等。高血压性脑出血通常在 30 分钟内停止出血，形成血肿压迫和破坏脑组织。脑组织受压和血肿内的凝血酶还可导致血肿周围缺血性损害。较大血肿可引起脑组织和脑室移位、变形和脑疝形成。幕上半球出血，常出现小脑幕疝，血肿向下挤压丘脑下部和脑干，使之移位、变形和继发水肿、出血；丘脑下部和幕上脑干等中线结构下移形成中心疝，如颅内压极高或幕下脑干和小脑大量出血可发生枕大孔疝。脑疝是脑出血最常见的直接致死原因。急性期后血块溶解，吞噬细胞清除含铁血黄素和坏死脑组织，胶质增生，小出血灶形成胶质瘢痕，大出血灶形成中风囊。

(一) 诊断依据

1. 临床表现

(1) 脑出血多见于老年人，尤以 50 岁以上高血压患者最常见。男女比例相近。

(2) 多数患者病前有诱发因素，如寒冷、气候骤变、情绪波动、大喜大怒、用力过猛、饮酒过度等，使血压骤升或大幅波动。

(3) 起病急骤、进展快，发病后数分钟至数小时症状、体征即达高峰。

(4) 主要表现为突发的剧烈头痛、头晕、不同程度的意识障碍、恶心、呕吐、肢体瘫痪、失语、二便失禁等。严重病例可出现颅内压急骤升高，产生一侧或双侧瞳孔散大、呼吸循环功能障碍，直至死亡。急性颅高压还可出现应激性溃疡致急性上消化道出血。

(5) 不同部位脑出血的局灶体征不同，如：① 基底节区出血：占 70%，下行运动纤维、上行感觉纤维以及视辐射穿行其中，典型可见三偏征，即病灶对侧偏瘫、偏盲及偏身感觉障碍，并有双眼向病灶侧凝视，或失语；② 小脑出血：以突发眩晕、频繁呕吐、共济失调、颈项强直为主，重者形成枕骨大孔疝而死亡；③ 脑干出血：绝大部分为桥脑出血，以交叉瘫、双眼向病灶对侧凝视、瞳孔呈针尖样大小为表现，重者四肢瘫、高热及呼吸节律紊乱，短期内死亡；④ 脑叶出血：症状轻重不一，以头痛、呕吐及脑膜刺激征阳性(出血靠近脑表面，血液易进入蛛网膜下腔)为主可伴有单瘫、偏瘫、偏身感觉障碍等；⑤ 丘脑出血：以对侧肢体(包括面、舌)偏瘫和偏身感觉障碍为主要表现，偏盲少见；血肿累及语言中枢或其皮层下联系纤维可表现失语，侵及脑干网状结构上行激动系统可出现意识障碍；⑥ 脑室出血：主要表现为昏迷、中枢性高热、瞳孔极度缩小、眼球分离或眼球浮动、脑膜刺激征阳性等，预后极差。

2. 实验室检查

(1) CT 检查：为首选检查，可确定血肿部位、大小、形态，以及是否破入脑室、血肿周围水肿带和占位效应等(图 2-10-9)；CT 动态观察可发现进展型脑出血。

(2) MRI检查：能分辨病程4～5周后CT不能辨认的脑出血，区别陈旧性脑出血与脑梗死，血管畸形者可显示流空现象。

(3) 数字减影脑血管造影(DSA)：可检出脑动脉瘤、脑动静脉畸形、Moyamoya病和血管炎等。

(4) CSF检查只在无CT检查条件且临床无明显颅内压增高表现时进行，可发现脑压增高，CSF呈洗肉水样。

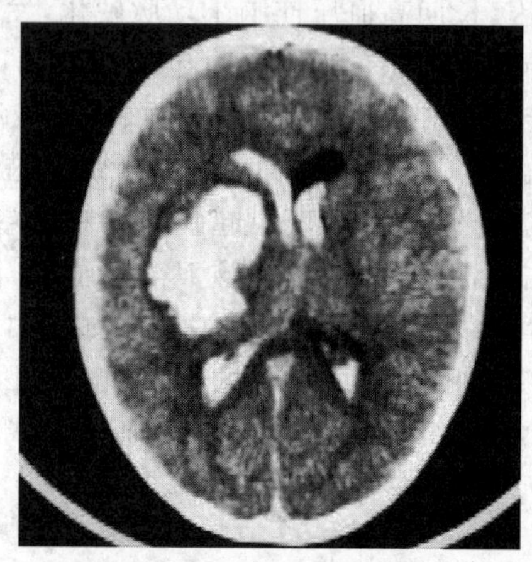

图2-10-9 CT扫描示基底节区高密度脑出血病灶并破入脑室

3. 诊断要点

(1) 中老年高血压患者激动或活动状态下突然起病；

(2) 起病时多伴偏瘫、失语等脑局灶体征，数小时内达高峰；

(3) 起病早期可出现颅高压表现；

(4) CT提示脑实质内高密度灶；CSF显示压力增高，均匀血性。

(二) 转归及预后

脑出血通常在短时间内停止，一般不复发。预后与出血量、部位、病因及全身状况有关，脑干、丘脑及大量脑室出血预后差。血肿与周围脑水肿联合占位效应可导致脑疝和致命性预后。脑出血病死率较高，约半数病例死于病后2日内；部分患者可生活自理或恢复工作。

(三) 治疗原则与主要措施

1. 急性期治疗原则

(1) 维持生命体征，保持呼吸道通畅；

(2) 控制脑水肿，降低颅内压，保持水电解质平衡；

(3) 防治并发症。

2. 主要措施

(1) 急诊处理：患者卧床，保持安静。重症须严密观察体温、脉搏、呼吸和血压等生命体征，注意瞳孔和意识变化。保持呼吸道通畅，及时清理呼吸道分泌物，必要时插管或气管切开。加强护理，保持肢体功能位。意识障碍或消化道出血者宜禁食24～48小时，并放置胃管。

(2) 血压控制：急性脑出血时血压升高是颅内压增高情况下保持正常脑血流量的脑血管自动调节机制，应用降压药仍有争议。降压可影响脑血流量，导致低灌注或脑梗死，但持续高血压可使脑水肿恶化，血肿扩大。总体上，对血压的控制较脑梗死患者积极，但要防治血压骤降。急性期后可常规用药控制血压。

(3) 降低颅内压：脑出血后48小时水肿达到高峰，维持3～5天或更长时间后逐渐消退。脑水肿可使颅内压增高和导致脑疝，是脑出血主要死因。常用脱水药是20%甘露醇、10%复方甘油和利尿药如速尿等；或加用10%血浆白蛋白。甘露醇不利于出血部位止血，久用效果下降且可损害肾功能，故病初24小时内无脑疝危险者不预防性使用，总使用时间不超过5天。

(4) 止血剂应用：一般认为，高血压性脑出血不必应用止血剂。有凝血障碍、肝功异常、长期饮酒或合并消化道出血时应积极使用止血剂，如抗纤溶药物6-氨基己酸、止血环酸等。立止血也推荐使用。

(5) 保证营养和维持水电解质平衡：每日液体输入量按尿量＋500ml计算，高热、多汗、呕吐或腹泻的患者还需适当增加入液量。注意防止低钠血症，以免加重脑水肿。

(6) 并发症防治：合并意识障碍易并发肺感染，尿潴留或导尿易合并尿路感染，可根据经验、痰或尿培养、药物敏感试验选择抗菌药物。

(7) 外科治疗：选择合适的指征可挽救重症患者生命，昏迷深手术效果不佳。

五、蛛网膜下腔出血

蛛网膜下腔出血通常指脑表面血管破裂血液直接流入蛛网膜下腔所致，又称自发性蛛网膜下腔出血。出血的病因中先天性动脉瘤破裂占51%，动脉粥样硬化性动脉瘤占15%，脑动静脉畸形占6%(儿童多见)，原因不明者占28%。血液刺激脑膜可致头痛，出血量多致颅内压增高可加重头痛。再出血是最主要的并发症，血液刺激引发迟发性脑血管痉挛见于1/3的病例，可导致缺血性脑损害，出现偏瘫等局灶体征。

(一) 诊断依据

1. 临床表现

(1) 绝大多数(90%以上)为突然起病，用力、情绪激动为诱因。

(2) 在数分钟内达高峰的剧烈头痛和不同程度的意识障碍为本病的主要症状和常见首发症状，通常为患者平生未体验过的头痛，常伴恶心、呕吐。由于出血吸收有一过程，一般头痛可持续2周后渐缓解。发病1天后可出现体温升高(<39℃)，为出血吸收热。

(3) 脑膜刺激征是本病的主要神经体征，多见于出血12～48小时后出现，3～4周后消失。由于属脑表面血管出血，故出血早期一般无偏瘫等局灶体征。大脑前或大脑中动脉动脉瘤破裂，血液喷射到脑实质或数天后的迟发性脑血管痉挛致脑缺血则可出现轻偏瘫、失语。少数可有颅神经(如动眼神经)麻痹体征。20%患者眼底可见视网膜前及玻璃体下片块状出血。

(4) 60岁以上老年患者临床表现常不典型，起病相对较缓慢，头痛、脑膜刺激征不明显，意识障碍及脑实质损害症状较严重，或以精神症状起病，易漏诊或误诊。

2. 实验室检查

(1) CT检查：可显示脑沟、脑池、脑裂中的高密度出血影(图2-10-10)，因安全、敏感，可早期诊断并能明确出血部位而首选。检出率与出血量和出血时间有关，第一天检出率达90%以上，5～7天后CT确诊率就很低。CT增强可发现大多数动静脉畸形和大的动脉瘤，并可确定有无伴发脑积水或继发血管痉挛后的脑梗死。

(2) CSF检查：如CT未能确诊，可通过腰穿获取均匀一致的血性CSF而确诊。颈椎侧方穿刺较腰穿有早期诊断的价值。须注意穿刺可诱发脑疝形成的风险。

(3) 数字减影脑血管造影(DSA)：明确蛛网膜下腔出血诊断后需行全脑血管造影，是发现动脉瘤(图2-10-11)、动静脉畸形最好的检查手段。

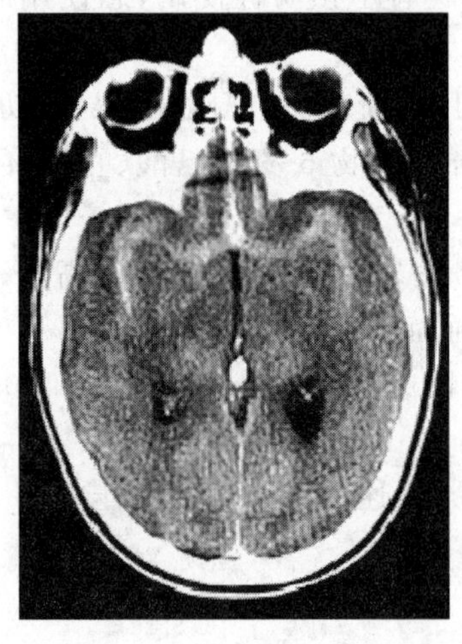

图2-10-10　CT显示脑池内高密度出血影

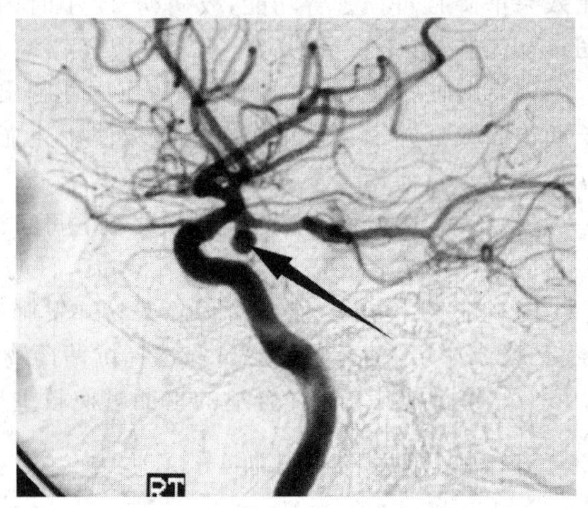

图2-10-11　DSA显示后交通动脉瘤

3. 诊断要点

(1) 动态诱发的剧烈头痛并即刻达高峰；

(2) 起病早期无偏瘫等局灶神经体征；

(3) 脑膜刺激征阳性；

(4) CT或CSF检查证实。

(二) 转归及预后

因动脉瘤破裂的蛛网膜下腔出血死亡率可达50%，发病后第一周再出血危险约为30%，以后仍有再出血的风险，第二次出血者，其死亡率超过60%。因此，蛛网膜下腔出血后明确病因尤为重要。90%的颅内脑动静脉畸形患者可以恢复，再出血风险较少。

(三) 治疗原则与主要措施

1. 治疗原则

(1) 去除病因；

(2) 稳定出血所引起的急性脑功能紊乱；

(3) 防治再出血和脑血管痉挛及继发的脑梗死。

2. 主要措施

(1) 一般处理：包括保持呼吸道通畅、输液及营养支持、水电解质平衡、降低增高的颅内压等。

(2) 防止再出血：绝对卧床6周，使用止痛剂、大便软化、镇静剂，防止血压波动，使用抗纤维蛋白溶解剂防治出血部位血凝块溶解。针对动脉瘤病因，近年来采用介入治疗血管腔内植入弹簧圈效果肯定。

(3) 脑血管痉挛的治疗：① 钙通道拮抗剂：口服尼莫通被证明能有效防止脑血管痉挛及脑梗死的发生。② 3H 疗法：指升压(hypertension)、扩容(hypervolemia)和血液稀释(hemodilution)等处理，可缓解迟发性脑血管痉挛所致的局限性神经功能缺失症状，为避免诱发再出血，此方法更适用于已做过动脉瘤夹闭术的患者。③ 抗血管炎症治疗：脑血管周围的免疫炎症反应参与脑血管痉挛的形成，可用类固醇激素、非类固醇激素抗炎药物(如阿司匹林)。

第二节　癫　　痫

一、概述

癫痫(epilepsy)是一组疾病和综合征，以脑部神经元反复突然异常过度放电所致的间歇发作性中枢神经系统功能失调为特征，临床可表现为短暂的运动、感觉、自主神经、意识和精神状态不同程度的障碍，或兼而有之。每次的发作或每种发作均称为痫性发作(epileptic seizure)。1%～2%的人在一生中有过一次痫性发作，并不能据此诊断为癫痫，因为癫痫是一种以反复痫性发作为特征的慢性临床过程。同一患者可有一种或多种痫性发作形式。约 2/3 的痫性发作始于儿童期，在儿童期是最常见的神经疾病，在成人中仅次于脑血管疾病。癫痫年发病率为 50～70/10 万，患病率约为 5‰，估计我国约有 600 万以上癫痫患者，每年新发病的癫痫患者为 65 万～70 万，平均发病时间为 11～13 年，约 20%的患者为难治性癫痫，我国的难治性癫痫患者至少在 150 万以上，不少患者终身未能控制。癫痫对患者的危害性在于：生命危险(癫痫持续状态、意外事故、自杀、不能解释的突然死亡)、外伤、癫痫性精神障碍、智力衰退、药物副作用、严重的个人及社会负担等。

癫痫的病因可分为四大类：① 特发性癫痫及癫痫综合征：除可疑遗传倾向外，无其他明显病因及脑部结构性损害。② 症状性癫痫及癫痫综合征：为各种明确或可能致中枢神经系统病变的病因所致。③ 隐源性癫痫：临床表现提示为症状性癫痫，但未找到明确病因，临床上这类患者占相当大比例。④ 状态关联性癫痫发作：这类患者发作与特殊机体状态有关，在正常人也偶可导致发作。

癫痫的发病机制极为复杂，是各种已知和未知病因作用下导致大脑神经元集合体高度同步化异常放电的结果。正常脑电活动的放电频率为每秒 1～10 次，异常的放电频率可达每秒上百次以上。由于大脑的功能多且复杂，痫性放电可局灶或泛化，故癫痫的临床表现也复杂多样。除外颞叶-边缘叶系统的一侧大脑半球痫性放电，临床发作时不伴意识障碍；两侧大脑半球、中央脑及颞叶-边缘叶系统的痫性放电临床发作时伴有意识障碍。识别癫痫首先须认识其各型发作类型的表现。现今，全球通用国际抗癫痫联盟关于痫性发作的分类(表 2-10-1)，以下分别叙述其中主要几种发作类型。

表 2-10-1 国际抗癫痫联盟(ILAE,1981)癫痫发作分类

1. 部分(局灶)性发作
(1) 单纯性：无意识障碍，可分运动/感觉(体感或特殊感觉)/自主神经/精神症状性发作
(2) 复杂性：有意识障碍，可为起始症状，也可由单纯部分性发作发展而来，并可伴自动症等
(3) 部分性发作继发泛化：由部分性发作起始发展为全面性发作
2. 全面(泛化)性发作：包括强直-阵挛/强直/阵挛/肌阵挛发作(抽搐性)；失神(典型失神与非典型失神)/失张力发作(非抽搐性)
3. 不能分类的癫痫发作

二、诊断依据

(一) 临床表现

1. 部分性发作(partial seizures)是指最先的临床表现和脑电图(EEG)变化始于一侧大脑半球的某个部分。

(1) 单纯部分性发作(simple partial seizure)：指不伴意识障碍的部分性发作，临床表现取决于痫性电活动的部位。分为：① 单纯部分运动性发作：局限一侧大脑半球运动区皮层的痫性放电，表现为对侧肢体的运动性发作，如局部的抽搐、旋转性发作、姿势性发作等。如放电沿大脑皮质运动区逐渐扩展，临床表现为抽搐自对侧拇指沿腕部、肘部和肩部扩展，称为杰克逊发作，其临床意义在于有较准确的定位诊断指向性。如发作后遗留暂时性(半小时至36小时内消除)局部肢体无力或轻偏瘫，称Todd麻痹。② 单纯部分感觉性发作：局限一侧大脑半球躯体(中央后回)或特殊感觉(颞叶、枕叶)皮层的痫性放电，表现为发作性感觉障碍，如体觉性发作、听觉性发作、视觉性发作、味觉性发作、嗅觉性发作等。颞叶痫性放电如扩散至边缘叶系统，则出现意识障碍，成为复杂部分性发作一部分(先兆)。③ 单纯部分自主神经性发作：局限一侧大脑半球自主神经皮层(杏仁核、岛叶、扣带回)的痫性放电，表现为发作性苍白、面部及全身潮红、多汗、立毛、瞳孔散大、呕吐、腹鸣、烦渴和欲排尿感等。如痫性放电扩散至边缘叶系统，则出现意识障碍，成为复杂部分性发作一部分(先兆)。④ 单纯部分精神性发作：局限一侧大脑半球边缘叶的局部痫性放电，表现为发作性记忆扭曲(如似曾相识、旧事如新、快速回顾往事)，情感异常(如无名恐惧、抑郁和不适当愉快感)，幻觉或错觉(如视物变大或变小、听声变强或变弱、感觉本人肢体变化)，言语困难和强制性思维等。精神性发作常为复杂部分性发作的先兆。

(2) 复杂部分性发作(complex partial seizure)：又称颞叶发作、精神运动性发作，指伴有意识障碍(意识模糊而非丧失)的部分性发作，为颞叶-边缘叶系统的痫性放电，也可起源于其他部位(额叶眶回、岛叶、顶叶和枕叶)。常见有以下几种发作形式：① 表现为意识障碍(意识模糊)。② 意识障碍与自动症(automatism)：患者常先表现为单纯部分性发作的先兆(如精神性发作、特殊感觉性发作)，继而意识模糊，并在意识障碍的基础上出现协调的不自主运动，如口部自动症(吸吮、咀嚼等饮食动作)、肢体自动症(搓手、解扣、脱衣等拟态性动作)、姿态性自动症、游动性自动症(奔跑、驾车等)及言语性自动症等。③ 意识障碍与运动症状：表现为意识障碍伴有对侧肢体(上肢多见)肌张力障碍性姿势的发作。复杂部分性发作的患者发作后除能回忆起先兆症状外不能回忆其过程。

(3) 部分性发作继发泛化：单纯部分性发作可单独存在或演变成复杂部分性发作。当

一侧大脑半球痫性放电泛化到两侧大脑半球时，单纯性和复杂部分性发作均可转变成全面性发作，可表现为全身性强直-阵挛发作、强直性发作、阵挛性发作。

2. 全面(泛化)性发作(generalized seizures)指双侧大脑半球从开始即同时受累，以及脑电图痫性放电开始即为双侧同步对称性的发作类型。常表现为：

(1) 全身性强直-阵挛发作(generalized tonic-clonic seizure，GTCS)：简称大发作，是最常见的痫性发作类型，以发作性意识丧失和全身惊厥为特征。临床发作分为三期：第一期为强直期，表现为突然意识丧失、常伴一声大叫而摔倒，全身骨骼肌强直性收缩，眼球上翻，呼吸肌强直收缩导致呼吸暂停，可咬破舌，持续10～20秒。第二期为阵挛期，口面部及四肢肌肉交替性收缩与松弛，呈一张一弛交替抽动，呼吸肌收缩与松弛出现病态的呼吸。本期持续30～60秒或更长。以上两期发作期间由于自主神经皮层亦异常放电而出现瞳孔散大，对光反射消失，唾液和呼吸道分泌物增多，心率增快，血压增高等。随着发作时间的延长而出现缺氧症、发绀。第三期为痉挛后期，最后一次阵挛后全身肌肉放松，可有大小便失禁，自主呼吸先恢复，多伴有昏睡，5～10分钟醒后可有头痛、疲乏及全身酸痛，对惊厥发作全无记忆。

(2) 失神发作(absence seizures)：典型失神发作又称为小发作(petit mal)，患者几乎均为儿童，表现为突然意识丧失，凝视，中止动作，多伴有轻微的肌阵挛、不倒地，历时5～10秒，恢复后不能回忆其过程，脑电图为双侧对称性的3Hz棘-慢波综合节律性发放(图2-10-12)；不典型失神发作又称为小发作变异型(petit mal variants)，是指失神发作时意识丧失不完全，或伴有明显的肌阵挛，或EEG无典型的3Hz棘-慢波综合节律性发放(为2～2.5Hz棘波或4～6Hz多种棘-慢波综合或无异常)者。

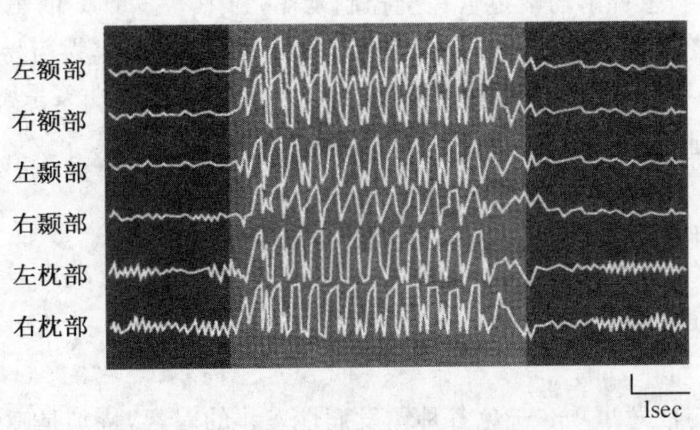

图2-10-12　典型失神发作期脑电图显示规则的3Hz棘-慢波

3. 癫痫持续状态　指癫痫频繁发作，两次发作间意识不恢复或癫痫发作持续30分钟以上不自行停止者。任何类型的癫痫均可出现癫痫状态，分惊厥性癫痫状态和非惊厥性癫痫状态，通常是指大发作持续状态。其诱因(一组370例统计)为减停药不当(30.7%)、感染(25.3%)、精神因素(14.7%)、过度劳累(6.7%)、孕产者(4.7%)、饮酒(0.7%)等。大发作持续状态是神经科常见的急症，随着发作时间的延续，可因高热、循环衰竭、兴奋性氨基酸大量释放导致永久性脑损害，致残率和死亡率都很高。

(二) 实验室检查

1. EEG 检查　是诊断癫痫最重要的辅助检查方法，对发作类型的鉴别、治疗和预后等方面亦极为重要。痫性波是癫痫 EEG 的特征性表现，包括棘波、尖波、棘-慢波综合、尖-慢波综合、高幅失律等痫性波波形和突出于背景的阵发性高波幅活动。近年来广泛应用的视频脑电图可同步记录患者发作情况和相应的脑电图改变，对诊断和分类有很大帮助。但在发作间期 EEG 痫性放电波的检出率仅为 40%～50%，故未检出痫性波并不能排除癫痫。

2. 神经影像学检查　脑 CT、MRI、单光子发射计算机断层脑显像(SPECT)、正电子发射断层扫描(PET)和脑血管造影等有助于癫痫病灶的检出，在癫痫诊断中有重要价值。在成人癫痫患者中，CT 异常率为 30%～50%，MRI 异常率为 74%，SPECT 异常率为 83%。

3. CSF 检查　对中枢神经系统感染性疾病，特别是脑囊虫病，CSF 常规和生化以及免疫学和分子生物学(PCR)检查对明确癫痫的病因有重要意义。

(三) 诊断要点

1. 主要依据病史(发作史)、详尽的发作过程和表现。对刻板性、发作性的神经症状以及发作后意识模糊者要想到痫性发作的可能；具有慢性发作倾向者可考虑癫痫的可能。

2. EEG 检出痫性波。

3. 抗癫痫药物(AEDs)治疗有效。

具备第一条和(或)第二、第三条者可诊断为癫痫。

(四) 转归及预后

癫痫是可治性疾病，大多数癫痫患者的长期预后与发病初期是否得到正规抗癫痫治疗有关。约 70%的癫痫患者单药治疗可完全控制发作，约 10%～15%的患者需联合用药才得以完全控制，约 20%的患者通过药物正规治疗仍未能控制发作，成为药物难治性癫痫。预后与癫痫类型和病因不同差异很大，与治疗是否规范和患者的依从性关系密切。

(三) 治疗原则与主要措施

1. 治疗原则

(1) 注意癫痫卫生，避免诱发因素；

(2) 去除病因；

(3) 药物治疗为主，手术治疗为辅。

2. 主要措施

(1) 癫痫卫生与注意事项：避免各种诱发痫性发作的因素，特别是睡眠不足和饮酒。不能参加有危险的工作和活动。痫性发作完全控制 6 个月以后方可驾驶车辆。注意心理健康，鼓励和帮助享有正常人的生活。注意药物治疗的规范性和毒副作用。

(2) 病因治疗：注意治疗针对颅外和颅内的原发疾病。

(3) 药物治疗：癫痫发作频率一年达 2 次以上者在取得患者充分理解和配合下可以考虑开始药物治疗。药物治疗要本着以下原则：① 按类选药：按照癫痫发作类型正确地选择最有效的 AEDs。AEDs 种类不同对不同的发作类型有不同的疗效，要注意一线药、二线药或辅助 AEDs 的选择(参照表 2-10-2)。选药不当不但效果差甚至可加重病情。② 单药治疗：选择一种 AED 治疗。事实证明，单药治疗癫痫在大多数病例中取得了满意的效果。从有效剂量的低剂量开始逐渐增加剂量。如达到有效血药浓度仍不能控制发作，可替换另一种一线药物，约一周后减量停用原 AED。如需要联合 2 种 AEDs 治疗，须考虑药物交互作用对疗效的影响和毒副作用的累加。③ 服药规则：要按医嘱定时、定量、规则地服药，不漏服、不随便停服和换药，保持稳定的血药浓度。④ 疗程充足：要根据发作类型和癫痫的病因不同，完全控制后保证足够长的用药时间。一般认为，完全控制(末次发作后)特发性大发作 2～5 年，失神发作 1～2 年，其他类型至少 3 年后方可考虑逐渐停药，通常需有 1～2 年的减量过程，减量过快可复发。复杂部分性发作、非典型失神发作或兼有多种形式发作的患者大多需长期服药。⑤ 定期随访：注意观察药物的毒副作用和疗效。定期复诊，医生经常给予有关癫痫的健康教育非常重要，可增强患者治疗的依从性，有助于癫痫的控制。

(4) 癫痫持续状态的处理：① 迅速中止发作(短效药)：首选安定(地西泮)针，成人10～20mg/次，每分钟 3～5mg 速度静脉推注，注射速度过快可致呼吸抑制；② 巩固治疗(长效药过渡)：安定药效维持时间仅 15～30 分钟，故发作控制后即应使用长效 AEDs，如采用苯妥英钠 15～20mg/kg 稀释后以小于每分钟 50mg 的速度静脉推注，过快可致低血压或心律失常；③ 支持对症治疗：保持呼吸道通畅、给氧、抗脑水肿治疗、保持水电解质和血酸碱度平衡、预防继发感染；④ 长期维持治疗：按照发作类型选择有效 AEDs 口服(早期可鼻饲)。

表 2-10-2　根据癫痫发作类型推荐选择抗癫痫药物

发作类型	一线 AEDs	二线或辅助 AEDs
① 单纯及复杂部分性发作、部分性发作继发 GTCS	卡马西平、丙戊酸钠、苯妥英钠、苯巴比妥、扑痫酮	氯硝西泮
② GTCS	卡马西平、苯巴比妥、丙戊酸钠、苯妥英钠、扑痫酮	乙酰唑胺、奥沙西泮、氯硝西泮
特发性大发作合并失神发作	首选丙戊酸钠，其次苯妥英钠或苯巴比妥	
继发性或性质不明的 GTCS	卡马西平、丙戊酸钠、苯妥英钠	
③ 失神发作	丙戊酸钠、乙琥胺	乙酰唑胺、氯硝西泮
④ 强直性发作	卡马西平、苯巴比妥、苯妥英钠	奥沙西泮、氯硝西泮、丙戊酸钠
⑤ 失张力性和非典型失神发作	奥沙西泮、氯硝西泮、丙戊酸钠	乙酰唑胺、卡马西平、苯妥英钠
⑥ 肌阵挛性发作	丙戊酸钠、乙琥胺、氯硝西泮	乙酰唑胺、奥沙西泮、硝西泮
⑦ 婴儿痉挛症	促肾上腺皮质激素(ACTH)、强的松、氯硝西泮	
⑧ 有中央-颞部或枕部棘波的良性儿童期癫痫	卡马西平或丙戊酸钠	
⑨ Lennox-Gastaut 综合征	首选丙戊酸钠，次选氯硝安定	

(5) 手术治疗：手术方法有颞叶切除术、皮质切除术、大脑半球切除术等，适应某些部分性发作的难治性癫痫。手术本身可造成脑损害和脑组织瘢痕而可能形成新的致痫灶，因此不作为常规治疗的手段。

相关链接

神经影像学技术的发展与诺贝尔生理学或医学奖

近代神经影像学技术的两个革命性变化是CT(电子计算机断层扫描,图2-10-13)和MRI(磁共振成像,图2-10-14)的临床应用。1979年,CT发明者、英国工程师亨斯菲尔德

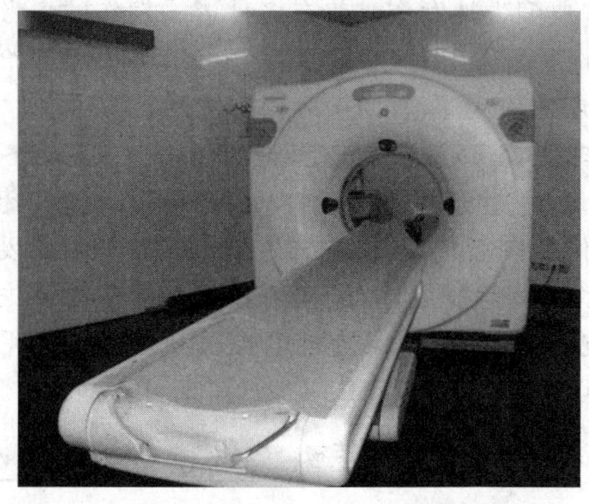

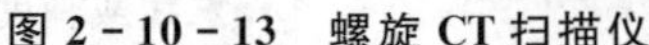

图2-10-13 螺旋CT扫描仪

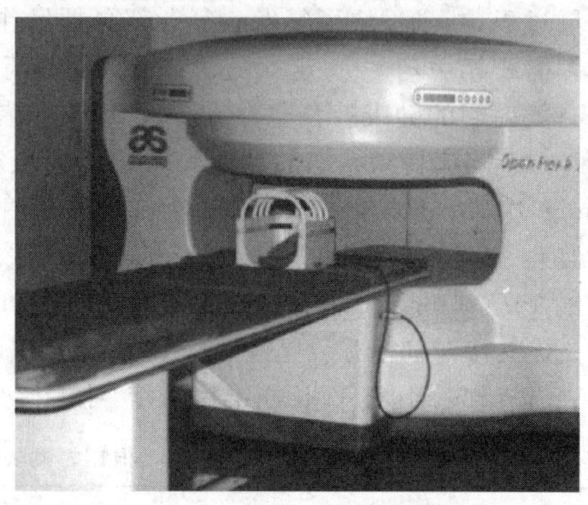

图2-10-14 磁共振扫描仪

(Godfrey N Hounsfield)获得诺贝尔生理学或医学奖;间隔24年,美国的保罗·C·劳特伯(Paul C Lauterbur)和英国的皮特·曼斯菲尔德(Peter Mansfield)因发明了MRI,使得人类能够更清楚地观察自己或其他生物体内的器官而获得2003年诺贝尔生理学或医学奖。须指出,CT的发明是基于X线技术之上,人体X线透视或摄片是家喻户晓的医学检查手段,而X线的发现者W·C·伦琴(德国科学家)获得了1901年的诺贝尔物理学奖。CT的临床应用始于1972年,首先用于颅脑疾病的诊断。当时,采用这种CT技术获得患者的检查图像震惊了医学界。而在这之前,颅脑占位性疾病和血管性疾病的诊断主要依靠创伤性的X线脑室碘剂或空气造影和脑血管造影,所获得的检查图像多是间接的,不能显示脑组织。CT诊断的原理是利用各种组织对X线的不同吸收系数,通过电子计算机处理,显示不同平面的脑实质、脑室和脑池形态图像。X线吸收高于脑实质显示白的高密度影,如出血和钙化等;X线吸收低于脑实质显示灰黑色低密度影,如坏死、水肿、囊肿及脓肿等。由于CT是无创性检查,简便迅速,敏感性较常规X线检查提高100倍以上,可较确切地显示脑组织和病变影像,可广泛应用于各种神经系统疾病的诊断。近年来,我国多数县级医院都配备了CT仪。目前CT常规用于脑出血、蛛网膜下腔出血、脑梗死、脑外伤、脑肿瘤、脑积水、脑萎缩、脑炎症性疾病及脑寄生虫病等的诊断。CT检查分普通扫描(平扫)和增强扫描,后者通过静脉注射造影剂,增强组织密度,提高诊断阳性率。随着螺旋CT和电子束CT的问世,可以经静脉注射含碘造影剂进行CT血管造影,清楚地显示颅内血管,为脑血管病变提供重要的诊断依据。现在,CT由最初用于颅脑疾病的检查,已广泛用于全身各脏器疾病的诊断。今后CT技术的发展,会继续在以下几个方面取得进展:获得高质量图像的同时使患者尽量地减少X线辐射。这就要求提高探测器的灵敏度,在不增加甚至减少辐射剂量的前提下,提高图像质量,并进一步改进图像重建的处理方式,开发新的软件;扫描速度的提高,也是CT发展的趋势。2007年,一种全新的CT仪在北美放射学会会议上亮相,这种新型CT仪在进行扫描时所需要

的射线总量比此前的CT仪减少80%，但其所提供的3D图像却比以往的更为清晰。

MRI的临床应用始于20世纪80年代初，是医学影像学中的又一场革命。它最初的特殊价值在于提供大脑和脊髓清晰的图像。今天，MRI已用于检查几乎所有的人体器官，是继CT、B超等影像检查手段后又一新的断层成像方法。MRI的基本原理是利用人体内氢质子在主磁场和射频场中被激发产生的共振信号经计算机放大、图像处理和重建后得到磁共振影像。人体内广泛存在氢原子核，其质子有自旋运动，带正电，产生磁矩，犹如一个小磁体，小磁体自旋轴的排列无一定规律，但如在均匀的强磁场中，则小磁体的自旋轴将按磁场磁力线的方向重新排列。在这种状态下，用特定频率的射频脉冲进行激发，作为小磁体的氢原子核吸收一定的能量而共振，即发生了磁共振现象。停止发射射频脉冲，则被激发的氢原子核把所吸收的能量逐步释放出来，其相位和能级都恢复到激发前的状态。这一恢复过程称为弛豫过程，而恢复到原来平衡状态所需的时间称为弛豫时间。有两种弛豫时间，一种是自旋-晶格弛豫时间，又称纵向弛豫时间，反映自旋核把吸收的能传给周围晶格所需要的时间，也是90°射频脉冲质子由纵向磁化转到横向磁化之后再恢复到纵向磁化激发前状态所需时间，称T_1。另一种是自旋-自旋弛豫时间，又称横向弛豫时间，反映横向磁化衰减、丧失的过程，也就是横向磁化所维持的时间，称T_2。T_2衰减是由共振质子之间相互磁化作用所引起，与T_1不同，它引起相位的变化。MRI黑白对比度源于体内各种MR信号差异。如脂肪组织在T_1成像时呈高信号（白色），T_2成像时呈灰白色；体液在T_1成像时呈低信号（黑色），T_2成像时呈高信号（白色）。几乎所有大脑疾病都导致大脑水含量的变化，这就可能在MRI图像中表现出来而显示出病灶。T_1图像对不同软组织结构有良好的对比度，适于观察软组织的解剖结构；T_2图像则显示病变的信号更明显，利于观察病理变化。与CT相比，MRI除能显示冠状位、横位图像外，可显示矢状位图像，具有不出现颅骨伪影、组织分辨力更高、对人体无放射损伤、可清楚显示脑干、后颅窝及脊髓病变等独到的优点。MRI对神经系统疾病的诊断除了用于脑梗死、脑肿瘤、脑萎缩、颅脑先天发育畸形、颅脑外伤和脑炎外，对脱髓鞘疾病、脊髓肿瘤、脊椎转移瘤、脊髓脓肿、脊髓空洞症和椎间盘突出更有明显的优势。

CT和MRI均属于无创性检查，但也是相对的。CT属于放射性检查，滥用对人体可造成潜在的损害。美国某医学杂志最新一期刊登的一份医学报告称，医院滥用CT检查可能会使美国在今后二三十年间多出现300万例癌症患者。研究人员认为，CT扫描在许多情况下是非常重要的诊断手段，问题是医生往往忽视了它的风险。目前所做的CT有大约三分之一从医学上讲是不必要的。如今，全美每年所做的CT总数约为6200万人次，CT医学辐射已取代自然环境里的氡成为美国人遭受辐射的主要源头。MRI的最大优点是无伤害性。然而，体内有磁金属或起搏器的患者却禁忌做MRI检查，否则在强磁场下体内磁金属将移位而造成致命的伤害。

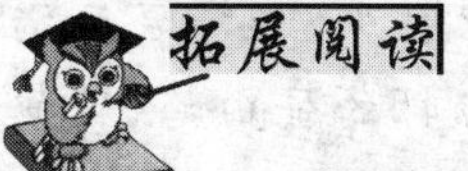

缺血性脑损伤与癫痫新药

一、缺血性脑损伤的机制

了解缺血性脑损伤的机制可以帮助对临床治疗方案和治疗药物的学习理解。

（一）脑血流障碍与脑梗塞灶形成的病理机制

脑细胞是人体最娇嫩的细胞，血流一旦完全阻断，6秒钟内神经元代谢即受影响，1～2

分钟脑电活动停止，5 分钟起能量代谢和离子平衡被破坏，ATP 耗尽，膜离子泵功能障碍(K^+ 流出，Na^+、Cl^+ 和水大量进入细胞内)，持续 5 分钟神经元就发生不可逆损害(即缺血区中心脑组织在脑动脉闭塞 10 分钟即坏死)。

(二) 缺血的血流量阈值

在人局部脑缺血模型实验中，当血流量大约为 20ml 时皮质细胞电活动停止，神经元功能受影响，该程度的缺血表示为丧失神经电功能的阈值(即电衰竭)。如果灌流能恢复，神经元仍可存活并恢复功能；当血流降至 10ml 时，维持细胞膜离子平衡的能量更加不足，出现细胞泵衰竭(引起线粒体衰竭和细胞膜控制离子移动的功能受损)，致使细胞内 K^+ 流至细胞外间隙，Na^+ 和水进入胞内(细胞毒性水肿)，Ca^{2+} 也进入胞内。迅速的 K^+ 外流和 Ca^{2+} 内流代表膜功能完全衰竭，这种程度的缺血意味着达到细胞离子平衡能力丧失的阈值(即膜衰竭)。血流持续处于膜衰竭阈值以下，即发生不可逆损害(脑梗死)。

(三) 缺血半暗带损害的病理机制

缺血半暗带概念：电衰竭与膜衰竭两个阈值的发现，导致半暗带概念的产生，即在缺血中心区(坏死区)的周围还存在一个缺血边缘区，该区血流量处于两阈值之间，神经元功能由于缺血使组织细胞电活动停止(电衰竭)，但细胞仍能维持离子平衡而存活。因此半暗带可定义为：有潜在可救活脑细胞的缺血边缘区或称脑细胞的电活动丧失而结构保持完整。

缺血半暗带随着时间的推移，脑血流进一步减少而达到膜衰竭的程度，脑组织就出现不可逆的损害，通过以下机制逐渐趋于死亡：

1. 能量代谢障碍　血流进一步下降使氧和葡萄糖供应中断，细胞内能量不足，维持细胞内外离子平衡的离子泵衰竭。

2. 组织缺血糖无氧代谢　产生的乳酸增多引起的酸中毒，可促进组织损伤。

3. 兴奋性氨基酸(EAA)的神经毒性作用　谷氨酸是脑内主要的兴奋性神经递质，由突触前膜释放。谷氨酸释放后与突触后膜的兴奋性氨基酸受体结合，使离子通道开放，Ca^{2+}、Na^+、K^+ 内流，产生兴奋性后电位；正常静息状态时，突触间隙内谷氨酸浓度比神经末梢胞内浓度低 1 万倍。脑缺血、缺氧时，能量代谢障碍使钠-钾泵活动衰竭，致细胞外 K^+ 浓度升高，神经元去极化，引起神经末梢内谷氨酸大量释放到突触间隙内，持续过度刺激 EAA 受体，导致大量 Ca^{2+} 内流。细胞内 Ca^{2+} 超载会引发以下一系列毒性反应，使神经元溃变坏死：

(1) 钙超载：正常细胞外 Ca^{2+} 浓度为胞内浓度的 $10^4 \sim 10^5$ 倍。正常时，为维持内环境稳定，需不断调节跨膜 Ca^{2+} 浓度，将进入细胞内的 Ca^{2+} 排出细胞外(生理性调节)。离子从低浓度向高浓度转运要靠 Ca^{2+} 泵(Ca^{2+}-Mg^{2+} ATP 酶)进行 Na^+-Ca^{2+} 交换，这一过程需要依赖能量。当脑缺血、缺氧时，除了 EAA 导致的钙内流外，迅速的 ATP 丧失、Ca^{2+} 泵衰竭导致大量 Ca^{2+} 流入胞内，造成细胞内钙超载。细胞内有诸如钙离子依赖性的蛋白酶、磷酸酯酶和核酸酶等，钙超载使超乎正常的大量的酶被激活，最终导致神经元的细胞骨架蛋白、磷脂膜、核酸等重要结构解体，神经元坏死。

(2) 磷脂膜降解和脂类介质的毒性作用：钙超载激活磷脂酶，使神经元富含磷脂的各种膜性结构降解，产生大量花生四烯酸(AA)和血小板活化因子(PAF)。在缺氧时 AA 经环氧化酶途径生成前列环素减少，而血栓素 A_2(TXA_2)增加；经脂氧化酶途径产生的白三烯(LTs)增加。这两个途径都产生自由基。TXA_2 是强的血管收缩剂和血小板聚集剂，可促进血栓形成;PAF和LTs都可强烈收缩脑血管,刺激脑血管释放TXA_2,促进白细胞和血小板黏附,损伤内皮细胞,增加膜通透性,血脑屏障开放,加重血管源性脑水肿。

(3) 自由基与再灌流损伤:自由基是任何原子、原子团或在外层轨道有未成对电子的分子。因为共价化学键通常结合电子对占有轨道,所以自由基可以看做是一个"打开"的或"半"价键的分子,并可解释其极端的活泼性。自由基广泛存在于生物体内,正常生理情况下自由基处于生成和清除平衡状态而不损害机体。生物体内的自由基有氧化自由基(超氧阴离子O_2^-)、过氧化氢(H_2O_2)、羟自由基(OH^-)等。活性氧自由基是其中最主要的反应成分,几乎与所有的生物分子反应,例如,与生物膜脂质反应,产生大量的脂质过氧化产物;与蛋白质反应,使蛋白交联、降解和构象改变;与DNA分子的作用影响基因的结构和表达。O_2^-是缺血后自由基连锁反应的启始自由基,在引发脂质过氧化中具有重要的地位。虽然O_2^-本身的毒性作用没有OH^-大,但可引发众多的自由基产生,以"瀑布式"的反应进行下去,造成不可逆的损伤。自由基损伤细胞膜又可引起去极化和Ca^{2+}内流,且自由基可增加EAA(谷氨酸)的释放,而谷氨酸所致EAA受体的激活,又可促进自由基产生。同时,由于脑内自由基防御系统受到破坏,如超氧化物歧化酶(SOD)、过氧化氢酶(CAT)、谷胱甘肽过氧化物酶(GSH-PX)等自由基清除酶活性降低,也可使自由基清除减少。再灌流后氧供充分可大量生成自由基,引起瀑布式的自由基连锁反应。自由基主要攻击脂质膜结构中不饱和脂肪酸的多个不饱和双键,使之发生过氧化反应,导致脂质膜损伤,通透性增加,各种细胞器解体,加重细胞毒性脑水肿。自由基还可攻击血管内皮细胞膜,加重血管源性脑水肿。

(4) 白细胞黏附浸润:脑缺血时,脑缺血区存在白细胞浸润,且梗死灶的大小及预后亦和白细胞浸润的多少关系密切。白细胞的浸润可阻塞血管,降低脑血流,加重脑缺血。微血管内白细胞的聚集还可导致再灌注后无再灌注(no-reflow)现象的发生。当然,无再灌注现象发生的原因也与组织细胞、血管内皮细胞肿胀,血小板沉积等有关。浸润的白细胞可通过产生自由基、神经毒素及释放的蛋白水解酶直接损害神经元和神经胶质细胞,并可造成微循环和组织损伤。细胞因子、细胞黏附因子刺激可引起局部炎症,并加剧微循环障碍。

二、缺血性脑损伤的治疗进展

基于对脑缺血损伤机制的认识,对于缺血性脑血管病的治疗要侧重于两个环节:一是尽快改善和恢复缺血损伤脑组织的血液供应;二是保护缺血脑组织免受代谢毒物的进一步损害。其中根本的治疗措施是早期再通闭塞的脑血管,在半暗带脑组织出现不可逆损害之前,给缺氧脑组织及时供血。两个环节措施协同应用,将使治疗更具针对性和科学性,有望提高缺血性脑血管病的疗效。

(一) 改善和恢复缺血脑组织的血液供应以挽救趋于坏死的脑细胞

1. 溶栓治疗　时间窗问题:20世纪80年代以来,溶栓治疗已成为缺血性脑血管病的首选疗法。"时间就是大脑"这句话对于脑卒中患者尤为适用。发生脑卒中后立即使用溶栓治疗可挽救缺血半暗带,降低死亡和残疾的危险性。但随着缺血时间的延长,半暗带区域逐渐缩小,坏死区逐渐扩大,此时恢复血供易产生再灌注损伤、梗死后出血和严重脑水肿,因此要严格掌握适应证和用药时间窗。据动物实验,缺血性脑血管病的治疗时间窗以1～3小时为最佳,原则上不应超过6小时。治疗时间窗一般又可以分为预防窗(是发病前给药以减轻发病后缺血性脑损伤的最佳时段)、再灌注窗(是指溶栓治疗的有效时段)和细胞保护窗(是针对缺血后一系列病理代谢进行治疗的有效时间)。细胞保护窗远不如再灌注窗确切,这是因为缺血后神经元损伤的不同机制其发生时间及相互关系还远未阐明,是值得今后大力研究的课题。

国内外溶栓治疗的方法有两种:一种是选择性动脉内溶栓治疗;另一种是静脉溶栓治疗。前者又可分为选择性溶栓、接触性溶栓和超选择性远侧溶栓,以第3种方法为优。接触性溶栓要比选择性溶栓好。

2. 抗凝治疗　抗凝治疗可阻止凝血酶原转变为凝血酶,对抗凝血酶的促进纤维蛋白原变成纤维蛋白的作用,阻止血小板聚集和破坏,但对已形成的血栓并无直接治疗作用,故十分强调早期应用。常用抗凝剂有肝素、低分子肝素、双香豆素、华法令及藻酸双酯钠等。目前多采用低分子肝素,其主要通过较强的抗凝血因子Ⅹa活性而发挥抗凝作用,其抗凝血酶的活性较弱,与普通肝素相比其抗血栓作用强,对血小板功能影响小,出血的危险性相对较低。

3. 抗血小板凝集　阿司匹林具有抗血小板凝聚作用,大规模、多中心随机对照研究表明,未选择的急性脑梗死患者发病48小时内用阿司匹林100～300mg/d,可降低死亡率和复发率,推荐应用。其抗栓治疗效果已被大量循证医学证据所证实,是其他抗血小板药物所不可比拟的。噻氯匹定与阿司匹林抗血小板疗效相似,两者相比阿司匹林略优,而且噻氯匹定有导致粒细胞减少的不良反应,并且在使用前期需要定期监测血象,故作为患者不能耐受阿司匹林时的二线用药。

4. 扩血管药物的治疗　常用药物如脑益嗪、罂粟碱、碳酸氢钠以及钙拮抗剂尼莫地平等。由于缺血性脑血管病急性期(发病后1～3周)应用血管扩张药有发生“脑内盗血现象”和加重脑水肿的可能,故经验认为:梗死急性期,脑水肿出现之前可适当应用血管扩张药,以发病后24小时以内应用较妥;梗死灶小而无颅高压时可适当延长应用时间。脑梗死发病后3周以上脑水肿完全消退后,如临床症状好转不明显时也可应用血管扩张药。

5. 缺血脑组织神经保护剂治疗　急性缺血性脑血管病的神经保护剂治疗已成为当今脑血管病治疗的研究热题,许多神经保护剂目前正在临床开发试用中。目前认为,神经保护剂治疗急性缺血性脑血管病的主要作用途径有:阻止Ca^{2+}的内流,清除自由基,使用兴奋性氨基酸受体拮抗剂、神经营养因子和氨基丁酸受体激动剂等。然而,神经保护剂的理论研究与动物试验和临床随机双盲研究之间尚未得出一致性的结果。

(1) 钙通道阻滞剂:研究最早、最广泛的是二氢吡啶类药物,以尼莫地平为代表,该药为电压敏感钙通道拮抗剂,具有脂溶性,容易通过血-脑脊液屏障,急性脑缺血后6～12小时内应用,能增加脑血流量,减少脑损害并改善脑功能,超过48小时反而不利。镁的小样本研究表明,患者对该药有良好耐受性,治疗组大多数患者神经功能改善,病后6个月再入院机会减少。一组包含60例患者的研究显示,硫酸镁治疗安全有效,治疗组病死率和伤残率为30%,安慰剂组为40%,该药仍在进一步研究之中。

(2) 自由基清除剂:急性脑梗死时,脑内自由基大量产生,使膜结构遭到破坏,导致神经元损害。自由基还可使缺血半暗带的血管痉挛及血管内凝血,使梗死范围扩大而加重脑组织损伤,故清除自由基治疗十分重要。维生素E、维生素C、超氧化物歧化酶(SOD)、激素、甘露醇等是常用的自由基清除剂,对缺血的脑细胞可提供保护作用。

(3) 谷氨酸释放抑制剂:作用机制是抑制突触前谷氨酸的合成及释放。动物实验显示其有明确的脑保护作用。在临床应用上还有待验证。

(4) 胰岛素：近年有较多实验观察到胰岛素能明显改善脑缺血的神经功能障碍及病理损害，对缺血脑组织具有不依赖于其降糖作用的直接保护作用。胰岛素脑保护的可能机制有增加细胞外氨基丁酸的水平、促进细胞内 Ca^{2+} 外流、清除自由基、激活 Na^{+}-K^{+} ATP 酶及抑制去极化等。

(5) 中药类：川芎嗪等活血化瘀中药不仅有抗血小板聚集、扩张小血管、改善微循环的作用，还有清除自由基、拮抗 Ca^{2+} 等作用。近年来研究显示，川芎嗪还能抑制细胞间黏附分子-1(ICAM-1)表达及白细胞浸润，对缺血脑组织有保护作用。丹参也有类似作用。醒脑静注射液可用于湿热病、热入心包、神昏痉厥、中风闭证等，具有保护大脑细胞、促进大脑功能恢复、降低颅内压的作用。黄芪、当归、人参、绞股蓝、银杏叶等也被证实有一定的保护作用。中药制剂有待进行大规模、多中心、随机对照临床试验和 Meta 分析，以期提供有力的证据。

(6) 白细胞黏附抑制剂：如强力霉素、Mac-1 单抗等。

三、癫痫药物的治疗进展

近几年来，对于癫痫发作的神经生物化学机制的认识有了飞速发展，并由此研制出新的药物。癫痫的特征是大脑神经元的过度放电，这是由兴奋性神经递质(如谷氨酸、门冬氨酸)和抑制性神经递质如 γ-氨基丁酸(GABA)的功能来完成的。凡能增强抑制性神经递质的功能，或能抑制兴奋性神经递质的功能的化合物，都有抗癫痫作用。此外，进一步认识了有关“离子通道功能”对于神经元兴奋性的作用，并研制出多种药物以调节“离子通道功能”(包括钾、钠、钙、氯通道)，以改变神经元兴奋性、抑制其过度的往复放电，从而有效地阻止癫痫发作。

(一) 新型 AEDs

目前国际上已研制出很多新的抗癫痫药物，其中 9 种已被美国食品及药品管理局(FDA)批准，包括非氨酯、拉莫三嗪、加巴喷丁、托吡酯、氨己烯酸、乐凡替拉西坦(levetiracetam)、噻加宾、奥卡西平及唑尼沙胺。另外一些新型 AEDs，如 Remacemide、Fiumazenil、Losigamone、Nazimidone、Ralitoline 等新药已通过临床试用和评估。还有 Abecarnil、534U87、AWD-140-190、Sore-tolide 等新药正于临床开发之中。当然，也有许多新药在临床试验中出现副作用或无明显疗效而停用。

(二) 新型 AEDs 的药代动力学研究进展

主要特点有：① 口服吸收迅速、完全，生物利用度高，并随药物剂量增加，生物利用度下降；② 不和血浆蛋白结合；③ 单药使用半衰期长；④ 在体内不会代谢，从肾排泄，为线性药动学，故无活性代谢产物，加巴喷丁、氨己烯酸以原形由肾脏排泄；⑤ 无肝酶诱导或抑制作用，很少和其他药物有相互作用；⑥ 长期应用无慢性不良反应、无畸变。由此可见，新型的 AEDs 药代动力学较传统明显进步，可大大提高药物的疗效。

(三) 药物的相互作用

1. 新型 AEDs 与传统 AEDs 之间的影响　新型 AEDs 中的拉莫三嗪、加巴喷丁、奥卡西平、唑尼沙胺与传统 AEDs 联合应用时，多不影响 AEDs 的血药浓度。

2. 新型 AEDs 的 $t_{1/2}$　了解新型 AEDs 在联合用药时半衰期($t_{1/2}$)的改变十分重要，可以增加药物的互补作用,减少药物的毒性反应,如拉莫三嗪合用肝酶诱导剂时 $t_{1/2}$ 缩短为15小时;合用肝酶抑制剂可能延长至59小时;联合肝酶诱导和抑制剂时 $t_{1/2}$ 为24小时,其他药物如氨己烯酸、非氨酯、奥卡西平和唑尼沙胺合用肝酶诱导剂时 $t_{1/2}$ 缩短。

(四) 新型AEDs联合用药的最佳配伍

1. 传统AEDs与新型AEDs间配伍 (1) 苯妥英钠/丙戊酸钠+非氨酯/加巴喷丁/拉莫三嗪/氨己烯酸;(2) 苯巴比妥+加巴喷丁;(3) 苯巴比妥+拉莫三嗪。

2. 新型AEDs间配伍 (1) 氨己烯酸+加巴喷丁;(2) 氨己烯酸+拉莫三嗪;(3) 加巴喷丁+拉莫三嗪。

国外文献认为以上几种方式联合用药,特别是丙戊酸钠与拉莫三嗪对单药治疗无效的癫痫大发作效果最好,其次是苯巴比妥与加巴喷丁合用,4种新型AEDs之间彼此配合,对于控制部分发作乃至合并有继发性癫痫大发作效果较好,而且也没有或很少有药物之间的相互作用。

(五) 新型AEDs的适应证

新型AEDs目前主要用于难治性癫痫(指诊断正确,选药及剂量适当,治疗规范,但癫痫仍有发作),以部分性发作、症状性癫痫及儿童一些特殊癫痫综合征为主。一般作为难治性癫痫的添加治疗,仅少数药物为单药治疗。拉莫三嗪、非氨酯、唑尼沙胺为广谱抗癫痫新药,氨己烯酸对部分性发作较全身强直-阵挛性发作更有效,对混合发作类型及EEG呈多灶性异常疗效差,文献报道氨己烯酸对失神发作无效,甚至加重肌阵挛。新型AEDs的副作用与量效有关,主要表现为嗜睡、疲乏、头晕、共济失调、复视、震颤和体重增加等,调整剂量后可以避免上述副作用,并且呈可逆性恢复好转。但值得注意和必须停药少见的副作用有:① 氨己烯酸可出现精神症状;② 拉莫三嗪发生过敏性皮疹;③ 非氨酯偶有报告发生再生障碍性贫血和肝脏损害。但新型AED总的来看较传统AED的副作用少,症状轻微,药物相互作用少。

参考文献

[1]王维治,罗祖明.神经病学.第5版.北京:人民卫生出版社,2006:126—163,227—246

[2]董为伟.实用临床神经病学.北京:中国医药科技出版社,2001:86—116,292—368

[3]黄如训,苏镇培.脑卒中.北京:人民卫生出版社,2001:33—38

[4]吴逊.癫痫和发作性疾病(神经病学.第13卷).北京:人民军医出版社,2001

[5]董为伟,郑履平,罗勇,等.神经系统疾病治疗学.北京:科学出版社,2007:196—219,339—388

[6]宴义平,孙凤艳.谷氨酸载体在鼠脑缺血神经元死亡中的作用.中华神经科杂志,1998,31(2):108

[7]卫生部疾病控制司,中华医学会神经病学分会.中国脑血管病防治指南.2004

[8]Greenberg DA. Clinical Neurology. fifth edition. New York: MeGraw Hill,2002:217—274

[9]Warburton E. Stroke management. Clin Evid,2003,(9):206—220

[10]Richard H. Effecay and adverse effects of established and newantiepileptic drugs. Epilepsia,1995,36(Suppl2):13

[11]Brott T,Bogousslavsky J. Treatment of acute ischemic stroke. N Engl J Med,2000,343:710—722

[12]Holland EM. Efficacy,pharmacology,and adverse effects of antiepileptic drugs. Neurologic Clinics,2001,19(2):313—346

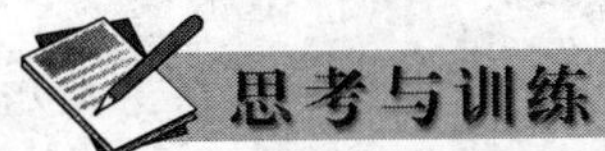

思考与训练

一、单项选择题

1. 何时做头部CT检查,诊断脑梗死阳性率较高? ( )
   A. 发病6小时以后 B. 发病12小时以后 C. 发病48小时以后
   D. 发病18小时以后 E. 发病1周以后
2. 脑血栓形成最常发生于下列哪条动脉? ( )
   A. 大脑前动脉 B. 颈内动脉 C. 大脑中动脉
   D. 大脑后动脉 E. 椎基底动脉
3. 脑血栓形成的最常见病因是 ( )
   A. 高血压 B. 脑动脉粥样硬化 C. 各种脑动脉炎
   D. 血压偏低 E. 红细胞增多症
4. 脑出血最常见的原因是 ( )
   A. 脑动脉炎 B. 高血压和脑动脉硬化 C. 血液病
   D. 脑动脉瘤 E. 脑血管畸形
5. 蛛网膜下腔出血最常见的病因是 ( )
   A. 高血压 B. 血液病 C. 脑动脉粥样硬化
   D. 先天性颅内动脉瘤 E. 脑血管畸形
6. 脑出血的内科治疗最重要的是 ( )
   A. 控制脑水肿 B. 给止血剂 C. 降低血压
   D. 抗生素治疗 E. 给氧
7. 62岁女性,晨起出现讲话不清,右侧肢体无力,两天后因病情渐加重就诊。血压14/11kPa,意识清,运动性失语,右侧偏瘫,可完全排除的诊断是 ( )
   A. 脑栓塞 B. 脑血栓形成 C. 短暂脑缺血发作
   D. 脑出血 E. 腔隙性脑梗死
8. 38岁女性,洗衣时突发右侧肢体活动不灵,以后未再加重。查体:意识清,失语,二尖瓣区可闻双期杂音,心律不齐,右侧偏瘫,上肢重于下肢,偏身痛觉减退,首先考虑的诊断是 ( )
   A. 脑血栓形成 B. 脑栓塞 C. 脑出血
   D. 蛛网膜下腔出血 E. 短暂脑缺血发作
9. 男性,67岁,突然意识不清1小时。头颅CT显示右侧大脑半球3cm×3cm×6cm高

密度影。最可能的诊断是 ( )

A. 昏厥 B. 脑出血 C. 脑栓塞
D. 脑血栓形成 E. 高血压脑病

10. 52岁脑梗死患者，病后第3天意识不清，血压19/14kPa，左侧偏瘫，颅内压2.74kPa，宜首先选用 ( )

A. 降血压治疗 B. 扩血管治疗 C. 尿激酶静脉点滴
D. 20%甘露醇静脉点滴 E. 肝素静脉点滴

11. 下列哪项不符合痫性发作的描述？ ( )

A. 痫性发作分部分性发作和全面性发作两个主要类型
B. 单纯部分性发作起始于脑局部，不伴意识障碍
C. 全面性发作起始于脑局部，伴意识障碍
D. 痫性发作起始的异常放电源于一侧脑部的，为部分性发作
E. 痫性发作起始的异常放电源于两侧脑部的，为全面性发作

12. 癫痫的临床诊断大多数情况下需根据 ( )

A. 目睹其发作 B. 脑电图改变 C. 有无家族史
D. 确切的病史 E. 头部CT扫描

13. 治疗特发性全面强直-阵挛发作，首选药物为 ( )

A. 丙戊酸钠 B. 卡马西平 C. 苯妥英钠
D. 乙琥胺 E. 苯巴比妥

14. 癫痫患者服药，最不应 ( )

A. 服药量太小 B. 两药同时服 C. 只在夜间服
D. 服药次数太多 E. 突然停药

15. 治疗全面强直-阵挛发作，如突然停药可引起 ( )

A. 失眠 B. 精神萎靡 C. 失神发作
D. 抗癫痫用药量增加 E. 癫痫持续状态

16. 男性，11岁，在一次考试中突然手中钢笔掉在地上，两眼向前瞪视，呼之不应，不倒地，持续数秒钟。过后对上述情况全无记忆，以后反复有类似发作，有时一日犯几次，本患者可诊断为 ( )

A. 癔病 B. 失神发作 C. 局限性癫痫
D. 精神运动性发作 E. 肌阵挛发作

17. 一患者，某日突然出现阵发性抽搐，表现意识丧失，眼球上窜，瞳孔散大，口唇青紫，全身抽搐，有舌咬伤，尿失禁，持续约3分钟。发作后入睡，意识清醒后对上述情况不能回忆，既往有类似发作史。初步考虑为 ( )

A. 癔病痉挛发作 B. 杰克逊(Jackson)癫痫
C. 去大脑强直 D. 癫痫全身性强直-阵挛发作
E. 震颤麻痹

18. 患者15岁，于3年前开始有发作性意识丧失，全身抽搐，持续5～6分钟恢复，发作时面色青紫，有时伴尿失禁，舌咬伤，有时夜间睡眠中发作。体检及各项检查均正常。患者叔父有与患者相同的病史，该患者应诊为 ( )

A. 癔病
B. 特发性失神发作
C. 症状性失神发作
D. 特发性全身性强直-阵挛发作
E. 症状性全身性强直-阵挛发作

19. 女性,24岁,2年来有发作性神志丧失,四肢抽搐,服药不规则。今日凌晨开始又发作,意识一直不清醒。来院后又有一次四肢抽搐发作。首先应选用的治疗药物是 ( )
A. 地西泮10mg静注 B. 苯妥英钠0.25g肌注 C. 地西泮20mg肌注
D. 副醛5ml灌肠 E. 苯巴比妥0.5g肌注

20. 关于癫痫药物治疗的原则,错误的是 ( )
A. 按发作类型选药 B. 避免单药治疗 C. 规则服药
D. 疗程充足 E. 定期随访

二、名词解释

1. 脑血栓形成 2. 脑栓塞 3. 癫痫 4. 缺血半暗带 5. 钙超载

三、填空题

1. 脑血管疾病有“五高”特点,分别是________、________、病残率高、________、复发率高。

2. 动脉粥样硬化性脑梗死常在安静或睡眠中发病,局灶性体征多在发病后________达到高峰。脑栓塞局灶性神经体征在________达到高峰。

3. 大脑中动脉近端主干闭塞导致病灶对侧“三偏征”,即________、________和________。

4. CT检查,多数脑梗死病例发病________小时后逐渐显示低密度梗死灶,发病后________日可见均匀片状或楔形的明显低密度灶。

5. 蛛网膜下腔出血患者治疗用抗纤溶药物,如________、________,目的是________。

6. 单纯部分性发作是指________________。

7. 复杂部分性发作是指________________。

8. 全身性强直-阵挛发作(大发作)临床发作分为三期:________、________、________。

9. 我国癫痫的患病率约为________________。

10. 癫痫持续状态最常见的诱因是________________。

四、问答题

1. 试述缺血半暗带损害的病理机制。

2. 脑出血与脑血栓形成性脑梗死应如何进行临床鉴别?

3. 急性脑梗死急性期的治疗原则是什么?

4. 试述全身性强直-阵挛发作(大发作)的临床表现。

5. 试述癫痫的药物治疗原则。

(侯效民)

第十一章　传染性疾病

传染病是由各种病原微生物，如朊毒体、病毒、衣原体、立克次体、细菌、真菌、螺旋体、寄生虫感染人体后产生的有传染性、在一定条件下可造成流行的疾病。传染病学是一门研究各种传染病在人体发生、发展、传播、诊断、治疗和预防规律的学科。本章重点介绍病毒性肝炎、细菌性痢疾、传染性非典型肺炎、艾滋病、淋病、尖锐湿疣等五种传染病，要求掌握传染性疾病的诊断依据和治疗原则，了解疾病的流行病学、自然转归及预后及主要治疗措施。

第一节　病毒性肝炎

一、概述

病毒性肝炎(viral hepatitis)是由不同肝炎病毒引起的一组以肝脏损害为主的传染病，目前已确定的有甲型肝炎、乙型肝炎、丙型肝炎、丁型肝炎及戊型肝炎。临床主要表现为食欲减退，疲乏无力，肝脏肿大及肝功能损害，部分病例出现发热及黄疸。甲型和戊型肝炎多表现为急性感染；乙型、丙型、丁型肝炎多呈慢性感染，少数患者可发展为肝硬化和肝细胞癌，极少数病例可呈重型肝炎的临床过程。慢性乙型肝炎及慢性丙型肝炎与原发性肝细胞癌发生有密切关系。

二、诊断依据

(一) 临床表现

各型肝炎的潜伏期长短不一，甲型肝炎为 2～6 周(平均 1 个月)，乙型肝炎为 6 周～6 个月(一般约 3 个月)，丙型肝炎为 2 周～6 个月(平均 7.8 周)，丁型肝炎为 4～20 周，戊型肝炎为 2～9 周(平均 6 周)。

1. 急性肝炎

(1) 急性黄疸型肝炎：病程可分为 3 个阶段：

1) 黄疸前期：多以发热起病，伴有全身乏力，食欲不振，厌油，恶心，甚或呕吐，常有上腹部不适、腹胀、便秘或腹泻；少数病例可出现上呼吸道症状或皮疹、关节痛等症状。尿色逐渐加深，至本期末尿色呈浓茶样。肝脏可轻度肿大，伴有触痛及叩击痛。尿胆红素及尿胆原阳性，血清丙氨酸氨基转移酶(alanine aminotransferase, ALT)明显升高。

本期一般持续 5～7 天。

2）黄疸期：尿色加深，巩膜及皮肤出现黄染，且逐日加深，多于数日至 2 周内达高峰。在黄疸出现后发热很快消退，而胃肠道症状及全身乏力则渐加重，在黄疸明显时可出现皮肤瘙痒、大便颜色变浅、心动过缓等症状。肝大，质软，有明显触痛及叩击痛，部分病例有轻度脾肿大。本期持续约 2～6 周。

3）恢复期：黄疸消退，精神及食欲好转。肿大的肝脏逐渐回缩，触痛及叩击痛消失，肝功能恢复正常。本期约持续 1～2 个月。

（2）急性无黄疸型肝炎：起病大多徐缓，临床症状较轻，仅有乏力、食欲不振、恶心、腹胀、便溏、肝区痛等症状，多无发热，亦不出现黄疸。肝常肿大伴触痛及叩击痛；少数有脾肿大。肝功能改变主要是 ALT 升高。不少病例并无明显症状，仅在普查时被发现。多于 3 个月内逐渐恢复。

2. 慢性肝炎　急性肝炎病程超过半年，或原有乙型、丙型、丁型或 HBsAg 携带史而因同一病原体再次出现肝炎症状、体征及肝功能异常者。发病日期不明确或虽无肝炎病史，但根据肝组织病理学或根据症状、体征、实验室检查及 B 超检查综合分析符合慢性肝炎表现者。慢性肝炎仅见于乙、丙、丁型肝炎。按病情严重程度不同，慢性肝炎分为轻、中、重三度。

（1）轻度：病情较轻，可反复出现乏力、头晕、食欲不振、厌油、尿黄、肝区不适、睡眠不佳、肝稍大有轻触痛，可有轻度脾肿大。部分病例症状、体征缺如。肝功能指标仅 1 或 2 项轻度异常。

（2）中度：症状、体征、实验室检查居于轻度和重度之间。

（3）重度：有明显或持续的肝炎症状，如乏力、纳差、腹胀、尿黄、便溏等，伴肝病面容、肝掌、蜘蛛痣、脾大，ALT 和（或）AST 反复或持续升高，白蛋白降低或白蛋白/球蛋白（A/G）比值异常，丙种球蛋白明显升高。凡 ALB$\leqslant$32g/L，TBil$>$正常上限 5 倍，PTA 40%～60%，CHE$<$2500U/L，四项中有一项者，可诊断为重度慢性肝炎。

3. 重型肝炎

（1）急性重型肝炎：以急性黄疸型肝炎起病，2 周内出现极度乏力，消化道症状明显，迅速出现Ⅱ度以上（按Ⅳ度划分）肝性脑病，凝血酶原活动度低于 40%并排除其他原因者，肝浊音界进行性缩小，黄疸急剧加深；或黄疸很浅，甚至尚未出现黄疸，但有上述表现者均应考虑本病。

（2）亚急性重型肝炎：以急性黄疸型肝炎起病，15 天至 24 周出现极度乏力，消化道症状明显，同时凝血酶原时间明显延长，凝血酶原活动度低于 40%并排除其他原因者，黄疸迅速加深，血清总胆红素每天上升$\geqslant$17.1μmol/L 或血清总胆红素大于正常 10 倍，首先出现Ⅱ度以上肝性脑病者，称脑病型（包括脑水肿、脑疝等）；首先出现腹水及其相关症候（包括胸水等）者，称为腹水型。

（3）慢性重型肝炎：其发病基础有：① 慢性肝炎或肝硬化病史；② 慢性乙型肝炎病毒携带史；③ 无肝病史及无 HBsAg 携带史，但有慢性肝病体征（如肝掌、蜘蛛痣等）、影像学改变（如脾脏增厚等）及生化检测改变者（如丙种球蛋白升高，白蛋白/球蛋白（A/G）比值下降或倒置）；④ 肝穿检查支持慢性肝炎；⑤ 慢性乙型或丙型肝炎，或慢性 HBsAg 携带者重叠甲型、戊型或其他型肝炎病毒感染时要具体分析，应排除由甲型、戊型和其他型肝炎病毒引起的急性或亚急性重型肝炎。慢性重型肝炎起病时的临床表现同亚急性重型肝炎，随着病情发展而加重，达到重型肝炎诊断标准(凝血酶原活动度低于40%，血清总胆红素大于正常10倍)。

4. 淤胆型肝炎 亦称毛细胆管型肝炎或胆汁淤积型肝炎。起病及临床表现类似急性黄疸型肝炎，但乏力及食欲减退等症状较轻而黄疸重且持久，有皮肤瘙痒，大便色浅，肝脏肿大。肝功能检查示血清总胆红素明显升高，以直接胆红素为主，γ-谷氨酰转肽酶、碱性磷酸酶、总胆汁酸、胆固醇等升高。尿中胆红素强阳性而尿胆原阴性。

5. 肝炎后肝硬化 根据肝脏炎症情况分为活动性与静止性两型。

(1) 活动性肝硬化：有慢性肝炎活动的表现，ALT升高，乏力及消化道症状明显，黄疸，白蛋白下降。伴有腹壁、食道静脉曲张，腹水，肝缩小、质地变硬，脾进行性增大，门静脉、脾静脉增宽等门静脉高压征表现。

(2) 静止性肝硬化：无肝脏炎症活动的表现，症状轻或无特异性，可有上述体征。根据肝组织病理及临床表现分为代偿性和失代偿性肝硬化：① 代偿性肝硬化：指早期肝硬化，属Child-Pugh A级。ALB≥35g/L，TBil<35μmol/L，PTA>60%。可有门静脉高压征，但无腹水、肝性脑病或上消化道出血。② 失代偿性肝硬化：指中晚期肝硬化，属Child-Pugh B、C级。有明显肝功能异常及失代偿征象，如ALB<35g/L，A/G<1.0，TBil>35μmol/L，PTA<60%。可有腹水、肝性脑病或门静脉高压引起的食管、胃底静脉明显曲张或破裂出血。

(二) 实验室检查

1. 血常规 急性肝炎时白细胞稍低或正常，淋巴细胞相对增多，偶可见异型淋巴细胞。重型肝炎时白细胞可升高，红细胞下降，血红蛋白下降。肝炎后肝硬化伴脾亢者可出现血小板、红细胞、白细胞减少。

2. 尿常规 尿胆红素和尿胆原的检测是早期发现肝炎的简易有效方法，同时有助于黄疸的鉴别诊断。肝细胞性黄疸时两者均阳性，溶血性黄疸时以尿胆原为主，梗阻性黄疸以尿胆红素为主。深度黄疸或发热患者，尿中还可以出现蛋白质、红细胞、白细胞或管型。

3. 肝功能检查

(1) 血清酶测定

1) ALT：是目前临床上反映肝功能的常用指标。急性肝炎时ALT明显升高，黄疸出现后ALT开始下降。慢性肝炎和肝硬化时ALT轻度或中度升高或反复异常。重型肝炎患者可出现ALT快速下降，胆红素不断升高的“胆酶分离”现象，提示肝细胞大量坏死。

2) AST：此酶在心肌中含量最高，依次为肝、骨骼肌、肾、胰。在肝病时血清AST升高，提示线粒体损伤，表明病情易持久且较严重。急性肝炎时AST/ALT比值常小于1，慢性肝炎时和肝硬化时AST/ALT常大于1，比值越高，则预后愈差。病程中AST/ALT比值降低，提示未损及肝细胞线粒体，预后较佳。

3) GGT：肝炎和肝癌患者可显著升高，在胆管阻塞的情况下更明显。

4) ALP：当肝内或肝外胆汁排泄受阻时，肝组织表达的ALP不能排出体外而回流入血，导致血清ALP活性升高。

5) CHE：由肝细胞合成，其活性降低提示肝细胞已有明显损伤，其值愈低，提示病情愈重。

(2) 血清蛋白：主要由白蛋白、α_1、α_2、β及γ球蛋白组成。前4种主要由肝细胞合成，γ

球蛋白主要由浆细胞合成。急性肝炎时,血清蛋白质的量可在正常范围内。慢性肝炎中度以上、肝硬化、重型肝炎时出现白蛋白下降,γ球蛋白升高,白蛋白/球蛋白(A/G)比值下降甚至倒置。

(3) 胆红素:急性或慢性肝炎时血清总胆红素升高,活动性肝硬化时亦升高且消退缓慢,重型肝炎时血清总胆红素常超过 171μmol/L。胆红素含量是反映肝细胞损伤的重要指标。直接胆红素在总胆红素中的比例尚可反映淤胆的程度。

(4) 凝血酶原活动度(PTA):PTA 高低与肝损伤成反比,PTA<40%是诊断重型肝炎的重要依据。PTA 亦是诊断重型肝炎预后的敏感指标。

(5) 血氨:肝衰竭时清除氨的能力减退或丧失,导致血氨增高,常见于重型肝炎、肝性脑病患者。

(6) 血糖:超过 40%的重型肝炎患者有血糖降低。临床上应注意低血糖昏迷与肝性脑病的鉴别。

(7) 血浆胆固醇:肝细胞严重损伤时,胆固醇在肝内合成减少,故血浆胆固醇明显降低,胆固醇愈低,预后愈凶险。

4. 肝纤维化指标

一些检测目前已在临床应用,如 HA(透明质酸)、PⅢP(Ⅲ型前胶原肽)、C-Ⅳ(Ⅳ型胶原)、LN(层粘连蛋白)等,对肝纤维化的诊断有一定参考价值,但缺乏特异性。

5. 病原学诊断

(1) 甲型肝炎:

1) 抗 HAV IgM 和抗 HAV IgG:急性肝炎患者血清抗 HAV IgM 阳性,可确诊为 HAV 近期感染。抗 HAV IgG 出现较晚,多持续多年,属保护性抗体,是具有免疫力的标志。

2) HAVRNA:用 PCR 检测血液或粪便中的 HAVRNA,阳性率低,临床少用。

(2) 乙型肝炎

1) HBsAg 与抗 HBs:HBsAg 在感染 HBV 两周后可阳性。HBsAg 阳性反映现症 HBV 感染,急性自限性 HBV 感染血中 HBsAg 多持续 1~6 周。在无症状携带者和慢性肝炎患者中 HBsAg 多持续多年,甚至终生。抗 HBs 为保护性抗体,阳性表示对 HBV 有免疫力。

2) HBeAg 与抗 HBe:HBeAg 与 HBVDNA 有良好的相关性,因此 HBeAg 的存在表示病毒复制活跃且有较强的传染性。HBeAg 消失而抗 HBe 产生称血清转换。抗 HBe 阳转后,病毒复制多处于静止状态,传染性降低,长期抗 HBe 阳性并不代表病毒复制停止或无传染性,研究显示 20%~50%仍可检测到 HBVDNA,部分可能由于前 C 区基因变异,导致不能形成 HBeAg。

3) HBcAg 与抗 HBc:血清中 HBcAg 主要存在于颗粒的核心,游离的极少,因此 HBcAg 阳性表示血清中存在颗粒,HBV 处于复制状态,有传染性。抗 HBc IgM 在发病第一周即出现,高滴度抗 HBc IgM 对诊断急性乙型肝炎或慢性乙型肝炎急性发作有帮助。高滴度抗 HBc IgG 通常预示现症感染,常与 HBsAg 并存;低滴度抗 HBc IgG 通常提示过去感染,常与抗 HBs 并存。

4) HBVDNA:是病毒复制和传染的直接标志。HBVDNA 定量对判断病毒复制程度、传染性大小、抗病毒疗效等有重要意义。

(3) 丙型肝炎：

1) 抗 HCV IgM 和抗 HCV IgG：不是保护性抗体，是存在 HCV 感染的标志。抗 HCV IgM 在发病后即可检测到，一般持续 1～3 个月。低滴度抗 HCV IgG 提示病毒处于静止状态，高滴度提示病毒复制活跃。

2) HCVRNA：HCVRNA 阳性是病毒感染和复制的直接标志。

(4) 丁型肝炎：

1) HDAg、抗 HD IgM、抗 HD IgG：HDAg 是 HDV 颗粒内部成分，阳性是感染 HDV 的直接证据。抗 HD IgM 阳性是现症感染的标志。

2) HDVRNA：血清或肝组织中 HDVRNA 是诊断 HDV 感染的直接证据，可采用杂交和 RT-PCR 方法检测。

(5) 戊型肝炎：

1) 抗 HEV IgM 和抗 HEV IgG：抗 HEV IgM 在发病初期产生，大多数在 3 个月内转阴，因此抗 HEV IgM 阳性是近期感染的标志。抗 HEV IgG 在急性期滴度较高，恢复期则明显下降。

2) HEVRNA：戊型肝炎患者发病早期，粪便和血液中存在 HEV，但持续时间不长。采用 RT-PCR 在这些标本中检测到 HEVRNA，可明确诊断。

6. 影像学检查　B 超对肝硬化有较高诊断价值，能够反映肝脏表面变化，门静脉、脾静脉直径，脾脏大小，胆囊异常变化，腹水等。彩色超声尚可观察到血流速度。CT、MRI 的应用价值基本同 B 超，但有损伤性和价格较昂贵，如使用造影剂，可能加重病情。

7. 肝组织病理检查　对明确诊断、衡量炎症活动程度、纤维化程度及评估疗效具有重要价值。

(三) 诊断要点

1. 流行病学资料

甲型肝炎：病前是否在甲型肝炎流行区，有无进食未煮熟海产品及饮用污染水，多见于儿童。乙型肝炎：有无输血、不洁注射史，有无与 HBV 感染者接触史，家庭成员有无 HBV 感染者，特别是婴儿母亲是否 HBsAg 阳性等，有助于乙型肝炎的诊断。丙型肝炎：有无输血及应用血制品史、静脉吸毒、血透、多个性伴侣、母亲为 HCV 感染等肝炎患者，应怀疑丙型肝炎。丁型肝炎同乙型肝炎。戊型肝炎基本同甲型肝炎。

2. 临床诊断

(1) 急性肝炎：起病较急，常有畏寒、发热、乏力、食欲差、恶心、呕吐等症状。肝大质偏软，ALT 显著升高。黄疸型肝炎总胆红素＞17.1μmol/L，尿胆红素阳性。黄疸型肝炎的黄疸前期、黄疸期、恢复期三期经过明显，病程不超过 6 个月。

(2) 慢性肝炎：病程超过半年或发病日期不明确而有慢性肝炎症状、体征、实验室检查改变者。常有乏力、厌油、肝区不适等症状，可有肝病面容、肝掌、蜘蛛痣、胸前毛细血管扩张、肝大质偏硬、脾大等体征。

(3) 重型肝炎：主要表现为：极度乏力；严重消化道症状，如频繁呕吐、呃逆；黄疸迅速加深，出现胆酶分离；肝脏进行性缩小；出血倾向，PTA＜40％，皮肤、黏膜出血；出现肝性脑病、肝肾综合征、腹水等严重并发症。急性黄疸型肝炎病情迅速恶化，2 周内出现Ⅱ度以上肝性脑病或其他重型肝炎表现者，为急性重型肝炎；15 天至 24 周出现上述表现者为亚急性重型肝炎；在慢性肝炎或肝硬化基础上出现的重型肝炎为慢性重型肝炎。

(4) 淤胆型肝炎：起病类似急性黄疸型肝炎，黄疸持续时间长，症状轻，有肝内梗阻的表现。

(5) 肝炎后肝硬化：多有慢性肝炎病史。有乏力、腹胀、尿少、肝掌、蜘蛛痣、脾大、腹水、胃底食管下段静脉曲张、白蛋白下降、A/G 倒置等肝功能受损和门静脉高压表现。

3. 病原学诊断

(1) 甲型肝炎：抗 HAV IgM 阳性；抗 HAV IgG 急性期阴性，恢复期阳性；粪便中检出 HAV 颗粒或抗原或 HAVRNA。具备上述任何一项并有急性肝炎表现均可确诊为甲型肝炎。

(2) 乙型肝炎：有以下任何一项阳性，可诊断为现症 HBV 感染：① 血清 HBsAg；② 血清 HBVDNA；③ 血清抗 HBc IgM；④ 肝组织 HBcAg 和(或)HBsAg，或 HBVDNA。

(3) 丙型肝炎：符合急、慢性肝炎，抗 HCV 阳性或 HCVRNA 阳性，可诊断为丙型肝炎。

(4) 丁型肝炎：符合急、慢性肝炎临床表现，有现症 HBV 感染，同时血清 HDAg 或抗 HD IgM 或高滴度抗 HD IgG 或 HDVRNA 阳性，或肝内 HDAg 或 HDVRNA 阳性，可诊断为丁型肝炎。

(5) 戊型肝炎：急性患者抗 HEV IgM 阳性并高滴度，或抗 HEV IgG 由阴性转为阳性，或血 HEVRNA 阳性，或粪便 HEVRNA 阳性或检出 HEV 颗粒，均可诊断为戊型肝炎。

三、转归及预后

急性肝炎预后大多良好。甲型及戊型肝炎患者大多数能在 3 个月内恢复健康，但戊型肝炎少数病例可发展为重型肝炎；孕妇病情重，病死率较甲型肝炎为高。乙型肝炎约 10%～15%发展为慢性肝炎。丙型肝炎发展为慢性肝炎的比例更高，约 40%～50%。HDV 重叠感染于乙型肝炎者使病情加重，且易发展为慢性肝炎、肝硬变、肝细胞性肝癌。慢性肝炎约 25%最终死于重型肝炎、肝硬化或肝癌。重度慢性肝炎约 80%在 5 年内发展成肝硬化，少部分转为肝癌，病死率约 45%。

四、治疗原则与主要措施

(一) 治疗原则

病毒性肝炎的治疗应根据不同病原、不同临床类型及组织学损害区别对待。一般采用综合疗法，以适当休息和合理营养为主，根据不同病情给予适当的药物治疗，同时避免饮酒、使用肝毒性药物等对肝脏不利的因素。

(二) 主要措施

1. 急性肝炎　急性肝炎一般为自限性，以一般治疗及对症支持治疗为主。急性期应进行隔离，症状明显及有黄疸者应卧床休息，予清淡易消化食物，适当补充维生素，热量不足者应静脉补充葡萄糖。避免饮酒和应用有损肝脏的药物。辅以药物对症及恢复肝功能。一般不采用抗病毒治疗，急性丙型肝炎则是例外，因急性丙型肝炎容易转为慢性，早期应用抗病毒药能显著降低转慢率，可选用普通 α 干扰素(IFN-α)或聚乙二醇化干扰素 α(PEG-IFNα)，疗程 24 周，同时加用利巴韦林(ribavirin)800～1000mg/d 治疗。

2. 慢性肝炎　根据患者具体情况采用综合性治疗方案，包括合理的休息和营养，心理平衡，改善和恢复肝功能，调节机体免疫，抗病毒，抗纤维化等治疗。

(1) 一般治疗：① 适当休息：症状明显或病情较重者应强调卧床休息。病情轻者以活动后不觉疲乏为度。② 合理饮食：适当的高蛋白、高热量、高维生素、易消化食物有利于肝脏修复，不必过分强调高营养，以防发生脂肪肝，避免饮酒。③ 心理辅导：使患者有正确的疾病观，对肝炎治疗应有耐心和信心。切勿乱投医，以免延误治疗。

(2) 药物治疗：原则是合理用药，避免有损肝脏的药物。

1) 改善和恢复肝功能：① 非特异性护肝药：维生素类、还原型谷胱甘肽、肝泰乐等。② 降酶药：五味子类(联苯双酯等)、山豆根类(苦参碱等)、甘草提取物(甘草酸苷等)、垂盆草、齐墩果酸等有降转氨酶作用。部分患者停药后有 ALT 反跳现象，故显效后逐渐减量至停药为宜。③退黄药物：茵枝黄、门冬氨酸钾镁、前列腺素 E_1、腺苷蛋氨酸、低分子右旋糖酐、苯巴比妥、皮质激素等。

2) 免疫调节：如胸腺素或胸腺肽、转移因子、特异性免疫核糖核酸等。胸腺肽主要是从猪或小牛胸腺中提取的多肽，每日 100～160mg，静脉滴注，3 个月为一疗程。胸腺肽 α_1 为合成肽，每次 1.6mg，皮下注射，每周 2 次，疗程 6 个月。

3) 抗肝纤维化：主要有丹参、冬虫夏草、核仁提取物、γ 干扰素等。丹参抗纤维化作用有较一致共识，研究显示其能提高肝胶原酶活性，抑制Ⅰ、Ⅲ、Ⅳ型胶原合成。

4) 抗病毒治疗：目的是抑制病毒复制，改善或减轻肝损害，提高生活质量，减少或延缓肝硬化、肝衰竭或 HCC 的发生。① α 干扰素(IFN-α)：可用于慢性乙型肝炎和丙型肝炎抗病毒治疗，它主要通过诱导宿主产生多种细胞因子，在多个环节抑制病毒复制。② 拉米夫定(lamivudine)：是一种逆转录酶抑制剂，具有较强的抑制 HBV 复制的作用，可使 HBVDNA 水平下降或阴转、ALT 复常、改善肝组织病变。但与其他抗病毒药一样，不能清除细胞核内的 cccDNA，停药后 cccDNA 又启动病毒复制循环。③阿德福韦(adefovir)：阿德福韦酯是腺嘌呤磷酸酯化合物阿德福韦的前药，口服后，在体内转化为阿德福韦发挥抗病毒作用。阿德福韦在体内通过细胞激酶作用被磷酸化为具有活性作用的二磷酸阿德福韦，起效较拉米夫定慢，但耐药较少，对拉米夫定耐药株有效。④恩替卡韦(entecavir)：有强大的抗 HBV 活性，能降低 HBVDNA 6～7 个对数值，显著优于拉米夫定；耐药率极低，对拉米夫定耐药患者依然有效。

3. 重型肝炎　治疗原则是以支持和对症疗法为基础的综合性治疗，促进肝细胞再生，预防和治疗各种并发症。对于难以保守恢复的病例，有条件时可采用人工肝支持系统，争取行肝移植。

(1) 一般和支持疗法：患者绝对卧床休息，实施重症监护，密切观察病情，防止院内感染。尽可能减少饮食中的蛋白质，以控制肠内氨的来源。每日摄入热量 8360kJ 左右，液体量 1500～2000ml。补充足量维生素，输注新鲜血浆、白蛋白或免疫球蛋白以加强支持治疗。维持电解质及酸碱平衡。禁用对肝、肾有损害的药物。

(2) 促进肝细胞再生：① 肝细胞生长因子(HGF)：临床上应用的 HGF 主要来自动物(猪、牛等)的乳肝或胎肝，为小分子多肽类物质，可能有一定疗效，每日 120～200mg，静脉滴注，疗程一个月或更长。② 胰高血糖素-胰岛素(G-I)疗法：胰高血糖素 1mg 和胰岛素 10U

加入10%葡萄糖溶液500ml中，缓慢静脉滴注，1次/天，疗程14天，其疗效尚有争议，滴注期间应观察有无呕吐、心悸、低血糖等不良反应，并及时处理。

(3) 并发症的防治：

1) 肝性脑病：低蛋白饮食；保持大便通畅，可口服乳果糖；口服诺氟沙星抑制肠道细菌等措施减少氨的产生和吸收。静脉用乙酰谷酰胺、谷氨酸钠、精氨酸、门冬氨酸钾镁有一定的降血氨作用。纠正假性神经递质可用左旋多巴，每日0.2～0.6g。纠正支链/芳香氨基酸平衡可用氨基酸制剂。出现脑水肿表现者可用20%甘露醇和呋塞米(速尿)快速滴注，并注意水电解质平衡。在治疗肝性脑病的同时，应积极消除其诱因。

2) 上消化道出血：预防出血可使用组胺 H_2 受体拮抗剂，如雷尼替丁、西米替丁，有消化道溃疡者可用奥美拉唑；补充维生素K、C；输注凝血酶原复合物、新鲜血液或血浆、浓缩血小板、纤维蛋白原等；降低门静脉压，如心得安等。出血时可口服凝血酶或去甲肾上腺素或云南白药，应用垂体后叶素、生长抑素，必要时在内镜下止血(血管套扎、电凝止血、注射硬化剂等)及手术治疗。出血是其他严重并发症常见诱因，治疗出血时应同时预防其他并发症的发生。

3) 继发感染：重型肝炎患者极易合并感染，因此必须加强护理，严格消毒隔离。感染多发生于胆道、腹膜、呼吸系、泌尿系等。胆系及腹膜感染以革兰阴性杆菌多见，可选用头孢菌素类或喹诺酮类，腹膜感染者尚可试用腹腔内注射抗生素；肺部感染怀疑革兰阳性球菌可选用去甲万古霉素，厌氧菌可用甲硝唑。严重感染可选用强效广谱抗生素如头孢他定、头孢曲松、头孢吡肟、亚胺培南或联合用药，但要警惕二重感染的发生，有真菌感染时，可选用氟康唑。

4) 肝肾综合征：避免肾损药物，避免引起血容量降低(如强烈利尿等)的各种因素。目前对肝肾综合征尚无有效治疗方法，可试用多巴胺、呋塞米等，大多不适宜行透析治疗。

(4) 人工肝支持系统：人工肝支持系统的主要作用是清除患者血中毒性物质及补充生物活性物质，治疗后可使血胆红素明显下降，凝血酶原活动度升高。非生物型人工肝支持系统对早期重型肝炎有较好疗效，对于晚期重型肝炎亦有助于争取时间让肝细胞再生或为肝移植作准备。目前生物型人工肝效果及安全性尚有待评估。

(5) 肝移植：目前手术方式较成熟，肝移植为重型肝炎终末期患者带来希望。

4. 淤胆型肝炎　早期治疗同急性黄疸型肝炎，黄疸持续不退时，可加用泼尼松40～60mg/d口服或静脉滴注地塞米松10～20mg/d，2周后如血清胆红素显著下降，则逐步减量。

5. 肝炎肝硬化　可参照慢性肝炎和重型肝炎的治疗，有脾功能亢进或门脉高压明显时可选用手术或介入治疗。

第二节　细菌性痢疾

一、概述

细菌性痢疾(bacillarydysentery，简称菌痢)是由痢疾杆菌引起的常见肠道传染病。临床上以发热、腹痛、腹泻、里急后重感及黏液脓血便为特征。其基本病理损害为结肠黏膜的充血、水肿、出血等渗出性炎症改变。因各型痢菌毒力不同，临床表现轻重各异。

二、诊断依据

(一) 临床表现

潜伏期一般为1～3天，病前多有不洁饮食史。临床上依据其病程及病情分为急性与慢性两期以及六种临床类型。

1. 急性菌痢　可分为三种类型：

(1) 急性典型型(普通型)：起病急，畏寒、发热，多为38～39℃以上，伴头昏、头痛、恶心等全身中毒症状及腹痛、腹泻，粪便开始呈稀泥糊状或稀水样，继之呈黏液或黏液脓血便，每日排便十次至数十次不等，伴里急后重。左下腹压痛明显。病程约1周左右。少数患者可因呕吐严重、补液不及时、脱水、酸中毒、电解质紊乱而发生继发性休克。

(2) 急性非典型型(轻型)：一般不发热或有低热，腹痛轻，腹泻次数少，每日3～5次，黏液多，一般无肉眼脓血便，无里急后重。病程一般为4～5日。

(3) 急性中毒型：此型多见于儿童，起病急骤，进展迅速，病情危重，病死率高。突发高热起病，肠道症状不明显，依其临床表现分为三种临床类型：

1) 休克型(周围循环衰竭型)：较为常见的一种类型，以感染性休克为主要表现：① 面色苍白，口唇或指甲发绀，四肢湿冷，皮肤呈花纹状，皮肤指压阳性(压迫皮肤后再充盈时间＞2秒)。② 血压下降，通常＜10.7kPa(80mmHg)，脉压差变小，小于2.7kPa(20mmHg)。③ 脉搏细数，心率快(＞100次/min)，小儿多达150～160次/min，心音弱。④ 尿少(＜30ml/h)或无尿。⑤ 出现意识障碍。以上五项亦为判断病情是否好转的指标。

2) 脑型(呼吸衰竭型)：为一种严重的临床类型。早期可有剧烈头痛、频繁呕吐，典型呈喷射状呕吐；面色苍白、口唇发灰；血压可略升高，呼吸与脉搏可略减慢；伴嗜睡或烦躁等不同程度意识障碍，为颅内压增高、脑水肿早期临床表现。晚期表现为反复惊厥、血压下降、脉细速、呼吸节律不齐、深浅不匀等中枢性呼吸衰竭；瞳孔不等大，可不等圆，或忽大忽小，对光反应迟钝或消失；肌张力增高，腱反射亢进，可出现病理反射；意识障碍明显加深，直至昏迷。

3) 混合型：以上两型同时或先后存在，是最为严重的一种临床类型，病死率极高(90%以上)。该型实质上包括循环系统、呼吸系统及中枢神经系统等多脏器功能损害与衰竭。

2. 慢性菌痢　病情迁延不愈超过2个月以上者称作慢性菌痢，多与急性期治疗不及时或不彻底，细菌耐药或机体抵抗力下降有关，也常因饮食不当、受凉、过劳或精神因素等诱发。依据临床表现分为以下三型：

(1) 急性发作型：其主要临床表现同急性典型菌痢，但程度轻，恢复不完全，一般是半年内有痢疾病史或复发史，而除外同群痢菌再感染，或异群痢菌或其他致腹泻细菌的感染。

(2) 慢性迁延型：常有腹部不适或隐痛，腹胀、腹泻、黏液脓血便等消化道症状时轻时重，迁延不愈，亦可腹泻与便秘交替出现，病程久之可有失眠、多梦、健忘等神经衰弱症状，以及乏力、消瘦、食欲下降、贫血等表现。左下腹压痛，可扪及乙状结肠，呈条索状。

(3) 慢性隐匿型：一年内有菌痢史，临床症状消失2个月以上，但粪培养可检出痢菌，乙状结肠镜检查可见肠黏膜病变。此型在流行病学上具有重要意义。

(二) 实验室检查

1. 外周血象　急性菌痢白细胞总数和中性粒细胞多增加，中毒型菌痢可达(15～30)×

$10^9/L$以上，有时可见核左移。慢性菌痢常有轻度贫血象。

2. 粪便检查

(1) 镜检：可见较多白细胞或成堆脓细胞，少量红细胞和巨噬细胞。血水便者红细胞可满视野。

(2) 培养：检出痢疾杆菌即可确诊。应取早期、新鲜、勿与尿液混合、含黏液脓血的粪便或肠拭，多次送检，可提高检出阳性率。

3. 快速病原学检查　近年来开展荧光抗体染色法、荧光菌球法、增菌乳胶凝集法、玻片固相抗体吸附免疫荧光技术等方法，比较简便、快速，敏感性亦较好，有利于早期诊断。

4. 乙状结肠镜检查　急性期可见肠黏膜明显充血、高度水肿、点片状出血、糜烂、溃疡，大量黏液脓性分泌物附着以及肠管痉挛等改变。慢性期的肠黏膜多呈颗粒状，血管纹理不清，呈苍白肥厚状，有时可见息肉或瘢痕等改变。

(三) 诊断要点

(1) 流行病学资料：菌痢多发生于夏秋季节。多见于学龄前儿童，病前一周内有不洁饮食或与患者接触史。

(2) 主要临床表现：急性期表现为发热、腹痛、腹泻、里急后重及黏液血便，左下腹压痛。慢性菌痢患者则有急性菌痢史，病程超过2个月而病情未愈者。中毒性菌痢则以儿童多见，有高热、惊厥、意识障碍及循环、呼吸衰竭，而胃肠道症状轻微甚至无腹痛、腹泻，应及时用直肠拭子采便或盐水灌肠取便送检。

(3) 实验室检查：镜检粪便见较多白细胞或脓细胞及红细胞即可诊断，确诊有赖于粪便培养出痢疾杆菌。

三、转归及预后

急性菌痢一般预后良好，发病后1周出现免疫力，2周左右可痊愈，少数患者可因治疗不当或不及时，或因体质衰弱等因素，转变为慢性或遗有肠功能紊乱；中毒型菌痢因诊治不及时，病死率高。极少数危重患者因脑组织损伤严重，可发生中毒性脑病，遗有不同程度的神经精神症状。

四、治疗原则与主要措施

(一) 治疗原则

1. 病原治疗。

2. 对症支持治疗。

3. 中毒型菌痢治疗原则：① 休克型：抗感染、抗休克。② 脑型：抗感染，防治脑水肿和呼吸衰竭。

4. 慢性菌痢治疗原则：病原治疗＋对症支持治疗＋并发症治疗。

(二) 主要措施

1. 急性菌痢的治疗

(1) 一般治疗：卧床休息、消化道隔离。给予易消化、高热量、高维生素饮食。对于高热、腹痛、失水者给予退热、止痉、口服含盐米汤或给予口服补液盐(ORS)，呕吐者需静脉补液，每人每日 1500～3000ml，小儿按每日 150～200ml/kg，以 5%葡萄糖盐水为主。中毒症状严重时可用氢可琥珀酸钠 100mg 加入液体中静滴，或口服强的松 10～20mg，以减轻中毒症状。

(2) 病原治疗：目前成人菌痢首选氟喹诺酮类药物。由于该类药可影响儿童骨骼发育，学龄前儿童忌用。该类药物具有抗菌谱广、口服易吸收等优点，诺氟沙星每次 0.2g，3～4 次/天；环丙沙星每次 0.2g，2～3 次/天，口服或肌注。其次可用庆大霉素，8 万 U，3 次/天口服或 2 次/天肌注(患者能口服则立即改为口服。抗生素治疗的疗程一般为 5～7 天。黄连素有减少肠道分泌的作用，故在使用抗生素时可同时使用 0.3g，3 次/天，7 天为一疗程。

2. 中毒性菌痢的治疗

(1) 病原治疗：抗感染的具体抗菌药物基本与急性菌痢相同，但应采用静脉给药，待病情好转后改口服。此外也可用第三代头孢菌素。

(2) 控制高热与惊厥：① 高热：物理降温为主，成人也可口服复方阿司匹林 0.5～1.0g 或巴米尔(每片含阿司匹林 0.5g)1 片。小儿阿司匹林 10mg/(kg・次)或安乃近滴鼻，或 1%温盐水 1000mL 流动灌肠。② 躁动不安或反复惊厥者，采用亚冬眠疗法，氯丙嗪和异丙嗪 1～2mg/kg，肌注，2～4 小时可重复一次，共 2～3 次。必要时加苯巴比妥钠盐，5mg/kg 肌注，或水合氯醛，每次 40～60mg/kg，灌肠，或安定每次 0.3mg/kg，肌注或缓慢静推。

(3) 循环衰竭的治疗：基本同感染性休克的治疗，主要有：① 扩充有效血容量；② 纠正酸中毒；③ 强心治疗；④ 解除血管痉挛；⑤ 维持酸碱平衡；⑥ 应用糖皮质激素。

(4) 防治脑水肿与呼吸衰竭：① 东莨菪碱或山莨菪碱的应用，既改善微循环，又有镇静作用。② 脱水剂：20%甘露醇或 25%山梨醇每次 1.0/kg，每 4～6 小时一次，可与 50%葡萄糖交替使用。③ 地塞米松：每次 0.5～1.0mg/kg，加入莫菲滴管中静滴，必要时隔 4～6 小时后重复一次。④ 吸氧：每分钟 1～2L，慎用呼吸中枢兴奋剂，必要时气管内插管与气管切开，用人工呼吸器。⑤ 中药：生脉散或枳实注射液，静脉或肌肉使用，以升高血压，改善微循环，抗休克。

3. 慢性菌痢的治疗

(1) 一般治疗：饮食应富于营养，容易消化，忌食生冷、油腻。

(2) 抗菌治疗：如细菌培养获得阳性结果，应根据药敏选择适当抗生素。对于肠道黏膜病变经久未愈者，同时采用药物保留灌肠疗法，以增强杀菌作用。

(3) 调节肠道菌群：当出现肠道菌群失衡时，切忌滥用抗菌药物，立即停止耐药抗菌药物使用，采用微生物制剂，如乳酸杆菌，加用 B 族维生素、维生素 C、叶酸等，或者口服左旋咪唑，或肌注转移因子等免疫调节剂，以加强疗效。

第三节　传染性非典型肺炎

一、概述

传染性非典型肺炎(infectious atypical pneumonia)是由一种新的冠状病毒(SARS 相关冠状病毒)引起的急性呼吸系统传染病，又称为严重急性呼吸综合征(severe acute respiratory syndrome,SARS),主要通过短距离飞沫、接触患者呼吸道分泌物及密切接触传播。临床上以发热、头痛、肌肉酸痛、乏力、干咳少痰为特征,严重者出现气促或呼吸窘迫。本病是一种新的呼吸道疾病,其临床表现与其他非典型肺炎相类似,但具有传染性强的特点,故我国医务工作者将其命名为传染性非典型肺炎。

二、诊断依据

(一)临床表现

潜伏期1～6天,常见为3～5天。

典型患者起病急,以发热为首发症状,可有畏寒,体温常超过38℃,呈不规则热或弛张热、稽留热等,热程为1～2周;伴有头痛、肌肉酸痛、全身乏力,部分患者有腹泻。常无鼻塞、流涕等上呼吸道卡他症状。起病3～7天后出现干咳、少痰,偶有血丝痰,肺部体征不明显,部分患者可闻少许湿啰音。病情于10～14天达到高峰,发热、乏力等感染中毒症状加重,并出现频繁咳嗽,气促和呼吸困难,略微活动则气喘、心悸。这个时期易发生呼吸道的继发感染。病程进入2～3周后,发热渐退,其他症状与体征减轻乃至消失。肺部炎症的吸收和恢复则较为缓慢,体温正常后仍需2周左右才能完全吸收恢复正常。

轻型患者临床症状轻,病程短。重症患者病情重,进展快,易出现呼吸窘迫综合征。儿童患者的病情似较成人轻。有少数患者不以发热为首发症状,尤其是有近期手术史或有基础疾病的患者。

(二)实验室检查

1. 血常规 病程初期到中期白细胞计数正常或下降,淋巴细胞常减少,部分病例血小板减少。T淋巴细胞亚群中$CD3^+$、$CD4^+$及$CD8^+$T淋巴细胞均显著减少,疾病后期多能恢复正常。

2. 血液生化检查 丙氨酸氨基转移酶(ALT)、乳酸脱氢酶(LDH)及其同工酶等均有不同程度升高。血气分析可发现血氧饱和度降低。

3. 血清学检测 国内已建立间接荧光抗体法(IFA)和酶联免疫吸附法(ELISA)来检测血清中SARS病毒特异性抗体。初步应用结果表明,二法对IgG型抗体检测的敏感性约为91%,特异性约为97%。IgG型抗体在起病后第1周检出率低或检不出,第2周末检出率80%以上,第3周末检出率95%以上,且效价持续升高,在病后第9个月仍保持高滴度。IgM型抗体发病1周后出现,在急性期和恢复早期达高峰,3个月后消失。

4. 分子生物学检测 以逆转录聚合酶链反应(RT-PCR)法检测患者血液、呼吸道分泌物、大便等标本中SARS病毒的RNA。

5. 细胞培养分离病毒 将患者标本接种到细胞中进行培养,分离到病毒后,还应以RT-PCR法或免疫荧光法鉴定是否SARS病毒。

6. 影像学检查 绝大部分患者在起病早期即有胸部X线检查异常,多呈斑片状或网状改变。起病初期常呈单灶病变,短期内病灶迅速增多,常累及双肺或单肺多叶。部分患者进展迅速,呈大片状阴影。双肺周边区域累及较为常见,而胸腔积液、空泡形成以及肺门淋巴结增大等表现则较少见。胸部CT检查以玻璃样改变最多见。肺部阴影吸收、消散较慢;阴影改变与临床症状体征有时可不一致。

(三) 诊断要点

1. 流行病学资料　① 与发病者有密切接触史、或属受传染的群体发病者之一,或有明确传染他人的证据;② 发病前 2 周内曾到过或居住于报告有传染性非典型肺炎患者并出现继发感染疫情的区域或病前 2 周内处理或接触过 SARS 患者标本或病毒毒株。

2. 症状与体征　起病急,以发热为首发症状,体温一般高于 38℃,偶有畏寒;可伴有头痛、关节酸痛、肌肉酸痛、乏力、腹泻;常无上呼吸道卡他症状;可有咳嗽,多为干咳、少痰,偶有血丝痰;可有胸闷,严重者出现呼吸加速,气促,或明显呼吸窘迫。肺部体征不明显,部分患者可闻及少许湿啰音,或有肺实变体征。有少数患者不以发热为首发症状。

3. 实验室检查　外周血白细胞计数一般不升高或降低;常有淋巴细胞计数减少。

4. 胸部 X 线检查　肺部有不同程度的片状、斑片状浸润性阴影或呈网状改变,部分患者进展迅速,呈大片状阴影;常为多叶或双侧改变,阴影吸收消散较慢。

5. 抗菌药物治疗无明显效果。

三、转归及预后

大部分患者经综合性治疗后痊愈。少数患者可进展至 ARDS 甚至死亡。我国患者的死亡率约 7%;根据 WHO 公布的材料,全球平均死亡率约 11%。重症患者、患有其他基础疾病以及年龄大的患者死亡率明显升高。少数重症病例出院后随访发现肺部有不同程度的纤维化,少数病例病后发生骨坏死现象。

四、治疗原则与主要措施

(一) 治疗原则

目前尚缺少特异性治疗手段。临床以对症支持治疗为主。在疗效尚未明确的情况下,应尽量避免多种药物(如抗生素、抗病毒药、免疫调节剂、糖皮质激素等)长期、大剂量地联合应用。

(二) 主要措施

1. 隔离和护理　按呼吸道传染病隔离和护理。密切观察病情变化,监测症状、体温、呼吸频率、SpO_2 或动脉血气分析、血象、胸片以及心、肝、肾功能等。提供足够的维生素和热量,保持水、电解质平衡。

2. 一般治疗　需卧床休息,避免剧烈咳嗽,咳嗽剧烈者给予镇咳,咳痰者给予祛痰药。发热超过 38.5℃者,可使用解热镇痛药,儿童忌用阿司匹林,因可能引起 Reye 综合征;或给予冰敷、酒精擦浴等物理降温。若有心、肝、肾等器官功能损害,应该作相应的处理。

3. 氧疗　出现气促或 PaO_2＜70mmHg 或 SpO_2＜93%者,应给予持续鼻导管或面罩吸氧。

(1) 鼻导管或鼻塞给氧:适用于低浓度给氧,患者易于接受,缺点是吸入氧浓度不稳定,当吸氧浓度＞5L/min 时,患者常不能耐受。

(2) 面罩给氧:面罩给氧能产生 24%～50%的吸入氧浓度,且不受通气比率、呼吸类型和通气量的影响,不需湿化,耗氧量较少。

(3) 气管插管或切开:经插管或切开处射流给氧,效果好,且有利于呼吸道分泌物的排出和保持气道通畅。

(4) 呼吸机给氧：是最佳的氧疗途径和方法，但技术要求高，且易产生并发症。呼吸机给氧常用于重症患者的抢救。

4. 糖皮质激素　应用糖皮质激素的治疗应有以下指征之一：① 有严重中毒症状，高热持续3天不退；② 48小时内肺部阴影面积扩大超过50%；③ 有急性肺损伤(ALI)或出现ARDS。一般成人剂量相当于甲泼尼龙每天80～320mg，必要时可适当增加剂量，大剂量应用时间不宜过长。具体剂量及疗程应根据病情调整，待病情缓解或胸片阴影有所吸收后逐渐减量停用。建议采用半衰期短的糖皮质激素。注意糖皮质激素的不良反应，尤其是大剂量应用时警惕血糖升高和真菌感染等。儿童慎用。

5. 并发和(或)继发细菌感染　根据临床情况，选用适当的抗感染药物，如大环内酯类、氟喹诺酮类、去甲万古霉素等。

6. 抗病毒药物　早期可试用。目前推荐使用利巴韦林，其疗效仍有争议。有研究显示，甘草酸苷在体外有抗SARS病毒作用。

7. 增强免疫力　重症患者可试用增强免疫功能的药物。丙种球蛋白对继发感染者有一定功效。胸腺素和干扰素等药的疗效与风险尚需进一步评估。

8. 可选用中药辅助治疗。治疗原则为：温病，卫、气、营、血和三焦辨证论治。

9. 重症病例的处理

(1) 有明显呼吸困难或达到重症病例诊断标准者要进行监护。

(2) 使用无创正压机械通气(NPPV)。模式通常使用持续气道正压通气(CPAP)，压力水平一般为4～10cmH_2O；吸入氧流量一般为5～8L/min，维持血氧饱和度>93%，或压力支持通气+呼气末正压(PSV+PEEP)，PEEP水平一般为4～10cmH_2O，吸气压力水平一般为10～20cmH_2O。NPPV应持续应用(包括睡眠时间)，暂停时间不宜超过30分钟，直到病情缓解。

(3) 若患者不耐受NPPV或氧饱合度改善不满意，应及时进行有创正压机械通气治疗。

(4) 出现休克或MODS，予相应支持治疗。

第四节　艾　滋　病

一、概述

艾滋病是获得性免疫缺陷综合征(acquired immune deficiency syndrome，AIDS)的简称，它是由人类免疫缺陷病毒(human immunodediciency virus，HIV)所引起的致命性慢性传染病。主要通过性接触和体液传播，感染后病毒主要侵犯和破坏辅助性T淋巴细胞($CD4^+$ T细胞)，使机体细胞免疫功能受损，最终导致各种严重的机会性感染和肿瘤发生，从而危及患者生命。

二、诊断依据

(一) 临床表现

潜伏期长，一般认为2～10年可发展为艾滋病。临床上将HIV感染分为4期：

1. Ⅰ期　急性 HIV 感染。原发 HIV 感染后小部分患者出现发热、全身不适、头痛、厌食、恶心、肌痛、关节痛和淋巴结肿大等症状。此期血中可检出 HIV 病毒及 p24 抗原，$CD8^+$ 细胞增加，因而 $CD4^+/CD8^+$ 比例倒置，血小板减少，一般 3～14 日后上述症状自行消失。

2. Ⅱ期　无症状 HIV 感染。此期可由Ⅰ期延伸而来，也可为原发 HIV 感染者，临床上没有任何症状，但血中能检出 HIV 及其核心和包膜蛋白抗体，具有传染性。此期可持续 2～10 年或更长。

3. Ⅲ期　持续性全身淋巴结肿大综合征(PGL)，除腹股沟淋巴结外，其他部位出现两处或两处以上淋巴结肿大。此期特点是淋巴结直径大多在 1cm 以上，质柔韧，无压痛，无粘连，活检为淋巴结反应性增生。淋巴结肿大可持续 3 个月以上，部分患者达 1 年以上，此后逐渐消散，但有再次肿大者。

4. Ⅳ期　艾滋病期。此期患者可出现 5 种表现：

(1) 体质性疾病：表现为发热、乏力、不适、盗汗、厌食、体重下降、慢性腹泻和易感冒等，体检有全身淋巴结肿大，肝脾肿大，称为艾滋病相关综合征(ARS)。

(2) 神经系统症状：约 30%～70%病例出现神经系统症状，其中包括各种机会性感染、肿瘤、HIV 本身引起的中枢神经系统感染及低氧、败血症相关性脑病等。主要表现为头晕、头痛、癫痫、进行性痴呆、颅神经炎、肢体瘫痪、痉挛性共济失调、膀胱和直肠功能障碍。

(3) 严重的免疫缺陷引起的各种机会性感染：包括肺部感染、肠道感染以及皮肤、眼部感染，常见的病原体有卡氏肺孢子虫、弓形虫、隐孢子虫、隐球菌、念珠菌、结核杆菌、鸟分枝杆菌、巨细胞病毒、疱疹病毒、EB 病毒等。

(4) 因免疫缺陷而继发肿瘤：如卡氏肉瘤、非霍奇金病等。

(5) 免疫缺陷并发的其他疾病：如慢性淋巴性间质性肺炎等。

美国疾病控制中心(CDC)和世界卫生组织(WHO)根据 HIV 感染的 4 期表现将其分为 3 类临床感染，每类根据 $CD4^+$ T 淋巴细胞计数和总淋巴细胞数又可分为三级。

A 类：包括急性 HIV 感染、无症状 HIV 感染和持续性全身淋巴结肿大综合征，即Ⅰ、Ⅱ、Ⅲ期。

B 类：为 HIV 相关细胞缺陷所引起的临床表现，包括继发细菌性肺炎或脑膜炎、咽部或阴道念珠菌病、颈部肿瘤、口腔毛状白斑、复发性带状疱疹、肺结核、特发性血小板减少性紫癜、不能解释的体质性疾病。

C 类：出现神经系统症状，各种机会性病原体感染，因免疫缺陷而继发肿瘤及并发其他疾病。

根据感染者 $CD4^+$ 细胞数和总淋巴细胞数将 HIV 感染者分为 3 级：

1 级：$CD4^+$ 细胞$>0.5\times10^9/L$，总淋巴细胞数$>2.0\times10^9/L$。

2 级：$CD4^+$ 细胞数为$(0.2\sim0.49)\times10^9/L$，总淋巴细胞数为$(1.0\sim1.9)\times10^9/L$。

3 级：$CD4^+$ 细胞数$<0.2\times10^9/L$，总淋巴细胞数$<1.0\times10^9/L$。

艾滋病患者常见各系统的临床表现：

1. 肺部　肺部感染者最为常见，大约 70%～80%的患者可经历一次或多次肺孢子虫肺炎。在艾滋病因机会性感染而死亡的病例中，有一半患者死于肺孢子虫肺炎。其临床表现为慢性咳嗽和短期发热，呼吸急促和发绀，动脉氧分压降低，仅少数患者能闻及湿啰音。肺部 X 线征为无特异性的间质性肺炎。诊断需依靠痰或支气管灌洗液等应用六甲烯四胺银染色印片或改良美蓝染色作快速诊断。此外，巨细胞病毒、结核杆菌、鸟分枝杆菌、念珠菌和隐球菌等均常引起肺部感染。卡氏肉瘤亦常侵犯肺部。其中在发展中国家结核杆菌和鸟分枝杆菌引起的感染多见。

2. 胃肠系统　以口腔和食管的念珠菌病及疱疹病毒和巨细胞病毒感染较为常见，表现为口腔炎、食管炎或溃疡。患者出现吞咽疼痛和胸骨后烧灼感。患者胃肠黏膜常受疱疹病毒、隐孢子虫、鸟分枝杆菌和卡氏肉瘤的侵犯，临床表现为腹泻和体重减轻。同性恋患者肛周疱疹病毒感染和疱疹性直肠炎较常见。艾滋病患者肝脏亦常受鸟分枝杆菌、隐孢子虫和巨细胞病毒感染而出现肝肿大和ALT升高。

3. 神经系统　本病出现神经系统症状者可达30%～70%，其中包括：① 机会性感染，如脑弓形虫病、隐球菌脑膜炎、进行性多病灶脑白质炎、巨细胞病毒脑炎和格林-巴利综合征。② 机会性肿瘤，如原发中枢淋巴瘤和转移性淋巴瘤。③ HIV感染：艾滋病痴呆综合征、无菌性脑膜炎等。诊断除脑脊液检查外，可作CT协助诊断。

4. 皮肤黏膜　卡氏肉瘤常侵犯下肢皮肤和口腔黏膜，表现为紫红色或深蓝色浸润斑或结节，可融合成大片状，表面出现溃疡并向四周扩散。这是一种恶性组织细胞病，能向淋巴结和内脏转移。其他常见的有念珠菌口腔感染，口腔毛状白斑表现为舌的两侧边缘有粗厚的白色突起，已证实是乳头瘤病毒、疱疹病毒等感染所致。此外，外阴疱疹病毒感染、尖锐湿疣等均较常见。

5. 眼部　艾滋病患者眼部受累广泛，但常被忽略。常见的有巨细胞病毒性视网膜炎、弓形虫视网膜脉络膜炎、眼底棉絮状白斑，后者常为巨细胞病毒感染所致，眼部卡氏肉瘤常侵犯眼睑、睑板腺、泪腺和结膜、虹膜等。

（二）实验室检查

1. 常规检查　有不同程度的贫血和白细胞计数降低，尿蛋白阳性。

2. 免疫学检查　T淋巴细胞亚群检查可发现T细胞绝对计数下降，$CD4^+$细胞计数也低于正常值$(0.8 \sim 1.2) \times 10^9/L$，$CD4^+/CD8^+ < 1.0$。对有丝分裂原的皮肤试验链激酶、植物血凝素呈阴性反应。β_2微球蛋白升高。

3. 血清学检查　检测抗-HIV抗体，常用ELISA法，阳性者再以Western blotting (WB)确证。HIV抗原出现阳性。

（三）诊断要点

1. 流行病学史　包括不安全性生活史、静脉注射毒品史、输入未经抗HIV抗体检测的血液或血液制品、HIV抗体阳性者所生子女或职业暴露史等。

2. 临床诊断　急性感染期可根据其流行病学资料的高危因素及类似血清病样症状，慢性感染期则结合是否属高危人群，伴机会性感染或机会性肿瘤，$CD4^+/CD8^+$倒置等考虑本病可能，并进一步做HIV抗体、抗原检测。高危人群存在下列情况两项或两项以上者，应考虑艾滋病可能：① 体重下降10%以上者。② 慢性咳嗽或腹泻1个月以上者。③ 间歇或持续发热1个月以上者。④ 全身淋巴结肿大。⑤ 反复出现带状疱疹或慢性播散性单纯疱疹感染。⑥ 口咽念珠菌感染。

3. 实验室诊断　① 抗HIV-1抗体检查，主要是p24和gp120抗体。以ELISA法检测，连续两次阳性者再以WB法（免疫印迹法）和SRIP法（固相放射免疫沉淀试验）等来确诊或排除。抗 HIV-1 阳性标准是,两次 ELISA 法阳性,并经 WB 法证实者。② 抗原检查,可用 ELISA 法测定 p24 抗原。③ 病毒检测,从患者的血浆、单核细胞和脑脊液中分离 HIV 病毒或用 Northern 印染法、RT-PCR 法检测 HIVRNA,应用 PCR 法检测 HIV-前病毒 DNA 等。

三、转归及预后

部分 HIV 感染者,无症状感染期可长达 10 年以上,一旦进展为艾滋病,预后不良,平均生存期为 12～18 个月。

四、治疗原则与主要措施

(一) 治疗原则

截至目前艾滋病仍无特效疗法。治疗以抗艾滋病毒治疗,恢复机体免疫功能,防治机会性感染,治疗恶性肿瘤,对症支持治疗为主。

(二) 主要措施

通过多年的临床实践,目前认为早期抗病毒治疗是关键,它既能缓解病情,减少机会性感染和肿瘤,又能预防或延缓艾滋病相关疾病的发生,如免疫复合物引起的肾小球肾炎和血小板减少等。

1. 抗病毒治疗　目前抗 HIV 的药物可分三大类。

(1) 核苷类逆转录酶抑制剂:此类药物能选择性与 HIV 逆转录酶结合,并掺入正在延长的 DNA 链中,使 DNA 链中止,从而抑制 HIV 的复制和转录。此类药物包括齐多夫定(AZT)500mg/d、双脱氧胞苷(DDC)0.75mg/(kg·d)、双脱氧肌苷(DDI)200～400mg/d、拉米夫定(lamivudine,3TC)150mg/d 和司他夫定(d_4T)80mg/d。

(2) 非核苷类逆转录酶抑制剂:其主要作用于 HIV 逆转录酶的某个位点,使其失去活性,从而抑制 HIV 复制。由于此类药物不涉及细胞内的磷酸化过程,因而能迅速发挥抗病毒作用,但也易产生耐药株。主要制剂有奈非雷平 1600mg/d 和台拉维定 1200mg/d。

(3) 蛋白酶抑制剂:它能通过抑制蛋白酶即阻断 HIV 复制和成熟过程中所必需的蛋白质合成,从而抑制 HIV 的复制。此类制剂包括沙奎那韦 800mg/d、英地那韦 1600mg/d、奈非那韦 2250mg/d 和利托那韦 200mg/d。

2. 免疫治疗　基因重组 IL-2 与抗病毒药物同时应用对改善免疫功能是有益的。由于免疫促进剂激活 T 淋巴细胞可能触发细胞内 HIV 复制,所以此疗法尚在试验中。中草药促进免疫和抗病毒的研究也受到国内外的重视。

3. 并发症治疗　对症治疗在艾滋病治疗中虽属治标,但在目前抗病毒药物尚不能完全控制病毒复制的情况下,对症治疗是缓解病情,提高生存质量的主要疗法之一。临床可根据不同的机会性感染和肿瘤选择药物。根据患者的全身状况,决定用量及种类。①卡氏肺孢子虫肺炎可用戊烷脒 4mg/(kg·d),肌肉注射或静脉滴注,2 周为一疗程。亦可用复方磺胺甲恶唑(每片含 TMP 80mg、SMZ 400mg)每次 3 片,每日 2 次口服。②卡氏肉瘤:应用 AZT 与 α 干扰素联合治疗,亦可用博来霉素 10mg/m^2,长春新碱 2mg/m^2 和阿霉素 20mg/m^2 联合化疗。③隐孢子虫感染,每日应用螺旋霉素 2g。

4. 支持治疗　包括输血及营养支持疗法，补充维生素 B_{12} 和叶酸等。

5. 预防治疗　① 结核菌素试验阳性者，接受异烟肼治疗 1 个月；② $CD4^{+}$ 细胞少于 $0.2 \times 10^9/L$ 者，应预防肺孢子虫肺炎，用戊烷脒气雾剂 300mg，每月 1 次，或口服 TMP-SMZ；③ 医务人员被污染针头刺伤或实验室意外者，应于 2 小时内进行 AZT 治疗，疗程 4～6 周。

第五节　淋　病

一、概述

淋病(gonorrhea)是一种常见性病，发病率高，居性病之首，是当前性传播疾病防治中的重点。淋病是由奈瑟淋球菌(Neisseria gonorrhoeae)所致的泌尿生殖系统感染，主要通过性交传染，偶尔通过间接接触感染。不仅可引起男性尿道炎、女性宫颈或尿道炎，还可经血行播散引起菌血症。临床表现因感染的人群不同、部位不同而有差别，通常分为男性淋病、女性淋病、儿童淋病、其他淋病和无症状淋病。

二、诊断依据

(一) 临床表现

潜伏期一般为 1～10 日，平均 3～5 日，主要发生在性活跃的中青年。临床上有 5%～20%的男性、60%的女性患者无明显的临床症状。

1. 无并发症淋病

(1) 男性急性淋病：早期症状有尿频、尿急、尿痛，很快出现尿道口红肿，有稀薄黏液流出，24 小时后病情加重，分泌物变为黄色脓性，且量增多。可有尿道刺激症状，有时可伴发腹股沟淋巴结炎。包皮过长者可引起包皮炎、包皮龟头炎或并发嵌顿性包茎；后尿道受累时可出现终末血尿、血精、会阴部轻度坠胀等，夜间常有阴茎痛性勃起。一般全身症状较轻，少数可有发热、全身不适、食欲不振等。

(2) 女性急性淋病：60%的妇女感染淋病后无症状或症状轻微，好发于宫颈、尿道。淋菌性宫颈炎的分泌物初为黏液性，后转为脓性，体检可见宫颈口红肿、触痛、脓性分泌物；淋菌性尿道炎、尿道旁腺炎表现为尿道口红肿，有压痛及脓性分泌物，主要症状有尿频、尿急、尿痛，体检可见尿道口潮红，黏膜水肿，尿道口脓性分泌物，挤压尿道旁腺可有脓液渗出；淋菌性前庭大腺炎表现为单侧前庭大腺红肿、疼痛，严重时形成脓肿，可有全身症状和发热等。

女童淋病多为与患淋病的父母密切接触和共用浴室用具而感染。常见弥漫性阴道炎继发外阴炎，有时累及肛门和直肠。

(3) 淋菌性肛门直肠炎：主要见于男性同性恋者，女性可由淋菌性宫颈炎的分泌物直接感染肛门直肠所致。轻者仅有肛门瘙痒、烧灼感，排出黏液和脓性分泌物，重者有里急后重，可排出大量脓性和血性分泌物。

(4) 淋菌性咽炎：多见于口交者。表现为急性咽炎或急性扁桃体炎，偶伴发热和颈淋巴结肿大，有咽干、咽痛和吞咽痛等表现。

(5) 淋菌性结膜炎：成人多因自我接种或接触被分泌物污染的物品而感染，多为单侧；

新生儿多为母亲产道传染，多为双侧。表现为眼结膜充血水肿，脓性分泌物较多，体检可见角膜呈云雾状，严重时角膜发生溃疡，引起穿孔，甚至导致失明。

2. 淋病并发症

(1) 男性淋病并发症：男性淋菌性尿道炎患者因治疗不当或酗酒、性交等影响，导致感染进一步发展并蔓延至后尿道，引起后尿道炎、前列腺炎、精囊炎、附睾炎等；炎症反复发作形成瘢痕后可引起尿道狭窄，部分发生输精管狭窄或梗阻，也可继发不育。

(2) 女性淋病并发症：女性淋病的主要并发症为淋菌性盆腔炎(包括急性输卵管炎、子宫内膜炎、继发性输卵管卵巢脓肿及破裂后所致的盆腔脓肿、腹膜炎等)，误诊误治者很容易发展为盆腔及附件感染，反复发作可造成输卵管狭窄或闭塞，可引起宫外孕、不孕或慢性下腹痛等。

3. 播散性淋球菌感染　少见，约占淋病患者的1%～3%，常见于月经期妇女。淋球菌通过血管、淋巴管播散全身，可发生菌血症，病情严重，若不及时治疗可危及生命。临床表现有发热、寒战、全身不适，常在四肢关节附近出现皮损，开始为红斑，以后发展为脓疱、血疱或中心坏死，散在分布，数目常不多；还可发生关节炎、腱鞘炎、心内膜炎、心包炎、胸膜炎、肝周炎及肺炎等。诊断主要根据临床表现和血液、关节液、皮损等处淋球菌培养为阳性结果。

(二) 实验室检查

1. 直接涂片　取尿道或宫颈脓性分泌物涂片，作革兰染色，镜下可见大量多形核白细胞，细胞内可见数量不等的革兰阴性双球菌。涂片对女性检出率低，有假阴性，必要时应做培养。

2. 细菌培养　标本在选择性培养基上培养，可出现典型菌落，氧化酶试验阳性，镜检可见到革兰阴性双球菌，必要时可做糖发酵及荧光抗体检查加以确诊。对淋球菌培养阴性，但病史和体征可疑者，亦可用聚合酶链反应检测淋球菌DNA，还可用直接免疫荧光试验协助确诊。

(三) 诊断要点

1. 有不洁性交史，性伴感染史，与淋病患者间接接触史或新生儿母亲有淋病史等。淋病潜伏期平均3～5日。

2. 有各种类型淋病的临床表现。

3. 根据实验室检查结果：① 直接涂片多形核白细胞内革兰阴性双球菌。② 细菌培养可见革兰阴性双球菌。

三、转归及预后

淋病患者，急性期及时正确治疗可完全治愈。无合并症淋病经单次大剂量药物治疗，治愈率达95%；治疗不彻底，可产生合并症，甚至不育、宫外孕、盆腔炎、尿道狭窄或失明及播散性淋病。因此，要抓紧时机在急性期将淋病彻底治愈。

四、治疗原则与主要措施

(一) 治疗原则

1. 尽量争取早期诊断、早期治疗，以防转为慢性。

2. 应对患者的性伴同时进行诊断治疗，原则上在30日内与患者有过性接触者，均应进行追踪诊治。

3. 用药应及时、足量，并规则用药。

4. 治疗结束后第4天和第8天应从感染部位取材做涂片和细菌培养，两次均为阴性者可认为治愈。

（二）主要措施

1. 淋菌性尿道炎、宫颈炎、直肠炎　头孢曲松250mg一次肌注，或大观霉素2g(宫颈炎4g)一次肌注，或环丙沙星500mg一次口服，或氧氟沙星400mg一次口服。

2. 淋菌性咽炎　头孢曲松250mg一次肌注，或环丙沙星500mg一次口服，或氧氟沙星400mg一次口服。

3. 淋菌性眼炎

(1) 新生儿：头孢曲松25～50mg/(kg·d)(单剂不超过125mg)静脉或肌注，连续7天，或大观霉素40mg/(kg·d)肌注，连续7天。

(2) 成人：头孢曲松1.0g/d肌注，连续7天，或大观霉素2.0g/d肌注，连续7天。同时应用生理盐水冲洗眼部，每小时1次。

4. 妊娠期淋病　头孢曲松250mg一次肌注，或大观霉素4g一次肌注。禁用氟喹诺酮类和四环素类药物。

5. 儿童淋病　头孢曲松125mg一次肌注，或大观霉素40mg/kg一次肌注；体重大于45kg者按成人方案治疗。

6. 淋菌性附睾炎　头孢曲松250～500mg/d肌注，连续10天，或大观霉素2g/d肌注，连续10天。

7. 淋菌性盆腔炎　头孢曲松500mg/d肌注，连续10天，或大观霉素2g/d肌注，连续10天；应加用甲硝唑800mg/d，分2次口服，或多西环素200mg/d，分2次口服，连续10天。

8. 播散性淋病　头孢曲松1.0g/d肌注或静脉注射，连续10天以上，或大观霉素4.0g/d，分2次肌注，连续10天以上。淋菌性脑膜炎疗程约2周，心内膜炎疗程要4周以上。

9. 若考虑同时有衣原体或支原体感染时，应在上述药物治疗中加用多西环素200mg/d，分2次口服，连服7天以上或阿奇霉素1g，一次口服。

10. 为预防发生新生儿眼病，对每一个新生儿都要用1%硝酸银滴眼。

第六节　尖锐湿疣

一、概述

尖锐湿疣(condyloma acuminatum，CA)又称生殖器疣(genital wart)，是由人乳头瘤病毒(human papilloma virus，HPV)所致的皮肤黏膜良性赘生物，主要通过性接触传染，少数通过间接接触传染，是我国目前常见的性传播疾病之一，与生殖器癌的发生密切相关。

二、诊断依据

（一）临床表现

1. 潜伏期　约为1～8个月，平均3个月。

2. 好发部位　外生殖器及肛门附近的皮肤黏膜湿润区，男性多见于龟头、冠状沟、包皮系带、尿道口及阴茎部，同性恋者好发于肛门及直肠。女性多见于大小阴唇、阴道口、阴道、尿道、宫颈、会阴、阴阜、腹股沟等。生殖器以外的部位，偶尔见于腋窝、脐窝、乳房等处，口淫者可发生于口腔。包皮过长或白带过多的人易受感染或复发。

3. 形态　初起为小而柔软淡红色顶端稍尖的赘生物，逐渐增大增多，互相融合形成各种不同的形态，表面凹凸不平，湿润柔软呈乳头状、菜花状或鸡冠状，根部多半有蒂，易发生糜烂、渗液，其间有脓性分泌物淤积，有恶臭。由于分泌物的浸渍，疣体表面呈白色、暗灰色或红色，易出血。位于干燥部位的尖锐湿疣较小，呈扁平疣状。宫颈的尖锐湿疣损害一般较小，境界清楚，表面光滑或呈颗粒状、沟回状而无典型的乳头状形态。少数尖锐湿疣因过度增生成为巨型尖锐湿疣。癌样尖锐湿疣与 HPV-6 型有关。此外还有微小无蒂疣、微小的乳头状隆起和外观正常的环状皮肤损害三种亚临床感染。

4. 症状　大多数尖锐湿疣患者无任何自觉症状，仅少部分有瘙痒、灼痛、白带增多。

（二）实验室检查

1. 醋酸白试验　在可疑病损处涂 3%～5%醋酸 5～10 分钟（肛周病损 15 分钟），如果见局部皮肤黏膜变白，即为醋酸白试验阳性，可作为尖锐湿疣的诊断依据之一。此试验敏感性较高，偶尔在上皮增厚或外伤糜烂处出现假阳性，但假阳性变白其界限不清或不规则。

2. 细胞学检查　取阴道、子宫颈等部位的湿疣组织做成涂片，做帕氏染色，在涂片中可以见到两种细胞，一种细胞的核周围有晕环，它占据了细胞浆的大部分，而将细胞浆压缩到边缘呈浓缩状，此种细胞称为空泡化细胞，它来源于浅层的鳞状上皮细胞；另一种细胞称为角化不良细胞，可单个或成堆分布，胞浆呈橙红色至淡黄色，核小而致密。在尖锐湿疣病的涂片中这两种细胞常可混合存在。

3. 病理活检　镜下见主要有乳头瘤样增生，棘层增厚，棘层上部和颗粒层出现凹空细胞，这些空泡化细胞较正常细胞大，核浓缩，核周围有透亮晕。真皮内血管扩张。

（三）诊断要点

1. 有不洁性交史，配偶感染史或间接感染史。

2. 有尖锐湿疣的形态学表现。

3. 大部分患者无自觉症状，仅少数患者有痒感、异物感、压迫感、疼痛感、出血或女性白带增多。

4. 醋酸白试验或甲苯胺蓝试验阳性。

5. 实验室检查：皮损活检有 HPV 感染特征性空泡化细胞的病理学变化特点，必要时皮损活检中抗原或核酸检查显示有 HPV。

三、转归及预后

目前任何治疗都不能完全根除 HPV，一般来讲，治疗后 3 个月内治疗部位无再生疣即为基本治愈。尖锐湿疣一般预后良好，但各种治疗都有可能复发。

四、治疗原则与主要措施

（一）治疗原则

由于没有特效的抗病毒药物，尖锐湿疣的治疗采用祛除疣体，提高免疫力的综合治疗。

（二）主要措施

1．局部药物治疗

（1）0.5％足叶草毒素酊（鬼臼毒素酊）：为抗病毒有丝分裂药物。用法为每天2次外用，连用3天停药4天为1个疗程，可根据病变程度连续用1～3个疗程，治愈率较高。适用于任何部位的皮损（包括男性尿道内及女性阴道内皮损），但应注意其致畸作用，孕妇禁用。

（2）10％～25％足叶草酯酊：每周1～2次局部外用，涂药1～4小时后洗去。因刺激性较大，故应注意保护皮损周围正常组织；本药有致畸作用，孕妇禁用。

（3）50％三氯醋酸或二氯醋酸液：可通过对病毒蛋白的凝固作用破坏疣体，使疣组织坏死脱落。每周或隔周使用1次，连续用药不宜超过6周。有腐蚀性，应注意保护正常组织。

（4）其他：5％ 5-氟尿嘧啶每周外用1次；或5％咪喹莫特每周外用2～3次，睡前外用，6～10小时后洗掉，可用药16周，局部可出现轻中度刺激症状。

2．物理疗法　CO_2激光治疗，用于多发性疣及尿道内疣。液氮冷冻，治愈率为63％～88％。电灼治疗有效率约94％，复发率约22％。

3．手术治疗　适用于单发或巨大尖锐湿疣。

4．全身疗法　可用干扰素、IL-2和抗病毒药物。

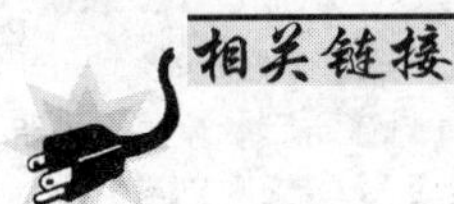

几种致命瘟疫的疫情概况

（一）天花

公元前1100年前，印度或埃及出现急性传染病天花。公元前3—前2世纪，印度和中国流行天花。公元165—180年，罗马帝国天花大流行，1/4人口死亡。6世纪，欧洲天花流行，10％人口死亡。17、18世纪，天花是欧洲最严重的传染病，死亡人数高达1.5亿。19世纪中叶，中国福建等地天花流行，病死率超过1/2。1900—1909年，俄国因天花死亡50万人。

（二）鼠疫

公元前430—前427年，雅典发生大瘟疫，近1/2人口死亡，整个雅典几乎被摧毁。有专家认为此疫即鼠疫。历史上明确记载的第一次世界性鼠疫大流行始于公元6世纪，源自中东，流行中心为近东地中海沿岸，持续近60年，高峰期每天死亡万人，死亡总数近1亿人。最令人恐怖的是第二次世界性鼠疫大流行，史称“黑死病”，1348—1351年在欧洲迅速蔓延，患者3～5天内即死，3年内丧生人数达6200万（有的说是3000万），欧洲人口减少近1/4，其中威尼斯减少70％，英国减少58％，法国减少3/4。1348年疫情高峰时，佛罗伦萨、威尼斯、伦敦等城市的死亡人数均在10万以上。此次“黑死病”延续到17世纪才消弭。流行范围较广的是第三次世界性鼠疫大流行。1894年，中国香港地区暴发鼠疫，20世纪30年代达到最高峰，波及亚洲、欧洲、美洲、非洲和澳洲的60多个国家，死亡逾千万人。其中，印度最严重，20年内死亡102万多人。此次疫情多分布在沿海城市及其附近人口稠密的居民区，流行传播速度之快，波及地区之广，远远超过前两次大流行。当今，鼠疫在北美、欧洲等地几乎已经绝迹，但在亚洲、非洲的一些地区还时有出现。

（三）霍乱

19世纪末至20世纪初，大规模流行的世界性霍乱共发生8次，地区性流行也出现过几次。1817—1823年，霍乱第一次大规模流行，从“人类霍乱的故乡”印度恒河三角洲蔓延到欧洲，仅1818年前后便使英国6万余人丧生。1826—1837年，霍乱第二次大流行，穿越俄罗斯并先后到达德国、英国、加拿大和美国。1846—1863年，霍乱第三次大流行，波及整个北半球。1865—1875年，霍乱第四次大流行，由一艘从埃及到英国的船所引发。1883—1896年，霍乱第五次大流行，到达了埃及。1910—1926年，霍乱第六次大流行。1961年出现第七次霍乱大流行，始于印度尼西亚，波及五大洲140多个国家和地区，报告患者逾350万。1992年10月，第八次霍乱大流行，席卷印度和孟加拉国部分地区，短短2～3个月就报告病例10余万，死亡人数达几千人，随后波及许多国家和地区；1997年9月起，霍乱在非洲大规模蔓延，仅1998年的头3个月乌干达就报告病例11335例，肯尼亚报告病例10108例。

（四）流感

1510年，英国发生有案可查的世界上第一次流感。1580、1675和1733年，在欧洲均出现大规模流感。最致命的是席卷全球的1918—1919年流感。它可能源于美国，1918年3月11日美国的一个军营107名士兵首先发病，不到两天即有522名士兵被感染，一周之内各州均出现病例，数月传遍全国，但未被引起高度重视。4月，流感相继传至欧洲、中国、日本。5月，流感遍布非洲和南美。9月疫情达到高峰。10月，流感便使美国的死亡率达到了创纪录的5%。当年，近1/4的美国人得了流感，67.5万人死亡。全球约有2000万～5000万人在这场流感灾难中丧生。18个月后，这场疾病离奇地消失。1957年的“亚洲流感”和1968年的“香港流感”也波及世界多个地区。“亚洲流感”在美国导致7万人死亡，“香港流感”使美国3.4万人因感染而死亡。1977—1978年的“俄罗斯流感”开始流行于前苏联，后又波及美国及其他许多国家。

（五）其他主要传染病

结核病已使2亿人死亡；疟疾仅在1997年就与厄尔尼诺现象一起造成150万～270万人死亡；登革热于1981年使古巴30多万人患病，至今还时有发生；而埃博拉病毒造成的死亡率则高达78%～88%。此外，伤寒、西尼罗河病毒、梅毒、艾滋病、军团菌等，也都对人类造成极大的伤害。

拓展阅读

《慢性乙型肝炎防治指南》——抗病毒治疗推荐意见

（一）慢性HBV携带者和非活动性HBsAg携带者

对慢性HBV携带者，应动员其做肝组织学检查，如肝组织学显示Knodell HAI≥4，或≥G2炎症坏死者，需进行抗病毒治疗。如肝炎病变不明显或未做肝组织学检查者，建议暂不进行治疗。非活动性HBsAg携带者一般不需治疗。上述两类携带者均应每3～6个月进行生化学、病毒学、甲胎蛋白和影像学检查，一旦出现ALT水平≥2×ULN，且同时HBVDNA阳性，可用IFN-α或核苷(酸)类似物治疗。

（二）HBeAg阳性慢性乙型肝炎患者

对于HBVDNA定量≥1×10^5拷贝/ml，ALT水平≥2×ULN者，或ALT水平<2×ULN但肝组织学显示Knodell HAI≥4，或≥G2炎症坏死者，应进行抗病毒治疗。可根据

具体情况和患者的意愿，选用 IFN-α(ALT 水平应<10×ULN)或核苷(酸)类似物治疗。对 HBVDNA 阳性但低于 1×10^5 拷贝/ml 者，经监测病情 3 个月，HBVDNA 仍未转阴，且 ALT 异常，则应抗病毒治疗。

1. 普通 IFN-α 5MU(可根据患者的耐受情况适当调整剂量)，每周 3 次或隔日 1 次，皮下或肌肉注射，一般疗程为 6 个月。如有应答，为提高疗效亦可延长疗程至 1 年或更长。应注意剂量及疗程的个体化。如治疗 6 个月无应答者，可改用其他抗病毒药物。

2. PegIFNα-2a 180μg，每周 1 次，皮下注射，疗程 1 年。剂量应根据患者耐受性等因素决定。

3. 拉米夫定 100mg，每日 1 次口服。治疗 1 年时，如 HBVDNA 检测不到(PCR 法)或低于检测下限，ALT 复常，HBeAg 转阴但未出现抗-HBe 者，建议继续用药，直至 HBeAg 血清学转换，经监测 2 次(每次至少间隔 6 个月)仍保持不变者可以停药，但停药后需密切监测肝脏生化学和病毒学指标。

4. 阿德福韦酯 10mg，每日 1 次口服。疗程可参照拉米夫定。

5. 恩替卡韦 0.5mg(对拉米夫定耐药患者为 1mg)，每日 1 次口服。疗程可参照拉米夫定。

(三) HBeAg 阴性慢性乙型肝炎患者

HBVDNA 定量 $\geq1\times10^4$ 拷贝/ml，ALT 水平 ≥2×ULN 者，或 ALT 水平<2×ULN，但肝组织学检查显示 Knodell HAI≥4，或 G2 炎症坏死者，应进行抗病毒治疗。由于难以确定治疗终点，因此应治疗至检测不出 HBVDNA(PCR 法)，ALT 复常。此类患者复发率高，疗程宜长，至少为 1 年。

因需要较长期治疗，最好选用 IFN-α(ALT 水平应<10×ULN)或阿德福韦酯或恩替卡韦等耐药发生率低的核苷(酸)类似物治疗。对达不到上述推荐治疗标准者，则应监测病情变化，如持续 HBVDNA 阳性，且 ALT 异常，也应考虑抗病毒治疗。

1. 普通 IFN-α 5MU，每周 3 次或隔日 1 次，皮下或肌肉注射，疗程至少 1 年。

2. PegIFNα-2a 180μg，每周 1 次，皮下注射，疗程至少 1 年。

3. 阿德福韦酯 10mg，每日 1 次口服，疗程至少 1 年。当监测 3 次(每次至少间隔 6 个月)HBVDNA 检测不到(PCR 法)或低于检测下限和 ALT 正常时可以停药。

4. 拉米夫定 100mg，每日 1 次口服，疗程至少 1 年。治疗终点同阿德福韦酯。

5. 恩替卡韦 0.5mg(对拉米夫定耐药患者为 1mg)，每日 1 次口服。疗程可参照阿德福韦酯。

(四) 代偿期乙型肝炎肝硬化患者

HBeAg 阳性者的治疗指征为 HBVDNA $\geq10^5$ 拷贝/ml，HBeAg 阴性者为 HBVDNA $\geq10^4$ 拷贝/ml，ALT 正常或升高。治疗目标是延缓和降低肝功能失代偿和 HCC 的发生。

1. 拉米夫定 100mg，每日 1 次口服。无固定疗程，需长期应用。

2. 阿德福韦酯 10mg，每日 1 次口服。无固定疗程，需长期应用。

3. 干扰素因其有导致肝功能失代偿等并发症的可能，应十分慎重。如认为有必要，宜从小剂量开始，根据患者的耐受情况逐渐增加到预定的治疗剂量。

(五) 失代偿期乙型肝炎肝硬化患者

治疗指征为 HBVDNA 阳性。

对于病毒复制活跃和炎症活动的失代偿期肝硬化患者，在其知情同意的基础上，可给予拉米夫定治疗，以改善肝功能，但不可随意停药。一旦发生耐药变异，应及时加用其他已批准的能治疗耐药变异的核苷(酸)类似物。

(六) 应用化疗和免疫抑制剂治疗的患者

对于因其他疾病而接受化疗、免疫抑制剂(特别是肾上腺糖皮质激素)治疗的 HBsAg 阳性者，即使 HBVDNA 阴性和 ALT 正常，也应在治疗前 1 周开始服用拉米夫定，每日 100mg，化疗和免疫抑制剂治疗停止后，应根据患者病情决定拉米夫定停药时间。对拉米夫定耐药者，可改用其他已批准的能治疗耐药变异的核苷(酸)类似物。核苷(酸)类似物停用后可出现复发，甚至病情恶化，应十分注意。

(七) 肝移植患者

对于拟接受肝移植手术的 HBV 感染相关疾病患者，应于肝移植术前 1～3 个月开始服用拉米夫定，每日 100mg 口服，术中无肝期加用 HBIG，术后长期使用拉米夫定和小剂量 HBIG(第 1 周每日 800IU，以后每周 800IU)，并根据抗-HBs 水平调整 HBIG 剂量和用药间隔(一般抗-HBs 谷值浓度至少大于 100～150mIU/ml，术后半年内最好大于 500mIU/ml)，但理想的疗程有待进一步确定(II-1)。对于发生拉米夫定耐药者可选用其他已批准的能治疗耐药变异的核苷(酸)类似物。

(八) 其他特殊情况的处理

1. 经过规范的普通 IFN-α 治疗无应答患者，再次应用普通 IFN-α 治疗的疗效很低。可试用 PegIFNα-2a 或核苷(酸)类似物治疗。

2. 强化治疗　指在治疗初始阶段每日应用普通 IFN-α，连续 2～3 周后改为隔日或每周 3 次的治疗。目前对此疗法意见不一，因此不予推荐。

3. 应用核苷(酸)类似物发生耐药突变后的治疗　拉米夫定治疗期间可发生耐药突变，出现“反弹”，建议加用其他已批准的能治疗耐药变异的核苷(酸)类似物并重叠 1～3 个月或根据 HBVDNA 检测阴性后撤换拉米夫定；也可使用 IFN-α(建议重叠用药 1～3 个月)。

4. 停用核苷(酸)类似物后复发者的治疗　如停药前无拉米夫定耐药，可再用拉米夫定治疗，或其他核苷(酸)类似物治疗。如无禁忌证，亦可用 IFN-α 治疗。

参考文献

[1]彭文伟，李刚. 病毒性肝炎. 见：传染病学. 第 6 版. 北京：人民卫生出版社，2004：21—50

[2]中华医学会传染病与寄生虫分会，肝病学分会. 病毒性肝炎防治方案. 中华肝脏病杂志，2000，8(6)：324—329

[3]中华医学会肝病学分会，中华医学会传染病与寄生虫分会. 丙型肝炎防治指南. 中华肝脏病杂志，2004，12(4)：194—198

[4]中华医学会肝病学分会，中华医学会感染病学分会. 慢性乙型肝炎防治指南. 中华肝脏病杂志. 2005，23(6)：421—431

[5]王勤环. 志贺菌感染. 见：现代感染性疾病与传染病学. 北京：科学出版社，2000：1144—1152

[6]中华医学会,中华中医药学会.传染性非典型肺炎(SARS)诊疗方案.中华医学杂志,2003,83(19):1731—1752

[7]彭文伟,李刚.传染性非典型肺炎.见:传染病学.第6版.北京:人民卫生出版社,2004.21—50

[8]罗端德.艾滋病.见:传染病学.第6版.北京:人民卫生出版社,2004:96—104

[9]张绪清,王宇明.艾滋病.见:实用传染病学.第3版.北京:人民卫生出版社,2004:586—598

[10]绍长庚.淋病.见:临床皮肤病学.第3版.南京:江苏科学技术出版社,2001:528—535

[11]连石.尖锐湿疣.见:皮肤性病学.第6版.北京:人民卫生出版社.2004:220—221

[12]Ashkenazi S. Shigella infections in children: new insights. Semin Pediatr Infect Dis,2004,15(4):246—252

[13]Bhattacharya SK,Surrt D. An evaluation of current shigellosis treatment. Expert Opin Pharmacother,2003,4(8):1315—1320

[14]Drosten C,Gunther S,Preiser W,et al. Identification of a novel coronavirus in patients with severe acute respiratory syndrome. N Engl J Med,2003,348:1967—1976

[15]Manfredi R,Nanetti A,Valentini R,et al. Epidemiological,clinical and therapeutic features of AIDS-related Mycobacterium kansasii infection during the HIV pandemic: an 11-year follow-up study. HIV Med,2004,5(6):431—463

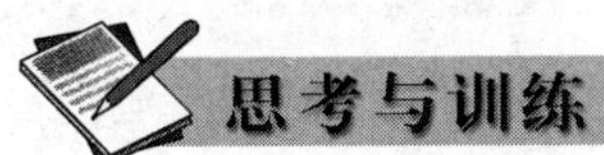

思考与训练

一、单项选择题

1. 对乙型肝炎病毒具有保护作用的抗体是 ( )

A. 抗 HBc　　B. 抗 HBs　　C. 抗 HBe

D. 抗 HBc IgG　　E. 抗 HBc IgM

2. 对重型肝炎的判断下列哪项最重要? ( )

A. ALT>500U/L　　B. 总胆红素>171μmol/L　　C. PTA<40%

D. 电解质紊乱　　E. WBC 15×10^9/L

3. 下列关于淤胆型肝炎的诊断哪项是错误的? ( )

A. 起病类似急性黄疸型肝炎

B. 黄疸较深,消化道和全身症状相对较轻

C. 常有皮肤瘙痒,明显肝肿大,大便颜色变浅

D. 肝功:TBil 明显升高,以间接胆红素为主

E. 碱性磷酸酶(ALP)明显升高

4. 慢性肝炎的原因不包括 ( )

A. 甲型肝炎　　B. 乙型肝炎　　C. 丙型肝炎

D. 丁型肝炎　　E. 自身免疫性肝炎

5. 流行地区甲型肝炎最常发生在 ( )
A. 老年人 B. 妇女 C. 成年人
D. 吸烟者 E. 学龄前儿童
6. 下列哪项不是慢性乙型肝炎(中度)的治疗原则? ( )
A. 禁酒、避免劳累、适当休息 B. 可用保肝、降酶、退黄药物
C. 应用免疫调节药物 D. 抗病毒治疗
E. 注射乙肝疫苗
7. 慢性菌痢是指菌痢的病程超过 ( )
A. 1个月 B. 2个月 C. 3个月
D. 4个月 E. 6个月
8. 下列哪项不是中毒性菌痢的临床特征? ( )
A. 急性高热,反复惊厥,昏迷 B. 腹痛、腹泻明显
C. 迅速发生休克,呼吸衰竭 D. 大便常规检查发现大量炎性细胞
E. 脑脊液化验正常
9. 4岁患儿,于夏季高热8小时,抽搐2小时,呕吐一次,体温40℃,血压46/18mmHg,昏睡状,面色苍白,腮腺不大,四肢紧张,肢冷,腱反射亢进,皮肤花纹状,心肺腹未见异常,周围血象WBC 18×10^9/L,N 0.86,L 0.14,粪便镜检:WBC 2~8/HP,应首先考虑 ( )
A. 流行性乙型脑炎 B. 中毒性菌痢 C. 腮腺炎脑炎
D. 脑型疟疾 E. 流行性脑脊髓膜炎
10. 目前菌痢的病原治疗首选 ( )
A. 氯霉素 B. 四环素 C. 磺胺药
D. 氟喹诺酮类 E. 呋喃唑酮
11. 艾滋病毒不可以通过下列哪种方式传播? ( )
A. 共用针头或注射器 B. 性接触 C. 日常生活接触
D. 母婴传播 E. 输血
12. 下例哪项不是急性HIV感染的临床表现? ( )
A. 发热 B. 咽痛 C. 淋巴结肿大
D. 口腔真菌感染 E. 关节痛
13. 艾滋病患者常见的肿瘤是 ( )
A. 霍奇金病 B. 淋巴肉瘤 C. 卡波济肉瘤
D. 非霍奇金淋巴瘤 E. 多发性骨髓瘤
14. SARS的潜伏期多为 ( )
A. 1~14天,平均5天 B. 2~10天,平均7天 C. 5~12天,平均9天
D. 7~14天,平均10天 E. 14~21天,平均12天
15. 下列描述中哪项不是SARS患者呼吸系统症状的特点? ( )
A. 早期呼吸系统症状不明显,也多数没有上呼吸道卡他症状
B. 中后期逐渐出现咳嗽,多为干咳、少痰,大咯血常见
C. 部分患者在疾病的高峰期(10~15天)出现气促,可有胸痛

D. 肺部体征常不明显,部分患者可闻少许湿啰音,可有肺实变体征
E. 严重者可出现明显呼吸窘迫,直至呼吸衰竭

16. SARS 患者死亡的主要原因是 ( )
A. 严重的缺氧性呼吸衰竭或(和)并发症 B. 严重的基础疾病
C. 高龄 D. 持续的弛张热 E. 大咯血

17. 淋病的病原体是 ( )
A. 革兰阴性双球菌 B. 革兰阳性双球菌 C. 革兰阳性链球菌
D. 革兰阴性杆菌 E. 以上都不是

18. HIV 感染人体后主要导致下列哪个系统损害? ( )
A. 消化系统 B. 免疫系统 C. 循环系统
D. 骨骼系统 E. 泌尿系统

19. AIDS 的病原是 ( )
A. 人类嗜 T 细胞病毒Ⅰ型 B. 人类嗜 T 细胞病毒Ⅱ型
C. 人白血病病毒 D. EB 病毒
E. 人类免疫缺陷病毒

20. 尖锐湿疣的病原是 ( )
A. CMV B. HSV-2 C. HIV
D. HPV E. EBV

二、名词解释

1. 胆酶分离 2. 中毒性菌痢 3. SARS 4. AIDS 5. 醋酸白试验

三、填空题

1. 已知的病毒性肝炎分________、________、________、________和________。
2. 甲型、戊型肝炎传播途径是________,乙型、丙型和丁型的主要传播途径是________。
3. 急性无合并症淋病表现为________、________ ________、________及________。
4. 传染性非典型肺炎在起病早期即有胸部 X 线检查呈________或________改变。
5. HIV 感染分为四期,即________期、________期、________期和________期。
6. 艾滋病全称为__________,是由________感染引起的一种传播速度快、目前无法治愈、但能够预防的传染性疾病。

四、问答题

1. 简述急性重型病毒性肝炎的临床表现。
2. 试述病毒性肝炎的临床分型。
3. 诊断艾滋病的依据应从哪些方面考虑?
4. 简述 HIV 感染到艾滋病期常见的临床表现。
5. 简述淋病的诊断要点。

(蒋道荣)

第三篇　外　科　学

第一章 外科学概要

外科学是一门专业技术性较强的学科，是步入临床的重要桥梁课程。学生首先要有正确的学习目的，树立为人民的健康服务、全心全意为患者服务的理念，只有良好的医德医风，才能发挥医术的作用。其次要主动学习，要经常提出问题、解决问题。此外，学习外科还要强调动手能力，学会外科操作方法，体验成功的乐趣，理解外科手术的含义。作为一名医学生，首先要有学好外科的理论基础，如人体解剖、病理生理知识；其次要重点掌握外科疾病的临床表现和诊治要点；还要理论联系临床，要在临床中观察病情的演变，这样才能让外科理论知识掌握得更牢固，在以后的医疗工作中得心应手。本章重点掌握外科的定义及外科学的范畴，熟悉无菌术的概念及常用方法，了解我国外科学及现代外科学的发展史。

第一节 外科学定义

外科学(surgery)是现代医学科学的一个重要组成部分，是对医学科学发展产生重要影响的临床医学学科。外科学主要研究和治疗人体各系统及各器官疾病的学科，重点讲述每种疾病的病因、病理要点。外科学和所有的临床医学一样，需要了解疾病的定义、病因、表现、诊断、分期、治疗、预后，而且外科学更重视手术的适应证、术前的评估、手术的技巧与方法、术后的恢复、手术的并发症与预后等与外科手术相关的问题。外科学包括外科学基础、外科手术学和外科常见病。外科学基础论述外科的基本知识、基本理论和基本技能。外科手术学是外科疾病治疗的重要方法，主要包括手术的原理和操作方法，手术学主要是培养学生严格的无菌观念和进行手术操作的训练。外科学各论则是在掌握外科学基础理论和手术学基本概念及外科基本操作技术的基础上，学习和掌握外科常见病的发病原因、发生发展规律、病理与病理生理、临床表现、系统检查、诊断要点、鉴别诊断、预防和治疗原则、手术适应证等外科学知识。通过理论教学，给学生以良好的理论知识基础，指导将来实习和临床工作。

第二节 外科学的范畴

外科学的范畴是在整个医学的历史发展中形成，并且不断发展变化的。在古代，外科学的范畴仅仅限于一些体表的疾病和外伤，但随着医学科学的发展，对人体各系统、各器官的疾病在病因和病理方面获得了比较明确的认识，加之诊断方法和手术技术不断地改进，现代外科学的范畴已经包括许多机体内部的疾病。按病因分类，外科疾病大致可分为五类：

一、损伤

由暴力或其他致伤因子引起的人体组织破坏，例如内脏破裂、骨折、烧伤等，多需要手术或其他外科处理，以修复组织和恢复功能。

二、感染

致病的微生物或寄生虫侵袭人体，导致组织、器官的损害、破坏、发生坏死和脓肿，这类局限的感染病灶适宜于手术治疗，例如坏疽阑尾的切除、肝脓肿的切开引流等。

三、肿瘤

绝大多数的肿瘤需要手术处理。良性肿瘤切除有良好的疗效。而对恶性肿瘤，手术能达到根治、延长生存时间或者缓解症状的效果。

四、畸形

先天性畸形，例如唇裂、腭裂、先天性心脏病、肛管直肠闭锁等，均需施行手术治疗。后天性畸形，例如烧伤后瘢痕挛缩，也多需手术整复，以恢复功能和改善外观。

五、其他性质的疾病

常见的有器官梗阻，如肠梗阻、尿路梗阻等；血液循环障碍，如下肢静脉曲张、门静脉高压症等；结石形成，如胆石症、尿路结石等；内分泌功能失常，如甲状腺功能亢进症等，也常需手术治疗予以纠正。

现代外科学不但包括上述疾病的诊断、预防以及治疗的知识和技能，而且还要研究疾病的发生和发展规律。为此，现代外科学必然要涉及实验以及自然科学基础。外科学与内科学疾病的范畴是可以相互转化的。例如化脓性感染，在早期一般先用药物治疗，形成脓肿时才需要切开引流。而一部分内科疾病在它发展到某一阶段也需要手术治疗，例如胃、十二指肠溃疡引起穿孔或大出血时，常需要手术治疗。随着医学的飞速发展，外科学和其他的交叉学科也越来越相互渗透、相互影响。如外科的很多种疾病可以通过介入方法达到很好的治疗效果，而无需一般的手术治疗。所以，随着医学科学的发展和诊疗方法的改进，随着药物学与生物技术的发展，许多疾病的治疗都转变为非手术治疗为主，然而外科手术仍然是这些治疗无效或产生并发症疾病不可或缺的后线支持。外科微创手术领域的蓬勃发展和交叉学科的发展将使外科学的范畴不断地更新变化。

外科学在临床上有着比较明确的分工，可分为普通外科、骨科、泌尿科、神经外科、心脏外科、胸外科、小儿外科、肛肠外科、乳房外科、整形外科等。广义的外科学还包含耳鼻喉科、眼外科、妇产科、口腔外科等手术科室。

第三节 外科学发展简况

一、现代外科学发展简史

公元前5世纪恩培多克勒提出一切物体都由“四元素”组成，即火、空气(风)、水和土(地)，这四种元素以不同的比例混合起来，成为各种性质的物体，这与中国的五行说相类似。希腊医学的代表人物为希波克拉底(约公元前460—公元前377)，将四元素论发展成为“四体液病理学说”，他认为机体的生命决定于四种体液：血、黏液、黄胆汁和黑胆汁，四种元素的各种不同组合是这四种体液的基础，每一种体液又与一定的“气质”相适应，每一个人的气质决定于他体内哪种体液占优势。以他的名字命名的著作《希波克拉底文集》对医学有巨大贡献。16世纪欧洲医学开始独立发展，其主要成就是人体解剖学的建立，标志着医学新征途的开始。18世纪建立了病理解剖学，E·詹纳(1749—1823)发明牛痘接种法，公共卫生和社会医学方面的问题逐渐被提出来。

现代外科学奠基于19世纪40年代，先后解决了手术疼痛、伤口感染和止血、输血等问题。1846年美国人Morton首先采用乙醚作为全身麻醉剂；1846年匈牙利人Semmelweis在产科检查前首先用漂白粉洗手，产妇死亡率大幅度下降；1867年英国人Lister采用石炭酸溶液冲洗手术器械、湿纱敷盖伤口，截肢死亡率从46%下降至15%；1877年德国人Bergmann采用蒸汽灭菌；1872年英国人Wells介绍止血钳；1873年德国人Esmarch在截肢时倡用止血带；1901年美国人Landsteiner发现血型；1929年英国人Fleming发现了青霉素；1935年德国人Domagk倡用磺胺类药；其后抗菌药应用于外科；20世纪40年代肌肉松弛药在临床应用。上述这些发明解决了外科治疗的基本问题，使得外科学得到突飞猛进的发展。此后，外科领域内各专业相继独立，如神经外科、心血管外科、矫形外科、消化外科及整形外科等等。

19世纪中叶，是西医外科学在我国的萌芽起步阶段，各医院主持外科工作者，均为外藉医生，我国医护人员处于在实践中学习的“医徒”位置。其后，教会或外国的医学基金会、慈善团体先后在我国各地创办了医学院校。辛亥革命后，我国也相继自行筹建医学院校。至20世纪中叶，上述高等医学院校所培养的毕业生中，已有不少学识渊博、基础雄厚、出类拔萃的外科学家，如沈克非、黄家驷、吴英恺、兰锡纯、孟继懋、牛惠生、方先之、关颂韬、谢元甫、熊汝成、施锡恩等。我国外科学界为了促进学科发展、推动学术交流，于1937年4月在上海召开的中华医学会第四届大会上，成立了中华医学会外科学会，选出牛惠生为首届会长，曾起草会章，当时有外科会员19名，后因抗日战争爆发，学会活动未能开展。在抗日战争和解放战争期间，外科医生是冲在前线的战士，为救死扶伤作出了巨大的贡献。抗战胜利后，中华医学会第七届大会于1947年4月在南京召开，到会的外科会员由沈克非召集，重新组织外科学会，选举黄家驷为会长，会员43名。新中国成立后，外科学在我国得到了飞速的发展。外科学界老前辈们在外科学分会70年历程中，付出了很多的努力，而今天的中青年医生也正在他们的指导下一步步成长。老中青外科学的精英们齐心协力创办了许多外科学分支学科，建立了很多体系。外科学分会如今已经成为普通外科独立的专科分会，成为拥有16

个专业学组、职业医师会员最多的学术团体之一。

我国外科分支学科以骨科和泌尿外科率先建立，北京协和医院于1921年成立了骨科和泌尿科专科，由专科医师主持，标志着骨科、泌尿科在中国开始成为外科中的独立分科。1937年在中华医学会领导下成立了骨科小组，由牛惠生、胡兰生等6人组成，这标志着骨科已在我国成为独立的专科，为我国骨科专业的发展奠定了基础。我国外科学走过70年，如今的外科学各分会枝繁叶茂，生机勃勃，中华医学会外科学分会取得了辉煌的成就，腔内血管外科技术、肝脏微创外科技术、胆道外科学、断肢再植技术、手外科、颈椎外科技术都居世界领先水平。

二、我国中医外科学发展简史

夏商时期的《山海经》记载了我国外科最早的手术器械——砭针，用于排脓。殷墟出土的甲骨文已记载有外科病症名及单列专科，有疾目、疾耳、疾齿、疾身、疾足的区分，是外科疾病的最早记载。周朝，外科已成为独立的专科，《周礼·天官》有"疾医、疡医、食医、兽医"的划分，指出疡医主治肿疡、溃疡、金创和折疡。我国的传统中医外科在春秋战国时期逐渐形成。目前发现最早的医学文献《五十二病方》记载了感染、创伤、冻疮、诸虫咬伤、痔瘘、肿瘤等多种外科病，并介绍了割治、外敷治疗痔疮，用探针检查痔疮的方法。中医外科是中医学的一部分，其内容包括了外科、骨伤科、耳鼻喉眼、口腔、痔、皮肤等学科的内容，有丰富的经验。汉唐时期，中医外科走在世界前列；汉期华佗，创制"麻沸散"用于麻醉，施行死骨剔除术和剖腹术；隋朝，巢元方的《诸病源候论》"金疮肠断候"中介绍腹部外科手术的经验，并首次记载了人工流产和肠吻合以及血管结扎、拔牙等手术疗法；唐朝，孙思邈的《千金方》用葱管导尿，则比1860年法国发明橡皮管导尿早1200多年；清末，尤其是鸦片战争以后，由于闭关自守，中医外科整体水平明显落后。

新中国成立后，中医外科进入了发展新阶段。1954年首先在北京成立了中医研究院，以后各省、市先后成立了中医药研究院(所)。1956年起各省、市相继成立了中医学院，改变了传统的师承家授的培养方法。1960年中医研究院编著《中医外科简编》，还编著出版和重印了大量的中医外科学专著。积极开展科研活动，取得了巨大的科研成果。骨髓炎的中西医结合治疗、血栓闭塞性脉管炎的治疗、治疗内痔的"消痔灵"注射液、治疗皮肤病的"五妙水仙膏"等，都先后获得国家科技进步奖或卫生部科技成果奖。中西医结合治疗系统性红斑狼疮、硬皮病、毒蛇咬伤等，也都取得了很大的成绩。近年来，电子计算机在中医临床运用中的研究，为整理外科医著、总结外科经验，提供了有利的条件，中医外科的发展进入到一个崭新的阶段。

第四节　无　菌　术

无菌术(asepsis)是针对微生物及感染途径所采取的一系列预防措施，包括灭菌法、消毒法、操作规则及管理制度。灭菌系指杀灭一切活的微生物，包括细菌的芽胞；而消毒系指杀灭病原微生物和其他有害微生物，并不要求清除或杀灭所有微生物(如芽孢等)。灭菌法一般是指预先用物理方法，彻底消灭掉与手术区或伤口接触的物品上所附带的微生物。有的化学品如甲醛、戊二醛、环氧乙烷等，可以杀灭一切微生物，故也可在灭菌法中应用。消毒法又称抗菌法，常指应用化学方法来消灭微生物，例如器械的消毒、手术室空气的消毒、手术人员的手和臂的消毒以及患者的皮肤消毒。有关的操作规则和管理制度则是防止已经灭菌和消毒的物品、已行无菌准备的手术人员或手术区不再被污染,以免引起伤口感染的办法。

灭菌法所用的物理方法有高温、紫外线、电离辐射等,而以高温的应用最为普遍。手术器械和应用物品如手术衣、手术单、敷料和大部分手术器械都可用高温来灭菌。电离辐射主要用于药物如抗生素、激素、类固醇、维生素等,以及塑料注射器和缝线等的灭菌。紫外线可以杀灭悬浮在空气中、水中和附于物体表面的细菌、真菌、支原体和病毒等。抗菌法所用化学制剂的种类很多。理想的消毒药物应能杀灭细菌、芽孢、真菌等一切能引起感染的微生物而不损害正常组织,但目前尚无能够达到上述要求的药物。一般可根据要消毒的器械、物品等的性质,来选用不同的药物,以发挥药物的作用和减少其不良反应。

一、灭菌法

1. 高压蒸汽灭菌法　应用最普遍,效果可靠。高压蒸汽灭菌器可分为下排气式和预真空式两类。高压蒸汽灭菌法多用于一般能耐受高温的物品,如金属器械、玻璃、搪瓷、敷料、橡胶类、药物等的灭菌。

2. 煮沸灭菌法　常用的有煮沸灭菌器。但一般铝锅洗去油脂后,也可作煮沸灭菌用。本法适用于金属器械、玻璃及橡胶类等物品,在水中煮沸至100℃后,持续15～20分钟,一般细菌可被杀灭,但带芽胞的细菌至少需要煮沸1小时才能杀灭。

3. 火烧法　主要用于紧急状况下金属器械的消毒。

二、消毒法

1. 药液浸泡消毒法　锐利器械、内腔镜等不适于热力灭菌的器械,可用化学药液浸泡消毒。

(1) 1∶1000的新洁尔灭溶液,可用于皮肤、黏膜的消毒,也用于浸泡器械消毒,浸泡时间为30分钟。

(2) 70%的酒精,多用于皮肤的消毒。如需浸泡器械消毒,要浸泡30分钟,常用于刀片、剪刀、缝针的消毒。

(3) 10%的甲醛溶液,浸泡时间为30分钟,适用于导尿管、塑料类、有机玻璃的消毒。

(4) 2%的戊二醛水溶液,浸泡30分钟,用途与70%的酒精相同,但灭菌效果更好。常用于刀片、剪刀、镊等的消毒,使用前务必冲洗。

(5) 1∶1000的洗必泰溶液,抗菌作用较新洁尔灭溶液强。

(6) 碘伏,为紫黑色液体,是碘与表面活性剂的不定型结合物。0.3%～0.5%的碘伏用于外科皮肤消毒。杀菌作用广,可杀灭细菌繁殖体、芽孢、真菌和部分病毒。

2. 甲醛蒸汽熏蒸法　用于橡胶手套、乳胶管、硅胶管、电刀柄等的消毒。

三、手术进行中的无菌原则

1. 手术人员一经“洗手”,手臂即不准再接触未经消毒的物品。穿无菌手术衣和戴无菌手套后,背部、腰部以下和肩部以上都应认为是有菌地带,不能接触;同样,手术台边缘以下的布单,也不要接触。

2. 不可在手术人员的背后传递器械及手术用品。坠落到无菌巾或手术台边以外的器械物品，不准拾回再用。

3. 手术中如手套破损或接触到有菌地方，应另换无菌手套。前臂或肘部碰触有菌地方，应更换无菌手术衣或加套无菌袖套。无菌巾、布单等物，如已被湿透，其无菌隔离作用不再完整，应加盖干的无菌单。

4. 在手术过程中，同侧手术人员如需调换位置时，应先退后一步，转过身，背对背地转到另一位置，以防止污染。

5. 手术开始前要清点器械、敷料；手术结束前，要先检查胸、腹等体腔，核对器械、敷料数无误后才能关闭切口，以免异物遗留腔内，产生严重后果。

6. 切口边缘应以大纱布垫或手术巾遮盖，并用巾钳或缝线固定，仅显露手术切口。

7. 作皮肤切口以及缝合皮肤之前，需用70%的酒精或5%的聚维酮碘(PV碘)溶液，再涂擦消毒皮肤一次。

8. 切开空腔脏器前，要先用纱布垫保护周围组织，以防止或减少污染。

9. 参观手术人员不可太靠近手术人员或站得太高，也不可经常在室内走动，以减少污染的机会。

参考文献

[1] 吴阶平，裘法祖，吴蔚然，等. 黄家驷外科学. 第6版. 北京：人民卫生出版社，1999:1—133

[2] 吴在德，吴肇汉，郑树，等. 外科学. 第6版. 北京：人民卫生出版社，2005：17—21

（陈玺华）

第二章　普通外科常见疾病

普通外科是外科学中最大的三级学科，包括腹部外科的肝、胆、胰、脾、胃十二指肠、小肠、结直肠等疾病，还有颈部、动静脉淋巴管疾病及乳腺疾病。普通外科疾病是外科临床上最常见的疾病，也是外科学中最主要学习和掌握的内容。本章内容均是普通外科最常见、最基本的疾病，主要包括急性阑尾炎、腹股沟区疝、肠梗阻、胆囊炎与胆石症、急性胰腺炎、乳腺癌和痔。学习以上这些疾病，首先要熟悉相应的解剖和病理生理知识，在此基础上，重点掌握这些疾病的典型临床表现和主要诊断要点，同时要熟悉这些疾病的外科治疗原则。

第一节　急性阑尾炎

一、概述

急性阑尾炎(acute appendicitis)是阑尾的最常见疾病，也是急腹症中最常见的病因(约占25%)，是普通外科的常见病。急性阑尾炎的发病率约为1‰，从出生的新生儿到八九十岁的高龄老人均可发病，但以青少年为多见，尤其是20～30岁年龄组人群为发病高峰，约占总数的40%。性别方面，一般男性发病较女性为高，男∶女＝2～3∶1。由于医疗技术发展水平的局限，急性阑尾炎仍有0.1%～0.5%的死亡率。因此，如何提高疗效，减少误诊，仍然值得重视和进一步研究。

(一) 病因

急性阑尾炎虽然常表现为阑尾壁受到不同程度的细菌侵袭所致的化脓性感染，但其发病机制却是一个较为复杂的过程，病因也不是很清楚，归纳起来与下列因素有关：

1. 梗阻　阑尾为一端与盲肠相通的细长的管道，一旦梗阻，可使管腔内分泌物积存，内压增高，压迫阑尾壁使远侧血运阻碍，此时管腔内细菌侵入受损黏膜，易致感染。常见的梗阻原因为：① 粪石、吸收失去水分的粪块、蛔虫、食物碎屑等堵塞阑尾腔；② 盲肠部位阑尾开口处附近有炎症、结核、肿瘤等病变，使阑尾开口受限，排空受阻；③ 曾因反复阑尾炎症使管腔狭窄；④ 阑尾系膜过短发生阑尾扭曲而阻碍管腔通畅；⑤ 阑尾壁内淋巴组织增生或水肿引起管腔狭窄。

2. 感染　未梗阻发病者，多为阑尾腔内细菌所致的直接感染。盲肠与阑尾腔相通，因此两者具有相同的以大肠杆菌和厌氧菌为主的菌种及数量。阑尾黏膜即使有轻微损伤，细菌也可侵入管壁，引起不同程度的感染。少数患者上呼吸道感染后细菌可由血运传至阑尾引发阑尾炎。另有部分感染发生于邻近器官的化脓性感染。

3. 其他　其他因素中有因胃肠道功能障碍（腹泻、便秘等）引起内脏神经反射，导致阑尾肌肉和血管痉挛，超过一定强度，可以产生阑尾管腔狭窄、血供障碍、黏膜受损，细菌入侵而致急性炎症。此外，发病亦可能与饮食习惯和遗传有关。多纤维素饮食发病率低，可能与结肠排空加快、便秘减少有关。习惯性应用缓泻药可能导致肠道黏膜充血，可使阑尾受到影响。遗传因素引起阑尾先天畸形，过度扭曲、管腔细小、长度过长、血运不佳等都成为易于发生急性炎症的条件。

（二）病理类型

急性阑尾炎的基本病理改变为管壁充血水肿，大量炎症细胞浸润，组织不同程度地破坏，因此分为单纯性、化脓性和坏疽性三种类型。三者通常是炎症发展的三个不同阶段，但也可能是由于发病因素的不同而得到的三种不同的直接后果。

1. 单纯性阑尾炎　阑尾有轻度炎症改变，水肿充血不严重；或呈浆膜充血发红，显微镜下阑尾壁各层中均有炎性细胞浸润，以黏膜层较重，有浅表小出血点或溃疡。此类阑尾炎属早期轻度感染，临床症状和机体反应也较轻，如能及时处理，可达到炎症吸收、感染消退、阑尾恢复正常。

2. 化脓性阑尾炎　由早期炎症加重而致，或由于阑尾管腔梗阻，内压增高，远端血运严重受阻，感染形成且蔓延迅速，以致数小时内即成化脓性甚至蜂窝织炎性感染。阑尾肿胀显著，浆膜面高度充血并有较多脓性渗出物，阑尾部分或全部为大网膜所包。显微镜下阑尾壁内有大量炎性细胞浸润，有的已形成大小不一的大量微小脓肿。阑尾腔内有脓性分泌物，有明显大肠杆菌和厌氧菌感染的现象。化脓性阑尾炎可引起阑尾周围的局限性腹膜炎，也可因为穿孔而致弥漫性腹膜炎。此类阑尾炎的阑尾已有不同程度的组织破坏，即使保守恢复，阑尾壁的瘢痕挛缩，可使管腔狭窄引起炎症反复发作。

3. 坏疽性阑尾炎　由于阑尾化脓性感染加重所致，或因阑尾管腔严重梗阻，阑尾血运在短时间内完全阻断而致阑尾坏疽，为阑尾急性炎症中最严重的程度。根据阑尾血运阻断的部位，阑尾呈现部分或全部坏死。坏死部分呈紫黑色，黏膜几乎全部糜烂脱落，阑尾腔内有血性脓液。多数合并有穿孔，并为大网膜所包盖，周围有局限脓液积存或已成弥漫性腹膜炎。一旦此类阑尾炎出现，除有严重的局部体征，还同时有剧烈的全身反应，如中毒性休克，会出现致死性的后果，是急件阑尾炎发展过程中必须防止的。

上述三类急性阑尾炎如仍局限于阑尾而不涉及四周，则其对机体的影响较轻，处理容易，效果良好。但当阑尾炎症严重，涉及四周，尤其是并发穿孔，感染侵至腹腔，炎症由阑尾局部扩散至部分或全部腹部，则病理复杂，处理上比较棘手。

阑尾穿孔并发弥漫性腹膜炎是急性阑尾炎中最为严重的情况，进展迅速，大网膜或肠襻粘连来不及局部保护，穿孔后感染立刻蔓及全腹，常见于坏疽性阑尾炎，死亡率很高。急性阑尾炎并发脓毒血症见于严重感染，经阑尾静脉侵入门静脉而成化脓性门静脉炎或多发性肝脓肿时，虽属少见，但死亡率极高。

二、诊断依据

(一)临床表现

多数急性阑尾炎患者的临床表现比较典型,病理过程都大致相同。临床表现大致可以分为三期:初期梗阻表现、后期炎症表现、后期并发症表现。三者间隔时间或长或过短,亦可表现为同时发生。

1. 症状　主要表现为转移性右下腹腹部疼痛、胃肠道反应和全身反应。

(1) 腹痛:迫使急性阑尾炎患者就诊的主要症状是腹痛,除极少数合并有横贯性脊髓炎的患者外,都有腹痛存在,约有98%的急性阑尾炎患者以此为首发症状。由于年龄、阑尾部位、病程快慢等差异,腹痛各有不同。早期阑尾腔内梗阻引起的腹痛较轻,为隐痛,多位于上腹或脐周。梗阻严重时也可为较明显的阵发性绞痛,逐渐加重,有时伴有恶心。典型的急性阑尾炎患者,腹痛开始的部位多在上腹部、剑突下或脐周围,约经6~8小时或10多小时后,腹痛部位逐渐下移,最后固定于右下腹部。腹痛多数以突发性和持续性开始的,少数可能以阵发性腹痛开始,而后逐渐加重。偶有疼痛突然减轻可能为阑尾穿孔使管腔内压力降低,坏死使神经失去感受传导能力所致,可误以为病情改善,但体检时腹部体征明显,全身症状加重,很快出现腹膜炎的表现,均能说明病情恶化。异位阑尾炎在临床上虽同样也可有初期梗阻性后期炎症性腹痛,但其最后腹痛所在部位根据其阑尾所在而异。位于盲肠后位、妊娠子宫后位或腹膜后位的阑尾,其局部疼痛不重,甚至腰痛重于腹痛,使诊断困难。年迈体弱的患者反应较差,腹痛程度往往不能表达其腹内感染的严重性,必须提高警惕,婴幼儿不会用言语表达时,吵闹啼哭实质上是腹痛的表现。

(2) 胃肠道反应:恶心、呕吐最为常见,早期的呕吐多为反射性,常发生在腹痛的高峰期,呕吐物为食物残渣和胃液,晚期的呕吐则与腹膜炎有关。呕吐与发病前有无进食有关,阑尾炎发生于空腹时,往往仅有恶心;饱食后发生则有呕吐;当阑尾感染扩散至全腹时,恶心、呕吐更为加重。其他胃肠道症状如食欲减退、不思饮食、便秘、腹泻等也偶有出现。

(3) 全身反应:单纯性阑尾炎的体温多在37.5~38.0℃之间,化脓性和穿孔性阑尾炎时,体温较高,可达39℃左右,极少数患者出现寒战高烧,体温可升到40℃以上。当弥漫性腹膜炎严重时,同时出现血容量不足与脓毒血症的症状,涉及心、肺、肾、肝等生命器官的功能衰竭。

2. 体征

(1) 压痛:急性阑尾炎的最主要体征是右下腹压痛,压痛多在阑尾的体表投影点——麦氏(McBurney)点。压痛由于阑尾部位、深浅、炎症轻重的不同而不同,是诊断阑尾炎的重要依据。阑尾炎早期炎症不明显时,并无体征;待炎症明确,转移性腹痛出现,即可触到局部压痛。典型的压痛较局限,位于麦氏点或其附近;根据阑尾炎症严重程度和部位的不同,压痛可以轻微或强烈、轻压痛或深压痛。压痛表明阑尾炎症的存在和其所在的部位,较之转移性腹痛有重要的意义。一旦压痛范围变大,或已成全腹压痛,表示腹膜炎已存在,但最压痛点仍在阑尾部位。

(2) 反跳痛:局部反跳痛与压痛具有同样重要意义,这是腹膜受到刺激的反应,更确定了局部炎症的存在。阑尾部位压痛与反跳痛的同时存在对诊断阑尾炎更有价值。压痛和反跳痛都可以见于弥漫性腹膜炎,因此在诊断急性阑尾炎时,反跳痛的部位与局限性很重要。

反跳痛多见于阑尾炎症较重、部位较浅时;较深在的、炎症较轻的阑尾炎常不出现反跳痛。阑尾部位腹肌紧张和强直也是急性阑尾炎的重要体征。

(3) 间接体征:临床上还可以通过如结肠充气试验等方法检查,对阑尾炎的诊断有一定参考价值。① 结肠充气试验(Rovsing 征):患者仰卧位,检查者用手掌按压左下腹部,或沿降结肠向上腹用力推挤,如右下腹疼痛加重即为阳性。其机理是结肠内压力由肠内的气体传导至盲肠,并进入发炎的阑尾腔,引起疼痛加重。如阳性,说明右下腹部有感染存在,不能判断阑尾炎的病理类型和程度。② 腰大肌试验:让患者左侧卧位,检查者左手向前推患者腰部,右手将患者右下肢向后拉,如右下腹疼痛加重即为阳性。如阳性,提示阑尾可能位于盲肠后或腹膜后。③ 闭孔肌试验:患者仰卧位,当右侧髋关节屈曲时被动内旋,右下腹疼痛加重即为阳性,表示阑尾位置较低,是炎症波及到闭孔内肌的结果。④ 皮肤感觉过敏区:少数患者在急性阑尾炎的早期,尤其是阑尾腔内有梗阻时,右下腹壁皮肤可出现敏感性增高现象,表现为咳嗽、轻叩腹壁均可引起疼痛,甚至轻轻触摸右下腹皮肤,也会感到疼痛。过敏区皮肤的范围呈三角形分布,不因阑尾位置而改变,故对不典型患者的早期诊断可能有帮助。

(4) 直肠指检:盆位急性阑尾炎,直肠右侧壁有明显触痛,甚至可触到炎性包块。阑尾穿孔伴盆腔脓肿时,直肠内温度较高,直肠前壁可膨隆并有触痛。未婚女性患者,直肠指检还能排除子宫和附件的急性病变。

(二) 辅助检查

对于临床表现不典型的患者则需借助其他诊断手段或辅助检查,如血常规、尿常规、腹部 X 线平片、腹部 B 超检查等,往往可确诊阑尾炎。

血常规多有白细胞总数增高,中性粒细胞比例增高等。尿常规偶有少量红细胞或白细胞。腹部 X 线多见右下腹少量肠管积气,弥漫性腹膜炎时可见肠管扩张、积气,甚至可见液气平面。腹部 B 超检查,70%~90%的患者可见阑尾肿大、呈腊肠样改变、阑尾区呈不均匀的低回声或无回声区,甚至会出现回声不均匀团块状区,边界不清。

三、转归及预后

绝大多数急性阑尾炎患者可以治愈,如不及时治疗,仍有 0.1%左右的死亡率。

(一) 炎症消退

急性单纯性阑尾炎及时药物治疗可能使炎症消退而不遗留病理改变。急性化脓性阑尾炎如经治疗即使炎症消退,但会导致阑尾腔变狭、壁增厚,易复发。

(二) 炎症局限

化脓或坏疽、穿孔后,阑尾为大网膜包裹形成阑尾周围脓肿或炎性包块,炎症被局限化。部分患者需 2~3 个月后手术治疗才能痊愈。

(三) 炎症扩散

如机体防御机能差,或未予及时治疗,炎症扩散而致阑尾化脓、坏疽穿孔乃至弥漫性腹膜炎、化脓性门静脉炎等。极少患者的细菌栓子可随血流进入门静脉在肝内形成脓肿,甚至可危及生命。

四、治疗原则与主要措施

(一)治疗原则

1. 急性单纯性阑尾炎　条件允许时可先行非手术治疗,但必须仔细观察,如病情有发展应及时进行手术。

2. 化脓性、穿孔性阑尾炎　原则上应立即实施急诊手术,切除病变阑尾,术后应积极抗感染,预防并发症。

3. 阑尾炎性包块　暂行保守治疗,促进炎症的尽快吸收,待3～6个月后再考虑切除阑尾。如脓肿有扩大并可能破溃时,应急诊引流。

4. 高龄患者、小儿及妊娠期急性阑尾炎,一旦确诊,原则上应急诊手术。

(二)主要措施

1. 手术治疗　手术切除阑尾是目前公认的急性阑尾炎的治疗方法,主要适应于各类急性阑尾炎,反复发作的慢性阑尾炎,阑尾脓肿保守治疗3～6个月后仍有症状者及非手术治疗无效者。但是阑尾炎症的病理变化比较复杂,有时也会遇到非常困难的情况。

手术方式为阑尾切除术、阑尾周围脓肿引流术。

2. 非手术治疗　主要适应于急性单纯性阑尾炎、阑尾周围脓肿、妊娠早期和后期急性阑尾炎、高龄合并有主要脏器病变的阑尾炎。主要措施包括卧床休息、禁饮食、适当补液、对症处理等。其次是选用广谱抗菌素和(或)抗厌氧菌的药物抗感染。必要时口服中药治疗。治疗将持续到患者症状消失,血常规恢复正常。

第二节　腹　外　疝

一、概述

人体组织或器官由其正常解剖部位通过某些正常的或不正常的孔隙或缺损等薄弱区域进入邻近部位的情况统称为疝。疝最多发生于腹部,其中绝大多数是腹腔内脏器或组织通过腹壁或盆壁薄弱区突出至体表形成的腹外疝(abdominal external hernia)。各种腹外疝内容物突出腹腔的部位称为疝门,疝门常被作为腹外疝解剖类型的命名依据,如腹股沟疝、脐疝、白线疝等。疝内容物绝大多数是小肠,其次是大网膜,较少见的有盲肠、乙状结肠、横结肠、膀胱、Meckel憩室(Littre疝)、卵巢、输卵管等。

(一)病因

腹外疝有腹壁强度降低和腹内压力增高两个基本发病因素。

1. 腹壁强度降低　腹壁的肌肉、筋膜等组织的结构组成在正常情况下存在一些相对薄弱的区域,成为腹外疝的潜在发病部位。依病理生理角度研究,发现腹外疝患者的腹直肌前鞘比正常人薄弱。此外,腹部手术切口或引流口的愈合不良、腹壁外伤、腹壁神经损伤、肥胖者的脂肪浸润、腹肌缺乏锻炼、老年人肌肉衰退、腹白线或半月线的发育不良等都有降低部分腹壁组织强度的不良作用。

2. 腹内压力增高　在腹壁强度不足的基础上,腹内压增高成为腹外疝的重要诱发因素。常见原因有慢性咳嗽(尤其是老年慢性支气管炎)、慢性便秘、排尿困难(如前列腺肥大、膀胱结石等)、妊娠、重体力劳动、举重、婴儿经常啼哭、腹水及腹内巨大肿瘤等。

(二) 分型

1. 解剖类型　根据疝门解剖部位的不同,腹外疝分为腹股沟疝、股疝、脐疝、切口疝、白线疝、半月线疝、闭孔疝、腰疝等类型。

2. 临床类型　结合疝内容物的病理状态和临床特点,腹外疝有以下四种临床类型:

(1) 易复性疝:一般腹外疝在站立、行走、奔跑、喷嚏、劳动和其他可促使腹内压增高的情况下,疝内容物可经疝门突入疝囊,并在体表出现一肿块,少数患者于发病早期因肿块隐匿在腹壁深层而不被察觉。疝内容物可在休息、平卧或向腹腔方向用手推送时回纳腹腔使肿块消失。这是易复性疝。

(2) 难复性疝:疝块突出后,长时间滞留于体表而不能或只能部分回纳者为难复性疝。疝内容物难以回纳是由于:① 疝内容物频繁突出、回纳,反复与疝囊(尤其是囊颈)摩擦而致互相粘连。大网膜突出最易发生此类情况。② 内容物反复突出,不断扩张疝门,使疝门组织受压萎缩,导致突出的内容物日益增多,此处腹壁终于完全失去阻挡内容物突出、维持它们于腹内的作用。巨大疝块长期滞留体表,又使腹腔容积相应变小,更难以容纳勉强回纳的内脏。③ 另有少数病程较长者,疝内容物突出时连同部分疝囊向疝门外滑移而成为疝囊壁的一部分。这种疝称为滑动性疝(或滑疝),属难复性疝。滑疝多见于腹股沟疝,右侧多于左侧,滑移的内脏以盲肠和膀胱为主,有时为乙状结肠或降结肠。

(3) 嵌顿性疝:嵌顿性疝可发生在强力劳动、剧烈咳嗽、排便或大笑等腹内压骤然增高时,疝内容物由相对狭小的疝门突出,疝门弹性回缩,使疝内容物嵌顿。表现为疝块突然增大,伴有剧烈疼痛,平卧或用手推送肿块不能使之回纳,肿块紧张发硬,且有触痛。内容物被卡后,因其静脉回流受阻,可逐渐出现淤血水肿而组织增厚,颜色转深,并在疝囊中出现淡黄色渗液。严重的可伴阵发性局部绞痛、恶心、呕吐、便秘、腹胀等急性肠梗阻症状。疝一旦嵌顿,自行回纳的机会较少。多数患者的症状逐渐加重,如不及时处理,可进一步发展为绞窄疝。有些小肠被嵌顿者,疝囊中可有多个肠襻,而位于它们之间的中间肠襻则仍在腹腔内。中间肠襻虽位在腹腔内,却是嵌顿肠襻的一部分,同样有静脉回流受阻情况存在。这种特殊形式的嵌顿性疝称为逆行性嵌顿疝。

(4) 绞窄性疝:随着时间的推移,未解除嵌顿的疝内容物在疝门处受压情况愈来愈重,使其动脉血供受阻,导致其缺血性坏死。至此,嵌顿性疝即转为绞窄性疝,绞窄性疝是嵌顿性疝病理过程的延伸。此时,疝内容物动脉搏动消失,失去光泽、弹性和活力,颜色转为紫红或紫黑,疝囊内积液转为血性,甚至脓性。部分病者(如逆行性疝)还可伴发化脓性腹膜炎。

二、腹股沟斜疝

(一) 概述

发生于腹股沟区的腹外疝统称为腹股沟疝(inguinal hernia),是最常见的腹外疝。腹股沟疝有斜疝和直疝之分。斜疝(indirect inguinal hernia)从腹壁下动脉外侧的腹股沟管内环突出,随病程的发展逐渐向内、下、前方向斜行穿越腹股沟管,出腹股沟管外环而达体表。在男性,疝块还可继续向阴囊方向发展;在女性,则终止于大阴唇。斜疝是最常见的腹外疝,约占腹外疝总数的90%,或占腹股沟疝的95%。男性患腹股沟斜疝者多于女性,两性发病之比约为15∶1,右侧发病者多于左侧。

(二)诊断依据

1. 临床表现　不同类型的腹股沟疝好发于不同年龄段。斜疝多发于青壮年。先天性斜疝多发病于婴幼儿,但有时却初见于老年,这是因为有些婴幼儿期疝块较小而未被发现,后因腹肌发育健全阻挡了疝块突出而未表现于临床,及至老年,腹壁肌力转弱,使疝块得以出现。

(1) 腹股沟管外环处出现可复性肿块是最重要的临床表现。最初在长期站立、行走或咳嗽时肿块沿腹股沟管斜行突向外环口。以后,肿块逐渐增大并延伸进入阴囊。肿块上端狭小,下端宽大,形状似梨形,再后,疝块逐渐进入阴囊,且日益增大。肿块突出时有下坠或轻度酸胀感。

(2) 如肿块突出后不能回纳而发生嵌顿,突出的疝块在早期伴有剧烈疼痛,张力高,并有压痛。如疝内容物为肠管,大多数患者将在数小时内出现腹部绞痛、恶心、呕吐、便秘、腹胀等急性肠梗阻的表现,少数例外的是肠管壁疝、Littre疝或大网膜被嵌顿者。如嵌顿未解除,疝内容物进而发生血运障碍,即转为绞窄性疝,肠管缺血坏死,疝块有红、肿、热、压痛等急性炎症表现,还可因疝内容物坏死而发生感染,导致疝块周围软组织出现急性炎症,甚至全身性中毒反应,并有腹膜炎体征。有时全身感染、高热、畏寒等症状极为明显,肠管绞窄而未及时处理者,疝囊内可积脓,以后脓肿被切开或自行穿破,形成肠瘘。逆行性疝内肠襻绞窄者,还将并发急性化脓性腹膜炎,则病情更为严重,重者可并发感染性休克。

(3) 体格检查:患者取平卧位,患侧髋部屈曲、内收,松弛腹股沟部。在疝块未显时,用手置于内环处,嘱患者咳嗽。常可在此察觉膨胀性冲击感或疝内容物顶出并滑入疝囊之感并出现肿块。内容物为肠管时,扪按肿块可觉其柔软光滑,较大时还能叩出其鼓音;如内容物为大网膜,则肿块多较坚韧,叩诊呈浊音。顺腹股沟管向外上方轻按肿块即可回纳。如再在腹股沟韧带中点上方2cm处按压内环,并令患者站立咳嗽,可阻止肿块突出,移去按压手指,肿块即复出。如为不完全性斜疝,疝内容物未突出外环,可用手指伸入外环口,令患者咳嗽即有冲击感。如为难复性疝,检查时肿块较难或只能部分回纳,难复的滑动性疝还常同时伴有便秘或消化道症状。

2. 辅助检查　腹股沟B超可根据疝内容物与腹壁下动脉关系,对腹股沟疝的鉴别诊断有一定效果。必要时行CT检查。

3. 诊断要点　① 多见于婴幼儿和中年男子,右侧多见。② 腹股沟区或阴囊内可有可复性包块,平卧或用手推后肿块消失。③ 腹股沟区或(和)阴囊可见肿块,呈梨形或椭圆形,质软,咳嗽时触及包块,有冲击感。平卧或向外上方推挤时,包块可回纳,回纳后按住内环口,令患者咳嗽,包块不出现。④ 肿块处多可听到肠鸣音,如肿块内容物坠入阴囊,透光试验为阴性。⑤ 疝内容物嵌顿时,可突发局部疼痛和中上腹部绞痛,恶心呕吐,肛门不能排气,严重者可致绞窄性疝。

(三)转归及预后

1岁以内婴幼儿在生长发育中,腹肌逐渐强壮该病多可自愈。1岁以后,腹股沟斜疝不能自愈，且随着疝块的增大，必将影响劳动和治疗效果，并因常可发生嵌顿和绞窄而威胁患者的生命安全。

（四）治疗原则与主要措施

1. 治疗原则　一旦发病，除少数特殊情况，应采取手术治疗。如为嵌顿或绞窄性斜疝，应急诊手术。

2. 主要措施

（1）非手术治疗：婴儿腹股沟斜疝可因腹肌随生长而逐渐强壮，有效遮蔽腹股沟管内环而自行消失，所以1周岁以内的婴儿可暂不手术。通常用棉织束带捆绑法堵压腹股沟管内环阻挡疝块突出，给发育中的腹肌有加强腹壁的机会。

年老体弱或其他原因而有手术禁忌者，可佩用医用疝带。在确认疝内容物已完全回纳的前提下，将疝带中大于疝门的软垫压住疝门区，借以堵住疝块突出的门户。长期佩用疝带可使疝囊颈逐渐肥厚，有促使疝内容物与疝囊发生粘连的可能，故应慎用。

（2）手术治疗：手术是治疗腹股沟斜疝最有效的方法。手术原则是疝囊颈高位结扎、疝修补和疝成形术。易复性和难复性疝在择期手术前，应着重消除慢性咳嗽、排尿困难、便秘等各种腹内压增高的因素。妊娠者可把手术推迟至分娩后。对于巨大的难复性疝，因腹腔已无足够空间适应大块疝出已久的脏器返回，应在手术前一段时间内采取头低足高位，促使腹腔空间逐渐扩大，适应内脏完全回纳的需要。手术后应避免可增高腹压的各种因素再现。

手术治疗的目的是堵塞腹腔内脏突出的途径和加强薄弱的腹壁。手术原则是疝囊高位结扎、加强腹股沟管壁。对少数腹壁损害严重者，则采用疝成形术替代修补术。腹股沟疝修补术的传统术式有 Bassini 手术、Halsted 手术、Ferguson 手术、McVay 手术和 Shouldice 手术等。

近年随着对疝解剖和发病机制的认识，各种无张力疝修补术已在临床广泛应用，并有取代传统手术的趋势。

三、股疝

（一）概述

通过股环、股管、卵圆窝向大腿根部突出的腹外疝称为股疝（femoral hernia）。它的发病率在腹般沟疝之后居腹外疝的第二位，多见于中年以上的经产妇女，右侧较多见。临床上较少见，约占腹外疝的5%。股疝偶有发生于儿童者，但极少。股疝是最容易嵌顿的腹外疝。

1. 发病因素　股疝的发病与正常解剖结构有密切关系。股管是一个狭长形潜在性间隙，长约1.0～1.5cm。股管有上、下两口，上口为股环，椭圆形，直径约1.25cm，上覆盖有股环隔膜。股管前界是腹股沟韧带，内界是陷窝韧带，后界是耻骨梳韧带，外界是股静脉。股管下口为卵圆窝，在耻骨结节的下外侧约2cm处，是阔筋膜的一个椭圆形缺损，上有一层薄膜覆盖，称为筛状板。大隐静脉也在此穿过筛状板而汇入股静脉。

股环位于骨盆底部，在腹内压增高的情况下，腹内脏器可把覆盖此薄弱点的腹膜，连同其腹膜前脂肪下推，一起向下进入股管而形成股疝。女性因骨盆较宽而平坦，联合肌腱和陷窝韧带较薄弱，股环又略大于男性，再加妊娠是腹内压增高的重要原因等因素，股疝发病者明显多于男性。

由于股管较狭小，其周围组织多坚韧而缺乏扩张余地，股管的空间也有限，故股疝疝块通常不大。股环的狭小坚韧是股疝容易发生嵌顿、绞窄的重要原因，股管上端坚韧而锐，突出的疝内容物经股管后在卵圆窝处直角转向前方，故比较容易嵌顿。

（二）诊断依据

1. 临床表现

（1）易复性股疝症状较轻微，一般在患者久站、咳嗽等腹内压增高时感到大腿根部及其邻近腹股沟区有坠胀或疼痛，并出现可复性肿块。

（2）股疝嵌顿后，除局部疼痛外，也常伴有急性肠梗阻表现。不少患者腹部表现较明显，有可能掩盖股部症状。因此，凡急腹症患者，特别是有肠梗阻表现的妇女，不仅要注意有无腹股沟疝嵌顿，更应注意有无股疝嵌顿。

（3）体格检查：疝块通常不大，位于腹股沟韧带以下、卵圆窝处，且呈半球形突起，主要表现为卵圆窝处有一半球形隆起，大小通常像一枚核桃或鸡蛋，质地柔软，为可复性。少数疝块较大者可由此向上扩展至腹股沟上方皮下组织中。由于囊外有丰富的脂肪组织，平卧而回纳疝内容物后，有时疝块并不完全消失。由于疝囊颈狭小，当咳嗽增加腹压时，局部咳嗽冲击感不明显，一部分患者可在久站后感到患处胀痛、下坠不适，平卧时疝块常不能自行回纳而多需用手推送。另需注意的是早期易复性股疝症状轻微而不为患者注意。此时疝块尚在股管内，体表可能并未见到或触及疝块，其后即使疝内容物已到达卵圆窝外皮下组织内，不大的疝块可隐藏在一般妇女较为丰厚的皮下脂肪内而不被察觉。另有一些女性患者，尤其是老年人，因受旧意识影响，不愿主动提供处于外阴附近的病变情况；更有些年迈者因意识迟钝而未能提供病情。

2. 辅助检查　一般不需要辅助检查。必要时可行 B 超检查以明确疝内容物或与其他疾病鉴别。疝嵌顿时应行腹部 X 线及实验室检查。

3. 诊断要点　① 40 岁以上妇女多见。② 肿块较小，多位于腹股沟韧带内下方，耻骨结节的外下方。③ 极易发生嵌顿致肠梗阻甚至肠绞窄。

（三）转归及预后

股疝几乎不可能自愈，应尽早手术治疗，以免嵌顿或绞窄导致严重并发症或死亡。

（四）治疗原则与主要措施

1. 治疗原则　股疝易嵌顿，又易发展为绞窄，一旦确诊，应及时手术治疗。对于嵌顿或绞窄性股疝，更应紧急手术。

2. 主要措施　最常用的手术方法是 Mc-Vay 修补术。有两种手术经路：腹股沟上切口和腹股沟下切口。嵌顿性或绞窄性股疝手术时，因疝环狭小，回纳疝内容物常有一定困难。遇有这种情况时，可切断腹股沟韧带以扩大股环，但在疝内容物回纳后，应仔细修复其切断的韧带。切开陷窝韧带也可扩大股环，但有损伤异位闭孔动脉的可能，应予慎重考虑。

现在临床上对于没有嵌顿的股疝多用无张力疝修补术，痛苦小、手术效果好。

第三节　肠　梗　阻

一、概述

(一) 定义

肠梗阻(intestinal obstruction)是指肠内容物不能顺利通过肠道正常运行。肠梗阻是一种常见的外科急腹症,具有病程变化快,需要早期作出诊断、处理的特点。延误诊治可使病情发展加重,甚至出现腹膜炎、肠坏死等严重情况。

(二) 按肠梗阻的病因分类

依据病因肠梗阻可分为三大类:① 机械性;② 动力性;③ 血运性。

1. 机械性　机械性肠梗阻的病因又可归纳为三类。

(1) 肠壁内的病变:通常是先天性的病变,或是炎症、新生物或创伤引起。先天性病变包括先天性肠扭转不良、Meckel 憩室炎症等。在炎症性疾病中以局限性肠炎(克罗恩病)最为常见。原发性或继发性肿瘤,肠道多发息肉,也都可以产生梗阻。创伤后肠壁内血肿可以产生急性梗阻,也可以后因缺血产生瘢痕而狭窄、梗阻。各种原因引起的肠套叠、肠管狭窄都可引起肠管被堵、梗阻。

(2) 肠壁外的病变:腹部术后肠粘连是常见的产生肠梗阻的肠壁外病变。在我国,疝也还是产生肠梗阻的一个原因,其中以腹股沟疝为最多见。术后腹内疝、膈疝均可造成不同程度的肠梗阻。先天性环状胰腺、腹膜包裹、小肠扭转也都可产生梗阻。肠壁外的癌病、肠外肿瘤、局部软组织肿瘤转移、腹腔炎性肿块、脓肿、肠系膜上动脉压迫综合征等,均可引起肠梗阻。

(3) 肠腔内病变:如寄生虫(蛔虫团块)、粗糙食物形成的粪石、巨大胆结石、异物等在肠腔内堵塞导致肠梗阻。

2. 动力性　它又分为麻痹性与痉挛性两类,是由于神经抑制或毒素刺激以致肠壁肌肉运动紊乱。麻痹性肠梗阻较为常见,发生在腹腔手术后、腹部创伤或急性弥漫性腹膜炎患者,由于严重的神经、体液与代谢(如低钾血症)改变所致。痉挛性肠梗阻较为少见,可发生在急性肠炎、肠道功能紊乱或慢性铅中毒患者。

3. 血运性　是肠系膜血管发生血栓形成或栓子栓塞,从而致肠血管堵塞,循环障碍,肠失去蠕动能力,肠内容物停止运行出现肠麻痹现象,但是它可迅速继发肠坏死,在处理上与肠麻痹截然不同。

(三) 其他分类方法

1. 单纯性和绞窄性　根据肠管血液循环有无障碍分类。无血液循环障碍者为单纯性肠梗阻,如有血液循环障碍则为绞窄性肠梗阻,其病情发展快,可以导致肠壁坏死、穿孔与继发腹膜炎,可发生严重的脓毒症,对全身的影响甚大,如处理不及时,死亡率甚高。

2. 完全性与不完全性　根据梗阻的程度而分,如肠腔完全梗阻,肠内容物完全不能通过肠腔,称为完全性肠梗阻。其病理生理改变与症状均较不完全性梗阻更明显,需要及时、积极的处理，如果一段肠襻的两端均有梗阻，形成闭襻称闭襻型肠梗阻，属完全性肠梗阻。

3. 根据梗阻的部位分为高位肠梗阻、低位肠梗阻。也可以分为小肠、结肠梗阻。

4. 根据发病的缓急分为急性和慢性肠梗阻。

分类是为了便于诊断与治疗，这些分类中有相互交错，且梗阻也可以转化，要重视早期诊断，适时给予合理治疗。

二、诊断依据

（一）临床表现

各种类型肠梗阻虽有不同的病因，但有一共同的特点是肠管的通畅性受阻，肠内容物不能正常地通过，因此，有程度不同的腹痛、呕吐、腹胀和停止排便排气等症状。

1. 腹痛　单纯性机械性肠梗阻一般为阵发性、剧烈腹部绞痛，由于梗阻以上部位的肠管强烈蠕动所致。这类疼痛可有以下特点：① 波浪式地由轻而重，然后又减轻，经过一平静期而再次发作。② 腹痛发作时可感有气体下降，到某一部位时突然停止，此时腹痛最为剧烈，然后有暂时缓解。③ 腹痛发作时可出现肠型或蠕动波，患者自觉似有包块移动。④ 腹痛时可听到肠鸣音亢进，有时患者自己可以听到。

绞窄性肠梗阻由于有肠管缺血和肠系膜的嵌闭，腹痛往往为持续性腹痛伴有阵发性加重，疼痛也较剧烈。有时肠系膜发生严重绞窄，可引起持续性剧烈腹痛，除腹痛外其他体征都不明显，可以造成诊断上的困难。

麻痹性肠梗阻腹痛往往不明显，阵发性绞痛尤为少见。结肠梗阻除非有绞窄，腹痛不如小肠梗阻时明显，一般为胀痛。

2. 呕吐　呕吐在梗阻后很快即可发生，在早期为反射性的，呕吐物为食物或胃液。然后即进入一段静止期，再发呕吐时间视梗阻部位而定，如为高位小肠梗阻，静止期短，呕吐较频繁，呕吐物为胃液、十二指肠液和胆汁；如为低位小肠梗阻，静止期可维持 1～2 天始再呕吐，呕吐物为带臭味的粪样物；如为绞窄性梗阻，呕吐物可呈棕褐色或血性；结肠梗阻时呕吐少见。

3. 腹胀　腹胀一般在梗阻发生一段时间以后开始出现。腹胀程度与梗阻部位有关，高位小肠梗阻时腹胀不明显，低位梗阻则表现为全腹膨胀，常伴有肠型。麻痹性肠梗阻时全腹膨胀显著，但不伴有肠型。闭襻型肠梗阻可以出现局部膨胀，叩诊鼓音。结肠梗阻因回盲瓣关闭可以显示腹部高度膨胀，而且往往不对称。

4. 停止排便排气　在完全性梗阻发生后排便、排气即停止。在早期由于肠蠕动增加，梗阻以下部位残留的气体和粪便仍可排出，所以早期少量的排气排便也不能排除肠梗阻的诊断。在某些绞窄性肠梗阻如肠套叠、肠系膜血管栓塞或血栓形成，可自肛门排出血性液体或果酱样便。

（二）辅助检查

除病史与详细的腹部检查外，化验检查与 X 线腹部平片可有助于诊断。

1. X 线检查　腹部 X 线平片检查对诊断有帮助，摄片时最好取直立位，如体弱不能直立可取左侧卧位。直立位腹部平片可显示肠襻胀气，空肠黏膜的环状皱襞在肠腔充气时呈“鱼骨刺”样，结肠可显示结肠袋，肠腔充气的肠襻在梗阻以上部位。小肠完全性梗阻时，结肠将不显示。典型的X线表现是出现多个肠襻内含有气液面，呈阶梯状，只有在患者直立时或侧卧位时才能显示，平卧位时不显示这一现象。钡灌肠可用于疑有结肠梗阻的患者，它可显示结肠梗阻的部位与性质。但在小肠梗阻时忌用胃肠造影的方法，以免加重病情。

2. 实验室检查　血常规白细胞计数、血红蛋白、红细胞压积均有增高，尿比重也增高，血pH值及二氧化碳结合力下降，血钾降低。

（三）诊断要点

1. 肠梗阻的诊断　① 典型的肠梗阻有阵发性腹部绞痛，同时伴有腹胀、呕吐、肠鸣音增加等症状；② 多数粘连性肠梗阻患者都有腹部手术史，或者曾有过腹痛史；③ 体格检查可见腹部膨隆、肠型或蠕动波，听诊肠鸣音亢进或有气过水声；④ X线表现可见腹部阶梯状气液面及肠管扩张等；⑤ 注意结合年龄、性别、有无腹部手术史及腹痛的特点和有无休克，判断肠梗阻的病因及严重性；⑥ 不典型的肠梗阻则需与其他急腹症如急性胃肠炎、急性胰腺炎、输尿管结石等鉴别。

2. 肠梗阻类型的鉴别

(1) 机械性与动力性肠梗阻：机械性肠梗阻是最常见的肠梗阻，具有典型的腹痛、呕吐、肠鸣音增强、腹胀等症状，与麻痹性肠梗阻有明显的区别。后者是腹部持续腹胀，但无明显腹痛，肠鸣音微弱或消失，且多是与腹腔感染、外伤、腹膜后感染、血肿、腹部手术、肠道炎症、脊髓损伤等有关。

(2) 单纯性与绞窄性肠梗阻：绞窄性肠梗阻有血运障碍，可发生肠坏死、穿孔与腹膜炎，应及早确诊、手术，解除血运障碍，防止肠坏死、穿孔。绞窄性肠梗阻发病急骤且迅速加重、腹痛剧烈、呕吐频繁、有血液呕吐物或血性便，甚至休克。腹部有腹膜炎的体征，可有局部隆起成为可触及的孤立扩张的肠襻等均为其特征。全身变化也较快出现，有脉率快，体温上升，甚至出现休克，腹部X线平片可显示有孤立扩大的肠襻。非手术治疗不能改善其症状。

(3) 小肠梗阻与结肠梗阻：临床上常见的是小肠梗阻，但结肠梗阻时因有回盲瓣具有单向阀的作用，气体仅能向结肠灌注而不能反流至小肠致形成闭襻型梗阻，结肠呈极度的扩张，加之结肠薄，易发生盲肠部穿孔。结肠梗阻的原因多为肿瘤或乙状结肠扭转，及早明确是否为结肠梗阻有利于制订治疗计划。结肠梗阻以腹胀为主要症状，腹痛、呕吐、肠鸣音亢进均不及小肠梗阻明显，体检时可发现腹部有不对称的膨隆，借助腹部X线平片上出现充气扩张的一段结肠襻，可考虑为结肠梗阻。钡灌肠检查或结肠镜检查可进一步明确诊断。

(4) 梗阻原因与年龄：不同的年龄发生肠梗阻的原因不同。新生儿以先天性十二指肠梗阻多见；肠套叠是3个月～6岁引起肠梗阻的最常见原因；老年人肠梗阻的首位病因是肠道肿瘤；中青年的首位病因是肠粘连。

三、转归及预后

急性肠梗阻死亡率的高低及预后与发病原因、病理类型、患者的全身状况，特别是就诊的早晚有密切关系。一般单纯性肠梗阻，无合并全身严重中毒症状者，治疗效果及预后较好，死亡者多为老年患者和就诊过晚者。目前，单纯性肠梗阻的死亡率已在3%以下，绞窄性肠梗阻死亡率在10%左右，死亡率的高低与手术是否及时有关。所以急性肠梗阻，特别是绞窄性肠梗阻，应早期就医、早期治疗。有手术适应证时不应延误手术，这对提高生存率极为重要。血运性肠梗阻因发病急剧，患者又多有严重的心血管或其他慢性病，即使在发病后12

小时内手术，死亡率仍在50%左右。麻痹性肠梗阻的预后取决于原发病能否治愈，例如继发于弥漫性腹膜炎的麻痹性肠梗阻，腹膜炎被控制后肠梗阻自然缓解。急性肠梗阻的死亡原因主要是腹膜炎、感染中毒性休克及心肺并发症。

对于就诊早、症状轻、体征不明确者应密切观察病情变化，可应用非手术疗法，一旦保守治疗无效或病情加重应及时剖腹探查，以防治肠绞窄、肠坏死、严重脱水、低血容量和中毒性休克。

四、治疗原则与主要措施

(一) 治疗原则

急性肠梗阻的治疗包括非手术治疗和手术治疗，治疗方法的选择根据梗阻的原因、性质、部位以及全身情况和病情严重程度而定。不论采用何种治疗均首先纠正梗阻带来的水、电解质与酸碱紊乱，改善患者的全身情况。手术的原则和目的是解除梗阻、去除病因、恢复肠腔的通畅。

(二) 非手术治疗

1. 胃肠减压　是治疗肠梗阻的主要措施之一，现多采用鼻胃管减压，将胃内容物抽空再行持续低负压吸引。抽出的胃肠液应观察其性质，以鉴别有无绞窄及梗阻部位的高低。胃肠减压的目的是减轻胃肠道积留的气体、液体，减轻肠管扩张，有利于肠壁血液循环的恢复，减少肠壁水肿，使某些原有部分梗阻的肠襻因肠壁肿胀而致的完全性梗阻得以缓解，也可使某些扭曲不重的肠襻得以复位，症状缓解。胃肠减压还可减轻腹内压，改善因膈肌抬高而导致的呼吸与循环障碍。

2. 纠正水、电解质与酸碱失衡　水、电解质与酸碱失衡是急性肠梗阻最突出的生理紊乱，应及早给予纠正。在单纯性肠梗阻的晚期或是绞窄性肠梗阻，常有大量血浆和血液渗出至肠腔或腹腔，需要补充血浆和全血。

3. 抗感染　肠梗阻后，肠壁循环有障碍，肠黏膜屏障功能受损又有肠道细菌易位导致肠源性感染，或是肠腔内细菌直接穿透肠壁至腹腔内感染。肠腔内细菌亦可迅速繁殖，同时膈肌升高导致肺部气体交换与分泌物的排泄障碍，易发生肺部感染。因而，肠梗阻患者应给予抗菌药物以预防或治疗腹部、肺部及全身感染。

4. 其他治疗方法　腹胀后影响肺的气体交换，患者应吸氧。为减轻胃肠道的膨胀可给予生长抑素以减少胃肠液的分泌量。乙状结肠扭转可试用纤维结肠镜检查、复位。回盲部肠套叠可试用钡剂灌肠或充气灌肠复位。

采用非手术方法治疗肠梗阻时，应严密观察病情的变化，绞窄性肠梗阻或已出现腹膜炎症状的肠梗阻，经过2～3小时的非手术治疗，实际上是术前准备，纠正患者的生理失衡状况后即进行手术治疗。单纯性肠梗阻经过非手术治疗24～48小时，梗阻的症状未能缓解或在观察治疗过程中症状加重或出现腹膜炎症状时，应及时手术治疗。但是在手术后发生的炎症性肠梗阻多采用非手术综合治疗。

(三) 手术治疗

手术是治疗肠梗阻的一个重要措施。手术的原则和目的是解除梗阻、去除病因、恢复肠腔的通畅。手术的方式可根据患者的情况与梗阻的部位、病因加以选择。

1. 单纯解除梗阻的手术　这类手术包括为粘连性肠梗阻的粘连分解、去除肠扭曲、切断粘连束带等。如为肠内堵塞，需切开肠腔，去除粪石、蛔虫团、异物等；如为肠扭转、肠套叠应行肠襻复位术。

2. 肠切除吻合术　肠梗阻是由于肠肿瘤所致，切除肿瘤是解除梗阻的首选方法。对于其他非肿瘤性病变，因肠梗阻时间较长，或有绞窄引起肠坏死，或是分离肠粘连时造成较大范围的肠损伤，则需考虑将有病变的肠段切除吻合。

3. 肠造口术或肠外置术　肠梗阻部位的病变复杂或患者的情况差，不允许行复杂的手术，可在膨胀的肠管上，亦即在梗阻部的近端肠管作肠造口术以减压，解除因肠管高度膨胀而带来的生理紊乱。待 3～6 个月后再次手术将外置或造口肠管还纳入腹腔。

肠梗阻患者术后的监测治疗仍很重要，胃肠减压，维持水、电解质及酸碱平衡，加强营养支持，抗感染等治疗手段都必须重视。

第四节　胆石症与急性胆囊炎

一、胆囊解剖生理概要

(一) 解剖概要

胆囊位于肝脏下面的胆囊窝内，体表投影相当于右肋缘与右锁骨中线交叉处。胆囊可以有形状、数目和位置方面的先天性畸型，当并发疾病时，可能给诊断和治疗带来困难。1%～3%的人具有胆囊系膜，增加胆囊的移动度。正常的胆囊呈梨形，胆囊颈部膨大或作 S 形弯曲，有时在胆囊颈部呈袋样凸出，称胆囊壶腹，胆结石的嵌顿阻塞好发于此处。胆囊颈部下接胆囊管。肝脏脏面、胆囊管、肝总管构成胆囊三角(Calot's triangle)，胆囊动脉、副肝管、肝右动脉、胆囊淋巴管通过该三角，在手术时有重大意义。胆囊管内有螺旋瓣结构，当胆汁沿胆囊管上行将胆囊充盈时，呈旋涡样运动，促使胆囊胆汁内的黏液、胆红素颗粒、胆固醇结晶等形成黏液珠，并可能发展成为胆囊结石的核心。

(二) 胆囊的功能

胆汁自肝细胞及胆小管上皮分泌出来，在空腹期间，大部分进入胆囊进行浓缩；餐后，浓缩的胆汁排入肠道，以助消化吸收。胆囊黏膜浓缩功能很强，其吸收速率每小时估计为胆囊本身容积的 10%～30%，胆囊胆汁中的总固体量的浓度可比肝胆汁中的总固体量高出 10～20 倍，所以胆囊贮存每天所分泌的肝胆汁量的一半。胆汁酸盐以微胶粒状的较大的颗粒形式存在于胆囊胆汁中，故胆囊胆汁仍能与血浆的渗透压保持平衡。

在正常情况下，胆囊的扩张、收缩、吸收、排空的功能使胆汁酸循环呈昼夜性改变。新的胆汁不断地进入胆囊，陈旧的胆汁的水分被吸收而变得浓缩，因此胆囊内胆汁的浓度在不同的区域存有差别。胆囊的有效收缩和排空是将这些析出的颗粒和黏液排除，起到防止形成较大结石的效果。

胆囊是身体内胆汁酸的贮存库，胆囊切除后，胆汁酸的代谢发生相应的改变。结合胆红素、卵磷脂、胆固醇及结合型的胆汁酸在正常情况下不能透过胆囊黏膜，胆汁酸在胆囊胆汁中的浓度比肝胆汁大10倍,因而胆汁酸池中约3g的胆汁酸全部在胆囊内贮存。在胆道感染时,细菌的作用可使结合型胆汁酸去结合化,非结合型胆汁酸和游离胆红素可以通过胆囊黏膜。

除了浓缩功能外,胆囊有分泌黏液性物质的功能。胆囊管完全阻塞后,胆囊内可充满着透明、无色的液体,临床上称之为白胆汁。当胆囊黏膜受到刺激、pH改变、炎症、结石的情况下,黏液的分泌量增加。胆囊有调节胆道内压力的功能。胆囊的积极吸收液体和减少胆汁容量的能力,能在一定程度上维持胆道内压力的平衡。

胆汁的分泌和排泄受着体液因素和自主神经系统的调节。一些胃肠道激素,如胆囊收缩素、胰泌素、胃泌素、胰高血糖素等,均能增加胆汁的分泌。Oddi's括约肌调节胆汁的排出。

二、胆囊结石

(一)概述

1. 胆囊结石(胆石)的成因　临床上,胆囊结石(cholecystolithiasis)以胆固醇、胆色素和混合结石三种多见。形成胆囊结石的因素繁多,最基本的一条就是胆固醇在胆汁中呈饱和甚至过饱和状态,或是非结合胆红素在胆汁中相对增多,然后才发生一系列胆囊结石形成的过程。如果胆汁中胆固醇的含量没有达到饱和状态,或者胆汁中都是水溶性的结合胆红素,就不存在发生胆囊结石的问题。此外,还有碳酸钙结石和以多糖或蛋白为主的结石,但毕竟罕见,故对其形成机制在此不详述。

(1) 胆固醇的含量增加:胆固醇在胆汁中过饱和是胆固醇发生结晶和沉淀的前提,而胆固醇的溶解取决于胆盐和卵磷脂的相对浓度。胆固醇的含量绝对增高,首先是胆固醇转变为胆汁酸的代谢障碍,则肝内合成胆固醇的量增多。此外,年龄、性别、饮食和体质也是使胆固醇含量绝对增加的原因。胆汁酸的排泌减少,胆囊对胆盐和卵磷脂的吸收以及由胆道梗阻引起的胆汁淤滞,都可以导致胆固醇的含量相对增加。肠肝循环发生障碍伊始,往往为胆石形成的开端。

(2) 非结合胆红素的含量增加:在正常情况下,胆汁中来自组织的内源性葡萄糖醛酸苷酶的活性很低,而且存在着对此酶的抑制物葡萄糖二酸1,4-内脂,故从肝脏分泌出来的结合胆红素并不容易被水解。但在发生感染以后,细菌产生大量的β-葡萄糖醛酸苷酶,而且活性很高,超出了葡萄糖二酸1,4-内酯的抑制作用,从而产生大量非结合胆红素,与钙离子结合成胆红素钙,胆红素钙沉淀而形成结石。

(3) 核心作用:寄生虫、异物、细菌炎性细胞、脱落的上皮、黏液以及与钙离子形成的复合物都可以形成核心,然后胆汁中的固体成分围绕着此核心沉淀下来。

(4) 凝聚作用:在胆石的化学分析中,除胆固醇、胆红素和矿物质外,有相当多的糖蛋白成分,尤其是以胆红素为主的结石,几乎接近一半左右为不能被一般溶剂所溶解的物质。实验研究提示,糖蛋白含量较高的胆汁具有较强的致石性,胆红素结石体积的大小可能取决于胆石中糖蛋白的含量。

(5) 金属离子的作用:不少作者认为钙盐是胆石形成的重要成分之一,在结石形成过程中还起核心作用。

总之,胆石的形成,必须是胆汁中胆固醇或非结合胆红素的含量增加,通过寄生虫、脱落的上皮或炎性细胞等的核心作用；与此同时，糖蛋白的含量增加，且其凝聚作用加强，加上金属离子的参与而形成一种难溶的化合物。

2. 胆石症的临床流行病学　胆石症包括原发于胆囊及原发于胆管系统的结石，两者在发病机制和临床过程上均有显著的差别。胆石虽然是由胆汁中的成分构成，但其中的主要成分与患者的饮食习惯、地理环境、营养条件、胆道本身的病理改变和身体的代谢活动等因素有密切关系。我国胆石症的发病情况，在南方与北方，沿海与内陆，城市与农村的人群中，存在着一定的差别。在西方国家，结石主要发生于胆囊，但在我国及东南亚、日本一带，原发于胆管系统的色素性结石却很常见。

（二）诊断依据

1. 临床表现　临床表现与结石大小、位置、有无梗阻及感染有关。

（1）无症状的胆囊结石：所谓无症状指没有胆绞痛，因结石未嵌顿，几乎无症状，甚至终生不被发觉。有时仅有轻微上腹闷胀、隐痛、不适、嗳气等，进食油腻后明显，易被当做肝炎、胃炎。查体右上腹轻压痛、无肌紧张，当胆囊积水时可被触及。

（2）胆绞痛：右上腹部剧烈绞痛，向肩、背放射，伴恶心、呕吐。为结石嵌顿所致，有时因体位改变，嵌顿解除而症状消失；否则继发感染、化脓、坏疽、穿孔而出现发热、腹膜炎、休克等表现。胆绞痛多于饱餐或进食油腻后发作，少数患者夜间发作。查体：Murphy 征阳性。绞痛过后，若同时有胆道感染，则可发生寒颤、发热，24～48 小时后可出现黄疸。当有阵发的腹痛、寒战高热、黄疸的症候群出现时，均提示急性胆道梗阻及急性胆管炎，临床上称为 Charcot 三联征。

（3）黄疸：结石落入胆总管或嵌顿于胆囊颈部的结石压迫胆总管均可造成梗阻性黄疸。

2. 辅助检查　B 超是诊断胆囊结石的有效方法，诊断率达 96％以上，方便、快捷、经济、无创。如果合并有肝内外胆管结石或其他疾病可行肝胆 CT、磁共振（MRI）、磁共振胆胰成像（MRCP）、经内镜逆行性胰胆管造影（ERCP）、经皮肝穿刺胆管造影（PTC）等检查以明确诊断。合并有急性胆囊炎或阻塞性黄疸时可出现白细胞增高、肝功能异常及胆红素增高等。

3. 诊断要点　依据典型的症状、体征，结合 B 超、X 线等特检结果，诊断一般不困难。

（三）转归及预后

胆囊结石对人体的危害主要取决于结石是否阻塞胆囊管，导致胆汁淤积和感染，其次是结石本身对胆囊黏膜的机械刺激作用。如果结石数量较少、体积较大、表面光滑，在胆囊内活动幅度小，不易嵌顿堵塞胆囊管，一般不会引起炎症急性发作。如结石嵌顿胆囊管可致急性胆囊炎，导致胆绞痛、胆囊积脓，甚至坏死、穿孔、弥漫性胆汁性腹膜炎，发生休克而危及生命。胆囊结石可进入胆总管，引发胆总管结石或急性胆源性胰腺炎。胆囊结石患者多伴有胆囊慢性炎症，部分患者胆囊可能会发生恶变。因此患有胆囊结石的人，一定要引起重视，密切观察随诊，无症状者定期检查，有症状者及时进行治疗。

（四）治疗原则与主要措施

1. 治疗原则　胆囊结石的治疗，要根据患者胆囊的病变程度、全身情况、发病原因以及结石的位置、大小、有无伴随的重要系统或器官疾病综合考虑，合理选择治疗方法，有时需要几种方法联合应用。胆囊结石原则上采用手术治疗，但也要区分不同情况，灵活对待。无症状的胆囊结石，在健康成人中可不进行治疗，合并糖尿病或需长期应用静脉营养的患者可做预防性胆囊切除。

2. 治疗措施

(1) 药物溶石治疗：可溶解胆固醇类结石，适用于肝功能正常、胆囊功能良好、<1cm 的阴性结石。此法疗程长，药费贵，停药后结石复发率高。

(2) 体外震波碎石：胆石的体外震波碎石是治疗胆囊胆固醇结石的一项新技术。体外碎石机若能将胆囊内结石粉碎至直径 3mm 以下时，则有可能结石碎块在一定时间内被排除或加强口服溶石药的治疗效果。通过大量的治疗经验的分析，采用体外震波碎石者一般应符合以下条件：① 有症状的胆囊胆固醇性结石；② 胆囊的功能正常；③ 单个的胆固醇结石体积<20mm；④ 在 3 个以内的胆固醇结石，体积的总和<20mm。

(3) 手术治疗：除了在紧急的情况下施行胆囊造瘘术治疗急性胆囊炎外，胆囊结石的外科治疗可切除含结石的病理胆囊，并适当地处理结石的胆囊外并发症。胆囊结石的外科治疗最常用的手术方法仍然是胆囊切除术。过去多用开腹手术，近几年用腹腔镜下切除胆囊，有切口小、痛苦轻、出血少、对脏器功能干扰轻、恢复快、住院时间短等优点。但合并有急性胆囊炎、胆囊穿孔、胆囊内瘘和胆囊癌的患者仍应用开腹手术治疗。有 15%～18%的胆囊结石患者合并有胆总管结石，另外，尚有部分患者有 Oddi's 括约肌狭窄，因而在胆囊切除术时，胆总管探查亦是手术的重要一部分。

三、急性胆囊炎

(一) 概述

1. 分类　急性胆囊炎(acute cholecystitis)分结石性和非结石性两种。急性结石性胆囊炎的起病是由于结石阻塞胆囊管，造成胆囊内胆汁淤滞，继发细菌感染而引起急性炎症。急性非结石性胆囊炎，胆囊管常无阻塞，多数患者的病因不清楚。常发生在创伤，或与胆系无关的一些腹部手术后。

2. 发病机制　引起急性胆囊炎的原因主要有：

(1) 胆囊管梗阻：多由结石引起，当胆囊管突然受阻，存留在胆囊内的胆汁浓缩，高浓度的胆盐可损伤胆囊黏膜，引起急性炎症改变，当胆囊内已有细菌感染存在时，则胆囊的病理改变过程将加快并加重。

(2) 细菌入侵：细菌可通过血液循环或胆道或淋巴途径而达胆囊。血行性感染引起的急性胆囊炎比较少见，通过胆道达胆囊是急性胆囊炎时细菌感染的主要途径。

(3) 化学性刺激：可导致胆囊的急性炎症改变，如胆囊胆汁淤滞，胆盐浓度增高，由于细菌的作用，去结合化的胆汁酸盐对组织的刺激性更大，这可能是导致严重创伤、其他部位与术后的非结石性急性胆囊炎的原因。胰液反流至胆道内，亦可能是引起急性胆囊炎的一个原因。

(二) 诊断依据

1. 临床表现　腹痛是急性胆囊炎的主要症状，常在进食油腻食物之后，开始时可为剧烈的绞痛，位于上腹中部，可能伴有恶心、呕吐；在绞痛发作过后，便转为右上腹部疼痛，呈持续性，疼痛可放射至右肩或右腰背部。急性结石性胆囊炎较常表现有胆绞痛。部分患者，特别是急性非结石性胆囊炎，起病时可能没有明显的胆绞痛，而是上腹部及右上腹部持续性疼痛。当胆囊肿大，胆囊的炎症刺激邻近腹膜时，则右上腹部疼痛的症状更为突出。如果胆囊的位置很高，则常没有右上腹部痛，右肩背部疼痛则表现得更为突出。

随着腹痛的持续加重，常有畏寒、发热，若发展至急性化脓性胆囊炎或合并有胆道感染时，则可出现寒战高热，甚至发生严重全身感染的症状，此情况在老年患者中更为突出。

大多数患者在右上腹部有压痛、肌肉紧张，Murphy 征阳性，常可触到肿大而有触痛的胆囊。有时由于病程较长，肿大的胆囊被大网膜包裹，在右上腹部可触及一边界不清的炎性肿块。部分患者可出现黄疸，其中部分由于同时有胆总管内结石，但另一些患者则主要由于急性炎症、水肿，波及肝外胆管而致发生黄疸。

2. 辅助检查

(1) 血常规：常表现为白细胞计数及中性多核粒细胞增高，白细胞计数$>10\times10^9/L$，在急性化脓性胆囊炎、胆囊坏疽等严重情况时，白细胞计数可上升至$20\times10^9/L$以上。约10%的急性胆囊炎患者可发生黄疸。

(2) B超检查：多显示胆囊体积增大，胆囊壁增厚，厚度常超过3mm，甚至出现“双环征”。85%～90%的患者多伴有胆囊结石。

3. 诊断要点　① 该病多在夜间或进油腻食物后出现；② 多出现右上腹典型的“胆绞痛”或剧痛及消化道症状；③ 查体右上腹压痛、反跳痛阳性，Murphy 征阳性；④ B超发现胆囊增大、张力增高及胆囊壁水肿增厚，多伴胆囊结石；⑤ 血常规检查可见白细胞计数增高等。

(三) 转归及预后

胆囊开始发炎时多为急性单纯性胆囊炎，胆囊充血、水肿等，此时多可通过非手术方法得到控制或炎症消退。随着病变的发展和细菌的感染，胆囊壁上有大量的中性粒细胞浸润，胆囊腔内可有脓液积聚，而成为急性化脓性胆囊炎；如果炎症继续加剧，胆囊腔内的压力增高，结果会影响胆囊壁的血液循环或胆结石的直接压迫，引起胆囊壁的缺血而产生坏疽和穿孔，导致严重后果及并发症，甚至危及生命。绝大部分的急性胆囊炎患者通过积极的非手术或手术治疗得到痊愈。

(四) 治疗原则与主要措施

1. 治疗原则　对症状较轻微的急性单纯性胆囊炎，可考虑先用非手术疗法控制炎症，待进一步查明病情后进行择期手术。对较重的急性化脓性或坏疽性胆囊炎或胆囊穿孔，应及时进行手术治疗，但必须做好术前准备，包括纠正水、电解质和酸碱平衡的失调，以及应用抗生素等。

2. 主要措施　急性胆囊炎的治疗一般分药物疗法和手术疗法，在病变早期如急性水肿型胆囊炎宜首先采用非手术方法进行治疗，绝大多数患者的症状可以缓解。结合中药治疗效果较好，多采用疏肝理气、利胆止痛的治疗原则，以柴胡疏肝饮加减运用。在使用中药的同时西药给予哌替啶(度冷丁)、阿托品、普鲁本辛等解痉止痛药物，并适当使用抗生素。如病情不能控制，发展到急性化脓性胆囊炎时，治疗上应采取以下措施：

(1) 卧床休息、禁食：严重呕吐者可行胃肠减压。应静脉补充营养，维持水、电解质平衡，供给足够的葡萄糖和维生素以保护肝脏。

(2) 解痉、镇痛：可使用阿托品、硝酸甘油、哌替啶(度冷丁)、美散痛等，以维持正常心血管功能和保护肾脏等功能。

(3) 抗菌治疗：使用抗生素是为了预防菌血症和化脓性并发症，通常选用氨苄青霉素、氯林可霉素和氨基糖甙类联合应用，或选用第二代头孢霉素治疗，抗生素的更换应根据血培养及药敏试验结果而定。

(4) 手术治疗：进行上述治疗的同时，应做好外科手术的准备。有手术指征时应及时采取胆囊切除术、腹腔镜胆囊切除术、胆囊部分切除术或胆囊造瘘术等。

第五节　急性胰腺炎

一、概述

急性胰腺炎(acute pancreatitis)是一种常见的外科急腹症，轻型易于治疗，重型病情凶险，病死率高，是目前外科急腹症中最棘手的疾病之一。

(一) 分类

急性胰腺炎的病因复杂，疾病过程与严重程度对每个患者也不一致，不同的病期病理表现也不相同，而这些内容又与治疗和疾病的预后有很密切的关系，所以依据不同的侧面制订出不同的分类方法。

1. 按病理分类　分为急性水肿性胰腺炎(或称急性间质水肿性胰腺炎)与急性坏死性胰腺炎(或称急性出血坏死性胰腺炎)，这是临床上使用最广泛的分类方法。

2. 按病因分类　分为酒精性急性胰腺炎、胆源性急性胰腺炎、损伤性急性胰腺炎、代谢性急性胰腺炎、药物性急性胰腺炎、妊娠性急性胰腺炎等。这种分类法常同治疗有比较密切的关系。

3. 按病程及严重程度分类　分为轻型急性胰腺炎(指急性水肿性胰腺炎)、重型急性胰腺炎(指急性出血坏死性胰腺炎)及暴发性胰腺炎(也称猝死型胰腺炎)。

(二) 病因与发病机制

虽然急性胰腺炎的病因不清楚，但研究发现与胆道疾病(如胆道结石)、饮酒、暴饮暴食、高脂血症、感染、创伤、药物等有关。在我国，引起急性胰腺炎的主要原因为胆道疾病，如胆道结石、胆道蛔虫等，约占50%～60%。

急性胰腺炎的发病机制尚不十分清楚，但有两点可以肯定，一是不能用单一的因素解释急性胰腺炎的发病，其二是由于又有新的因素参入，可使急性胰腺炎发展到后期进一步恶化。

1. 早期的始动病因　急性胰腺炎是指胰腺消化酶被激活后对本器官自身及其周围脏器产生消化作用而引起的炎症性疾病。这就是“自我消化”作用。在正常情况下，胰腺所分泌的这些消化酶，通过胰管流入十二指肠，被十二指肠液和胆汁激活后才能发挥消化作用。如果在某种病理情况下胰液被十二指肠液或胆汁激活后，又反流到胰腺内，则就可出现胰腺的自身消化而引起急性胰腺炎。所以，急性胰腺炎原则上是一种化学性炎症，并非细菌、病毒所引起。总而言之，保持酶原的不活化形式是胰腺维持正常功能的关键。

2. 后期的加重病变因素　胰腺坏死感染和全身脓毒血症是急性坏死性胰腺炎后期的主要病变，它构成急性胰腺炎的第二个死亡高峰。疾病早期胰酶引起的自身消化及休克，使机体的血液动力学及代谢平衡受到严重扰乱，这是机体受到的第一次打击。疾病进一步发展，肠道内毒素透过损害了的肠黏膜屏障移位到胰腺及全身循环内，进一步触发了体内的单核巨噬细胞、中性粒细胞和淋巴细胞等，产生和释放大量的内源性介质，这些细胞因子的破坏作用加重了胰腺以及全身组织器官的损害，这就是机体遭受的第二次打击。这次打击比第一次休克的打击更严重、更广泛，最后可发展到多器官功能衰竭(MOF)而导致死亡。

二、诊断依据

(一) 临床表现

1. 腹痛　最主要的症状(约 95%的患者)多为突发性上腹或左上腹持续性剧痛或刀割样疼痛，上腹腰部呈束带感，常在饱餐或饮酒后发生，伴有阵发加剧，可因进食而增强，可波及脐周或全腹，常向左肩或两侧腰背部放射。疼痛部位通常在中上腹部，如以胰头炎症为主，常在中上腹偏右；如以胰体、胰尾炎症为主，常在中上腹部及左上腹。疼痛在弯腰或起坐前倾时可减轻。有时单用吗啡无效，若合并胆管结石或胆道蛔虫，则有右上腹痛、胆绞痛。

2. 恶心呕吐　2/3 的患者有此症状，发作频繁，早期为反射性，内容为食物、胆汁。晚期是由于麻痹性肠梗阻引起，呕吐物为粪样。如呕吐蛔虫者，多为并发胆道蛔虫病的胰腺炎。酒精性胰腺炎者的呕吐常于腹痛时出现，胆源性胰腺炎者的呕吐常在腹痛发生之后。

3. 腹胀　在重型者中由于腹腔内渗出液的刺激和腹膜后出血引起，麻痹性肠梗阻致肠道积气积液引起腹胀。

4. 黄疸　约 20%的患者于病后 1～2 天出现不同程度的黄疸。其原因可能为胆管结石并存，引起胆管阻塞，或肿大的胰头压迫胆总管下端或肝功受损出现黄疸，黄疸越重，提示病情越重，预后不良。

5. 发热　多为中度热：38～39℃之间，一般 3～5 天后逐渐下降。但重型者则可持续多日不降，提示胰腺感染或脓肿形成，并出现中毒症状，严重者可体温不升。合并胆管炎时可有寒战、高热。

6. 手足抽搐　为血钙降低所致。系进入腹腔的脂肪酶作用，使大网膜、腹膜上的脂肪组织被消化，分解为甘油和脂肪酸，后者与钙结合为不溶性的脂肪酸钙，因而血清钙下降，如血清钙＜1.98mmol/L，则提示病情严重，预后差。

7. 休克　多见于急性出血坏死型胰腺炎，由于腹腔、腹膜后大量渗液出血，肠麻痹肠腔内积液，呕吐致体液丧失引起低血容量性休克。另外吸收大量蛋白质分解产物，导致中毒性休克的发生。主要表现烦躁、冷汗、口渴、四肢厥冷、脉细、呼吸浅快、血压下降、尿少。严重者出现发绀、呼吸困难、谵妄、昏迷、脉快、血压测不到、无尿、BUN＞28.6mmol/L、肾功能衰竭等。

8. 急性呼吸衰竭　其临床特点是突然发生进行性呼吸窘迫，过度换气，发绀，焦急，出汗等，常规氧疗法不能使之缓解。

9. 急性肾功能衰竭　重症急性胰腺炎者 23%可出现急性肾功能衰竭，死亡率高达 80%。其发生原因与低血容量、休克和胰激肽的作用有关。胰酶引起血凝异常，出现高凝状态，产生微循环障碍，导致肾缺血缺氧。

10. 循环功能衰竭　重症胰腺炎可引起心力衰竭与心律失常，后者可酷似心肌梗死。

11. 胰性脑病　发生率约5.9%～11.9%，表现为神经精神异常，定向力缺乏，精神混乱，伴有幻想、幻觉、躁狂状态等。常为一过性，可完全恢复正常，也可遗留精神异常。

（二）体格检查

1. 腹部压痛及腹肌紧张　其范围在上腹或左上腹部，由于胰腺位于腹膜后，故一般较轻，轻型者仅有压痛，不一定肌紧张，部分病例左肋脊角处有深压痛。当重型者腹内渗出液多时，则压痛、反跳痛及肌紧张明显，范围亦较广泛，但不及溃疡穿孔那样呈“板状腹”。

2. 腹胀　重型者因腹膜后出血刺激内脏神经引起麻痹性肠梗阻，使腹胀明显，肠鸣音消失，呈现“安静腹”，渗出液多时可有移动性浊音，腹腔穿刺可抽出血性液体，其淀粉酶含量甚高，对诊断很有意义。

3. 腹部包块　部分重型者，由于炎症包裹粘连，渗出物积聚在小网膜腔等部位，导致脓肿形成，或发生假性胰腺囊肿，在上腹可扪及界限不清的压痛性包块。

4. 皮肤瘀斑　部分患者脐周皮肤出现蓝紫色瘀斑（Cullen 征）或两侧腰出现棕黄色瘀斑（Grey Turner 征），此类瘀斑在日光下容易见到，但易被忽视。其发生乃胰酶穿过腹膜、肌层进入皮下引起脂肪坏死使毛细血管破裂出血所致，是一晚期表现。

（三）辅助检查

1. 血、尿淀粉酶测定　是诊断急性水肿性胰腺炎的主要手段之一。血清淀粉酶在发病2小时后开始升高，24小时达高峰，可持续4～5天。尿淀粉酶在急性胰腺炎发作24小时后开始上升，其下降缓慢，可持续1～2周。由于其他一些疾病如胃十二指肠穿孔、小肠穿孔、急性肠系膜血管血栓形成、病毒性肝炎和宫外孕等也可导致淀粉酶升高，因此血、尿淀粉酶的测定值要有非常明显的升高才有诊断急性胰腺炎的价值。测值愈高，诊断的准确率愈高。

2. 血清钙测定　在发病后两天血钙开始下降，以第4～5天后为显著，重型者可降至1.75mmol/L(7mg/dl)以下，提示病情严重，预后不良。血糖早期升高，为肾上腺皮质的应激反应，胰高糖素的代偿性分泌所致，一般为轻度升高。后期则为胰岛细胞破坏，胰岛素不足所致。但若在长期禁食状态下，血糖仍高则提示预后不良。动脉血气分析是急性胰腺炎治疗过程中非常重要的指标，需要作动态观察，因为它一方面可反映机体的酸碱平衡失调与电解质紊乱，另一方面可以早期诊断呼吸功能不全。

3. X线检查　腹部可见局限或广泛性肠麻痹（无张力性小肠扩张充气、左侧横结肠扩大积气），小网膜囊内积液积气，胰腺周围有钙化影。还可见膈肌抬高，胸腔积液，偶见盘状肺不张，出现ARDS时肺野呈“毛玻璃状”。

4. B超与CT检查　均能显示胰腺肿大轮廓，渗液的多少与分布，也可显示假性胰腺囊肿、脓肿。

（四）诊断要点

1. 病前有胆石症、饮酒、暴饮暴食、血脂增高、创伤等诱因；

2. 临床表现为急性腹痛发作伴上腹部压痛或腹膜刺激征；

3. 血、尿或腹水中淀粉酶升高；

4. B超、CT等影像学检查、或手术发现胰腺肿大，炎症侵及周围组织及渗出性液体潴留；

5. 全身状况不良,有明显的循环障碍或重要器官功能不全。

三、转归及预后

急性胰腺炎为普通外科的常见病,绝大部分轻型胰腺炎(85%)患者可在3～7天内迅速恢复。近年来重型胰腺炎发病率逐渐增多,该病在2～6周内相继累及多脏器,最后导致患者死于败血症、出血、手术和全身衰竭,少数患者可猝死。重症胰腺炎死亡率为20%～30%,有并发症者可高达50%。近年来,随着对急性胰腺炎发病机制认识的深入和新药物的开发,急性胰腺炎治疗水平的提高,死亡率有所下降。

四、治疗原则与主要措施

(一) 治疗原则

本病的治疗应根据病变的轻重加以选择,原则上轻型可用非手术疗法,以内科处理为主,对重型的胆源性胰腺炎及其继发病变,如胰腺脓肿、假性胰腺囊肿等需积极支持和手术处理,以挽救生命。具体而言,在制订治疗方案时,首先要区分急性水肿性胰腺炎及急性出血坏死性胰腺炎;其次,在急性坏死性胰腺炎中还要区分急性胆源性胰腺炎及非胆源性胰腺炎;在胰腺坏死中,还要区分坏死已感染及未感染。

(二) 治疗措施

1. 急性水肿性胰腺炎的治疗　急性水肿性胰腺炎的治疗原则是尽量减少胰液分泌,减轻胰腺工作负担,防止感染,防止向坏死发展。治疗方法包括:禁食、胃肠减压;抑制胰液分泌及抑制胰酶的药物应用;镇痛和解痉;支持治疗;预防感染;中药治疗等。

2. 急性胆源性胰腺炎的治疗　急性胆源性胰腺炎事实上是一组类型不同的胆道疾病加上继发性急性胰腺炎的总和。胆道疾病中有无胆道梗阻,处理完全不同,另外,原发的胆道疾病与继发的胰腺炎,在严重程度上两者不完全一致,有的病情是以胆道疾病为主,有的病情却以胰腺炎为主,处理也有先后与主次之分。因此,在制订急性胆源性胰腺炎治疗方案之前,一定要区分胆道是否有梗阻病变。同时,还要区分临床表现是以胆道病变为主,还是以胰腺病变为主。根据以上区分,再实行恰当的不同条件的治疗方案。

3. 非胆源性急性坏死性胰腺炎的治疗　面对这类急性坏死性胰腺炎,首先要区分胰腺坏死是否已继发感染。对未感染者,采取非手术治疗;对已感染者,应作手术治疗。

(1) 急性坏死性胰腺炎未感染者的非手术治疗:对选择非手术治疗的患者,要区分患者腹腔渗液严重与否。对腹腔渗液不严重者,治疗措施与急性水肿性胰腺炎者大致相同,所不同的是,对这类患者的治疗,希望赶在胰腺坏死发生继发感染之前。为了缩短此疗程,强调使用有效的胰分泌抑制剂及抑酶制剂,因为采用非手术治疗与手术治疗的疗程和后果相差很大,采用非手术疗法如能获得成功,则应尽量争取。

(2) 急性坏死性胰腺炎的手术治疗:手术适应证包括① 重型胰腺炎伴严重休克,弥漫性腹膜炎,腹腔内渗液多,肠麻痹,胰周脓肿及消化道大出血者;② 胆源性胰腺炎明确者,或合并胆源性败血症者;③ 病情严重,非手术治疗无效,高热不退及中毒症状明显者;④ 上腹外伤,进行性腹痛,淀粉酶升高,疑有胰腺损伤者,应立即手术探查;⑤ 多次反复发作,证实十二指肠乳头狭窄或胰管狭窄及结石者;⑥ 并发脓肿或假性胰腺囊肿者。手术方法包括

① 胰包膜切开及引流：适用于胰腺肿胀明显者，可减轻胰腺的张力，有助于改善胰腺血运和减轻腹痛。切开后在小网膜囊放置引流管，进行腹腔引流或双腔管引流，以减少腹内继发性损害，减少渗出及坏死，防止感染。② 病灶清除术：将胰腺坏死组织清除，可防止严重感染及坏死病灶的发展，但勿伤及胰管，注意局部止血。病灶清除术以发病7～10天进行为宜。③ 胰腺切除：包括部分或全胰切除。一般只切除坏死部分，以免胰腺坏死继续发展和感染，减少并发症的发生。在胰腺坏死75%时或十二指肠受到严重破坏这种特定的情况下，可作全胰切除(GDP)，有成功的报告，但死亡率高，操作亦有一定困难，且终生需外源胰岛素维持。④ 持续腹腔灌洗：可消除腹腔内对全身有影响的有毒物质，如渗出的各种酶、坏死组织、蛋白分解产物、细菌、毒素及渗出液等，有利于本病的预后。注意勿伤及肠管及注入量大时加重呼吸困难。⑤ 胆道手术：对胆道结石、胆道蛔虫症等，应作适当处理，才能提高手术疗效，但不可行侵袭性较大的手术。

第六节 乳 腺 癌

一、概述

成年妇女乳房位于胸大肌浅面，约在第2和第6肋骨水平之间。乳头位于乳房的中心，由乳晕包围。乳房腺体具有15～20个腺叶，以乳头为中心，呈放射状排列。每一腺叶分成许多腺小叶，而腺小叶又由许多腺泡组成。每一腺叶有其单独的导管(乳管)，也呈放射状排列，分别开口于乳头。以乳头为中心，可以将乳腺分为外上、外下、内上、内下四个象限。在乳房的外上象限腺体尚有一狭长的凸出部分伸向腋窝。乳腺的外上象限为乳腺癌的好发部位。

除乳晕处外，整个乳房腺体由一层脂肪包围。脂肪层较厚时，乳房触诊呈均质感；脂肪层甚薄时，直接触到腺体，则有结节感。乳房腺体的每一腺叶、腺小叶部由纤维组织包围，使腺体形成一个半球形器官，位于浅筋膜的浅、深层之间。浅筋膜浅层与皮肤紧密相连，浅筋膜深层则借疏松的结缔组织附着在胸大肌筋膜的浅面。上连浅筋膜浅层，下连浅筋膜深层，在腺叶间垂直行走的纤维束，称Cooper韧带。乳房的淋巴网非常丰富。腺体内各小叶间有着稠密微细的淋巴网。正常乳房的发育是受垂体前叶、卵巢和肾上腺皮质内分泌的影响的。垂体前叶产生催乳素，直接影响乳房；同时又通过卵巢和肾上腺皮质产生雌激素和孕激素，间接地影响乳房。妊娠时，乳房还受胎盘产生雌激素和孕激素的影响。雌激素引起导管的增生，孕激素刺激腺泡的发育，而催乳素负责腺泡的乳汁分泌。

乳癌(breast cancer)是最常见和最重要的乳房疾病，发病率占全身各种恶性肿瘤的7%～10%。近年来乳癌的发病率呈上升趋势。乳癌大多发生在40～60岁、绝经期前后的妇女，一般认为，生育和哺乳可减少乳癌的发生。

二、诊断依据

(一) 临床表现

1. 肿块　为95%乳腺癌患者的首发症状。乳癌在早期为无痛的、单发的小肿块，质硬，表面不甚平滑，与周围组织分界不清，在乳房内不易被推动。少见多发，形态偏于圆形、椭圆形或不规则形。个别如髓样癌质地较软，境界较清。多发于外上象限，肿块增大较快，早期可有活动度。

2. 皮肤改变 常见为浅表静脉怒张、酒窝征和橘皮征。酒窝征是指乳房 Cooper 韧带受累缩短，并牵拉乳房浅层筋膜及皮肤，使皮肤向深处凹陷。橘皮征是由于肿瘤侵犯皮肤淋巴管，导致其堵塞水肿，使皮肤增厚，在皮肤表面会形成密集的点状小凹陷，酷似橘皮。炎性乳癌患者胸部皮肤可大片颜色变暗，呈硬结、增厚，杂以癌性斑块和溃疡呈铠甲状胸壁。晚期乳癌可向浅表溃破，形成溃疡或菜花状新生物。

3. 乳头乳晕改变 乳房中央区乳腺癌，大导管受侵犯可致乳头扁平、凹陷、回缩，甚至乳头陷入晕下，导致乳晕变形。乳腺 Paget 病表现为乳头、乳晕区呈湿疹样改变，故又称湿疹样癌，是起源于乳腺导管分化较好的一种特殊类型癌。

4. 乳头溢液 乳腺癌伴溢液占乳癌总数的 1.3%～7%，且多见于管内癌、乳头状癌。血性溢液多见，次为浆液性，浆血性、水样等也有。以溢液为唯一症状的乳癌极少见，且大多为早期管内癌、乳头状癌，溢液乳腺癌多数先发现肿块后伴有溢液。

5. 腋淋巴结肿大 作为乳腺癌首发症状少见。多提示乳腺癌病程进展，腋淋巴结肿大、变硬，起初散在，可被推动，后渐渐增多，融合成团，并与深部组织和皮肤发生粘连。需排除上肢、肩背、胸部其他恶性肿瘤转移所致。病理检查可助确诊。

6. 其他 早期出现的为无痛性肿块。乳癌合并囊性增生病时，可有胀痛、钝痛。晚期乳癌疼痛常提示肿瘤直接侵犯神经。癌细胞血行转移至椎骨，发生背痛；侵入股骨，可发生病理性骨折。肺和胸膜的转移常引起咳嗽和呼吸困难；肝的转移可引起肝肿大和黄疸。最后发生恶病质，患者消瘦无力、贫血、发热，以至死亡。未行治疗的乳癌病程长短不一，平均为 38～40 个月。

（二）辅助检查

1. 红外热象图检查 部分乳癌肿块局部往往有血管增多，肿块表面温度增高，临床作为综合诊断参考。

2. X 线检查 近年多应用钼靶 X 线胶片检查法。这种方法具有边缘效应，适合观察软组织的结构，容易检出较小肿块和微小钙化灶。

3. B 型超声检查 对鉴别肿块囊性还是实质性有帮助。乳腺癌往往呈规则低回声肿块，也有呈过强回声灶、不规则的实质性破坏回声带或呈不典型囊性肿物，但需与囊性增生病分区。B 超对早期乳癌诊断价值不大。

4. 针吸细胞学检查和切除组织学检查（切除活检） 最近都推荐针吸细胞学检查，即应用细针在肿块内不同方向穿刺吸出组织液内含有的细胞作检查。当针吸细胞学检查的结果为阴性，而临床上仍怀疑为乳癌时，则可行切除活检。行切除活检时应将肿块全部切除。

（三）诊断要点

1. 乳房发现单发无痛性质地较硬、边界不清的肿块，偶有同侧腋窝淋巴结肿大或乳头溢液；

2. 钼靶 X 线片可见形态不一、密度增高、边缘不规则的肿块，伴微细钙化；

3. B超往往呈规则低回声肿块或不规则的实质性回声；

4. 病理学诊断是最可靠的诊断方法。常用乳头溢液涂片细胞学检查、肿块细针穿刺、术中肿块切除冰冻切片检查及石蜡切片检查等方法可确诊。

三、转归及预后

乳腺癌如不及时治疗，多在1年左右出现远处脏器或组织转移而死亡。乳腺癌的预后与肿瘤的病理类型、肿块的大小、位置、有无腋窝淋巴结转移、治疗的早晚有密切关系。文献报道，分化低的癌细胞恶性程度高，转移早，预后差；分化高的癌细胞恶性程度低，转移晚，预后较好。肿瘤直径＜2cm的患者，其5年生存率接近100%；而肿瘤直径＞2cm的患者，其5年生存率仅有62%。

四、治疗原则与主要措施

（一）治疗原则

目前治疗乳癌的主要方法仍是以手术为主的全身综合治疗。尽早施行根治性手术，辅助放射治疗、化学药物治疗、内分泌疗法，要根据患者年龄、病期、淋巴结有无转移、激素受体的测定等来决定辅助治疗方法。免疫治疗、中医中药治疗也仍有效地运用于临床。近年来兴起的生物靶向治疗可显著改善乳腺癌患者的生活质量和延长生存时间。

（二）手术治疗

通过手术可达到预期根治的乳癌，称为“可切除的乳癌”，主要包括Ⅰ期和Ⅱ期乳癌。但在下列情况下应视为不适应于手术，甚至手术反可缩短患者生命：① 乳房及其周围有多数转移性皮肤结节；② 乳房及其周围有广泛的皮肤水肿；③ 癌肿广泛地固定于胸壁；④ 患侧手臂水肿；⑤ 腋淋巴结块大于乳房癌块，或与深部组织紧密粘连；⑥ 锁骨上淋巴结已有转移；⑦ 远处转移，尤其是肺或肝的转移；⑧炎性癌。此类“不可切除的乳癌”，其主要治疗方法为放射、化学药物、内分泌治疗。

（三）主要措施

1. 手术治疗　对于较早期的乳腺癌来说，手术治疗是一种根治方法，对较晚期的乳腺癌则常作为一种姑息性的治疗手段。手术切除的方法是切除乳腺、肿瘤和所属淋巴结，保留胸肌，减少体内瘤负荷，以使术后的辅助治疗发挥更大的作用。随着对乳癌的认识，手术的方式已经由过去的扩大根治、根治术、改良根治术发展为近年来主要以保留乳房为主的局部切除，加上腋窝淋巴结清扫的手术方式。

2. 放射治疗　是主要治疗方法之一，属于局部治疗手段。放射治疗应用于：① 根治性放射治疗；② 术前、术后辅助治疗；③ 姑息性放射治疗。以放疗为主，佐以范围较小的手术（如肿块切除），其初步效果令人鼓舞。目前，放疗正由常规的外照射演变为三维立体适形放疗、腔内放疗等，减少了放疗的并发症，提高了疗效。

3. 内分泌治疗　手术切除和放射治疗可达根治的目的，而内分泌治疗，对乳腺癌的生长和消退有控制作用。约有1/3晚期乳腺癌患者，施行卵巢、肾上腺或垂体切除术可获得缓解或部分缓解。内分泌治疗是利用药物干扰激素的形成和影响激素与受体结合起到控制肿瘤发展的目的，当前，已由经典的三苯氧胺发展到芳香化酶抑制剂。

4. 化学药物治疗　化疗已成为乳腺癌病程各期的积极治疗措施。早期病例于根治术后给予辅助化疗,能提高治愈率;晚期化疗结合其他治疗,也有缓解病情和延长存活期的作用。乳腺癌对化疗比较敏感,对有阳性淋巴结体征的绝经妇女较适宜。现在化学药物治疗已经由以往以传统化疗药物(传统的烷化剂)为主的联合方案发展为现在以蒽环类和紫杉类为主的联合化疗,正朝着选择性更好的靶向药物发展。

5. 生物靶向治疗　是通过阻断肿瘤细胞特有的某些恶性基因或受体的过度表达,通过抗体或小分子药物进行的新型治疗,目前已经取得很好的临床疗效,当前常用的是拮抗Cerb－2基因的赫赛汀之类的靶向药物,但价格昂贵。

6. 中医中药治疗　中医治疗肿瘤具有特色,对所有的乳腺癌患者,无论是否进行术后辅助化疗或放疗,均应服用中药以扶正祛邪,增强自身抗癌能力。进行化疗和放疗时,配合中药治疗可以减少毒副反应,增进抗癌效果。

第七节　痔

一、概述

痔(hemorrhoid)是一个最常见的疾病,其真正发病率不详,过去所谓的"十人九痔"就是指痔的发病率高。目前多数认为痔是"肛垫",是正常解剖的一部分,普遍存在于所有年龄、男女性及各种族,不能认为是一种病,只有合并出血、脱垂、疼痛等症状时,才能称为病。

(一) 病因

痔的病因并不完全清楚,常由多种因素引起,目前有下列几种学说:

1. 肛垫下移学说　位于肛管和直肠的一种组织垫,称为肛管血管垫,简称肛垫,系出生后就存在的解剖现象。当肛垫松弛、肥大、出血或脱垂时,即产生痔的症状。肛垫由三部分组成:① 静脉,或称静脉窦。② 结缔组织。③ Treitz 肌,该肌是指介于肛门衬垫和肛管内括约肌之间的平滑肌,该肌具有固定肛垫的作用,当 Treitz 肌肥厚或断裂时,肛垫则脱垂。

2. 静脉曲张学说　从解剖上看,门静脉系统及其分支直肠静脉都无静脉瓣,血液易于淤积而使静脉扩张。加之直肠上、下静脉丛壁薄、位浅、抵抗力低,末端直肠黏膜下组织又松弛,都有利于静脉扩张。若加上静脉回流受阻因素,如经常便秘、妊娠、前列腺肥大及盆腔内巨大肿瘤等原因,都可使直肠静脉回流发生障碍而迂曲扩张成痔。肛腺及肛周感染也可引起静脉周围炎,静脉失去弹性而扩张成痔。

3. 遗传、地理及食物因素　遗传是否可致痔的发生,目前无确切证据,但痔患者常有家族史,可能与食物、排便习惯及环境有关。多数人相信未发达的国家患痔的发病率低,如在非洲农村患痔者少见,可能与高纤维食物饮食有关。目前,在发达国家多食高纤维饮食,除了预防大肠癌的发生,也可减低痔的发病率。

(二) 分类

痔根据其所在部位不同分为三类:

1. 内痔　表面有黏膜覆盖,位于齿线上方,由痔内静脉丛形成。常见于左侧正中、右前及右后三处。常有便血及脱垂史。

2. 外痔　表面由皮肤覆盖,位于齿线下方,由痔外静脉丛形成。常见的有血栓性外痔、结缔组织外痔(皮垂)、静脉曲张性外痔及炎性外痔。

3. 混合痔　在齿线附近,为皮肤黏膜交界组织覆盖,由痔内静脉和痔外静脉丛之间彼此吻合相通的静脉所形成。混合痔兼有内痔和外痔两种特性。

二、内痔

(一) 概述

1. 好发部位　根据内痔(interal hemorrhoid)发生的部位,分原发性内痔(母痔)及继发性内痔(子痔)。这与血管分支有关,但母痔及子痔的位置也有变异,有的孤立,有的数个连在一起。若母痔及子痔都脱出肛门外,呈梅花状者,称环状痔。若内痔脱垂水肿不能回纳,称嵌顿性内痔;若有血循环障碍,称绞窄性内痔。

2. 分期　内痔分四期,第一期:无明显自觉症状,仅于排便时出现带血、滴血或喷血现象,出血较多。痔块不脱出肛门外。第二期:排便时间歇性带血、淌血或喷血,出血量中等。排便时痔块脱出肛门外,排便后自行还纳。第三期:排便时内痔脱出,或在劳累后、步行过久、咳嗽时亦脱出。内痔脱出后不能自行还纳,必须用手托入,或卧床休息后方可还纳。出血量较少。第四期:痔块长期在肛门外,不能还纳或还纳后又立即脱出。痔发展到后三期多成混合痔,因脱出痔块较大,已涉及痔内、外静脉丛并表面为直肠黏膜和肛管皮肤所覆盖,故混合痔是痔不断加重的后果。

(二) 诊断依据

1. 临床表现

(1) 便血:便血是内痔的常见症状,但并非每次解大便时均有便血,一般以大便干燥时多见,出血量不等,可为粪便带血、便后手纸带血或点滴而出,严重者可出现射血。

(2) 疼痛:单纯内痔一般无疼痛。如发炎肿胀者,痔内有血栓形成或嵌顿则有疼痛。如脱出未及时复位者,疼痛加重。如溃烂坏死、引起肛缘发炎水肿,则疼痛剧烈。

(3) 突起和脱出:肛缘突起,有异物感,便时不易擦净,污染内裤是外痔的标志。脱出则是内痔的常见症状。内痔早期无脱出症状,只有在肛门镜检查时才能发现痔核的存在,或大便时由于腹部的压力增高和粪便向下的推力,使内痔脱出于肛门外,少则一处,多则呈一周脱出于肛门外。严重者,可于行走、咳嗽、劳动用力时亦见痔核脱出于肛门外。

(4) 肛门潮湿和瘙痒:肛门经常潮湿和瘙痒,预示着痔疮的存在,但需与肛门湿疹相鉴别。内痔引起的肛门潮湿和瘙痒,多由内痔发炎肿大时分泌物增多所致,或由于内痔脱出于肛门外,刺激大肠腺分泌大量黏液,黏液沿松弛的肛管流出所致。

(5) 大便困难:解便与痔疮的发生、发展变化关系密切,由于患者畏惧排便时引起的肛门疼痛,久忍大便,既加重了便秘,又造成排便习惯紊乱,增加了排便困难症状。

总之,内痔的主要症状,由于病情不同,轻重各异,因此不同的患者症状亦不相同,一旦有了上述症状的一种或几种,应尽早就医,以防延误诊治,加重病情。

2. 辅助检查　内痔的诊断,主要靠肛管直肠检查。首先做肛门视诊,用双手将肛门向两侧牵开,除一期内痔外,其他三期内痔多可在肛门视诊下见到。对有脱垂者,最好在蹲位排便后立即观察，这可清楚地看到痔块大小、数目及部位的真实情况，特别是对诊断环状痔，更有意义。其次做直肠指诊，内痔无血栓形成或纤维化，不易扪出，但指诊的主要目的是了解直肠内有无其他病变，特别要除外直肠癌及息肉。最后做肛门镜检查，先观察盲肠黏膜有无充血、水肿、溃疡、肿块等，排除其他直肠病患后，再观察齿线上部有无痔，若有，则可见内痔向肛门镜内口突出，呈暗红色结节，此时应注意其数目、大小和部位。

3. 诊断要点　① 好发于肛门齿线以上，截石位于 3、7、11 点处。② 主要症状为大便时出血，或伴痔核脱出。③ 一般无疼痛感觉，中、后期可有肛门坠胀、瘙痒。如痔核脱出嵌顿，可致肿痛、糜烂、坏死，甚至化脓，继发肛瘘等症。④ 一般无全身症状。后期有的可继发贫血、大便困难、小便不易排尽等症状。

（三）转归及预后

严重内痔可导致长期慢性出血而引发缺铁性贫血，早期可以没有症状，贫血较重或进展较快时，则会出现面色苍白、倦怠乏力、食欲不振、心悸、心率加快和活动后气促、浮肿等。内痔经常脱出于肛门外，易被“嵌顿”形成血栓，出现痔核变硬、疼痛，严重者可致痔核坏死、感染，继而出现肛周脓肿等。

（四）治疗原则与主要措施

1. 治疗原则　内痔无症状不需治疗，只需注意饮食，保持大便通畅，保持会阴部清洁，预防并发症的发生。只有并发出血、脱垂、血栓形成及嵌顿等才需要治疗。

2. 内痔的各种非手术疗法的目的旨在促进痔周围组织纤维化，将脱垂的肛管直肠黏膜固定在直肠壁的肌层，以固定松弛的肛垫，从而达到止血及防止脱垂的目的，常见的方法有注射疗法、胶圈套扎疗法、冷冻疗法等，各种疗法有各自的适应证，在具体的治疗过程中要严格掌握。

3. 当痔的保守疗法失败或三、四期内痔周围支持的结缔组织被广泛破坏时才考虑手术治疗方法。

三、外痔

外痔(external hemorrhoid)以血栓性及结缔组织性多见。

（一）血栓性外痔

1. 血栓性外痔(thrombotic external hemorrhoid)是外痔最常见的一种，常因便秘、排粪、咳嗽、用力过猛或持续剧烈运动后，肛缘静脉破裂，血液在肛缘皮下形成圆形或卵圆形血块。但也可以是无原因的自发性破裂。血块大小可自几毫米至几厘米。主要临床表现：患者突觉肛缘出现一肿块，伴有剧痛，行走不便，坐立不安，疼痛在 48 小时内最剧烈，数日后疼痛减轻。肿块变软，逐渐消散。疼痛是因血块将肛门皮肤与皮下组织分开。

2. 检查　早期在肛缘皮肤表面可见一暗紫色圆形硬结，界限清楚、较硬、压痛明显。血块可溃破自行排出，伤口自愈或形成脓肿和肛瘘。

3. 治疗　若发病在 1～3 天内，疼痛剧烈，肿块无缩小趋势，则需手术治疗。一般在发病后 3～4 天，疼痛轻微，往往不需手术治疗常可自愈。

（二）结缔组织性外痔

结缔组织性外痔又称皮垂，大小形状不等，可以单个或多发。常是血栓性外痔或肛门手术的后遗症，多无明显症状，偶有瘙痒、下坠及异物感，如有炎症则感疼痛。治疗：主要是保持肛门部清洁，避免局部刺激。一般不需手术治疗。如经常有炎症发作，保守疗法不见效，可在局麻下作梭形切除。

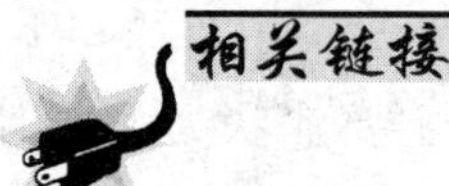

胃溃疡病与幽门螺杆菌

2005 年 10 月 3 日，瑞典卡罗林斯卡医学院宣布，把 2005 年度诺贝尔生理学或医学奖授予两名澳大利亚科学家罗宾·沃伦和巴里·马歇尔，以表彰他们发现了导致胃炎和胃溃疡的细菌——幽门螺杆菌(Helicobacter pylori，Hp)。诺贝尔奖委员会在授奖词中说，由于 Hp 的发现，使得原本慢性的、经常无药可治的胃溃疡变成了“采用短疗程的抗生素和酸分泌抑制剂就可治愈的疾病”。

在 20 世纪 80 年代初期，压力和生活方式等被视为导致胃溃疡的主要原因，胃溃疡作为一种慢性病严重危害人们的健康，主要以抑制胃酸和手术治疗。1979 年根据活组织切片检查结果，罗宾·沃伦发现 50%左右的患者的胃黏膜下半部分附生着许多微小的、弯曲状的细菌。巴里·马歇尔与罗宾·沃伦一起对取自 100 个患者的活组织切片进行研究，经过反复试验，他们成功地培养出一种当时尚不为人知晓的细菌——Hp。

Hp 是一种 G^- 杆菌，常作 S 形或弧形弯曲，电镜下呈单极多鞭毛，末端钝圆，菌体作螺旋弯曲。细菌长 2.5～4.0μm，宽 0.5～1.0μm。Hp 的运动源于鞭毛的螺旋推进运动。人类是 Hp 的唯一自然宿主，可分泌细胞毒素、尿素酶、黏液酶等，并分泌酸性抑制蛋白减低胃部的 pH 值，破坏胃的正常结构及减少人体对铁质及维生素 B_{12} 的吸收，导致 90%的胃炎、80%左右的胃溃疡或 90%的十二指肠溃疡的发生。目前，医学家发现 Hp 与胃癌和一些淋巴肿瘤发病有密切关系。多数学者认为“人-人”、“粪-口”是主要的传播方式和途径，亦可通过内镜传播，而且 Hp 感染在家庭内有明显的聚集现象。父母感染了 Hp，其子女的感染机会比其他家庭高得多。

目前，临床医生已经可以通过抗体试验、内镜检查和呼气试验等诊断幽门螺杆菌感染。抗生素的治疗方法已被证明能够根治胃溃疡等疾病。马歇尔和沃伦的发现，革命性地改变了世人对胃病的认识，大幅度提高了胃溃疡等患者获得彻底治愈的机会，为改善人类生活质量作出了贡献。

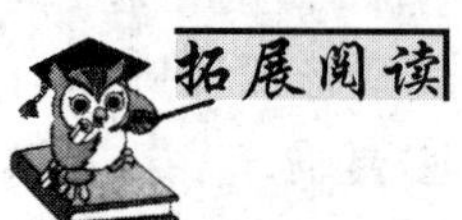

一、治疗腹股沟疝的里程碑

——无张力疝修补术

一个世纪以来，普外科医生一直采用传统手术方法治疗疝，从 1887 年开始，不断修正改良，应用至今。这些手术的典型代表是 Bassini 手术、Halsted 手术、Ferguson 手术和 McVay 手术，主要操作是疝囊高位结扎，游离精索，加强腹股沟管后壁缺损。由于缺损孔组织间有一定距离，组织间张力大，且又不是同一层组织的相互缝合，手术后疼痛剧烈。传统疝修补术后要求患者术后手术侧肢体屈膝、曲髋卧床 3～5 天，出院后还要休息一个月，三个月内避免重体力劳动。其共同弊端为术后复发率和并发症率较高，文献报道此类手术复发率 10%～15%，局部复发疝再次手术复发率可高达 25%～30%。其产生弊端的共同原因是非生理解剖性的高张力修补。1953 年 Shouldice 采用双叠层缝合加强腹横筋膜的方法，使传统的疝修补术又得以改进，但其术后仍有10%～15%的术后复发率。因此，寻找一种既能克服传统手术不足，又符合生理要求的疝修补术是广大普外科工作者的共同目标。

无张力疝修补术（tension-free hernioplasty）是美国医师 Lichtenstein 首先于 1986 年提出来的。这种修补术以人工生物材料作为补片用以加强腹股沟管的后壁，称为平片式无张力疝修补术。此法克服了传统手术对正常组织解剖结构的干扰，层次分明，而且修补后周围组织无张力，故命名为"无张力疝修补术"。此后该术式进一步完善，在平片式无张力疝修补术基础上，发展了疝环填充式无张力疝修补术和 Stoppa 无张力疝修补术。截至目前，出现了前入路、后入路、正中入路、腹腔镜下疝修补术等多种无张力疝修补方法。各种无张力疝修补术的原理基本一样，即用人工生物材料补片加强腹股沟管后壁甚至全部髂耻骨肌区，从而解决了困扰疝外科多年的张力问题，使传统术式的近期疼痛和远期复发两大难题从根本上得以解决。与传统的手术相比，其优点显而易见：① 手术适应证广泛，适用于各种初发和复发的腹股沟疝、切口疝、造瘘口旁疝及膈疝等，许多老年患者合并有心脑血管疾病，如脑梗死、偏瘫、肺心病、肝硬化等，无法接受传统手术方法，均可采用这种术式治疗此病；② 手术多可在局麻下进行，术中组织分离少，很少干扰正常解剖结构，手术时间短；③ 无需长期卧床，术后即可下地活动，恢复时间短，住院时间短，减少老年人术后卧床时间及并发症的发生；④ 局部痛感轻微，术后短期或长期并发症的发生率显著降低。⑤ 术后疝复发率显著降低，<1%。

目前，无张力疝修补术主要包括两大类，上述的无张力疝修补术统称为开放式无张力疝修补术，另外还有腹腔镜无张力疝修补术，它不但具有开放式无张力疝修补术的特点，还能同时检查双侧的腹股沟疝和股疝，对于合并有双侧疝和隐匿疝的患者无疑收到了诊断和治疗的双重功效。对复发性腹股沟疝使用腹腔镜可以避免再次经原手术入路而致神经损伤和缺血性睾丸炎的发生。但腹腔镜疝修补术费用较高，需在全麻下进行，技术要求也较高。

无张力疝修补术与传统疝修补手术相比，无论是在理论上还是在实践中都是一次巨大的飞跃，手术操作更加简化，手术效果明显提高，是疝腹壁外科手术的一个里程碑。

二、腹腔镜外科的发展

追求"最小的损伤及最好的疗效"的思想始终贯穿着人类医学史的发展，尤其在外科领域。人们在实现这种追求的医疗实践中，手术技艺不断提高，手术方式不断改进，更为重要的是，其间涌现出大量体现人类杰出智慧和创造力的诊疗仪器和设备，这不但方便了手术，提高了疗效，减少了损伤，而且逐渐改变了人们传统的诊疗观念，并逐渐成为孕育"现代微创外科"诞生的土壤，其中以腹腔镜外科为典型代表。20 世纪 80 年代中期出现现在所使用的电视腹腔镜，摄像机连于腹腔镜镜头，将手术视野显现在电视屏幕上，使手术视野更加清晰、开阔。更重要的是可使更多的人参与手术，使在镜下进行复杂的手术成为可能。1985 年，德国的 Mühe 施行了全世界第一例腹腔镜胆囊切除手术，Dubois 在较短的时间内成功进行了 50 例腹腔镜胆囊切除术，并将其成果在 1989 年美国胃肠腔镜外科会议上进行了发布，引起与会全世界外科专家们的极大兴趣和重视。至此，外科手术史上具有划时代意义的微创外科时代真正开始了。

腹腔镜与电子胃镜类似，是一种带有微型摄像头的器械，腹腔镜手术就是利用腹腔镜及其相关器械进行的手术，将二氧化碳注入腹腔形成气腹，使用冷光源提供照明，将腹腔镜镜头(直径为3～10mm)插入腹腔内，运用数字摄像技术使腹腔镜镜头拍摄到的图像通过光导纤维传导至计算机信号处理系统，并且实时显示在专用监视器上。操作者可通过监视器屏幕上所显示患者器官不同角度的图像，对患者的病情进行分析判断，并且运用特殊的腹腔镜器械进行手术。

腹腔镜手术多采用2～4孔操作法，其中多在脐部打孔将摄像头插入腹腔，依据医生自己的习惯和病变部位不同可在上腹部或下腹部打操作孔。医生通过腹壁上的操作孔，利用细长的手术器械进行各种腹腔手术。术后仅在腹腔部位留有2～4个0.5～1.0cm的瘢痕，可以说是创面小、痛苦少的手术，俗称“打孔”手术。因为腹腔镜手术对人体打击小、恢复快，所以把腹腔镜外科归属到微创外科的范畴。随着腹腔镜手术的开展，腹腔镜技术日显成熟，其应用范围也逐渐扩大，目前成为普通外科常用的手术方式。

近年来在临床上开展最多、最普及的手术是腹腔镜胆囊切除术(laparoscopic cholecystectomy，LC)。LC避免了腹壁一个较大的切口，可以将创伤减小到最低程度，是一种微创性手术，具有创伤小、痛苦轻、对患者全身及腹腔内局部干扰少、术后恢复快、住院时间短和遗留瘢痕较小等优点，因此为患者乐于接受。目前约有90%以上的胆囊结石患者可以采用腹腔镜胆囊切除术治疗，其适应证同开腹胆囊切除术，包括胆囊结石、胆囊息肉、慢性胆囊炎等。但是对于以下患者应禁行LC：① 疑有胆囊癌变者；② 合并原发性胆管结石及胆管狭窄者；③ 腹腔内严重感染及腹膜炎；④ 疑有腹腔内广泛粘连；⑤ 合并妊娠；⑥ 有出血倾向或凝血功能障碍者；⑦ 有严重心肺等重要脏器功能障碍而难以耐受全身麻醉及手术的患者。腹腔镜虽然优点很多，但也有一定的局限性，术中如遇到解剖变异、解剖关系不清、出血等，需中转开腹手术，避免给患者造成严重后果。

随着腹腔镜的发展，各个学科的内镜也在快速发展。泌尿外科有了膀胱镜、输尿管镜、肾镜等；消化内科除了电子胃镜、肠镜外，有了更先进的胶囊内镜；骨科有关节境、椎间盘镜；妇产科有宫腔镜、输卵管镜、阴道镜、胎儿镜及羊膜镜；耳鼻喉科有纤维喉镜；呼吸科有纤维支气管镜；肛肠科有电子肛门镜等等。随着医学内镜的发展，对疾病的诊断和治疗将会有巨大的促进作用，微创外科的发展也将会有更加快速的发展和临床应用。

参考文献

[1] 吴阶平，裘法祖，吴蔚然，等. 黄家驷外科学. 第6版. 北京：人民卫生出版社，1999：831—1305

[2] 吴在德，吴肇汉，郑树，等. 外科学. 第6版. 北京：人民卫生出版社，2005：327—607

[3] 刘建，谷俊朝，张忠涛，等. 500例肠梗阻病因分析及诊断探讨. 北京医学，2005，28(3)：162—164

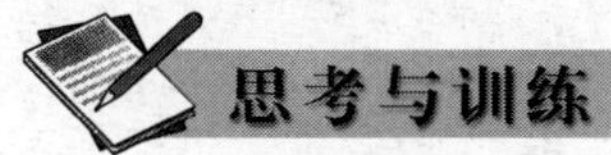

思考与训练

一、单项选择题

1. 下列关于坏疽性及穿孔性阑尾炎的叙述，正确的是　（　）
   A. 黏膜和黏膜下层出现感染性炎症，渐向肌层和浆膜扩散
   B. 阑尾各层均有水肿和中性粒细胞浸润，黏膜表面有小溃疡和出血点
   C. 阑尾肿胀明显，浆膜高度充血，有脓性渗出物附着
   D. 阑尾管壁坏死或部分坏死；呈暗紫色或黑色
   E. 大网膜移至右下腹部，将阑尾包裹并形成粘连，出现炎性肿块
2. 女，43岁，右下腹持续性疼痛5天，伴恶心、呕吐，呕出物为胃内容物。体温38.5℃。体检发现右下腹5cm×5cm大小肿块，触痛明显。最可能的诊断是　（　）
   A. 粪块所致肠梗阻　B. 盲肠肿瘤　C. 急性化脓性阑尾炎
   D. 阑尾周围脓肿　E. 肠套叠
3. 诊断急性阑尾炎最重要的体征是　（　）
   A. 右下腹有肌紧张
   B. 右下腹有反跳痛
   C. 右下腹有明显固定压痛点
   D. 闭孔内肌试验阳性
   E. 结肠充气试验阳性
4. 某些腹内脏器成为疝囊壁的一部分，这种疝称为　（　）
   A. 股疝　B. 切口疝　C. 白线疝
   D. 滑动性疝　E. 脐疝
5. 嵌顿性腹股沟斜疝，早期主要症状是　（　）
   A. 疝块突然增大，伴腹胀
   B. 疝块突然增大，伴局部明显疼痛
   C. 疝块突然增大，伴便秘
   D. 疝块突然增大，伴呕吐
   E. 疝块突然增大，伴食欲减退
6. 机械性肠梗阻出现阵发性绞痛的原因是　（　）
   A. 梗阻上端肠段膨胀　B. 梗阻上端肠段强烈蠕动　C. 梗阻肠壁神经丛受压
   D. 肠段的缺血坏死　E. 腹腔内渗液的刺激
7. 最易引起嵌顿的疝是　（　）
   A. 腹股沟直疝　B. 腹股沟斜疝　C. 股疝
   D. 脐疝　E. 腹壁切口疝
8. 无论何种类型的肠梗阻，其肠梗阻的共同症状是　（　）
   A. 腹痛、呕吐、发热、排便排气停止
   B. 腹痛、呕吐、腹胀、排便排气停止

C. 腹痛、呕吐、肠鸣音亢进、腹胀
D. 腹痛、腹胀、肠鸣音亢进、排便排气停止
E. 腹痛、肠型、呕吐、排便排气停止

9. 分析一名60岁老年人发生机械性肠梗阻的梗阻病因时，首先应想到的是 ( )
A. 蛔虫团阻塞 B. 肠粘连所致 C. 嵌顿性腹外疝
D. 肠道肿瘤 E. 肠腔异物

10. 女，28岁，持续性脐周痛，阵发性加剧，伴肛门停止排便排气3天，病后呕吐食物。体查：体温37.5℃，脉搏60次/分，血压16/11kPa(120/84mmHg)，腹部轻度膨隆，可见下腹部约10cm手术瘢痕，无明显压痛，未扪及肿块，肠鸣音亢进，偶闻气过水声。3年前有过剖宫产史。首先考虑的诊断是 ( )
A. 小肠扭转 B. 肠套叠 C. 乙状结肠肿瘤
D. 粘连性肠梗阻 E. 蛔虫性肠梗阻

11. 胆囊三角内有哪些重要结构穿行？ ( )
A. 门静脉和肝动脉 B. 胆囊动脉和肝动脉
C. 胆囊动脉、副肝管和肝右动脉 D. 肝动脉和副肝管
E. 门静脉和副肝管

12. 女，45岁，因右上腹隐痛5年就诊，B超示胆囊多发结石，最佳治疗措施为 ( )
A. 胆囊切除术 B. 胆囊切开取石术 C. 胆囊造瘘术
D. 口服药物溶石 E. 体外碎石

13. Charcot三联征包括 ( )
A. 腹痛、寒战高热、呕吐 B. 腹痛、腹肌紧张、黄疸
C. 束腰带状腹痛、高热、腹水 D. 腹痛、寒战高热、黄疸
E. 寒战高热、黄疸、呕血

14. 下列关于急性胆囊炎的临床表现，哪项是错误的？ ( )
A. 右上腹持续性疼痛 B. 常有发热，但一般无寒战
C. 患者均有明显黄疸 D. 常能触及肿大有触痛的胆囊
E. Murphy征阳性

15. 在我国急性胰腺炎最常见的原因是 ( )
A. 胆道梗阻等胆道疾病 B. 酗酒及暴饮暴食 C. 高脂血症
D. 感染 E. 创伤

16. 女，38岁，因上腹痛2天入院，初为右上腹绞痛，后痛至整个上腹部并阵发性加剧，向左肩背部放射。体温38℃，脉搏100次/分，呼吸20次/分，血压14/10kPa(105/75mmHg)，巩膜轻度黄染，上腹部有压痛及反跳痛，肌紧张，移动性浊音可疑，肠鸣音减弱。WBC 16×10^9/L，N 0.8。B超示胆总管内强回声伴声影，胰腺回声增粗。最可能的诊断是 ( )
A. 急性胆囊炎 B. 急性胆源性胰腺炎 C. 胆管结石并胆管炎
D. 绞窄性肠梗阻 E. 急性化脓性阑尾炎

17. 乳癌的好发部位是 ( )
A. 内下象限 B. 内上象限 C. 乳晕区

D. 外上象限　　E. 外下象限

18. 乳腺癌最早的临床表现为 （　　）

A. 乳头内陷　　B. 无痛、单发、质硬乳房内小肿块

C. 乳腺疼痛　　D. 乳房橘皮样征　　E. 乳房酒窝征

19. 内痔的临床症状应除外 （　　）

A. 排便里急后重感、脓血便　　B. 肛门部潮湿

C. 内痔脱出疼痛　　D. 经常便血　　E. 疼痛与大便困难

20. 30 岁男性患者，近 3 天来便后肛门外脱出一肿物，疼痛剧烈，排便、坐、走、咳嗽等均感疼痛而致坐卧不安。最可能的诊断是 （　　）

A. 直肠脱垂　　B. 血栓性外痔　　C. 肛裂

D. 混合痔　　E. 直肠息肉脱出

二、填空题

1. 现代疝手术强调在________的情况下进行缝合修补，常用的修补材料是合成补片。
2. 急性阑尾炎的病理类型为________、________、和________。
3. 急性阑尾炎的主要症状是________。
4. 最常见的腹外疝是________。
5. 按照肠梗阻的病因将肠梗阻分为________、________和________。
6. 传统疝修补的方法有五种，分别是________、________、________、________和________。
7. 急性阑尾炎的间接体征有________、________、________和皮肤感觉过敏。
8. 根据其所在部位不同，将痔分为________、________和________。

三、名词解释

1. 腹外疝　　2. 胆囊三角　　3. 酒窝征　　4. 混合痔　　5. 麦氏(McBurney)点

四、问答题

1. 试述疝的基本概念及临床类型。
2. 急性胆囊炎的临床表现、诊断及治疗原则是什么？
3. 试述急性阑尾炎的病因、病理分型、诊断、治疗原则。
4. 试述肠梗阻的定义、分类及临床表现。
5. 乳腺癌的临床表现、诊断和综合治疗原则各有哪些？

（陈玺华）

第三章　骨科常见疾病

骨科学又称矫形外科学。骨科学是专门研究骨骼、肌肉运动系统疾病的学科。因此，要学好骨科，首先应该复习解剖学的有关知识，特别是骨骼、运动系统及其相关的周围神经等知识，这些知识是骨科学研究的基础，学好这些，对于学好骨科、认识骨科常见疾病乃至今后进一步提高都十分重要。重点要掌握骨折的定义、分类、临床表现和治疗原则。对于颈椎病和腰椎间盘突出症两种骨科的慢性疾病，应着重熟悉其临床特点、诊断要点和治疗原则。在相关链接中同学们应了解断肢再植的简史和关节镜在骨科疾病诊治中的应用。对于骨肿瘤也要有所了解，以扩大同学对骨科疾病的知识面。

第一节　骨　折　概　述

骨科学是外科学的一个主要分支。在临床方面，骨科涉及的范围不仅有运动系统疾患，而且还包括相关的血管、周围神经、脊髓及皮肤等。近年来，随着相关学科的发展，使骨科分为许多更加细化的亚专业，如创伤、骨肿瘤、手外科、脊柱外科等。同时诊治手段也更加先进和完善，如内固定、外固定、关节镜、人工关节、显微外科等。这其中新的影像学和诊断仪器的问世，也起着不可忽视的作用。

一、定义

骨折(fracture)即骨结构的完整性和连续性中断。

二、病因

骨折可因直接或间接暴力和肌肉牵拉引起。骨的任何部位，包括骨干、关节软骨、骺板或干骺端都可发生骨折。长期、反复、轻微的直接或间接外力集中在骨骼的某一点可发生疲劳骨折。

三、分类

骨折的分类方法有很多，依据发病原因分外伤性骨折和病理性骨折两大类，后者为骨质本身病变所导致，暴力不大即可骨折。外伤性骨折根据骨折程度分为完全性和不完全性骨折；按骨折发生时间分为新鲜骨折(受伤在 3 周以内)和陈旧性骨折(伤后超过 3 周)；根据骨折断端是否与外界相通，分为闭合性和开放性骨折；根据骨折断端形态可分为裂缝、凹陷(多见于颅骨)、青枝(儿童多见)、横形、斜形、螺旋形、粉碎(断端碎成 3 块以上)、嵌插、压缩(多见于脊椎和跟骨等处)、撕脱(多见于肌腱附着处)和骨骺分离等类型。根据骨折端的稳定程度分为稳定性骨折和不稳定性骨折：骨折端不易移位或复位后经适当外固定不易发生再移位者为稳定性骨折,如裂缝骨折、青枝骨折、无移位的完全骨折、横断骨折、嵌插骨折、单纯椎体压缩骨折等。不稳定性骨折指骨折端本身易移位,或复位后易发生再移位者,如斜形骨折、螺旋骨折、多段骨折、粉碎性骨折或缺损骨折等。

四、骨折愈合

骨折愈合指骨折断端间的组织修复过程。

(一) 愈合过程

骨折愈合大致分两个阶段,前期为准备阶段,包括局部出血、炎性反应和坏死、修复组织及生骨细胞的增殖以及断端间纤维组织、软骨和新骨的形成;后期包括骨痂的成熟及重建。骨折修复开始时,其表现如一般软组织损伤,随后则由软骨痂演变为硬骨痂。

(二) 骨折愈合的条件

骨折要得到良好的愈合,要有良好的固定、充足的血供和有利的力学环境。理想的方法是在尽可能保持充足的血供条件下从最初的坚强固定逐渐过渡到弹性固定,使断端承受较多的生理应力,以避免应力遮挡。逐渐加大适当的功能锻炼也是不可忽视的重要环节,不仅促进局部血供,防止骨质疏松,也有助于早期功能的恢复。骨折治疗应注意协调固定与运动之间的矛盾,使其朝向有利于骨折愈合的方向发展。

(三) 骨折愈合分期

骨折愈合可分为一期和二期。一期愈合是直接由骨内膜和骨髓形成骨痂的愈合方式,见于损伤小、复位良好的患者;二期愈合是骨愈合最常见的一种愈合,它分三个阶段：① 血肿机化期：骨折处血肿与周围组织形成无菌性炎性反应,肉芽组织逐渐变为纤维组织(血肿机化)连接骨断端,同时骨外膜、骨内膜形成骨样组织,也向断端延伸,这种纤维性连接一般需 2～3 周;② 骨痂形成期：骨内外膜生成的骨样组织和其内含纤维组织逐渐形成内外骨痂,断端完全由原软骨痂连接形成初步愈合,一般需 2 个月;③ 骨痂塑形期：原始骨痂随肢体活动和负重,不断地得到增强和改进,形成永久性骨痂,骨髓也再次接通,恢复骨原形。再生的骨根据力学原理及人体的需要不断进行改建,即不断有破骨细胞吸收和成骨细胞形成新骨。如果骨折对位对线良好,骨折处可完全恢复原状,髓腔亦重新畅通,不留任何骨折痕迹,即使有轻微移位及成角畸形,特别在儿童及少年患者多能完全矫正,凹侧缺损的部分可通过膜内骨化而得到补充,凸侧多余的骨则被吸收,以适应局部的负荷。但这种改建有其一定的限度,畸形严重者将很难完全矫正。骨折愈合与其他组织的修复不同,是骨组织修复独特的过程,类似骨的发育生长。

五、临床表现

(一) 全身表现

1. 休克　多见于多发骨折、骨盆骨折及脊柱骨折等,可见患者烦躁、面色苍白、手足湿冷、脉搏细数、血压下降,后期可出现表情淡漠、反应迟钝,甚至昏迷、口唇发绀、四肢冰冷、脉搏细弱、血压检测不到等。

2. 体温升高　多见于严重骨折合并大量内出血，血肿吸收可伴有体温升高。因淤血吸收而致的发热一般不超过38℃，5～7天后体温可慢慢恢复正常。如果是开放性骨折，体温持续升高超过38℃，局部肿痛加重，可考虑为感染。

此外，还可有内脏损伤、神经受压断裂等并发症症状。

（二）局部表现

1. 疼痛和压痛　骨折部位可出现不同程度的疼痛、压痛和纵向叩击痛。肢体位置改变时骨折处疼痛加剧。骨折处的局限性压痛有助于判定骨折的部位及范围。尤其对于不完全性骨折和嵌入性骨折，局限性压痛更有诊断性意义，位置深在的骨折可有纵向叩击痛。

2. 局部肿胀和瘀斑　骨折因局部组织挫裂伤而出现肿胀和瘀斑。组织肿胀严重者，皮肤发亮，产生张力性水疱，严重时可影响血流，使骨筋膜室压力增高而产生骨筋膜室综合征，发生缺血性肌挛缩，需及时切开。部位表浅的血肿，48小时后由于血红蛋白的分解，可变为紫色、青色或黄色的皮下瘀斑。

3. 功能障碍　骨折后由于肢体失去杠杆及支架的作用，以及剧烈的疼痛、软组织损伤、肌肉痉挛等原因，使肢体丧失部分或全部功能。

（三）骨折的专有体征

1. 畸形　骨折移位后，受伤肢体可产生形状的改变，常有短缩、成角、旋转等畸形。

2. 异常活动　在正常情况下无活动的肢体部位，由于骨折后产生假关节而出现异常活动。

3. 骨擦感或骨擦音　骨折后两骨折端之间相互摩擦时可产生骨擦感或骨擦音。

六、诊断及辅助检查

准确的诊断是正确处理的基础。因此，首先要判断有无骨折存在，再进一步明确骨折的部位、类型和移位情况。在诊断骨折的同时，还要及时发现多发伤与合并伤，从而做出全面的诊断与切合实际的处理。诊断骨折主要是根据病史、症状、体征和X线片检查，进行细致的分析和判断。

（一）外伤史

询问病史主要抓住三个方面的问题：① 受伤的时间、地点、部位、姿势，暴力的性质、方向和大小；② 疼痛的部位；③ 是否有运动障碍、感觉障碍、排尿障碍等。

（二）症状和体征

对于骨折的诊断重点放在骨折的专有体征上：① 畸形，如Colles骨折的“餐叉样”或“枪刺样”畸形；② 在肢体非关节部位出现异常活动；③ 闻及骨擦音或触到骨擦感。以上三种体征只要发现其中之一，即可确诊。但未见此三种体征时，也可能有骨折，如青枝骨折、嵌插骨折、裂缝骨折。骨折端间有软组织嵌入时，可以没有骨擦音或骨擦感。异常活动及骨擦音或骨擦感两项体征只能在检查时加以注意，不可故意摇动患肢使之发生，以免增加患者的痛苦，或使锐利的骨折端损伤血管、神经及其他软组织，或使嵌插骨折松脱而移位。

（三）辅助检查

除了上述两点外，还要仔细检查损伤处是否有直接压痛及间接叩击痛；损伤处是否伴有肿胀、瘀斑以及肿胀的程度、肢体远端的温度、感觉等;受伤肢体或损伤部位活动受限的范围及程度。这些对骨折的判断有一定的辅助诊断价值。关节脱位、软组织损伤和炎症也有类似的表现,此时要借助X线片检查才能确诊。对于是否伴有休克、体温增高、神经损伤等全身表现也利于判断骨折的严重程度及并发症。

(四) 骨折的X线片检查

诊断骨折主要依据病史、症状和体征。X线片检查是诊断骨折的重要方法。X线片可以确诊骨折,同时可确定骨折类型和移位情况,为骨折诊断和治疗提供依据。

七、治疗

(一) 治疗原则

对所有骨折的治疗都应遵循以下三个原则:① 复位:尽可能达到解剖复位,或近似解剖复位,至少不差于功能复位。对累及关节或邻近关节的骨折更应严格要求。② 固定:合适的固定,以维持已经整复的位置。③ 功能锻炼:早期进行功能锻炼,恢复损伤部位功能。

(二) 治疗方法

1. 复位 根据不同部位及不同类型骨折可采用下述方法进行复位:

(1) 手法复位:对四肢闭合骨折应首选手法复位方法,要求在伤后数小时内即尚无反应性肿胀时进行。整复前应结合X线片对骨折类型、移位方向及程度和解剖特点进行细致地分析研究,然后在麻醉下力求一次完成。如局部已有水肿,应在消除肿胀后再行复位。反复整复会加重损伤,影响愈合。

(2) 牵引复位:可采用皮牵引或骨牵引,使骨折周围的肌肉放松,骨折常可自行复位,有时需辅以简单手法,即可达到复位。在牵引过程中需经常进行X线监控,持久的过度牵引使断端分离将会导致迟延愈合或不愈合。

(3) 机械复位:可采用骨折复位器进行牵引和反牵引,以节省人力。也可以利用外固定架,通过对骨折近、远端多维穿针,行多方向调节,再辅以局部手法或压垫,多可获得满意复位。适用于开放性及感染性骨折。

(4) 切开复位:切开复位的手术适应证为:① 手法复位失败,或估计骨折断端间有软组织嵌插,手法难以成功者;② 手法虽能暂时成功,但难以保持稳定者,如前臂双骨折;③ 某些部位骨折,如股骨颈、头下及头颈骨折,愈合缓慢,又难以用外固定保持稳定者;④ 伴有血管、神经损伤需手术修复者;⑤ 多发性骨折,手法及外固定往往顾此失彼,又难以护理者;⑥ 老年人骨折,需要早期下地,以避免并发症发生者。

2. 固定 应根据不同部位、不同类型选用合适方法。常用的外固定法如夹板、石膏;内固定从单纯的螺丝钉、克氏针、骨圆针、钢丝环扎、张力带、动力加压钢板、不同类型髓内钉以及骨折外钢丝,各有其适应证,各有其优缺点。

3. 其他治疗 促使骨折愈合的药物在骨折愈合过程中能起多大的作用,目前还存在争论,所以药物对治疗骨折只能起到一定的辅助作用,如果仅仅想依靠药物来治疗骨折是不太现实的。当然,在骨折的治疗中应用某些药物,可以达到促进骨折愈合的作用。对老年人骨折有骨质疏松者,补充足够钙剂,从预防及治疗的角度上都是有利的。一些治疗骨质疏松的药物如降钙素、二磷酸盐等有条件时可应用。某些微量元素,如锌、铜、铁、锰对骨胶原形成可能有一些作用。

4. 功能锻炼　功能锻炼是治疗骨折中最重要的辅助方法之一。目前随着新型骨科固定材料的出现及骨科手术的进展，妥善稳固的固定方法，能使患者在伤后早期活动，并在医师督导下有步骤地进行锻炼，从被动到主动，从不负重到负重，逐渐加大运动量，可以大大缩短患者住院时间。值得注意的是，锻炼的方式及程度需在医师和理疗师密切配合下进行，任何进度过急或缓慢对功能恢复都不利。

第二节　颈　椎　病

一、概述

（一）颈椎的解剖概要及功能

1. 颈椎具有负重、减震、保护及运动等生理功能。颈椎的棘突和横突是颈部肌肉和韧带的附着部，这些肌肉、韧带及颈部共同运动头颈部并支持头颈。颈椎脊柱有一向前的凸起弯曲，像弹簧一样，增加了缓冲震荡的能力，加强姿式的稳定性，椎间盘也可吸收震荡，在跳跃或激烈运动时可防止颅骨和脑的损伤。颈椎还具有很大的运动功能，颈椎的屈、伸、侧屈及旋转活动发生在椎间关节部。相邻的椎节及其连接结构被称为一个功能单位或活动单位。

2. 颈椎的椎间关节　枕寰、寰枢之间无椎间盘，均为滑膜关节。颈 2 至颈 7 的椎间关节指椎间盘、钩椎关节及关节突关节。

3. 椎管、脊髓及神经根　颈椎管形似漏斗，颈 1 最大，至颈 3 水平依次减小，颈 4 至颈 7 水平椎管内径相差无几。颈椎管矢径与颈椎病性脊髓病的发病有密切关系。

颈脊髓分为 8 节，每一髓节与其同序数的椎节并不完全在同一水平上。颈 1 髓节与颈 1 椎节在同一水平上。从颈 2 髓节开始高于同序数的椎节。颈 4 髓节及其以下的 4 节大约处于其同序数的上一椎节水平。

（二）颈椎病(cervical spondylosis)的定义及其发病机制

1. 颈椎病的定义与分型　颈椎椎间关节退变累及神经或血管(神经根、脊髓、交感神经、椎动脉)引起相应的临床表现为颈椎病。依据不同的神经、血管受累及不同的临床表现，颈椎病分为神经根型、脊髓型、交感神经型(交感型)、椎-基底动脉供血不全型(椎动脉型)。

2. 颈椎病发病机制

(1) 颈椎退行性改变：随着年龄的增加，颈椎及椎间盘可发生不同的改变，在颈椎体发生退行性改变的同时，椎间盘也发生相应改变。

(2) 外伤因素：在椎间盘退变的基础上，进行剧烈活动或不协调的运动。

(3) 慢性劳损：长期处于不良的劳动姿势，椎间盘受到来自各种方面的牵拉、挤压或扭转。

(4) 寒冷、潮湿：尤其在椎间盘退变的基础上，受到寒冷、潮湿因素的影响，可造成局部肌肉的张力增加，肌肉痉挛，增加对椎间盘的压力，引起纤维环损害。

二、诊断依据

(一) 临床表现

1. 神经根型颈椎病　椎间关节退变累及颈神经根，颈、肩、臂痛并有神经根支配区感觉和运动障碍为神经根型颈椎病。好发于颈 5～6、颈 6～7 及颈 4～5 间隙。好发于 50 岁左右的人群，颈部损伤、长期伏案工作而劳累或“落枕”为常见发病诱因。可急性起病，也可慢性发病。颈、肩、臂痛向前臂或手指放射，手麻、手或臂部无力感，持物不稳或失落为常见症状。颈部僵直，活动受限，颈部肌肉痉挛，受累节段棘突压痛。

2. 脊髓型颈椎病　大多数发病在 50 岁左右，男性多于女性。一般起病缓慢，逐渐加重或时轻时重。外伤可引起突然加重，或引起急性发病。经过卧床数周或数月可逐渐减轻。然而，当发育性椎管狭窄并存时，往往逐渐加重。

手、足或肢体麻木，僵硬不灵活，握物不稳，写字、持筷不方便或行走不稳，足下踩棉花感等是常见的主诉。有些患者有尿急、尿频或排尿困难，及胸或腹部束带感的症状。

3. 交感型颈椎病　椎间关节退变累及交感神经，引发交感神经功能紊乱的临床表现为交感型颈椎病。40 岁左右女性发病者多见。会计、打字员、描图员、计算机操作者等伏案工作人员好发病。主观症状多，客观体征少。头昏头痛，颈肩背痛，颈椎及上胸椎棘突压痛；面部麻或半身麻，发凉感，无汗或多汗，针刺觉迟钝；眼部胀痛，干涩或流泪，视物不清或彩视；耳鸣或耳聋；心动过速或过缓，心律不齐；情绪不稳定，睡眠不好，对疾病恐惧多虑等为其常见的临床表现。

4. 椎动脉型颈椎病

(1) 眩晕：是椎动脉型颈椎病患者的常见症状。患者因为颈部的伸展或旋转而改变体位诱发眩晕症状。部分患者有恶心感，急性发病时患者不能抬头，少数患者有复视、眼颤、耳鸣及耳聋等症状。

(2) 头痛：椎动脉型颈椎病患者在发病时，头痛和眩晕症状一般同时存在。其中枕大神经病变是引起头痛的主要原因。

(3) 视觉障碍：由于颈椎病引起椎-基底动脉系痉挛，继发大脑枕叶视觉中枢缺血性病变，少数患者可出现视力减退或视野缺损，严重者甚至可以引起失明现象。

(4) 突然摔倒：当患者颈部旋转时突然感到下肢发软而摔倒。临床特征是：发病时患者意识清楚，短时间内能自己起来，甚至行走。这有别于其他脑血管疾病。

(5) 神经根性症状：由于局部解剖的关系，椎动脉型颈椎病患者也常常伴有神经根性症状。

(二) 辅助检查

1. X 线　颈椎正位及侧位、双斜位 X 线片检查，对神经根型、椎动脉型颈椎病的诊断意义较大。

2. 颈椎 CT　可观察是否有先天性颈椎管狭窄及是否有颈间盘脱出。

3. 颈椎 MRI　可观察颈间盘退变情况和间盘脱出对脊髓硬膜的压迫程度，并能排除其他颈椎管内的占位性疾病和脊髓本身的一些疾病。

4. 椎动脉造影　能显示椎动脉狭窄的位置，是椎动脉型颈椎病确诊和手术前定位的必要检查项目。

5. 多普勒、脑血流图检查　可反映椎-基底动脉的供血情况。

6. 体感诱发电位检查　可了解神经的损害程度，肌电图检查可定位神经根损害的部位和脊髓损害的节段，对神经根型、脊髓型颈椎病的诊断有一定的意义。

（三）诊断要点

确立颈椎病诊断必须具备三个条件：① 具有比较典型的症状或（和）体征；② 颈椎的 X 线片及其他检查证明椎间关节退变，并压迫神经、血管；③ 影像学检查存在神经、血管压迫与刺激，同临床表现具有明确的因果关系。

三、转归及预后

颈椎病是一种良性疾病，具有自限性倾向，预后良好。唯有脊髓型颈椎病，治疗不当时，容易残留肢体不同程度的残疾。

四、治疗原则与主要措施

不同类型的颈椎病治疗原则有所不同。

（一）神经根、交感、椎动脉型颈椎病治疗

1. 治疗原则　首选保守治疗。

2. 主要措施

（1）卧床休息 2～4 周，减少颈椎负荷，椎间关节的创伤炎症消退，症状可以消除或明显减轻。颈托、颈围领等类似支具也有相似作用，但不如卧床更可靠。

（2）颈牵引：采用枕颌带牵引，重量 3～4kg，卧式或坐式均可。牵引方向以颈椎自然位的方向为宜，有时可根据患者的感觉稍加调整。一般每日 1～2 次，每次持续 1～2 小时，2～3 周为一疗程，适用于椎间盘突出或膨出的神经根型颈椎病。

（3）物理治疗：热疗、电疗、超声治疗等疗法可改善软组织血循环、消除肌肉痉挛与疲劳。配合牵引或卧床，可以缩短疗程。

（4）手法治疗：颈肩背部肌肉按摩，旋转复位手法治疗是一种有效方法。效果不能持久，配合卧床、牵引或理疗效果较好。发育性椎管狭窄、比较明显节段性不稳定，应视为旋转复位的禁忌。脊髓型颈椎病亦不宜行旋转复位。因此，在手法治疗之前应排除上述病理情况，才可进行。

（5）封闭疗法：颈段硬膜外腔封闭疗法适用于神经根型、交感型颈椎病、椎间盘突出症。颈肩部有局限压痛点时，可采取局部封闭治疗，止痛效果良好。

（6）药物治疗：目前选择药物的主要目的是消除症状。消炎、镇痛药多选用非甾体类镇痛剂。解痉镇痛药用以解除骨骼肌痉挛，改善局部血液循环，达到镇痛目的。其他抗风湿类药物，例如水杨酸制剂也有镇痛效果。一般不宜选用强烈止痛药，如吗啡类药物。中医药的活血化瘀、疏经活络类中成药也有一定效果。单纯药物治疗难以获得巩固的效果，往往配合上述其他治疗，依据药物的适应证及禁忌证选择使用。

（7）手术治疗：手术指征：① 经合理的保守治疗，半年以上无效，或反复发作，并影响正常生活或工作、而且同意手术治疗；② 神经根性剧烈疼痛，严重地影响生活，保守治疗 2 周以上仍不减轻；③ 上肢某些肌肉，尤其是手肌无力、萎缩，经保守治疗 4～6 周后仍有发展趋势。手术方式：前路椎间盘及骨质增生切除，椎体间植骨融合术适用于大多数病例。也可以选用前路钩椎关节切除术或横突孔开大术。

(二) 脊髓型颈椎病治疗

1. 治疗原则　脊髓型颈椎病容易引起肢体不同程度的残疾；脊髓长期受压迫及反复刺激，非手术治疗效果不良。因此，一旦诊断明确，应手术治疗。然而，受压较轻，病程较短，症状不重者也可以保守治疗，需要定期随诊；一旦病情加重，仍应进行手术。伴有发育性椎管狭窄的病例，保守治疗往往失败。反之，椎管矢径较大者，有可能经保守疗法治愈。

2. 主要措施　同神经根、交感、椎动脉型颈椎病治疗措施。

第三节　腰椎间盘突出症

一、概述

(一) 椎间盘解剖生理概要

腰椎和腰椎间盘是脊柱承受应力和运动的重要部位，腰椎间盘又是椎间关节重要的组成结构。因此无论从动态或静态来说，两者的生物力学都是比较重要的。

1. 腰椎间盘的组成　腰椎间盘由髓核、纤维环和软骨终板三部分组成。髓核位于椎间盘的中央偏后，其占椎间盘横断面的 50%～60%。腰椎间盘共 5 个，其厚度由腰 1～4 逐渐增厚，腰 5 椎间盘较其他的薄。

2. 腰椎间盘功能　腰椎间盘与颈段、胸段椎间盘的功能基本相似，介入脊柱承受躯干重量，联系肢体，保持整个身体正常的生理姿势，进行躯干的各种运动时，腰椎间盘发挥着特殊的功能：① 保持脊柱的高度，维持身高，随椎体的发育，椎间盘增长，以此增加了脊柱的长度。② 联结椎间盘上下两椎体，并使椎体间有一定活动度。③ 使椎体表面承受相同的力，即使椎体间仍然有一定的倾斜度，但通过髓核半液状的成分使整个椎间盘承受相同的应力。④ 缓冲作用。一是髓核弹性和一定的可塑性，能使加于其上的力平均向纤维环及软骨板各方向传递；二是脊柱乃吸收震荡的主要结构，有弹性垫的作用，起着力传导的缓冲作用，起到保护脊髓及脑部重要神经作用。⑤ 维持侧方关节突一定的距离和高度，共同构成椎间关节使脊柱能够运动。椎间盘的高度亦维持椎间孔的容积。⑥ 保持椎间孔的大小，利于脊神经根发出椎管。⑦ 维持脊柱的曲度，使腰椎出现生理性前凸曲线。

(二) 腰椎间盘的应力

正常椎间盘具有向异性，表明椎间盘的机械特性随空间定向而有变化，使椎间盘既有弹性亦能稳定。正常腰椎间盘在增加外在负荷时，椎间盘内压力为躯干重量垂直负荷量的 1.5 倍。站立位时承受应力增加，而当仰卧位时承受应力下降。咳嗽或大笑时压力增加，坐位背靠坐垫犹如腰部支具可降低腰椎间盘压力，而胸部支具增加压力。人体取不同姿势、做不同运动和承受不同负载，椎间盘承受的应力不一，椎间盘内压值亦各异。L_4～L_5 椎间盘应力较大，容易引起突出，临床较常见。

(三) 腰椎间盘对应力的反应

上述生理运动所产生的应力，是椎间盘组织能以承受的应力。椎间盘对间接或单轴之力较直接或多轴之力能承受更大的应力，所承受的应力直接通过髓核的液压呈放射状分布到软骨终板和纤维环。纤维环能承受的张力较大，并且越靠近外层纤维环承受的张力越大，可高达负荷量的 4～5 倍。一个椎骨对另一椎骨的旋转运动，使纤维环同时承受张力和剪力。此应力主要集中在纤维环后外侧，其中剪力发生在旋转轴附近的平面。产生剪力的方向与纤维环的纤维方向垂直，易使纤维发生断裂。扭转是引起椎间盘损伤诸应力中的最主要类型。

(四) 腰椎间盘突出症(prolapse of lumbar intervertebral disc)的病理进程

根据髓核的病理阶段分为三期：

1. 突出前期　髓核因退变或损伤可变成碎块状物或瘢痕样的结缔组织，变形的纤维环可因反复的损伤而变薄变软或产生裂隙。此期患者有腰痛或腰部不适。

2. 突出期　当椎间盘压力增高时，髓核从纤维环薄弱处或裂隙处突出。突出物压迫或刺激神经根而产生放射性下肢痛。压迫马尾神经时可出现大小便障碍。

3. 突出晚期　腰椎间盘突出后病程较长时，椎间盘本身和邻近结缔组织发生一系列继发性病理改变，如椎间盘突出物钙化、椎间隙变窄、椎体边缘骨质增生、神经根损害变性、继发性黄韧带肥厚、关节突间关节增生等，导致继发性椎管狭窄嵌压神经根，亦可因脊柱运动腰椎不稳使神经根扭曲受压。短暂的压力使少数神经纤维传导阻滞，长期压迫则使神经完全传导阻滞。在椎管狭窄的基础上，若椎间盘突发突出使神经急性受到的压力更大。急性神经受压较慢性机械性压迫造成更严重的后果。

(五) 病因

腰椎间盘突出症男性占 1.9%～7.6%，女性占 2.2%～5.0%。在 20 岁以后椎间盘开始持续渐进性退变。此退变是椎间盘突出症的基本病因。腰椎间盘退变、突出与以下因素有关：① 外伤：外伤是椎间盘突出的重要因素，特别是在儿童和少年中。当脊柱轻度负荷和快速旋转时，可引起纤维环水平状破裂，而压应力主要使软骨终板破裂。② 职业：汽车和拖拉机驾驶员长期处于坐位和颠簸状态，其他重体力劳动者，常需负重、弯腰搬举重物或操作重型机器者，长期或突然的较大应力，使椎间盘在原先退变的基础上诱发椎间盘突出。③ 吸烟：吸烟降低矿物质含量，降低平均氧张力和平均氧饱和度，影响血流量及椎间盘营养代谢，加速椎间盘退变。此外，吸烟所致咳嗽增加椎间盘压力。④ 妊娠：妊娠期间整个韧带系统处于松弛状态。后纵韧带松弛易于使椎间盘膨出。⑤ 遗传因素：腰椎间盘突出症有家族性发病报告。⑥ 腰骶椎先天性异常：腰椎骶化、骶椎腰化和关节突不对称，使下腰椎承受异常应力，是构成椎间盘旋转型损伤的因素。⑦ 无诱发因素者，常为腰椎间盘严重退变，自身体重下发生纤维环破裂和髓核突出。

二、诊断依据

(一) 症状及体征

1. 腰痛及下肢放射痛　为腰椎间盘突出最常见的症状。一般先有腰痛，若干时间后产生腿痛，也有人在一次外伤时立即产生腰痛及腿痛者。疼痛一般比较剧烈，影响生活及工作，重者卧床不起，弯腰、咳嗽、打喷嚏、排便时均会使疼痛加重。症状以单侧为多，有时会转向对侧即双侧均有症状，严重者可出现排尿困难及鞍区感觉消失，双足麻痹，症状往往经休息后缓解，时轻时重，但往往缓解间隔期逐渐变短而疼痛则加剧。少数患者一开始即为腿痛而无腰痛。

2. 腰部活动受限　表现为腰肌保护性痉挛，使腰僵硬，各个方向活动不便，上下床、坐起均感困难。在做腰后伸动作时疼痛明显加重。

3. 脊柱侧弯　称"坐骨神经痛性侧弯"，大多数患者偏向健侧，少数偏向患侧。主要与突出物和神经根相对位置有关，如突出物在神经根的外上方时弯向健侧，而在内下方时弯向病侧。其原因是机体设法避开突出物对神经根的压迫。

4. 腰部压痛及放射痛　本病的压痛点常在距中线的两旁，其特点在于不但有压痛还会向下肢放射，其阳性率可达 90%左右，可作为诊断及定位的有力依据。

5. 直腿抬高试验(Lasegue 征)　是诊断本病的重要试验，令患者仰卧，使膝伸直，检查者令患者将下肢徐徐抬起，正常可达 90°左右，一般先抬健侧使患者有所准备，然后再抬患侧，往往达不到 90°，这由突出物对神经根压迫的严重程度而定，严重者抬不到 30°即痛。如果在下肢抬高到疼痛发生前检查者用手使足背屈，这样会出现疼痛，这称为 Bragard 征或直腿抬高加强试验，过去认为直腿高举试验阴性者可除外腰椎间盘突出，现在已发现在极少数病例，直腿高举试验可为阴性。有时抬健侧时患侧会痛，这称为 Lewen 征阳性。

另一种检查方法称坐位神经根试验，即患者坐位，将膝伸直，逐渐抬起，观察其抬高的度数，这也是牵拉了坐骨神经。另外，股神经牵拉试验，亦称跟臀试验，患者俯卧，将足跟推向臀部，如股神经受压，患者会感疼痛。

6. 感觉改变　受压神经根支配的皮肤节段会出现感觉的变化。先为感觉过敏，后为感觉迟钝或消失，腰 5 神经根受压感觉变化在小腿外侧及足背，而骶 1 受压时感觉变化在小趾及足外侧，这对突出物的定位有一定的参考价值，但不肯定。

7. 肌力减退　股神经受累影响股四头肌肌力。腰 5 神经根受压表现为伸踇肌力减退，严重者亦可以影响足背伸肌，亦有定位价值。

8. 腱反射改变　股神经受压，膝反射减低，骶 1 神经根受压则跟腱反射减低，这也有定位价值。

（二）检查

1. 步态　行走时步态拘谨、躯干前倾和臀部凸向一侧。

2. 脊柱外形　腰椎前屈，腰椎前突减小或消失或后凸。

3. 压痛点　在腰椎后侧椎旁病变间隙有深压痛，并向同侧臀部和下肢沿坐骨神经分布区放射。压痛点在腰 4～5 椎间盘突出较腰 5 骶 1 突出更为明显。

4. 腰椎运动　腰椎侧凸时，腰椎向凸侧弯受限。腰椎的前屈后伸运动所受影响，依据椎间盘突出的类别而定。纤维环未完全破裂时，腰椎后伸受限。此因腰椎前屈时，后纵韧带紧张和椎间隙后方加宽，使突出髓核前移减轻了对后方神经根的压迫；纤维环完全破裂时，腰椎的前屈受限。因腰椎前屈时，促使更多的髓核物质从破裂的纤维环向后方突出，加重对神经根的压迫。

5. 肌萎缩和肌力减弱　受累神经根所支配的肌肉，如胫前肌、踇长伸肌、趾长伸肌和腓肠肌等，皆可有不同程度的肌萎缩和肌力减退。腰 4～5 椎间盘突出症，踇趾背伸肌力明显减弱，严重时踝关节背伸无力。腰5骶1椎间盘突出症可以导致小腿三头肌萎缩或松弛，但肌力改变不明显。

6. 感觉减退　感觉障碍可表现主观麻木或客观麻木。神经感觉障碍按受累神经根支配区分布，其中以固有神经支配区尤为明显。

7. 腰反射改变　腰3～4椎间盘突出症，出现膝反射减弱或消失。腰5骶1椎间盘突出症，则跟腱反射减弱或消失。

（三）辅助检查

影像学检查方法对诊断腰椎间盘突出症有很大意义。

1. X线诊断

（1）腰椎平片：可见腰椎侧弯凸向健侧或患侧，与椎间盘相邻的椎体骨质明显硬化。

（2）椎管造影：此是诊断腰椎间盘突出症的一项重要检查方法。

（3）腰椎间盘造影。

（4）其他造影：诸如硬膜外造影、椎静脉造影和腰骶神经根造影等，对诊断腰椎间盘突出症均有一定意义。

2. CT　CT的高分辨率能了解各种组织结构及其相互间的关系，可示椎间盘膨出、椎间盘突出的类型、椎间盘的真空现象和椎间盘钙化等，以及相邻的黄韧带肥厚和关节突退变等的变化，同时可以观察椎管的形态及测量椎管的径值，对诊断有定位意义。

3. 磁共振成像(MRI)　可显示出完整的组织结构图像包括骨、软骨、血管、神经及脂肪以及椎间盘的病理形态，如椎间盘含水量减低、退变、膨出或突出及其突出的类型。

4. 其他检查　包括超声诊断、生物电诊断和腰部热像图等，均可作为腰椎间盘突出症的辅助诊断措施。

（四）诊断要点

1. 患者多有腰部外伤、慢性劳损史，大部分患者在发病前有慢性腰痛史；

2. 常发生于青壮年；

3. 腰痛向臀部及下肢放射，腹压增加(如咳嗽、喷嚏)时疼痛加重；

4. 脊柱侧弯，腰生理弧度消失，病变部位椎旁有压痛，并向下肢放射，腰活动受限；

5. 下肢受累神经支配区有感觉过敏或迟钝，病程长者可出现肌肉萎缩直腿抬高或加强试验阳性，膝、跟腱反射减弱或消失，蹞趾背伸力减弱；

6. X线检查显示脊柱侧弯，腰生理前凸消失，相邻边缘有骨赘增生。CT、MRI检查可显示椎间盘突出的部位及程度。

三、转归及预后

一般来说，腰椎间盘突出是椎间盘退变的并发症，部分患者有自愈的可能。腰椎间盘突出症不论用什么方法治疗，手术抑或非手术，预后均很好。70%左右的患者可以经过非手术疗法而痊愈，但复发率较高。手术治疗的优良率可在90%左右，手术后的复发率在10%左右。腰椎间盘膨出的部分患者，髓核有可能自行还纳或经保守治疗后还纳。即使是突出或脱出的髓核，亦可自然缩小。60岁以后随着活动减少，神经根相对功能性萎缩，神经压迫和刺激症状亦可减轻。鼓励腰椎间盘突出症患者及早治疗，争取最好的效果。

四、治疗原则与主要措施

（一）治疗原则

椎间盘髓核突出后，可以逐渐萎缩及吸收，纤维环的破损部亦可由纤维组织修复代替，这样，神经根所受的压力也就减轻，症状逐渐缓解，因而初次发作者往往经非手术治疗可以治愈。但由于纤维环上的缺损虽被修补，总是个薄弱环节，一旦再受到损伤，盘内压力增高，就可以再发生突出，因此症状反复，而且越来越重，周期越来越短，有些初次突出严重者，对神经根压力大，症状可以严重到患者难以忍受的程度，另一些患者由于突出物所造成的硬膜外腔与神经根的粘连，使症状始终不能完全消失，凡此种种的变化，使对椎间盘突出症的治疗方法多样，疗效也不一致。

（二）主要措施

1. 非手术治疗

（1）绝对卧床休息是最简单、有效的疗法。强调“绝对”两字，即进食及排便均不应离开病床，髋和膝关节可略屈曲以减少椎间盘内的压力，也同时减少对神经根的压力。大部分初次发作的患者可以在3周内得到症状缓解。

（2）骨盆牵引：目的是希望椎间盘的破裂口能张大，使突出的髓核能够回纳。但事实上，破裂口既小又不规则，髓核又破碎，回纳是不可能的。因此，其治疗作用恐怕还是卧床休息的好。

（3）推拿和按摩治疗：一般认为这是一个很有效的方法，尤其是对于初次发病者。其治疗机理可能是使髓核回纳或改变突出物与神经根的位置关系，其结果均可以减轻或消除对神经根的压迫，但目前尚未能证实。在症状经非手术治疗得到缓解后，应佩带腰围，保护腰部勿再受伤。但进行腰肌锻炼是最重要的。

2. 化学性溶髓核术

将能使软骨溶解的酶直接注射入椎间盘内，以破坏髓核的亲水特性，软骨黏液蛋白被分解，产生粘多糖酸由尿排出，使盘内压力得到降低。常用的是木爪蛋白酶，因操作简单，在国外已广泛应用，而且疗效可达70%～80%。如溶核失败，仍可以进行手术，也适用于手术失败病例。

3. 手术治疗

（1）手术的适应证：① 经正规非手术治疗无效者；② 非手术治疗虽有效但发作频繁影响生活及工作者；③ 症状严重，患者难以忍受，止痛剂亦不能缓解者；④ 出现马鞍区感觉障碍，排尿困难者。

（2）手术的目的在于摘除突出的髓核，消除对神经根的压力。手术的方法很多，可从后路进入、“开窗”进入椎管和半椎板切除或全椎板切除暴露。这三种方法均有其优缺点，椎板切除越少，对脊柱稳定性的影响越小。另外有学者报告经前路（腹腔或腹膜外）切除椎间盘，同时可做椎体间融合术，对保护脊柱的稳定性有利，但主要的缺点是不能看到突出物对神经根的压迫，只能盲目地将椎间盘全部切除，未得到广泛应用。

（3）手术的并发症：① 硬膜破裂：只需作修补即可，但缝合不紧密；② 神经根损伤：多在分离粘连时所致，一般均可以恢复；③ 腹膜后血管损伤及肠管损伤。这都是在切除突出物时，进刀太深或在抓刮、钳夹时太深所致。总之，椎间盘突出症的手术，并不是一个很简单的问题，在术前应进行仔细研究。

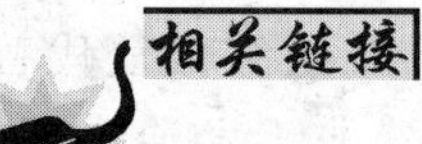

一、世界断肢再植之父与断肢再植和显微外科

陈中伟，浙江杭州人，1954 年毕业于上海第二医学院，生前曾任上海医科大学中山医院骨科主任、教授，1980 年当选为中国科学院院士。1963 年，陈中伟教授在上海第六人民医院为一例右腕上 2.5cm 完全离断的肢体再植成功，右手完全切断的患者王存柏术后右手功能恢复良好。这一手术惊动全世界，被称为人类医学史上的奇迹。第一届国际手外科联合会主席勃纳奥勃兰则称誉他为“世界断肢再植之父”。

Malt 和 Mckhann 于 1964 年也报告了他们在 1962 年 5 月对一例 12 岁男孩上臂部再植成活。1965 年，Kleinert 手指血管吻合成功，同年 Harry Buncke 成功地进行了兔耳再植和猴拇再植的实验研究。1967 年，陈中伟、Komatsa、Tamai 等相继报告断指再植成功。陈中伟教授一共主持发明了 6 项断肢(指)再植技术，他所提出的“断肢再植功能恢复标准”，被国际显微重建外科学术界公认为“陈氏标准”。

断肢再植成功的经验表明，人体部分组织和器官离断后，在一定条件下利用显微外科技术重建其血供，从而可使它回归机体，这是一个重要的医学概念突破。断肢再植的基础研究开始于 20 世纪 60 年代后期，技术操作更为精细的断指再植又获得成功。经过 40 多年的努力，断肢、断指再植术在国内外得以广泛开展，成活率不断提高，一般可达 85%以上。国内一些医院的成活率达到 90%以上，在断肢(指)再植领域始终保持着世界先进水平。

目前断肢再植研究的重点，是在继续提高再植成活率的同时，如何争取良好的功能恢复。因为断肢及断指再植的目的，是在挽救伤员生命的前提下，不仅仅是要让肢体成活，还要使被挽救的肢体尽可能地恢复功能，发挥应有的作用。要达到这一目的并非易事，因为断肢、断指再植是一项复杂精细的技术操作，术者应具备全面、扎实的理论知识，并熟练掌握各项基本操作技术和显微外科技术。临床上常因某些技术原因造成再植失败，或虽再植肢体成活但功能不佳，甚至成为累赘。

在开展断肢、断指再植的基础上，显微外科技术得到不断发展，新手术、新技术不断涌现。各种类型的带血管的游离皮瓣、肌皮瓣移植、骨与骨皮瓣移植、关节移植、神经移植、显微淋巴吻合等手术方法也逐渐发展，并取得了良好的效果。近年在开展单组织移植的基础上，对一些复杂病例还开展了在同一供区部位取多种组织的复合组织移植，和在不同供区部位取多种组织的组合组织移植，以达到修复受区缺失的组织，重建功能与外形的目的。目前，显微外科技术已广泛应用于外科的各个领域。

二、关节镜及关节镜手术

关节镜是一种观察关节内部结构的直径为 5mm 左右的棒状光学器械，是用于诊治关节疾患的内窥镜。医生通过很小的切口，将具有照明的透镜金属管插入关节腔内，将关节的内部图像在监视器上放大，观察关节内的病变情况，因此比关节切开后肉眼观察更清晰。同时经过另外的小切口插入检查或手术的器械，在电视监视下进行全面检查和进行手术。这就是关节镜手术，是近年来才发展起来的一种微创手术。关节镜不仅用于疾病的诊断，而且已经广泛用于关节疾病的治疗，主要应用于膝关节、髋关节、肩关节、踝关节、肘关节，甚至手指等小关节。由于切口小、创伤小、瘢痕少、康复快、并发症少，有些情况下麻醉过后，即可下地活动，对患者大有好处。对关节疑难病症的确诊，对困扰患者多年的伤痛，往往能取得立竿见影的效果。

关节镜手术在运动创伤及关节疾病中的应用大大促进了运动医学和关节病学的发展。随着群众体育运动的广泛开展和交通伤的增多，关节伤病的发生率明显增高，其中大多数损伤可以在关节镜下行微创手术治疗。目前，关节镜手术已从根本上改变了以往的状况，使许多关节手术在不切开关节的微创条件下完成，真正做到了诊断准确、手术精确度高、损伤小、恢复快、效果好。因此，关节镜微创外科技术的发展与应用可堪称为骨科与运动创伤学发展史上的转折点。

膝关节镜手术是关节镜微创外科的重要组成部分。由于膝关节功能重要，关节内组织结构复杂，又是关节疾病与损伤的好发部位，而且能够用关节镜手术检查治疗的伤病最多，使用范围最广，手术效果明显优于开放手术，使膝关节镜手术充分体现了关节镜微创外科的优势，成为学习及提高关节镜微创外科技术的重要标志。正确认识关节镜，学习新技术，开展新方法，严格基础培训，加强专科训练对于运动创伤和骨关节外科医生的成长是非常重要的。

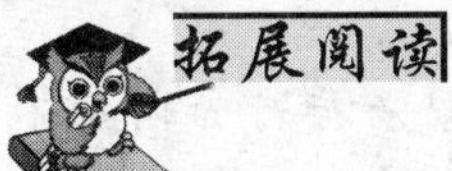

常见的骨肿瘤及特点

(一) 骨软骨瘤

1. 骨软骨瘤(osteochondroma)　是指发生在骨表面，表面覆以软骨帽的疣状骨性隆起，是最常见的良性骨肿瘤。肿瘤多见于11～20岁的患者，好发于四肢长骨的干骺端，尤以股骨下端、胫骨上端最为多见。肿瘤直径一般为3～4cm，大者可达10cm以上。

2. 临床特点　一般以局部肿块为主。肿瘤较大时可引起疼痛和不适。

3. 治疗　以手术为主，如手术切除不彻底，则易复发。

(二) 软骨肉瘤

1. 软骨肉瘤(chondrosarcoma)　是从软骨细胞发生的原发性恶性骨肿瘤，由肿瘤性软骨细胞及软骨基质组成，是最为常见的恶性骨肿瘤之一，其发病率仅次于骨肉瘤。发病年龄多见于40～70岁中老年患者。

2. 临床特点　一般以局部疼痛及肿块为主要症状。分化程度较好的软骨肉瘤往往生长较慢，预后较好。软骨肉瘤比骨肉瘤生长慢，转移也较晚。血行转移多至肺、肝、肾及脑等处，淋巴结转移极罕见。

3. 治疗　以手术为主，软骨肉瘤术后常易复发，多次复发常使恶性程度增加。

(三) 骨巨细胞瘤

1. 骨巨细胞瘤(giant cell tumor of bone)　是一种具有局部侵袭性及复发倾向的原发性骨肿瘤。由梭形和卵圆形的基质细胞(stromal cell)及大量散布在其间的多核巨细胞组成，因而称巨细胞瘤。发病率较高，仅次于骨软骨瘤和骨肉瘤，居第三位。好发年龄为20～

40 岁的青壮年，性别无明显差异。

2. 临床特点　肿瘤多生长于四肢长骨的骨骺端，尤以股骨下端及胫骨上端为多见。由于肿瘤组织的溶骨性破坏，常造成病理性骨折。

主要症状是局部疼痛及压痛，疼痛性质可为间歇性。肿瘤增大而使表面骨皮质膨胀变薄时，触之有捏乒乓球样感觉。

3. 治疗　骨巨细胞瘤需手术治疗，化疗无效，放射治疗对骨巨细胞瘤只有抑制作用，仅用于不能手术或手术的辅助治疗。手术方法及范围取决于肿瘤分级和肿瘤部位。

（四）骨肉瘤

1. 骨肉瘤(osteosarcoma)　是指肿瘤细胞能直接形成肿瘤性类骨组织或骨组织的恶性肿瘤。骨肉瘤是最常见的原发性骨恶性肿瘤，约占骨恶性肿瘤的 1/3。在男性发病率略高，多见于 11～20 岁和 21～30 岁两个年龄段。年龄越大，发病率越低。肿瘤最常见于四肢长骨，半数以上发生于股骨的下端及胫骨或腓骨的上端，其次为肱骨上端。

2. 临床特点　常表现为疼痛和肿胀，开始时常呈间歇性隐痛，迅速转为持续性剧痛。局部压痛明显，表面皮肤发热变红，伴有静脉怒张。后期或肿瘤生长迅速时往往有发热、全身不适、体重减轻、贫血及进行性消瘦。常伴有肺部转移。

3. X 线特点　基本表现为新生骨形成和溶骨性破坏相结合。在长管骨干骺端偏心性骨质疏松，继之溶骨性破坏和骨质硬化，边缘模糊。当骨皮质破坏时，可见软组织阴影和不规则的骨膜反应，呈 Codman 三角或日光放射状阴影。

4. 治疗　骨肉瘤之治疗强调早期综合治疗，以手术和化疗为主，放射治疗对骨肉瘤不敏感。若诊断明确尚无肺转移，应施行高位截肢术或关节离断术，随后化疗，但预后差。

参考文献

[1] 吴阶平，裘法祖，吴蔚然，等. 黄家驷外科学. 第 6 版. 北京：人民卫生出版社，1999：1892—2221

[2] 吴在德，吴肇汉，郑树，等. 外科学. 第 6 版. 北京：人民卫生出版社，2005：740—942

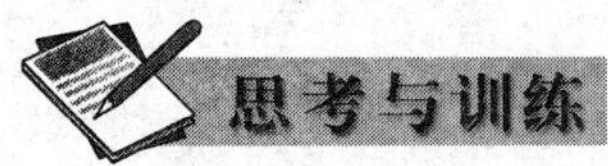

一、单项选择题

1. 下列哪种体征是骨折的专有体征？　(　　)

A. 肿胀与瘀斑　　B. 疼痛与压痛　　C. 功能障碍
D. 异常活动　　E. 以上都不是

2. 40 岁男性，腰痛伴右下肢放射痛 2 月，反复发作，与劳累有关，咳嗽、用力排便时可加重疼痛。查体右直腿抬高试验阳性，加强试验阳性，X 线片示：L 4～5椎间隙变窄。其最可能的诊断为　(　　)

A. 急性腰扭伤　　B. 腰椎骨折综合征　　C. 腰椎管狭窄症
D. 腰椎间盘突出症　　E. 慢性腰肌劳损

3. 以下对腰椎间盘突出诊断有定位意义的检查方法是 （　）
A. X线片　B. CT　C. 关节镜
D. 肌电图　E. 化验检查

4. 属于不稳定性骨折的是 （　）
A. 嵌插骨折　B. 青枝骨折　C. 横骨折
D. 裂缝骨折　E. 斜骨折

5. 男性，50岁，四肢无力，站立不稳，肢体麻木，进行性加重半年，无外伤史。查体：双下肢肌张力高、腱反射亢进，Babinski征（+）。其可能的诊断为 （　）
A. 脊髓型颈椎病　B. 神经根型颈椎病　C. 椎动脉型颈椎病
D. 交感神经型颈椎病　E. 混合型颈椎病

6. 男，16岁，右肘部摔伤2天。右肘关节肿胀，压痛明显，活动受限，内上髁处有骨擦感。对诊断有意义的首先检查是 （　）
A. 核素骨扫描　B. X线摄片　C. B型超声
D. CT　E. MRI

7. 骨折X线检查的重要意义是 （　）
A. 了解骨折的发生机制　B. 明确骨折的诊断　C. 判断骨折的预后
D. 了解组织的损伤情况　E. 了解骨质密度

8. 骨折的急救不包括 （　）
A. 一般处理　B. 创口包扎　C. 妥善固定
D. 迅速运输　E. 开放骨折复位

9. 骨折血肿机化期一般需要 （　）
A. 3天　B. 5天　C. 1周
D. 2周　E. 2月

10. 骨折治疗的基本原则是 （　）
A. 复位后固定，给予促进骨折愈合的药物
B. 手法复位，外固定，给予活血化瘀药物
C. 切开复位，内固定，给予抗生素
D. 复位后固定，并开始功能锻炼
E. 复位后固定，待解除固定后开始功能锻炼

11. 骨折的治疗原则中，除复位、固定还有 （　）
A. 抗感染　B. 功能锻炼　C. 内外用药
D. 物理治疗　E. 止痛镇静

12. 腰椎间盘突出症最常见的部位是 （　）
A. L5～骶1　B. L1～2　C. L2～3
D. L3～4　E. L4～5

13. 运动系统最主要和最基本的检查方法是 （　）
A. X线片　B. CT　C. MRI
D. 理学　E. 肌电图

14. 直腿抬高试验阳性表明 （　）

A. 急性腰扭伤　　B. 马尾神经损伤　　C. 慢性腰肌劳损
D. L3～4 椎间盘膨出　　E. L4～5 或 L5～骶 1 椎间盘突出症

15. 男，35 岁，外伤后腰痛伴右下肢麻木 1 周。查体：腰部活动受限，右小腿外侧感觉减退，疑有腰椎间盘突出症，最有诊断价值的检查方法是　（　）
A. X 线片　　B. 腰部透视　　C. CT
D. 核素骨扫描　　E. 肌电图

16. 骨软骨瘤多见于　（　）
A. 长管骨骨端　　B. 长管骨干骺端　　C. 长管骨骨干
D. 长管骨骨骺　　E. 扁骨骨端

17. 男，56 岁，颈肩痛 1 个月，并向右手放射，右手拇指痛觉减弱，肱二头肌肌力弱。初步诊断是　（　）
A. 颈椎病　　B. 肩周炎　　C. 肩关节脱位
D. 臂丛神经炎　　E. 颈部劳损

18. 骨折愈合的第二期是　（　）
A. 骨痂形成期　　B. 血肿机化期　　C. 骨痂塑形期
D. 膜内化骨吸收期　　E. 软骨内化骨吸收期

19. 骨巨细胞瘤的好发年龄是　（　）
A. 1～5 岁　　B. 6～10 岁　　C. 11～15 岁
D. 16～20 岁　　E. 21～40 岁

20. 65 岁男性，因右上肢放射痛伴手指麻木，动作不灵活 2 年就诊。检查发现颈肩部压痛，神经牵拉试验及压头试验阳性，右上肢桡侧皮肤感觉减退，握力减弱，肌张力减低。最可能的诊断是　（　）
A. 交感神经型颈椎病　　B. 脊髓型颈椎病　　C. 椎动脉型颈椎病
D. 神经根型颈椎病　　E. 混合型颈椎病

二、填空题

1. 骨折的常见病因有________、________和________。
2. 骨折按发生的时间可分为________骨折和________骨折；按骨折断端是否与外界相通分为________骨折和________骨折。
3. 骨折愈合的三个阶段是________期、________期和________期。
4. 骨折的专有体征包括________、________和________。
5. 骨折的治疗原则是________、________和功能锻炼。
6. 颈椎病常分为________、________、________和________。
7. 腰椎间盘突出症非手术治疗中最简单有效的方法是________休息。

三、名词解释

1. 开放性骨折　2. 陈旧性骨折　3. Codman 三角　4. 直腿抬高试验　5. 粉碎性骨折

四、问答题

1. 试述骨折的定义、成因、分类。
2. 试述骨折的临床表现和诊断方法。
3. 骨折的治疗原则有哪些？
4. 试述腰椎间盘突出症的临床表现、诊断和治疗原则。
5. 颈椎病的分型和临床表现有哪些？

（陈玺华）

第四章　泌尿外科常见疾病

泌尿外科主要研究肾、输尿管、膀胱和尿道的外科性疾病，包括畸形、肿瘤、结石、感染、管腔狭窄、损伤等，同时兼顾男性生殖系统如睾丸、附睾、输精管、精囊、前列腺等的疾病，例如前列腺增生等。肾上腺外科疾病、男性不育症和男性性功能障碍也包括在泌尿外科中。因此，要学好泌尿外科，首先应该复习解剖学的有关知识，打好泌尿外科学研究的基础，才能学好泌尿外科常见疾病和多发病。本章中讲述了尿路结石、前列腺炎和膀胱癌三种疾病，重点掌握尿路结石及膀胱癌的分类、临床表现和治疗原则。在相关链接中同学们应理解泌尿外科目前常用的各种腔镜手术。对于良性前列腺增生这个老年男性多发病也要有所了解，以扩大对泌尿外科疾病的知识面。

第一节　症状概述

泌尿系统常见的症状多为尿刺激、尿梗阻、尿颜色不正常，或有疼痛或肿块等，其他则还有性功能方面的症状。

一、尿频

尿频为尿道刺激症状，是最常见的泌尿症状。其定义是每两小时至少解一次，晚上起床解两次以上。引起尿频的原因多是：① 尿量增多造成的尿频。主要是由于尿量增多而造成尿频现象，例如饮水过多或水代谢异常（例如糖尿病、心力衰竭、服用了利尿剂）。② 膀胱疾病造成的尿频。主要特征是总有尿意，所以排尿次数多，但尿量却很少，从几毫升到数十毫升。常见疾病有膀胱炎、尿路感染、前列腺肥大和神经性膀胱。神经性膀胱是指支配膀胱的神经出了问题，特别是大脑或脊髓中枢神经发生了病变，控制排尿道的能力失控所致。③ 精神性（心理性）尿频。这种尿频患者，其身体水分代谢和膀胱功能都很正常，主要是因为心理因素所导致的，例如神经质、性急、焦虑、强迫症、精神疾病等，每次只能排一点点尿。通常症状时好时坏，并且只有在忙碌、专心或睡着的时候，症状才会有所改善。

二、尿急

尿急指不能自控排尿，尿意一来，即需排尿；或排尿之后，又有尿意，常伴有尿痛。引起尿急的原因有：① 膀胱尿道受刺激。最常见为炎症性刺激，如肾盂肾炎、肾结石合并感染、膀胱炎、尿道炎、前列腺炎等。在急性炎症时症状尤为明显。另外，还有非炎症性刺激，如膀胱结石、尿道结石、膀胱肿瘤、膀胱或尿道内异物及妊娠压迫等刺激。② 膀胱容量减少。如膀胱占位性病变，或膀胱壁炎症浸润、硬化、挛缩所致膀胱容量减少。③ 膀胱神经功能调节失常。多见于精神紧张和癔病，有尿急但多不合并尿痛。

三、尿痛

尿痛是指排尿时感到尿道、膀胱和会阴部疼痛。其疼痛程度有轻有重，常呈烧灼样，重者痛如刀割。尿痛也是尿道刺激症状，常为下尿道发炎的症状，多与尿频及尿急同时存在。痛的位置常在尿道内；一开始解就痛，表示病变在尿道；解完后才痛，表示病变在膀胱。症状较轻者所呈现的是小便时尿道内有烧灼感。

四、排尿不畅

为尿路梗阻的症状，轻者如解尿起始迟缓，尿柱变细、力量变小，解尿断断续续；重者解尿困难，甚至发生尿潴留。这时应想到其原因可能有前列腺增生、尿道狭窄、尿道内有异物或肿瘤等，神经性膀胱也可引起排尿不畅。

五、尿失禁

膀胱不能维持其控制排尿的功能、尿液不自主地流出，称为尿失禁。如果是持续不断流出，称之为持续性尿失禁，多发生于泌尿或妇产科手术后，多半是尿道括约肌发生问题。有的尿失禁是用力后发生，譬如咳嗽、打喷涕、上下楼梯或大笑时，这时腹腔压力超过尿道的压力，因而漏尿，称之为压力性尿失禁，常见于女性患者。有的尿失禁是因为忍不住、来不及上厕所而流出，称之为急性尿失禁，常见于膀胱炎患者、不稳定膀胱、神经性膀胱及前列腺增生患者。还有一种尿失禁是因为膀胱胀满了而溢出来，称之为充溢性尿失禁，这种患者多半有很长一段时间排尿不顺，老年人前列腺增生最常见，膀胱内余尿很多。

六、血尿

血尿是指尿中红细胞异常增多，超过了正常的界限，通常是重大疾病的症状。尿中带血，有的肉眼可以看到（肉眼血尿），有的则在显微镜下才能看到（镜下血尿），不论是什么样的出血，都应做进一步的检查。对于无痛性出血，更要注意，它常表示泌尿系统的恶性病变。如果还出现其他症状，像尿频、尿急、尿痛，则可能是急性膀胱炎；如果合并有腰痛，则结石的可能性较大。

七、乳糜尿

尿带牛奶的颜色，轻者尿带浊色，多是淋巴管与尿路间瘘管所引起。在我国南部丝虫病地区较常见，这种寄生虫的成虫，侵犯到淋巴管，引起阻塞。其他的原因还有腹腔后肿瘤、结核病及外伤等。验尿检测出乳糜尿，即可诊断。

八、疼痛

由泌尿道产生的痛，多是因泌尿道管腔内压力增加，产生膨胀所引起。膨胀的程度愈大、膨胀的速度愈快，则疼痛程度愈剧烈。因肿瘤而产生的疼痛多半不剧烈，且多半是晚期现象。但如果是肾内结石突然掉入输尿管，则产生剧烈绞痛，患者感到无论身体的姿势如何改变，均不能减少痛苦，甚至可能辗转反侧，多伴恶心或呕吐。疼痛的位置在腰部，靠近脊肋角或侧腹部，也可能反射到睾丸、阴唇及大腿内侧。在鉴别诊断上还要想到阑尾炎、肠憩室炎、肠血管栓塞、腹主动脉夹层剥离等疾病。

第二节　尿路结石

一、概述

尿石症(urolithiasis)，也叫尿路结石，是泌尿系统常见疾病，包括肾结石、输尿管结石、膀胱结石和尿道结石。近年来由于体外冲击波及内腔镜技术的发展，尿石症治疗的方法有了很大的进步，但如不配合有力的预防措施，发病率和复发率仍然很高。

泌尿系结石是一种常见疾病。在我国存在着明显的地域差异，南方地区发病率高，北方地区发病率低。尿石症多发生于青壮年，多数患者在20～50岁之间，男多于女，上尿路结石男女之比约3∶1，下尿路者约6∶1。上尿路结石左右侧无明显差别，双侧者约占10%～20%。

(一) 结石分类

泌尿系结石成分种类主要有四种，它们是含钙结石、尿酸结石、感染结石和胱氨酸结石。尿石症患者一定要弄清楚自己属于哪一种结石，因为它们在病因、诊断、治疗、预防和预后等方面有很大的不同。

1. 含钙结石　约占70%～80%，由草酸钙或磷酸钙组成，混合结石更常见，纯草酸钙远较纯磷酸钙常见。较小的草酸钙结石表面有多个小的突起，部分呈尖锐突起，如星芒状；较大的结石布满疣状物，如桑椹样。在X线平片可显示清晰阴影，为X线阳性结石。磷酸钙结石多呈灰色至白色，质脆易碎，表面粗糙，切面常有薄壳结构，硬度较低。

2. 尿酸结石　约占5%～10%，由游离尿酸组成，75%～80%的尿酸结石由纯尿酸组成。结石呈圆形或卵圆形，颜色为黄色或棕色，表面光滑平坦，有时呈细颗粒状。尿酸结石常为多发，硬度较低。在X线平片不显示阴影，为X线阴性结石。

3. 感染结石　约占10%～20%，主要由磷酸镁铵组成，有时混合碳酸磷酸钙和尿酸铵。结石大小差别较大，呈污灰色，部分易碎结石表面为泥灰状或浮石样结构。感染结石为X线阳性结石。

4. 胱氨酸结石　少见，约占1%。结石为黄色，呈蜡样外观，表面光滑或颗粒状，切面有向心性分层或放射状条纹。高发年龄在20～30岁，为X线阳性结石。

(二) 尿石症的病因

尿石症常是多种因素综合作用的结果，有时可找到其中作用很强的主要因素，如遗传性胱氨酸尿症或甲状旁腺功能亢进。但更多的由多种较弱的因素共同促成，其中的主要因素或不突出或因条件不同而改变。

1. 环境因素　从我国尿石症发病多少与地区所处纬度有密切关系，可以看出自然环境对尿石症的影响。我国尿石症南方发病率最高，北方最低，而中部在两者之间，表明气候条件起重要的影响。南方炎热的天气使人出汗多而导致尿液浓缩，结石盐容易析出。自然条件对食物种类和供应时间也有关系。

社会环境如社会制度和生产力水平对人民生活和营养条件有重要影响。我国解放后很快就发现下尿路结石迅速减少的现象；相反，随着生活水平的提高上尿路结石有逐渐增加的倾向。有些职业如热作业工人、司机、外科医生，患尿石症的机会多于其他工种的人。新迁入炎热地区的人较当地已适应的人尿石症发病率高。

2. 遗传因素　有几种尿石症已早被确认为遗传性疾患，如胱氨酸结石是由于肾小管酶缺乏以及尿中多种氨基酸再吸收障碍的胱氨酸尿症所引起。

3. 疾病因素　甲状旁腺功能亢进导致骨钙大量溶出，并促进肠钙吸收引起高血钙和高尿钙是发生尿石症的一个重要原因。皮质醇症引起骨骼脱钙也可并发尿石症。少数甲状腺功能亢进症患者可出现高血钙和高尿钙并发结石。由于创伤、手术或疾病而长期卧床的患者易伴发尿路感染促进尿石形成。骨肿瘤常伴高尿钙，可引起相应的结石。肠道慢性疾患、肠切除或短路、胆道疾患都可影响肠内钙与草酸的结合而使尿中草酸增加发生草酸钙结石。维生素 K 不足可影响抑制结石形成的重要物质肾钙素的合成。

4. 饮食习惯　大多数尿石症患者缺少经常饮水的习惯。尿中结石盐经常处于过饱和状态，如尿再浓缩结石盐即可形成晶体析出。乳儿过早用粮食喂养，乳品和动物蛋白缺乏是小儿膀胱结石的重要病因。动物内脏含嘌呤很高，蔬菜中如菜花也含较多的嘌呤。菠菜中含草酸很多，过多地食用豆腐、西红柿也能增加尿中草酸；巧克力含草酸也高，这些都会提高结石的发生率。

5. 药物因素　溃疡病患者大量饮用牛乳并服用碱性药物可患尿石症，即乳碱综合征。用乙酰唑胺治疗青光眼、维生素 D 中毒、各种原因长期服用肾上腺皮质激素、过量服用维生素 C 等均可诱发结石。

6. 泌尿系统本身的因素　梗阻可以使尿中形成的晶体、颗粒或微结石滞留在尿路中继续长大成石，还可使潴留的尿液浓缩或并发感染。尿路感染尤其是分解尿素菌感染可升高尿的 pH，并使磷酸钙、磷酸镁氨和尿酸铵过饱和。再加细菌、脱落细胞、炎性产物都可作为核心成为结石；炎症破坏的黏膜也更易使晶体颗粒滞留继续长大成石。尿路中的异物，如缝线、尿管、金属片都可成为结石核心。

二、诊断依据

(一) 临床表现

主要包括肾、输尿管、膀胱和尿道结石，男性多于女性。临床表现与结石造成的局部刺激、梗阻、感染有关，因而各个病例的症状可有很大差异。

1. 肾和输尿管结石　主要表现为疼痛和血尿，极少数患者可无症状。

(1) 疼痛：发生于肾区或上腹部。钝痛和隐痛是较大的结石在肾盂或输尿管内压迫、摩擦或发生积水所致，绞痛是小结石在肾盂或输尿管内移动和刺激，引起平滑肌的痉挛所致，绞痛常突然发生，呈刀割样，伴有面色苍白、出冷汗、脉弱而快。

(2) 血尿：是由于结石损伤肾和输尿管的黏膜所引起，一般为镜下血尿，也可为肉眼血尿。

(3) 脓尿：当结石并发感染时，尿中有脓白细胞。

(4) 若结石梗阻引起肾积水时,能触及肿大的肾脏,结石侧肾区有压痛或叩击痛。

(5) 尿常规:有红细胞,合并感染时有脓白细胞。

(6) X线检查:95%的结石可在腹部平片上发现。静脉肾盂造影和逆行肾盂造影可明确结石的位置和肾功能情况。

(7) B超:可发现结石和肾积水。

2. 膀胱结石　膀胱结石多在膀胱内形成,少数来自肾脏。

(1) 膀胱刺激症状:尿频、尿急和尿痛。

(2) 下腹钝痛或疼痛放射到会阴部。

(3) 血尿:多见排尿终末血象。

(4) 排尿中断约占30%~40%,改变体位往往又能恢复排尿。

(5) X线检查:95%的膀胱结石在X线平片上可以显示。

(6) B超检查:多可发现结石。

(7) 膀胱镜检查:可明确结石的大小、数目和形状。

(二) 辅助检查

1. B超　是重要的影像学诊断技术,能实时显示肾脏、输尿管、膀胱及其结石的形态、大小、部位的图像。B超是泌尿结石患者的首选方法,费用相对较低,无创伤、痛苦小,除个别体积较小结石外其余均可检出。

2. X线平片和排泄性尿路造影　是确诊结石并准备治疗的重要手段。约90%的阳性结石可以确诊,部分阴性结石也可在造影上以充盈缺损或影像增强而显示。输尿管显影及有无梗阻现象对确诊输尿管径路上致密影是否结石很有帮助。输尿管结石有时因太小或与骨质重叠在X线片上很难确诊;当有绞痛发作时行急诊排泄性尿路延缓造影,根据梗阻部位的显影状态有助于判断。如在绞痛未发作时期需作膀胱镜逆行插管摄平片或造影。

3. 有肾绞痛的患者应立即开始将尿排于透明容器内观察,排出砂石是最可靠的诊断,还可作成分分析;尿中晶体性质也有参考价值。

4. 其他检查　有CT、肾图等检查方式。

(三) 诊断要点

尿石症的诊断应包括确定结石存在、并发病以及病因诊断三个部分。

尿石症首发症状常为肾绞痛,如出现肉眼血尿或镜下血尿即高度怀疑本病。发作时侧腹部的压痛常与输尿管结石的位置相一致,肾区出现压痛及叩痛常有梗阻或见于感染。体检发现结石而就诊者近年来日益增多。B超、腹部X线平片、排泄性尿路造影等方法的综合应用,约90%以上的阳性结石可以确诊。

三、转归及预后

尿石症如早期得到积极治疗预后较好,一般不会引起严重并发症。但如果尿路结石长期得不到处理,结石可以损伤尿路黏膜而引起出血和肾绞痛,长期压迫尿路黏膜,可发生组织溃疡,严重的还可能诱发癌变。尿石症可导致尿路梗阻,梗阻点以上的输尿管和肾盂就会扩张、积水。肾脏实质被压扁变薄,影响肾功能,如果肾积水时间长,可使整个肾脏丧失功能。如果是双侧尿路都有梗阻,就会导致尿毒症,危及生命。

四、治疗原则与主要措施

1. 对症治疗　是指针对症状发作时的治疗。如肾绞痛发作时的止痛治疗,并发感染时的抗感染治疗,梗阻引起无尿时为解除梗阻进行的治疗等。

2. 病因治疗　指针对结石成因的治疗和预防措施。如针对甲状旁腺功能亢进的甲状旁腺切除术,高尿酸血症时的降低血尿酸水平的治疗,膀胱结石时的前列腺摘除术等。

3. 药物排石治疗　对那些体积较小且对肾功能无影响的小结石,通过应用药物使其自行排出体外的治疗方法。

4. 体外震波碎石　是近 10 年来兴起的新技术,也是目前国内外治疗泌尿结石的主要方法。体外震波碎石是通过一个反射体,将由高压电能等产生的震波从体外聚焦到结石所在的部位,从而达到粉碎结石的目的。因为它不需开刀,对患者损伤小,故受到大部分患者的欢迎。

5. 通过内腔镜治疗结石　利用特殊设备及器械经过尿道、输尿管、肾盂等途径将结石取出或粉碎。例如经皮肾镜取石、输尿管镜取石、经尿道膀胱碎石等。

6. 开放手术取石　开放手术是治疗泌尿系结石的传统方法,它是通过外科手术切开组织和泌尿道将结石取出。目前已应用较少。例如肾盂切开取石、输尿管切开取石、膀胱切开取石等。

7. 局部冲洗化学溶石治疗　通过放置到泌尿管腔的导管连续滴注针对特殊结石成分配制的化学药液以达到溶化结石的目的。目前溶石治疗主要作为复杂结石的一种辅助治疗。

五、饮食治疗预防尿石症

饮食治疗是预防尿石症复发的首选措施,在尿石症预防方面具有重要作用。对于大多数结石患者,只有在饮食治疗无效时,才考虑药物治疗。所谓饮食治疗,就是根据病情对患者的饮食进行科学的管理,降低食物中某些诱发尿结石物质的摄入量,提高抗结石物质的摄入量,同时又能满足正常人体的生理需要量。

(一) 多饮水保持足够尿量

尿量的多少对结石发生有极密切的关系,可影响尿中结石成分的饱和度,降低成石作用。正常人每天尿量最好能达到 2000ml 左右,对于患过结石患者,每天尿量应根据病情维持在 2000～3000ml 以上。饮水要平均分配于全天。结石发生的高峰时间在夜间和清晨,在这个时间应注意补液,即形成多饮水的习惯。

(二) 限制动物蛋白入量

动物蛋白中含硫氨基酸比例高,是导致成石增加的原因。据估计,结石患者尿中重要成石物质钙、草酸和尿酸的含量提高了一倍,是由于饮食中动物蛋白过多所致。另外,过多动物蛋白的摄入还可以使尿液酸化,也促进了结石的形成。

(三) 正确掌握食物中钙的摄入量

对饮食中钙的摄入量与尿结石的关系的认识,近年来发生了很大的变化。以前认为,限制钙的摄入有利于预防含钙结石的形成,但最近的许多研究表明,没有根据地限制钙的摄入量,不仅不能减少结石的形成,反而增加尿中成石的机会,这是因为大部分结石的形成并不是由于肠道对钙的吸收过多所致,如果这时限制钙的摄入,却增加了尿中另一种重要的成石物质草酸的含量。同时由于钙的摄入量不够,骨质脱钙增加,易导致骨质疏松。所以目前科学的观点是不需限制钙的摄入量,但也不能食入过多的含钙较高的食物。

(四) 减少盐的摄入

高盐饮食引起高尿钠,尿中钠的增加又会导致高尿钙,促进结石的形成。再者,和正常人相比,结石患者的高尿钙对高盐饮食更敏感,也就是说,高盐饮食更容易导致高尿钙。所以说,减少盐的摄入有利于结石的预防。

(五) 低草酸饮食

对于草酸钙结石,尿中草酸的轻度升高对草酸钙过饱和度增高的影响和尿钙的明显升高作用相等,也就是说,尿中草酸的升高对草酸钙过饱和度的影响大于高尿钙。低草酸饮食,有利于降低尿草酸,尤其是高草酸尿患者。

(六) 富含纤维食物

富含纤维食物,如蔬菜、水果等可减少钙的吸收,有利于结石的预防。但应注意避免食用草酸含量高的蔬菜。

(七) 还有许多饮食成分与尿石症的形成有关,如维生素 A、维生素 C 等

第三节　前 列 腺 炎

一、概述

前列腺炎(prostatitis)是成年男性的常见病,一般统计约占泌尿科门诊疾病的 25%~30%,它可全无症状,也可以症状明显,迁延不愈,甚至可以引起持续或反复发作的泌尿生殖系感染。

(一) 分类

1. 非特异性细菌性前列腺炎　又可分为急性前列腺炎和慢性前列腺炎。急性前列腺炎是指前列腺非特异性细菌感染所致的急性炎症,主要表现为尿急、尿频、尿痛、直肠及会阴部痛,多有恶寒、发热等。慢性前列腺炎是前列腺非特异性细菌感染所致的慢性炎症,主要表现为小腹、会阴、睾丸部有不适感,尿道口滴白等,常见于青壮年男性。

2. 特发性非细菌性前列腺炎　临床上具有前列腺疼痛、排尿异常、尿道口有前列腺液溢出等症状,前列腺液白细胞可增多,但细菌培养无细菌生长。

3. 非特异性肉芽肿性前列腺炎　临床上主要表现尿频、尿痛,尿道灼热,下腰部或会阴部疼痛等症状,但病情发展快,有前列腺溢浊增多、急性尿潴留等伴随症状,是网状内皮系统增生后产生的溶解度差的物质所引起的一种异物反应或过敏反应,故分变态性(过敏性)和非变态性两类。

4. 前列腺痛和前列腺充血　临床上具有持久尿频、尿急、排尿困难和前列腺部不适，或真性前列腺痛等症状，前列腺液中无脓细胞，也无明显感染病理改变，属非细菌性前列腺炎的一种。

5. 特异性前列腺炎　包括淋菌、真菌和寄生虫(如滴虫)等引起的前列腺炎。

6. 其他原因引起的前列腺炎　如病毒感染、支原菌属感染、衣原菌属感染等引起的前列腺炎。

(二) 病因及发病原理

细菌性前列腺炎的主要感染途径为经尿道的逆行感染，如果排尿时，外括约肌不能完全松弛，感染的尿液可经前列腺管流至前列腺。血行感染则为另一感染途径。

前列腺内尿液返流可能对各类前列腺炎的发生均具有重要意义，很多成年男子发现前列腺内有结石，这些结石X线片常不能检出，术后标本通过结晶分析，发现结石乃由尿液成分组成而非前列腺分泌物，故结石的形成与尿液返流有关。感染后的结石，可长期存于腺体内，作为感染灶不易消灭。前列腺内尿液返流所造成的"化学性前列腺炎"也可能是非细菌性前列腺炎及前列腺病发病的重要原因，这类患者行尿流动力学检查时，常发现有膀胱颈及尿道痉挛。

正常的前列腺具有对抗细菌，防止尿路感染的功能，其抗菌作用与腺液内的锌含量有关。细菌性前列腺炎是引起男性尿路感染最常见的原因。

由于精囊和前列腺在解剖上是邻居，精囊的排泄管和输精管的末端汇合成射精管，射精管穿过前列腺进入尿道，故前列腺炎常常合并有精囊炎。

二、诊断依据

(一) 临床表现

1. 急性细菌性前列腺炎　发病急骤，高热寒战，恶心呕吐，腰骶部及会阴部疼痛，常有尿频、尿痛及直肠刺激症状。感染严重或脓肿形成时发生尿潴留。直肠指检，前列腺肿大，压痛明显，局部温度增高。诊断急性前列腺炎时忌做前列腺按摩以防感染扩散。患者均同时有尿路感染，可于尿内查到细菌。急性前列腺炎可引起附睾炎、精囊炎、败血症，少数可转为慢性细菌性前列腺炎。

2. 慢性细菌性前列腺炎　症状变异较大，有的可由急性前列腺炎迁延而来，多数患者先前无急性前列腺炎病史。其特点是症状容易复发，患者的主观症状与客观检查经常不一致。一些患者症状显著，但前列腺指诊可无特殊发现。另一些患者可毫无症状，但前列腺明显变硬，前列腺液中有大量脓细胞。症状轻重往往与精神因素有密切关系。慢性细菌性前列腺炎症状可分为几类：排尿异常，如尿频、尿急、尿不尽感、尿道灼热、尿痛、排尿疼痛常放射至阴茎头和会阴部；有时出现血尿，以显微镜下血尿多见；偶在晨起时发现尿道口为分泌物所粘合；在大便时或排便时尿道口常有白色分泌物滴出，俗称"尿白"。疼痛常在腰骶部、下腹部、会阴部、耻骨上、腹股沟、睾丸和精索等处，偶向腹部放射，一般疼痛轻微，可以忍受，多属间歇性；也可能表现为性欲减低、射精痛、头晕、头痛、失眠、精神抑郁等。

3. 慢性非细菌性前列腺炎　临床表现基本与细菌性前列腺炎相同。非细菌性前列腺炎的特征为：没有反复的尿路感染发作，前列腺液常自尿道流出，前列腺液细菌培养阴性。

典型患者可能有前列腺炎的症状和与排尿无关的“盆腔”痛，如会阴、阴茎、耻骨上、阴囊或尿道疼痛，间歇性尿急、尿频、夜尿增多和排尿困难。某些患者有不同程度的梗阻性排尿障碍症状，如排尿踌躇、尿流无力、尿线中断等，患者均无尿路感染的病史，前列腺液中无炎症细胞，前列腺培养无细菌生长。

（二）辅助检查

前列腺炎的诊断首先要进行尿液及前列腺液的化验，分别做镜检及培养，前列腺液获取应用前列腺按摩的方法，通过对标本细菌菌落数量的比较，可鉴别是否有前列腺炎。有反复尿路感染而尿路造影正常者，应考虑有细菌性前列腺炎。前列腺液中的白细胞在显微镜每高倍视野中超过 10 个，卵磷脂小体减少，可诊断为前列腺炎。如果同时做细菌培养，可以对慢性前列腺炎做出明确诊断和分类。如前列腺液细菌培养结果为阳性，则诊断为慢性细菌性前列腺炎；反之，则诊断为慢性非细菌性前列腺炎。直肠指诊时前列腺呈饱满、增大、质地柔软、有轻度压痛。患病时间较长的，前列腺会变小、变硬、质地不均匀，有小硬结。

非细菌性前列腺炎患者，前列腺液有炎症表现，但细菌培养阴性。前列腺痛患者，症状与前列腺炎相同，但前列腺液镜检完全正常，培养亦为阴性。

（三）诊断要点

1. 起病急骤，全身症状有高热、寒战、厌食、乏力等，有尿频、尿急、尿痛及直肠刺激症状。骨盆区、耻骨上或会阴部疼痛或不适，有时有射精后疼痛和不适感；

2. 前列腺明显增大、质硬、张力大、压痛明显；

3. 血白细胞明显增高；

4. 尿液镜检可见大量白细胞及脓细胞，尿 pH>7；

5. 尿道分泌物检查及细菌培养可以发现致病菌，前列腺液检查涂片染色常可找到大量白细胞和细菌。

三、转归及预后

前列腺炎的预后及转归与病情轻重、治疗迟早及是否得当、生活与饮食调理等因素有关。急性前列腺炎积极治疗后大多数可以痊愈，极少患者产生前列腺脓肿，急性期如果治疗不彻底，可演变为慢性前列腺炎，可导致不育症、尿道狭窄等。

四、治疗原则与主要措施

（一）急性细菌性前列腺炎

对抗生素治疗反应良好。由于急性炎症，前列腺膜通透性增高，不能进入正常前列腺组织的药物亦能进入感染的前列腺。同时应多饮水，软化大便。发生尿潴留时，宜采用耻骨上穿刺引流，忌用导尿。预后一般良好。为了防止疾病转为慢性前列腺炎，多主张用药 30 天；脓肿形成者行切开引流。慢性细菌性前列腺炎：由于多数抗生素不能透入前列腺、而且有些感染灶为前列腺内小结石，故治疗不甚满意，顽固的慢性前列腺炎可采用经尿道切除法将其切除。由于腺体内含有感染的小结石，且感染部位多在腺体的外周，故采用经尿道切除前列腺时，应切至包膜才能取得较好的效果。此外也可进行前列腺按摩，每 5～7 日 1 次，热水坐浴每日 1～2 次，以改善引流，促进吸收。避免服用酒、咖啡，减少前列腺充血。

（二）非细菌性前列腺炎及前列腺痛

由于原因不明尚缺乏合理的治疗与预防方法。应注意解除患者顾虑，注意精神心理因素对本病的影响。可采用热水坐浴、前列腺按摩、服用非类固醇抗炎药物如布洛芬及抗胆碱药行对症治疗。

第四节　膀　胱　癌

一、概述

膀胱癌（bladder cancer）是比较常见的癌症之一，其发病原因还不清楚，在我国是泌尿生殖系肿瘤中最常见的肿瘤，而在欧美一些国家其发病率则次于前列腺癌。

（一）病因

膀胱肿瘤病因复杂，一般认为与经常接触致癌物如萘胺、联苯胺等有关，日常生活中常见的染料、橡胶、塑料制品、油漆、洗涤剂等也有潜在的致癌危险。吸烟不仅仅对呼吸系统有害，还会引起膀胱癌。另外，某些疾病如膀胱白斑、腺性膀胱炎、尿道结石、尿潴留等也可能会诱发膀胱癌。

1. 人体色氨酸代谢异常　烟酸乃色氨酸正常的最终代谢物，在膀胱癌患者中尿内色氨酸中间代谢产物较正常人为高。有人指出，部分患者摄入维生素 B_6 后能使尿内色氨酸代谢物恢复正常，因而维生素 B_6 可降低浅层膀胱癌的复发率。

2. 吸烟　与膀胱肿瘤有一定关系，吸烟者膀胱癌发病率4倍于非吸烟者，或日吸香烟2包以上并深吸者得膀胱癌的机会7倍于不吸烟者。另外，吸烟能阻断色氨酸正常代谢，使致病性中间代谢物积聚。

3. 局部因素对膀胱肿瘤的发生也起重要作用。长期膀胱结石可引起鳞状上皮癌、腺癌及移行上皮癌。先天性膀胱外翻或膀胱憩室亦易并发癌瘤。在埃及血吸虫病流行地区膀胱癌发病率升高，在患癌的膀胱壁上可见到较多的血吸虫卵，病变大多为鳞状细胞癌。

4. 有人报告污水内的偶氮染料经大肠杆菌作用可转变为芳香胺类物质；作为食物防腐剂的硝酸盐或亚硝酸盐可被胃酸或泌尿系细菌作用转变为亚硝基胺而有膀胱致癌性。

5. 饮用咖啡　统计学资料说明，饮用大量咖啡时膀胱癌发生率较高，但无可靠实验证据。饮用咖啡常同时使用人工甜味品，这些人工甜味品在实验动物上有致癌性，但对人类膀胱的致癌作用未获证实。

6. 药物与膀胱肿瘤的关系　长期大量使用镇痛药如非那西汀亦能引致肾盂及膀胱移行上皮癌，此药结构与苯胺染料相似。应用环磷酰胺的患者得膀胱癌的机会增高，环磷酰胺的代谢物丙烯醛是致癌物，而且多属有肌层浸润的膀胱癌。

7. 盆腔放射治疗　患宫颈癌妇女采用放射治疗时得膀胱癌的机会高出2～4倍，而且这种肿瘤恶性度高，局部浸润也较深。

（二）病理

1. 在膀胱肿瘤中，以恶性肿瘤占极大多数，其中86%以上来源于移行上皮细胞，而未分化癌、鳞形细胞癌及腺癌等则少见。根据细胞分化程度，即肿瘤细胞大小、形态、染色质、核改变和分裂象等可将膀胱肿瘤分为四级：

(1) Ⅰ级指细胞分化良好，通常不累及固有层。

(2) Ⅱ级显示细胞分化不良。

(3) Ⅲ级和Ⅳ级指细胞分化差，有严重间变。

2. 分期　是指肿瘤的浸润深度，它与预后关系密切，与肿瘤的组织类型、细胞分化程度、生长方式和浸润深度有关，其中以细胞分化和浸润深度最为重要。膀胱肿瘤的分期仍习惯采用国际抗癌联盟(UICC)分期方法。UICC用T代表临床分期，P表示病理分期。如原位癌为Tis/Pis，表示肿瘤未侵犯固有层；T1/P1期，指已浸及固有层，但未达膀胱壁肌肉；T2/P2期，指肿瘤已浸及膀胱浅肌层；T3/P3期，表示肿瘤浸及深肌层或累及膀胱外周脂肪甚至外层腹膜；T4/P4期，反映肿瘤有远处转移。

3. 肿瘤好发部位　肿瘤分布在膀胱侧壁及后壁最多，其次为三角区和顶部，其发生可为多中心。膀胱肿瘤可先后或同时伴有肾盂、输尿管、尿道肿瘤。

4. 膀胱肿瘤的扩散主要向深部浸润，直至膀胱外组织。淋巴转移常见，浸润浅肌层者约50%淋巴管有癌细胞，浸润深肌层者几乎全部淋巴管内均有癌细胞。肿瘤最常转移至膀胱周围、髂总和腰淋巴结。血行转移多在晚期，肝、骨、肺为多见的受累器官。

二、诊断依据

(一) 临床表现

大多数膀胱癌以无痛性肉眼血尿或镜下血尿为首发症状。前者用肉眼即可看出尿里鲜红色、茶色或洗肉水样；后者肉眼看不出来，只有在显微镜下才能发现尿中有红细胞(正常尿液中是没有红细胞的)。膀胱癌患者多表现为间歇性、全程血尿，有时可伴有血块。然而出血量和血尿持续时间的长短，与肿瘤的恶性程度、肿瘤大小、范围和数目有一定的关系。但有时发生肉眼血尿时，肿瘤已经很大或已属晚期；有时很小的肿瘤也可能会出现大量的血尿。由于血尿呈间歇性表现，当血尿停止时容易被患者忽视，误认为疾病消失而不做及时的进一步检查。当患者只表现为镜下血尿时，因为不伴有其他症状，而不被发现，直到出现肉眼血尿时才会引起注意。若膀胱癌同时伴有感染，或病灶在膀胱三角区时，则尿路刺激症状可较早出现。此外，尿频、尿急等膀胱刺激症状，可能提示膀胱原位癌。因此，凡是缺乏感染依据的膀胱刺激症患者，应采取积极、全面的检查措施，以确保早期做出诊断。

部分患者因肿瘤较大，或发生在膀胱颈部，或血块形成，可造成尿路阻塞、排尿困难，或出现尿潴留。晚期膀胱癌患者还可出现食欲不振、恶心、全身乏力、发热、小腹及会阴肛门部下坠痛，有的患者可出现腰部酸痛。在早期患者多无阳性体征，晚期可出现消瘦、贫血，男性患者通过直肠指诊，女性患者通过阴道内诊可触及膀胱肿块，或因癌瘤转移压迫髂部血管引起下肢浮肿。个别患者下腹部可触及质硬肿块并有压痛。当肿瘤浸润到后尿道、前列腺及直肠时，可出现相应的症状。当肿瘤位于一侧输尿管口，引起输尿管口浸润时，可造成一侧输尿管扩张、肾积水。

(二) 辅助检查

1. 膀胱镜检　除单纯的乳头状瘤外要做多处膀胱活检以了解有无上皮变异或原位癌。

膀胱镜检初步可以鉴别肿瘤是良性还是恶性。

2. 尿细胞学检查　一般阳性率约为80%。用于监测肿瘤复发，与尿检查红细胞同样重要，收集尿液做细胞学检查最好采用清晨第二次排尿液或新鲜尿液。

3. 静脉泌尿系造影(IVU)　在膀胱肿瘤的诊断上是必需的，主要目的是了解上尿路同时有无肿瘤。膀胱肿瘤同时伴有肾盂或输尿管肿瘤占7.4%。若上尿路显影不清楚，则在做膀胱镜检时应做逆行性肾输尿管造影。要注意尿路上皮性肿瘤多发性的特点。

4. B型超声扫描　在国内经腹壁或经尿道B超扫描已广泛应用于膀胱肿瘤的诊断，可发现0.5～1cm直径以上的肿瘤，并可了解肿瘤对膀胱壁浸润的深度；经尿道膀胱腔内B超扫描对膀胱浸润准确率可达93%，但本法不能检出盆腔淋巴结有无转移。

5. CT检查　能较准确地了解膀胱肿瘤的分期(浸润深度)。CT扫描与病理检查分期结果符合率达90.6%。CT能清晰显示1cm左右的膀胱内肿瘤，可分辨出肌层、膀胱周围脂肪浸润及盆腔增大的淋巴结。但CT却不能判断增大的淋巴结是否为转移。

6. 磁共振成像(MRI)　是判断膀胱肿瘤分期的具有更多优点的方法，它有多向断层的功能。对膀胱顶部和底部的肿瘤采用矢状位和冠状位扫描，使肿瘤显示更清楚。用MRI来区分肿瘤浸润肌层的深度，也能比CT更清楚地显示膀胱外淋巴结。

(三) 诊断要点

1. 大部分患者表现为无痛性肉眼血尿，部分患者有尿频、尿急、排尿困难或下腹部包块等；

2. 膀胱镜检查可确定肿瘤的位置、数目、大小，还可采取活体组织做病理检查；

3. B型超声能探测膀胱肿瘤的大小及浸润的深度等，还可准确地对膀胱癌进行分期；

4. 尿液脱落细胞学检查可作为筛选膀胱肿瘤早期诊断的方法；

5. 必要时结合CT检查、X线检查等以明确诊断。

三、转归及预后

膀胱癌的预后与肿瘤的类型和分期关系很大，其中移行上皮细胞癌的治疗效果较好。高复发率是膀胱癌的一大特性，Tis/Pis和T1/P1期患者治疗后的预后较好，但复发率较高。因此，早期膀胱癌患者经局部治疗后可考虑使用膀胱内BCG(卡介苗)免疫治疗。T3/P3期以后的患者的预后较差，5年生存率在20%左右。

四、治疗原则与主要措施

1. 治疗原则　仍以手术治疗为主，结合放射治疗、化学药物治疗、免疫治疗和新技术等。

2. 手术治疗的范围和方法　要根据肿瘤的分期、恶性程度、病理类型，以及肿瘤大小、部位、有无累及邻近器官等综合分析，进行膀胱肿瘤局部切除及电灼术，或部分膀胱切除术或全膀胱切除术。对膀胱表浅非浸润性肿瘤，可进行经尿道膀胱肿瘤电切术，它具有损伤小、恢复快、可以反复进行、几无手术死亡率、并能保留膀胱排尿功能等优点。

3. 对于病理Ⅰ、Ⅱ级、浸润未超过浅肌层的浅表肿瘤，可用激光及光动力学治疗，激光血卟啉衍生物光照疗法。血卟啉衍生物易被恶性细胞吸收并贮留时间较长，经激光刺激后可产生单态氧而杀伤癌细胞及其血管系统，唯一的缺点是在治疗后患者要避光1月，否则发生光敏性皮炎，面部色素沉着长期不退。

4. 介入疗法　在术前可以提高膀胱部分切除率，对防止术中癌扩散及术后复发均有效果，同时也可作为晚期膀胱癌的姑息治疗方法。介入疗法治疗膀胱瘤效果显著，可使一部分肿瘤缩小、坏死或消失。

5. 放射治疗　膀胱癌的放射治疗效果不理想，目前主要用于晚期肿瘤的姑息治疗，或手术、化疗患者的辅助治疗。此外，用加热疗法配合电灼或手术切除及放射治疗，可以提高治疗的效果。

6. 对于膀胱肿瘤切除术后复发及转移肿瘤的治疗，能手术的应争取再次手术，无法手术切除的局部浸润性晚期肿瘤，则可采用放疗、介入治疗、光动力学治疗、化疗或加热疗法等。对于无法手术切除，并且已有远处转移的晚期患者，采用化疗亦有一定的疗效，膀胱内灌注 BCG 治疗膀胱原位癌效果也很好，改变了过去认为只有膀胱全切除术的想法。所以 BCG 膀胱内灌注能降低膀胱癌的复发率，能推延手术的时间及能使一部分患者免于膀胱全切除术。因灌注时药物可能进入静脉，故本法不宜应用于已有膀胱炎或尿道损伤的患者。

7. 膀胱部分切除术　手术较简单，能保留膀胱功能，易为患者接受，但应严格掌握手术适应证：① 单发的，不能经尿道切除的较大的肿瘤。② 肿瘤以外的膀胱壁多处活检未见有原位癌及上皮发育异常，同时要注意前列腺尿道亦无病变。③ 切除边缘距离肿瘤应达 1.5～2cm 的正常黏膜。

8. 全膀胱切除术　适用于复发快、每次复发肿瘤的期/级上升，或肿瘤以外的上皮已有发育不良或原位癌的膀胱肿瘤及实体性癌，多有区域淋巴结转移，可多考虑做根治性全膀胱切除术。

膀胱癌患者术后极易复发，但如果复发后能及时治疗，仍然可以治愈，所以膀胱癌患者术后要经常检查，一旦复发可及早察觉，一般每三个月做一次膀胱镜检查。

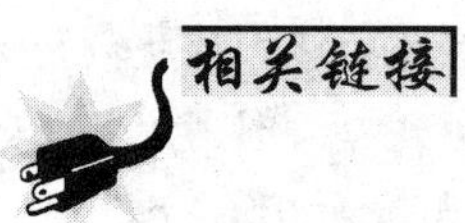

常用的泌尿外科内镜手术

（一）经尿道前列腺电切术

即用环形切割电极的经尿道前列腺电切镜（transurethral loop resectoscope of the prostatal，TURP）来切除增生的前列腺腺体。作为治疗良性前列腺增生症（BPH）主客观症状行之有效的经尿道前列腺电切术（TURP），目前在国内县级以上医院已广泛开展，其成功率达 85％～90％，而被誉为“金标准”。较之传统的开放手术具有创伤小、恢复快、效果好的优势，尤其适用于老年、体弱、全身情况较差的患者。而出血和水中毒是最常见的两大并发症。

（二）经尿道前列腺电气化术

1995 年经尿道电气化术（transurethral electrovaporization of the prostate，TVP）在美国诞生，这是泌尿外科界治疗 BPH 又一新的里程碑。它利用电流通过组织时的气化和脱水两种效应，既保持良好凝血效果，又保持了电极快速切割前列腺的能力，大大加快了手术进程。

(三) 经尿道等离子体双极电切(PKRP)

经尿道等离子体双极电切(PKRP)具有足够能量将靶组织内有机分子键打断,使靶组织破碎气化,达到治疗效果。多用于前列腺切除手术。

(四) 经尿道旋转式前列腺切除术

利用先气化再切除的原理,术中出血明显减少,手术中视野自始至终非常清晰。操作安全、简单。

(五) 经尿道钬激光前列腺剜除术(HOLEP)

钬激光波长2100nm,水吸收系数大,能量易被人体组织吸收,产生切割和消融作用,能将前列腺整块剜除。组织凝固的深度在0.5mm左右,血管及淋巴管同时被封闭,手术野清洁。在组织坏死和结痂形成极少的条件下达到良好的切割和止血效果。

(六) 经尿道绿激光前列腺切除术(PVP)

绿激光是波长为532nm的绿颜色激光。组织穿透浅,单位组织体积功率密度高,组织无碳化,有最佳止血效果,在将腺体组织气化的同时,将血管封闭,几乎无出血,使得视野清晰。经尿道绿缴光前列腺切除术(PVP)为治疗高龄或高危BPH患者的最佳方法之一。

(七) 荧光膀胱镜肿瘤切除术

荧光膀胱镜肿瘤切除术在临床得到了广泛应用,在早期诊断膀胱黏膜微小病变和彻底治疗方面较普通膀胱镜有较大优势。目前应用较多的是5-ALA诱导荧光膀胱镜,具有敏感性高、病灶切除彻底的优点。等离子体技术用于浅表性膀胱肿瘤的电切,与传统的电切方式相同,但并发症减少。

(八) 经膀胱或经皮穿刺输尿管碎石术

目前95%的输尿管结石可以通过经膀胱输尿管镜技术碎石或取石,镜下直视碎石设备越来越先进,从液电碎石器、超声波碎石器、气压弹道碎石器到钬激光碎石器,使输尿管的结石无论位于哪段位置都可以获得良好的疗效。

(九) 经皮肾镜碎石术(PCNL)

超声定位下经皮肾穿刺造瘘操作相对简单,准确率高。通过结合使用超声、气压弹道及钬激光等碎石技术,明显提高了经皮肾镜取石术的效率及单次取净结石率,手术时间显著缩短,成为复杂性肾结石如铸型结石等的常规治疗方法。

(十) 机器人手术

主要包括ZEUS系统和da Vinci系统机器人。da Vinci系统可显示三维立体构造,同时手术钳有活动关节等特性。机器人能为泌尿科医生提供一个真实、精确、放大、高清晰的手术视野。临床上已经用于前列腺癌根治术、膀胱全切术、肾切除术、肾部分切除术、肾盂输尿管成型术和输尿管再植术等。但费用较贵。

良性前列腺增生症

(一) 概述

1. 定义　良性前列腺增生症(benign prostatic hyperplasia)又称良性前列腺肥大(benign prostate enlargement,BPH),指前列腺腺体结缔组织及平滑肌组织逐渐增生,形成多发性球状结节的前列腺肥大性疾病。多发生于50岁以上的老年人。在欧美国家,老年男性中其发病率高达80%以上。国内报道较低,但也达50%以上。由于前列腺恰好位于膀胱出口处,围绕着尿道的特殊位置,一旦发生增生,便会从四面八方压迫尿道,使膀胱内的尿液排出受阻,引起泌尿系统的一系列病变。

2. 病因学和病理生理学　病因不明,可能与随年龄增长引起的激素改变有关。前列腺尿道周围区域内出现的多发性纤维腺瘤样结节可能源自尿道周围腺体,而不是发生在真正的纤维肌性前列腺,后者被不断生长的结节挤到一旁。增生可累及前列腺侧叶或膀胱颈下的中叶。当前列腺部的尿道管腔受到挤压时,尿液流出逐渐受阻,同时膀胱逼尿肌肥大、小梁形成、小房形成和憩室,膀胱排空不完全引起尿潴留,长期梗阻,即使是不完全性梗阻,亦能引起肾盂积水并损害肾功能。

(二) 诊断依据

1. 临床表现　前列腺增生症的症状是随着病理改变而逐渐出现。早期因膀胱代偿而症状不明显,因而患者常不能准确地回忆起病程的长短,随着病情加重而出现各种症状。

(1) 尿频、尿急:最常见的症状是尿频,且逐渐加重,尤其是夜尿次数增多。

(2) 进行性排尿困难:主要表现为排尿迟缓、排尿费力、尿线细、尿滴沥、尿间断、分段排尿及排尿不尽等。

(3) 尿失禁:最常见的为压力性尿失禁和急迫性尿失禁两大类。

(4) 急性尿潴留:如有受凉、饮酒、劳累等诱因而引起腺体及膀胱颈部充血水肿时,即可发生急性尿潴留。

(5) 血尿:出血多为间歇性,偶有大量出血,血块充满膀胱,须紧急处理。

(6) 肾功能不全症状:BPH后期,由于长期尿路梗阻而导致两肾功能减退,表现为食欲不振、恶心、呕吐及贫血等。

(7) 其他症状:由于长期排尿困难而依赖增加腹压排尿可引起或加重痔、脱肛及疝等。

2. 辅助检查

(1) 直肠指诊:直肠指诊是诊断前列腺增生症的重要步聚,可摸到前列腺肿大,表面光滑及中等硬度。

(2) B超检查:可测定前列腺的大小,包括横径、前后径与上下径。

(3) 残余尿测定:膀胱残余尿的多少反映膀胱代偿衰竭的严重程度,因而这是重要的诊断步骤之一,也是决定手术治疗的因素之一。

(4) 膀胱镜检查:膀胱镜检查能直接观察前列腺各叶的增生情况,并可了解膀胱内有无其他病变,如肿瘤、结石、憩室等,从而决定手术治疗的方式。

(5) 膀胱造影:对不能进行膀胱镜检查的病例可行膀胱造影,除观察膀胱颈部充盈缺损外,还可观察有无膀胱结石、肿瘤、憩室及输尿管返流等。

(6) 尿流动力学检查：前列腺增生而引起下尿路梗阻时，最大尿流率降低，排尿期膀胱内压增高。

(7) 放射性同位素肾图：可了解两肾分泌功能及肾盂、输尿管引流情况，

(8) 其他检查：有肾功能检查及尿培养等。如需手术，则应做心、肺、肝功能检查、血糖测定。

3. 诊断要点

(1) 50 岁以上中老年男性；

(2) 直肠指诊，可以触及表面光滑、质地中等硬度、中央沟变浅或消失、长度和宽度都增大的前列腺；

(3) B 超检查见前列腺体积和重量明显增大。

(4) 尿流率检查见最大尿流率明显下降；

(5) 膀胱残余尿测定反映了膀胱排尿功能障碍，当残余尿超过 60ml 时，说明逼尿肌已处于失代偿状态；

(6) 尿道膀胱镜检查可见增大的前列腺。

(三) 转归及预后

前列腺增生是男性老年的常见病，以高龄和进行性排尿困难为主要临床症状，只要给予及时治疗，一般预后良好，目前大部分患者经过适当的药物和综合处理，一般不需要手术，部分症状明显的患者或影响到肾功能的患者需手术治疗。

(四) 治疗原则与主要措施

前列腺增生如无尿路梗阻症状及膀胱、肾功能障碍者无需治疗，如已影响排尿及正常生活时，应予治疗。

1. 急性尿潴留的处理　须予紧急处理：

(1) 应用 α 肾上腺素受体阻滞剂使膀胱颈松弛，有利于尿液排出。

(2) 留置导尿管以引流尿液，必要时可行膀胱造瘘术。

2. 非手术治疗　对尿路梗阻较轻，或年老体弱、心肺功能不全等而不能耐受手术者适于非手术治疗。

(1) 激素治疗：雌激素可使前列腺腺体缩小，改善排尿症状，但停药后可复发。

(2) 肾上腺素能受体阻滞剂治疗：治疗早期前列腺增生症，疗效满意。

3. 手术治疗　包括前列腺摘除术及保守性手术双侧睾丸切除等。

4. 冷冻治疗　国内报道此法有效率达 94%，但冷冻的深度与广度不易掌握，且有出血、尿失禁及直肠瘘等并发症。

5. 微波和射频治疗　增生的前列腺经微波和射频波作用后发生凝固坏死而脱落，达到治疗目的。

6. 激光治疗　钬激光或绿激光能经光导纤维在内窥镜直视下将增生的前列腺组织气化而达到治疗目的。

7. 金属耐压气囊扩张术　有一定的近期疗效。

8. 镍钛形状记忆合金支架的应用　具有操作简便、痛苦小、损伤少、费用低、恢复快及避免膀胱造瘘等优点。

参考文献

[1] 吴阶平，裘法祖，吴蔚然，等．黄家驷外科学．第6版．北京：人民卫生出版社，1999：1611—1710

[2] 吴在德，吴肇汉，郑树，等．外科学．第6版．北京：人民卫生出版社，2005：650—715

[3] 余良，刘春晓，张凤林，等．经尿道双极气化治疗前列腺增生的疗效观察．临床泌尿外科杂志，2001，16(10)：450—452

[4] 周利群，张宁，那彦群．第六届全国腔内泌尿外科及ESWL学术会议纪要．中华泌尿外科杂志，2004，25(6)：422—423

[5] 张祥华．良性前列腺增生的临床进展．中华临床医师杂志(电子版)，2007，1(7)：521—523

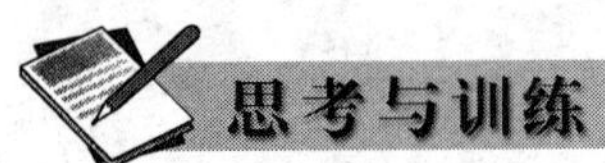

一、单项选择题

1. 血尿患者，膀胱镜检见膀胱三角区有4cm×5cm大小肿瘤，无蒂，表面有坏死，活检为Ⅲ期，最佳的治疗方案应为（　　）

   A. 化疗＋放疗　　B. 肿瘤切除术　　C. 膀胱部分切除术
   D. 膀胱全切除　　E. 髂内动脉栓塞

2. 与活动有关的血尿和腰腹疼痛，首先应考虑的是（　　）

   A. 急性阑尾炎　　B. 急性肾盂肾炎　　C. 上尿路结石
   D. 肾癌　　E. 膀胱癌

3. 腹部平片不易显影的尿结石是（　　）

   A. 磷酸盐结石　　B. 草酸盐结石　　C. 碳酸盐结石
   D. 尿酸结石　　E. 混合结石

4. 10岁男孩，一年来时有尿频、尿急、尿痛和排尿困难、尿流中断，改变体位后又能继续排尿，首先应考虑（　　）

   A. 急性膀胱炎　　B. 前列腺炎　　C. 尿道狭窄
   D. 膀胱结石　　E. 输尿管结石

5. 老年男性急性尿潴留常见的病因是（　　）

   A. 前列腺增生　　B. 尿道结石　　C. 尿道外伤
   D. 膀胱异物　　E. 尿道肿瘤

6. 女性，20岁，近一年来时有右下腹疼痛伴膀胱刺激症状。体检：腹软、右下腹深压痛，右腰部轻叩痛。尿常规红细胞＋＋/HP，白细胞＋/HP。肾图检查：右侧呈梗阻型曲线，应考虑为（　　）

   A. 慢性膀胱炎　　B. 急性阑尾炎　　C. 慢性附件炎
   D. 急性肾盂肾炎　　E. 右输尿管下段结石

7. 急性尿潴留时最常用的处理方法是　（　　）

A. 利尿　B. 针灸　C. 膀胱穿刺抽尿

D. 膀胱造瘘　E. 导尿

8. 急性尿潴留病因中，属于机械性梗阻的是　（　　）

A. 腰麻和肛管直肠术后　B. 外伤性高位截瘫

C. 使用药物阿托品、普鲁苯辛后　D. 腹泻或长期使用利尿剂

E. 尿道结石

9. 泌尿系结石血尿特点是　（　　）

A. 无痛性全程肉眼血尿　B. 终末血尿伴膀胱刺激征　C. 初始血尿

D. 疼痛伴血尿　E. 血红蛋白尿

10. 前列腺增生患者，尿流梗阻的程度与下列哪个因素关系最密切？　（　　）

A. 前列腺增生的程度　B. 前列腺增生持续的时间

C. 前列腺增生部分的位置　D. 睾酮及雌激素水平的高低

E. 前列腺增生结节的种类

11. 女性，50岁，间断性无痛性肉眼血尿三月余，膀胱镜检查发现膀胱右侧壁有直径约2cm大小浅红色绒毛样肿瘤，似水草样在水中漂浮。B超提示右侧壁肿瘤，约2.0cm×1.5cm大小，有蒂。肿瘤后方膀胱完整。该患者最适合的治疗方法是　（　　）

A. 膀胱部分切除术　B. 膀胱全切术、尿流改道术

C. 经尿道膀胱镜电灼术　D. 经尿道膀胱肿瘤切除术

E. 膀胱灌注化疗

12. 前列腺增生的早期表现是　（　　）

A. 尿频　B. 排尿困难　C. 血尿

D. 尿流中断　E. 尿痛

13. 诊断膀胱癌最主要的检查方法是　（　　）

A. 尿脱落细胞检查　B. 膀胱镜检查，必要时活检

C. 膀胱双合诊　D. B超　E. 静脉尿路造影

14. 下列关于上尿路结石常用检查方法的描述，错误的是　（　　）

A. X线拍片可以查出95%以上的结石

B. CT检查可以显示X线拍片不能显示的结石

C. B型超声检查可以显示X线拍片不能显示的结石

D. 排泄性尿路造影仅能发现钙化度高的结石

E. 肾镜、输尿管镜检查可以发现各类结石

15. 下面哪种血尿应考虑为上尿路结石？　（　　）

A. 无痛性血尿　B. 活动后血尿　C. 终末血尿

D. 初期血尿　E. 血尿伴血块

16. 膀胱结石最佳确诊方法是　（　　）

A. 依据典型症状——尿流中断　B. 双合诊检查

C. 金属尿道探子检查　D. 腹部平片检查

E. 膀胱镜检查

17. 泌尿系男生殖系肿瘤中哪个器官最常见？（　　）
A. 肾脏　　B. 膀胱　　C. 输尿管
D. 睾丸　　E. 前列腺
18. 前列腺增生症状与哪项无关？（　　）
A. 梗阻的程度　　B. 病变发展的速度　　C. 合并膀胱炎症
D. 合并膀胱结石　　E. 前列腺增生体积大小
19. 前列腺增生症，残余尿过多，使膀胱失去收缩能力，膀胱过度膨胀，尿不自主从尿道口冲出，称为（　　）
A. 压力性尿失禁　　B. 充盈性尿失禁　　C. 急迫性尿失禁
D. 真性尿失禁　　E. 尿淋沥
20. 下列哪项对前列腺增生症鉴别诊断无意义？（　　）
A. 前列腺癌和膀胱癌　　B. 神经源性膀胱　　C. 膀胱颈硬化
D. 前列腺炎　　E. 尿道狭窄

二、填空题

1. IVU 的中文含义是＿＿＿＿＿＿＿＿。
2. 前列腺增生的最常见临床表现为＿＿＿＿＿＿、＿＿＿＿＿＿。
3. 结石按成分分类以＿＿＿＿结石最多。＿＿＿＿和＿＿＿＿结石在 X 线下不显影。
4. 肾及输尿管结石主要表现为＿＿＿＿和＿＿＿＿。其症状与结石的＿＿＿＿、＿＿＿＿和＿＿＿＿有关。
5. 膀胱肿瘤分布在＿＿＿＿、＿＿＿＿最多，其次为＿＿＿＿和＿＿＿＿，其发生可为＿＿＿＿，可先后或同时伴有＿＿＿＿、＿＿＿＿、＿＿＿＿肿瘤。
6. TURP 的中文含义是＿＿＿＿＿＿＿＿。

三、名词解释

1. 尿频　2. 尿失禁　3. 排尿困难　4. 尿潴留　5. 肾绞痛

四、问答题

1. 简述膀胱癌的治疗原则。
2. 试述膀胱肿瘤的手术方法。
3. 慢性细菌性前列腺炎的临床表现有哪些？
4. 尿石症的主要临床表现和诊断方法有哪些？
5. 泌尿科常用的内镜手术方式有哪些？
6. 简述泌尿生殖系统外科疾病的主要症状、检查方法，以及诊断和处理原则。

（陈玺华）

第五章　急症外科常见疾病

急症外科覆盖面广，涉及的知识内容庞杂。其疾病涉及到外科学各个专业的内容，需要掌握跨学科、跨专业有关危重病急救的知识和技能。这些因素制约了学生对急症外科疾病的系统性认识。因此，要学好急症外科疾病，同学们必须在理论与实践之间架起一座思维的桥梁，把外科学各专业的相关内容汇总到急症外科常见的临床表现上来。从典型病例的临床表现展开，让学生自己对其发生的解剖基础、病理机制、诊断依据、用药选择等进行深层次的分析，由点到面，把解剖、生理、病理、诊断、药理等各个基础课的理论知识以患者的临床表现为结合点相互联系起来，学会将不同疾病的认识进行横向串联的临床思维方式，进而达到融会贯通。本章讲述了休克、烧伤、挤压伤综合征和急性肾功能衰竭等疾病。要重点掌握休克、烧伤及急性肾功能衰竭的分类、临床表现和治疗原则。在相关链接中同学们应理解急症外科的几个新概念，在拓展阅读中要掌握最新的心肺复苏内容。

第一节　休　　克

一、概述

（一）定义

休克(shock)是指机体遭受某些强烈的外伤或致病因素侵袭，最终共同以有效循环血容量减少、组织灌注不足、细胞代谢紊乱和功能受损为主要病理生理改变的综合征。许多疾病和损伤的过程中可并发休克，一旦发生则与患者安危有密切关系。

维持血液循环需具备心肌功能（心泵作用）、血容量和血管舒缩功能（张力或顺应性）三方面条件。其中任何一方面条件失常即可引起有效循环血量不足，成为休克的病因。休克可由低血容量、血管扩张、心排出量减少或上述因素综合引起。

休克的基础损害是低血压所致的生命器官的组织灌注减少，由于氧气的传送或摄取不足，不能维持有氧代谢的需要，而转为无氧代谢，致使乳酸大量产生并积聚。随着休克的持续，脏器功能出现障碍，随之出现不可逆的细胞损害和死亡。引起休克的低血压程度不等，常与原先存在的血管疾患相关，如年轻的相对健康者对中度低血压耐受良好。而有明显动脉粥样硬化者，相同的血压可致严重的脑、心或肾功能不全。

（二）休克分类

1. 按原因分类

（1）低血容量性休克（hypovolumic shock）：由于大量失血、机体严重创伤及大量体液的丢失，而导致血容量锐减，微循环灌注不足，称为低血容量性休克。主要包括：① 失血性休克（hemorrhagic shock）；② 创伤性休克（traumatic shock）；③ 烧伤性休克（burn shock）。

（2）感染性休克（septic shock）：严重感染特别是 G^- 细菌感染常可引起感染性休克。在 G^- 细菌引起的休克中，细菌的内毒素起着重要的作用，故亦称内毒素性休克（endotoxic shock）或中毒性休克。

（3）心源性休克（cardiogenic shock）：由于心脏排血功能衰竭不能维持其最低限度的心输出量，导致血压下降，重要脏器和组织供血严重不足，引起全身性微循环功能障碍，称为心源性休克。常见于大面积心肌梗死、急性心包填塞、严重心律失常等。

（4）神经源性休克（neurogenic shock）：当血管运动中枢发生抑制或传出的交感缩血管纤维被阻断时，小血管就因紧张性的丧失而发生扩张，导致外周血管阻力降低，大量血液淤积在微循环中，回心血量急剧减少，血压下降，称为神经源性休克。常发生于深度麻醉或强烈疼痛刺激后。

（5）过敏性休克（anaphylactic shock）：由于抗原物质进入人体后与相应的抗体相互作用，引起广泛的Ⅰ型变态反应，使组织释放组织胺、缓激肽、5-羟色胺和血小板激活因子等，导致全身性毛细血管扩张和通透性增加，血浆迅速渗出到组织间隙，循环血量急剧下降，称为过敏性休克。

2. 按休克发生的始动环节分类

（1）低血容量性休克：始动发病环节是血容量减少。

（2）心源性休克：始动发病环节是心输出量的急剧减少。

（3）血管源性休克：始动发病环节是外周微小血管扩张所致的血管容量扩大，如过敏性休克和神经源性休克。

3. 按休克时血液的动力学特点分类

（1）低排高阻型休克：又称低动力型休克（hypodynamic shock），心脏排血量低，而总外周血管阻力高。由于皮肤血管收缩，血流量减少，使皮肤温度降低，故又称为“冷休克”。

（2）高排低阻型休克：又称高动力型休克（hyperdynamic shock），外周血管阻力低，心脏排血量高。由于皮肤血管扩张，血流量增多，使皮肤温度升高，故亦称“温休克”。

（三）病理生理

休克的病理基础为循环血量减少，除了由于失血，还有由于大量体液丢失。休克的共同性病理生理变化如下：

1. 循环方面的变化　休克可能起源于血容量减少、心功能障碍或血液分布失常。而休克进展中微循环改变是最基本的病理生理变化，直接影响组织细胞代谢。

（1）血容量减少：见于失血、失液或烧伤等，血容量减少导致静脉回流不足，心输出量下降，血压下降，由于减压反射受抑制，交感神经兴奋，外周血管收缩，组织灌流量进一步减少。机体对失血、失液有一定的代偿能力，包括通过神经内分泌系统的反应，血流重新分配，暂时保持脑和肺的灌流。肾保钠潴水使尿量减少也对血容量不足起一定的补偿作用。

然而，如果血容量减少超过代偿的限度，则将出现不良的结果：① 儿茶酚胺继续大量释出，组织细胞缺氧后乳酸等代谢产物堆积，毛细血管前微动脉扩张，而毛细血管后微静脉仍收缩，致使静脉回流进一步减少。② 毛细血管内静水压上升，液体从血管进入组织间，使血容量进一步减少。③ 液体从毛细血管漏出后，血液黏度增高，使微循环血流淤滞，加之微循环动静脉分流增加，细胞代谢因缺氧而严重失常。钠、水分可进入细胞内，使细胞外液减少，细胞肿胀。④ 周围血管阻力依然增高，心肌因后负荷大而耗氧多，加重心肌细胞缺氧。同时，内脏缺血后可产生心肌抑制因子（MDF）等。因此，严重的低血容量性休克可导致心功能降低。

(2) 心功能障碍：发病中心环节是心输出量迅速降低，血压可显著下降。

1) 低排高阻型：心输出量减少导致血压降低，主动脉弓和颈动脉窦的压力感受器的冲动减少，反射性引起交感神经传出冲动增多，引起外周小动脉收缩，使血压有一定程度的增高，外周阻力增大。

2) 低排低阻型：这类病例是由于心肌梗死面积大，心输出量显著降低，血液淤滞在心室，使心室壁牵张感受器受牵拉，反射性地抑制交感中枢，使交感神经传出冲动减少，外周阻力降低，引起血压进一步减少。

3) 血液分布失常：如感染、过敏反应、神经因素等，使血管功能失常，血液大量滞留于周围毛细血管床，甚至有血浆成分渗漏，导致回心血量降低，心搏出量随之减少。随之血液流变学和黏稠度有变化，导致微循环障碍。

(3) 微循环障碍：休克的微循环改变大致可分为三期，即微循环收缩期、微循环扩张期、微循环衰竭期。

1) 微循环收缩期（休克早期）：此期微循环变化的特点是：① 微动脉、后微动脉和毛细血管前括约肌收缩，微循环灌流量急剧减少，压力降低；② 微静脉和小静脉对儿茶酚胺敏感性较低，收缩较轻；③ 动静脉吻合支可能有不同程度的开放，血液从微动脉经动静脉吻合支直接流入小静脉。

交感神经兴奋、儿茶酚胺释放增加对心血管系统的总效应是使外周总阻力增高和心输出量增加。但是不同器官血管的反应却有很大的差别。皮肤、腹腔内脏和肾的血管，由于具有丰富的交感缩血管纤维支配，而且 α 受体又占有优势，因而在交感神经兴奋、儿茶酚胺增多时，这些部位的小动脉、小静脉、微动脉和毛细血管前括约肌都发生收缩，其中由于微动脉的交感缩血管纤维分布最密，毛细血管前括约肌对儿茶酚胺的反应性最强，因此它们收缩最为强烈，结果是毛细血管前阻力明显升高，微循环灌流量急剧减少，毛细血管的平均血压明显降低，只有少量血液经直捷通路和少数真毛细血管流入微静脉、小静脉，组织因而发生严重的缺血性缺氧。脑血管的交感缩血管纤维分布最少，α 受体密度也低，口径可无明显变化。冠状动脉虽然也由交感神经支配，也有 α 和 β 受体，但交感神经兴奋和儿茶酚胺增多却可通过心脏活动加强，代谢水平提高以致扩血管代谢产物特别是腺苷的增多而使冠状动脉扩张。交感兴奋和血容量的减少还可激活肾素-血管紧张素-醛固酮系统，而血管紧张素Ⅱ有较强的缩血管作用，包括对冠状动脉的收缩作用。

2) 微循环扩张期（休克中期）：在休克的微循环收缩期，如未能及早进行抢救，改善微循环，则因组织持续而严重的缺氧，使局部舒血管物质（如组织胺、激肽、乳酸、腺苷等）增多，后微动脉和毛细血管前括约肌舒张，微循环容量扩大、淤血，发展为休克微循环扩张期。

此期微循环变化的特点是：① 后微动脉和毛细血管前括约肌舒张，毛细血管大量开放，有的呈不规侧囊形扩张，从而使微循环容积扩大；② 微静脉和小静脉对局部酸中毒耐受性较大，儿茶酚胺仍能使其收缩，毛细血管后阻力增加，从而使微循环血流缓慢；③ 微血管壁通透性升高，血浆渗出，血流淤滞；④ 由于血液浓缩，红细胞压积增大，红细胞聚集，白细胞嵌塞，血小板黏附和聚集等血液流变学的改变，可使微循环血流变慢甚至停止；⑤ 由于微循环淤血，压力升高，进入微循环的动脉血更少。由于大量血液淤积在微循环内，回心血量减少，使心输出量进一步降低，加重休克的发展。

由于上述微循环变化，虽然微循环内积有大量血液，但动脉血灌流量将更加减少，患者皮肤颜色由苍白而逐渐发绀，特别是口唇和指端。因为静脉回流量和心输出量更加减少，患者静脉萎陷，充盈缓慢；动脉压明显降低，脉压小，脉细速；心脑因血液供给不足，ATP 生成减少，从而表现为心收缩力减弱，表情淡漠或神志不清。严重的可发生心、肾、肺功能衰竭。此期是休克的危急状态，应立即抢救，补液，解除小血管痉挛，给氧，纠正酸中毒，以疏通微循环和防止弥漫性血管内凝血（DIC）。

3）微循环衰竭期（休克后期）：从微循环扩张期发展为微循环衰竭期是休克恶化的表现。其特点是在微循环扩张、淤血的基础上，于微循环内有纤维蛋白性血栓形成，并常有局灶性 DIC；组织细胞因严重缺氧而发生变性坏死。

DIC 一旦发生，将使微循环障碍更加严重，休克病情进一步恶化，这是因为：① 广泛的微血管阻塞进一步加重微循环障碍，使回心血量进一步减少；② 凝血物质消耗、继发纤溶的激活等因素引起出血，从而使血容量减少；③ 可溶性纤维蛋白多聚体和其裂解产物等都能封闭单核吞噬细胞系统，因而使来自肠道的内毒素不能被充分清除。

由于 DIC 的发生和微循环扩张、淤血的不断加重，血压降低导致的全身微循环灌流量的严重不足，全身性的缺氧和酸中毒也将更严重。严重的酸中毒又可使细胞内的溶酶体膜破裂，释出的溶酶体酶等蛋白水解酶，可使细胞发生严重的乃至不可逆的损害，从而使包括心、脑在内的各重要器官的功能代谢障碍也更加严重，这样就给治疗造成极大的困难，此期休克难以逆转。

2. 代谢变化

（1）代谢性酸中毒：由于微循环障碍，无氧代谢增加，酸性产物如乳酸、丙酮酸等增加；由于微循环障碍，酸性产物不能及时被清除。

（2）能量代谢障碍：微循环障碍导致无氧糖酵解增加，能量供应不足，组织分解代谢增强。

（3）细胞膜功能受损：随着有效循环量锐减，微循环淤滞、扩张，毛细血管内静水压增高、血管通透性增加，导致体液分布异常。离子泵功能障碍，细胞膜通透性增加，细胞水肿，致使血钠降低、血钾升高。细胞器破坏，细胞组织损伤，细胞功能障碍。

（4）炎症介质释放：缺血、缺氧及内毒素可作用于单核巨噬细胞，引起肿瘤坏死因子（TNF）过度表达，而 TNF 又激活白细胞等产生大量的细胞因子，从而触发细胞因子网络引起“瀑布样”级连扩大效应。

3. 重要器官系统的变化　休克时各器官功能都可发生改变，其中主要是中枢神经系统、心、肾、肺、胃肠及肝脏等重要器官的功能障碍。

（1）心：有效循环血量降低时，一般均出现心率加速和心肌收缩增强。但心输出量多降低，因静脉血回流减少和(或)血管阻力增高。进一步使心功能降低的常见原因有：① 平均动脉压过低，使冠状血管灌流不足；② 严重的酸中毒；③ MDF、溶酶体酶等释放；④ 交感-迷走神经失衡使心动过速或过缓；⑤ 冠状血管内血栓形成。如果患者原有冠心病或其他心脏病，或有高血钾、低血钾、低血钙等，或输液输血过多，则容易发生心功能衰竭。

(2) 肺：休克时呼吸加快，若换气功能尚保持，可以部分补偿休克时低灌流、氧输送量和酸中毒的缺陷。但过度换气又可引起呼吸性碱中毒。若患者有呼吸道阻塞、胸腹部病变等，则换气不足而发生呼吸性酸中毒。后期由于肺的微循环内微栓形成和内皮细胞受损，使肺泡功能降低，动脉血氧分压减小，导致急性呼吸窘迫综合征(ARDS)。

(3) 肾：休克初期的肾功能变化为肾小球滤过率降低和肾小管回收水分和钠增多，利于保留细胞外液。如果病因未消除使肾血管继续收缩，肾小管细胞常先受损，肾小球滤过率更降低，导致急性肾功能衰竭。

(4) 脑：低血压、缺氧、碱中毒或酸中毒等均可引起脑微循环障碍，大脑皮质常先发生功能改变，故患者呈现烦躁不安或淡漠抑郁。脑缺血严重者可发生缺血性神经元病，患者呈现昏迷。

(5) 肝：休克时门静脉血流降低，肝动脉压力降低，肝内动静脉短路可增多，肝窦淤血，微血管内可出现微聚物。肝细胞受损后，其代谢功能降低，涉及蛋白质的分解与合成、糖原异生、胆红质、凝血因子等多方面失常。

(6) 胃肠：休克时胃肠功能受抑制，黏膜上皮可受损。肠黏膜受损后，细菌及其毒素进入门静脉血流，在单核吞噬细胞系统功能降低时，又进入体循环血流，形成内毒素血症，加重休克过程。胃在休克后可发生应激性溃疡致出血，严重者可导致肠衰竭。

(7) 凝血系统：休克严重时易发生血管内凝血。原发病如脓毒症、创伤、烧伤等，促凝的因素如血小板活性增高、红细胞素释出、纤溶受抑制等。至休克期微循环血流淤滞、血细胞聚集。血小板释出多种促凝因子，可形成透明栓子，并使红细胞聚成团块，加重微血管阻塞。DIC 有其发展过程，先为消耗性凝血症，继而有纤溶亢进。DIC 发生后可有较广泛的出血，并加重器官功能障碍。

(8) 免疫系统：休克可抑制免疫，使感染发生率增加或使原有的感染加重。研究证明，即使是单纯性失血性休克，也可使吞噬细胞的抗原提呈作用降低，淋巴细胞增殖受抑制，某些影响免疫的介质有所增减。血培养可呈阳性，细菌可能来自肠道或呼吸道。

二、诊断依据

(一) 临床表现

1. 休克早期　休克刚开始时，人体对血容量减少有一定的代偿能力，这时中枢神经系统的反应是兴奋性提高。患者表现为精神紧张、兴奋或烦躁不安。血容量减少的症状还不是很明显，患者开始出现皮肤苍白、四肢发冷、心跳呼吸加快、尿量减少等症状。

2. 休克期　休克没有得到及时治疗，进一步发展至休克期。这时患者出现出冷汗、四肢冰凉、皮肤很明显的苍白、尿少或无尿、口唇肢端发青，严重时全身皮肤黏膜都明显发青等症状。神经系统由兴奋转为抑制，表现为表情淡漠、反应迟钝，严重时出现意识模糊、昏迷。此阶段患者的血压不断下降，甚至测不出血压，脉搏也摸不清。部分患者会出现消化道出血或皮肤、黏膜出现瘀斑，则提示病情已经发展至 DIC 阶段。

（二）辅助检查及监测项目

实验室检查

1. 血细胞　红细胞、血红蛋白和红细胞比容的减少，可反映失血或溶血，严重降低时氧输送能力不足。白细胞及其分类可反映感染轻重，过少时提示抗感染能力缺陷。血小板减少可反映严重的脓毒症或DIC。

2. 血酸碱度　由于休克时乳酸和其他酸性代谢产物增多，以及肺、肾、肝的功能改变所致。血pH值和二氧化碳结合量降低，与休克深度相关。

3. 血电解质　血中钠、钾、氯、钙的浓度变化，可由原发病所致，还可能与休克时细胞功能改变相关，或为肾功能不全所致。

监测项目

1. 血压　血压是休克诊断及治疗中最重要的观察指标之一。休克早期，剧烈的血管收缩可使血压保持或接近正常，以后血压逐渐下降。收缩压＜11.97kPa(90mmHg)，脉压＜2.66kPa(20mmHg)，是休克存在的依据。血压回升，脉压增大，表示休克转好。

2. 心电监测　心电改变显示心脏的即时状态。在心脏功能正常的情况下，血容量不足及缺氧均会导致心动过速。脉率增快常是休克早期即可出现的体征。

3. 中心静脉压(CVP)　CVP主要受血容量、静脉血管张力、右心排血能力、胸腔和心包内压力及静脉回心血量等因素的影响。CVP正常值为0.49～1.18kPa(5～12mmH_2O)。在低血压的情况下，CVP＜0.49Pa(5mmH_2O)时，表示血容量不足；若CVP＞1.49kPa(15mmH_2O)，则表示心功能不全、静脉血管床过度收缩或肺循环阻力增加；若CVP＞1.96kPa(20mmH_2O)，提示充血性心功能衰竭。

4. 肺动脉楔压(PCWP)　PCWP有助于了解肺静脉、左心房和左心室舒张末期的压力，以此反映肺循环阻力的情况。PCWP正常值为0.8～2kPa(6～15mmHg)，增高表示肺循环阻力增高。肺水肿时，PCWP＞3.99kPa(30mmHg)。当PCWP已升高，即使CVP无增高，也应避免输液过多，以防引起肺水肿。

5. 肾功能监测　休克时，应动态监测尿量、尿比重、血肌酐、血尿素氮、血电解质等。尿量主要是反映肾灌注情况的指标，同时也反映其他器官灌注情况，也是反映临床补液及应用利尿、脱水药物是否有效的重要指标。休克时应留置导尿管，动态观察每小时尿量，抗休克时尿量应＞20ml/h。尿量稳定在30ml/h以上时，表示休克已纠正。尿比重主要反映肾血流与肾小管功能，抗休克后血压正常，但尿量少且比重增加，表示肾血管收缩仍存在或仍存在血容量不足。

6. 呼吸功能监测　呼吸功能监测指标包括呼吸的频率、幅度、节律、动脉血气指标等，应动态监测，呼吸机通气者根据动脉血气指标调整呼吸机使用。

7. 生化指标的监测　休克时，应监测血电解质、血糖、丙酮酸、乳酸、血清转氨酶、氨等血液生化指标。血清转氨酶升高提示肝细胞功能受损严重，血氨增加提示出现肝功能衰竭。此外，还应监测DIC的相关指标。

8. 微循环灌注的监测

(1) 体表温度与肛温：正常时两者之间相差约0.5℃，休克时增至1～3℃，两者相差值愈大，预后愈差。

(2) 红细胞比容：末梢血比中心静脉血的红细胞比容大3%以上，提示有周围血管收缩,应动态观察其变化幅度。

(3) 甲皱微循环:休克时甲皱微循环的变化为小动脉痉挛、毛细血管缺血,甲皱苍白或色暗红。

(三) 诊断要点

对外科休克患者要争取早期发现,及时诊断,并在休克过程中掌握病情动态,以便采取有效的治疗措施。

休克的诊断标准:① 有诱发休克的病因;② 意识异常;③ 脉搏细弱或不能触及;④ 收缩压<80mmHg,脉压<20mmHg,或原有高血压者,收缩压较原水平下降30%以上。⑤ 四肢湿冷,皮肤苍白、发绀或出现花纹。⑥ 尿量<30ml/h。

三、转归及预后

无论哪种休克,如果不积极治疗,休克通常是致命的。休克的预后取决于病情的轻重程度、抢救是否及时、措施是否得力。另外还取决于休克的病因、患者合并的疾病等。老年人大面积心肌梗死或败血症引起的休克死亡率相当高。所以,休克预防的关键措施在于积极治疗原发疾病,早期发现,早期治疗。

四、治疗原则与主要措施

(一) 休克的治疗原则

1. 尽早去除病因;
2. 尽快恢复和保证有效血容量;
3. 尽力保护重要脏器的功能;
4. 对症支持治疗。

(二) 主要措施

1. 扩充血容量　休克时有血容量不足,或者因心血管功能失常致有效循环血量不足。一般需从静脉输液以增加静脉回心血量,增加心搏出量。此法即扩充血容量,实施时应选择输液的成分、剂量和输注速度,适应休克的性质和程度,并兼顾心、肺、肾等的功能状况。

2. 维持酸碱平衡　休克时的酸碱失衡多为代谢性或呼吸性或混合性酸碱失衡。休克多并发酸中毒,但也有20%以上为碱中毒。因此必须首先了解血pH值及其改变的原因,方能正确处理。

代谢性酸中毒的基本原因是组织低灌流和缺氧,先是细胞内乳酸或H^+积存,而后使细胞外液pH值降低。所以,输液扩容和供氧能减轻这种酸中毒。然而,较重的酸中毒本身可影响心血管功能,降低扩容和血管活性药的效应。因此,休克合并严重酸中毒者,常需在输液开始时从静脉推注一定量的5%碳酸氢钠,然后再根据血pH值、二氧化碳结合力或血气分析结果计算需要补充的碳酸氢钠量。

呼吸因素引起的酸中毒或碱中毒,需用调整吸气氧浓度、改善换气功能等方法调整。酸碱失衡的过程可能涉及钾、氯、钙的失常,需作相当的调整。

3. 心血管功能的调节　调节心血管功能一般需用药物。休克时用此类药物的目的主要是通过调节血管舒缩状态和心脏的功能,改变血管功能和改善微循环血流灌注而达到抗休克的目的，同时要保护生命器官的功能。可使用的药物包括血管收缩药和血管扩张药。

(1) 血管收缩药：收缩皮肤、黏膜血管和内脏血管，增加外围阻力，使血压回升，从而保证重要生命器官的微循环血流灌注。其中肾上腺素能受体兴奋药占有重要地位。

(2) 血管扩张药：包括α-肾上腺素能受体阻滞药、M-胆碱能受体阻滞药及其他直接作用于血管的血管扩张药，能解除血管痉挛，使微循环灌注增加，从而改善组织器官缺血、缺氧及功能衰竭状态。

4. 氧输送的改善　休克时氧输送能力有所缺陷，同时氧输送量取决于心输出量、血红蛋白和氧分压、心输出量。患者如有失血或溶血使红细胞过少，需要输入全血或浓缩红细胞，使红细胞比容达到30%左右。

第二节　烧　　伤

一、概述

烧伤(burn)可由热水、蒸汽、火焰、电流、激光、放射线、酸、碱、磷等多种因子引起的皮肤和组织损伤，为广义性烧伤。狭义的烧伤，是指单纯由高温所造成的皮肤和其他组织的损伤，在临床上常见。其他因子所致的烧伤则冠以病因称之，如电烧伤、化学烧伤等。烧伤的程度由温度的高低、作用时间的长短而不同。局部的变化可分为四度：第一度：因血管麻痹而充血。第二度：形成充满血清的烧伤水疱。第三度：组织坏死。第四度：组织的炭化。临床经验证明，烧伤达全身表面积的三分之一以上时可有生命危险。

大多数人都认为高温是引起烧伤的唯一原因，然而，某些化学物质和电流也能引起灼伤。皮肤常常只是身体烧伤的一部分，皮下组织也可能被烧伤，甚至没有皮肤烧伤时，也可能有内脏器官烧伤。例如，饮入很烫的液体或有腐蚀性的物质(如酸等)能灼伤食管和胃。在建筑物火灾中，吸入烟或热空气，可能造成肺部烧伤。

烧伤的组织可能坏死。组织烧伤时，血管内的液体渗出引起组织水肿。大面积烧伤时，血管渗透性异常，丢失大量液体，可能引起休克。休克时，血压降低，导致重要器官的血流量减少。

烧伤的治疗，不仅仅是为了挽救病员生命，还要尽可能减轻或避免畸形，恢复功能和劳动能力。烧伤早期的治疗，就应考虑到后期外形容貌和功能恢复问题，以满足患者生理、心理、社会的需要。

二、诊断依据

(一) 烧伤严重程度的估计

一般而言，烧伤的严重程度与烧伤面积及深度有密切关系。因此，正确认识和估计烧伤面积和深度，是判断伤情和治疗烧伤的重要依据。

1. 烧伤面积的估计

(1) 中国九分法：由我国首先创用，根据大量实测我国人体体表面积而获得的估计方法，因此较切合我国人体实际。即将全身体表面积划分为若干9%的等分，便于记忆。头颈部一个“九”(成人头颈部占体表总面积的9%)；双上肢两个“九”(左右上肢各占9%)，躯干三个“九”(躯干前后各占13%及会阴部占1%，共27%)，双下肢(包括臀部)五个“九”再加“一”(臀部及双下肢占5×9%+1%，共46%)。

小儿的躯干和双上肢的体表面积所占百分比与成人相似，特点是头大下肢小，并随着年龄的增长，其比例也不同，估计烧伤面积时应予注意，可按下列简易公式计算：

头颈部面积(%)=9%+(12−年龄)%

双下肢面积(%)=46%−(12−年龄)%

(2) 手掌估计法：即无论成人或小孩五指并拢，一掌面积约等于自身体表面积的1%。如医务人员与患者的手大小接近时，也可用医务人员的手来估计。此法用于小面积烧伤的估计或辅助九分法的不足。

(3) 计算机扫描法：随着科技的发展，目前开始应用计算机技术，采用图像扫描法，根据烧伤部位、面积与总体面积的相对关系，计算出烧伤总面积，自动显示在屏幕上并自动记录，采用计算机技术使烧伤面积的诊断更为准确和快捷。

2. 烧伤深度的估计

(1) 三度四分法：烧伤的分度方法较多，目前国内外惯用的是三度四分法，即Ⅰ度、浅Ⅱ度、深Ⅱ度和Ⅲ度。此法简便，且较实用，特别是战时或平时成批伤员收治时，有利于选择治疗措施。

1) Ⅰ度：伤及表皮浅层，表现为局部皮肤一片潮红，轻度红肿，痛觉过敏，无水疱形成，不需特殊处理，3～5天自行愈合，不留瘢痕。

2) Ⅱ度：分为浅Ⅱ度及深Ⅱ度。

浅Ⅱ度：伤及表皮及真皮浅层，疼痛明显，有水疱形成，水疱比较大，壁薄、饱满、基底潮红、水肿明显、渗液较多。一般2周愈合，一般无瘢痕，可有色素沉着。

深Ⅱ度：伤及真皮深层，可有小水疱，壁比较厚，基底苍白、湿润或红白相间，水肿明显，痛觉较迟钝，有拔毛痛，一般不需手术，3～4周可愈合，可遗留瘢痕。

3) Ⅲ度：伤及皮肤全层，甚至累及皮下组织、肌肉和骨。表现为感觉迟钝、疼痛消失、皮肤无水疱、无弹性，干燥如皮革样，腊白、焦黄、甚至炭化，可见粗大树枝样栓塞血管网。必须采用植皮等手术创面才可愈合。

(2) 四度五分法：2004年10月在第七届全国烧伤年会上统一了新的烧伤分度标准：“四度五分法”，即Ⅰ度、浅Ⅱ度、深Ⅱ度、Ⅲ度和Ⅳ度。Ⅰ度、浅Ⅱ度、深Ⅱ度划分标准和以前的“三度四分法”相同；Ⅲ度是烧伤深及皮肤全层及附属器官；Ⅳ度是烧伤深及皮下肌肉、骨骼或内部脏器等。以上划分主要是根据目前烧伤后选择的修复手段不同而定。

1) Ⅰ度烧伤：病变最轻。一般为表皮角质层、透明层、颗粒层的损伤。因生发层健在，故再生能力活跃。常于3～5天脱屑痊愈，一般不遗留瘢痕。

2) Ⅱ度烧伤

浅Ⅱ度烧伤：包括整个表皮，直到生发层，或真皮乳突层的损伤。上皮的再生有赖于残存的生发层及皮肤的附件，如汗腺管及毛囊等的上皮增殖。如无继发感染，一般经过1～2周后愈合，亦不遗留瘢痕，但往往有色素沉着。

深Ⅱ度烧伤：包括乳头层以下的真皮损伤，但仍残留有部分真皮。由于人体各部分真皮的厚度不一，烧伤的深浅不一，故深Ⅱ度烧伤的临床变异较多。浅的接近浅Ⅱ度，深的则临界Ⅲ度。但由于有毛囊、汗腺，有时还有皮脂腺的真皮残存，仍可再生上皮，不必植皮，创面可自行愈合。创面在未被增殖的上皮小岛被覆以前，已形成一定量的肉芽组织，故愈合后多遗留有瘢痕。如无感染，愈合时间一般需3～4周。如发生感染，不仅愈合时间延长，严重时可将皮肤附件或上皮小岛破坏，创面须植皮方能愈合。

3）Ⅲ度烧伤：系全层皮肤的损伤，表皮、真皮及其附件全部被毁。

4）Ⅳ度烧伤：深及肌肉甚至骨骼、内脏器官等。早期，深在的Ⅳ度损伤往往被烧损而未脱落的皮肤遮盖，临床上不易鉴别。由于皮肤及其附件全部被毁，创面已无上皮再生的来源，创面修复必须有赖于植皮及皮瓣移植修复，严重者须行截肢术。

3. 烧伤严重程度的估计

（1）轻度烧伤：指总面积在9%以下的Ⅱ度烧伤。

（2）中度烧伤：总面积在10%～29%之间，或Ⅲ度烧伤面积在10%以下。

（3）重度烧伤：总面积在30%～49%，或Ⅲ度烧伤面积在10%～19%之间；或烧伤面积不足30%，但有下列情况之一者：① 全身情况较重或已有休克；② 复合伤；③ 中、重度吸入性损伤。

（4）特重烧伤：总面积在50%以上，或Ⅲ度烧伤面积在20%以上。

（二）临床过程和病理生理特点

根据烧伤的病理生理和临床特点，一般将烧伤的临床过程分为三期。

1. 体液渗出期　组织烧伤后的立即反应是体液渗出，一般要持续36～48小时。小面积浅度烧伤，体液的渗出量有限，通过人体的代偿，不致影响全身的有效循环血量。烧伤面积大而深者，一般指Ⅱ、Ⅲ度烧伤面积成人在15%，小儿在5%以上者，由于体液的大量渗出和其他血流动力学的变化，可发生休克，因此又有称此期为休克期。烧伤早期的休克基本属于低血容量性休克，但与一般急性失血的不同之处在于体液的渗出是逐步的，伤后2～3小时最为急剧，8小时达高峰，随后逐渐减缓，至48小时渐趋恢复，渗出于组织间的水肿液开始回收，临床表现为血压趋向稳定，尿液开始增多。正是根据上述规律，烧伤早期的补液速度应掌握先快后慢的原则。

导致体液渗出的主要病理生理变化为烧伤区及其周围或深层组织的毛细血管扩张和通透性增加，大量血浆样液体自血液循环渗入组织间隙形成水肿或自创面渗出，因而丧失了大量的水分、钠盐和蛋白质。此外，由于皮肤的破坏，失去了控制水分蒸发的屏障，故在大面积烧伤时，从创面蒸发大量的水分，也是引起体液丧失不可忽视的因素。

此期中常见的并发症为急性肾功能衰竭、肺水肿、急性肺功能不全、脑水肿、应激性溃疡等。但它们的发生多与休克严重程度有关，因此积极防治休克本身，也是预防这些内脏并发症的重要措施。

2. 急性感染期　烧伤水肿回收期一开始，感染就上升为主要矛盾。浅度烧伤如早期创面处理不当，此时可出现创周炎症。严重烧伤由于经历休克的打击，全身免疫功能处于低迷状态，对病原菌的易感性很高，早期暴发全身性感染的概率也高，且预后也最严重。我国救治烧伤的一条重要经验，即及时纠正休克，就有抗感染的含义。

感染的威胁将持续到创面愈合。烧伤的特点是广泛的生理屏障损害，广泛的坏死组织和渗出物是微生物良好的培养基。热力损伤组织，先是凝固性坏死，随之为组织溶解，伤后2

～3周的组织广泛溶解阶段，又是全身性感染的另一高峰期。与此同时，与健康组织交界处的肉芽组织也逐渐形成，坏死组织如能及时清除或引流，肉芽组织屏障多数在2周左右形成，可限制病原菌的侵入。如处理不当，病原菌可侵入邻近的非烧伤组织。大面积的侵入性感染，痂下组织菌量常超过10^5/g，菌量继续增多，可形成烧伤创面脓毒症。创面表现晦暗、糟烂、凹陷，出现坏死斑，即使细菌未侵入血液，也可致死。为此，近年多采用早期切痂或削痂手术，及时皮肤移植以消灭创面。当创面基本修复后，并发症明显减少。

烧伤及相应引起的一系列后果导致机体对入侵微生物易感性增加，致使感染易于发生。当发生难以控制的重要原因，尤其是患者渡过休克时不平稳，或并发合并症、严重吸入性损伤、其他创伤或中毒等，更易于发生全身性感染。有时甚至在烧伤不太严重的患者中也可发生。

显然，感染的预防，尤其是全身性感染的预防是此期的主要矛盾。但此期中内脏等并发症发生也最多，常见的有肺部感染和因感染所引起的肾功能障碍、心功能不足、烧伤应激性溃疡、急性化脓性静脉炎等。它们往往与全身性感染互为因果，彼此又互相关联，因此在此期中并发症的防治也占有重要地位。

3. 修复期　此期包括创面修复期与功能修复期。组织烧伤后，发生炎症反应的同时，组织修复也已开始。Ⅰ度烧伤多能自行修复，3～5日痊愈，脱屑，无瘢痕。浅Ⅱ度烧伤，如无感染，2周左右痊愈或痂下愈合，也不遗留瘢痕。深Ⅱ度烧伤如无严重感染仍可靠残存的上皮小岛融合修复，3～4周后愈合，可产生瘢痕。Ⅲ度、Ⅳ度烧伤由于皮肤附件完全被毁，创面只能由创缘的上皮向内生长覆盖，因此，创面较大时，如不经植皮，多难自愈，有时可形成顽固性慢性溃疡，愈合后生成大量瘢痕。

切除烧伤坏死组织和皮肤移植的工作，目前多数已在感染期进行，修复期实际只对一些残余、零星小创面的补遗性的修复，并对一些关节、功能部位进行防挛缩、畸形的措施与锻炼。大面积深度烧伤的康复过程需要较长的时间，有的还需要做整形手术。

促使创面早期愈合是本期的主要矛盾。加强控制感染、加强营养和扶持人体修复功能等都很重要。如条件允许，对深度烧伤进行早期切、削痂植皮，封闭创面，不仅可促进创面早期愈合、控制过度炎症反应、毒血症和感染，而且是减少体液从创面渗出丢失，以扶持患者抗病和修复能力的有效措施。

烧伤临床过程较复杂，各期之间并无明显界限。例如，在体液渗出期不久，急性感染期与修复期即已开始。严重休克往往易导致全身性感染的发生，而急性感染发生后又可影响休克的发生与发展，增加其严重性和处理的困难。没有感染的创面愈合早、瘢痕也少，相反，则愈合延迟、瘢痕增多。但并不是所有烧伤都必须经过三个过程。例如，浅Ⅱ度烧伤处理得当，可以痂下愈合，局限性深度烧伤早期切痂植皮后可获早期愈合等，它们都可不经过急性感染期，或其急性感染期甚短暂，因此应分别对待。分期的目的是便于临床观察和处理时有所侧重。抗休克、抗感染与创面处理是烧伤治疗的三个主要问题，而其中创面处理又是贯穿始终的，尤其对于抗感染的效果和功能的恢复有决定性意义，从急救开始即应强调。

三、转归及预后

烧伤愈合的转归及预后取决于烧伤的深度和部位。浅表烧伤（Ⅰ度或浅Ⅱ度烧伤），坏死的皮肤脱落，表皮重新生长覆盖底层，几乎没有瘢痕。深度烧伤损伤真皮及皮下甚至肌肉和骨组织，愈合后会留下相当大的瘢痕，瘢痕挛缩变形，影响外观及肢体功能。大面积烧伤、创面严重感染或伴有呼吸道烧伤可引起体液大量丢失，导致休克及多器官衰竭，危及生命。

四、治疗原则与主要措施

(一) 治疗原则

小面积浅表烧伤给予清创、保护创面，多能自然愈合。大面积深度烧伤的全身性反应严重，治疗原则是：

1. 早期及时补液，维持呼吸道通畅，纠正低血容量休克。
2. 深度烧伤组织是全身性感染的主要来源，应早期切除，自、异体皮移植覆盖。
3. 及时纠正休克，控制感染是防治多内脏功能障碍的关键。
4. 重视形态、功能的恢复。

(二) 烧伤的急救处理

烧伤救治最早一个环节就是现场急救，其基本原则是：迅速脱离致伤源（如热源），立即冷疗，就近急救和分类转送专科医院。烧伤的急救处理是否及时、得当，不仅对以后的治疗有重要影响，也关系到患者的生命安全。

1. 迅速脱离致伤源

(1) 火焰烧伤：迅速脱去着火的衣服或用水浇灌或卧倒打滚等方法，熄灭火焰。切忌奔跑喊叫，以防增加头面部、呼吸道损伤。

(2) 热液烫伤：脱去被热液浸湿的衣服（尽可能避免将疱皮剥脱，可先用冷水冲洗带走热量，再剪开被热液浸湿的衣服）。

(3) 化学烧伤：脱去致伤因素浸湿的衣服，迅速用大量清水长时间冲洗，尽可能去除创面上的化学物质。注意生石灰烧伤应用干布擦净生石灰，再用水冲洗。磷烧伤要用大量水冲洗浸泡，或用多层湿布包扎创面，防止磷自燃。

(4) 电烧伤：应立即先切断电源，再接触患者。如患者出现心跳呼吸停止，应先立即进行体外心脏挤压和人工呼吸，待呼吸心跳恢复后及时送附近医院进一步治疗。如系电弧烧伤引起，应先切断电源，再按火焰烧伤处理。

2. 冷疗处理　冷疗，是指用冷水冲洗、浸泡或湿敷，是烧伤早期最为有效而经济的手段，其优点是：① 可迅速降温，减轻烧伤深度；② 减轻疼痛；③ 经济方便；④ 可清洁创面。时至今日还有人错误认为“烧伤时禁用冷水”，为此不知耽误多少患者的现场救治。

3. 保护创面　现场烧伤创面无需特殊处理。尽可能保留水疱皮完整性，不要撕去腐皮，同时只要外裹一层敷料或清洁的被单、衣服等进行简单的包扎。创面忌涂有颜色药物及其他物质，如龙胆紫、酱油等，也不要涂膏剂，如牙膏等，以免影响对创面深度的判断和处理。

4. 镇静止痛　尽量减少镇静止痛药物的应用，如遇到疼痛敏感患者可给予杜冷丁、异丙嗪等药物肌注；若患者表现持续躁动不安，要考虑是否有休克，切不可盲目镇静。

5. 液体治疗　烧伤面积当达到一定程度时，患者可能发生休克。轻者可口服含盐饮料防治，重者需静脉补液。但忌大量口服饮水，尤其白开水，一般一次口服不宜超过 50ml，谨防呕吐。静脉输液以等渗盐水、平衡液为主的晶体液，依据条件可补低分子量右旋糖酐、血浆等胶体。通常胶体液与晶体液比例以 1∶1 或 1∶2 为宜。同时可适量补充一些 5%～

10%葡萄糖液，忌单独大量输注葡萄糖液，尤其病情严重需长距离转送的患者。

国内多数单位的补液公式如下：

(1) 伤后第一个 24 小时每 1%烧伤面积每千克体重补胶体液和电解质液 1.5ml(小儿 2.0ml)，另加基础水分，一般成人需要量为 2000ml，小儿依年龄或体重计算，即：

补液量＝烧伤面积×体重×1.5ml ＋ 2000ml 基础水分。

(2) 液体的选择：胶体液用血浆、全血、代血浆、低分子量右旋糖酐。晶体液用平衡液，如林格氏液。胶体液和电解质液或晶体液的比例一般为 1∶2，严重深度烧伤可为 1∶1。

(3) 补液速度：开始时应较快，伤后 8 小时内补入总量的一半，另一半于以后 16 小时补入。

(4) 成人伤后第二个 24 小时补液量＝第一个 24 小时已输入胶、晶体量的 1/2 ＋ 2000ml 基础水分。

6. 转送治疗　原则上就近急救，但危重患者，当地无条件救治，需及时转送至条件好的医院。转送时需要注意的方面：① 保证输液，减少休克发生的可能性。② 保持呼吸道通畅。伴有吸入性损伤者，轻度需抬高头部，中度需气管插管，重度需气管切开。③ 留置导尿管，观察尿量。成人最好保证 80～100ml/h；小孩 1ml/(h·kg)。④ 注意创面简单包扎。⑤ 注意复合伤的初步处理。⑥ 注意患者保暖。⑦ 运输途中要尽量减少颠簸，减少休克发生可能性。

7. 院内治疗　包括烧伤的早期处理、烧伤创面处理及特殊类型烧伤的处理，这些都要根据烧伤的严重程度及患者当时的具体身体状况而定，另外还应该积极防治患者可能合并的感染及其他并发症。

(三) 烧伤常见并发症的防治

严重烧伤时伤情重、病程长，治疗也较复杂，故并发症较多，几乎包括各种系统的并发症，发生率随伤情严重程度的增高而上升。伤后任何时间均可发生，但又以与休克或全身性感染同时发生者居多。它们的发生往往又加重了休克和全身性感染的严重性。

烧伤并发症的诊断与治疗原则基本上与非烧伤者相同。

1. 肺部并发症　烧伤患者肺部并发症的发生率较高，多于伤后 2 周内发生，与吸入性损伤、休克和全身性感染等有关。大多数为肺部感染，其次为肺水肿、肺不张，少数为肺梗塞、胸膜炎、肺出血等。肺部感染中又以支气管肺炎占大多数，少数为大叶性肺炎、多发性肺脓肿、肺真菌病、脓胸等。

2. 肾功能不全　烧伤后肾功能不全的主要原因为休克和全身性感染，其次为药物中毒和输血溶血反应。单纯因休克引起的急性肾功能衰竭已少见，大多见于合并有血红蛋白尿及肌红蛋白尿者。对此类患者，为了避免急性肾功能衰竭的发生，应竭力避免低血压时间过长、适当增加输液量，并及早应用利尿剂以增加尿量，以及碱化尿液等均甚为重要。如已发生肾功能不全，则应及早处理，适当控制输液量，并按急性肾功能衰竭治疗。

3. 烧伤应激性溃疡　多见于严重休克和败血症患者，特别是后者。多发生在胃、十二指肠，但亦可发生在食管和小肠，多数是多发性。早期除偶有腹隐痛和黑便外，其他症状甚少，多在发生大出血或穿孔后方被发现。出血和穿孔时间多在伤后 1～3 周。烧伤后引起的应激性溃疡称为 Curling 溃疡。

4. 脑水肿　烧伤后脑水肿的发生原因较复杂，可能为多因素造成。除烧伤的全身影响，广泛的充血水肿外，可因缺氧、酸中毒、补液过多、中毒（一氧化碳、苯、汽油中毒等）、代谢紊乱（如尿毒症、低钠血症等）、严重感染、头面部严重烧伤、肾功能障碍、复合脑外伤等引起。尤多见于小儿。早期症状为恶心、呕吐、嗜睡、舌后倒、鼾声或反应迟钝，有的则表现为激动或烦躁不安，甚至出现精神症状，小儿则可出现高热、肌肉抽动或抽搐；严重者发生心律失常、呼吸不规则、昏迷或突然死亡。烧伤后脑水肿并非少见，往往在输液已达到一定量或休克情况已趋平稳后发生，尿量有时偏多、比重偏低，高热，以及血压上升或偏高等，可资鉴别。

5. 烧伤后化脓性静脉炎　严重烧伤多需长时间静脉输血输液及注射药物等，因此静脉血栓形成和静脉炎极为常见。深静脉血栓形成可引起肢体肿胀、肺梗死等严重并发症。如并发感染，则可形成化脓性血栓性静脉炎（化脓性静脉炎），若不及时处理，可成为全身化脓性感染的病灶。

6. 心律不齐　严重烧伤后心律不齐亦较多见，几乎包括所有心律不齐的类型。较常见的有窦性心律不齐、房室传导阻滞、阵发性心动过速、室上性心动过速等。常见的原因为休克、感染、电解质紊乱等；有时因烧伤本身所致，如电烧伤、化学烧伤中毒、吸入性损伤时吸入有害气体等。多数心律不齐，当去除原因后，可恢复正常心律，但有时特别是持续时间过久，亦可发展成心功能不全，甚至心功能衰竭。感染所致心律不齐，除常见的因感染毒素所致的中毒性心肌炎外，有时亦可因心内膜炎、心包膜炎甚至心包积液或心包积脓引起。当去除原因并经过较长时间精心治疗后，心功能可恢复正常或基本正常。

第三节　挤压综合征

一、概述

（一）定义

凡肢体受到重物长时间挤压致发生肌肉缺血改变，继而引起以肌红蛋白血症、肌红蛋白尿、高血钾和急性肾功能衰竭为特点的全身性改变，均称为挤压综合征（crush syndrome），或称 Bywater 综合征。

（二）致伤的原因

常见有建筑物倒塌、交通事故中车辆货物的挤压、长时间使用止血带，以及醉酒、昏迷、冻僵等原因造成机体的自身挤压等。当机体躯干或肢体严重受压，筋膜间隔区内压力不断上升，致肌肉缺血性坏死；肌红蛋白、钾离子、酸性代谢产物等大量进入血流，导致肾功能障碍。所以本症的发生主要是通过创伤后肌肉缺血性坏死和肾缺血两个环节，导致急性肾功能衰竭。

（三）发病机制

1. 局部　肢体受到重物挤压时，肌肉内的血液循环受阻或完全断绝；同时，受压的血管和神经亦受到不同程度的损伤。实质上，受压组织遭受双重破坏：一为挤压所造成的直接损伤，一为局部缺血所造成的继发损伤。当压力解除后，血液重新流入伤肢，但由于肌肉组织、局部小血管及毛细血管破裂，微血管通透性增强，以及静脉回流系统受阻等因素的综合作用，致使血液或血浆漏出，渗透入肌组织及间隙，导致肌肉及周围软组织发生肿胀，局部压力迅速升高，使血液循环障碍进一步加剧，从而导致肌肉更严重的缺血和坏死，形成恶性循环。严重者常被迫截肢，或发生威胁生命的全身变化。

当人体受到挤压后，可发生三方面的变化：① 毛细血管受到机械性压迫使管内压升高，从而使液体由血管内渗出增加；② 毛细血管壁受到损伤和组织释放的一些活性物质（组织胺、色胺类及肽类等）及毒性产物（酸根及氢离子等）的作用，使管壁通透性增强，大量蛋白漏入组织间隙，从而提高了组织间液的胶体渗透压，更多的液体进入组织间隙，使组织压升高；③ 创伤后，人体可发生应激反应，诸如儿茶酚胺、肾素等神经介质分泌增加，使毛细血管收缩，进一步使管内压增高，更多液体由血管渗入组织内。以上三方面变化的共同结果是使组织压不断升高。

组织压升高首先直接压迫小静脉、毛细血管和淋巴管，甚至塌陷闭合。小动脉不易压闭，但较低的组织压（>30mmHg）即可引起小动脉主动闭合，使组织内血流不足，甚或停止。因此，临床上常以组织压升高到30mmHg作为切开减压的重要指征。

缺血时间越长，后果越严重。不同组织对缺血的耐受性各异，神经组织缺血30分钟，即可出现功能异常，缺血12～24小时，即可发生永久性功能丧失；肌肉组织在缺血2～4小时后可出现功能异常，缺血4～12小时后，可导致水久性功能丧失、肌肉坏死、瘢痕形成及挛缩。

2. 全身　肌肉坏死后释放出大量分解产物，其中主要为肌红蛋白、钾、肌酸及肌酐等，一旦减压后，这些分解产物通过循环再建或侧支循环而进入体循环，引发一系列全身反应，其中突出的表现为肾脏损害，严重者可导致急性肾功能衰竭。肢体挤压伤后，出现低血容量休克使周围血管收缩，肾脏表现为缺血，肾血流量和肾小球滤过减少，肾小管主要依靠肾小球出球动脉供血，肾小球动脉收缩，可加重肾小管缺血程度，甚至坏死。休克时5-羟色胺、肾素增多，可加重肾小管的损害。肌肉组织坏死后释放的大量肌红蛋白需肾小管滤过，在酸中毒、酸性尿情况下可沉积于肾小管，形成肌红蛋白管型，加重肾损害程度，最终导致发生急性肾功能衰竭。另外，肌肉遭受重物砸压伤，出现出血及肿胀，肌肉组织发生坏死，并释放出大量代谢产物，肌红蛋白、钾离子、肌酸、肌酐、肌肉缺血缺氧、酸中毒等可促使钾离子从细胞内向外逸出，从而使血钾浓度迅速升高。

（四）病理变化

视挤压的程度和时间不同，各种组织均可发生病理改变，肌肉最早发生，其次为神经，严重者可伤及肾与心脏。

1. 肌肉缺血坏死　根据近年来研究证明，挤压综合征的肌肉病理变化与筋膜间隔综合征相似。患部组织受到较长时间的压迫后解除外界压力，局部可恢复血液循环。但由于肌肉因缺血而产生类组织胺物质，从而使毛细血管床扩大，通透性增加，肌肉发生缺血性水肿，体积增大，必然造成肌内压上升，肌肉组织的局部循环发生障碍，形成缺血-水肿恶性循环。处在这样一个压力不断升高的骨筋膜间隔封闭区域内的肌肉与神经，最终将发生缺血性坏死。

在后期，当坏死病变静止后，即陆续出现吸收和修复过程，最终成为间质纤维结缔组织。根据纤维结缔组织在肌纤维中所占比例的多少，可呈现不同程度的肌肉弹性减低，严重者可导致完全的瘢痕挛缩。

2. 神经组织　神经受压所发生的损伤，一部分原因是直接外力，但更主要的是由于滋养血管受压而造成的血供障碍。

在神经纤维结构中，髓鞘（施旺细胞）对缺血较为敏感，故当受压缺血后首先发生节段性或整段脱髓鞘病变，变性溃散，脱离轴索而溶解，或被吞噬；严重者轴索可发生断裂。一般约2周后，进入神经纤维的再生和修复阶段。

3. 肾脏　随着肌肉的坏死，肌红蛋白、钾、磷、镁离子及酸性产物等有害物质大量释放，在伤肢解除外部压力后，通过已恢复的血液循环进入体内，加重了创伤后机体的全身反应，造成肾脏损害。肾缺血和组织破坏所产生的对肾脏有害的物质，是导致肾功能障碍的两大原因，其中肾缺血是主要原因，尽管发生肌红蛋白血症，如果没有肾缺血，也不一定会导致急性肾功能衰竭。肾缺血可能由于血容量减少，但主要因素是创伤后全身应激状态下的反射性血管痉挛，肾小球滤过率下降，肾间质发生水肿，肾小管功能也因之恶化。由于体液与尿液酸度增加，肌红蛋白更易在肾小管内沉积，造成阻塞和毒性作用，形成尿少甚至尿闭，促使急性肾功能衰竭的发生。

4. 心脏　心脏病变主要是由高血钾所引起，一方面由于肌肉受压后释放出大量钾离子，另一方面由于肾功能不全，失去排钾的正常调节作用，因而形成高钾血症。严重者可导致心律紊乱或心跳骤停，成为死亡的主要原因。

二、诊断依据

（一）临床表现

1. 局部表现　受伤局部出现疼痛，肢体肿胀，皮肤有压痕、变硬，皮下淤血，皮肤张力增加，在受压皮肤周围有水疱形成。检查肢体血液循环状态时，值得注意的是如果肢体远端脉搏不减弱，肌肉组织仍有发生缺血坏死的危险。要注意检查肢体的肌肉和神经功能，主动活动与被动牵拉时可引起疼痛，对判断受累的筋膜间隔区肌群有所帮助。

凡肢体肿胀，皮温降低，触之硬韧，缺乏弹性，压痛，皮肤感觉障碍，肌肉主动活动及被动牵拉活动引起疼痛者，均为诊断的重要体征。

2. 全身表现　根据受压部位的范围、时间和严重程度等不同条件，可以引发一系列全身反应。

(1) 休克：部分伤员早期可不出现休克，或休克期短而未发现。有些伤员因挤压伤强烈的神经刺激，广泛的组织破坏，大量的血容量丢失，可迅速产生休克，而且不断加重。

(2) 高血钾症：因为肌肉坏死，大量的细胞内钾进入循环，加之肾功能衰竭排钾困难，在少尿期血钾可以每日上升2mmol/L，甚至在24小时内上升到致命水平。高血钾同时伴有高血磷、高血镁及低血钙，可以加重血钾对心肌的抑制和毒性作用。患者多死于高钾血症所致的心肌中毒。

(3) 酸中毒及氮质血症：肌肉缺血坏死以后，大量磷酸根、硫酸根等酸性物质释出，使体液pH值降低，致代谢性酸中毒。严重创伤后组织分解代谢旺盛，大量中间代谢产物积聚体内，非蛋白氮迅速升高，临床上可出现神志不清、呼吸深大、烦躁口渴、恶心等酸中毒、尿毒症系列表现。应每日记出入量，经常测尿比重，尿比重低于1.018以下是诊断主要指标。

(4) 急性肾功能衰竭：由挤压综合征所引起的急性肾功能衰竭区别于单纯创伤后急性肾功能衰竭的主要特征是肌红蛋白血症和肌红蛋白尿。肌红蛋白尿是诊断挤压综合征的一个重要条件。伤员在伤肢解除压力后24小时内出现褐色尿或自述血尿，应该考虑肌红蛋白尿。肌红蛋白在血中和尿中的浓度，在伤肢减压后3～12小时达高峰，以后逐渐下降，1～2天后可自行转清。

(5) 其他脏器损伤：缺血再灌流所引起的损伤是全身性的，临床表现错综复杂。除以上表现外，大量氧自由基通过血循环可作用于心脏，发生心功能衰竭；作用于肺，发生ARDS；作用于肝或脑，发生相应的功能障碍。

(二) 辅助检查

1. 实验室检查 血常规可见白细胞增高，红细胞和血红蛋白下降。尿常规可见酱油色尿、尿素氮和肌酐增高，尿肌红蛋白定性及定量检查，作为该综合征的诊断依据。血气分析及电解质测定可了解休克及肾功能衰竭引起的酸碱失衡程度。血肌酸磷酸激酶增高，可判断肌肉损伤程度。

2. 心电图检查常有高血钾。

3. X线摄片：判断有无骨折及软组织损伤状况。

(三) 诊断要点

1. 有大面积的挤压伤病史。

2. 患者多伴有不同程度的休克。

3. 实验室检查有肌红蛋白尿、代谢性酸中毒和高钾血症。

4. 有不同程度的急性肾功能衰竭表现。

5. 部分患者有四肢、脊柱或骨盆骨折等。

三、转归及预后

挤压综合征是临床较少见的一种外科严重创伤的重危病症，病情严重而又复杂，并发症多，死亡率高。如不及时救治患者多死于休克、严重创伤、肾功能衰竭、高血钾等。如救治及时、治疗方法妥当，多数患者可恢复正常。

四、治疗原则与主要措施

(一) 治疗原则

积极治疗创伤及重要器官损伤和并发症，纠正休克及血容量不足等情况，一旦有急性肾功能衰竭早期发生迹象力争在少尿阶段及时处理；若出现器质性急性肾功能衰竭，即行血液透析等综合处理。

(二) 现场及早期处理

挤压综合征如能早期发现，给予适当的防治措施，能在很大程度上降低死亡率。因此，应十分强调早期处理，在致伤现场即应开始采取措施。

1. 伤员的解脱 抢救人员应迅速进入现场，力争及早解除重物压力，减少本病发生机会。

2. 伤肢制动 伤员解脱后，应采取平卧位休息，并将伤肢加以制动，以减少组织分解毒素的大量吸收，止痛和防止继发损伤。有开放伤口出血者，应及时止血，但不应加压包扎或使用止血带。

3. 伤肢应裸露或用凉水降低伤肢温度，勿加覆盖物；禁止抬高伤肢，因为抬高会使肢体内动脉压下降，在组织压增高的情况下，动脉压下降会促使小动脉关闭，加重肢体缺血；此外，在组织压高于静脉压的情况下，即使抬高患肢，也达不到促进静脉回流和改善循环的作用。禁止对伤肢进行按摩或热敷，以免加重伤肢的缺氧。

4. 饮用碱性饮料　为防止及纠正酸中毒，可饮用一些碱性饮料，同时也缓解肌红蛋白在肾小管的沉积。

5. 补充血容量，预防休克。

（三）入院后处理

1. 伤肢处理　早期切开减张，使筋膜间隔区内组织压下降，防止或减轻挤压综合征的发生。即使肌肉已坏死，通过减张引流也可以防止有害物质侵入血流，减轻机体中毒症状。同时清除失去活力的组织，减少发生感染的机会。早期切开减张的适应证为：① 有明显挤压伤史；② 有1个以上筋膜间隔区受累，局部张力高，明显肿胀，有水疱及相应的运动感觉障碍者；③ 尿液肌红蛋白试验阳性。

2. 截肢适应证　① 患肢无血运或严重血运障碍，估计保留后无功能者；② 全身中毒症状严重，经切开减张等处理，不见症状缓解，并危及患者生命者；③ 伤肢并发特异性感染，如气性坏疽等。

3. 全身处理　① 使用氧自由基清除剂和抗氧化剂。② 急性肾功能衰竭及高钾血症的处理：应及时纠正休克及脱水，可输入新鲜血液、血浆和晶体液。注意观察尿量，因为挤压综合征患者可以没有休克阶段而直接近入少尿期，与单纯失血性休克所致的急性肾功能衰竭有明显区别。输液量不宜过多，基本保持出入平衡，或宁少勿多。当休克纠正后，每日总量维持在1000ml左右，缓慢输入。尽早使用碱性药物及利尿剂。

注意防治高钾血症，除早期切开减压外，应严格控制含钾量高的食物及药物。不宜输入长期库存的血液。伴有代谢性酸中毒者可用碳酸氢钠液纠正。一旦急性肾功能衰竭诊断成立，早期使用透析疗法可降低死亡率。如有条件可行血液透析疗法；否则可行腹膜透析，但效果不如血液透析疗法。

应注意维持营养，食用高糖、高脂肪、低蛋白饮食。给予抗生素预防和控制感染。

第四节　急性肾功能衰竭

一、概述

（一）定义

急性肾功能衰竭(acute renal failure，ARF)是由多种原因引起的肾功能迅速恶化、代谢产物潴留、水电解质和酸碱平衡紊乱为主要特征的一组综合征。主要表现为少尿或无尿、氮质血症、高钾血症和代谢性酸中毒。近年来有另一种尿量正常或尿量较多的急性肾功能衰竭，其特点是尿量正常或较多，但氮质血症逐日加重乃至尿毒症，称为非少尿型急性肾功能衰竭。

(二) 急性肾功能衰竭的分类及病因

根据引起肾功能衰竭的原因分为三类。

1. 肾前性　主要指各种原因引起血容量绝对或相对不足而导致肾脏严重缺血、肾小球灌注不足、肾小球滤过率降低，不及时纠正会导致不可逆的肾组织坏死。常见原因如下：

(1) 心血管疾病：如急性心肌梗死、心律紊乱、急性心功能衰竭、心包填塞等。

(2) 感染性疾病：如细菌性败血症、流脑、乙脑、中毒性菌痢、急性梗阻性化脓性胆管炎、急性胰腺炎等。

(3) 各种休克：如消化道大出血、外伤和手术大出血、产后大出血、宫外孕大出血、胎盘早剥大出血等引起的休克；药物或血清过敏的过敏性休克；严重烧伤或大量脱水引起的低血容量性休克。

(4) 其他原因：麻痹性肠梗阻、中暑、糖尿病酮症酸中毒等。

2. 肾性　主要为各种原因引起的急性肾小管坏死。病因有：

(1) 严重脱水、失血而长期休克，误用血管收缩药引起的缺血性急性肾小管坏死。

(2) 肾中毒：有些药物如氨基糖甙类(庆大霉素等)、二性霉素、甘露醇、造影剂等，生物毒素(蛇毒、菇类中毒、鱼胆中毒)和重金属引起的中毒性急性肾小管坏死。

(3) 血型不配、机械损伤等急性溶血性疾病常产生大量血红蛋白，或挤压综合征引起大量肌红蛋白产生，或多发性骨髓瘤，少尿的肾病综合征，磺胺及尿酸盐小结石等引起的肾小管阻塞性急性肾小管坏死。

(4) 原发性肾小球疾病如急进性肾炎、重症急性肾炎，继发性肾炎如狼疮肾、过敏性紫癜性肾炎、肺出血肾炎综合征、急性间质性肾炎，肾血管疾病如肾动脉梗塞、肾静脉血栓形成、恶性肾小球硬化症等均可引起急性肾功能衰竭。

3. 肾后性　常见于尿路梗阻。主要原因有结石、血块、肿瘤压迫、双侧输尿管损伤、磺胺及尿酸结晶、凝溶蛋白(见于多发性骨髓瘤)等。

二、诊断依据

(一) 临床表现

1. 少尿期

(1) 大多数在先驱症状12～24小时后开始出现少尿(每日尿量＜400ml)或无尿(每日尿量＜100ml)。一般持续2～4周。

(2) 可有厌食、恶心、呕吐、腹泻、呃逆、头昏、头痛、烦躁不安、贫血、出血倾向、呼吸深而快，甚至昏迷、抽搐。

(3) 代谢产物的蓄积：血尿素氮、肌酐等升高，出现代谢性酸中毒。

(4) 电解质紊乱：可有高血钾、低血钠、高血镁、高血磷、低血钙等。尤其是高钾血症，严重者可导致心跳骤停。

(5) 水平衡失调：易产生过多的水潴留，严重者可导致心功能衰竭、肺水肿或脑水肿。

(6) 易继发呼吸系统及尿路感染。

2. 多尿期　少尿期后尿量逐渐增加，当每日尿量超过500ml时，即进入多尿期。此后，尿量逐日成倍增加，最高尿量每日3000～6000ml，甚至可达到10000ml以上。在多尿期初始，尿量虽增多，但肾脏清除率仍低，体内代谢产物的蓄积仍存在。约4～5天后，血尿素氮、肌酐等随尿量增多而逐渐下降，尿毒症症状也随之好转。钾、钠、氯等电解质从尿中大量排出可导致电解质紊乱或脱水，应注意少尿期的高峰阶段可能转变为低钾血症。此期持续1～3周。

3. 恢复期　尿量逐渐恢复正常，3～12个月肾功能逐渐复原，大部分患者肾功能可恢复到正常水平，只有少数患者转为慢性肾功能衰竭。

（二）辅助检查

1. 尿常规检查　尿少，尿量≤17ml/h或＜400ml/d，尿比重低，＜1.014甚至固定在1.010左右，尿呈酸性，尿蛋白定性＋～＋＋＋，尿沉渣镜检可见粗大颗粒管型，少数红、白细胞。急性肾小管坏死患者多数有活动性的尿沉渣表现，伴见肾小管上皮细胞、细胞碎片、肾小管细胞管型或颗粒管型。肾前性、肾后性急性肾衰尿沉渣多正常或基本正常。

2. 血常规　红细胞及血红蛋白均下降，白细胞增多，血小板减少，血中钾、镁、磷增高，血钠正常或略降低，血钙降低，二氧化碳结合力亦降低。

3. 血生化分析　血尿素氮和肌酐升高。但氮质血症不能单独作为诊断依据，因肾功能正常时消化道大出血患者尿素氮亦可升高。血肌酐增高，血尿素氮/血肌酐≤10是重要诊断指标。此外，尿/血尿素＜15（正常尿中尿素200～600mmol/24h，尿/血尿素＞20），尿/血肌酐≤10也有诊断意义。肾前性氮质血症尿/血肌酐＞40，而急性肾小管坏死则尿/血肌酐＜20，这对于鉴别诊断是比较可靠的指标。

4. 肾影像学检查　① 腹部平片：肾增大提示梗阻、炎症或浸润性病变；少尿或无尿患者，已历时数周，在X线平片上发现肾皮质有许多点状钙化点，提示肾皮质坏死。② B超检查：如肾水肿提示急性炎症。梗阻24～36小时，可见增大肾盂和肾盏伴积水。③ 逆行性和下行性肾盂造影：能提供最可靠的有否梗阻的证据。④ 核素检查：可用于测定肾血流量、肾小管功能等。⑤ CT：可提供可靠的影像学诊断，如肾是否对称、肾的大小、形状和有否肾盂积液。

（三）诊断要点

1. 有休克或血管内溶血，药物中毒或过敏史，但亦有个别病例可无明显的原发病。

2. 在纠正或排除急性血容量不足、脱水、尿路梗阻后，发生少尿，在个别严重病例可表现无尿，但在非少尿患者可无少尿表现。

3. 发生逐渐增高的氮质血症，血肌酐每日上升88.4～176.8μmol/L，尿素氮每日上升3.6～10.7mmol/L。

4. 尿常规检查：尿呈等比重，在1.010～1.016之间，甚至固定在1.010。蛋白尿阳性（常为＋～＋＋），尿沉渣常有颗粒管型、上皮细胞碎片、红细胞和白细胞。

5. 尿钠＞40mmol/L。

6. 血钾上升，每日上升＞1～2mmol/L。

三、转归及预后

急性肾功能衰竭发展到严重阶段，除存在水、电解质、酸碱平衡紊乱及内分泌功能失调外，还有代谢产物和内源性毒物在体内蓄积，从而引起一系列症状，称为尿毒症（uremia）。急性肾衰竭的预后，与引起肾衰的原发病种类、并发症的发生和治疗情况、肾脏病灶的严重程度有密切关系。急性肾功能衰竭多死于心力衰竭、心律紊乱、感染并发症。如早期发现并积极治疗预后较好。

四、治疗原则与主要措施

(一) 治疗原则

1. 积极治疗原发病。

2. 卧床休息、补充足够营养等。

3. 维持水、电解质及酸碱平衡。

4. 控制感染。

5. 透析治疗包括血液透析、血液滤过或腹膜透析。

6. 促进肾小管上皮细胞再生修复。

(二) 积极治疗原发病或诱发因素，纠正血容量不足、抗休克及有效的抗感染等，可预防急性肾衰的发生

1. 积极防治休克，纠正血容量不足　对各种原因引起的休克都要积极采取一切措施，尽快补充血容量，使血压回升，保证肾脏血流量。在抗休克治疗过程中，对于升压药物的使用必须倍加注意，凡是能引起肾血管强烈收缩的升压药物，特别是去甲肾上腺素，应避免应用。

2. 溶血引起的急性肾衰　应采取下列措施：① 静脉输注碳酸氢钠液以碱化尿液，防止血红蛋白堵塞肾小管，并纠正代谢性酸中毒。② 静注利尿剂。③ 应用肾上腺皮质激素以减轻溶血症状，增加肾血流量。④ 必要时可考虑换血疗法。

3. 药物中毒　应及时排除胃肠道内残余毒，并使用拮抗剂，如口服活性炭、牛奶、蛋白水及二巯基丙醇等。及时停止使用任何对肾脏有损害的药物。

(三) 少尿期的治疗

1. 饮食控制　给予高碳水化合物低蛋白质饮食。要求蛋白质摄入量要低，每日每千克体重在0.3～0.4g，摄入蛋白质的质量要高，含有必需氨基酸，同时必须供给足够的热量。

2. 液体控制　掌握“宁少勿多，量出为入”的补液原则，严格控制入液量。每日进水量为一天液体总排出量加500ml。

3. 纠正电解质平衡紊乱　此期患者易发生高钾血症，早期常无明显症状，严重时可突然致死，故应严密观察，积极防治。

(1) 钙剂的应用：钙离子不能使血钾降低，但能对抗钾离子对心脏的毒性作用。可用10%葡萄糖酸钙50～100ml或5%氯化钙50ml分次静注或静脉滴注。但用量勿大，速度勿快。

(2) 钠溶液的应用：钠是钾的拮抗剂。一般应用乳酸钠或碳酸氢钠溶液，因其除对抗钾离子的作用外，能同时纠正代谢性酸中毒，有利于高钾血症的治疗。

(3) 葡萄糖和胰岛素的应用：葡萄糖和胰岛素同时滴注可使细胞外钾离子转入细胞内以减轻高钾血症。

(4) 钠型阳离子交换树脂灌肠：每克树脂可交换3mEq的钾。将20～60g树脂加于150～400ml水中保留灌肠可脱钾60～180mEq。

(5) 透析疗法：能有效降低血钾。

4. 积极纠正酸中毒　代谢性酸中毒的危害性很大，严重时应予纠正。一般应用碳酸氢钠液或乳酸钠液。

5. 氮质血症及尿毒症的防治　供给足够的热量、使用促进蛋白质合成代谢的药物(如丙酸睾丸酮或苯丙酸若龙)，如血尿素氮高，可采用透析疗法。

6. 控制感染　可选用对肾脏影响不大的抗生素，一般可用氨苄青霉素、青霉素或肾毒性低的头孢类抗生素等。

7. 血液净化疗法。

(四) 多尿期治疗

头1～2天仍按少尿期的治疗原则处理。尿量明显增多后要特别注意水及电解质的监测，尤其是钾的平衡。尿量过多可适当补给葡萄糖、林格氏液，用量为尿量的1/3～2/3，要防止脱水和电解质紊乱，部分患者需继续治疗原发病，降低尿毒素，应用促进肾小管上皮细胞修复与再生的药物，如能量合剂、维生素E及中药等。

随着血肌酐和尿素氮水平的下降，蛋白质摄入量可逐渐增加。血尿素氮＜17.9 mmol/L、肌酐＜354μmol/L，症状明显改善者，可暂停透析而观察。此时应给予足够的热量及维生素，适当增加蛋白质，以促进康复。

(五) 恢复期治疗

避免使用肾毒性药物，防止过高蛋白摄入，逐渐增加活动量。

(六) 其他处理

合并其他并发症，如出血、感染、高血压、代谢性酸中毒等时，应进行相应的治疗。治疗目的在于纠正肾髓质缺氧或使缺氧减轻到最低限度，并防止肾进一步受损伤，关键在于保持肾血流量及肾灌注压力在最佳状态。

(七) 肾替代性治疗

如果急性肾功能衰竭患者不伴有其他器官功能障碍，一般仅接受传统的血液透析治疗，预后较好。但危重病患者发生急性肾功能衰竭，若同时伴有严重心血管、呼吸、代谢等方面问题，原则上不是传统的血液透析的适应证，此时应用持续性肾替代性治疗。此时患者多需转入ICU进行监测并加强全身性支持治疗。为危重病患者进行有效的肾替代性治疗，必须达到以下目标：① 从血液中清除尿毒症毒素；② 纠正水、电解质及酸碱平衡紊乱；③ 为其他支持性治疗(如营养)提供条件；④ 保护肾脏免受进一步损伤；⑤ 促使肾功能恢复。

关于肾替代性治疗，可以有三种选择：① 间歇性血液透析；② 腹膜透析；③ 持续性肾替代治疗。

上述几种持续性肾替代治疗的不同模式在临床上应用，技术方面已不成问题。应用生物相容性滤过膜或加用对流模式可以使中分子量炎症介质被滤过或吸附。新型血液透析滤过装置显示出持续性肾支持治疗的适应证在逐渐扩大而不仅限于对尿毒症的治疗。

持续性肾替代治疗的指征：

1. 血液净化　在持续性血液滤过条件下，溶质清除率与24小时超滤液量相等。对于发生急性肾功能衰竭的危重病患者，持续性肾替代治疗当属首选措施。在血流动力学状态已趋稳定，并允许一定程度的活动时间，可以应用间歇性血液透析。

2. 心功能障碍或衰竭　重度充血性心功能衰竭患者接受持续性血液滤过可以：① 降低心室充盈压力，减少负荷；② 维持血容量；③ 调节肾素-血管紧张素系统的反应；④ 减少后负荷；⑤ 有可能清除心肌抑制物质，改善血流动力学状态。

严重感染或感染性休克伴有心功能障碍的患者，循环血液中存在着某些心肌抑制物质，可以被滤过。这对于改善心肌功能，缓解过度的全身性炎症反应是有利的。

3. 水与电解质平衡紊乱　定期测定血钠和尿钠的含量。同时，需要定期监测血钙、血磷、血钾水平及酸碱平衡状态。代谢性酸中毒较为常见。除休克或酮症酸中毒外，一般并不严重。持续性血液滤过可使血液内缓冲剂与有机酸缓慢并持续地到达稳态浓度。不应该过分急于纠正酸中毒，尤其在低血钙情况下，以免降低钙离子浓度而引发手足搐搦。接受肠外营养者，宜限制磷的摄入。持续性肾替代治疗过程中需补充磷酸盐。由于损伤组织及高分解代谢使细胞内钾释放，急性肾功能衰竭时即使限制钾盐摄入，仍然可以发生严重高钾血症。

4. 营养支持　感染并发急性肾功能衰竭，必然导致氮质血症。单纯限制蛋白质摄人，不足以防止氮质血症的发生和发展，反而能导致营养不良，甚至恶液质等严重后果。所以应补充富含维生素、营养丰富的食物。

5. 全身感染与各器官系统功能障碍(MODS)　细菌及其产物可以诱发众多炎症介质释放，产生全身性炎症反应。如果这种反应不能被内源性抗炎症介质所拮抗，则过度的全身性炎症反应不能与代偿性抗炎症反应取得平衡，在后续的发展过程中，最终将导致发生MODS。

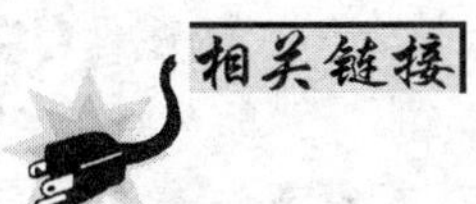

一、创伤与黄金一小时

创伤是当今人类一大公害，约占全球死亡率的7%，据统计创伤是美国45周岁以下人群死亡的首要原因，是65岁以下人群死亡的第4位病因。近年来，随着我国交通业和建筑业的快速发展，多发伤的发病率有较大的增长。我国交通事故导致的多发伤占全部多发伤的一半以上，死亡人数居世界首位。2005年各类事故死亡13.67万人，伤残70多万人。道路交通事故万车死亡率约10，是美国的6倍，是日本的10倍，在人口死因构成中占第4位，已经被纳入国家疾病控制计划。创伤导致的死亡率在全球范围内还有上升的趋势，人们对提高创伤救治水平的要求越来越迫切。

第一次世界大战期间，人们发现如果伤者在1小时内得到救治，死亡率是10%，但是随着得到救治时间的延长，到伤后8小时才得到救治时，死亡率竟然高达75%。这一数据后来被美国马里兰大学附属休克创伤中心创始人Adams Cowley引用，并提出了著名的“黄金一小时(golden hour)”学说：“休克可以被看作死亡过程的暂停。原来，生命的最终时刻相当忙碌，死前会有许多化学反应必须发生……我们已经发现，如果休克太久，你就死了。或许你会在10分钟后死亡，或许是下个星期，你肯定会死。所以，如果你进入了休克状态，我们必须动作迅速，你最多有60分钟的时间。如果我能在意外发生的一小时之内赶到你身边、帮你止血、恢复你的血压……，那么我大概能够拯救你的生命。”

至今“golden hour”学说在外科创伤界仍被奉为创伤急救的最高指导原则。

随着医学的发展，“golden hour”也随之发展，提出了创伤复苏“新的黄金一小时(new golden hour)”。随着创伤组织系统的建立，创伤中心的发展，标准复苏方法的应用及现代血库技术的改进，对极端状态创伤患者的侵袭性复苏能力有所进展。“golden hour”的概念被理解成进行创伤复苏的最快速度及有效性，其最终目的是缩短损伤至作手术切口时间(injury-to-incision)。这种改变不单指把极重度患者从事故现场搬运至急诊科，而更应理解成把创伤复苏移至手术室及最终到达ICU。

二、损伤控制外科

“损伤控制”(damage control，DC)一词最早源于美国海军，意思是指一艘轮船承受损害和维持完整性的能力。“损伤控制外科”(damage control surgery，DCS)这一概念的提出源于美国20世纪80年代腹部穿透性创伤患者的增加。1983年，Stone等对17例严重创伤者采用早期简化手术、复苏和再次确定性手术，结果12例存活。而对照组14例患者采用常规血液置换、详尽手术、关闭腹腔并行引流的患者中仅存活了1例。1993年，Rotondo正式提出了DC的概念，并建议了治疗程序，认为创伤早期施行简单的外科手术进行损伤控制，可以挽救原来认为不可挽救的危重患者，并提出了损伤控制外科的概念。

严重多发伤患者伤情复杂，患者生理功能耗竭严重。这就需要施行一个小的、有限度的、简化有效的、可行的DCS，以改善其基础生理潜能，为确定性手术创造条件。人们在严重多发伤救治时开始主动实施分期手术，并逐步建立了DCS的3阶段原则：① 救命手术：包括控制出血、控制污染、避免进一步损伤和快速关腹。② ICU复苏：包括复温、纠正凝血障碍、呼吸机通气支持、纠正酸中毒和全面体检避免漏诊。③ 计划性再手术：包括取出填塞、全面探查、解剖重建。损伤控制外科的合理应用已经有效地降低了严重创伤患者的病死率，该理论的形成与临床应用是创伤外科发展过程中的一个飞跃。

十余年来，DCS已逐渐扩大应用范围，几乎涉及外科各个领域，甚至涵盖了妇产科、眼科、耳鼻喉科和小儿科等专科危重症的救治，而且不仅限于创伤，也应用在某些危重疾病的手术治疗。

2005版心肺复苏术(CPR)简介

(一) 概述

1. 心肺复苏术(CPR)是指对心脏骤停患者采取的恢复循环和呼吸功能的一系列措施。通常采用体外所实施的一些基本急救操作(如胸外心脏按压)和口对口人工呼吸迅速抢救心跳、呼吸骤停的伤病员。其目的是达到心肺脑复苏、完全恢复机体功能。

CPR 2000版国际指南，经五年实践，国际复苏联合会和美国心脏协会于2005年在达拉斯依据安全性、有效性、可行性评价，按照循证医学的程序修改、推出CPR 2005版国际指南。

2. 生存链(the chain of survival)：是提高CPR成功率的唯一有效途径，即抢救患者要早期启动、早期CPR、早期除颤、早期高级生命支持(ACLS)。它还意味着救护人员在救护过程中所进行的重要治疗，具有合作和责任感。CPR 2005版国际指南构成了完整“生存链”，要做到早评估病情、早呼救、早到达。

3. 心搏呼吸骤停的临床表现

(1) 意识突然丧失(常伴短阵抽搐)。

(2) 心音及大动脉搏动消失。

(3) 呼吸停止。

(4) 瞳孔散大。

(5) 面色发绀或苍白。

其中以心音及大动脉搏动消失最为可靠。

4. 心搏骤停的严重后果以秒计算:10 秒→意识丧失、突然倒地;30 秒→“阿斯综合征”发作;60 秒→自主呼吸逐渐停止;3 分钟→开始出现脑水肿;6 分钟→开始出现脑细胞死亡;8 分钟→“脑死亡”。

5. 心肺复苏成功率与开始 CPR 的时间密切相关,每延误一分钟抢救成功率降低 10%。心搏骤停 1 分钟内实施→CPR 成功率>90%;心搏骤停 4 分钟内实施→CPR 成功率约 60%;心搏骤停 6 分钟内实施→CPR 成功率约 40%;心搏骤停 8 分钟内实施→CPR 成功率约 20%,侥幸存活者可能已“脑死亡”;心搏骤停 10 分钟后实施→CPR 成功率几乎为 0。

(二) CPR 三个阶段——ABCD 四步法

第一阶段——第一个 ABCD (初级生命支持,BLS),应公众普及。A——气道开放;B——人工呼吸;C——胸外按压;D——除颤。

第二阶段——第二个 ABCD(加强阶段,ALS),应专业人员普及。A——气管插管;B——正压通气;C——循环加强;D——监护、药物应用。

第三阶段——第三个 ABCD(复苏后的处理与评估)。

(三) 基本生命支持(BLS)

基本生命支持(BLS)系指心肺复苏操作最简单但非常重要的一组方法,其目的是现场抢救,为患者提供最低限度的脑、冠状动脉等重要器官组织供血,争取时间以得到进一步治疗。

1. 开放气道　首先判断是否有必要开放气道,并切记开放气道要贯穿复苏始终;紧急呼救,启动急救医疗服务体系(EMSS);迅速将被救者放置为复苏位(仰卧位),并准备复苏。

(1) 判断意识:轻拍或摇动双肩,靠近耳旁呼叫:“喂,你怎么了!”如果无反应,指压人中穴。如仍无反应,立即呼救并在 10 秒钟内完成。

(2) 高声呼救:如患者意识丧失,应立即呼救:“来人呐! 救命啊!”让来人准备急救药品和器械,并拨打 120,启动急救医疗服务体系。

(3) 体位要求:将患者摆放为仰卧位,放在地面或硬床板上。脊椎外伤者需整体翻转,头、颈、身体同轴转动。若患者无意识,有循环体征,则采取侧卧位。

(4) 开放气道:① 将患者头偏向一侧,用手指或吸引清除口腔内异物;压头抬颏开放气道,以解除昏迷患者舌后坠,对微弱或喘息样呼吸的患者能使其呼吸得到改善。② 压头抬颏法:是徒手开放气道安全有效的方法。一手掌压前额,另一手食指中指向上向前抬高下颌,两手合力使头后仰,使下颌、耳廓的连线与地面垂直。抬颏时防止用力过大压迫气道。③ 托颌法:适合头颈部外伤患者。双手在患者头部两侧,握紧下颌角,双肘支撑在患者两侧地面,用力向上托下颌,拇指分开口唇,无需头颈后仰。要求专业人员必须掌握。

2. 口对口呼吸　口对口呼吸要迅速、简便、有效。正常人潮气量 500ml 左右,人工呼吸潮气量要大。正常空气中含氧21%，呼出的气体氧含量17%，能够满足心搏骤停患者的氧气需求。

(1) 判断呼吸：一看、二听、三感觉。看：胸部或腹部有无起伏；听：口、鼻有无呼吸声音；感觉：口鼻有无呼吸气息。如感觉没有呼吸，即可人工呼吸，要求10秒内完成判断。

(2) 口对口呼吸要点：开放气道、口张开、捏鼻翼。吹气方法：深吸气、口包口密闭缓慢吹气。吹气时间：1秒左右，见胸廓起伏。吹入气量：500～700ml。口对口呼吸有效标准——胸部抬起。吹气后松鼻、离唇，眼视胸部，按压/通气比为30：2。缓慢吹气，扩张萎缩的肺，减小胃膨胀，防止食物反流误吸。

(3) 口对鼻呼吸：适合口腔外伤，牙关紧闭的患者。方法：仰头抬颏，封闭口腔，口包鼻吹气。

(4) 口对口鼻人工呼吸：适合婴儿和儿童。

3. 胸外心脏按压　胸外心脏按压形成人工循环是心搏骤停后唯一有效的方法。

(1) 心跳骤停判断(非专业)：经两次人工呼吸患者仍无意识、无运动，即可视为心跳骤停。临终呼吸也应视为心跳停止。此时应立即做胸外按压，并要求在10秒内完成。

(2) 心跳停止判断(专业)：给予两次人工呼吸后观察循环体征，如意识、呼吸、活动、脉搏。无循环体征即可视为心跳骤停，需立即胸外按压。触摸颈动脉搏动方法：用食指及中指指尖先触及甲状软骨突出处，然后向旁滑移2～3cm，在胸锁乳突肌内侧轻轻触摸颈动脉搏动。儿童可触摸肱动脉来判断。

(3) 胸外心脏按压要领：要求有力、连续、快速。患者仰卧于硬板床或地上，如为软床，身下应放一木板，以保证按压有效。但不要为了找木板而延误抢救时间。

(4) 按压部位：一只手掌沿肋骨缘向上滑到胸骨底部(胸骨下半部)，第二只手重叠在第一只手上，手指交叉、掌根紧贴胸骨。

(5) 按压深度：使胸骨下陷4～5cm，但要因人而异，需要产生60～80mmHg动脉收缩压。有效标准：能触摸到颈或股动脉搏动。

(6) 按压频率：100次/分，按压和放松时间各占50%。要求数数掌握节奏，数10以内数时，前面加零(如01,02,03……)。

(7) 按压姿势：患者若躺在地上，施救者应采用跪姿，双膝平患者肩部。若患者位于病床，施救者应站立于床旁，双膝平患者躯干。按压时要求双臂绷直，与胸部垂直不得弯曲，以髋关节为支点，腰部挺直，用上半身重量垂直往下压(杠杆原理)，按压后必须完全解除压力，胸部弹回原位。要求手掌根部始终紧贴胸骨，保持正常位。

对于婴儿或儿童，可将患儿放在掌上或托抱后背进行胸外按压，按压频率＞100次/分，胸外按压与人工呼吸之比，单人30：2，双人15：2。

(8) 按压与人工呼吸比例：要求30：2。30：2比15：2每分钟有更多次的按压，可使冠状动脉灌注压提高25%。无论双人或单人法均采用30：2，连续五个轮回。

4. 心肺复苏有效指标　① 瞳孔：若由大变小，复苏有效；若由小变大、固定、角膜浑浊，说明复苏失败。② 面色：由发绀转为红润，复苏有效；由发绀变为灰白或陶土色，说明复苏无效。③ 大动脉搏动：按压有效时，每次按压可摸到1次动脉搏动，若停止按压，脉搏仍跳动，说明心跳恢复。④ 意识：复苏有效，可见患者有眼球活动，并出现睫毛反射和对光反射，少数患者出现手脚活动。⑤ 自主呼吸：出现自主呼吸，复苏有效，但呼吸微弱者应继续人工呼吸。

5. 除颤 除颤应作为公众普及的常规技术。只有除颤才能转复心律，自动除颤器(AED)是心搏骤停"灭火器"。

除颤成功率随时间延误而降低。每延误一分钟，存活率降低7%～10%，心室颤动常在几分钟内转为心跳停止。早期除颤(1分钟内)成功率为97%，强调做一次除颤，立即CPR。多次除颤延误CPR，要求先按压后除颤。

(四) 2005版与2000版的区别

1. 2005版CPR时，有效的胸外按压才可能产生适当的血流。要求"用力和快速地按压"，按压频率100次/分。每次按压后使胸廓完全恢复到正常位置，压、放时间大致相等。应尽量控制中断胸外按压的时间。

2000版未强调胸外按压的质量和速率，未强调要求胸腔完全恢复状态，以及未强调减少中断胸外按压的重要性。

2. 2005版建议对婴儿乃至成人患者，所有单人CPR时，按压/通气比为30∶2。2000版建议成人CPR时按压/通气比为15∶2，而婴儿和儿童CPR时，建议按压/通气比为5∶1。

参考文献

[1] 吴阶平，裘法祖，吴蔚然，等. 黄家驷外科学. 第6版. 北京：人民卫生出版社，1999：31—2056

[2] 吴在德，吴肇汉，郑树，等. 外科学. 第6版. 北京：人民卫生出版社，2005：44—201

[3] 孙志扬，刘中民. 国内外创伤急救的进展. 世界急危重病医学杂志，2007，4(4)：1958—1960

[3] 李春盛，杨铁成. 2005美国心脏学会心肺复苏与心血管急救指南(一). 中华急诊医学杂志，2006，15(03)：278—280

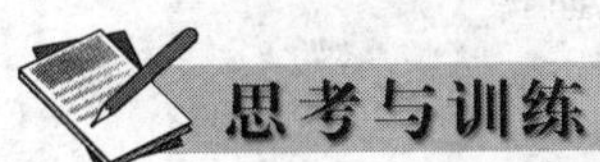

一、单项选择题

1. 诊断心跳呼吸骤停的最准确依据是 ( )
   A. 神志突然丧失　B. 呼吸停止　C. 颈动脉搏动消失
   D. 瞳孔散大　E. 以上都对
2. 休克的根本病因是 ( )
   A. 血压下降　B. 中心静脉压下降　C. 心排出量下降
   D. 有效循环血量下降　E. 微循环障碍
3. 关于胸外按压，下列叙述正确的是 ( )
   A. 抢救者双手掌根部相叠，两臂伸直
   B. 按压患者胸骨中、下1/3交界处
   C. 使胸骨下陷4～5cm
   D. 按压频率为100次/分
   E. 以上都正确

4. 人工现场急救最重要应该做的是 ( )
A. 口对口人工呼吸 B. 开放静脉输液通道 C. 判断有无心脏疾病
D. 心内注射复苏药物 E. 口对口人工呼吸和胸外心脏按压

5. 下列关于深Ⅱ度烧伤的描述,错误的是 ( )
A. 创面疼痛剧烈 B. 创面基底湿润、苍白 C. 伤及真皮层
D. 3～4 周愈合 E. 愈合后有瘢痕

6. 口对口人工呼吸的操作,下列哪项是错误的? ( )
A. 头后仰、托起下颌 B. 吹气要看到胸廓抬起 C. 每次吹气量 800ml 左右
D. 吹气时捏闭鼻孔 E. 吹气频率 20 次/分左右

7. 休克早期微循环的病理生理改变主要是 ( )
A. 微动脉及毛细血管前括约肌舒张,毛细血管后的小静脉处在收缩期
B. 细胞内的溶酶体膜破裂,造成细胞自溶
C. 肾上腺髓质和交感神经节后纤维释放大量儿茶酚胺
D. 细胞能量来源主要是糖酵解
E. 毛细血管内有微细血栓形成

8. 大面积烧伤早期最重要的治疗是 ( )
A. 补液 B. 防治感染 C. 止痛
D. 植皮 E. 应用破伤风抗毒素

9. 休克患者的一般监测,不包括 ( )
A. 体温 B. 血压 C. 脉搏
D. 意识 E. 尿量

10. 急性肾功能衰竭造成死亡的常见电解质紊乱是 ( )
A. 高血钾 B. 高血镁 C. 低血钾
D. 低血钙 E. 低血钠

11. 休克治疗的主要目的是 ( )
A. 升高血压 B. 纠正电解质紊乱 C. 纠正酸中毒
D. 恢复心排出量 E. 恢复组织的血流灌注

12. 重度烧伤是指 ( )
A. Ⅱ度烧伤面积在 9%以下
B. Ⅱ度烧伤面积 10%～29%
C. 烧伤总面积 30%～49%,或Ⅲ度烧伤面积 10%～19%
D. 烧伤总面积在 50%以上,或Ⅲ度烧伤面积在 20%以上
E. 烧伤总面积在 70%以上,或Ⅲ度烧伤面积在 50%以上

13. 单人心肺复苏时,胸外心脏按压与人工呼吸的正确操作是 ( )
A. 心脏按压 5 次,口对口人工呼吸 1 次
B. 心脏按压 10 次,口对口人工呼吸 1 次
C. 心脏按压 15 次,口对口人工呼吸 2 次
D. 心脏按压 30 次,口对口人工呼吸 2 次
E. 心脏按压 20 次,口对口人工呼吸 3 次

14. 下列关于急性肾功能衰竭的叙述不正确的是 （　　）

A. 尿量明显减少是肾功能受损的常见表现

B. 尿量不是判断急性肾衰的唯一指标

C. 急性肾功能衰竭患者均会经历少尿期

D. 血中氮质代谢产物积聚

E. 水、电解质和酸碱平衡失调

15. 男性 70 岁，烧伤第 2 天血压 80/60mmHg，呼吸频率 20 次/分，每小时平均尿量 14ml，目前最可能的诊断是 （　　）

A. 急性肾功能衰竭　　B. 中毒性休克　　C. 弥散性血管内凝血

D. 应激性溃疡　　E. 急性肝功能衰竭

16. 肾前性急性肾功能衰竭常见的原因是 （　　）

A. 大面积烧伤　　B. 严重挤压伤　　C. 双侧输尿管结石

D. 药物中毒　　E. 缺水、血容量减少

17. 地震现场，一工人左腰及下肢被倒塌之砖墙压住，6 小时后救出，4 小时后送抵医院。诉口渴，尿少，呈暗红色。脉搏 120 次/分，血压 95/70mmHg，左下肢明显肿胀，皮肤有散在淤血斑及水疱，足背动脉搏动较健侧弱，趾端凉，无骨折征。诊断首先考虑（　　）

A. 感染性休克　　B. 肾挫伤　　C. 左下肢挫伤

D. 左下肢血栓形成　　E. 挤压综合征

18. 挤压综合征静脉输液宜首选 （　　）

A. 全血　　B. 血浆　　C. 右旋糖酐

D. 等渗盐水加入碳酸氢钠溶液

E. 5％葡萄糖溶液

19. 男 40 岁，烧伤后 3 小时入院。疼痛剧烈，感口渴。面色苍白，心率 150 次/分，BP 85/65mmHg，头颈部、躯干部布满大小不等水疱，可见潮红创面。两上肢呈焦黄色，无水疱。该病员的烧伤总面积估计为 （　　）

A. 7×9％　　B. 6×9％　　C. 5×9％

D. 4×9％　　E. 3×9％

20. 烧伤早期发生休克的主要原因是 （　　）

A. 疼痛刺激　　B. 液体大量丢失　　C. 感染

D. 应激反应　　E. 心功能衰竭

二、填空题

1. 维持血液循环需具备________、________和________三个条件。

2. 按发病原因将休克分为________、________、________、________、________。

3. 休克的微循环改变大致可分________期、________期和________期。

4. 中度烧伤指烧伤总面积在________之间，或Ⅲ度烧伤面积在________以下。

5. 烧伤应激性溃疡多发生在________、________，但亦可发生在食管和小肠，多数是多发性。

6. 凡肢体受到重物长时间挤压致________改变，继而引起肌红蛋白血症等。

7. 肾功能衰竭按原因分为________、________和________三类。
8. 无尿是指每天尿量少于________。

三、名词解释

1. 休克　2. 烧伤　3. 特重度烧伤　4. 挤压综合征　5. 急性肾功能衰竭

四、问答题

1. 休克的诊断和监测内容有哪些？
2. 简述休克的治疗原则。
3. 简述烧伤面积估算和深度识别的方法。
4. 试述烧伤后早期补液的原则和方法。
5. 如何诊断急性肾功能衰竭？治疗原则有哪些？

（陈玺华）

第四篇　妇 产 科 学

第一章　妇产科学概要

妇产科学是医学科学的重要组成部分，是临床医学中一门涉及面较广和整体性较强的学科。妇产科学与内科学、外科学和儿科学一样都是医学生的主要课程，是一门独立性较强的学科。

妇产科学是专门研究妇女特有的生理和病理以及生育调控的一门学科，一般分产科学、妇科学和计划生育三大部分。产科学（obstetrics）是专门研究与妇女妊娠有关的生理和病理，包括妊娠、分娩和产褥三个时期。产科学通常包括产科学基础（含女性生殖系统解剖和生理）、生理产科学（含妊娠生理、妊娠诊断、孕期监护及保健、正常分娩、正常产褥）、病理产科学（含妊娠病理、妊娠合并症、并发症、异常分娩、分娩期并发症、异常产褥）、胎儿及早期新生儿学四大部分。妇科学（gynecology）是专门研究妇女在非妊娠期生殖系统的生理和病理，包括女性生殖器炎症和肿瘤（良性和恶性）、女性内分泌失调、女性生殖器损伤及畸形和其他一些特有疾病。计划生育（family planning）专门研究女性生育的调控，它不是孤立地控制生育、降低人口，而是密切与妇幼保健、妇女健康相结合，要求每对夫妇和个人实现其生育目标，包括生育时间的调控、妊娠的预防和非意愿性妊娠的处理。

一、妇产科学的历史

在祖国医学方面，公元前12—13世纪，甲骨文即有"育疾"的记载。祖国医学现存最古的一部医书《黄帝内经》即详述了女子发育、衰老、妊娠过程及妊娠诊断方法、用药治疗原则等。公元8世纪中叶，昝殷的《产宝》更是产科第一部专著，自此妇产科学与内科学分开。至宋代嘉佑五年（1060年）规定产科为医学九科之一，产科便正式成为一门独立的学科。公元1237年陈自明所著《妇人大全良方》中对妇科病的治疗进行了详细的阐述。在清乾隆年间，御纂的《医宗金鉴》，更集以往著作的大成，由太医院集体创作完成。

国外妇产科学最早也可追溯至公元前近千年。在古埃及、古希腊、古罗马和印度等国家的一些著作中均载有妇女生理和病理以及妊娠生理和病理方面的叙述。据传说首例剖宫分娩是为古罗马大帝恺撒（Cesear）妻子所做，有说是大帝母亲生恺撒时所做，因而以后就命名Cesareansection，旧译为帝王切开术。公元13—16世纪，西方文艺复兴时期，创导尸体解剖，逐步形成了解剖学科。Garbriele Fallopius（1523—1543年）叙述了卵巢和输卵管的构造，输卵管在西方称 Fallopiantube 。在此期间，也开始了各种妇科手术，如Carpi（1470—1550年）开创的阴式子宫切除术，Ambrose Pare（1510—1590年）用子宫颈切除术治疗子宫颈癌及会阴修补术治疗阴道前后壁膨出和子宫脱垂。

二、妇产科学近代进展

随着基础学科不断取得新进展，妇产科学近年也取得许多新进展，突出表现在以下几方面。

(一) 产科学的发展

以往的产科学是以母亲为中心的理论体系，着重研究孕妇在妊娠期的生理和病理变化，相比之下对胎儿、新生儿的研究明显不足，致使胎儿、新生儿死亡率降低速度不能让人满意。近年产科学理论体系有着显著转变，代之以母子统一管理的理论体系。这一新理论体系的出现，促使围生医学、新生儿学等分支学科诞生。目前国内已广泛开展围生期监护技术和使用电子仪器，产科医生与新生儿科医生合作，从而大大降低了早期新生儿的死亡率。随医学基础科学的发展产前诊断技术不断创新，目前已经能够通过产前的一些特殊检查，在妊娠早、中期明确诊断出不少种遗传性疾病和先天畸形，对有先天性疾病的胎儿进行宫内手术(如唇裂的宫内修补术)。遗传学新技术的应用为开展遗传咨询、遗传筛查创造条件，到遗传病咨询中心接受指导，能够减少不良人口的出生，从而达到提高人口素质的总目标。

(二) 妇科学的发展

妇科应用性基础研究的发展使得妇科内分泌疾病和肿瘤的临床研究从器官水平进入了分子水平，对女性激素的作用及其作用机制有了进一步的明确，有学者已将月经病的研究称为女性生殖内分泌学。新药的问世使妇女月经失调和生殖功能失调的临床诊治效果进入崭新阶段，使女性生殖内分泌学已发展成为妇产科学中的一门专科学科。肿瘤的发生发展与女性激素、病毒、癌基因以及细胞因子之间的关系等关键基础理论的确立，使得妇科肿瘤学发展成为妇产科学中的专门学科，妇科恶性肿瘤的根治手术进展及良性肿瘤和疾病的腹腔镜及子宫镜下的手术开展和普及使得妇科手术进入了崭新的阶段。生殖生理学的发展使得生殖医学从必然王国走向自由王国，20 世纪 70 年代诞生了体外受精-胚胎移植(in vitro fertilization and embryo transfer，IVF-ET)技术(试管婴儿)，随后进一步发展到卵母细胞单精子显微注射(intra cytoplasmic sperm injection，ICSI)、种植前遗传学诊断(preimplantation genetic diagnosis，PGD)、配子输卵管内移植(gamete intrafallopian transfer，GIFT)、宫腔内配子移植(gamete intrauterine transfer，GIUT)和供胚移植等。在这些辅助生殖技术中，均需运用生殖生理新知识并开发各种新技术，如药物诱导定时排卵、刺激超排卵、监测并保证胚胎良好发育、未成熟卵子试管内培育、卵子及精子冷冻以及胚胎储存、选择优秀胚胎、试管胚胎染色体核型研究等。

(三) 妇女保健学的发展

妇女保健学是以妇产科学为基础，根据女性生殖生理特征，以保健为中心，以群体为对象的一门学科，主要研究妇女一生各时期的生理、心理、病理、适应社会能力的保健要求。我国已建立健全妇女保健三级网络。世界卫生组织将妇女身心健康情况列为评价当今各国医疗水平的标准之一。

三、怎样学习妇产科学

作为非临床医学专业的学生，学习妇产科学是全面了解临床医学的必要步骤之一。妇产科学虽分为产科、妇科及计划生育三大部分，但三者具有共同的基础。对妇女的生理产科、常见的产科并发症、妇科常见病和多发病有一个基本的认识。许多妇科疾病可由产科问题引起，妇科疾病也可影响产科的正常过程。因此在了解各科的基础上，更重要的是要将妇产科学作为整体学科来学习。同样，妇产科疾病可引起或合并外科、内科等的疾病，反之亦然，所以为全面了解临床医学一定要学习妇产科学。有了妇产科学知识平台，在以后的工作中才能更好地与妇产科医生交流合作。

（姚济芬）

第二章 妊娠和分娩

妊娠是胚胎和胎儿在母体内发育成长的过程。妊娠期分为早期妊娠、中期妊娠和晚期妊娠三个阶段。在这三个阶段中都会出现妊娠合并症和并发症。我们主要学习正常妊娠和分娩的生理过程、最常见的妊娠并发症(即妊娠高血压疾病)。本章重点介绍妊娠三个阶段的特点,影响正常分娩的四个因素,经阴道分娩的机制,分娩时三个产程的特点和处理,妊娠高血压疾病的病理生理、分类、诊断依据与治疗原则。

第一节 妊娠诊断

一、概述

妊娠(pregnancy)是胚胎(embryo)和胎儿(fetus)在母体内发育成长的过程。卵子受精是妊娠的开始,胎儿及其附属物自母体排出是妊娠的终止。妊娠期通常是从末次月经的第一日算起,妊娠全过程平均约 40 周,是非常复杂、变化极为协调的生理过程。妊娠期分为 3 个时期:妊娠 12 周末以前称早期妊娠,第 13 周～第 27 周末称中期妊娠,第 28 周及其以后称晚期妊娠。妊娠满 37 周至不满 42 周称足月妊娠。凡平时月经周期规则,妊娠达到或超过 42 周(294 天)尚未分娩者称过期妊娠。

二、早期妊娠的诊断

(一) 临床表现

1. 停经(cessation of menstruation)　有性生活的生育年龄妇女,平时月经周期规则者,一旦月经过期 10 日或以上,应疑为妊娠。若停经已达 8 周,妊娠的可能性更大。停经可能是妊娠最早与最重要的症状,但停经不一定就是妊娠,应予以鉴别。哺乳期妇女月经虽未恢复,仍可能再次妊娠。

2. 早孕反应　约半数妇女于停经 6 周左右出现畏寒、头晕、乏力、嗜睡、流涎、食欲不振、喜食酸的食物或厌恶油腻食物、恶心、晨起呕吐等症状,称早孕反应(morning sickness)。恶心、晨起呕吐可能与体内人绒毛膜促性腺激素(human chorionic gonadotrophin, HCG)增多、胃酸分泌减少以及胃排空时间延长有关。早孕反应多于妊娠 12 周左右自行消失。

3. 尿频　是妊娠早期由增大的前倾子宫在盆腔内压迫膀胱所致。约在妊娠 12 周以后,当宫体进入腹腔不再压迫膀胱时,尿频症状自然消失。

4. 乳房的变化　自妊娠8周起，受增多的雌激素及孕激素影响，乳腺腺泡及乳腺小叶增生发育，使乳房逐渐增大。孕妇自觉乳房轻度胀痛及乳头疼痛，初孕妇较明显。哺乳期妇女一旦受孕，乳汁分泌明显减少。检查见乳头及其周围皮肤（乳晕）着色加深，乳晕周围有蒙氏结节显现。

5. 生殖器官的变化　于妊娠6～8周行阴道窥器检查，可见阴道壁及宫颈充血，呈紫蓝色。双合诊检查发现子宫变软，子宫峡部极软，感觉宫颈与宫体似不相连称黑加征（Hegar sign）。随妊娠进展，宫体增大变软，最初是子宫前后径变宽略饱满，于妊娠5～6周宫体呈球形，至妊娠8周宫体约为非孕宫体的2倍，妊娠12周时约为非孕宫体的3倍。当宫底超出骨盆腔时，可在耻骨联合上方触及。

（二）辅助检查

1. 超声检查

（1）B型超声显像法：是检查早期妊娠快速准确的方法。在增大的子宫轮廓中，见到来自羊膜囊的圆形光环（妊娠囊，gestational sac，GS），妊娠环内为液性暗区（羊水）。最早在妊娠5周时见到妊娠囊。超声最早确定妊娠的依据是妊娠囊。若在妊娠环内见到有节律的胎心搏动和胎动，可确诊为早期妊娠、活胎。

（2）超声多普勒法：在增大的子宫区内，用超声多普勒仪能听到有节律、单一高调的胎心音，胎心率多在150～160次/分，可确诊为早期妊娠且为活胎。此外，还可听到脐带血流音。

2. 妊娠试验（pregnancy test）　孕妇尿液含有HCG，用免疫学方法（临床多用试纸法）检测，若为阳性，在白色显示区上下呈现两条红色线，表明受检者尿中含HCG，可协助诊断早期妊娠。在受精后7日即可在血清中检测出HCG。

3. 黄体酮试验　利用孕激素在体内突然撤退能引起子宫出血的原理，对月经过期可疑早孕妇女，每日肌注黄体酮注射液20mg，连用3日，停药后2～7日内出现阴道流血，提示体内有一定量雌激素，注射孕激素后子宫内膜由增生期转为分泌期，停药后孕激素水平下降致使子宫内膜剥脱，可以排除妊娠。若停药后超过7日仍未出现阴道流血，则早期妊娠的可能性很大。

4. 宫颈黏液检查　宫颈黏液量少质稠，涂片干燥后光镜下见到排列成行的椭圆体，不见羊齿植物叶状结晶，则早期妊娠的可能性大。

5. 基础体温测定（BBT）　双相型体温的妇女，高温相持续18日不见下降，早期妊娠的可能性大。高温相持续3周以上，早孕的可能性更大。

三、中、晚期妊娠的诊断

（一）临床表现

妊娠中期以后，子宫明显增大，能扪到胎体，感到胎动，听到胎心音，容易确诊。

1. 子宫增大　子宫随妊娠进展逐渐增大。检查腹部时，根据手测宫底高度及尺测耻上子宫长度，可以判断妊娠周数。宫底高度因孕妇的脐耻间距离、胎儿发育情况、羊水量、单胎或多胎等而有差异，故仅供参考。

2. 胎动　胎儿在子宫内的活动称胎动（fetal movement FM）。胎动是胎儿宫内安危情况的重要指标。孕妇于妊娠18～20周开始自觉胎动，胎动每小时约3～5次。妊娠周数越多，胎动越活跃，孕32～34周达高峰，孕38周胎动渐减少。腹壁薄且松弛的经产妇，甚至可在腹壁上看到胎动。检查腹部时可扪到胎动，也可用听诊器听到胎动音。临床上常采用胎动自测法：孕妇每日早、中、晚3次卧床计数胎动，每次1小时，相加乘以4即为12小时胎动。若胎动≥30次/12小时或≥4次/小时为正常；若连续2日胎动≤3次/小时为异常。

3. 胎儿心音　于妊娠10周应用多普勒仪可听到胎儿心音，妊娠18～20周用听诊器经孕妇腹壁能听到胎儿心音。胎儿心音呈双音，第一音和第二音很接近，似钟表"滴答"声，速度较快，正常胎心率在每分钟120～160次，小于120次/分或大于160次/分表示胎心率异常。于妊娠24周以前，胎儿心音多在脐下正中或稍偏左、右听到。于妊娠24周以后，胎儿心音多在胎背所在侧听得最清楚。听到胎儿心音即可确诊妊娠且为活胎。

4. 胎体　妊娠周数越多，胎体触得越清楚。于妊娠20周以后，经腹壁可触到子宫内的胎体。于妊娠24周以后，触诊时已能区分胎头、胎背、胎臀和胎儿肢体。胎头圆而硬，有浮球感；胎背宽而平坦；胎臀宽而软，形状略不规则；胎儿肢体小且有不规则活动。

（二）辅助检查

1. 超声检查　超声检查对腹部检查不能确定胎产式、胎先露、胎方位或胎心未听清者有意义。B型超声显像法不仅能显示胎儿数目、测量胎头双顶径等多条径线，还可观察有无胎儿体表畸形。超声多普勒法能探出胎心音、胎动音、脐带血流音及胎盘血流音。

2. 胎儿心电图　目前国内常用间接法检测胎儿心电图，通常于妊娠12周以后即能显示较规律的图形，于妊娠20周后的成功率更高。本法优点为非侵入性，可以反复使用。

四、胎产式、胎先露、胎方位

于妊娠28周以前，由于羊水较多、胎体较小，胎儿在子宫内的活动范围大，胎儿的位置和姿势容易改变。于妊娠32周以后，由于胎儿生长迅速、羊水相对减少，胎儿与子宫壁贴近，胎儿的位置和姿势相对恒定。胎儿在子宫内的姿势为：胎头俯屈，颏部贴近胸壁，脊柱略前弯，四肢屈曲交叉于胸腹前，其体积及体表面积均明显缩小，整个胎体成为头端小、臀端大的椭圆形，以适应妊娠晚期椭圆形宫腔的形状。由于胎儿在子宫内的位置不同，有不同的胎产式、胎先露及胎方位。胎儿位置与母体骨盆的关系，对分娩的经过影响极大，故在妊娠后期直至临产前，尽早确定胎儿在子宫内的位置非常必要，以便及时将异常胎位纠正为正常胎位。

（一）胎产式

胎体纵轴与母体纵轴的关系称胎产式(fetal lie)。两纵轴平行者称纵产式，占妊娠足月分娩总数的99.75%；两纵轴垂直者称横产式，仅占妊娠足月分娩总数的0.25%。两纵轴交叉呈角度者称斜产式，属暂时的，在分娩过程中多数转为纵产式，偶尔转成横产式。

（二）胎先露

最先进入骨盆入口的胎儿部分称胎先露(fetal presentation)。纵产式有头先露及臀先露，横产式为肩先露。头先露因胎头屈伸程度不同又分为枕先露、前囟先露、额先露及面先露。臀先露因入盆的先露部分不同，又分为混合臀先露、单臀先露、单足先露和双足先露。偶见头先露或臀先露与胎手或胎足同时入盆，称复合先露。

(三)胎方位

胎儿先露部的指示点与母体骨盆的关系称胎方位(fetal position)。枕先露以枕骨、面先露以颏骨、臀先露以骶骨、肩先露以肩胛骨为指示点。根据指示点与母体骨盆左、右、前、后、横的关系而有不同的胎位。例如枕先露时,胎头枕骨位于母体骨盆的左前方,应为枕左前位(LOA),余类推。

通过腹部视诊、腹部触诊(四步触诊法)和必要时的肛门指诊、阴道检查及B型超声检查,确定胎产式、胎先露及胎方位。

五、转归及预后

早、中期妊娠期间可出现自然流产,包括先兆流产、难免流产、不全流产等。先兆流产经过治疗可继续妊娠,但也有保胎治疗失败而致流产不可避免发生,晚期妊娠时因为多种原因可出现早产,致新生儿并发症增加、存活率降低。足月时,可经阴道自然分娩,也有因妊娠合并症或妊娠并发症及产程异常致难产。

第二节　正常分娩

妊娠满28周及以后的胎儿及其附属物,从临产发动至从母体全部娩出的过程,称分娩(delivery)。妊娠满28周至不满37足周间分娩称早产(premature delivery);妊娠满37周至不满42足周间分娩称足月产(term delivery);妊娠满42周及其后分娩称过期产(postterm delivery)。

一、影响分娩的四因素

影响分娩的四因素是产力、产道、胎儿及精神心理因素。若各因素均正常并能相互适应,胎儿顺利经阴道自然娩出,为正常分娩。

(一)产力

产力是将胎儿及其附属物从子宫内逼出的力量,包括子宫收缩力(简称宫缩)、腹肌及膈肌收缩力(统称腹压)和肛提肌收缩力。

1. 子宫收缩力　是临产后的主要产力,贯穿于整个分娩过程。临产后的子宫收缩力能迫使宫颈管变短直至消失、宫口扩张、胎先露部下降和胎盘、胎膜娩出。临产后的正常宫缩特点有:

(1)节律性:宫缩的节律性是临产重要标志。每次宫缩总是由弱渐强(进行期),维持一定时间(极期),随后由强渐弱(退行期),直至消失进入间歇期。间歇期子宫肌肉松弛。宫缩如此反复出现,直至分娩全过程结束。临产开始时,宫缩持续约30秒,间歇期约5~6分钟。宫缩随产程进展持续时间逐渐延长,间歇期逐渐缩短。当宫口开全(10cm)后,宫缩持续时间长达60秒,间歇期缩短至1~2分钟。宫缩强度也随产程进展逐渐增加,宫腔内压力在临产初期升高至25~30mmHg,第一产程末可增至40~60mmHg,第二产程期间可高达100~150mmHg,而间歇期宫腔内压力仅为6~12mmHg。宫缩时子宫血流量减少,间歇期子宫血流量又恢复到原来水平。宫缩节律性对胎儿有利。

(2) 对称性和极性：宫缩起自两侧宫角部，以微波形式均匀协调地向宫底中线集中，左右对称向子宫下段扩散，约在15秒均匀协调地扩展至整个子宫，此为宫缩对称性。宫缩以子宫底部最强、最持久，向下逐渐减弱，宫底部收缩力的强度几乎是子宫下段的2倍，此为宫缩极性。

(3) 缩复作用：宫体部平滑肌与其他部位的平滑肌和横纹肌不同，为收缩段。每当宫缩时，宫体部肌纤维缩短变宽，收缩后肌纤维虽又松弛，但不能完全恢复到原来长度，经过反复收缩，肌纤维越来越短，这种现象称缩复(retraction)。缩复作用随产程进展使宫腔内容积逐渐缩小，迫使胎先露部不断下降，宫颈管逐渐短缩直至消失和宫口扩张。

2. 腹壁肌及膈肌收缩力　腹壁肌及膈肌收缩力(腹压)是第二产程时娩出胎儿的重要辅助力量。腹压在第二产程配以宫缩时运用最有效，否则容易使产妇疲劳和造成宫颈水肿，致使产程延长。当宫口开全后，胎先露部已降至阴道，每当宫缩时，胎先露部压迫骨盆底组织及直肠，反射性地引起排便动作，产妇主动屏气，喉头紧闭向下用力，腹壁肌及膈肌强有力的收缩使腹内压增高，促使胎儿娩出。腹压在第三产程还可迫使已剥离的胎盘娩出。

3. 肛提肌收缩力　肛提肌收缩力的作用是协助胎先露部在骨盆腔进行内旋转。当胎头枕部露于耻骨弓下时，能协助胎头仰伸及娩出。胎儿娩出后，胎盘降至阴道时，肛提肌收缩力有助于胎盘娩出。

(二) 产道

产道是胎儿娩出的通道，分为骨产道与软产道两部分。

1. 骨产道　骨产道指真骨盆，是产道的重要部分。骨产道的大小、形状与分娩关系密切。为便于了解分娩时胎先露部通过骨产道的过程，将骨盆腔分为3个平面：

(1) 骨盆入口平面(plane of pelvic inlet)：指真假骨盆的交界面，呈横椭圆形。其前方为耻骨联合上缘，两侧为髂耻缘，后方为骶岬前缘。入口平面共有4条径线。

1) 入口前后径：即真结合径。耻骨联合上缘中点至骶岬前缘正中间的距离，平均值约为11cm，其长短与分娩机制关系密切。

2) 入口横径：左右髂耻缘间的最大距离，平均值约为13cm。

3) 入口斜径：左右各一。左骶髂关节至右髂耻隆突间的距离为左斜径；右骶髂关节至左髂耻隆突间的距离为右斜径，平均值约为12.75cm。

(2) 中骨盆平面(plane of pelvic mid)：为骨盆最小平面，最狭窄，呈前后径长的椭圆形。其前方为耻骨联合下缘，两侧为坐骨棘，后方为骶骨下端。此平面在产科临床有重要意义。中骨盆平面有两条径线。

1) 中骨盆前后径：耻骨联合下缘中点通过两侧坐骨棘连线中点至骶骨下端间的距离，平均值约为11.5cm。

2) 中骨盆横径：也称坐骨棘间径。两坐骨棘间的距离，平均值约为10cm，是胎先露部通过中骨盆的重要径线，其长短与分娩机制关系密切。

(3) 骨盆出口平面(plane of pelvic outlet)：由两个在不同平面的三角形所组成。前三角平面顶端为耻骨联合下缘，两侧为耻骨降支；后三角平面顶端为骶尾关节，两侧为骶结节韧带。骨盆出口平面有4条径线。

1) 出口前后径：耻骨联合下缘至骶尾关节间的距离，平均值约为11.5cm。

2）出口横径：也称坐骨结节间径。两坐骨结节内侧缘间的距离，平均值约为9cm，是胎先露部通过骨盆出口的径线，其长短与分娩机制关系密切。

3）出口前矢状径：耻骨联合下缘至坐骨结节间径中点间的距离，平均值约为6cm。

4）出口后矢状径：骶尾关节至坐骨结节间径中点间的距离，平均值约为8.5cm。当出口横径稍短，而出口后矢状径较长，两径之和大于15cm时，一般大小的妊娠足月胎头可通过后三角区经阴道娩出。

(4) 骨盆倾斜度(inclination of pelvis)：指妇女直立时，骨盆入口平面与地平面所形成的角度，一般为60°。若倾斜度过大，常影响胎头衔接和娩出。

(5) 骨盆轴(pelvic axis)：连接骨盆各平面中点的曲线，代表骨盆轴。此轴上段向下向后，中段向下，下段向下向前。分娩时，胎儿沿此轴娩出，助产时也应按骨盆轴的方向协助胎儿娩出。

2. 软产道　软产道是由子宫下段、宫颈、阴道及骨盆底软组织构成的弯曲管道。

(1) 子宫下段的形成：子宫下段由非孕时长约1cm的子宫峡部形成。子宫峡部于妊娠12周后逐渐扩展成为宫腔的一部分，至妊娠末期逐渐被拉长形成子宫下段。临产后的规律宫缩进一步拉长子宫下段达7～10cm，肌壁变薄成为软产道的一部分。由于子宫肌纤维的缩复作用，子宫上段肌壁越来越厚，子宫下段肌壁被牵拉越来越薄。由于子宫上下段的肌壁厚薄不同，在两者间的子宫内面有一环状隆起，称生理缩复环(physiological retraction ring)。正常分娩时在腹部不能见到生理性缩复环。

(2) 宫颈的变化

1）宫颈管消失(cervical effacement)：临产前的宫颈管长约2～3cm，初产妇较经产妇稍长。临产后的规律宫缩牵拉宫颈内口的子宫肌纤维及周围韧带，加之胎先露部支撑前羊水囊呈楔状，致使宫颈内口向上向外扩张，宫颈管形成漏斗形，此时宫颈外口变化不大，随后宫颈管逐渐短缩直至消失。初产妇多是宫颈管先消失，宫口后扩张；经产妇多是宫颈管消失与宫口扩张同时进行。

2）宫口扩张(cervical dilatation)：临产前，初产妇的宫颈外口仅容一指尖，经产妇能容纳一指。临产后，宫口扩张主要是子宫收缩及缩复向上牵拉的结果。胎先露部衔接使前羊水于宫缩时不能回流，加之子宫下段的蜕膜发育不良，胎膜容易与该处蜕膜分离而向宫颈管突出，形成前羊水囊，协助扩张宫口。胎膜多在宫口近开全时自然破裂。破膜后，胎先露部直接压迫宫颈，扩张宫口的作用更明显。产程不断进展，妊娠足月胎头在宫口开全(10cm)时才能通过。

(3) 骨盆底、阴道及会阴的变化：前羊水囊及胎先露部先将阴道上部撑开，破膜后胎先露部下降直接压迫骨盆底，使软产道下段形成一个向前弯的长筒，前壁短后壁长，阴道外口开向前上方，阴道黏膜皱襞展平使腔道加宽。肛提肌向下及向两侧扩展，肌束分开，肌纤维拉长，使5cm厚的会阴体变成2～4mm，以利胎儿通过。阴道及骨盆底的结缔组织和肌纤维于妊娠期增生肥大，血管变粗血运丰富。分娩时若保护会阴不当，也易造成裂伤。

(三) 胎儿

胎儿能否顺利通过产道，除产力和产道因素外，还取决于胎儿大小、胎位及有无畸形。

1. 胎儿大小　在分娩过程中，胎儿大小是决定分娩难易的重要因素之一。胎儿过大致胎头径线大时，尽管骨盆正常大，但因颅骨较硬，胎头不易变形，也可引起相对性头盆不称造成难产，这是因为胎头是胎体的最大部分，也是胎儿通过产道最困难的部分。

(1) 胎头颅骨：由顶骨、额骨、颞骨各两块及枕骨一块构成。颅骨间缝隙称颅缝，顶骨与额骨间为冠状缝，两顶骨间为矢状缝，枕骨与顶骨间为人字缝，颞骨与顶骨间为颞缝，两额骨间为额缝。两颅缝交界空隙较大处称囟门，位于胎头前方菱形称前囟(大囟门)，位于胎头后方三角形称后囟(小囟门)。颅缝与囟门均有软组织覆盖，使骨板有一定活动余地和胎头有一定可塑性。在分娩过程中，通过颅缝轻度重叠使头颅变形，缩小头颅体积，有利于胎头娩出。

(2) 胎头径线：主要有：① 双顶径(BPD)：为两顶骨隆突间的距离，是胎头最大横径，妊娠足月时平均值约为 9.3cm，临床用 B 型超声测此值判断胎儿大小。② 枕额径：为鼻根至枕骨隆突的距离，妊娠足月时平均值约为 11.3cm，胎头以此径线衔接。③ 枕下前囟径：又称小斜径，为前囟中央至枕骨隆突下方的距离，妊娠足月时平均值约为 9.5cm，胎头俯屈后以此径线通过产道。④ 枕颏径：又称大斜径，为颏骨下方中央至后囟顶部的距离，妊娠足月时平均值约为 13.3cm。

2. 胎位　枕先露是胎头先通过产道，较臀先露易娩出，但需触清矢状缝及前后囟，以便确定胎位。矢状缝和囟门是确定胎位的重要标志。肩先露时，胎体纵轴与骨盆轴垂直，妊娠足月活胎不能通过产道，对母儿威胁极大。

3. 胎儿畸形　胎儿某一部分发育异常，如脑积水、联体儿等，由于胎头或胎体过大，通过产道常发生困难。

(四) 精神心理因素

分娩虽是生理现象，但分娩对于产妇确实是一种持久而强烈的应激源。产妇的精神心理因素能够影响机体内部的平衡、适应力和健康。产科医生必须认识到影响分娩的因素除了产力、产道、胎儿之外，还有产妇的精神心理因素。大部分初产妇对分娩的疼痛、出血、可能的难产等具有害怕和恐惧感。现已证实，产妇的这种情绪改变会使机体产生一系列变化，如心率加快、呼吸急促、肺内气体交换不足，致使子宫缺氧收缩乏力、宫口扩张缓慢。胎先露部下降受阻，产程延长，致使产妇体力消耗过多，同时也促使产妇神经内分泌发生变化，交感神经兴奋，释放儿茶酚胺，血压升高，导致胎儿缺血缺氧，出现胎儿窘迫。

在分娩过程中，产科医生和助产士应该耐心安慰产妇，讲解分娩是生理过程，尽可能消除产妇不应有的焦虑和恐惧心情，告知掌握分娩时必要的呼吸技术和躯体放松技术，开展家庭式产房，允许丈夫或家人陪伴，以便顺利渡过分娩全过程。

二、枕先露的分娩机制

分娩机制(mechanism of labor)是指胎先露部在通过产道时，为适应骨盆各平面的不同形态被动地进行一系列适应性转动，以其最小径线通过产道的全过程。临床上枕先露占 95.55%～97.55%，又以枕左前位最多见，故下面以枕左前位的分娩机制为例详加说明。

1. 衔接(engagement)　胎头双顶径进入骨盆入口平面，胎头颅骨最低点接近或达到坐骨棘水平，称衔接。胎头以半俯屈状态进入骨盆入口，以枕额径(11.3cm)衔接，由于枕额径大于骨盆入口前后径，胎头枕骨在骨盆左前方，胎头矢状缝坐落在骨盆入口右斜径上。经产妇多在分娩开始后胎头衔接，部分初产妇在预产期前 1～2 周内胎头衔接。胎头衔接表明不存在头盆不称。若初产妇已临产而胎头仍未衔接，应警惕有头盆不称。

2. 下降(desent)　胎头沿骨盆轴前进的动作称下降。下降动作呈间歇性,宫缩时胎头下降,间歇时胎头又稍退缩。下降动作贯穿于分娩全过程,与其他动作相伴随。初产妇胎头下降速度因宫口扩张缓慢和软组织阻力大而较经产妇慢。临床上注意观察胎头下降程度,作为判断产程进展的重要标志之一。胎头在下降过程中,受骨盆底的阻力发生俯屈、内旋转、仰伸、复位。

3. 俯屈(flexion)　当胎头以枕额径进入骨盆腔后,继续下降至骨盆底时,原来处于半俯屈的胎头枕部遇肛提肌阻力,借杠杆作用进一步俯屈,使下颏贴近胸部,变胎头衔接时的枕额径(11.3cm)为枕下前囟径(9.5cm),以适应产道的最小径线,有利于胎头继续下降。

4. 内旋转(internal rotation)　胎头到达中骨盆为适应骨盆纵轴向前旋转45°达耻骨联合后面,使其矢状缝与中骨盆及骨盆出口前后径相一致的动作称内旋转。胎头于第一产程末完成内旋转动作。内旋转使胎头适应中骨盆及骨盆出口前后径大于横径的特点,有利于胎头下降。枕先露时,胎头枕部位置最低,到达骨盆底,肛提肌收缩力将胎头枕部推向阻力小、部位宽的前方,枕左前位的胎头向前旋转45°,后囟转至耻骨弓下。

5. 仰伸(extention)　当胎头下降达阴道外口时,宫缩和腹压继续迫使胎头下降,而肛提肌收缩力又将胎头向前推进。两者的共同作用(合力)使胎头沿骨盆轴下段向下向前的方向转向上,胎头枕骨下部达耻骨联合下缘时,以耻骨弓为支点,使胎头逐渐仰伸,胎头的顶、额、鼻、口、颏相继娩出。当胎头仰伸时,胎儿双肩径进入骨盆入口左斜径上。

6. 复位及外旋转　胎头娩出时,胎儿双肩径沿骨盆入口左斜径下降。胎头娩出后,为使胎头与胎肩恢复正常关系,胎头枕部向左旋转45°称复位(restitution)。胎肩在盆腔内继续下降,前(右)肩向前向中线旋转45°时,胎儿双肩径转成与骨盆出口前后径相一致的方向,胎头枕部需在外继续向左旋胎头45°,以保持胎头与胎肩的垂直关系,称外旋转(external rotation)。

7. 胎肩和胎儿娩出　胎头完成外旋转后,胎儿前(右)肩在耻骨弓下先娩出,随即后(左)肩从会阴前缘娩出。胎儿双肩娩出后,胎体及胎儿下肢随之顺利娩出。至此,胎儿娩出过程全部完成。

分娩机制各动作虽分别介绍,但却是连续进行的,下降动作始终贯穿于分娩全过程。

三、先兆临产及临产的诊断

(一) 先兆临产

分娩发动前,出现预示孕妇不久将临产的症状称先兆临产(threatened labor)。

1. 假临产(false labor)　孕妇在分娩发动前,常出现不规则宫缩,其特点是宫缩持续时间短且不恒定,间歇时间长且不规律,宫缩强度不增加;常在夜间出现、清晨消失;宫缩引起下腹部轻微胀痛,宫颈管不短缩,宫口扩张不明显;给予镇静剂能抑制。

2. 胎儿下降感(lightening)　多数初孕妇感到上腹部较前舒适,呼吸较轻快,进食量增多,系胎先露部下降进入骨盆入口使宫底下降的缘故。因先露压迫膀胱常有尿频症状。

3. 见红(show)　在分娩发动前24～48小时内,因宫颈内口附近的胎膜与该处的子宫壁分离,毛细血管破裂经阴道排出少量血液,与宫颈管内的黏液相混排出,称见红,是分娩即将开始比较可靠的征象。若阴道流血量较多,超过平时月经量,不应认为是见红,应想到妊娠晚期出血如前置胎盘或胎盘早剥等。

（二）临产的诊断

临产（labor）开始的标志为有规律且逐渐增强的子宫收缩，持续30秒或以上，间歇5～6分钟，同时伴随进行性宫颈管消失、宫口扩张和胎先露部下降。

四、总产程及产程分期

从开始出现规律宫缩到胎儿胎盘娩出的过程，称分娩总产程（total stage of labor）。临床分为3个产程。

第一产程（first stage of labor）：又称宫颈扩张期。从开始出现间歇5～6分钟的规律宫缩到宫口开全。初产妇约需11～12小时；经产妇约需6～8小时。

第二产程（second stage of labor）：又称胎儿娩出期。从宫口开全到胎儿娩出。初产妇约需1～2小时；经产妇通常数分钟即可完成，但也有长达1小时者。

第三产程（third stage of labor）：又称胎盘娩出期。从胎儿娩出到胎盘娩出，约需5～15分钟，不应超过30分钟。

五、第一产程的临床经过及处理

（一）临床表现

1. 规律宫缩　产程开始时，宫缩持续时间较短（约30秒）且弱，间歇期较长（5～6分钟）。随产程进展，持续时间渐长且强度增加，间歇期渐短。当宫口近开全时，宫缩持续时间可长达1分钟或以上，间歇期仅1～2分钟。

2. 宫口扩张（cervical dilatation）　当宫缩渐频且不断增强时，宫颈管逐渐短缩直至消失，宫口逐渐扩张。宫口于潜伏期扩张速度较慢，进入活跃期后宫口扩张速度加快。若不能如期扩张，多因宫缩乏力、胎位不正、头盆不称等造成。当宫口边缘消失时，宫口开全（10cm），子宫下段及阴道形成产道。通过肛诊或阴道检查，可以确定宫口扩张程度。

3. 胎头下降　随着产程进展先露部逐渐下降，一般在宫颈扩张的最大加速期，胎头下降速度达最高水平。为能准确判断胎头下降程度，应定时行肛门检查，以明确胎头颅骨最低点的位置，并能协助判断胎位。胎头下降是决定能否经阴道分娩的重要观察项目。

4. 胎膜破裂（rupture of membrances）　简称破膜。破膜多发生在宫口近开全时。宫缩时，子宫羊膜腔内压力增高，胎先露部下降，将羊水阻断为前后两部，在胎先露部前面的羊水量不多约100ml称前羊水，形成前羊水囊。宫缩时前羊水囊楔入宫颈管，有助于扩张宫口。当羊膜腔压力增加到一定程度时胎膜自然破裂。

（二）产程的观察和处理

为了细致观察产程，目前多采用产程图。产程图横坐标为临产时间（小时），纵坐标左侧为宫口扩张程度（cm），右侧为先露下降程度（cm），画出宫口扩张曲线和胎头下降曲线，对产程进展可一目了然。

1. 子宫收缩　最简单的方法是由助产人员一手手掌放于产妇腹壁上，宫缩时宫体部隆起变硬，间歇期松弛变软。定时连续观察宫缩持续时间、强度以及间歇期时间。用胎儿监护仪描记的宫缩曲线，可以看出宫缩强度、频率和每次宫缩持续时间，是较全面反映宫缩的客观指标。监护仪有外监护与内监护两种类型：

(1) 外监护：属宫外监护，临床上最常用，将测量宫缩强度的压力探头放置在宫体接近宫底部，以窄腹带固定于产妇腹壁上，连续描记曲线 40 分钟，必要时延长或重复数次，适用于胎膜未破、宫口未开时。

(2) 内监护：属宫内监护，仅适用于胎膜已破、宫口扩张 1cm 能放入内电极，将其固定在胎儿头皮上，宫腔静止压力及宫缩时压力测定经塑料导管通过宫口进入羊膜腔内，塑料导管内充满液体，外端连接压力探头即可记录宫缩产生的压力，所得结果较准确，但有引起宫腔内感染的缺点。国外建议用 Montevideo 单位(MU)来评估有效宫缩，其计算方法是：计数 10 分钟内每次宫缩峰值压力(mmHg)减去基础宫内压力(mmHg)后的压力差之和；或取宫缩产生的平均压力(mmHg)×宫缩频率(10 分钟内的宫缩次数)。产程开始时宫缩强度一般为 80～120MU，活跃期正常产程平均宫缩强度可达 200～250MU，至第二产程在腹肌收缩的协同下宫缩强度可进一步升至 300～400MU。

2. 胎心

(1) 用听诊器：潜伏期在宫缩间歇时每隔 1～2 小时听胎心一次。进入活跃期后，宫缩频时应每 15～30 分钟听胎心一次，每次听诊 1 分钟。此法简便，但仅能获得每分钟的胎心率，不能分辨瞬间变化，不能识别胎心率的变异及其与宫缩、胎动的关系，容易忽略胎心率的早期改变。

(2) 用胎心监护仪：描记的胎心曲线，多用外监护。将测量胎心的探头置于胎心音最响亮的部位，以窄腹带固定于腹壁上，观察胎心率的变异及其与宫缩、胎动的关系。此法能判断胎儿在宫内的状态，明显优于用听诊器。于第一产程后半期，当宫缩时胎头受压，脑血流量一时性减少，致使胎儿一时性缺氧，胎心率一过性减慢，但每分钟不应少于 100 次，宫缩后胎心率迅即恢复原来水平为早期减速。若宫缩后出现胎心率减慢且不能迅即恢复，或胎心率＜120 次/分或＞160 次/分，均为胎儿缺氧表现。

3. 宫口扩张及胎头下降　最能说明产程进展情况的是宫口扩张曲线及胎头下降曲线，也是产程图中重要的两项，对指导产程的处理非常有意义。只有掌握宫口扩张及胎头下降的规律性，才能避免在产程进展中进行不适当干预。

(1) 宫口扩张曲线：第一产程分为潜伏期和活跃期。潜伏期是指从开始出现规律宫缩至宫口扩张 3cm。此期间扩张速度较慢，平均每 2～3 小时扩张 1cm，约需 8 小时，最大时限为 16 小时，超过 16 小时称潜伏期延长。活跃期是指宫口扩张 3～10cm。此期间扩张速度明显加快，约需 4 小时，最大时限为 8 小时，超过 8 小时称活跃期延长。活跃期又划分为 3 期，最初是加速期，是指宫口扩张 3cm 至 4cm，约需 1.5 小时；接着是最大加速期，是指宫口扩张 4cm 至 9cm，约需 2 小时；最后是减速期，是指宫口扩张 9cm 至 10cm，约需 30 分钟，然后进入第二产程。

(2) 胎头下降曲线：可作为估计分娩难易的有效指标之一，用胎头颅骨最低点与坐骨棘平面的关系标明。坐骨棘平面是判断胎头高低的标志。胎头颅骨最低点平坐骨棘平面时，以“0”表达；在坐骨棘平面上 1cm 时，以“－1”表达；在坐骨棘平面下 1cm 时，以“＋1”表达，余依此类推。胎头于潜伏期下降不明显，于活跃期下降加快，平均每小时下降 0.86cm。

4. 胎膜破裂　一旦胎膜破裂，应立即听胎心，观察羊水性状、颜色和流出量，并记录破膜时间。先露为胎头时羊水呈黄绿色混有胎粪，警惕胎儿窘迫，应立即行阴道检查以明确有无脐带脱垂，并给予紧急处理。羊水清而胎头仍浮动未入盆时需卧床防止脐带脱垂。破膜超过12小时尚未分娩应给予预防感染。胎膜多在宫口近开全时自然破裂，前羊水流出。

5．肛门检查　目的：了解宫颈软硬度、厚薄，宫口扩张程度，是否破膜，骨盆腔大小，确定胎位以及胎头下降程度。方法：产妇仰卧，两腿屈曲分开。检查者右手示指戴指套蘸肥皂水伸入直肠内，拇指伸直，其余各指屈曲以利示指深入。示指向后触及尾骨尖端，了解尾骨活动度，再触摸两侧坐骨棘是否突出并确定胎头高低，然后用指端掌侧探查宫口，摸清其四周边缘，估计宫口扩张厘米数。宫口近开全时仅能摸到一个窄边。当宫口开全时，则摸不到宫口边缘。未破膜者在胎头前方可触到有弹性的胎胞；已破膜者能直接触到胎头。若无胎头水肿，还能扪清颅缝及囟门位置，有助于确定胎位。

6．阴道检查　适用于肛查不清、宫口扩张及胎头下降程度不明、疑有脐带先露或脐带脱垂、轻度头盆不称经试产4小时产程进展缓慢者。能直接触清矢状缝及囟门确定胎位、宫口扩张程度、先露的高低。

7．其他

(1) 血压：应每隔4～6小时测量一次。于第一产程期间，宫缩时血压常升高5～10mmHg，间歇期恢复原状。若发现血压升高，应酌情增加测量次数，并给予相应处理。

(2) 饮食：为保证精力和体力充沛，鼓励产妇少量多次进食，吃高热量易消化食物，并注意摄入足够水分。

(3) 活动与休息：临产后，若宫缩不强，未破膜，产妇可在病室内活动，加速产程进展。若初产妇宫口近开全，或经产妇宫口已扩张4cm时，应卧床并行左侧卧位。

(4) 排尿：临产后，应鼓励产妇每2～4小时排尿一次，以免膀胱充盈影响宫缩及胎头下降。因胎头压迫引起排尿困难者，应警惕有头盆不称，必要时导尿。

(5) 初产妇、有难产史的经产妇，应再次行骨盆外测量；有妊娠合并症者，应给予相应治疗等。

(6) 精神安慰：产妇的精神状态能够影响宫缩和产程进展。特别是初产妇，由于产程较长，容易产生焦虑、紧张和急躁情绪，不能按时进食和很好休息。助产人员应安慰产妇并耐心讲解分娩是生理过程，增强产妇对自然分娩的信心，调动产妇的积极性与助产人员密切合作，以便能顺利分娩。若产妇精神过度紧张，宫缩时喊叫不安，应在宫缩时指导做深呼吸动作，或用双手轻揉下腹部。若产妇腰骶部胀痛，则应用手拳压迫腰骶部，常能减轻不适感。也可选用针刺双侧太冲及三阴交穴，以减轻疼痛感觉。

六、第二产程的临床经过及处理

(一) 临床表现

宫口开全后，胎膜多已自然破裂。若仍未破膜，常影响胎头下降，应行人工破膜。破膜后，宫缩常暂时停止，产妇略感舒适，随后重现宫缩且较前增强，每次持续1分钟或以上，间歇期仅1～2分钟。当胎头降至骨盆出口压迫骨盆底组织时，产妇有排便感，不自主地向下屏气。随着产程进展，会阴渐膨隆和变薄，肛门括约肌松弛。于宫缩时胎头露出于阴道口，露出部分不断增大。在宫缩间歇期，胎头又缩回阴道内，称胎头拨露(head visible on vulval gapping)，当胎头双顶径越过骨盆出口，宫缩间歇时胎头也不再回缩，称胎头着冠(crowning of head)。此时会阴极度扩张，产程继续进展，胎头枕骨于耻骨弓下露出，出现仰伸动作，接着出现胎头复位及外旋转后，前肩和后肩相继娩出，胎体很快娩出，羊水随之涌出。经产妇的第二产程短，上述临床表现不易截然分开，有时仅需几次宫缩，即可完成胎头的娩出。

（二）产程的观察和处理

1. 密切监测胎心　通常每5～10分钟听一次，必要时用胎儿监护仪观察胎心率及其基线变异。因此期宫缩频而强，需密切监测胎儿有无急性缺氧，若发现胎心确有变化，应立即做阴道检查，尽快结束分娩。

2. 指导产妇用腹压　宫口开全后，指导产妇正确运用屏气，方法是让产妇双足蹬在产床上，两手握住产床上的把手，宫缩时先行深吸气屏住，然后如解大便样向下用力屏气以增加腹压。于宫缩间歇时，产妇全身肌肉放松、安静休息，待宫缩再现时，再做同样的屏气动作，以加速产程进展。若发现第二产程延长，应及时查找原因，尽量采取措施结束分娩，避免胎头长时间受压。

3. 接产准备　初产妇宫口开全、经产妇宫口扩张4cm且宫缩规律有力时，应将产妇送至分娩室做好接产准备工作。让产妇仰卧于产床，两腿屈曲分开，露出外阴部，在臀下放一便盆或塑料布，用消毒纱布球蘸肥皂水擦洗外阴部，顺序是大阴唇、小阴唇、阴阜、大腿内1/3、会阴及肛门周围，然后用温开水冲掉肥皂水，为防止冲洗液流入阴道，用消毒干纱布球盖住阴道口，最后以新洁尔灭冲洗或涂以碘伏进行消毒，随后取下阴道口的纱布球和臀下的便盆或塑料布，铺以消毒巾于臀下。接产者按无菌操作常规洗手、穿手术衣及戴手套后，打开产包，铺好消毒巾准备接产。

4. 接产

（1）接产要领：预防会阴撕裂的关键是在保护会阴的同时，协助胎头俯屈，让胎头以最小径线在宫缩间歇时缓慢地通过阴道口，产妇与接产者充分合作才能做到。接产者还必须正确娩出胎肩，胎肩娩出时也要注意保护好会阴。

（2）接产步骤：接产者站在产妇右侧，当胎头拨露使阴唇后联合紧张时，应开始保护会阴。方法是：在会阴部盖消毒巾，接产者右肘支在产床上，右手拇指与其余四指分开，利用手掌大鱼际肌顶住会阴部。每当宫缩时应向上内方托压，同时左手应轻轻下压胎头枕部，协助胎头俯屈和控制胎头下降的速度。宫缩间歇时，保护会阴的右手稍放松，以免压迫过久引起会阴水肿。当胎头枕部在耻骨弓下露出时，左手应按分娩机制协助胎头仰伸。此时若宫缩强，应嘱产妇张口哈气消除腹压作用，让产妇在宫缩间歇时稍向下屏气，使胎头缓慢娩出。当胎头娩出见有脐带绕颈一周且较松时，可用手将脐带顺胎肩推下或从胎头滑下。若脐带绕颈过紧或绕颈2周或以上，可先用两把血管钳将其一段两端夹住从中剪断脐带，注意勿伤及胎儿颈部。胎头娩出后，右手仍应注意保护会阴，不要急于娩出胎肩，而应先用左手自鼻根向下颏挤压，挤出口鼻内的黏液和羊水，然后协助胎头复位及外旋转，使胎儿双肩径与骨盆出口前后径相一致。接产者的左手向下轻压胎儿颈部，使前肩从耻骨弓下先娩出，再托胎颈向上使后肩从会阴前缘缓慢娩出。双肩娩出后，保护会阴的右手方可放松，然后双手协助胎体及下肢相继以侧位娩出，并记录胎儿娩出时间。胎儿娩出后1～2分钟内断扎脐带，在距脐带根部15～20cm处，用两把血管钳钳夹，在两钳之间剪断脐带。胎儿娩出后，在产妇臀下放一弯盘接血，以测量出血量。

（3）会阴切开指征：会阴过紧或胎儿过大，估计分娩时会阴撕裂不可避免者，或母儿有病理情况急需结束分娩者，应行会阴切开术。

（4）会阴切开术：包括会阴左侧后-斜切开术及会阴正中切开术。

1）会阴左侧后一斜切开术：阴部神经阻滞及局部浸润麻醉生效后，术者于宫缩时以左手中、食两指伸入阴道内，撑起左侧阴道壁起到引导剪开方向并保护胎头不受损伤。右手用钝头侧切剪自会阴后联合中线向左侧45°方向切开会阴，会阴高度膨隆时应为60°～70°。切口长约4～5cm，注意阴道黏膜与皮肤切口长度一致。

2）会阴正中切开术：局部浸润麻醉后，术者于宫缩时沿会阴后联合中央垂直切开，长约2cm，切勿损伤肛门括约肌。此法切口有自然延长撕裂肛门括约肌的危险，故胎儿大、接产技术不熟练者不宜采用。但有剪开组织少、出血量不多、术后局部组织肿胀及疼痛均轻微等优点。

（5）会阴撕裂的诱因：接产者在接产前应作出正确判断，下列情况易造成会阴撕裂：会阴水肿、会阴过紧缺乏弹力、耻骨弓过低、胎儿过大、胎儿娩出过快等。

七、第三产程的临床经过及处理

（一）临床表现

1. 胎盘剥离的原理　胎儿娩出后，宫底降至脐平，产妇感到轻松，宫缩暂停数分钟后重又出现。由于宫腔容积明显缩小，胎盘不能相应缩小，与子宫壁发生错位而剥离。剥离面有出血，形成胎盘后血肿。由于子宫继续收缩，增加剥离面积，直至胎盘完全剥离而排出。

2. 胎盘剥离征象：

（1）宫体变硬呈球形，胎盘剥离后降至子宫下段，下段被扩张，宫体呈狭长形被推向上，宫底升高达脐上。

（2）剥离的胎盘降至子宫下段，阴道口外露的一段脐带自行延长。

（3）阴道少量流血。

（4）用手掌尺侧在产妇耻骨联合上方轻压子宫下段时，宫体上升而外露的脐带不再回缩。

3. 胎盘剥离及排出方式　有以下两种：

（1）胎儿面娩出式：胎盘胎儿面先排出，胎盘从中央开始剥离，而后向周围剥离，其特点是胎盘先排出，随后见少量阴道流血，多见。

（2）母体面娩出式：胎盘母体面先排出，胎盘从边缘开始剥离，血液沿剥离面流出，其特点是先有较多量阴道流血，胎盘后排出，少见。

（二）处理

1. 新生儿处理

（1）清理呼吸道：断脐后继续清除呼吸道黏液和羊水，用洗耳球或新生儿吸痰管轻轻吸除新生儿咽部及鼻腔黏液和羊水，以免发生吸入性肺炎。当确认呼吸道黏液和羊水已吸净而仍未啼哭时，可用手轻拍新生儿足底。新生儿大声啼哭表示呼吸道已通畅。

（2）阿普加评分(Apgar score)及其意义：新生儿阿普加评分法用以判断有无新生儿窒息及窒息严重程度，是以出生后一分钟内的心率、呼吸、肌张力、喉反射及皮肤颜色5项体征为依据，每项为0～2分，满分为10分，8～10分属正常新生儿，7分以上只需进行一般处理；4～7分缺氧较严重，需清理呼吸道、人工呼吸、吸氧、用药等措施才能恢复；4分以下为严重缺氧,需紧急抢救,行喉镜在直视下气管内插管并给氧。缺氧较严重的新生儿,应在出生后5分钟、10分钟时分别评分,直至连续两次均≥8分为止。一分钟评分反映在宫内的情况,是出生当时的情况;而5分钟及以后评分则反映复苏效果,与预后关系密切。阿普加评分以呼吸为基础,皮肤颜色最灵敏,心率是最终消失的指标。临床恶化顺序为皮肤颜色→呼吸→肌张力→反射→心率。复苏有效顺序为心率→反射→皮肤颜色→呼吸→肌张力。肌张力恢复越快,预后越好。

(3) 处理脐带:清理新生儿呼吸道后随即用75%的乙醇消毒脐带根部周围,在距脐根0.5cm处用粗丝线结扎第二道,再在结扎线外0.5cm处结扎第二道。必须扎紧防止脐出血,避免用力过猛造成脐带断裂。在第二道结扎线外0.5cm处剪断脐带,挤出残余血液,用20%的高锰酸钾液消毒脐带断面,药液切不可接触新生儿皮肤,以免发生皮肤灼伤。待脐带断面干后,以无菌纱布包盖好,再用脐带布包扎。目前还有用气门芯、脐带夹、血管钳等方法取代双重结扎脐带法,据报道均获得脐带脱落快和减少脐带感染的良好效果。处理脐带时,应注意新生儿保暖。

(4) 其他处理:擦净新生儿足底胎脂,打足印及拇指印于新生儿病历上,经详细体格检查后,系以标明新生儿性别、体重、出生时间、母亲姓名和床号的手腕带和尿不湿。将新生儿抱给母亲,让母亲将新生儿抱在怀中进行首次吸吮乳头。

2. 协助胎盘娩出　当确认胎盘已完全剥离时,于宫缩时以左手握住宫底(拇指置于子宫前壁,其余4指放于子宫后壁)并按压,同时右手轻拉脐带,协助娩出胎盘。当胎盘娩出至阴道口时,接产者用双手捧住胎盘,向一个方向旋转并缓慢向外牵拉,协助胎盘胎膜完整剥离排出。若在胎膜排出过程中发现胎膜部分断裂,可用血管钳夹住断裂上端的胎膜,再继续向原方向旋转,直至胎膜完全排出。胎盘胎膜排出后,按摩子宫刺激其收缩以减少出血,同时注意观察并测量出血量。正确处理胎盘娩出可减少产后出血的发生。接产者切忌在胎盘尚未完全剥离时用手按揉、下压宫底或牵拉脐带,以免引起胎盘部分剥离而出血或拉断脐带,甚至造成子宫内翻。

3. 检查胎盘胎膜　将胎盘铺平,先检查胎盘母体面胎盘小叶有无缺损,然后将胎盘提起,检查胎膜是否完整,再检查胎盘胎儿面边缘有无血管断裂,及时发现副胎盘。副胎盘为一小胎盘,与正常胎盘分离,但两者间有血管相连。若有副胎盘、部分胎盘残留或大部分胎膜残留时,应在无菌操作下伸手入宫腔取出残留组织。若确认仅有少许胎膜残留,可给予子宫收缩剂待其自然排出。

4. 检查软产道　胎盘娩出后,应仔细检查会阴、小阴唇内侧、尿道口周围、阴道及宫颈有无裂伤。若有裂伤,应立即缝合。

5. 预防产后出血　正常分娩出血量多数不超过300ml。遇既往有产后出血史或易发生宫缩乏力的产妇,可在胎儿前肩娩出时将缩宫素10U从下腹部直接注入宫体肌壁内,或缩宫素10U加于25%葡萄糖液静注,也可在胎儿娩出后立即经脐静脉快速注入内加缩宫素10U的生理盐水20ml,均能促使胎盘迅速剥离减少出血。若胎盘未全剥离而出血多时,应行手取胎盘术。若胎儿已娩出30分钟,胎盘仍未排出,但出血不多时,应先排空膀胱,再轻轻按压子宫及静注子宫收缩剂,此时若仍不能使胎盘排出,再行手取胎盘术。

八、转归及预后

阴道分娩的顺利完成取决于产力、产道、胎儿三因素之间的互相影响情况，精神心理因素在这其中也起部分作用。如产力、产道、胎儿和精神心理因素互相协调，则阴道分娩能顺利完成；任何一个或一个以上的因素发生异常以及四个因素间不能互相适应，分娩不能顺利进行，称为异常分娩（也即为难产），则需阴道助产或剖宫产终止妊娠。

第三节 妊娠期高血压疾病

一、概述

妊娠期高血压疾病（hypertensive disorders complicating pregnancy）是妊娠期所特有的疾病，包括妊娠期高血压（gestational hypertension）、子痫前期（pre-eclampsia）、子痫（eclampsia）、慢性高血压病并发子痫前期（pre-eclampsia superimposed upon chronic hypertension）以及慢性高血压（chronic hypertension in pregnancy）。其中妊娠期高血压、子痫前期和子痫以往通称为妊娠高血压综合征（pregnancy induced hypertension）、妊娠中毒征、妊娠尿毒症等。我国25省市的流行病学调查，约9.4％孕妇会发生不同程度的妊娠期高血压疾病，国外报道7％～12％。本病以妊娠20周以后临床表现为高血压、蛋白尿、水肿为特征，并伴发全身多器官的损害；严重时出现抽搐、昏迷，甚至母婴死亡。迄今为止，妊娠期高血压疾病仍为孕产妇及围生儿死亡的主要原因之一。

妊娠期高血压疾病的病因，至今尚未完全阐明。妊娠期高血压疾病好发因素根据流行病学调查发现可能与以下因素有关：① 精神过分紧张或受刺激致使中枢神经系统功能紊乱者；② 寒冷季节或气温变化过大，特别是气压升高时；③ 年轻初孕妇或高龄初孕妇；④ 有慢性高血压、慢性肾炎、糖尿病等病史的孕妇；⑤ 营养不良，如贫血、低蛋白血症者；⑥ 体型矮胖者，即体重指数＞0.24者；⑦ 子宫张力过高（如羊水过多、双胎妊娠、糖尿病巨大儿及葡萄胎等）者；⑧ 家族中有高血压史，尤其是孕妇之母有重度子痫前期史者。对妊娠期高血压疾病国内外大部分的研究集中在子痫前期、子痫的病因和发病机制。目前认为子痫前期、子痫的发病起源于胎盘病理生理改变，进一步导致全身血管内皮细胞损伤，后者引起子痫前期的一系列临床症状。子痫前期、子痫的发病机制可能与遗传易感性、胎盘浅着床、血管内皮细胞受损、免疫机制失常和营养缺乏有关。

妊娠期高血压疾病的病理生理变化是全身小血管痉挛，为本病的基本病变。由于小血管痉挛，造成管腔狭窄，周围阻力增大，血管内皮细胞损伤，通透性增加，体液和蛋白质渗漏，表现为血压升高、蛋白尿、水肿和血液浓缩等。全身各器官组织因缺血和缺氧而受到损害，严重时脑、心、肝、肾及胎盘等的病理组织学变化可导致抽搐、昏迷、脑水肿、脑出血，心肾功能衰竭，肺水肿，肝细胞坏死及被膜下出血，胎盘绒毛退行性变、出血和梗死，胎盘早剥以及凝血功能障碍而导致DIC等。全身各系统各脏器灌流减少，对母儿造成危害，甚至导致母儿死亡。

二、诊断依据

(一)临床表现

典型的临床表现为妊娠20周后出现高血压、水肿、蛋白尿。视病变程度不同，轻者可无症状或有轻度头晕，血压轻度升高，伴水肿或轻微蛋白尿；重者出现头痛、眼花、恶心、呕吐、持续性右上腹疼痛等，血压明显升高，尿蛋白增多，水肿明显，甚至昏迷、抽搐。

1. 高血压　孕妇在未孕前或妊娠20周前，血压不高，妊娠20周后血压开始升高，至少出现2次以上血压升高(≥140/90mmHg)，其间隔时间≥6小时才能确诊。

2. 蛋白尿　蛋白尿的出现常迟于血压升高，量微小(＜0.5g/24h)，病情重时24小时尿液中蛋白量≥5g。

3. 水肿　最初表现为体重异常增加(隐性水肿)，每周超过0.5kg。若体内积液过多，则导致临床可见的水肿。水肿多由踝部开始，渐延至小腿、大腿、外阴部、腹部，按之凹陷，称凹陷性水肿。踝部及小腿有明显凹陷性水肿，经休息后不消退者，以"＋"表示；水肿延及大腿，以"＋＋"表示；"＋＋＋"指水肿延及外阴和腹部；"＋＋＋＋"指全身水肿或伴腹水者。

4. 先兆子痫　在高血压及蛋白尿等的基础上，患者出现头痛、眼花、恶心、上腹部疼痛及呕吐等症状。这些症状表示病情进一步恶化，特别是颅内病变进一步发展，预示行将发生抽搐，故称先兆子痫。

5. 子痫　在先兆子痫的基础上进而有抽搐发作，或伴昏迷，称子痫。子痫的典型发作过程为：先表现眼球固定，瞳孔散大，迅即头扭向一侧，牙关紧闭，继而口角及面部肌颤动，数秒钟后发展为全身及四肢肌强直，双手紧握，双臂屈曲，迅速发生强烈抽动。抽搐时呼吸暂停，面色青紫，持续1分钟左右抽搐强度减弱，全身肌松弛，随即深长吸气，发出鼾声而恢复呼吸。抽搐发作前及抽搐期间，患者神志丧失。抽搐次数少及间隔长者，抽搐后短期内即可苏醒；抽搐频繁持续时间较长者，往往陷入深昏迷。在抽搐过程中易发生多种创伤，如唇舌咬伤、摔伤甚至骨折，昏迷中呕吐可造成窒息或吸入性肺炎。

子痫多发生于妊娠晚期或临产前，称产前子痫；少数发生于分娩过程中，称产时子痫；个别发生于产后24小时内，称产后子痫。

(二)辅助检查

1. 血液检查　测定血红蛋白、血细胞比容、血浆黏度、全血黏度，以了解血液有无浓缩；重症患者应测定血小板计数、凝血时间，必要时测定凝血酶原时间、纤维蛋白原和鱼精蛋白副凝试验(3P试验)等，以了解有无凝血功能异常。

2. 肝、肾功能测定　如血清转氨酶、血尿素氮、肌酐及尿酸等测定。必要时重复测定或做其他相关性检查，以便综合判断肝、肾功能情况。此外，血电解质及二氧化碳结合力等测定也十分重要，以便及时了解有无电解质紊乱及酸中毒。

3. 尿液检查　应测尿比重、尿常规。尿比重≥1.020提示尿液浓缩；当尿蛋白(＋)时尿蛋白含量300mg/24h；当尿蛋白(＋＋＋)时尿蛋白含量5g/24h。尿蛋白检查在严重妊娠期高血压疾病患者应每2日一次或每日检查。

4. 眼底检查　视网膜小动脉可以反映体内主要器官的小动脉情况。因此，眼底改变是反映子痫前期和子痫严重程度的重要标志，对估计病情和决定处理均有重要意义。眼底的主要改变为视网膜小动脉痉挛，动静脉管径之比可由正常的2∶3变为1∶2，甚至1∶4。严重时可出现视网膜水肿、视网膜剥离，或有棉絮状渗出物及出血，患者可能出现视力模糊或突然失明。这些情况产后多可逐渐恢复。

5. 其他检验　如心电图、超声心动图、胎盘功能、胎儿成熟度检查、脑血流图检查等，可视病情而定。

根据美国国家高血压教育项目工作组的报告（2000年）和第21版《Williams Obstetrics》的诊断标准，妊娠期高血压疾病分为五类：妊娠期高血压、子痫前期、子痫、慢性高血压病并发子痫前期和妊娠合并原发性高血压，见表4-2-1所示。根据美国妇产科医师协会（ACOG）2002年的公告和2004年出版的妇产科学指南，以及美国医学继续教育（Continuing Medical Education，CME）系列讲座（2002年），重度子痫前期的诊断标准见表4-2-2所示。

表4-2-1　妊娠期高血压疾病的分类

分　类	临　床　表　现
妊娠期高血压	BP≥140/90mmHg，妊娠期出现，并于产后12周内恢复正常；尿蛋白（－）；患者可伴上腹部不适或血小板减少。产后方可确诊
子痫前期	
轻度	妊娠20周后出现BP≥140/90mmHg，且尿蛋白≥300mg/24h或（＋）。可伴有上腹部不适、头痛、视力模糊等症状
重度	BP≥160/110mmHg，且尿蛋白≥2.0g/24h或（＋＋）；血肌酐＞106μmol/L；血小板计数＜100×10⁹/L；血LDH升高；血清ALT或AST升高；持续性头痛或其他脑神经或视觉障碍；持续性上腹部不适
子痫	子痫前期孕产妇抽搐，且不能用其他原因解释
慢性高血压病并发子痫前期	高血压妇女于妊娠20周以前无尿蛋白，若孕20周后出现尿蛋白≥300mg/24h；或妊娠20周以前突然出现尿蛋白、血压进一步升高，或血小板减少（＜100×10⁹/L）
妊娠合并慢性高血压病	妊娠前或妊娠20周前检查发现血压升高，但妊娠期无明显加重；或妊娠20周后首次诊断高血压并持续到产后12周后

表 4-2-2　重度子痫前期的诊断

下列标准至少一条符合者可诊断为重度子痫前期：
1. 中枢神经系统异常表现：视力模糊、头痛、头晕；严重者神志不清、昏迷等
2. 肝包膜下血肿或肝破裂的症状：包括上腹部不适或右上腹持续性疼痛
3. 肝细胞损伤的表现：血清转氨酶升高
4. 血压改变：收缩压≥160mmHg，或舒张压≥110mmHg
5. 血小板减少：$<100\times10^9/L$
6. 蛋白尿：≥5g/24h，或间隔 4 小时两次尿蛋白(+++)
7. 少尿：24 小时尿量<500ml
8. 肺水肿
9. 脑血管意外
10. 血管内溶血：贫血、黄疸或乳酸脱氢酶升高
11. 凝血功能障碍
12. 胎儿生长受限或羊水过少

三、转归及预后

通过产前检查能及时发现妊娠期高血压疾病，如能尽早预防和积极治疗，则病变减轻，孕妇的全身并发症减少，同时可延长孕周，有利于胎儿宫内发育成熟，也减少新生儿的并发症和降低新生儿的死亡率。如未及时治疗，则病变加重，孕产妇并发心脏病、肺水肿、急性肾功能衰竭、脑出血、凝血功能障碍、产后出血等，严重时可导致患者死亡，并可致胎儿窘迫、生长发育受限、死胎、死产或新生儿死亡。

四、治疗原则与主要措施

妊娠期高血压疾病治疗的基本原则是镇静、解痉、降压、利尿，适时终止妊娠。病情程度不同，治疗原则略有不同：① 妊娠期高血压：一般采取休息、镇静、对症等处理后，病情可得到控制，若血压升高，可予以降压治疗。② 子痫前期：除了一般处理，还需进行解痉、降压等治疗方法，必要时终止妊娠。③ 子痫：需要及时控制抽搐的发作，防止并发症，经短时间控制病情后及时终止妊娠。④ 妊娠合并慢性高血压：以降压为主。

1. 一般处理

(1) 休息：适当减轻工作，保证充足睡眠。子痫前期患者建议住院治疗。保证充足的睡眠，休息及睡眠时取左侧卧位。左侧卧位可减轻右旋的子宫对腹主动脉和下腔静脉的压力，增加回心血量，改善肾血流量，增加尿量，并有利于维持正常的子宫胎盘血液循环。

(2) 饮食：应注意摄入足够的蛋白质、维生素，补足铁和钙剂。食盐不必严格限制，长期低盐饮食可引起低钠血症，易发生产后血液循环衰竭。此外，低盐饮食影响食欲，减少蛋白质的摄入，对母儿均不利。全身浮肿者应限制食盐。

(3) 密切监护母儿状态：应询问孕妇是否出现头痛、视力改变、上腹部不适等症状。每日测体重及血压，每日或隔日复查尿蛋白。定期检测胎儿发育状况和胎盘功能。

(4) 改善全身主要脏器和胎盘的氧供：间断吸氧可增加血氧含量。

2. 镇静　轻度患者一般不需要药物治疗，对于精神紧张、焦虑或睡眠欠佳者可给予镇静剂。对于重度的子痫前期或子痫患者，需要应用较强的镇静剂，防治子痫的发作。

(1) 地西泮：具有镇静、抗惊厥、催眠和肌松弛等作用。一般口服剂量为5mg，每日3次，或10mg肌注。对重症患者采用10mg静脉注射。

(2) 冬眠药物：冬眠药物对神经系统有广泛抑制作用，有利于控制子痫抽搐。此外，冬眠药物还有解痉降低血压的作用。由于冬眠药物使用中可能使血压急速下降，使肾与子宫胎盘血流量不足，对胎儿不利以及药物对肝有一定损害，因此现已较少应用，但对硫酸镁治疗效果不佳者仍可应用。常用冬眠1号合剂(派替啶100mg，氯丙嗪50mg，异丙嗪50mg)加于10%葡萄糖液500ml内静脉滴注。紧急情况下，1/3量加于25%葡萄糖液20ml缓慢静脉推注(不少于5分钟)，余2/3量加于10%葡萄糖液250ml静脉滴注。

3. 解痉　解痉是治疗子痫前期和子痫的主要方法，可以解除全身小动脉痉挛，缓解临床症状，控制和预防子痫的发作。首选药物为硫酸镁，镁离子能抑制运动神经末梢对乙酰胆碱的释放，阻断神经和肌肉间的传导，从而使骨骼肌松弛，故能有效预防和控制子痫发作；镁离子可使血管内皮合成前列环素增多，血管扩张，痉挛解除，血压下降；镁依赖的三磷酸腺苷酶恢复功能，有利于钠泵的运转，达到消除脑水肿、降低中枢神经细胞兴奋性、制止抽搐的作用。临床应用硫酸镁治疗，对宫缩和胎儿均无不良影响。

(1) 用药方法：硫酸镁可采用肌内注射或静脉给药。25%硫酸镁20ml加2%利多卡因2ml，臀肌深部注射，每6小时1次。因并有局部明显疼痛，常不易为患者接受。静脉给药：首次负荷剂量25%硫酸镁20ml加于25%葡萄糖液20ml中，缓慢静脉注入(不少于10分钟)，继以25%硫酸镁60ml加于10%葡萄糖液1000ml静脉滴注，滴速以每小时1g为宜，最快不超过2g。每日硫酸镁总量25～30g。

(2) 毒性反应：正常孕妇血清镁离子浓度为0.75～1mmol/L，治疗有效血镁浓度为1.7～3mmol/L，若高于3mmol/L即可发生中毒症状。硫酸镁过量会使呼吸及心肌收缩功能受到抑制，危及生命。中毒现象首先为膝反射消失，随着血镁浓度增加可出现全身肌张力减退及呼吸抑制，严重者心跳可突然停止。

(3) 注意事项：用药前及用药过程中均应注意以下事项：定时检查膝反射，膝反射必须存在；呼吸每分钟不少于16次；尿量每24小时不少于600ml，每小时不少于25ml，尿少提示排泄功能受抑制，镁离子易蓄积而发生中毒。治疗时须备钙剂作为解毒剂，当出现镁中毒时，立即静脉注射10%葡萄糖酸钙10ml。钙离子能与镁离子争夺神经细胞上的同一受体，阻止镁离子继续结合，从而防止中毒反应进一步加重。

4. 降压　目的是为了延长孕周或改变围生期结局。对于收缩压≥160mmHg，或舒张压≥110mmHg，或平均动脉压≥140mmHg者，可应用降压药物。选用的药物以不影响心搏出量、肾血流量及子宫胎盘灌注量为宜。

(1) 肼屈嗪：为治疗妊娠期高血压疾病的首选药物。周围血管扩张剂，能扩张周围小动脉，使外周阻力降低，从而降低血压，并能增加心排出量、肾血流量及子宫胎盘血流量。降压作用快，舒张压下降较显著。副反应为头痛、皮肤潮红、心率加快、恶心等。用药至维持舒张压在90～100mmHg为宜。有妊娠期高血压疾病合并心脏病或心力衰竭者，不宜应用此药。

(2) 拉贝洛尔：是α、β肾上腺素能受体阻断剂，能直接作用于血管，降低血压，不影响肾和子宫胎盘血流量，并可对抗血小板凝集，促进胎儿肺成熟。对孕妇及胎儿心率无影响。副反应为头皮刺痛及呕吐。

(3) 硝苯地平：为钙离子通道阻滞剂，抑制钙离子内流，能松弛血管平滑肌，扩张冠状动脉及全身周围小动脉，降低外周血管阻力，使血压下降。剂量为10mg口服，每日4次，24小时量不超过60mg。急用时咬碎含舌下，见效快。

(4) 甲基多巴：为中枢性降压药，兴奋血管运动中枢的α受体，抑制外周交感神经，使血压下降，妊娠期使用效果良好。用法：250～500mg口服，每日3次。

(5) 硝普钠：为强有力的速效血管扩张剂，能扩张周围血管，使血压下降。由于药物能迅速透过胎盘进入胎儿体内，并保持较高浓度，其代谢产物(氰化物)对胎儿具有毒性作用，因此不宜于妊娠期应用。分娩期或产后血压过高，应用其他降压药效果不佳时，方考虑使用。用药不宜超过72小时。用药期间，应严密监测血压及心率。

5. 扩容　一般不主张应用，仅用于严重的低蛋白血症、贫血。可用人血白蛋白和全血。

6. 利尿　一般不主张应用，仅用于全身性水肿、急性心力衰竭、肺水肿、脑水肿、血容量过高且伴有潜在肺水肿者。常用利尿剂有呋塞米、甘露醇等。

7. 适时终止妊娠　妊娠期高血压疾病患者经治疗后，适时终止妊娠是极为重要的措施之一。

(1) 终止妊娠的指征：重度子痫前期患者经积极治疗24～48小时无明显好转者；重度子痫前期患者，孕周已超过34周；重度子痫前期患者孕龄不足34周，胎盘功能减退，示胎儿已成熟者；重度子痫前期患者孕龄不足34周，胎盘功能减退，胎儿尚未成熟者，用地塞米松促胎肺成熟后终止妊娠；子痫控制后2小时的孕妇。

(2) 终止妊娠的方式：① 引产：适用于宫颈条件较成熟，行人工破膜后加用缩宫素静脉滴注；或单用缩宫素静脉滴注引产。静滴缩宫素时或临产后，应对产妇及胎儿进行严密监护。分娩时，在第一产程严密观察产程进展，保持产妇安静；适当缩短第二产程，会阴侧切和(或)胎头吸引、低位产钳助娩；在第三产程注意胎盘和胎膜及时完整娩出，防止产后出血。② 剖宫产：适用于有产科指征者；宫颈条件不成熟，不能在短期经阴道分娩者；引产失败者；胎盘功能明显减退，或已有胎儿窘迫征象者。

8. 子痫的处理　子痫为妊娠期高血压疾病最严重阶段，一旦发生抽搐，母儿死亡率均明显增高。因此，除上述治疗外，尚应重视下列情况：

(1) 控制抽搐：一旦抽搐发作，应尽快控制。药物首选硫酸镁，必要时加用强有力的镇静药物。若血压过高应加用降压药物静脉滴注。降低颅内压时，给予20%甘露醇250ml快速静脉滴注，出现肺水肿时则用速尿20～40mg静脉注射。使用抗生素预防感染。

(2) 严密观察病情：及时进行必要的血、尿化验与特殊检查。及早发现与处理脑出血、肺水肿、急性肾功能衰竭等并发症。

(3)护理：子痫患者的护理与治疗同样重要。患者应安置于单人暗室，保持室内空气流通，避免一切外来的声、光刺激，绝对安静。一切治疗与护理操作尽量轻柔，相对集中，避免干扰。严密监测血压、脉搏、呼吸、体温及尿量(留置导尿管)，记录液体出入量。防止受伤十分重要，必须专人护理，加用床档，以防患者从床上跌落。若有假牙应取出，并于上下臼齿之间放置一缠以纱布的压舌板，以防咬伤唇舌。

(4) 终止妊娠：抽搐控制2小时后一般用剖宫产终止妊娠。

五、预防

由于妊娠期高血压疾病的病因不明，尚不能做到完全预防其发病，但若能做好以下预防措施，对预防妊娠期高血压疾病有重要作用。

1. 各级妇幼保健组织应积极推行孕期健康教育，切实开展产前检查，做好孕期保健工作。定期检查，及时发现异常，给予治疗及纠正，从而减少本病的发生和阻止其发展。

2. 注意孕妇的营养与休息，指导孕妇减少脂肪和过多盐的摄入，增加富含蛋白质、维生素、铁、钙和其他微量元素的食品。近来认为，从妊娠20周开始，每日补充钙剂2g，对预防妊娠高血压疾病有一定作用。此外，指导孕妇在妊娠期坚持足够的休息和保持情绪愉快，也有助于抑制妊娠期高血压疾病的发展。

3. 开展妊娠期高血压疾病的预测，预测方法较多，均在妊娠中期进行，常用以下几种，对预测为阳性者应密切随诊。

(1) 平均动脉压(MAP)：一般在妊娠20～28周进行平均动脉压测定。计算公式为：MAP＝(收缩压＋舒张压×2)÷3。MAP≥85mmHg表明孕妇有发生子痫前期的倾向；若MAP≥140mmHg，易发生脑血管意外。

(2) 翻身试验(ROT)：一般在妊娠28～32周进行测定。孕妇左侧卧位时测血压。待舒张压稳定后，翻身仰卧5分钟再测血压。若仰卧位舒张压较左侧卧位≥20mmmHg为阳性，提示孕妇有发生妊娠期高血压疾病的倾向。

(3) 血液流变学试验：低血容量及血液黏度高者，提示孕妇有发生妊娠期高血压疾病的倾向。当血细胞比容≥0.35，全血黏度＞3.6或血浆黏度＞1.6时，提示有发生子痫前期的倾向。

(4)尿钙排泄量：妊娠期高血压疾病患者尿钙排泄量明显降低，仅为正常孕妇的13%～15%。测定尿Ca/Cr比值可作为预测妊娠期高血压疾病的一种简单、易行、准确的方法。

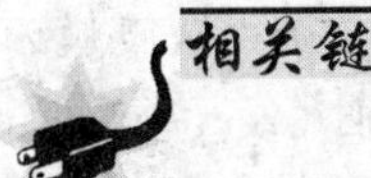

一、女性生殖系统解剖

女性生殖系统包括内、外生殖器官及其相关组织。骨盆为生殖器官的所在地，且与分娩有密切关系。

(一) 内生殖器

女性内生殖器(internal genitalia)包括阴道、子宫、输卵管及卵巢，后两者合称子宫附件(uterine adnexa)。

1. 阴道(vagina)　系性交器官、月经血排出及胎儿娩出的通道。

(1) 位置和形态：位于真骨盆下部中央，呈上宽下窄的管道，前壁长7～9cm，与膀胱和尿道相邻；后壁长10～12cm，与直肠贴近。上端包绕宫颈，下端开口于阴道前庭后部。上端环绕宫颈周围的部分称阴道穹隆(vaginal fornix)，按其位置分为前、后、左、右4部分，其中后穹隆最深，与盆腔最低部位的直肠子宫陷凹紧密相邻，临床上可经此处穿刺或引流。

(2) 组织结构：阴道壁由黏膜、肌层和纤维组织膜构成，有很多横纹皱襞，故有较大伸展性。阴道黏膜呈淡红色，由复层鳞状上皮细胞覆盖，无腺体，受性激素影响有周期性变化。阴道肌层由外纵及内环形的两层平滑肌构成，肌层外覆纤维组织膜，其弹力纤维成分多于平滑肌纤维。阴道壁富有静脉丛，损伤后易出血或形成血肿。

2. 子宫(uterus)　子宫在青春期后受性激素影响发生周期性改变并产生月经；性交后，

子宫为精子到达输卵管的通道;孕期为胎儿发育生长的部位;分娩时子宫收缩胎儿及其附属物娩出。

(1) 形态:子宫是有腔的肌性器官,呈前后略扁的倒置梨形,重约50g,长7～8cm,宽4～5cm,厚2～3cm,容量约5ml。子宫上部较宽称宫体(corpus uteri),其上端隆突部分称宫底(fundus uteri),宫底两侧为宫角(cornua uteri),与输卵管相通。子宫下部较窄呈圆柱状称宫颈(cervixuteri)。宫体与宫颈的比例因年龄而异,婴儿期为1∶2,成年妇女为2∶1。

宫腔(uterine cavity)为上宽下窄的三角形,顶端两侧通输卵管,尖端朝下通宫颈管。在宫体与宫颈之间形成最狭窄的部分称子宫峡部(isthmus uteri),在非孕期长约1cm,其上端因解剖上较狭窄,称解剖学内口;其下端因黏膜组织在此处由宫腔内膜转变为宫颈黏膜,称组织学内口。妊娠期子宫峡部逐渐伸展变长,妊娠末期可达7～10cm,形成子宫下段。宫颈内腔呈梭形称宫颈管(cervical canal),成年妇女长2.5～3.0cm,其下端称宫颈外口。宫颈下端伸入阴道内的部分称宫颈阴道部;在阴道以上的部分称宫颈阴道上部。未产妇的宫颈外口呈圆形;已产妇的宫颈外口受分娩影响形成横裂。

(2) 组织结构

1)宫体:宫体壁由3层组织构成,由内向外可分为子宫内膜、肌层和浆膜层(脏层腹膜)。子宫内膜从青春期开始受卵巢激素影响,其表面2/3能发生周期性变化称功能层;靠近子宫肌层的1/3内膜无周期性变化为基底层。

子宫肌层较厚,非孕时厚度约0.8cm。肌层由平滑肌束及弹力纤维组成。肌束纵横交错似网状,可分3层:外层纵行,内层环行,中层交叉排列。肌层中含有血管,子宫收缩时压迫血管,可有效地制止子宫出血。

子宫浆膜层为覆盖子宫体底部及前后面的脏腹膜,与肌层紧贴,在子宫前面近子宫峡部处,腹膜与子宫壁结合较疏松,向前反折覆盖膀胱,形成膀胱子宫陷凹。在子宫后面,腹膜沿子宫壁向下,至宫颈后方及阴道后穹隆再折向直肠,形成直肠子宫陷凹(rectouterine pouch),亦称道格拉斯陷凹(pouch of Douglas)。

2) 宫颈:主要由结缔组织构成,含少量平滑肌纤维、血管及弹力纤维。宫颈阴道部由复层鳞状上皮覆盖,表面光滑,宫颈外口柱状上皮与鳞状上皮交接处是宫颈癌的好发部位。宫颈管黏膜为单层高柱状上皮,黏膜内腺体能分泌碱性黏液,形成黏液栓,堵塞宫颈管。宫颈管黏膜也受性激素影响发生周期性变化。

(3) 子宫韧带:共有4对。

1) 圆韧带(round ligament):由结缔组织与平滑肌组成,呈圆索状。起于宫角的前面、输卵管近端的下方,在子宫阔韧带前叶的覆盖下向前外侧伸展达两侧骨盆壁,再穿过腹股沟管终于大阴唇前端,全长12～14cm。其作用是维持子宫呈前倾。

2) 阔韧带(broad ligament):位于子宫两侧的双层腹膜皱襞,呈翼状,由覆盖子宫前后壁的腹膜自子宫侧缘向两侧延伸达盆壁而成。阔韧带分为前后两叶,其上缘游离,内2/3部包裹输卵管(伞部无腹膜遮盖),外1/3部移行为骨盆漏斗韧带(infundibulo pelvic ligament)或称卵巢悬韧带(suspensory ligament of ovary),卵巢动静脉由此穿行。在输卵管以下、卵巢附着处以上的阔韧带称输卵管系膜,其中有结缔组织及中肾管遗迹。卵巢与阔韧带后叶相接处称卵巢系膜。卵巢内侧与宫角之间的阔韧带稍增厚称卵巢固有韧带或卵巢韧带。在宫体两侧的阔韧带中有丰富的血管、神经、淋巴管及大量疏松结缔组织称宫旁组织。子宫动静脉和输尿管均从阔韧带基底部穿过。

3）主韧带(cardinal ligament)：又称宫颈横韧带。在阔韧带的下部，横行于宫颈两侧和骨盆侧壁之间，为一对坚韧的平滑肌与结缔组织纤维束。其作用是固定宫颈位置、保持子宫不下垂。

4）宫骶韧带(utero-sacral ligament)：从宫颈后面的上侧方(相当于组织学内口水平)，向两侧绕过直肠到达第2～3骶椎前面的筋膜，短厚有力，内含平滑肌和结缔组织，外有腹膜遮盖。其作用是将宫颈向后向上牵引，维持子宫处于前倾位置。

总之，子宫位于盆腔中央，膀胱与直肠之间，下端接阴道，两侧有输卵管和卵巢。当膀胱空虚时，成人子宫的正常位置呈轻度前倾前屈位，主要靠子宫韧带及骨盆底肌和筋膜的支托作用。正常情况下宫颈下端处于坐骨棘水平稍上方。

3. 输卵管(fallopian tube or oviduct) 输卵管是精子与卵子相遇受精的场所，也是向宫腔运送受精卵的通道。

(1) 形态：为一对细长而弯曲的肌性管道，位于阔韧带的上缘内，内侧与宫角相连通，外端游离，与卵巢接近。输卵管全长8～14cm。根据输卵管的形态由内向外分为4部分：① 间质部(interstitial portion)：为通入子宫壁内的部分，狭窄而短，长约1cm；② 峡部(isthmic portion)：在间质部外侧，管腔较窄，长2～3cm；③ 壶腹部(ampulla)：在峡部外侧，管腔较宽大，长5～8cm；④ 伞部(fimbria)：为输卵管的末端，开口于腹腔，游离端呈漏斗状，表面无腹膜覆盖，有许多细长的指状突起。伞的长度不一，多为1～1.5cm，有"拾卵"作用。

(2) 组织结构：输卵管壁由3层构成：外层为浆膜层，是腹膜的一部分；中层为平滑肌层，常有节律性地收缩，能引起输卵管由远端向近端蠕动；内层为黏膜层，由单层高柱状上皮覆盖。上皮细胞分为纤毛细胞、无纤毛细胞、楔状细胞及未分化细胞4种。输卵管肌肉的收缩和黏膜上皮细胞的形态、分泌及纤毛摆动均受性激素的影响而呈周期性变化。

4. 卵巢(ovary) 具有产生、排出卵子和分泌性激素的功能。

(1) 形态：青春期前，卵巢表面光滑；青春期开始排卵后，表面逐渐凹凸不平；成年妇女的卵巢约4cm×3cm×1cm，重5～6g，呈灰白色；绝经后卵巢萎缩变小变硬；卵巢的大小、形状随年龄而有差异。

(2) 组织结构：卵巢表面无腹膜，由单层立方上皮覆盖称生发上皮。上皮的深面有一层致密纤维组织称卵巢白膜。再往内为卵巢实质，又分为皮质与髓质。皮质在外层，内有数以万计的始基卵泡及致密结缔组织；髓质在中央，无卵泡，含有疏松结缔组织及丰富的血管、神经、淋巴管以及少量与卵巢悬韧带相连续、对卵巢运动有作用的平滑肌纤维。

(二) 外生殖器

女性外生殖器(external genitalia)又称外阴(vulva)，指生殖器官的外露部分，包括两股内侧从耻骨联合到会阴之间的组织，包括阴阜(mons pubis)、大阴唇(1abium majus)、小阴唇(1abium minus)、阴蒂(clitoris)、阴道前庭(vaginal vestibule)。其中阴道前庭内又包括前庭球、前庭大腺、尿道口、阴道口及处女膜。

(三) 血管、淋巴

1. 动脉 女性内外生殖器官的血液供应主要来自卵巢动脉、子宫动脉、阴道动脉及阴部内动脉。

2. 淋巴　女性生殖器官和盆腔具有丰富的淋巴系统，淋巴结一般沿相应的血管排列，其数目、大小和位置均不恒定。淋巴分为外生殖器淋巴与盆腔淋巴两组。外生殖器淋巴分腹股沟浅淋巴结和腹股沟深淋巴结两组。盆腔淋巴分为3组：①髂淋巴组由髂内、髂外及髂总淋巴结组成；②骶前淋巴组位于骶骨前面；③腰淋巴组位于腹主动脉旁。当内、外生殖器官发生感染或肿瘤时，往往沿各部回流的淋巴管扩散，引起相应淋巴结肿大。

二、妊娠合并常见内、外科疾病

（一）妊娠合并心脏病

1. 妊娠、分娩对心脏病的影响

(1) 妊娠期：血容量增加始于妊娠第6周，至第32～34周达高峰，较妊娠前增加30%～45%，从而引起心率加快及心排出量增加。妊娠早期以心排出量增加为主，妊娠晚期需增加心率以适应血容量增多。至分娩前1～2个月，心率平均每分钟约增加10次，使心脏负担加重。此外，妊娠晚期子宫增大、膈肌上升使心脏向左向上移位，出入心脏的大血管扭曲，机械性地增加心脏负担，更易使心脏病孕妇发生心力衰竭。

(2) 分娩期：分娩期为心脏负担最重的时期。在第一产程，子宫收缩能增加周围循环阻力，血压稍升高，幅度为5～10mmHg。每次宫缩约有250～500ml血液从子宫中被挤出。第二产程时，除子宫收缩外，产妇出现用力屏气，腹壁肌及骨骼肌同时工作，使周围循环阻力及肺循环阻力均增加；同时加腹压能使内脏血液涌向心脏。先天性心脏病患者原有血液自左向右分流，可因肺循环阻力增加，右心房压力增高而转变为血液自右向左分流，出现发绀。第三产程胎儿胎盘娩出后，子宫突然缩小，胎盘循环停止，子宫血窦内大量血液突然进入全身循环。同时腹压骤减，血液向内脏倾流，回心血量急剧减少，使功能不良的心脏易在此时发生心力衰竭。

(3) 产褥期：产后3日内仍是心脏负担较重的时期。除子宫复旧使一部分血液进入体循环以外，孕期组织间潴留的液体也开始回到体循环，此时的血容量暂时性增加，仍要警惕心力衰竭的发生。总之，妊娠32～34周、分娩期及产后3日内均是心脏病孕产妇发生心力衰竭的最危险时期，临床上应给予密切监护。

2. 妊娠合并心脏病的种类　妊娠合并先天性心脏病已跃居首位，已占35%～50%。妊娠合并风湿性心脏病患者已明显减少，退居第二位。此外，由于诊断水平的提高，妊高征心脏病、围生期心肌病、心肌炎、各种心律失常、贫血性心脏病等在妊娠合并心脏病中也占有一定比例。

(1) 先天性心脏病：分为无发绀型和发绀型两类。

1) 无发绀型：以房间隔缺损、室间隔缺损和动脉导管未闭合并妊娠者多见。除个别重症外，大多数能耐受妊娠、分娩和产褥期的血流动力学变化。一部分患者因有不同程度的肺动脉高压，在第二产程，产妇屏气用力使肺动脉压力进一步升高，以及产后出血体循环压力下降而发生血液由右向左分流，出现发绀而诱发心衰。

2) 发绀型：有法洛四联征及艾森曼格综合征等。此类患者对妊娠期血容量增加和血流动力学改变的耐受力很差，一旦妊娠，母体和胎儿死亡率可高达30%～50%，因此不宜妊娠，若已妊娠也应尽早终止。

(2) 风湿性心脏病：以单纯性二尖瓣狭窄最多见，占2/3～3/4。部分为二尖瓣狭窄合并关闭不全，主动脉瓣病变者少见。

1）二尖瓣狭窄：二尖瓣狭窄给妊娠期血流动力学改变带来极大危害。由于妊娠期血容量增加，心排出量增大，心率加快，使左室充盈时间缩短，左房压力不断增高，可诱发急性肺水肿及充血性心力衰竭。此外，若并发心房扑动或颤动，以及分娩时子宫收缩，屏气用力，胸腔压力增高，则更易诱发心力衰竭。

2）二尖瓣关闭不全：单纯二尖瓣关闭不全多能耐受妊娠及分娩，较少发生肺水肿和心力衰竭。

3）主动脉瓣狭窄：主动脉瓣狭窄常伴主动脉瓣关闭不全及二尖瓣病变。轻型孕妇常能安全渡过妊娠、分娩及产褥期。重型也可发生充血性心力衰竭，甚至突然死亡。

4）主动脉瓣关闭不全：妊娠期心率加快缩短了心室舒张期时间，虽然血容量增加，但主动脉回流至左心室的血量相应减少。除个别重症外，主动脉瓣关闭不全孕妇多能耐受妊娠与分娩所带来的血流动力学变化。

(3) 妊娠高血压性心脏病：妊娠高血压病孕妇，以往无心脏病史及体征，而突然发生以左心衰竭为主的全心衰竭者称妊娠高血压性心脏病。这是由于妊娠高血压性心脏病时冠状动脉痉挛，心肌缺血受累，周围小动脉阻力增加，水、钠潴留及血黏度增加等，加重了心脏负担而诱发急性心力衰竭。若诊断及时，积极治疗，常能渡过妊娠及分娩，产后病因消除，病情会逐渐缓解，多不遗留器质性心脏病变。

(4) 围生期心肌病：是发生于妊娠期最后3个月至产后6个月内的扩张型心肌病。与原发性扩张型心肌病的不同点是本病与妊娠分娩有密切关系。确切病因还不十分清楚，可能与病毒感染、营养不良、冠状血管病变、激素及遗传免疫等因素有关。临床表现不尽相同，主要表现为呼吸困难、咯血、胸痛、肝肿大、浮肿等心力衰竭的症状。胸部X线摄片见心脏增大、肺淤血，心电图示左室肥大及ST段及T波异常改变，可伴有各种心律失常。本病患者一部分可因心衰、肺梗塞或心律失常而死亡，一部分患者经临床治疗得以恢复，再次妊娠可能复发。治疗上，在安静及增加营养的同时，针对心衰可给强心利尿剂及血管扩张剂，有栓塞征象可以适当应用肝素。曾患围生期心肌病心力衰竭且遗留心脏扩大者，应避免再次妊娠。

(5) 心肌炎：近年病毒性心肌炎呈增多趋势，心肌炎及其后遗症合并妊娠的比例也在增加。急慢性心肌炎个体表现差异较大，临床诊断较为困难。主要表现为既往无心瓣膜病、冠心病或先心病，在病毒感染后1～3周内出现乏力、心悸、呼吸困难和心前区不适。检查可见心脏扩大，出现与发热不相称的持续性心动过速、室性早搏、房室传导阻滞和时段及T波异常改变等。病原学检查和心肌酶谱可协助诊断。一部分患者呈慢性病程，表现为扩张型心肌病。患心肌炎及扩张型心肌病的妇女一旦妊娠，发生心力衰竭的危险性很大，一般不宜妊娠。急性心肌炎病情控制良好者，可在密切监护下妊娠。

3. 妊娠合并心脏病对胎儿的影响　不宜妊娠的心脏病患者一旦妊娠，或妊娠后心功能恶化者，流产、早产、死胎、胎儿宫内生长受限、胎儿窘迫及新生儿窒息的发生率均明显增高。心脏病孕妇心功能良好者，胎儿相对安全，剖宫产机会多。某些治疗心脏病的药物对胎儿也存在潜在的毒性反应，如地高辛可以自由通过胎盘到达胎儿体内。一部分先天性心脏病与遗传因素有关。国外报道，双亲中任何一方患有先天性心脏病，其后代先心病及其他畸形的发生机会较对照组增加5倍。

4. 心脏病患者对妊娠耐受能力的判断　能否安全渡过妊娠期、分娩及产褥期，取决于心脏病的种类、病变程度、是否手术矫治、心功能级别及具体医疗条件等因素。

(1) 可以妊娠：心脏病变较轻，心功能Ⅰ～Ⅱ级，既往无心衰史，亦无其他并发症者，妊娠后经密切监护、适当治疗多能耐受妊娠和分娩。

(2) 不宜妊娠：心脏病变较重、心功能Ⅲ级或Ⅲ级以上、既往有心衰史、有肺动脉高压、发绀型先心病、严重心律失常、活动风湿热、心脏病并发细菌性心内膜炎者，孕期极易发生心衰，不宜妊娠。若已妊娠，应在妊娠早期行人工流产终止妊娠。

(二) 病毒性肝炎对妊娠的影响

1. 对母体的影响　妊娠早期可使早孕反应加重。妊娠晚期易患妊娠期高血压疾病，这可能与肝炎时醛固酮的灭活能力下降有关。分娩时，因肝功能受损、凝血因子合成功能减退，产后出血率增高。若为重症肝炎，常并发DIC，出现全身出血倾向，直接威胁母婴生命。

2. 对胎儿的影响　妊娠早期患病毒性肝炎，胎儿畸形发病率约高2倍。流产、早产、死胎、死产和新生儿死亡率明显增高。有资料报道，肝功能异常孕产妇的围生儿死亡率高达4.6%。

3. 母婴传播　其传播情况因病毒类型不同而有所不同。

(1) 甲型肝炎病毒：为嗜肝RNA病毒，主要经粪口途径传播。HAV不会经胎盘感染胎儿，仅在分娩期前后产妇患HAV病毒血症时，对胎儿有威胁。

(2) 乙型肝炎病毒：为嗜肝DNA病毒，外层含表面抗原，内层含核心抗原及核心相关抗原。母婴传播引起的HBV感染在我国约占婴幼儿感染的1/3，母婴传播有3种途径：

1) 宫内传播：应用分子杂交法在引产胎儿肝、脾、肾、胎盘等组织中均检出HBV-DNA，证明宫内感染的存在。近年研究证明，HBV宫内感染率为9.1%～36.7%。宫内传播的机制尚不清楚，可能由于胎盘屏障受损或通透性增强引起母血渗漏造成。

2) 产时传播：胎儿通过产道时吞咽含HBsAg的母血、羊水、阴道分泌物，或在分娩过程中子宫收缩使胎盘绒毛破裂，母血漏入胎儿血循环。只要有10^{-8}ml母血进入胎儿体内即可使胎儿感染。产时是HBV母婴传播的主要途径，占40%～60%。

3) 产后传播：与接触母乳及母亲唾液有关。据报道，当母血HBsAg、HBeAg、抗HBc均阳性时母乳HBV-DNA出现率为100%。

(3) 丙型肝炎病毒(HCV)：存在母婴传播。晚期妊娠患丙型肝炎时约2/3发生母婴传播，受感染者约1/3将来发展为慢性肝病；但近年的国外文献报道丙型肝炎病毒在母婴间垂直传播率为4%～7%，仅当母血清中检测到较高滴度的HCV-RNA时才发生母婴传播，且有许多发生宫内感染的新生儿在生后一年内自然转阴。

(4) 丁型肝炎病毒：是一种缺陷性病毒。其感染的必备条件是需同时有乙肝病毒感染。母婴传播较少见，可与HBV同时感染或在乙型肝炎基础上重叠感染。传播途径与HBV相同，经体液、血行或注射途径传播。与HBV相比，母婴传播较少见。

(5) 戊型肝炎病毒：其传播途径及临床表现类似甲型肝炎，但孕妇易感且易为重症，死亡率较高。国内某省戊肝流行期，重症孕妇为非孕妇的6倍。戊肝患者总死亡率为5.2%，其中孕妇占70%～80%。

(三) 妊娠合并淋病

1. 淋病对妊娠、分娩及胎儿的影响　孕妇感染淋菌并不少见，占1%～8%。妊娠期任何阶段的淋菌感染，对妊娠预后均有影响。妊娠早期淋菌性宫颈管炎，可导致感染性流产与人工流产后感染。妊娠晚期易因淋菌性宫颈管炎使胎膜脆性增加，易发生胎膜早破。胎膜早破可使孕妇发生羊膜腔感染综合征，分娩时可出现产程延长。分娩后产妇抵抗力低，若有损伤易发生淋病播散，引起盆腔炎，严重者可致播散性淋病。对胎儿的威胁则是胎儿宫内感染和早产。胎儿感染易引起胎儿宫内生长受限、胎儿窘迫，甚至导致死胎、死产，早产发病率约为17%。

2. 淋病对新生儿的影响　若胎儿经未治疗孕妇阴道娩出，可以发生新生儿淋菌结膜炎、肺炎，甚至出现淋菌败血症，使围生儿死亡率明显增加。淋菌感染的潜伏期为1～14日，故新生儿淋菌结膜炎多在生后1～2周内发病，可见双眼眼睑肿胀，结膜发红，有脓性分泌物流出。若未能及时治疗，结膜炎继续发展，引起淋菌眼眶蜂窝织炎，若累及角膜可形成角膜溃疡、云翳，甚至发生角膜穿孔或发展成虹膜睫状体炎、全眼球炎，导致失明。

(四) 妊娠合并梅毒

梅毒对胎儿及婴幼儿的影响：患一、二期梅毒孕妇的传染性最强，梅毒螺旋体在胎儿内脏(主要在肝、肺、脾、肾上腺等)和组织中大量繁殖，引起妊娠16周后的流产、死胎、死产。未经治疗的一、二期梅毒孕妇几乎100%传给胎儿，早期潜伏梅毒孕妇感染胎儿的可能性达80%以上，可有20%早产。未治疗的晚期梅毒孕妇感染胎儿的可能性约为30%，晚期潜伏梅毒孕妇，性接触已无传染性，但感染胎儿的可能性仍有10%。一般先天梅毒儿占死胎的30%左右。

若胎儿幸存，娩出先天梅毒儿(也称胎传梅毒儿)，病情较重。其病死率及致残率均明显增高。早期表现有皮肤大疱、皮疹、鼻炎及鼻塞、肝脾肿大、淋巴结肿大等；晚期先天梅毒多出现在2岁以后，表现为楔状齿、鞍鼻、间质性角膜炎、骨膜炎、神经性耳聋等。

(五)妊娠期合并阑尾炎

1. 妊娠期阑尾炎特点　妊娠并不诱发阑尾炎，但妊娠期阑尾的炎症容易扩散，病情发展，极易发生坏死、穿孔及腹膜炎，发生穿孔及继发弥漫性腹膜炎者较非孕期增加1.5～3.5倍。原因有：① 妊娠期阑尾位置上移及增大子宫的掩盖，急性阑尾炎并发局限性腹膜炎时腹肌紧张及腹膜刺激征不明显，体征与实际病变程度不符，容易漏诊而延误治疗时机；② 增大子宫将腹壁与发炎阑尾分开，使腹壁防卫能力减弱；③ 子宫妨碍大网膜游走，使大网膜不能抵达感染部位发挥防卫作用；④ 炎症波及子宫可诱发宫缩，宫缩又促使炎症扩散，易导致弥漫性腹膜炎；⑤ 妊娠期类固醇激素分泌增多，抑制孕妇的免疫机制，促进炎症发展；⑥ 妊娠期盆腔血液及淋巴循环旺盛，毛细血管通透性及组织蛋白溶解能力增强。

2. 妊娠早期急性阑尾炎　常有转移性右下腹痛及消化道症状，急性阑尾炎早期体温正常或轻度升高(通常＜38℃)；若有明显体温升高(＞39℃)或脉率增快，提示有阑尾穿孔或合并腹膜炎。查体右下腹麦氏点或稍高处有压痛、反跳痛和肌紧张。其症状及体征与非妊娠期基本相同。

3. 妊娠中、晚期急性阑尾炎　与非妊娠期表现不同。常无明显的转移性右下腹痛，妊娠3个月后，阑尾位置渐上移，腹痛和压痛的位置也逐渐上升，甚至可达右肋下肝区。阑尾位于子宫背面时，疼痛可位于右侧腰部。增大子宫将壁层腹膜向前顶起，故压痛、反跳痛和肌紧张常不明显。妊娠期有生理性白细胞增加，故白细胞计数对诊断帮助不大，但白细胞计数＞15×10^9/L时有诊断意义。也有白细胞升高不明显者。

一、分娩镇痛

(一) 概述

分娩是一个复杂的生理过程，分娩过程中剧烈疼痛引起的焦虑、恐惧等心理反应可造成母体和胎儿内环境的改变。分娩疼痛包括子宫收缩痛、宫颈扩张痛及盆底扩展痛，进一步的疼痛来自腹膜和盆腔韧带。虽然分娩疼痛并非疾病所引起，但分娩时的疼痛常会令产妇产生恐惧。分娩疼痛的严重程度几乎与外科手术疼痛相当。1992 年美国妇产学院(American College of Obstetrics and Gynecology，ACOG)分娩镇痛委员会指出：分娩导致许多妇女的剧烈痛苦，而这种痛苦往往被人们视为正常的过程而忽略，产妇剧烈疼痛的经历应引起人们对分娩镇痛的重视。如何使产妇清醒无痛苦地分娩，一直是人们的追求。分娩镇痛是指消除或缓解分娩时疼痛的措施。理想的分娩镇痛必须具备以下要求：① 对母婴影响小；② 易于给药，起效快，作用可靠，满足整个产程镇痛的要求；③ 避免运动阻滞，不影响宫缩与产程；④ 产妇清醒，可参与分娩过程；⑤ 必要时可满足手术的需求。目前尚缺乏绝对安全、满意的无痛分娩镇痛方法。

分娩不同时期所涉及的解剖位置不同，因此不同产程阶段的疼痛具有不同的特点。疼痛一般从分娩的第一产程开始，逐渐加重，到第二产程终末，大致呈直线增加趋势，进入第三产程则急剧减轻。第一产程的疼痛主要来自子宫体长时间的收缩和宫颈、子宫下段的扩张，疼痛的强度与宫内压力和收缩的力量有关，子宫收缩时，宫内压力可升高 4.66～6.65 kPa(35～50mmHg)，子宫的韧带和腹膜受到牵拉，子宫壁的血管暂时受压而闭塞，使其周围组织产生暂时性缺血和缺氧而发生疼痛。当宫口扩张至 7～8cm 时疼痛最为剧烈，疼痛部位在腰、背、大腿和小腿等，疼痛刺激被感受器接受后，经过子宫的神经纤维传入至 T10～L1 脊髓后角，继而上传至中央后回；第二产程的疼痛来自下产道、外阴、会阴的膨胀牵拉；第三产程的疼痛是由于胎盘娩出时宫颈扩展和子宫收缩所致。产痛的产生可能存在其他机制，分娩时局部组织因创伤可释放出某些化学物质，如组胺、缓激肽、5-羟色胺、P 物质和前列腺素等致痛物质而诱发剧烈疼痛。分娩疼痛的程度：大约有 70%的产妇分娩时有剧烈疼痛，难以忍受，甚至可达“痛不欲生”的地步；25%的产妇为中等程度的疼痛，可以忍受；仅 5%的产妇分娩时只有轻微的疼痛。

(二)分娩镇痛方法

1. 非药物性镇痛法

(1) 精神安慰镇痛分娩法：在临床实践中发现，分娩镇痛与产妇的精神、心理状态密切相关，如恐惧、焦虑、疲惫、缺乏自信及周围环境的不良刺激等因素都能降低产妇的痛阈。此镇痛法包括：① 产前教育：纠正“分娩必痛”的错误观念。孕期教育，成立孕妇学校，让孕妇及其丈夫参加听课，让产妇了解分娩的机理。通过教育和暗示语言、抚摸和转移注意力，增强其大脑皮层功能，提高痛阈。② 呼吸和按摩减痛法：Lamaze 呼吸减痛法，临产开始后第一产程潜伏期行胸式呼吸，动作深而慢，每次宫缩，从鼻孔吸气，用嘴呼出，像吹灭蜡烛一样，频率 6～9 次/分；活跃期(第一产程末)快而浅地呼吸，以此来缓解紧张，宫缩间歇时停止；第二产程时深吸气后向下屏气，深呼吸可兴奋大脑皮层，增加体内氧含量，提高痛阈，减轻痛觉。穴位按摩可减轻分娩疼痛，于第一产程末宫缩时开始，可与深呼吸相配合，宫缩间歇时停止。产妇仰卧，陪伴者一掌横置于脐上，另一掌横置于耻骨上，随其呼吸起落，轻重适度地按摩，持续3分钟。先单掌逆时针按摩腹部5圈，然后推擦四肢内外侧面。以热为度，推大腿内侧时方向从上向下。术者再双掌分别从脐旁两侧小腹斜向耻骨推擦3～5分钟，同时推拿两侧腰部肌肉30～50次。配合按摩三阴交、血海、膻中穴各1～3分钟。③ 导乐和陪待产分娩法：由一名有过自然分娩经历的女性或助产士陪伴正在分娩的产妇。在产前、产时及产后给予产妇持续的心理、生理和情感上的支持与鼓励；建立家庭式产房，鼓励丈夫参与分娩的全过程，使产妇在舒适、安全、轻松的环境下顺利分娩。有资料表明，导乐分娩使产程缩短25%，缩宫素应用减少40%，对硬膜外麻醉的需求减少60%，镇痛药的应用减少30%，产钳助产减少40%。

(2) 分娩姿势：初产妇分娩产程时间较长，可根据产妇需求，鼓励其选择适合自己的体位，避免单一的仰卧位分娩时的缺点。分娩姿势常见有立式分娩、跪式分娩、坐式分娩、仰卧分娩。坐式分娩其实是一种很古老、很自然的生产方法，早在18世纪以前，女性就采用过坐式分娩。长久以来，仰卧位分娩被认为是天经地义的，其实不然。有研究认为：传统的仰卧位分娩弊端明显，往往使产妇骶尾关节难以扩张，导致骨盆出口狭窄，子宫压迫盆腔大动脉及大静脉，造成胎盘血流减少而影响，这种分娩姿势是与生理相悖的不利姿势。而坐式分娩有六大优点：① 可以缩短产程；② 可使对宫缩的压力增加；③ 可以增大骨盆的出口间径；④ 可以减少骨盆的倾斜度，有利于顺利分娩；⑤ 改善胎盘血流供给，减少宫内窘迫率和新生儿窒息率；⑥ 产妇在分娩时感觉舒适，可以环视周围一切，减少紧张、恐惧与不安的情绪。改变生产姿势同样也能缓解产妇的紧张情绪，从而减轻产痛。目前，国内已经有医院允许产妇采用包括坐式分娩姿势在内的各种立式姿势进行分娩，可以自动调整的产床给分娩提供了很大帮助，分娩越来越人性化。

(3) 经皮电神经刺激仪：应用可控制低压电，通过皮肤电极对大脑髓质外周神经纤维的刺激达到镇痛的效果。将两对电极分别置于第10胸椎～第1腰椎和第2骶椎～第4骶椎脊柱两侧，每组电极板均与刺激器相连。根据疼痛程度，产妇可自行调节。镇痛有效率约为25%。

(4) 水下分娩：即产妇于第一产程及第二产程的前期坐于35～37℃的温水中，温水可使局部血管扩张，肌肉松弛，减轻疼痛；水的浮力使产妇较容易支持身体和耐受宫缩，肌肉因不必支持整个身体的重量而放松。温热可使体内儿茶酚胺释放减少，改善子宫灌注，促进节律性宫缩，缩短产程和减少催产的需要。水可以提高产道和会阴的弹性，降低会阴切开率，减少会阴裂伤的发生及程度，但镇痛效果不确切。

非药物性镇痛法的优点是对产程和胎儿无影响，但镇痛效果差。

2. 常用的药物性分娩镇痛法

(1) 笑气(N_2O)吸入法：应用方法是：用麻醉机以$N_2O:O_2=50\%:50\%$混合后，产妇自持麻醉面罩放置口鼻部，在宫缩前20～30秒经面罩作深呼吸数次，待产痛消失时，面罩即可移去。间歇吸入于第一产程(宫口开2cm后)、第二产程。其优点是效果较可靠，大约50%左右的产妇镇痛有效。该法起效迅速，作用消失也快。产妇始终保持意识清楚，能与医务人员密切配合。但N_2O有30～45秒的潜伏期，而宫缩又先于产痛出现，因此间断吸入至少在宫缩前50秒使用，若感觉疼痛时吸入，不但起不到止痛效果，反而在宫缩间歇进入浅睡状态并伴有不同程度的头晕、恶心。若吸入过深，产生全麻效果，有误吸的可能性。

(2) 杜冷丁：使用方法是：常用量为50～150mg，肌肉注射，给药后15～20分钟起效，1～1.5小时达高峰，2小时后逐渐消退。其优点是给药简便。40%～60%的产妇镇痛有效。但注药后能迅速通过胎盘屏障，母体静脉注射后数秒钟即在胎血内出现，6分钟达到母血与胎血之间的药物平衡。肌肉注射后2小时在胎血内浓度达高峰，对新生儿呼吸中枢产生抑制。产妇用药后有头晕、恶心、呕吐、烦躁不安，大部分表现为表情淡漠、反应迟钝，在宫缩间歇往往嗜睡。

(3) 区域性阻滞：包括外阴部局部浸润、阴部神经阻滞、宫颈旁神经阻断镇痛。阴部神经阻滞可减轻分娩中由于产道和盆底扩张及外阴部手术所致的疼痛，使阴道、会阴松弛，缩短第二产程。宫颈旁阻断用于第一产程，经宫颈两侧的阴道穹隆穿刺，但有时在神经阻滞后出现胎心缓慢，因此早产、胎儿窘迫的产妇应禁用。

3. 椎管内注药镇痛法　是目前国内外麻醉界公认的镇痛效果最可靠、使用最广泛、最可行的镇痛方法，镇痛有效率达95%以上。目前常用的有连续硬膜外输注镇痛(continuous infusion epidural analgesia, CIEA)、自控硬膜外分娩镇痛(patient controlled epidural analgesia, PCEA)、可行走硬膜外镇痛(ambulatory or working epidural analgesia, AEA)、腰麻-硬膜外麻联合镇痛(combined spinal epidural analgesia, CSEA)、连续腰麻镇痛(continuous spinal analgesia, CSA)。其优点是：① 镇痛效果好，可做到完全无痛，尤其适合于重度产痛的产妇。② 产妇清醒，可进食进水，可参与产程的全过程。③ 无运动阻滞，可下地行走。④ 可灵活地满足产钳和剖宫产的麻醉需要，为及早结束产程争取时间。⑤ 随着新的给药方式——CSEA和PCEA技术的出现及新药——罗哌卡因的出现，提高了分娩镇痛效果，对母婴和产程几乎无任何影响。但这些方法需要由掌握麻醉专业技能的麻醉科医师来操作，也就是说给药不太简便；有技术风险，有3%的镇痛失败率；药物剂量和浓度选择不当时，对运动阻滞、产程及母婴产生不良影响。椎管内注药的分娩镇痛法是有创性的，具有一定的操作和技术风险。

虽然部分医务人员、产妇及家属认为分娩疼痛是"正常"和"生理性"的，但有一定比例的产妇因恐惧分娩疼痛放弃自然分娩而选择剖宫产，这也是目前临床高剖宫产率的原因之一。分娩疼痛是客观事实，但疼痛是无益的，世界卫生组织提出每位产妇享有无痛分娩的权利。目前硬膜外阻滞用于分娩镇痛是一种比较安全、有效的方法；目前的趋势是使用微泵法连续给药或行PCEA，在提供满意镇痛的同时保持最小的运动阻滞。

参考文献

[1] 赵继军. 疼痛护理学[M]. 北京：人民军医出版社，2002：3

[2] 姜雪梅，徐建国，李德馨. 细胞因子创伤疼痛和麻醉[J]. 临床麻醉学杂志，1999，(5)：272—273

[3] 高眉扬，周莉. 导乐陪伴式分娩[J]. 中国实用妇科与产科杂志，2005，21(5)：267—268

[4] 荀文丽，吴连方. 分娩学[M]. 北京：人民卫生出版社，2003：51

[5] 费娜，张敏，王玉兰. 按摩穴位对减轻分娩疼痛的效果观察[J]. 齐鲁护理杂志，2003，9(5)：226

[6] 苏应宽，徐增祥，江森. 实用产科学[M]. 济南：山东科学技术出版社，2004：237—241

[7] 董淑筠，金婉玲，程蔚蔚等. 水中分娩462例临床分析[J]. 上海医学，2005，28

(9)：438

[8] 金皖玲，刘平，董淑筠. 水中分娩的应用现状与发展[J]. 中国实用妇科与产科杂志，2005，21(5)：269

[9] 谭冠先. 疼痛诊疗学[M]. 北京：人民卫生出版社，2000：163—167

[10] Rosen MA. Nitrous oxide for relief of labor pain[J]. Am J Obstet Gynecol，2002，186(5)(Suppl Nature)：S110—S126

[11] Collis RE，Harding SA，Morgan BM. Effect of maternal ambulation on labour with low dose combined spinal 2 epidural analgesia[J]. Anaesthesia，1999，54(6)：535—539

[12] Beilin Y，Galea M，Zahn J，et al. Epidural ropivacaine for the initiation of labor epidural analgesia [J]. Anesth Analg，1999，88(6)：1340—345

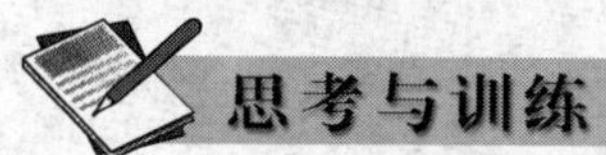

思考与训练

一、单项选择题

1. 停经 35 天的已婚妇女，确定是否宫内妊娠，最合适的方法是 ( )

A. 尿妊娠试验　B. 黄体酮试验　C. 超声多普勒诊断

D. 盆腔检查　E. B 超检查

2. 早期妊娠的诊断，下述哪项最为准确？ ( )

A. 停经伴恶心呕吐　B. 阴道充血变软，呈紫蓝色

C. 子宫增大　D. 超声多普勒检查证明有胎心

E. 自觉有胎动

3. 下列哪些概念正确？ ( )

A. 妊娠 12 周末以前称早期妊娠

B. 妊娠 13 周～27 周末为中期妊娠

C. 妊娠 28 周及以后称晚期妊娠

D. 妊娠 42 周后称过期妊娠

E. 胎产式有纵产式和横产式

4. 足月妊娠时，正常胎心率范围应是 ( )

A. 100～140 次/分　B. 110～150 次/分　C. 120～160 次/分

D. 130～170 次/分　E. 140～180 次/分

5. 头先露中最常见的是 ( )

A. 枕先露　B. 额先露　C. 前囟先露

D. 面先露　E. 以上都不对

6. 胎产式是指 ( )

A. 最先进入骨盆入口的胎儿部分

B. 胎儿先露部的指示点与母体骨盆的关系

C. 胎儿身体纵轴与母体纵轴的关系

D. 适应子宫形状的胎儿姿势

E. 以上都不对

7. 孕妇初感胎动时间一般在 ( )
A. 12～16 周　B. 14～16 周　C. 18～20 周
D. 20～24 周　E. 24 周以上

8. 正常分娩时最主要的产力是 ( )
A. 子宫收缩力　B. 肛提肌收缩力　C. 腹肌收缩力
D. 膈肌收缩力　E. 骨骼肌收缩力

9. 宫缩的特点有 ( )
A. 节律性　B. 对称性　C. 极性
D. 缩复作用　E. 以上均是

10. 关于女性骨盆平面,下列哪项最正确? ( )
A. 骨盆入口平面呈纵椭圆形
B. 骨盆最大平面呈横椭圆形
C. 骨盆最小平面呈圆形
D. 骨盆出口平面呈近似圆形
E. 骨盆最小平面后方为尾骨尖

11. 正常骨盆的坐骨棘间径平均值为 ( )
A. 8cm　B. 9cm　C. 10cm
D. 11cm　E. 12cm

12. 下述哪项是正确的? ( )
A. 总产程分为潜伏期和活跃期
B. 总产程分为三个产程
C. 第一产程指胎儿和胎盘娩出
D. 初产妇一般第二产程数分钟内可完成
E. 经产妇第一产程需 11～12 小时

13. 正常分娩时,胎头以哪个径线通过产道? ( )
A. 枕额径　B. 枕下前囟径　C. 枕颏径
D. 双顶径　E. 双颞径

14. 观察产程进展的最重要标志为 ( )
A. 宫缩强度　B. 是否破膜　C. 胎头下降及宫口扩张
D. 产妇一般情况　E. 胎心率

15. 开始保护会阴最正确的时期是 ( )
A. 胎头着冠以后　B. 胎头开始拨露　C. 看见胎头以后
D. 胎头拨露后联合紧张时　E. 宫口开全,消毒后

16. 下列哪项不是新生儿 Apgar's 评分的内容? ( )
A. 哭声　B. 呼吸　C. 心率
D. 肌张力　E. 皮肤颜色

17. 下列哪项概念正确? ( )
A. 妊娠满 28 周以后的胎儿及其附属物从临产发动到从母体全部娩出的过程称

分娩

B. 妊娠28周至38周分娩称足月产

C. 妊娠满40周及其以后期间分娩称过期产

D. 妊娠满28周至不满40周期间分娩称早产

E. 妊娠不足12周胎儿体重不足1000g终止者称流产

18. 妊娠期高血压疾病的基本病理变化是 ( )

A. 高血压 B. 蛋白尿 C. 浮肿

D. 颅内出血 E. 全身小血管痉挛

19. 下列哪项是判断妊娠期高血压疾病的病情是否发展的主要依据? ( )

A. 有无自觉症状 B. 血压是否升高及程度 C. 尿蛋白

D. 水肿程度 E. 眼底情况

20. 用硫酸镁治疗子痫前期患者时,其中毒反应最早出现的是 ( )

A. 血压下降 B. 心率减慢 C. 呼吸减慢

D. 膝反射消失 E. 尿量减少

二、名词解释

1. 黑格氏征(Hegar's sign) 2. 妊娠 3. 胎方位 4. 分娩机制 5. 着冠

三、填空题

1. 枕先露以________,面先露以________,________以骶骨,肩先露以________为先露部的指示点。

2. 中期妊娠的体征有________、________、________、________。

3. 影响分娩的四因素是________,________,________,________。

4. 早产指妊娠________周分娩,足月产指妊娠________周分娩,过期产指妊娠________周分娩。

5. 软产道是由________、________、________及________共同组成的弯曲管道。

6. 分娩机制的步骤包括________、________、________、________及仰伸、复位及外旋转、胎肩及胎儿娩出。

四、问答题

1. 简述早期妊娠的诊断方法。

2. 先兆临产和临产有哪些表现?

3. 简述胎盘剥离征象。

4. 简述妊娠期高血压疾病的分类及临床表现。

5. 妊高征用硫酸镁治疗时应注意的事项有哪些?

(姚济芬)

第三章　妇科常见疾病

妇科常见病是由女性内、外生殖器官的病理改变所致，包括炎症、良、恶性肿瘤和妇科内分泌疾病三大部分。本章重点介绍 4 种阴道炎、盆腔炎、月经失调、子宫和卵巢的良、恶性肿瘤等疾病。要求熟悉各种疾病的诊断依据与治疗原则，了解疾病的病因、自然转归及预后及主要治疗措施。

第一节　阴道炎症

女性生殖道的自然防御功能：女性生殖道的解剖、生理、生化及免疫学特点具有比较完善的自然防御功能，增强了对感染的防御能力，在健康妇女阴道内虽有某些病原体存在，但并不引起炎症。

1. 两侧大阴唇自然合拢，遮掩阴道口、尿道口。

2. 由于盆底肌的作用，阴道口闭合，阴道前后壁紧贴，可防止外界污染。阴道正常菌群尤其是乳杆菌可抑制其他细菌生长。生理情况下，雌激素使阴道上皮增生变厚并富含糖原，增加对病原体的抵抗力，糖原在阴道乳杆菌作用下分解为乳酸，维持阴道正常的酸性环境(pH≤4.5，多在 3.8～4.4)，抑制其他病原体生长，称为阴道自净作用。

3. 宫颈内口紧闭，宫颈管黏膜为分泌黏液的高柱状上皮所覆盖；宫颈管分泌大量黏液形成胶胨状黏液栓，为上生殖道感染的机械屏障；黏液栓内含乳铁蛋白和溶菌酶，可抑制细菌侵入子宫内膜。

4. 育龄妇女子宫内膜周期性剥脱，也是消除宫腔感染的有利条件。此外，子宫内膜分泌液也含有乳铁蛋白和溶菌酶，能清除少量进入宫腔的病原体。

5. 输卵管黏膜上皮细胞的纤毛向宫腔方向摆动以及输卵管的蠕动，均有利于阻止病原体的侵入。输卵管液也含有乳铁蛋白和溶菌酶，能清除偶然进入输卵管的病原体。

6. 生殖道的免疫系统：生殖道黏膜如宫颈和子宫聚集有不同数量的淋巴组织及散在的淋巴细胞，包括 T 细胞、B 细胞。此外，中性粒细胞、巨噬细胞、补体以及一些细胞因子均在局部有重要的免疫功能，发挥抗感染作用。

当自然防御功能遭到破坏，外源性致病菌侵入或机体免疫功能下降、内分泌发生变化，均可导致炎症发生。

正常情况下有需氧菌及厌氧菌寄居于阴道内，形成正常阴道菌群。需氧菌包括棒状杆菌、非溶血性链球菌、肠球菌、表皮葡萄球菌。兼性厌氧菌有乳杆菌、加德纳尔菌和大肠杆菌。厌氧菌包括消化球菌、消化链球菌、类杆菌、梭杆菌和动弯杆菌等。此外还有支原体及假丝酵母菌。阴道与这些菌群形成一种平衡的生态,阴道环境影响着菌群,菌群也影响阴道环境。正常阴道中乳杆菌占优势,在维持阴道正常菌群中起关键作用。

虽然有外阴及阴道的防御机制存在,但由于外阴前与尿道毗邻,后与肛门邻近,易受污染;外阴及阴道又是性交、分娩及各种宫腔操作的必经之道,容易受到损伤及各种外界病原体的感染。此外,虽然阴道内菌群为正常菌群,但当大量应用抗生素、体内激素发生变化或各种原因致机体免疫能力下降时,阴道与菌群之间的生态平衡被打破,也可形成条件致病菌。

外阴及阴道炎症的共同特点是阴道分泌物增加及外阴瘙痒,由于发生炎症的病因不同,分泌物的特点、性质及瘙痒的轻重也不相同。

一、滴虫阴道炎

(一) 概述

滴虫阴道炎(trichomonal vaginitis)是由阴道毛滴虫引起的阴道炎。阴道毛滴虫适宜生长在温度为25～40℃、pH为5.2～6.6的潮湿环境。滴虫的生活史简单,只有滋养体而无包囊期,滋养体生活力较强,在普通肥皂水中也能生存45～120分钟,能在3～5℃生存21日,在46℃生存20～60分钟,在半干燥环境中约生存10小时,在pH为5.0以下或7.5以上的环境中则不生长。滴虫阴道炎患者的阴道pH一般在5～6.5。月经前后阴道pH发生变化,经后接近中性,故隐藏在腺体及阴道皱襞中的滴虫于月经前后常得以繁殖,引起炎症的发作。它能消耗或吞噬阴道上皮细胞内的糖原,阻碍乳酸生成。滴虫不仅寄生于阴道,还常侵入尿道或尿道旁腺,甚至膀胱、肾盂以及男方的包皮皱褶、尿道或前列腺中。

滴虫阴道炎的传染途径有:① 经性交直接传播。② 经公共浴池、浴盆、游泳池、坐式便器、衣物等间接传播。

(二) 诊断依据

1. 临床表现　滴虫阴道炎的潜伏期为4～28日。其主要症状是稀薄的泡沫状白带增多及外阴瘙痒。瘙痒部位主要为阴道口及外阴,间或有灼热、疼痛、性交痛等。阴道毛滴虫能吞噬精子,并能阻碍乳酸生成,影响精子在阴道内存活,可致不孕。若尿道口有感染,可有尿频、尿痛,有时可见血尿。检查时见阴道黏膜充血,严重者有散在出血斑点,甚至宫颈有出血点,形成"草莓样"宫颈。后穹隆有多量白带,呈灰黄色、黄白色稀薄液体或黄绿色脓性分泌物,常呈泡沫状。带虫者阴道黏膜常无异常改变。典型病例容易诊断,若在阴道分泌物中找到滴虫即可确诊。

2. 实验室检查　检查滴虫最简便的方法是悬滴法。在有症状的患者中,此法的敏感性为60%～70%。具体方法是:加温生理盐水1小滴于玻片上,于阴道后穹隆处取少许分泌物混于生理盐水中,立即在低倍光镜下寻找滴虫。若有滴虫,可见其呈波状运动而移动位置,亦可见到周围白细胞被推移。对可疑患者,若多次悬滴法未能发现滴虫时,可送培养,准确性可达98%左右。为提高检查准确性,在取分泌物前24～48小时避免性交、阴道灌洗或局部用药,取分泌物前不作双合诊,窥器不涂润滑剂。分泌物取出后应及时送检并注意保暖,否则滴虫活动力减弱,造成辨认困难。

（三）治疗原则与主要措施

1. 全身用药　甲硝唑400mg，每日2～3次，7日为一疗程；对初患者单次口服甲硝唑2g，可收到同样效果。口服吸收好，疗效高，毒性小，应用方便。性伴侣应同时治疗。甲硝唑能通过乳汁排泄，若在哺乳期用药，用药期间及用药后24小时之内不哺乳为妥。

2. 局部用药　可以单独局部给药，也可全身及局部联合用药，以联合用药效果佳。甲硝唑片200mg每晚塞入阴道1次，7次为一疗程。

3. 妊娠期滴虫阴道炎治疗　妊娠期滴虫阴道炎是否应用甲硝唑治疗尚有争议，曾认为甲硝唑可能有致畸作用，故国内的药物学仍将甲硝唑作为妊娠期禁用药物。但由于妊娠期滴虫阴道炎可致胎膜早破、早产，对有症状的孕妇需进行治疗，推荐甲硝唑2g，单次剂量口服。

4. 治愈标准　滴虫阴道炎常于月经后复发，故治疗后检查滴虫阴性时，仍应每次月经后复查白带，若经3次检查均阴性，方可称为治愈。

5. 治疗中注意事项　治疗后检查滴虫阴性时，仍应于下次月经后继续治疗一疗程，方法同前，以巩固疗效。此外，为避免重复感染，内裤及洗涤用的毛巾，应煮沸5～10分钟以消灭病原体。

二、外阴阴道假丝酵母菌病

（一）概述

外阴阴道假丝酵母菌病（vulvovaginal candidiasis, VVC）是假丝酵母菌引起的一种常见的外阴阴道炎，过去误称外阴阴道念珠菌病、霉菌阴道炎。国外资料显示，约75%妇女一生中至少患过1次外阴阴道假丝酵母菌病。80%～90%的病原体为白假丝酵母菌，白假丝酵母菌是真菌。假丝酵母菌对热的抵抗力不强，加热至60℃1小时即可死亡；但对干燥、日光、紫外线及化学制剂的抵抗力较强。

白假丝酵母菌为条件致病菌，约10%非孕妇女及30%孕妇阴道中有此菌寄生，并不引起症状。有假丝酵母菌感染的阴道pH在4.0～4.7。当阴道内糖原增加、酸度增高、局部细胞免疫力下降，适合假丝酵母菌的繁殖引起炎症，故多见于孕妇、糖尿病患者及接受大量雌激素治疗者。此外，长期应用抗生素，改变了阴道内微生物之间的相互制约关系；皮质类固醇激素或免疫缺陷综合征，使机体的抵抗力降低；穿紧身化纤内裤、肥胖可使会阴局部温度及湿度增加，也易使假丝酵母菌得以繁殖而引起感染。

传染方式：假丝酵母菌除寄生阴道外，还可寄生于人的口腔、肠道，这三个部位的假丝酵母菌可互相自身传染，当局部环境条件适合时易发病。此外，少部分患者可通过性交直接传染或接触感染的衣物间接传染。

（二）诊断依据

1. 临床表现　主要表现为外阴瘙痒、灼痛，严重时坐卧不宁，异常痛苦，还可伴有尿频、尿痛及性交痛。急性期白带增多，白带特征是白色稠厚呈凝乳或豆渣样。检查见外阴抓痕，小阴唇内侧及阴道黏膜附有白色膜状物，擦除后露出红肿黏膜面，急性期还可能见到糜烂及浅表溃疡。典型病例不难诊断。若在分泌物中找到白念珠菌孢子和假菌丝即可确诊。

2. 实验室检查　方法是加温10%氢氧化钾或生理盐水1小滴于玻片上，取少许阴道分泌物混于其中，在光镜下寻找孢子和假菌丝。若有症状而多次悬滴法检查均为阴性，可用培养法。

3. 顽固病例应检查尿糖及血糖，并详细询问病史，有无服用大量雌激素或长期应用抗生素的病史，以查找病因。

（三）治疗原则与主要措施

1. 消除诱因　及时停用广谱抗生素、雌激素、皮质类固醇激素，若有糖尿病应积极治疗。勤换内裤，用过的内裤、盆及毛巾均应用开水烫洗。

2. 局部用药　可选用下列药物放于阴道内：① 克霉唑栓剂或片剂：每晚 1 粒（150mg），连用 7 日；或 1 粒（500mg），单次用药。② 咪康唑栓剂：每晚 1 粒（200mg），连用 7 日。③ 制霉菌素栓剂或片剂：每晚 1 粒（10 万 U），连用 10～14 日。

3. 全身用药　若局部用药效果差或病情较顽固者可选用下列药物：① 伊曲康唑每次 200mg，每日 1 次口服，连用 3～5 日；或用 1 日疗法，口服 400mg，分 2 次服用。② 氟康唑 150mg，顿服。

4. 复发病例的治疗　外阴阴道假丝酵母菌病治疗后容易在月经前复发，故治疗后应在月经前复查白带。外阴阴道假丝酵母菌病治疗后约 5%～10%复发，对 1 年内发作 4 次或以上者，称为复发性外阴阴道假丝酵母菌病（RVVC）。对复发病例应检查原因，检查是否合并其他感染性疾病，如是否有糖尿病、应用抗生素、雌激素或类固醇激素、穿紧身化纤内裤、局部药物的刺激等，消除诱因，性伴侣应进行假丝酵母菌的检查及治疗。由于肠道假丝酵母菌及阴道深层假丝酵母菌是重复感染的重要来源，抗真菌剂分为初始治疗及维持治疗，初始治疗达到真菌学阴性后开始维持治疗。初始治疗若选择局部治疗，则延长治疗时间至 7～14 日；口服药物则首次口服氟康唑 150mg，72 小时后再加服 1 次。常用的维持治疗方案：克霉唑栓剂 500mg，每周 1 次，连用 6 个月；氟康唑 150mg，每周 1 次，连用 6 个月；伊曲康唑 400mg，每月 1 次或 100mg，每日 1 次，共 6 个月。在维持治疗前应作真菌培养确诊，治疗期间定期复查检测疗效及药物副作用，一旦发现副作用，立即停药。

5. 性伴侣治疗　约 15%男性与女性患者接触后患有龟头炎，对有症状男性应进行假丝酵母菌检查及治疗，预防女性重复感染。无症状者无需治疗。

6. 妊娠合并 VVC　局部治疗为主，可选用克霉唑栓剂，禁用口服唑类药物。

三、细菌性阴道病

（一）概述

细菌性阴道病（bacterial vaginosis）在临床及病理特征上阴道无炎症改变，是阴道内正常菌群失调所致的一种混合感染。正常阴道内以产生过氧化氢的乳杆菌占优势，细菌性阴道病时，阴道内产生过氧化氢的乳杆菌减少而其他细菌大量繁殖，主要有加德纳菌、动弯杆菌、普雷沃菌、类杆菌、消化链球菌等厌氧菌以及人型支原体，其中以厌氧菌居多，厌氧菌数量可增加 100～1000 倍。促使阴道菌群发生变化的原因仍不清楚，推测可能与频繁性交、多个性伴侣有关。

（二）诊断依据

1. 临床表现　主要表现为阴道分泌物增多，有鱼腥臭味，尤其性交后加重，可伴有轻度外阴瘙痒或烧灼感，但10%～40%患者无临床症状。分泌物呈鱼腥臭味是由于厌氧菌繁殖的同时可产生胺类物质所致。检查见阴道黏膜无充血的炎症表现，分泌物特点为灰白色，均匀一致，稀薄，容易将分泌物从阴道壁拭去。

2. 诊断标准　下列4项中有3项阳性即可临床诊断为细菌性阴道病。

(1) 匀质、稀薄、白色阴道分泌物，常黏附于阴道壁。

(2) 阴道pH值>4.5(pH值通常为4.7～5.7，多为5.0～5.5)。

(3) 胺臭味试验(whiff test)阳性　取阴道分泌物少许放在玻片上，加入10%氢氧化钾1～2滴，产生一种烂鱼肉样腥臭气味，这是由于胺遇碱释放氨所致。

(4) 线索细胞(clue cell)阳性　线索细胞即阴道脱落的表层细胞，于细胞边缘贴附颗粒状物即各种厌氧菌，尤其是加德纳菌，细胞边缘不清。检查方法是：取少许分泌物放在玻片上，加一滴生理盐水混合，高倍显微镜下寻找线索细胞，在严重病例，线索细胞可达20%以上。

(三) 治疗原则与主要措施

治疗原则为选用抗厌氧菌药物。甲硝唑抑制厌氧菌生长，而不影响乳杆菌生长，是较理想的治疗药物，但对支原体效果差。

1. 局部药物治疗　甲硝唑阴道泡腾片200mg，每晚1次，连用7～10日。口服药物与局部用药疗效相似，治愈率80%左右。

2. 口服药物　首选甲硝唑400mg，每日2～3次，口服，共7日；或甲硝唑2g，单次口服；或克林霉素300mg，每日2次，连服7日。甲硝唑单次口服不如连用7日效果好。

3. 性伴侣的治疗　本病虽与多个性伴侣有关，但对性伴侣给予治疗并未改善治疗效果及降低其复发，因此，性伴侣不需常规治疗。

4. 妊娠期细菌性阴道病的治疗　由于本病与羊膜绒毛膜炎、胎膜早破、早产有关，任何有症状的细菌性阴道病孕妇及无症状的高危孕妇(有胎膜早破、早产史)均需治疗，并且本病在妊娠期有合并上生殖道感染的可能，多选择口服用药，甲硝唑200mg，每日3～4次，连服7日；或克林霉素300mg，每日2次，连服7日。

四、老年性阴道炎

(一) 概述

老年性阴道炎(senile vaginitis)，因卵巢功能衰退，雌激素水平降低，阴道壁萎缩，黏膜变薄，上皮细胞内糖原减少，阴道内pH值增高，常接近中性，局部抵抗力降低，致病菌容易入侵繁殖引起炎症。多见于自然绝经及卵巢去势后妇女。

(二) 诊断依据

1. 临床表现　主要症状为阴道分泌物增多及外阴瘙痒、灼热感。阴道分泌物稀薄，呈淡黄色，感染严重者呈脓血性白带。检查见阴道呈老年性改变，上皮皱襞消失，萎缩，菲薄。阴道黏膜充血，有散在小出血点或点状出血斑，有时见浅表溃疡。溃疡面可与对侧粘连，严重时造成狭窄甚至闭锁，炎症分泌物引流不畅形成阴道积脓或宫腔积脓。

2. 实验室检查　取阴道分泌物检查，显微镜下见大量基底层细胞及白细胞而无滴虫及假丝酵母菌。

3. 对有血性白带者，应与子宫恶性肿瘤鉴别，需常规作宫颈刮片，必要时行分段诊刮术。对阴道壁肉芽组织及溃疡需与阴道癌相鉴别，可行局部活组织检查。

（三）治疗原则与主要措施

治疗原则为抑制细菌生长，增加阴道抵抗力。

1. 抑制细菌生长　用1%乳酸或0.5%醋酸液冲洗阴道，每日1次，以增加阴道酸度，抑制细菌生长繁殖。阴道冲洗后，应用抗生素如甲硝唑200mg或诺氟沙星100mg，放于阴道深部，每日1次，7～10日为一疗程。

2. 增加阴道抵抗力　针对病因给予雌激素制剂，可全身给药，也可局部给药。全身用药可口服尼尔雌醇，首次4mg，以后每2～4周1次，每次2mg，维持2～3个月。对同时需要性激素替代治疗的患者，可给予妊马雌酮0.625mg和甲羟孕酮2mg，也可选用其他雌激素制剂。局部用药用己烯雌酚0.125～0.25mg，每晚放入阴道深部，7日为一疗程；或用0.5%己烯雌酚软膏；或妊马雌酮软膏局部涂抹，每日2次。

五、转归及预后

这四种阴道炎可以单独发病，也可有混合感染者，如能彻底治疗则预后很好。但外阴阴道假丝酵母菌病易复发，并且以非白色念珠菌感染为主；严重的滴虫阴道炎可致不孕；老年性阴道炎适当补充激素治疗效果较好。

第二节　盆　腔　炎

盆腔炎(pelvic inflammatory disease，PID)指女性上生殖道及其周围组织的炎症，主要包括子宫内膜炎(endometritis)、输卵管炎(salpingitis)、输卵管卵巢脓肿(tubo-ovarian abscess，TOA)、盆腔腹膜炎(peritonitis)。最常见的是输卵管炎。炎症可局限于一个部位，也可同时累及几个部位。盆腔炎大多发生在性活跃期、有月经的妇女，初潮前、绝经后或未婚者很少发生盆腔炎。盆腔炎有急性和慢性两类。急性盆腔炎发展可引起弥漫性腹膜炎、败血症、感染性休克，严重者可危及生命。若在急性期未能得到彻底治愈，则转为慢性盆腔炎，往往经久不愈，并可反复发作，导致输卵管妊娠、不孕、慢性盆腔痛，严重影响妇女健康。

（一）病原体及其致病特点

盆腔炎的病原体有两个来源：

1. 内源性病原体　来自原寄居于阴道内的菌群，包括需氧菌及厌氧菌，可以仅为需氧菌、仅为厌氧菌感染，但以需氧菌及厌氧菌混合感染多见。主要的需氧菌及兼性厌氧菌有金黄色葡萄球菌、溶血性链球菌、大肠埃希菌；厌氧菌有脆弱类杆菌、消化球菌、消化链球菌。厌氧菌感染的特点是容易形成盆腔脓肿、感染性血栓静脉炎，脓液有粪臭并有气泡。

2. 外源性病原体　主要为性传播疾病的病原体，如衣原体、淋病奈瑟菌及支原体，其他有绿脓杆菌、结核杆菌等。据西方国家报道，盆腔炎的主要病原体是衣原体及淋病奈瑟菌。在我国，淋病奈瑟菌、衣原体引起的盆腔炎在明显增加，已引起人们的重视，但目前尚缺乏大宗流行病学资料。性传播疾病常同时伴有需氧菌及厌氧菌感染，可能是衣原体或淋病奈瑟菌感染造成输卵管损伤后，容易继发需氧菌及厌氧菌感染。不同病原体有不同的传播途径及致病特点，了解这些特点可以根据经验判断致病菌，从而为治疗时选择抗生素提供帮助。

（二）感染途径

1. 经淋巴系统蔓延　是产褥感染、流产后感染及放置宫内节育器后感染的主要感染途径。病原体经外阴、阴道、宫颈及宫体创伤处的淋巴管侵入盆腔结缔组织及内生殖器其他部分，多见于链球菌、大肠埃希菌、厌氧菌感染。

2. 经血循环传播　为结核菌感染的主要途径，病原体先侵入人体的其他系统，再经血循环感染生殖器。

3. 沿生殖道黏膜上行蔓延　是非妊娠期、非产褥期盆腔炎的主要感染途径。病原体侵入外阴、阴道后，或阴道内的菌群，沿宫颈黏膜、子宫内膜、输卵管黏膜蔓延至卵巢及腹腔，多见于淋病奈瑟菌、衣原体及葡萄球菌等感染。

4. 直接蔓延　腹腔其他脏器感染后，直接蔓延到内生殖器，如阑尾炎可引起右侧输卵管炎。

一、急性盆腔炎

（一）概述

引起盆腔炎的主要病因有以下几种：

1. 宫腔内手术操作后感染　由于手术消毒不严格或术前适应证选择不当，导致下生殖道内源性菌群的病原体上行感染。如刮宫术、人工流产、放置宫内节育器、输卵管通液术、宫腔镜检查、子宫输卵管造影术等，生殖器原有慢性炎症经手术干扰也可引起急性发作并扩散。

2. 下生殖道感染　主要是下生殖道的性传播疾病，如淋病奈瑟菌性宫颈炎、衣原体性宫颈炎以及细菌性阴道病。

3. 性活动　盆腔炎多发生在性活跃期妇女，尤其是有多个性伴侣、性交过频，性伴侣有性传播疾病者。

4. 性卫生不良　使用不洁的月经垫、经期性交等，均可使病原体侵入而引起炎症。此外，低收入群体，不注意性卫生保健者，盆腔炎的发生率高。

5. 邻近器官炎症直接蔓延　例如阑尾炎、腹膜炎等蔓延至盆腔。

6. 慢性盆腔炎急性发作。

（二）诊断依据

急性盆腔炎可因炎症轻重及范围大小而有不同的临床表现。常见的发病部位及病症为：急性子宫内膜炎、急性子宫肌炎、急性输卵管炎、输卵管积脓、输卵管卵巢脓肿、急性盆腔腹膜炎、急性盆腔结缔组织炎，甚至引起败血症及脓毒血症。常见症状为下腹痛和发热。月经期发病可出现经量增多、经期延长，非月经期发病可有阴道分泌物增多。若病情严重可有寒战、高热、头痛、食欲不振。若有腹膜炎，则出现消化系统症状，如恶心、呕吐、腹胀、腹泻等。若有脓肿形成，可有下腹包块及局部压迫刺激症状；若包块位于子宫前方，可出现膀胱刺激症状，如排尿困难、尿频，若引起膀胱肌炎还可有尿痛等；若包块位于子宫后方，可有直肠刺激症状；若包块在腹膜外可致腹泻、里急后重感和排便困难。若有输卵管炎的症状及体征并同时有右上腹疼痛者，应怀疑有肝周围炎。

由于感染的病原体不同，临床表现也有差异。若为厌氧菌感染，患者的年龄偏大，容易有多次复发，常伴有脓肿形成。衣原体感染病程较长，高热不明显，长期持续低热，主要表现为轻微下腹痛，并久治不愈。淋病奈瑟菌感染以年轻妇女多见，多于月经期或经后7日内发病，起病急，多在48小时内出现高热、腹膜刺激征及阴道脓性分泌物，常引起输卵管积脓。非淋病奈瑟菌性盆腔炎起病较缓慢，高热及腹膜刺激征不如淋病奈瑟菌感染明显。

患者体征差异较大，轻者无明显异常表现。典型体征呈急性病容，体温升高，心率加快，下腹部有压痛、反跳痛及肌紧张，若病情严重可出现腹胀，肠鸣音减弱或消失。盆腔检查：阴道可有充血，并有大量脓性臭味分泌物；宫颈充血、水肿，将宫颈表面分泌物拭净，若见脓性分泌物从宫颈口流出，说明宫颈管黏膜或宫腔有急性炎症。穹隆触痛明显，须注意是否饱满；宫颈举痛；宫体稍大，有压痛，活动受限。子宫两侧压痛明显，若为单纯输卵管炎，则可触及增粗的输卵管，压痛明显；若为输卵管积脓或输卵管卵巢脓肿，则可触及包块且压痛明显，不活动；若宫旁结缔组织炎，则可扪及宫旁一侧或两侧片状增厚，或两侧宫骶韧带高度水肿、增粗，压痛明显；若有盆腔脓肿形成且位置较低，则可扪及后穹隆或侧穹隆有肿块且有波动感，三合诊常能协助进一步了解盆腔情况。

根据病史、症状和体征可作出初步诊断。由于急性盆腔炎的临床表现变异较大，尚需做必要的辅助检查，如血常规、尿常规、宫颈管分泌物及后穹隆穿刺物检查。PID的诊断标准见表4-3-1所示。基本标准为诊断PID所必需；附加标准可增加诊断的特异性。值得注意的是多数盆腔炎患者有宫颈黏液脓性分泌物或阴道分泌物生理盐水涂片中见到白细胞；特异标准基本可诊断PID。腹腔镜诊断PID标准：① 输卵管表面明显充血；② 输卵管壁水肿；③ 输卵管伞端或浆膜面有脓性渗出物。

表4-3-1　2002年美国疾病预防与控制中心(CDC)对PID的诊断标准

基本标准
宫体压痛，附件区压痛或宫颈触痛
附加标准
体温超过38.3℃(口表)
宫颈或阴道异常黏液脓性分泌物
阴道分泌物生理盐水涂片见到白细胞
实验室证实的宫颈淋病奈瑟菌或衣原体阳性
红细胞沉降率升高
C-反应蛋白升高
特异标准
子宫内膜活检证实子宫内膜炎
阴道超声或磁共振检查显示充满液体的增粗输卵管，伴或不伴有盆腔积液、输卵管卵巢肿块
腹腔镜检查发现输卵管炎

在诊断出急性盆腔炎后，根据病史、临床症状及体征特点初步判断病原体。进一步明确病原体，需行分泌物检查，临床较实用的是宫颈管分泌物及后穹隆穿刺液的涂片、培养及免疫荧光检测。涂片可做革兰染色，若找到淋病奈瑟菌可确诊，除查找淋病奈瑟菌外，细菌形态可为选用抗生素及时提供线索；培养阳性率高，可明确病原体；免疫荧光主要用于衣原体检查。

（三）转归及预后

急性盆腔炎发展可引起弥漫性腹膜炎、败血症、感染性休克，严重者可危及生命。若急性盆腔炎未能得到及时正确的治疗，则可由于盆腔粘连、输卵管阻塞而导致不孕、输卵管妊娠、慢性盆腔痛，炎症反复发作而成为慢性盆腔炎，严重影响妇女的健康，增加家庭与社会经济负担。

（四）治疗原则与主要措施

急性盆腔炎以抗生素药物治疗为主。经恰当的抗生素积极治疗，绝大多数急性盆腔炎能彻底治愈，即使输卵管卵巢脓肿形成，若治疗及时，用药得当，3/4 的脓肿能得到有效控制。

根据药敏试验选用抗生素较为合理，但在化验结果获得之前，需根据病史、临床特点推测为何种病原体，并参考发病后用过何种抗生素等选择用药。由于急性盆腔炎的病原体多为需氧菌、厌氧菌及衣原体的混合感染，故抗生素多采用联合用药。

1. 门诊治疗　若患者一般状况好，症状轻，可在门诊给予口服抗生素治疗。

常用方案：① 氧氟沙星或左氧氟沙星片口服，同时加服甲硝唑。② 头孢西丁钠单次肌注，同时口服丙磺舒 1g，然后改为多西环素口服；或选用其他第三代头孢菌素如头饱曲松钠与多西环素、甲硝唑合用。

2. 住院治疗　若患者一般情况差，病情严重，伴有发热、恶心、呕吐，或有输卵管卵巢脓肿或盆腔腹膜炎，或门诊治疗无效，或不能耐受口服抗生素，均应住院给予以抗生素药物治疗为主的综合治疗。

（1）支持疗法：半卧位休息，半卧位有利于脓液积聚于直肠子宫陷凹而使炎症局限。给予高能量流食或半流食，补充液体，注意纠正电解质紊乱及酸碱失衡，高热时采用物理降温。尽量避免不必要的妇科检查以免引起炎症扩散，若有腹胀应行胃肠减压。

（2）抗生素药物治疗：以静脉滴注收效快，常用的配伍方案如下：

1）青霉素或红霉素与氨基糖苷类药物及甲硝唑联合方案：发病初期用静脉滴注，病情好转后改口服。若患者为内源性细菌感染，且平素很少应用抗生素可考虑选用此方案。

2）克林霉素与氨基糖苷类药物联合方案：此方案对以厌氧菌为主的感染疗效较好，常用于治疗输卵管卵巢脓肿。

3）第二代头孢菌素及第三代头孢菌多用于革兰阴性杆菌及淋病奈瑟菌感染的治疗。若考虑有衣原体或支原体感染，应加服多西环素，对不能耐受多西环素者，可用阿奇霉素替代。

对放置宫内节育器者，抗生素治疗后应将其取出。

（3）手术治疗：主要用于治疗抗生素控制不满意的 TOA 或盆腔脓肿。手术指征有：

1）药物治疗无效：TOA 或盆腔脓肿经药物治疗 48～72 小时，体温持续不降，患者中毒症状加重或包块增大者，应及时手术，以免发生脓肿破裂。

2）脓肿持续存在：经药物治疗病情有好转，继续控制炎症数日，包块仍未消失但已局限化，应手术切除，以免日后再次急性发作，或形成慢性盆腔炎。

3）脓肿破裂：突然腹痛加剧、寒战、高热、恶心、呕吐、腹胀，检查腹部拒按或有中毒性休克表现，应怀疑脓肿破裂。若脓肿破裂未及时诊治，死亡率高。因此，一旦怀疑脓肿破裂，需立即在抗生素治疗的同时行剖腹探查。

手术可根据情况选择经腹手术或腹腔镜手术。手术范围应根据病变范围、患者年龄、一般状态等全面考虑。原则上以切除病灶为主。若盆腔脓肿位置低、突向阴道后穹隆时，可经阴道切开排脓，同时注入抗生素。年轻妇女应尽量保留卵巢功能，以采用保守性手术为主；年龄大、双侧附件受累或附件脓肿屡次发作者，行全子宫及双附件切除术；对极度衰弱危重患者的手术范围须按具体情况决定。

(4) 中药治疗：主要为活血化淤、清热解毒药物。

二、慢性盆腔炎

(一) 概述

慢性盆腔炎常为急性盆腔炎未能彻底治疗，或患者体质较差病程迁延所致，但亦可无急性盆腔炎病史，如沙眼衣原体感染所致输卵管炎。慢性盆腔炎病情较顽固，当机体抵抗力较差时，可有急性发作。部分慢性盆腔炎为急性盆腔炎遗留的病理改变，并无病原体。包括慢性子宫内膜炎、慢性输卵管炎、输卵管积水、输卵管卵巢炎、输卵管卵巢囊肿和慢性盆腔结缔组织炎。

(二) 诊断依据

1. 临床表现

(1) 全身症状：多不明显，有时仅有低热，易感疲倦。因病程时间较长，部分患者可出现神经衰弱症状，如精神不振、失眠、周身不适等。当患者抵抗力差时，易有急性或亚急性发作。

(2) 慢性盆腔痛：慢性炎症形成的瘢痕粘连以及盆腔充血，常引起下腹部坠胀、疼痛及腰骶部酸痛，常在劳累、性交后及月经前后加剧。有文献报道约 1/5 急性盆腔炎发作后遗留慢性盆腔痛。

(3) 不孕及异位妊娠：输卵管粘连阻塞可致不孕或异位妊娠。急性盆腔炎后约 20%～30%发生不孕。

(4) 月经异常：盆腔淤血可致经量增多；卵巢功能损害时可致月经失调；子宫内膜炎常有月经不规则，老年性子宫内膜炎可有脓血性分泌物。

(5) 体征：若为子宫内膜炎，子宫增大、压痛；若为输卵管炎，则在子宫一侧或两侧触到呈索条状增粗的输卵管，并有轻度压痛；若为输卵管积水或输卵管卵巢囊肿，则在盆腔一侧或两侧触及囊性肿物，活动多受限；若为盆腔结缔组织炎，子宫常呈后倾后屈，活动受限或粘连固定，子宫一侧或两侧有片状增厚、压痛，宫骶韧带常增粗、变硬，有触痛。

有急性盆腔炎史以及症状和体征明显者，诊断多不困难。但有时患者自觉症状较多，而无明显盆腔炎病史及阳性体征，此时对慢性盆腔炎的诊断须慎重，以免轻率作出诊断造成患者思想负担。有时盆腔充血或阔韧带内静脉曲张也可产生类似慢性盆腔炎的症状。

(三) 转归及预后

慢性盆腔炎在免疫力低下时可急性发作而成为急性盆腔炎，经治疗急性炎症可控制，但慢性的病理改变无法完全改善，致治疗效果欠佳。年轻患者常并发异位妊娠或不孕，严重者可影响患者的社会活动能力，给患者带来精神和经济负担。

(四) 治疗原则与主要措施

根据病变部位以及患者主诉采取综合治疗方法为宜。慢性盆腔炎由于病程长，患者思想压力大，治疗时患者需解除思想顾虑，增强治疗信心，加强锻炼身体，提高机体抵抗力。

1. 子宫内膜炎　对产后、流产后怀疑有胎盘胎膜残留者，应用抗生素治疗后行刮宫术。对老年性子宫内膜炎采用全身抗生素治疗，必要时应用小剂量雌激素，若有宫腔积脓，需行扩宫术。

2. 输卵管炎或输卵管卵巢炎　单一治疗往往难以奏效，常需综合治疗。

(1) 中药治疗：慢性盆腔炎以湿热型居多，治则以清热利湿，活血化淤为主。中药可口服或灌肠。

(2) 物理疗法：物理疗法能促进盆腔局部血液循环，改善组织营养状态，提高新陈代谢，以利炎症吸收和消退。常用的有激光、短波、超短波、微波、离子透入(可加入药物如青霉素、庆大霉素等)等。

(3) 抗生素治疗：在急性发作时可以应用，对于年轻需保留生育功能者，最好同时采用抗衣原体的药物。

(4) 其他药物治疗：采用有利于粘连和炎症吸收药物，如 α-糜蛋白酶 5mg 或透明质酸酶。

(5) 手术治疗：存在感染灶，反复引起炎症急性发作或伴有严重盆腔疼痛，经综合治疗无效者应行手术治疗。根据患者年龄、病变轻重及有无生育要求决定手术范围，行单侧附件切除术或全子宫切除术加双侧附件切除术。对年轻妇女应尽量保留卵巢功能。手术以彻底治愈为原则，避免遗留病灶再次复发。

若患者主诉为不孕，对病变较轻者可采用以上保守方法治疗，但由于慢性输卵管炎常为不可逆组织损害，多需要辅助生育技术协助受孕。

3. 输卵管积水或输卵管卵巢囊肿　抗生素治疗无效，应行手术治疗。其多为盆腔炎症的后果，常无病原体，对年轻要求生育患者可行输卵管造口术或开窗术；对无生育要求者行患侧附件切除术。

第三节　月经失调

正常月经周期的建立有赖于下丘脑-垂体-卵巢轴的功能协调，其中任何一个环节异常均可导致月经失调。卵巢主要功能为产生卵子并排卵和分泌性激素，这两种功能分别称为卵巢的生殖功能和内分泌功能。从青春期开始到绝经前，卵巢在形态和功能上发生周期性变化称为卵巢周期(ovarian cycle)，其主要变化包括卵泡的发育及成熟、排卵、黄体形成及退化。卵巢合成的性激素主要是雌激素(estrogen)和孕激素(progesterone)及少量雄激素(androgen)。雌激素的生理作用有促进子宫肌细胞增生和肥大，使肌层增厚；增进血运，促使和维持子宫发育；增加子宫平滑肌对缩宫素的敏感性；使子宫内膜腺体及间质增生、修复；使宫颈口松弛、扩张，宫颈黏液分泌增加，性状变稀薄，富有弹性易拉成丝状；使阴道上皮细胞增生和角化，黏膜变厚，并增加细胞内糖原含量，使阴道维持酸性环境；通过对下丘脑和垂体的正负反馈调节，控制促性腺激素的分泌。孕激素通常是在雌激素作用的基础上发挥效应的，能降低子宫平滑肌兴奋性及其对缩宫素的敏感性,抑制子宫收缩,有利于胚胎及胎儿宫内生长发育;使增生期子宫内膜转化为分泌期内膜,为受精卵着床做好准备;使宫口闭合,黏液分泌减少,性状变黏稠;加快阴道上皮细胞脱落。孕激素在黄体期对下丘脑、垂体有负反馈作用,抑制促性腺激素分泌。

一、功能失调性子宫出血

功能失调性子宫出血(dysfunctional uterine bleeding,DUB)简称功血,为妇科常见病,是指由调节生殖的神经内分泌机制失常引起的异常子宫出血,而全身及内外生殖器官无器质性病变存在。功血可分为无排卵性和排卵性两类,其中无排卵性功血(anovulatory dysfunctional uterine bleeding)约占 85%。功血可发生于月经初潮至绝经间的任何年龄,50%患者发生于绝经前期,育龄期占 30%,青春期占 20%。

(一) 无排卵性功能失调性子宫出血

1. 概述　功血原因是促性腺激素或卵巢激素在释出或调节方面的暂时性变化,当机体受内部和外界各种因素诸如精神紧张、情绪变化、营养不良、代谢紊乱及环境、气候骤变等影响时,可通过大脑皮层和中枢神经系统引起下丘脑-垂体-卵巢轴功能调节或靶细胞效应异常而导致月经失调。无排卵性功血好发于青春期和绝经过渡期,但也可以发生于生育期。无排卵性功血患者子宫内膜由于受雌激素持续作用而无孕酮拮抗,可发生不同程度的增殖性改变,少数可呈萎缩性改变。

2. 诊断依据

(1) 临床表现:无排卵性功血患者可有各种不同的临床表现。临床上最常见的症状是子宫不规则出血,特点是月经周期紊乱,经期长短不一,出血量时多时少,甚至大量出血。有时先有数周或数月停经,然后发生阴道不规则流血,血量往往较多,持续 2～3 周或更长时间,不易自止;有时则一开始即为阴道不规则流血,也可表现为类似正常月经的周期性出血。出血期无下腹疼痛或其他不适,出血多或时间长者常伴贫血。大量出血可导致休克。根据出血特点,可将异常子宫出血分为:① 月经过多(menorrhagia):周期规则,但经期延长(＞7 日)或经量过多(＞80ml);② 经量过多(hypermenorrhea):周期规则,经期正常,但经量过多;③ 子宫不规则出血(metrorrhagia):周期不规则,经期可延长,而经量可多可不太多。妇科检查子宫大小在正常范围,出血时子宫较软。

(2) 辅助检查

1) 诊断性刮宫(dilation & curettage,D&C):简称诊刮。为排除子宫内膜病变和达到止血目的,必须进行全面刮宫。诊刮时应注意宫腔大小、形态,宫壁是否平滑,刮出物的性质和量。为了确定排卵或黄体功能,应在经前期或月经来潮 6 小时内刮宫;不规则流血者可随时进行刮宫。

2) 超声检查:经阴道 B 型超声检查,可了解子宫大小、形状,宫腔内有无赘生物,子宫内膜厚度等。

3) 宫腔镜检查:在宫腔镜直视下,选择病变区进行活检可诊断宫腔病变。

4) 基础体温测定:基础体温呈单相型,提示无排卵。

5) 激素测定:为确定有无排卵,可测定血清孕酮或尿孕二醇。

6) 宫颈黏液结晶检查:经前检查出现羊齿植物叶状结晶提示无排卵。

7）阴道脱落细胞涂片检查：一般表现为中、高度雌激素影响。

8）血红细胞计数及血细胞比容：了解患者有无贫血。

9）血凝功能测定：血小板计数，凝血功能检测。

3. 治疗原则与主要措施

(1) 一般治疗：贫血者应补充铁剂、维生素C和蛋白质，严重贫血者需输血。流血时间长者给予抗生素以预防感染，适当应用凝血药物以减少出血量。

(2) 药物治疗：药物治疗原则为：青春期及生育期无排卵性功血以止血、调整周期、促排卵为主；绝经过渡期功血以止血、调整周期、减少经量、防止子宫内膜病变为治疗原则。常采用性激素止血和调整月经周期。出血期可辅以促进凝血和抗纤溶药物，促进止血。

1）止血：需根据出血量选择合适的制剂和使用方法。对大量出血患者，要求在性激素治疗8小时内见效，24～48小时内出血基本停止，若96小时以上仍不止血，应考虑有器质性病变存在。对少量出血患者，使用最低有效量激素，减少药物副反应。具体措施如下：① 孕激素：适用于体内已有一定雌激素水平的功血患者。孕激素止血的作用机制是使雌激素作用下持续增生的子宫内膜转化为分泌期，从而达到止血效果。停药后子宫内膜脱落较完全，可起到药物性刮宫作用。常用炔诺酮(妇康片)治疗，首剂量5mg，每8小时一次，2～3日血止后每隔3日递减1/3量，直至维持量每日2.5mg，持续用到血止后20日停药，停药后3～7日发生撤药性出血。② 雌激素：应用大剂量雌激素可迅速促使子宫内膜生长，短期内修复创面而止血。急性大量出血时宜使用大剂量雌激素止血法：可选用妊马雌酮2.5mg，每6小时一次，血止后每3日递减1/3量直至维持量1.25mg/d，从血止日期算起第20日停药。不能耐受妊马雌酮者也可改用苯甲酸雌二醇肌注。应用雌激素最后7～10日加用孕激素，可用甲羟孕酮10mg，每日一次，雌、孕激素的同时撤退，有利于子宫内膜同步脱落，一般在停药后3～7日发生撤药性出血。③ 联合用药：性激素联合用药的止血效果优于单一药物。青春期功血可口服避孕药，每6～8小时1片，血止后每3日递减1/3量直至维持量(每日一片)，共20日停药。围绝经期功血则在孕激素止血基础上配伍雌、雄激素，具体用三合激素(黄体酮12.5mg，雌二醇1.25mg，睾酮25mg)2ml肌注，每12小时一次，血止后递减至每3日一次，共20日停药。④ 雄激素：适用于绝经过渡期功血，雄激素有拮抗雌激素、增强子宫平滑肌及子宫血管张力的作用，减轻盆腔充血而减少出血量。大出血时单独应用雄激素效果不佳。⑤ 其他：非甾体类抗炎药物和其他止血药物有减少出血量的辅助作用，如止血敏、氨甲环酸等，但不能赖以止血。

2）调整月经周期：使用性激素止血后必须调整月经周期。对绝经过渡期患者起到控制出血、预防子宫内膜增生症的发生。青春期及生育期无排卵性功血患者，需恢复正常的内分泌功能，以建立正常月经周期，其目的为一方面暂时抑制患者本身的下丘脑-垂体-卵巢轴，使之恢复正常月经的分泌调节功能，另一方面直接作用于生殖器官，使子宫内膜发生周期性变化，并按预期时间脱落，所伴出血量不致太多。一般连续用药3个周期。常用方法有：① 雌、孕激素序贯法：即人工周期，适用于青春期功血或生育期功血内源性雌激素水平较低者。通过模拟自然月经周期中卵巢的内分泌变化，序贯应用雌、孕激素，使子宫内膜发生相应变化，引起周期性脱落。雌激素自撤药性月经第5日起用药，己烯雌酚1mg或妊马雌酮0.625mg，每晚1次，连服20日，于服雌激素后10日加用甲羟孕酮，每日10mg。一般连续使用3个周期。用药2～3个周期后，患者常能自发排卵。② 雌、孕激素合并应用：适用于生育期功血内源性雌激素水平较高者或绝经过渡期功血。雌激素使子宫内膜再生修复，孕激素用以限制雌激素引起的内膜增生程度。可用口服避孕药，于出血第 5 日起，每晚一片，连服 20 日，撤药后出现出血，血量较少。连用 3 个周期。③ 后半周期疗法：适用于青春期或绝经过渡期功血。可于月经周期后半期（撤药性出血的第 16～25 日）每日服用甲羟孕酮 10mg 或每日肌注黄体酮 20mg，连用 10 日为一周期，共连用 3 个周期。

3）宫内孕激素释放系统：通过在官腔内放置含孕酮或左炔诺酮的宫内节育器（levonorg-estrel-reteasing IUD），使孕激素在局部直接作用于子宫内膜，有减少经量的作用。在放置含左炔诺孕酮的 IUD 12 个月后，可使月经量减少 97%。

4）促排卵：青春期功血患者经上述调整周期药物治疗几个疗程后，通过雌、孕激素对中枢的反馈调节作用，部分患者可恢复自发排卵。有生育要求的无排卵不孕患者，可针对病因采取促排卵措施。① 氯米芬（clomiphene citrate CC）：是最常用的促排卵药物，适用于体内有一定水平雌激素的功血患者和有一定内源性雌激素水平的无排卵者。它通过抑制内源性雌激素对下丘脑的负反馈，诱导促性腺激素释放激素的释放而诱发排卵。给药方法为月经第 5 日始，每日 50～100mg，连用 5 日。若排卵失败，可重复用药。② 促性腺激素：适用于低促性腺激素闭经及氯米芬排卵失败者。促卵泡发育的制剂有尿促性素（HMG）、卵泡刺激素，包括尿提取 FSH、基因重组 FSH。促成熟卵泡排卵的制剂为绒促性素（HCG）。常用 HMG/HCG 联合用药促排卵。HMG 或 FSH 一般每日剂量 75～150U，于撤药性出血第3～5 日开始，连续 7～12 日，待优势卵泡达成熟标准时，再使用 HCG 5000～10000U 促排卵。

（3）手术治疗

1）刮宫术：适用于急性大出血或存在子宫内膜癌高危因素的功血患者。

2）子宫内膜切除术（endometrial ablation）：利用宫腔镜下用电凝或热疗等方法，使子宫内膜组织凝固或坏死。适用于经量多的绝经过渡期功血和经激素治疗无效且无生育要求的生育期功血。

3）子宫切除术：患者经药物治疗效果不佳，可由患者和家属知情选择接受子宫切除。

（二）排卵性月经失调

排卵性月经失调（ovulatory menstrual dysfunction）多见于生育期妇女。患者有排卵，但黄体功能异常。常见有以下两种类型：

1. 黄体功能不足（luteal phase defect，LPD）　月经周期中有卵泡发育及排卵，但黄体期孕激素分泌不足或黄体过早衰退，导致子宫内膜分泌反应不良。

（1）诊断依据：一般表现为月经周期缩短。如卵泡期延长、黄体期缩短，则表现为月经周期虽在正常范围内，但可致患者不易受孕或在孕早期流产。妇科检查无生殖器官器质性病变。基础体温双相型，但高相期小于 11 日。子宫内膜活检显示分泌反应至少落后 2 日，可作出诊断。

（2）治疗：

1）促进卵泡发育：首先应针对其发生原因，调整性腺轴功能，促使卵泡发育和排卵，以利于正常黄体的形成。首选药物是 CC，适用于黄体功能不足卵泡期过长者。黄体功能不足催乳激素水平升高者，宜用溴隐亭治疗。随着催乳激素水平的下降，可调节垂体分泌促性腺激素及卵巢分泌雌、孕激素增加，从而改善黄体功能。

2）促进月经中期黄体生成素（LH）峰形成：作用机制是不使黄体过早衰退和提高其分

泌孕酮的功能。在监测到卵泡成熟时，使用 HCG5000～10000U 肌注。

3）黄体功能刺激疗法：通常应用 HCG 以促进及支持黄体功能。于基础体温上升后开始，隔日肌注 HCG 1000～2000U，共 5 次，可使血浆孕酮明显上升，延长黄体期。

4）黄体功能替代疗法：一般选用天然黄体酮制剂，自排卵后开始每日肌注黄体酮 10mg，共 10～14 日，以补充黄体分泌孕酮的不足。

2. 子宫内膜不规则脱落(irregular shedding of endometrium)　患者有排卵，黄体发育良好，但萎缩过程延长，导致子宫内膜不规则脱落。

(1) 诊断依据：表现为月经周期正常，但经期延长，长达 9～10 日，且出血量多。基础体温呈双相型，但下降缓慢，在月经第 5～6 日行诊断性刮宫，病理检查仍能见到呈分泌反应的内膜，且出血期及增生期内膜并存。

(2) 治疗：

1）孕激素：方法：自排卵后第 1～2 日或下次月经前 10～14 日开始，每日口服甲羟孕酮 10mg，连服 10 日。有生育要求者可肌注黄体酮注射液。

2）HCG：用法同黄体功能不足。

(三) 转归及预后

对青春期和育龄期无排卵功血患者经临床治疗后能恢复排卵，月经就正常；对围绝经期妇女经治疗后能明显改善症状，顺利进入绝经期，并能及早发现恶性病变、及时治疗。对有排卵性月经失调经补充黄体等治疗效果较好。

二、闭经

闭经(amenorrhea)为常见的妇科症状。通常将闭经分为原发性和继发性两类，原发性闭经(primary amenorrhea)指年龄超过 16 岁、女性第二性征已发育、月经还未来潮，或年龄超过 14 岁尚无女性第二性征发育者。继发性闭经(secondary amenorrhea)指正常月经建立后月经停止 6 个月，或按自身原来月经周期计算停经 3 个周期以上者。

(一) 概述

正常月经的建立和维持，有赖于下丘脑-垂体-卵巢轴的神经内分泌调节，以及靶器官子宫内膜对性激素的周期性反应和宫颈、阴道的通畅性，其中任何一个环节发生障碍均可导致闭经。其中原发性闭经少见，在继发性闭经中，以下丘脑性闭经最常见，依次为垂体、卵巢及子宫性闭经。

1. 下丘脑性闭经　是最常见的一类闭经，以功能性原因为主。其中原因有精神应激性、体重下降和神经性厌食、运动性闭经、药物性闭经，甚至颅咽管瘤。

2. 垂体性闭经　主要病变在垂体。腺垂体器质性病变或功能失调可影响促性腺激素的分泌，继而影响卵巢功能而引起闭经。包括垂体梗死(常见的为希恩综合征(Sheehan syndrome)，常由产后大出血休克引起)、垂体肿瘤、空蝶鞍综合征。

3. 卵巢性闭经　闭经的原因在卵巢。卵巢分泌的性激素水平低下，子宫内膜不发生周期性变化而导致闭经。包括卵巢早衰(premature ovarian failure)、卵巢功能性肿瘤、多囊卵巢综合征。

4. 子宫性闭经　闭经的原因在子宫。月经调节功能正常，由于子宫内膜受破坏或对卵巢激素不能产生正常的反应出现闭经。包括 Asherman 综合征(为子宫性闭经中最常见原因)、子宫内膜炎、子宫切除后或宫腔放射治疗后。

5. 其他内分泌功能异常　甲状腺、肾上腺、胰腺等功能紊乱也可引起闭经。

(二) 诊断依据

1. 闭经只是一种症状,诊断时必须首先寻找下丘脑-垂体-卵巢轴-子宫的哪一环节发生障碍,确定病变环节,然后再确定是何种疾病所引起。询问病史了解其自幼生长发育过程,有无先天性缺陷或其他疾病以及家族史。详细询问月经史。已婚妇女则需注意其生育史及产后并发症。还应询问闭经期限及伴随症状,发病前有无任何导致闭经的诱因,如精神因素、环境改变、体重增减、剧烈运动、各种疾病及用药影响等。

2. 体格检查　检查全身发育状况,有无畸形。观察精神状态、智力发育、营养和健康情况。妇科检查应注意内、外生殖器的发育,女性第二性征如毛发分布、乳房发育是否正常,乳房有无乳汁分泌等。

3. 辅助检查　通过病史及体格检查对闭经的病因及病变部位有初步了解,并且已婚妇女闭经须首先排除妊娠,在此基础上再通过有选择的辅助检查以明确诊断。

(1) 药物撤退试验:用于评估体内雌激素水平以确定闭经程度。

1) 孕激素试验(progestational challenge):黄体酮注射液,每日肌注 20mg,连续 5 日。停药后 3～7 日出现撤药性出血(阳性反应),提示子宫内膜已受一定水平的雌激素影响。若停药后无撤药性出血(阴性反应),应进一步行雌、孕激素序贯试验。

2) 雌、孕激素序贯试验:适用于孕激素试验阴性的闭经患者。每晚睡前服己烯雌酚 1mg 或妊马雌酮 1.25mg,连续 20 日,最后 10 日加用甲羟孕酮,每日口服 10mg,停药后 3～7 日发生撤药性出血者为阳性,提示子宫内膜功能正常,可排除子宫性闭经。无撤药性出血者为阴性,应重复一次试验,若仍无出血,提示子宫内膜有缺陷或被破坏,可诊断为子宫性闭经。

(2) 子宫功能检查　了解子宫内膜状态及功能。

1) 诊断性刮宫:适用于已婚妇女,用以了解宫腔深度和宽度,宫颈管或宫腔有无粘连。刮取子宫内膜作病理学检查,可了解子宫内膜对卵巢激素的反应。

2) 在子宫镜直视下观察子宫腔及内膜,更可准确诊断有无宫腔粘连、可疑结核病变,应常规取材送病理学检查。

(3) 卵巢功能检查

1) 基础体温测定:孕酮通过体温调节中枢使体温轻度升高,月经周期后半期的基础体温较前半期上升 0.3～0.6℃,致使基础体温在正常月经周期中显示为双相型,即提示卵巢有排卵或黄体形成。

2) B 型超声监测:从周期第 10 日开始用 B 型超声动态监测卵泡发育及排卵情况最简便可靠。卵泡直径达 18～20mm 时为成熟卵泡,估计约在 72 小时内排卵。

3) 宫颈黏液结晶检查:雌激素使宫颈黏液稀薄,拉丝度延长,并出现明显的羊齿植物叶状结晶,提示雌激素作用越显著。若涂片上见成排的椭圆体,提示在雌激素作用的基础上已受孕激素影响。

4) 阴道脱落细胞检查:观察表、中、底层细胞的百分比,表层细胞的百分率越高反映雌激素水平也越高。

5）血甾体激素测定：做孕酮的测定。血孕酮≥15.9mol/L，或尿孕二醇≥6.24μmol/24h为排卵标志。

6）卵巢兴奋试验：又称HMG刺激试验。用HMG 75～150U/d肌注，连用4日。自开始注射第6日起，用上述方法了解卵巢能否产生雌激素。若卵巢对垂体激素无反应，提示病变在卵巢；若卵巢有反应，则病变在垂体或垂体以上。

（4）垂体功能检查：

1）血PRL、FSH、LH放射免疫测定：PRL正常值为0～20μg/L，PRL＞25μg/L时称高催乳激素血症。PRL升高时应进一步做头颅X线摄片或CT检查，排除垂体肿瘤。月经周期中FSH正常值为5～20U/L，LH为5～25U/L。若FSH＞40U/L，提示卵巢功能衰竭；若LH＞25U/L，高度怀疑为多囊卵巢；若FSH、LH＜5U/L，提示垂体功能减退，病变可能在垂体或下丘脑。

2）垂体兴奋试验：又称GnRH刺激试验，了解垂体对GnRH的反应性。用药后15～60分钟LH高峰值较注射前升高2～4倍，说明垂体功能正常，病变在下丘脑；若经多次重复试验，LH值无升高或升高不显著，提示病变在垂体。

（三）转归及预后

如果是器质性病变引起闭经，则无法改变；如果不是子宫性闭经，通过激素替代可恢复月经；如为功能性闭经，经对因治疗后大部分能恢复正常。

（四）治疗原则与主要措施

1. 全身治疗　闭经的发生与神经内分泌的调控有关，因此，全身体质性治疗和心理学治疗在闭经中占重要地位，包括积极治疗全身性疾病，提高机体体质，供给足够营养，保持标准体重。运动性闭经者应适当减少运动量。闭经是因应激或精神因素所致者，应进行耐心的心理治疗，消除精神紧张和焦虑。

2. 针对各种器质性病因，采用相应的手术治疗

（1）Asherman综合征：多采用宫腔镜直视下分离粘连，然后放置宫腔内支撑和加用大剂量雌激素的治疗方法。

（2）肿瘤：卵巢肿瘤一经确诊应予手术治疗。垂体肿瘤患者，应根据肿瘤的部位、大小及性质确定治疗方案。

3. 激素治疗　明确病变环节及病因后，可给予相应激素治疗以补充机体激素不足或拮抗其过多，从而达到治疗目的。

（1）雌激素替代治疗：适用于无子宫者。妊马雌酮0.625mg/d或补佳乐1mg/d，连用21日，停药1周后重复给药。

（2）雌、孕激素人工周期疗法：适用于低雌激素性腺功能减退患者，上述雌激素连服25日，最后10～12日同时给予甲羟孕酮6～10mg/d。

（3）孕激素疗法：适用于体内有一定内源性雌激素水平的患者，可每隔1～2月于月经周期后半期每日口服甲羟孕酮10mg，共12日。

4. 促排卵　适用于有生育要求患者。见无排卵性功能失调性子宫出血。对垂体催乳激素升高者可用溴隐亭治疗。

5. 其他激素治疗　肾上腺皮质激素、甲状腺素。

三、痛经

(一) 概述

凡行经前后或月经期出现下腹疼痛、坠胀、伴腰酸或其他不适，程度严重影响生活和工作质量者称痛经(dysmenorrhea)，是妇科最常见的症状之一。原发性痛经是指生殖器官无器质性病变的痛经，继发性痛经是指盆腔器质性疾病所引起的痛经。本节仅叙述原发性痛经。原发性痛经的发生与月经时子宫内膜前列腺素(prostaglandin，PG)含量增高有关。原发性痛经的发生还受疼痛的主观感受、个体痛阈、精神及神经因素影响有关。无排卵性子宫内膜因无孕酮刺激，所含 PG 浓度甚低，一般不发生痛经。

(二) 诊断依据

疼痛多见于初潮后 1～2 年内的未婚或未孕的年轻女性；疼痛最早出现在经前 12 小时，以行经第一日疼痛最剧，持续 2～3 日后缓解。疼痛常呈痉挛性；疼痛部位于下腹部耻骨上，可放射至腰骶部和大腿内侧；可伴发恶心、呕吐、腹泻、头晕、乏力等症状，严重时面色发白、出冷汗；妇科检查无异常发现。诊断时必须排除子宫内膜异位症、子宫腺肌病等疾病引起的继发性痛经，必要时可行腹腔镜检查加以鉴别。

(三) 转归及预后

原发性痛经疼痛能耐受则不需药物治疗，疼痛程度较重者经对因治疗后能明显减轻疼痛，但不能防止复发。

(四) 治疗原则与主要措施

1. 一般治疗　应重视精神心理治疗。疼痛不能忍受时可行非麻醉性镇痛治疗，适当应用镇痛、镇静、解痉药。

2. 前列腺素合成酶抑制剂　通过抑制前列腺素合成酶，减少 PG 的产生，从而减轻或消除痛经。主要药物包括：① 苯基丙酸类：如布洛芬或酮洛芬；② 灭酸类：如氟芬那酸或甲芬那酸。

3. 口服避孕药　适用于有避孕要求的痛经妇女，通过抑制排卵和子宫内膜生长，减少月经量及月经血中 PG。疗效可达 90%以上。

第四节　子 宫 肌 瘤

一、概述

子宫肌瘤(myoma of uterus)主要由平滑肌细胞增生而成，又称子宫平滑肌瘤，是女性生殖器最常见的良性肿瘤，多见于 30～50 岁妇女，以 40～50 岁最多见，20 岁以下少见。

(一) 病因

确切病因尚不明了。根据好发于生育年龄妇女，绝经后肌瘤停止生长，甚至萎缩、消失等，提示子宫肌瘤的发生可能与女性激素有关。雌激素能使子宫肌细胞增生肥大，肌层变厚，子宫增大；孕激素可刺激子宫肌瘤细胞核分裂，促进肌瘤生长。细胞遗传学研究显示25%～50%的子宫肌瘤存在细胞遗传学的异常，有染色体片段相互换位、臂重排、缺失或三体异常等。

（二）分类

按肌瘤所在部位分为宫体肌瘤（占92%）和宫颈肌瘤（占8%）。根据肌瘤与子宫肌壁的关系分3类。

1. 肌壁间肌瘤（intramural myoma） 肌瘤位于子宫肌壁内，周围均被肌层包围，占60%～70%。

2. 浆膜下肌瘤（subserous myoma） 肌瘤向子宫浆膜面生长，突起在子宫表面，约占20%。

3. 黏膜下肌瘤（submucous myoma） 肌瘤向子宫黏膜方向生长，突出于宫腔，仅由黏膜覆盖，称为黏膜下肌瘤，占10%～15%。

子宫肌瘤常为多个，各种类型的肌瘤可发生在同一子宫，称多发性子宫肌瘤。

（三）病理

子宫肌瘤来自子宫肌层的平滑肌细胞或肌层血管壁的平滑肌细胞。虽无包膜，但肌瘤周围的子宫肌层受压形成假包膜，其与肌瘤间有一层疏松网隙区域，切开包膜后肿瘤会跃出，手术时容易剥出。肌瘤过大，生长过快或形成瘤蒂后，可因血液循环障碍使瘤细胞营养不良而发生退行性变：① 玻璃样变（hyaline degeneration），最多见。② 囊性变（cystic degeneration），常继发于玻璃样变。③ 红色变（red degeneration），为一种特殊类型的坏死，多见于妊娠期或产褥期，患者有急性腹痛、发热，检查肌瘤迅速增大等。其发生原因尚不清楚。肌瘤体积迅速改变，发生血管破裂，出血弥散于组织内。肌瘤剖面呈暗红色，如半熟的烤牛肉，腥臭，质软，漩涡状结构消失。④ 肉瘤变（sarcomatous change），多见于年龄较大妇女，肌瘤恶变即为肉瘤变，国内资料发病率为0.4%～0.8%。若绝经后妇女肌瘤增大，更应警惕发生恶变。

二、诊断依据

（一）临床表现

1. 症状 多无明显症状，仅于妇科或超声检查时偶被发现。症状出现与肌瘤大小、数目多少关系不大，而与肌瘤部位、生长速度及肌瘤变性关系密切。常见症状有：

（1）月经改变：为最常见症状，表现为周期缩短、经量增多、经期延长、不规则阴道流血等，这与肌瘤使宫腔及内膜面积增大有关，由宫缩不良等所致。浆膜下肌瘤及肌壁间小肌瘤常无明显月经改变。黏膜下肌瘤常使月经量过多，随肌瘤渐大，经期延长。子宫肌瘤可伴有子宫内膜增生过长，也可引起月经紊乱。

（2）腹块：患者可出现腹部胀大，可于下腹正中扪及块物，当清晨尿液充盈膀胱将子宫推向上方时更易扪及，质地坚硬，形态不规则。

（3）压迫症状：肌瘤压迫膀胱出现尿频、排尿障碍、尿潴留等。压迫输尿管可致肾盂积水。压迫直肠可致排便困难等。

（4）腹痛、腰酸、下腹坠胀：当浆膜下肌瘤蒂扭转时可出现急性腹痛。肌瘤红色变时腹痛剧烈且伴发热。常见症状是下腹坠胀、腰酸背痛等，经期加重。

(5) 白带增多：肌瘤使宫腔面积增大，内膜腺体分泌增多，并伴有盆腔充血致使白带增多；悬吊于阴道内的黏膜下肌瘤，其表面易感染、坏死，产生并排出大量脓血性排液及腐肉样组织，伴臭味。

(6) 不孕：可能肌瘤使宫腔变形，妨碍受精卵着床，或肌瘤压迫输卵管使之扭曲。

(7) 继发性贫血：严重时有全身乏力、面色苍白、气短、心悸等症状，是长期月经过多所致。

2. 体征　当肌瘤较大时，可在腹部扪及质硬、不规则、结节状块物。妇科检查，当患肌壁间肌瘤时子宫常增大，表面不规则，单个或多个结节状突起；当患浆膜下肌瘤时可扪及质硬、球状块物与子宫有细蒂相连，活动；当患黏膜下肌瘤时子宫多为均匀增大，有时宫口扩张，肌瘤位于宫口内或脱出在阴道内，呈红色、实质、表面光滑；伴感染则表面有渗出液覆盖或溃疡形成，排液有臭味。

(二) 辅助检查

B型超声、宫腔镜、腹腔镜、子宫输卵管造影等协助确诊。

三、转归及预后

年轻的子宫肌瘤患者随时间肌瘤渐增大，出现临床症状，则需药物或手术治疗，而围绝经期女性如症状明显也需药物或手术治疗，如症状不严重只需观察随访，待绝经后肌瘤会萎缩，通常绝经时间会适当延后。子宫肌瘤发生肉瘤变的概率不大，但短期内肌瘤生长较快要引起警惕，所以定期随访很重要。

四、治疗原则与主要措施

应根据患者年龄、生育要求、症状、肌瘤大小等情况全面考虑。

(一) 随访观察

若肌瘤小且无症状，通常不需治疗，每3～6个月随访一次，尤其近绝经年龄患者，雌激素水平低落，肌瘤可自然萎缩或消失。随访期间若发现肌瘤增大或症状明显时，再考虑进一步治疗。

(二) 药物治疗

症状不明显或较轻，子宫增大如妊娠子宫2个月以内，近绝经年龄及全身情况不能手术者，可给予药物对症治疗。

1. 雄激素　可对抗雌激素，使子宫内膜萎缩，并使近绝经期患者提早绝经。常用药物：丙酸睾酮，每月总量不超过300mg，以免引起男性化。

2. 促性腺激素释放激素类似物(GnRH-a)　可抑制垂体、卵巢功能，降低雌激素至绝经水平，适用于治疗经量增多或周期缩短、绝经过渡期患者，小肌瘤(妊娠子宫2个月以内)。戈舍瑞林每次3.6mg，连续使用3～6个月。使用后患者经量减少或闭经，肌瘤也能缩小，贫血逐渐纠正，但停药后又逐渐增大至原来大小。副反应为围绝经期综合征症状，如潮热、出汗、阴道干燥等，长期应用可使雌激素缺乏导致骨质疏松。

3. 拮抗孕激素药物　如米非司酮(mifepristone)，与孕激素竞争受体，拮抗孕激素作用。

(三) 手术治疗

若子宫比妊娠子宫2个半月大或症状明显致继发贫血者，常需手术治疗，手术方式有：

1. 肌瘤切除术(hysterectomy) 适用于35岁以下、未婚或已婚未生育、希望保留生育功能的患者。目前多经腹腔镜下、经宫腔镜切除肌瘤。

2. 子宫切除术 肌瘤较大、症状明显、经药物治疗无效、不需保留生育功能或疑有恶变者,行子宫次全切除术或子宫全切除术。多经腹、经腹腔镜下、经阴道切除子宫。是否保留卵巢依具体情况而定。

第五节 宫 颈 癌

一、概述

宫颈癌(cervical cancer)是最常见的妇科恶性肿瘤。近40年国内外均已普遍开展宫颈脱落细胞学筛查,使得宫颈癌和癌前病变得以早期发现和治疗,宫颈癌发病率明显下降,死亡率也随之下降。但发病有年轻化趋势,原位癌的高发年龄是30~35岁,浸润癌的高发年龄是50~55岁,宫颈腺癌的发病率有所增加。

(一) 病因

宫颈癌病因至今尚未完全明了。根据国内外资料,认为其发病与性生活紊乱、过早性生活、早年分娩、密产、多产、经济状况低下、种族和地理环境等因素有关。多次结婚也是发病因素。在未婚及未产妇中,宫颈癌发病率明显较低。高危男子是宫颈癌发病因素之一,凡配偶有阴茎癌、前列腺癌或其前妻曾患宫颈癌均为高危男子,与高危男子有性接触的妇女,易患宫颈癌。

近年发现通过性交感染某些病毒如人乳头瘤病毒(HPV)、单纯疱疹病毒Ⅱ型、人巨细胞病毒等可能与宫颈癌发病有一定关系。分子生物学研究结果显示98%以上宫颈癌伴有高危型HPV感染,主要为16、18亚型。

(二) 病理

多数宫颈癌起源于鳞-柱交接部间所形成的移行带。在移行带形成过程中,未成熟的化生鳞状细胞类似鳞状上皮旁基底细胞,代谢活跃,在一些物质(如人乳头瘤病毒、精子或精液组蛋白等)的刺激下,可发生细胞分化不良、排列紊乱,细胞核异常、有丝分裂增加,形成宫颈鳞状上皮内瘤变(cervical intraepithelial neoplasia,CIN)。根据异型细胞占据宫颈上皮层内的范围将CIN分为:CINⅠ级,异型细胞局限在上皮层的下1/3;CINⅡ级,异型细胞局限在上皮层的下1/3~2/3;CIN Ⅲ级,异型细胞几乎累及或全部累及上皮层,即宫颈重度不典型增生及宫颈原位癌,但病变限于上皮层内,基底膜未穿透,间质无浸润;突破上皮下基底膜,浸润间质,则形成宫颈浸润癌。以鳞状细胞癌为主,占80%~85%;腺癌约占15%;鳞腺癌占3%~5%。大体病理:宫颈上皮内瘤变、镜下早浸癌及早期宫颈浸润癌,肉眼观察无明显异常,或类似宫颈糜烂,随病变进展,有以下4种类型:

1. 外生型 最常见。病灶向外生长,组织脆,初起为息肉样或乳头状隆起,继而发展为向阴道内突出的菜花状赘生物,触之易出血,状如菜花,故又称菜花型。

2. 内生型 癌灶向宫颈深部组织浸润,使宫颈扩张并侵犯子宫峡部。宫颈肥大而硬,表面光滑或仅见轻度糜烂，整个宫颈段膨大如桶状。

3. 溃疡型　上述两型癌灶继续发展，癌组织坏死脱落形成凹陷性溃疡或空洞样形如火山口。

4. 颈管型　隐蔽在宫颈管，癌灶发生在宫颈外口内。

上述分型不是绝对的，不同类型可混合存在。

（三）转移途径

主要为直接蔓延及淋巴转移，血行转移极少见。

1. 直接蔓延　最常见。癌组织局部浸润，并向邻近器官及组织扩散。向下常向阴道壁蔓延；向上病灶扩张至宫颈管并向上累及宫腔；向两侧蔓延至主韧带、阴道旁组织，甚至延伸到骨盆壁。晚期可引起输尿管阻塞。癌灶向前后蔓延侵犯膀胱或直肠，甚至造成生殖道瘘。

2. 淋巴转移　当宫颈癌局部浸润后，即侵入淋巴管，形成瘤栓，随淋巴液引流到达局部淋巴结。宫颈癌淋巴结转移分为一级组（包括宫旁、宫颈旁或输尿管旁、闭孔、髂内、髂外淋巴结）及二级组（包括髂总，腹股沟深、浅及腹主动脉旁淋巴结）。

3. 血行转移　很少见。可转移至肺、肾或脊柱等。

（四）临床分期

采用国际妇产科联盟（FIGO，2000 年）修订的临床分期（表 4-3-2）。

表 4-3-2　宫颈癌的临床分期（FIGO，2000 年）

期　别	肿　瘤　范　围
0 期	原位癌（浸润前癌）
Ⅰ期	癌瘤肯定局限于宫颈（包括累及宫体）
Ⅰa	肉眼未见癌灶，仅在显微镜下可见浸润癌
Ⅰa1 期	间质浸润深度≤3mm，宽度≤ 7mm
Ⅰa2 期	间质浸润深度＞3mm 至≤5mm，宽度≤7mm
Ⅰb	临床可见癌灶局限于宫颈，或显微镜下可见病变＞ Ⅰa2
Ⅰb1	临床可见癌灶最大直径≤4cm
Ⅰb2	临床可见癌灶最大直径＞4cm
Ⅱ期	癌灶超出宫颈但未达盆壁，癌侵犯阴道，但未达下 1/3
Ⅱa	无宫旁浸润
Ⅱb	有宫旁浸润
Ⅲ期	癌肿扩散盆壁和（或）累及阴道下 1/3，导致肾盂积水或无功能肾
Ⅲa	累及阴道下 1/3，但未达盆壁
Ⅲb	癌已达盆壁，或有肾盂积水或无功能肾
Ⅳ期	
Ⅳa	癌已扩散至真骨盆或浸润膀胱黏膜或直肠黏膜
Ⅳb	远处转移

二、诊断依据

(一)临床表现

早期宫颈癌常与慢性宫颈炎无明显区别,无症状,也无明显体征,有时甚至见宫颈光滑,尤其老年妇女宫颈已萎缩者。有些宫颈管癌患者,病灶位于宫颈管内,宫颈阴道部外观正常,易被忽略而漏诊或误诊。患者一旦出现症状,主要表现为:

1. 阴道流血　年轻患者常发生在性生活后或妇科检查后出血,称为接触性出血。早期出血量少,晚期病灶可表现为不规则出血或多量出血,一旦侵蚀较大血管可能引起致命性大出血。年轻患者也可表现为经期延长、周期缩短、经量增多等。老年患者常主诉绝经后不规则阴道流血。

2. 阴道排液　多数患者有阴道排液增多,白色或血性,稀薄如水样或米泔状,有腥臭。晚期因癌组织破溃、坏死,继发感染时有大量脓性或米汤样恶臭白带。

3. 晚期症状　根据病灶侵犯范围出现继发性症状。压迫输尿管严重时导致输尿管梗阻、肾盂积水,最后引起尿毒症。病灶波及盆腔结缔组织、骨盆壁、或直肠、坐骨神经时,患者诉肛门坠胀、大便秘结、里急后重、下肢肿痛等;到疾病末期,患者出现恶病质。

4. 妇科检查　对于镜下早浸癌及极早期宫颈浸润癌,局部无明显病灶,宫颈光滑或轻度糜烂如一般慢性宫颈炎表现。随着宫颈浸润癌的生长发展,类型不同,局部体征亦不同。外生型见宫颈赘生物向外生长,呈息肉状或乳头状突起,继而向阴道突起形成菜花状赘生物,表面不规则,合并感染时表面覆有灰白色渗出物,触之易出血。内生型则见宫颈肥大、质硬,宫颈管膨大如桶状,宫颈表面光滑或有浅表溃疡。晚期由于癌组织坏死脱落,形成凹陷性溃疡。癌灶浸润阴道壁见穹隆变浅或消失,或见阴道壁有赘生物,向两侧旁组织侵犯,妇科检查扪及两侧增厚,结节状,质地与癌组织相似,有时浸润达盆壁,形成冰冻骨盆。

(二)辅助检查

1. 宫颈刮片细胞学检查　普遍用于筛检宫颈癌。必须在宫颈移行带区刮片检查,有条件时可用液基细胞检查。涂片用巴氏染色,可采用 TBS 或巴氏Ⅴ级分类法,巴氏Ⅲ、Ⅳ、Ⅴ级涂片者应重复刮片检查并行宫颈活组织检查,Ⅱ级涂片者需先按炎症处理,然后重复涂片进一步检查。

2. 碘试验　是将碘溶液涂于宫颈和阴道壁,观察其着色情况。主要识别宫颈病变危险区,以便确定活检取材部位,提高诊断率。正常宫颈阴道部和阴道鳞状上皮含糖原丰富,被碘溶液染为棕色或深赤褐色。若不染色,说明鳞状上皮不含糖原,则为阳性。

3. 阴道镜检查　宫颈刮片细胞学检查Ⅲ级或Ⅲ级以上,应在阴道镜检查下,观察宫颈表面有无异型上皮或早期癌变,并选择病变部位进行活组织检查,以提高诊断正确率。

4. 宫颈和宫颈管活组织检查　是确诊宫颈癌最可靠和不可缺少的方法。选择宫颈鳞-柱交接部的 3、6、9、12 点处取 4 点组织做活检,或在碘试验、阴道镜观察到的可疑部位取活组织做病理检查。若宫颈刮片为Ⅲ级或Ⅲ级以上涂片,宫颈活检阴性时,应用小刮匙搔刮宫颈管,刮出物送病理检查。

5. 宫颈锥切术　当宫颈刮片多次检查为阳性,而宫颈活检为阴性,或活检为原位癌,但不能排除浸润癌时,均应作宫颈锥切术。

6. HPV检测　有条件者，定量检测HPV有助于对疾病的了解及预后估计。

“细胞学、阴道镜、组织学”三阶梯技术规范化诊治管理宫颈病变是目前国际上公认的准则。但三者不能互相代替。

确诊宫颈癌后，根据具体情况，进行胸部X线摄片、淋巴造影、膀胱镜、直肠镜检查等，以确定其临床分期。

三、转归及预后

定期开展宫颈癌的普查普治，做到早发现、早诊断和早治疗。积极治疗中、重度宫颈糜烂；及时诊断和治疗CIN，以阻断宫颈癌的发生。宫颈癌的预后与临床期别、病理类型等密切相关，有淋巴转移者预后差。宫颈癌的死亡原因常为大出血、感染、尿毒症和恶病质。

四、治疗原则与主要措施

应根据临床分期、患者年龄、全身情况决定治疗措施，常用的方法有手术、放疗及化疗等综合应用。

（一）CIN的治疗

1. CINⅠ　对无明显病灶，且可随访者可先按炎症处理，2～3个月后重复作宫颈刮片细胞学检查，必要时再次活检。对范围小、局限的病灶可采用冷冻治疗；范围较大、病灶扩展到阴道（片状或卫星状），或累及腺体的病变可采用激光治疗。病灶切除深度应达黏膜下约6～7mm，以便排除宫颈浸润癌。

2. CINⅡ　可用冷冻治疗。病变范围大可选用激光治疗或宫颈锥形切除病灶。

3. CIN Ⅲ　无生育要求者行子宫全切除术。年轻、希望生育者可行宫颈锥形切除术，术后密切随访。

（二）浸润癌的治疗

1. 手术治疗的适应证　Ⅰa～Ⅱb早期患者，无严重内外科合并症，无手术禁忌证，年龄不限，需根据全身情况能否耐受手术而定；肥胖患者根据术者经验及麻醉条件而定。

Ⅰa1期：全子宫切除术，卵巢正常者应予保留；或可行宫颈锥切术。

Ⅰa2～Ⅱb早期：广泛性子宫切除术及盆腔淋巴结清扫术，卵巢正常者应予保留。

2. 放射治疗　适应证：Ⅱb晚期、Ⅲ、Ⅳ期患者；不能耐受手术患者。放射治疗包括腔内及体外照射：腔内照射多用后装治疗机。早期病例以腔内放疗为主，体外照射为辅。晚期则以体外照射为主，腔内放疗为辅。腔内照射用于控制局部病灶，体外照射用以治疗盆腔淋巴结及宫旁组织等处的病灶。放疗并发症有放射性直肠炎和膀胱炎。预防措施是避免放疗过量及正确放置放射源。

3. 手术及放射综合治疗　适用于宫颈较大病灶，术前先放疗，待癌灶缩小后再行手术。或术后证实淋巴结或宫旁组织有转移或切除残端有癌细胞残留，放疗作为术后的补充治疗。

4. 化疗　主要用于晚期或复发转移的患者。近年也采用化疗作为手术或放疗的辅助治疗，用以治疗局部巨大肿瘤。化疗途径可采用静脉或介入化疗。常用的有效药物有顺铂、卡铂、环磷酰胺、长春新碱等，以顺铂疗效较好。一般采用联合化疗。

5. 治疗后随访　随访时间一般在出院后第1年，出院后1个月行第1次随访，以后每隔

2～3个月复查1次。出院后第2年每3～6个月复查1次。出院后第3～5年，每半年复查1次。第6年开始每年复查1次。

第六节 卵巢肿瘤

一、概述

卵巢肿瘤是女性生殖器常见肿瘤，可发生在任何年龄，以20～50岁最为常见，卵巢恶性肿瘤是女性生殖器三大恶性肿瘤之一。卵巢位于盆腔深部，不易扪及。卵巢肿瘤早期无症状，又缺乏有效早期诊断方法，一旦发现大部分已属晚期，其5年存活率徘徊在25%～30%，因此卵巢恶性肿瘤已成为严重威胁妇女生命的疾病。

(一) 发病的高危因素

1. 遗传因素　约10%卵巢恶性肿瘤患者具有遗传异常。常见的有*BRCA1*、*BRCA2*基因突变的遗传性乳腺-卵巢癌综合征。

2. 内分泌因素　卵巢癌患者平均妊娠数低，未孕妇女发病多，说明妊娠可能保护妇女不患或少患卵巢癌，因为妊娠期停止排卵，减少卵巢上皮损伤。乳腺癌或子宫内膜癌合并功能性卵巢癌的机会较一般妇女高2倍，说明三者都是激素依赖性肿瘤。

3. 环境因素　工业发达国家卵巢癌发病率高，可能与饮食中胆固醇含量高有关。

(二) 常见卵巢肿瘤的组织学分类和病理

1. 卵巢上皮性肿瘤　发病年龄多为30～60岁。有良性、临界恶性和恶性之分。

(1) 浆液性肿瘤：① 浆液性囊腺瘤：常见，约占卵巢良性肿瘤的25%。多为单侧，球形，表面光滑，囊性，囊内充满淡黄色清澈液体。有单纯性及乳头状两型。② 交界性浆液性囊腺瘤：为中等大小，多为双侧，乳头状生长，多向囊外生长。镜下见上皮复层不超过3层，细胞核轻度异型，无间质浸润。5年存活率达90%以上。③ 浆液性囊腺癌：为最常见的卵巢恶性肿瘤，占40%～50%。多为双侧，体积较大，半实质性。结节状或分叶状，表面光滑，或有乳头状增生，腔内充满乳头，质脆，出血、坏死，囊液混浊。5年存活率仅为20%～30%。

(2) 黏液性肿瘤：①黏液性囊腺瘤：常见，占卵巢良性肿瘤的20%～30%。多为单侧，表面光滑，灰白色，体积较大或巨大。切面常为多房，囊腔内充满胶胨样黏液，含粘蛋白和糖蛋白。恶变率为5%～10%。黏液性囊腺瘤偶可自行穿破，黏液性上皮种植在腹膜上继续生长并分泌黏液，在腹膜表面形成许多胶胨样黏液团块，外观极像卵巢癌转移，称腹膜黏液瘤，占黏液性囊腺瘤的2%～5%。多限于腹膜表面生长，一般不浸润脏器实质。②交界性黏液性囊腺瘤：一般较大，少数为双侧，表面光滑，常为多房。切面见囊壁增厚，实质区和乳头形成。③黏液性囊腺癌：占卵巢恶性肿瘤的10%。单侧多见，瘤体较大，囊壁可见乳头或实质区，切面半囊半实，囊液混浊或血性。5年存活率为40%～50%。

2. 卵巢生殖细胞肿瘤　好发于儿童及青少年，青春期前发病率占60%～90%，绝经后仅占4%。其发病率仅次于上皮性肿瘤，为来源于原始生殖细胞的一组卵巢肿瘤。

(1) 畸胎瘤：肿瘤组织多数成熟，少数未成熟。由多胚层组织构成的肿瘤，偶见含一个胚层成分。肿瘤的良、恶性及恶性程度取决于组织分化程度，而不决定于肿瘤质地。

1）成熟畸胎瘤：属良性肿瘤，又称皮样囊肿，发生于任何年龄，以20～40岁居多。占卵巢肿瘤的10%～20%，多为单侧。切面多为单房，腔内充满油脂和毛发，有时见牙齿或骨质。

2）未成熟畸胎瘤：是恶性肿瘤，好发于青少年，含2～3胚层。肿瘤由分化程度不同的未成熟胚胎组织构成，主要为原始神经组织。肿瘤多为实性，其恶性程度根据未成熟组织所占比例、分化程度及神经上皮含量而定。复发及转移率均高。5年存活率仅为20%左右。

(2) 无性细胞瘤：为中等恶性的实性肿瘤，好发于青春期及生育期妇女，幼女及老年妇女少见。约占卵巢恶性肿瘤的5%。单侧居多，右侧多于左侧。肿瘤为圆形或椭圆形，中等大，实性，触之如橡皮样。对放疗特别敏感。纯无性细胞瘤的5年存活率可达90%。

(3) 内胚窦瘤：又名卵黄囊瘤，多见于儿童及年轻妇女。较罕见，生长迅速，易早期转移，恶性程度高，预后差。多为单侧，肿瘤较大，组织质脆，有出血坏死区，易破裂。能产生甲胎蛋白(AFP)，故患者血清AFP浓度很高，其浓度与肿瘤消长相关，是诊断及治疗监护时的重要标志物。

3. 卵巢性索间质肿瘤　占卵巢恶性肿瘤的5%～8%，来源于原始性腺中的性索及间质组织，其细胞均可构成一种肿瘤。

(1) 颗粒细胞-间质细胞瘤：由性索的颗粒细胞及间质的衍生成分如纤维母细胞及卵泡膜细胞组成。颗粒细胞瘤为低度恶性肿瘤，肿瘤能分泌雌激素，故有女性化作用。发生于任何年龄，高峰为45～55岁。青春期前患者可出现假性性早熟，生育年龄患者出现月经紊乱，绝经后患者则有不规则阴道流血，常合并子宫内膜增生过长，甚至发生癌变。镜下见颗粒细胞环绕成小圆形囊腔，菊花样排列，即Call-Exner小体。预后良好，5年存活率为80%以上，少数在治疗多年后复发。

(2) 卵泡膜细胞瘤：为有内分泌功能的卵巢实性肿瘤，因能分泌雌激素，故有女性化作用。常与颗粒细胞瘤合并存在，但也有纯卵泡膜细胞瘤。为良性肿瘤，多为单侧，大小不一。恶性卵泡膜细胞瘤较少见，可直接浸润临近组织，并发生远处转移。其预后较一般卵巢癌为佳。

(3) 纤维瘤：为较常见的良性卵巢肿瘤，占卵巢瘤的2%～5%，多见于中年妇女，单侧居多，切面灰白色，实性、坚硬。偶见患者伴有腹水或胸水，腹水经淋巴或横膈至胸腔，右侧横膈淋巴丰富，故多见右侧胸水。手术切除肿瘤后，胸水、腹水自行消失，称梅格斯综合征(Meigs syndrome)。

(4) 支持细胞-间质细胞瘤：又称睾丸母细胞瘤。多发生在40岁以下的妇女，罕见。单侧居多，通常较小。多为良性，具有男性化作用；少数无内分泌功能呈现女性化，雌激素可由瘤细胞直接分泌或由雄激素转化而来。10%～30%呈恶性行为。5年存活率为70%～90%。

4. 卵巢转移性肿瘤　占卵巢肿瘤的5%～10%，体内任何部位原发性癌均可能转移到卵巢。常见原发性癌有乳腺、肠、胃、生殖道、泌尿道以及其他脏器等。库肯勃瘤(Krukenberg tumor)是一种特殊的转移性腺癌，原发部位为胃肠道，肿瘤为双侧性，中等大，多保持卵巢原状或呈肾形。一般无粘连，切面实性，胶质样。镜下见典型的印戒细胞，能产生黏液，周围是结缔组织或黏液瘤性间质。多伴腹水，预后极差。

(三) 恶性肿瘤的转移途径

卵巢恶性肿瘤的转移途径主要通过直接蔓延及腹腔种植，瘤细胞可直接侵犯包膜，累及邻近器官，并广泛种植于腹膜及大网膜表面。淋巴道也是重要的转移途径，横膈为转移的好发部位，尤其右膈下淋巴丛密集，故最易受侵犯。血行转移少见，终末期时可转移到肝及肺。

（四）恶性肿瘤临床分期

根据临床、手术和病理分期（表4-3-3），用以估计预后和比较疗效。

表4-3-3 卵巢恶性肿瘤的手术—病理分期(FIGO,2000)

分期	描述
Ⅰ期	肿瘤局限于卵巢
Ⅰa	肿瘤局限于一侧卵巢，包膜完整，表面无肿瘤，腹水或腹腔冲洗液未见恶性细胞
Ⅰb	肿瘤局限于两侧卵巢，包膜完整，表面无肿瘤，腹水或腹腔冲洗液未见恶性细胞
Ⅰc	Ⅰa或Ⅰb期肿瘤，有表面肿瘤生长，包膜破裂，腹水或腹腔冲洗液可见恶性细胞
Ⅱ期	肿瘤侵及一侧或双侧卵巢，并向盆腔扩散
Ⅱa	肿瘤蔓延和(或)转移至子宫和(或)输卵管，腹水或腹腔冲洗液无恶性细胞
Ⅱb	肿瘤蔓延至盆腔其他组织，腹水或腹腔冲洗液无恶性细胞
Ⅱc	Ⅱa或Ⅱb期肿瘤，但腹水或腹腔冲洗液可见恶性细胞
Ⅲ期	一侧或双侧卵巢，镜检证实有盆腔外腹膜转移和(或)区域淋巴结阳性。肝脏表面转移
Ⅲa	淋巴结阴性，镜检证实有盆腔外腹膜转移
Ⅲb	淋巴结阴性，腹腔转移灶直径≤2cm，
Ⅲc	肿瘤腹腔种植直径>2cm，和(或)腹膜后区域淋巴结阳性
Ⅳ期	远处转移(胸水有癌细胞，肝实质转移)

二、诊断依据

（一）临床表现

1. 卵巢良性肿瘤　早期肿瘤较小，多无症状，妇科检查时偶然发现。肿瘤增至中等大时，常感腹胀或腹部扪及肿块，逐渐增大，块物边界清楚。妇科检查在子宫一侧或双侧触及球形肿块，囊性或实性，表面光滑，与子宫无粘连，蒂长者活动良好。若肿瘤大至占满盆、腹腔而出现尿频、便秘、气急、心悸等压迫症状，腹部隆起，块物活动度差，叩诊呈实音，无移动性浊音。

2. 卵巢恶性肿瘤　早期常无症状，但生长迅速，一旦出现症状常表现为腹胀、腹块和腹水等。肿瘤若向周围组织浸润或压迫神经，可引起腹痛、腰痛或下肢疼痛；若为功能性肿瘤，则产生相应的雌激素或雄激素过多症状。晚期表现消瘦、严重贫血等恶病质征象。三合诊检查在阴道后穹隆触及盆腔内散在质硬结节，肿块多为双侧，实性或半实性，表面高低不平，固定不动，常伴有腹水。有时在腹股沟、腋下或锁骨上可触及肿大淋巴结。

3. 并发症　蒂扭转、感染、破裂和恶变四种。

（二）辅助检查

1. B型超声检查　能检测盆腔肿块部位、大小、形态及性质，其临床诊断符合率>90%，但直径<1cm的实性肿瘤不易测出。通过彩色多普勒超声扫描，能测定卵巢及其新生组织血流变化，有助于诊断。

2. 肿瘤标志物

(1) CA125：80%的卵巢上皮性癌患者CA125水平高于正常值；90%以上患者CA125水平的高低与病情缓解或恶化相一致。

(2) AFP：对卵巢内胚窦瘤有特异性价值。未成熟型畸胎瘤、混合性无性细胞瘤中含卵黄囊成分者有协助诊断意义。

(3) HCG：对原发性卵巢绒癌有特异性。

(4) 性激素：颗粒细胞瘤、卵泡膜细胞瘤产生较高水平雌激素。

3. 腹腔镜检查　直接看到肿块大体情况，并对整个盆、腹腔进行观察，在可疑部位进行多点活检，抽吸腹腔液行细胞学检查，用以确诊。

4. 放射学诊断　CT检查清晰显示良性肿瘤多呈均匀性吸收，囊壁薄，光滑。而恶性肿瘤轮廓不规则，向周围浸润情况。CT还能清楚显示肝、肺结节及腹膜后淋巴结转移。

5. 细胞学检查　腹水或腹腔冲洗液找癌细胞对Ⅰ期患者进一步确定临床分期及选择治疗方法有意义，并可用以随访观察疗效。

三、转归及预后

卵巢良性肿瘤在病程中有发生恶变的可能，早期发现及处理非常重要。卵巢实性肿瘤或囊肿直径＞5cm者，应及时手术切除。青春期前、绝经后期或生育年龄口服避孕药的妇女，发现卵巢肿大应考虑为卵巢肿瘤。盆腔肿块诊断不清或治疗无效者，应及早行腹腔镜检查或剖腹探查。良性肿瘤切除卵巢后能彻底治愈，但保留卵巢者有复发的可能。恶性肿瘤的预后与临床分期、组织学分类及分级、患者年龄及治疗方式有关，以临床分期最重要，期别越早疗效越好。细胞分化良好者疗效较分化不良者好。对化疗药物敏感者，疗效较好。术后残余癌灶直径＜1cm者，化疗效果较明显。年轻患者免疫功能好，预后较老年患者佳。

四、治疗原则与主要措施

首选手术治疗。根据患者年龄、对生育的要求、肿瘤的性质、临床分期以及患者全身情况等综合分析而确定手术范围。

(一) 良性肿瘤

一经确诊，应手术治疗。根据患者年龄、生育要求及对侧卵巢情况决定手术范围。年轻、单侧良性肿瘤应行患侧附件或卵巢切除术或卵巢肿瘤剥出术，保留对侧正常卵巢；即使双侧肿瘤，也应争取行卵巢肿瘤剥出术，以保留部分卵巢组织。围绝经期妇女应行全子宫及双侧附件切除术。

(二) 恶性肿瘤

治疗原则是手术为主，加用化疗、放疗的综合治疗。

1. 手术　一经疑为恶性肿瘤，应尽早剖腹探查。先吸取腹水或腹腔冲洗液做细胞学检查；然后全面探查，对可疑病灶及易发生转移部位多处取材做组织学检查。根据探查结果，决定肿瘤分期及手术范围。对晚期病例应放弃既往仅做剖腹探查及取活组织检查的观点，尽量争取手术治疗。

手术范围：Ⅰa、Ⅰb期应做全子宫及双侧附件切除术。Ⅰc期及其以上同时行大网膜切除术。肿瘤细胞减灭术是指对晚期（Ⅱ期及其以上）患者应尽量切除原发病灶及转移灶，使肿瘤残余灶直径＜1cm，必要时切除部分肠曲、切除胆囊或脾等，现多主张同时常规行后腹膜淋巴结清扫术（包括腹主动脉旁及各组盆腔淋巴结）。

2. 化学药物治疗　卵巢恶性肿瘤对化疗较敏感，是主要的辅助治疗。术后化疗既可用于预防复发，也可用于手术未能全部切除者。已无法施行手术的晚期患者，化疗可使肿瘤缩小，为以后手术创造条件。常用药物有铂类：顺铂和卡铂；烷化剂：环磷酰胺、异环磷酰胺；抗肿瘤植物成分类：长春新碱、紫杉醇等。近年来多为联合应用，并以铂类药物为主药。常用联合化疗方案：PC方案：顺铂＋环磷酰胺；TP方案：紫杉醇＋顺铂；TC方案：紫杉醇＋卡铂。腹腔内化疗药物可直接作用于肿瘤，局部浓度明显高于血浆浓度，不仅能控制腹水，又能使种植病灶缩小或消失，副反应较全身用药为轻，主要是用于早期病例，腹水和小的腹腔内残余种植癌灶。腹腔内化疗方法是：将顺铂 $100mg/m^2$ 置于生理盐水2000ml中，缓慢滴入腹腔，同时行静脉水化，每3周重复疗程，通常应用6～8个疗程。

3. 放射治疗　为手术和化疗的辅助治疗。无性细胞瘤对放疗最敏感，颗粒细胞瘤中度敏感。

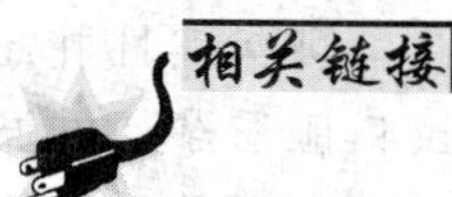

相关链接

一、子宫肌瘤合并妊娠

子宫肌瘤合并妊娠的发病率为0.3%～0.5%。因肌瘤小又无症状，在妊娠、分娩过程中易被忽略，所以子宫肌瘤合并妊娠的实际发病率远较上述数字高。

(一) 肌瘤对妊娠及分娩的影响

黏膜下肌瘤阻碍受精卵着床或致早期流产。较大肌壁间肌瘤由于机械性阻碍或宫腔畸形也易流产。较大肌瘤于妊娠期可使胎位异常，并发生胎儿生长受限、胎盘低置或前置等。在分娩过程中可发生产道阻塞、胎先露部下降困难而造成难产，又可引起子宫收缩乏力而致产程延长、产后出血等。妊娠合并肌瘤者多能自然分娩，不需急于干预，但要预防产后出血。若肌瘤阻碍胎儿下降应行剖宫产术。剖宫产时是否同时切除肌瘤或切除子宫，需根据肌瘤大小、部位和患者情况决定。

(二) 妊娠和分娩对肌瘤的影响

妊娠期子宫充血，组织水肿，平滑肌细胞肥大，肌瘤明显增大，分娩后逐渐缩小。妊娠期肌瘤迅速增大，妊娠期、产褥期肌瘤可发生红色变，出现剧烈腹痛伴恶心、呕吐，发热，白细胞计数升高。确诊后采用保守治疗，包括卧床休息、纠正水、电解质失衡，冰袋冷敷下腹部以及适当应用镇静剂和止痛剂。浆膜下肌瘤可发生慢性或急性蒂扭转，导致肌瘤坏死、感染、化脓等。

二、宫颈癌合并妊娠

(一) 概述

较少见，国内报道占宫颈癌的9.2‰～70.5‰。早期妊娠或妊娠期出现阴道流血，在排除产科因素后，均需常规做阴道窥器检查，若宫颈有可疑病变应做宫颈刮片细胞学检查、阴道镜检查、宫颈活检，以免漏诊和误诊。

(二) 治疗

妊娠时宫颈锥切术可导致孕妇与胎儿的不良后果，妊娠早期宫颈锥切术的流产率高达

1/3以上，因此仅用于阴道镜检查异常和宫颈细胞学检查高度怀疑宫颈癌者，且手术时间应选择在妊娠中期。原则上宫颈癌早期选用手术治疗，宫颈癌晚期合并早期妊娠者，先行体外照射，待胎儿自然流产后再行腔内放疗；合并中、晚期妊娠者，应先剖宫取胎，然后给予常规体外及腔内放疗。妊娠早、中期以及时治疗宫颈癌为主，而妊娠24周后者可延缓治疗，于孕32～34周行剖宫产，再治疗宫颈癌。

三、卵巢肿瘤合并妊娠

卵巢良性肿瘤合并妊娠较常见，但恶性肿瘤很少妊娠。妊娠合并良性肿瘤，以成熟囊性畸胎瘤及浆液性(或黏液性)囊腺瘤居多，占妊娠合并卵巢肿瘤的90%，恶性者以无性细胞瘤及浆液性囊腺癌为多。

(一)卵巢肿瘤对妊娠和分娩的影响

早期妊娠时肿瘤嵌入盆腔可能引起流产，晚期妊娠时肿瘤较大可导致胎位异常，分娩时肿瘤位置低可梗阻产道导致难产。

(二)妊娠和分娩对卵巢肿瘤的影响

妊娠时盆腔充血，可能使肿瘤迅速增大，并促使恶性肿瘤扩散。中期妊娠时易并发蒂扭转，分娩时肿瘤易发生破裂。

(三)诊断与处理

妊娠合并卵巢肿瘤在并发症存在时症状一般不明显。早孕时三合诊即能查得，中期妊娠以后不易查得，需依靠病史及B型超声检查作出诊断。早孕合并卵巢囊肿，以等待至妊娠3个月后进行手术为宜，以免诱发流产。妊娠晚期发现者，可等待至足月，临产后若肿瘤阻塞产道即行剖宫产，同时切除肿瘤。若诊断或疑为卵巢恶性肿瘤，应尽早手术，其处理原则同非孕期。

拓展阅读

子宫颈病变与人乳头状瘤病毒感染的关系

子宫颈癌是最常见的妇科恶性肿瘤之一，在女性恶性肿瘤中发病率仅次于乳腺癌，全球每年子宫颈癌新发人数约47万，占所有癌症新发病例的5%，其中80%的病例发生在发展中国家，死亡人数约23万。我国子宫颈癌患病率和病死率均约占世界的1/3，每年新增子宫颈癌患者13.15万，约有5万例死于子宫颈癌，并呈年轻化及上升趋势。早期诊断，及时治疗，可提高治愈率，降低病死率。我国子宫颈癌的现状是发病率高、死亡率高、普查率低，子宫颈癌的筛查力度和策略还面临很多问题。近年来，随着TCT(液基薄层细胞学技术)及TBS(the Bethesda System)报告系统的应用，宫颈上皮内肿瘤(CIN)的诊断分级、人乳头状瘤病毒(HPV)的检测及不正常细胞和组织相应的新处理方法，对子宫颈癌的防治起到了积极的作用。

子宫颈癌的发生与性行为方式有关，如多个性伴侣，初次性交年龄过早，性紊乱和不卫生性行为等。近年来随着性病患者的增多，子宫颈癌患者也越来越多。研究发现，70%以上有性生活的妇女会感染HPV。高危型别的HPV感染是子宫颈癌发生的必备条件，没有持续HPV感染，女性发生子宫颈鳞癌几乎不可能，在子宫颈癌中HPV的检出率达99%以上。

目前已发现和鉴定了200种以上不同类型的HPV，有54种可感染生殖道黏膜，不同型别的HPV感染可导致不同的临床病变，可根据其致病性的差异，将其分为高危组和低危组。低危型HPV(6,11,42,43,44型)引起尖锐湿疣；高危型HPV(16,18,31,33,35,39,45,50,51,52,55,56型)是诱发子宫颈癌的重要因素，其中与子宫颈鳞癌关系最大的是HPV16型，而子宫颈腺癌中则以HPV18型最常见。

HPV感染表现：① 潜伏感染：无临床表现及病变，病理形态正常，HPV以游离状态感染上皮细胞，存在于染色体外，可检测到HPV DNA；② 亚临床感染：无症状，肉眼不能发现病变，醋酸白试验阳性或在阴道镜下可见异常，有细胞学改变，可检测到HPV DNA；③ 临床感染：有症状，肉眼可见的病变，HPV DNA整合到宿主染色体脆弱区，HPV DNA检测阳性。

大多数HPV感染是一过性的，称“一过性HPV感染”或“HPV携带者”。高危型HPV感染在30岁以下性活跃的年轻女性中颇为常见，国内报告占4%～15%；美国一报告显示1/3有性行为的女大学生可检测到HPV DNA。绝大部分为高危型，即使不治疗也会被免疫系统清除，约90%的HPV阳性者在4～6个月内会自动转阴。一旦免疫系统清除了某一型HPV，机体不会感染同一型HPV，但对其他型HPV没有交叉免疫。低危型HPV的平均感染时间是8.2个月，高危型HPV的感染时间则为13.5个月，5%～10%的高危型HPV的持续感染可引起宫颈病变。研究表明，HPV持续阳性的女性在2年内发生CINⅠ～Ⅱ者为28%。估计约有3%感染HPV的女性在其一生中会发展为子宫颈癌，从感染HPV到发展成子宫颈癌需要9～25年的时间。年龄是HPV感染的重要因素，30岁以前的性活跃期HPV感染颇为常见且易于清除；30岁以后HPV感染率下降，但随着年龄增长子宫颈癌的发病率明显上升，因此应高度重视30岁以后HPV阳性者的处理。免疫状态有时会决定感染的持续或清除，如HIV感染、脏器移植后使用免疫抑制剂等都不利于HPV的清除。

HPV检测的方法：① 免疫组化。② 原位杂交法：因目前国内尚缺乏稳定的探针，只可分为高危、低危型，操作较复杂，不适于大规模普查。③ PCR方法：在国内、外病理界及妇产科应用广泛，可检测6、11、16、18等型HPV DNA。缺点是：PCR产物较易污染，造成假阴性或假阳性，检查类型有限。④ PCR荧光检测：可检测13种高危HPV DNA，可用于普查，不易污染。⑤ 第二代杂交捕获法(hybridcapture Ⅱ，HCⅡ)：可检测13种高危型HPV，为美国FDA认证后用于30岁以上女性宫颈癌的初筛方法，仅用于细胞学标本，是国内妇科学会指定的检查方法。⑥ 导流杂交基因芯片技术(HybriMax)：可检测21种HPV DNA、低危6种、高危13种，可用于细胞学、组织学标本检测。

HPV检测的临床意义：HPV感染是宫颈癌及癌前病变的主要病因。HPV检测常用于：① 宫颈病变筛查：宫颈阴道细胞学作为筛查的主要方法功不可没，但几乎有50%的CIN被遗漏。目前在经济发达地区已全面开展宫颈病变筛查。② 对ASCUS(意义不明确非典型鳞状细胞)和低度病变有鉴别作用：细胞学诊断ASCUS的病例，其中有完全正常的宫颈，也有高度上皮内病变，因此对ASCUS的去向应加以分流。③ CIN治疗后随诊：CIN的治愈率很高(90%～95%)，但仍比正常人群发生浸润癌的机会高出4～5倍，因此CIN治疗后的随访很重要。

现已明确宫颈癌与高危型HPV感染非常密切。因此，HPV疫苗用于预防和治疗宫颈癌已成为近年来的研究热点。HPV疫苗按功能可分为预防性疫苗和治疗性疫苗两大类。

预防性疫苗主要诱导机体体液免疫反应，产生的中和抗体，在HPV进入机体前即能与病毒的抗原结合，从而防止HPV的感染。预防性疫苗服务于健康人群，故其疫苗选择重点在于安全性。治疗性疫苗主要引起机体的细胞免疫反应，产生的活化免疫细胞能识别和攻击HPV感染的组织，包括HPV引起的恶性肿瘤组织。治疗性疫苗服务于HPV感染者和宫颈癌患者。

2006年6月8日，人类历史上第一个宫颈癌疫苗“加德西”被批准上市，“加德西”是美国默克公司生产的四价预防性疫苗，HPV16、18、6、11型。9岁到26岁女性接种“加德西”疫苗能预防HPV16、18、6、11型引起的宫颈癌和生殖器疣，有效率近100%。默克公司使用铝制剂作为疫苗的佐剂，疫苗的VLPs产自干酵母，只有少数用药者在注射后可能引发轻度发热，还有人可能在注射针眼处发红或发肿，还有注射者会感觉针眼疼痛或发麻。Slomovitz等调查发现，75%的女性愿意为自己接种宫颈癌疫苗，70%的女性愿意为她们的孩子接种宫颈癌疫苗。不过疫苗接种者仍有可能感染其他种类人乳头瘤病毒，所以仍需定期接受宫颈癌检查。

治疗性疫苗包括：① 基因疫苗：最普遍使用的病毒载体是重组的牛痘病毒；② 载体疫苗；③ 多肽疫苗；④ 嵌合疫苗；⑤ 树突状细胞(DC)疫苗：DC疫苗在治疗宫颈癌方面已取得初步进展，有些已用于临床，但大部分仍处于实验阶段。

总之，HPV感染与宫颈病变、宫颈癌的关系现已明确。应该说HPV感染较为常见，特别是30岁以下性活跃女性。多数HPV感染可以被清除，这些感染是“一过性”的，并不引发宫颈病变；只有少数持续性感染才会引发宫颈病变。从HPV导致CINⅠ、Ⅱ、Ⅲ到浸润癌一般需8～10年，HPV阳性只说明是一种感染，而不是一种疾病，更不能说必定发生宫颈癌，发生宫颈癌的机会为2%。只要没有高危型HPV感染就可以不得宫颈癌，避免HPV感染就可以避免发生宫颈癌。对HPV感染的忽视与过分恐惧都是不适宜的。对HPV感染者要与细胞学和组织学结合加以抉择。美国宫颈病理协会(ACCP)建议细胞学检查正常且HPV阴性的女性，3年后常规随诊；细胞学检查正常但HPV阳性，无需治疗，一年复查1次HPV；如有宫颈细胞异常，无论HPV阴性或阳性，均应做阴道镜及活检病理检查。目前的药物都不是直接消灭HPV的，是否有益于HPV清除尚无定论。治疗HPV感染造成的宫颈病变实际上就是清除HPV，治疗或手术后一年内HPV仍阳性应警惕病变残留或复发。宫颈癌是人类历史上少数几个找到明确病因的肿瘤之一，随着宫颈癌疫苗的问世，宫颈癌将成为人类通过接种疫苗预防和根除的第一个恶性肿瘤。

参考文献

[1] Andrawiss M. Cervical cancer vaccines available in 2007[J]. Drug Discov Today, 2005, 10(14): 949—950

[2] Parkin DM, Ferlay J, Bray F, et al. Estimating the world cancer burden: Global cancer 2000[J]. Int J Cancer, 2001,94(2): 153

[3] 郎景和.迎接子宫颈癌预防的全球挑战与机遇[J]. 中华妇产科杂志，2002，37(2)：129—131

[4] Shibuya K, Mathers CD, Boschi-Pinto C, et al . Globa and region-alestimates of cancer mortality and incidence by site : Ⅱ results for the global burden of disease 2000[J].

BMC Cancer,2002,2(1):37

[5] Castellsague X, Bosch FX, Munoz N. Environmental co-factorsin HPV carcinogenesis[J]. Virus Res,2002,89(2):191—199

[6] Milde-Langosch K,Riethdorf S,Loning T. Association of human papilloma virus infection with carcinoma of the cervix uteri and its precursor lesions: The oretical and practical implications[J]. Virchows Arch,2000,437(3):227—233

[7] Yamakawa Y,Forslund O,Teshima H,et al. Human papil-loma virus DNA in adenocarcinoma and adenosquamous carcinoma of the uterine cervix detectedby polymerase chain reaction(PCR)[J]. Gynecol Onco,1994,53(2):190—195

[8] Petry KU,Kochel H,Bode U,et al. Human papilloma virus is associated with the frequent detectionof warty and basaloi high-grade neoplasia of the vulva and cervical neoplasia among immunocompromised women[J]. Gynecol Onco,1996,60(1):30—34

[9] Cox JT. Human papilloma virus testingin primary cervical screening and abnormal papanicolaou management[J]. Obstet Gynecol Surv, 2006,61(6):15—25

[10] DeMarco F,Houissa KF,Khelifa R,et al. High-risk HPV types in tunisia, apilot study reveal sanunexpectedly high prevalence of types 58 and 82 and lack of HPV 18 among female prostitutes[J]. J Med Virol,2006,78(7):950—953

[11] Sirivongrangson P, Bollen LJ, Chaovavanich A, et al. Screening HIV-infected women for cervical cancer in Thailand: findings from ademonstration project[J]. Sex Transm Dis,2007,34(2):104—107

[12] Sandri MT,Lentati P,Benini E,et al. Comparison of the digene HC 2 assay and the rocheamplic or human papilloma virus (HPV) test for detection of high-risk HPV genotypes in cervical samples[J]. J Clin Microbiol,2006,44(6):2141—2146

[13] 中华医学科学院肿瘤医院,襄垣县妇幼保健院,子宫颈癌协作组.子宫颈癌筛查方法的比较研究[J].中国肿瘤,2000,9:389—390

[14] 郎景和.人乳头状瘤病毒感染的处理.妇科学新近展[M].中华医学电子音像出版社,2005.83—89

[15] Mao C. Efficacy of human papilloma virus-16 vaccineto prevent cervical intraepithelial neoplasia: arandomized control edtrial [J]. Obstet Gyneco, 2006, 107: 18—27

[16] Slomovitz BM, Sun CC, Frumovitz M, et al. Arewomenready for the cervical cancer vaccine? [J]. Gynecol Onco,2005,96:912

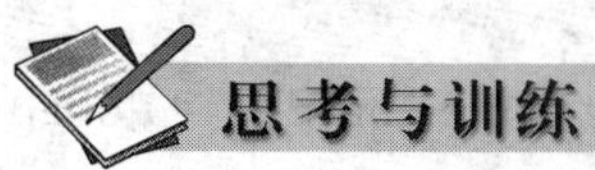

思考与训练

一、单项选择题

1. 滴虫阴道炎的最常见传播方式是 (　　)

A. 性交传染　　B. 公共浴池　　C. 坐式厕所

D. 衣物　　E. 游泳池

2. 滴虫阴道炎阴道分泌物的特征是（　　）

A. 白色豆渣样　　B. 黄色水样　　C. 稀薄泡沫样

D. 黄色黏液脓性　　E. 白色浆液性

3. 下列关于白假丝酵母菌的叙述错误的是（　　）

A. 在酸性环境生长

B. 一旦阴道内有此菌存在，即可引起症状

C. 糖尿病和妊娠时，此菌容易生长

D. 可在口腔、肠道、阴道间互相传染

E. 对制霉菌素敏感

4. 下列关于老年性阴道炎的临床表现，错误的是（　　）

A. 阴道分泌物增多、稀薄

B. 外阴瘙痒、灼热

C. 分泌物呈块状、灰白色

D. 可有血样脓性白带

E. 阴道黏膜可见散在出血点和出血斑

5. 下列关于细菌性阴道病的诊断，错误的是（　　）

A. 查体可见匀质、稀薄白色阴道分泌物

B. pH 值<4.5　　C. 胺臭味试验阳性

D. 白带有鱼腥臭味　　E. 镜下可见线索细胞

6. 维持阴道正常酸性环境的菌种是（　　）

A. 葡萄球菌　　B. 棒状杆菌　　C. 乳酸杆菌

D. 肠球菌　　E. 大肠杆菌

7. 下列关于急性盆腔炎的说法，错误的是（　　）

A. 急性期应彻底治疗，以免形成慢性盆腔炎

B. 常有流产、放环等宫腔内操作

C. 急性期应定期盆腔检查，以了解病情变化

D. 有下腹剧痛

E. 可有高热、寒战

8. 下列关于功能失调性子宫出血药物治疗不正确的是（　　）

A. 激素止血　　B. 激素调整周期　　C. 药物促排卵治疗

D. 血止后立即停药　　E. 雄激素也可减少出血量

9. 继发性闭经最常见的发病环节是（　　）

A. 下丘脑　　B. 垂体　　C. 卵巢

D. 子宫　　E. 外周脂肪

10. 在功能性子宫出血的诊断性刮宫中，下列哪项是不正确的？（　　）

A. 年龄大于 35 岁　　B. 药物治疗无效者　　C. 可立即止血

D. 能够明确子宫内膜的病理诊断

E. 青春期功能性子宫出血亦可常规采用

11. 经血过多，最多见于 （ ）
A. 子宫壁间肌瘤 B. 浆膜下肌瘤 C. 阔韧带内肌瘤
D. 肌瘤囊性变 E. 子宫肌瘤红色变性
12. 子宫肌瘤出现剧烈疼痛最可能是由于 （ ）
A. 肌瘤肉瘤变 B. 黏膜下肌瘤刺激子宫收缩
C. 肌瘤压迫膀胱或直肠 D. 肌瘤囊性变 E. 肌瘤红色变性
13. 子宫肌瘤常用的辅助诊断方法有 （ ）
A. 诊断性刮宫 B. B型超声检查 C. 子宫腔碘油造影
D. 腹腔镜、宫腔镜检查 E. 阴道镜检查
14. 下列关于子宫肌瘤手术指征哪项是错误的？ （ ）
A. 黏膜下肌瘤突出宫颈口者
B. 子宫孕10周大小
C. 肌瘤影响生育，患者要求生育
D. 症状明显，导致贫血
E. 肌瘤小，无症状，年近绝经期
15. 确诊宫颈癌最主要依据 （ ）
A. 宫颈刮片 B. 阴道镜 C. 双合诊
D. 宫颈活检 E. B型超声检查
16. 筛查宫颈癌最常用的方法是 （ ）
A. B型超声检查 B. 分段诊刮及病理检查 C. 宫腔镜检查
D. 宫颈刮片检查 E. 盆腔检查
17. 临床上最常见的卵巢恶性肿瘤是 （ ）
A. 子宫内膜样癌 B. 颗粒细胞瘤 C. 无性细胞瘤
D. 内胚窦瘤 E. 浆液性囊腺癌
18. 最常用于卵巢肿瘤的辅助诊断手段为 （ ）
A. CT检查 B. B型超声检查 C. 腹部平片
D. 腹腔镜检查 E. 细胞学检查
19. 良性卵巢肿瘤最常见的并发症是 （ ）
A. 蒂扭转 B. 囊肿破裂 C. 感染
D. 恶变 E. 囊内出血
20. 下列哪种肿瘤对放射治疗最敏感？ （ ）
A. 颗粒细胞瘤 B. 卵泡膜细胞瘤 C. 库肯勃氏瘤
D. 无性细胞瘤 E. 黏液性囊腺瘤

二、名词解释

1. 阴道自净作用 2. 盆腔炎 3. CIN Ⅲ 4. 闭经 5. 梅格斯综合征

三、填空题

1. 盆腔炎的基本诊断标准是________、________或________。

2. 功能失调性子宫出血分为________和________两类，前者好发于________，后者好发于________。

3. 宫颈癌的辅助检查手段是________、________、________、________。

4. 子宫肌瘤按其与子宫肌壁的关系分为________、________、________。

5. 子宫颈癌以________癌为主，其主要转移途径是________和________。

6. 卵巢肿瘤的并发症有________、________、________、________。

四、问答题

1. 简述女性生殖器的自然防御机制。
2. 简述急性盆腔炎的处理原则。
3. 简述排卵的临床检查方法。
4. 简述子宫肌瘤的临床症状。
5. 简述子宫颈癌的临床表现。

（姚济芬）

第五篇　儿　科　学

第一章　儿科学概要

一、儿科学的研究范围和特点

(一) 儿科学的研究范围

儿科学(pediatrics)是研究从胎儿到青少年时期的生长发育规律、儿童保健及疾病防治的一门临床医学学科。按其工作性质,可分为预防儿科学、发育儿科学和临床儿科学。

预防儿科学突出在小儿时期以"预防为主"的重要性,内容包括增强体质,提高免疫机能,加强心理卫生,预防行为偏离和精神疾病,防止意外,先天遗传代谢疾病的早期筛查和处理等等。

发育儿科学是研究和解决有关小儿生长发育的问题,包括身体发育、心理发育、心理性疾病的预防、儿童的学习困难、社交障碍、智能发育迟缓等等。

临床儿科学即儿科诊疗学,已派生出各专业分支,如心血管病学、血液病学、神经病学、肾脏病学、内分泌学和遗传病学等。

(二) 儿科学特点

整个小儿阶段一直处在不断的生长发育过程中,绝非成人的缩影,年龄愈小与成人的差别愈大。在实际工作中掌握各个年龄期小儿的特点是非常重要的,研究对象为动态变化的机体,无论从解剖、生理、生化、病理、免疫、营养代谢等基础医学方面,还是从临床方面,如疾病的临床表现、诊治等都有别于内科学,为一门独立的临床学科。

二、小儿年龄分期及各期保健特点

小儿处于连续不断的生长发育过程中,各系统器官组织逐渐长大,功能亦渐趋成熟。从出生到发育结束,可根据其解剖、生理、病理,以及所处环境的特点,人为地划分为 7 个不同阶段或年龄期,从而有利于掌握保健和医疗工作的重点。

(一) 胎儿期

从受精卵形成到胎儿出生为止,约 40 周,胎儿的周龄即为胎龄。胎儿完全依靠母体而生存,所以胎儿保健主要通过加强孕母的保健来实现。假如孕妇营养不良、各种感染、理化刺激、吸烟酗酒、心理创伤或胎盘及脐带的异常等不利因素,均可使胎儿在宫内生长发育障碍,或导致胎儿流产、早产、先天畸形等严重后果。

(二) 新生儿期

从胎儿断脐至生后 28 天,是发病率、死亡率最高的一个年龄期。新生儿保健是儿童保健的重点,新生儿期保健强调加强护理,如保暖、喂养、消毒隔离、清洁卫生,特别要注意新生儿的脐部护理,同时给新生儿接种卡介苗和乙肝疫苗,做好基础免疫工作。

围生期是指胎龄满 28 周至生后 7 足天的时间段。围生期死亡率是衡量一个国家或地区产科和新生儿科的质量，乃至该地区整个卫生水平的一项重要指标，重视优生优育必须抓好围生期保健。

（三）婴儿期

自出生到1周岁之前称婴儿期，又称乳儿期。这是小儿出生后生长发育最迅速的时期。由于生长迅速，小儿对营养素和能量的需要量相对较大，婴儿期的小儿容易发生消化紊乱、营养不良和患感染性疾病。在此阶段提倡母乳喂养十分重要，还需有计划地接受预防接种，完成基础免疫程序。

（四）幼儿期

1周岁以后到满3周岁之前称为幼儿期。这一时期小儿智能发育较快，语言、思维和交往能力增强，但对各种危险的识别能力不足，特别要注意防止意外创伤和中毒的发生，并应重视卫生习惯的培养。

（五）学龄前期

3周岁至6、7岁入小学前为学龄前期。该时期的小儿具有较大的可塑性，因此要注意培养其良好的道德品质和生活习惯。

（六）学龄期

从6～7岁入学起到12～14岁进入青春期为止称为学龄期。要注意防止近视眼和龋齿；安排有规律的生活、学习和锻炼，防治精神、情绪和行为等方面的问题。

（七）青春期

从第二性征开始出现到生殖功能基本发育成熟的时期称为青春期。年龄范围一般从10～20岁，女孩青春期开始和结束年龄比男孩约早2年，男孩从13～14岁开始到18～20岁结束。必须高度重视青春期卫生保健工作，从而保证青少年的身心健康。

三、小儿生长发育规律和体格生长常用指标

生长和发育是小儿不同于成人的重要特点。生长指各器官、系统和整个身体的长大，是量的增加。发育指细胞、组织、器官等功能的成熟，是质的改变。

（一）生长发育的一般规律

生长发育遵循由上到下、由近到远、由粗到细、由低级到高级、由简单到复杂的规律。

（二）生长发育是一连续的过程

在整个小儿时期生长发育不断进行，但在不同年龄阶段其生长发育速度不同。生后体重和身高的增长在婴儿期最快，青春期为次快。

（三）各器官系统发育不平衡

各系统的发育快慢不同，如神经系统的发育较早，生殖系统发育较晚，淋巴系统在儿童期迅速生长，于青春期前达顶峰。

（四）生长发育的个体差异

小儿的生长发育虽按上述一般规律发展，但在一定范围内由于遗传、性别、环境、营养、教育等因素的影响而存在相当大的个体差异。

（五）体格生长常用指标

1. 体重　为最重要的体格发育指标。体重指人体各器官、系统、体液的总重量。儿科临床中用体重计算药量、静脉输液量。

出生时新生儿平均体重为3kg，第一个月可增加1～1.5kg；3月龄的婴儿体重约为出生时的2倍(6kg)，3月龄后体重计算公式：

3～12月婴儿体重(kg)＝[年龄(月)＋9]÷2

1～12岁儿童体重(kg)＝年龄(岁)×2＋8

2. 身高(长)　反映机体骨骼发育。身高指头部、脊柱与下肢长度的总和。

新生儿平均身高为50cm，1岁身长约75cm；第二年身高增长速度减慢，约10cm左右，即2岁时身长约85cm；2岁以后身高计算公式：

2～12岁儿童身高(cm)＝年龄(岁)×7＋75

3. 头围　反映颅骨及脑的发育。

胎儿期脑生长居全身各系统的领先地位，故出生时头围相对较大，出生时平均为34cm，3个月时达40cm，1岁时为46cm，2岁时为48cm。头围测量在2岁以内最有价值。

4. 囟门　反映头颅骨发育情况。

前囟在12～18个月时闭合。前囟大小、紧张度的检查在儿科临床上具有很重要的诊断意义。如脑发育不良时头围小、前囟小；甲状腺功能低下时前囟闭合延迟；颅内压增高时前囟紧张并饱满；脱水时前囟凹陷。测量方法应以对边中点线为准。

5. 牙齿　反映小儿骨骼发育，人的一生有乳牙(20枚)和恒牙(28～32枚)两副牙齿。

乳牙生后4～10个月萌出，2～2.5岁出齐。2岁内乳牙数计算公式为月龄－(4～6)。6岁前后开始换牙，恒牙13岁基本换齐。

四、我国儿科学展望

我国从建国初期就广泛推行新法接生，提倡科学育儿，从而大大降低了新生儿破伤风的发病率。由于贯彻“预防为主”的卫生方针，大力开展爱国卫生运动，实行计划免疫，使传染病的发病率大幅度下降，天花更已绝迹多年。在小儿常见病、多发病的防治方面也取得了不少成果，如婴幼儿肺炎和腹泻的早期诊治和改进补液方法，使其病死率明显下降；在对儿科重症的诊疗(如感染性休克、暴发性流行性脑脊髓膜炎、流行性乙型脑炎、中毒性菌痢)等方面都取得了令人瞩目的成绩。儿科专题研究也有不少长足的进步，如白血病的综合治疗、小儿先天性心脏病的介入疗法和外科手术、高热惊厥与癫痫及智能发育的研究、微量元素与儿童生长发育等等。

随着社会的发展和科学知识的广泛普及，儿科的疾病谱也发生了极大的变化，传染病已明显减少，以往的多发病有些发病率也在迅速降低，小儿的体质普遍增强。儿童保健已从单纯的躯体保健发展到包括智能发育以及气质、行为、情感、社会适应能力等一系列非智力因素在内的全面保健。各种高新技术源源不断地渗入医疗实践，极大地提高了儿科疾病的诊疗水平。目前我国婴儿和儿童死亡率虽然已经明显地降低，但与先进国家仍然还有一定的差距。当然，从历史的长河来看，目前的落后只是一个暂时的过程，在党和政府的关怀下，我国儿科医疗保健工作者将不断弘扬求实创新精神、团结协作精神，在不远的将来一定能赶上国际先进水平。

（叶　环）

第二章 新生儿疾病

本章内容包括新生儿窒息、新生儿黄疸。新生儿是指从脐带结扎到生后28天内的婴儿。新生儿学属于儿科学范畴。本章重点介绍新生儿窒息的诊断,新生儿生理性和病理性黄疸的临床特点。要求掌握新生儿窒息的诊断标准,熟悉Apgar评分的意义和复苏措施;重点掌握新生儿胆红素代谢特点,掌握新生儿生理性、病理性黄疸的鉴别。

第一节 新生儿窒息

一、概述

新生儿窒息是指婴儿出生时无呼吸或呼吸抑制者;若出生时无窒息,而数分钟后出现呼吸抑制者亦属窒息。窒息是围生期小儿死亡和导致伤残的重要原因之一。我国一般医院发生率约5%。凡是造成胎儿或新生儿血氧浓度降低的任何因素都可以引起窒息,与胎儿在宫内所处环境和分娩过程密切相关。

(一) 病因

1. 孕母因素

(1) 孕母全身性疾病,如糖尿病、心肾疾病、严重贫血和急性传染病等;

(2) 产科疾病,如妊娠高血压综合征、前置胎盘、胎盘早剥和胎盘功能不足等;

(3) 孕母吸毒、吸烟或被动吸烟等;

(4) 孕母年龄≥35岁或<16岁、多胎妊娠等。

2. 分娩因素

(1) 脐带受压、打结、绕颈等;

(2) 手术产,如高位产钳、臀位抽出术、胎头吸引不顺利等;

(3) 产程中的麻醉、镇痛剂和催产药使用不当。

3. 胎儿因素

(1) 早产儿、小于胎龄儿、巨大儿等;

(2) 各种畸形,如后鼻孔闭锁、喉蹼、肺膨胀不全、先天性心脏病等;

(3) 羊水或胎粪吸入致使呼吸道阻塞;

(4) 宫内感染所致神经系统受损等。

(二) 病理生理

1. 呼吸改变　先出现原发性呼吸暂停,后出现继发性呼吸暂停。

2. 各器官缺血缺氧改变　窒息开始时,由于低氧血症和酸中毒,引起体内血液重新分布,如缺氧继续,无氧代谢使酸性产物极度增加,导致重度代谢性酸中毒,脑损伤发生。

3. 血液生化和代谢改变　缺氧导致血 $PaCO_2$ 升高,pH 和 PaO_2 值降低。在窒息应激状态时早期血糖可增高、血游离脂肪酸增加、低钙血症、高间接胆红素血症等。

二、诊断依据

(一) 临床表现

根据缺氧程度可分为两类。

1. 青紫窒息　Apgar 评分 4～7 分,为轻度窒息,皮肤及面部发绀,心跳慢而有力,肌张力正常,两手可上举,四肢活动好,对外来刺激有反应,喉反射存在。

2. 苍白窒息　Apgar 评分 4 分以下,为重度窒息,皮肤及口唇黏膜苍白,心跳慢而不规则,肌张力松弛,全身瘫软,对外来刺激无反应,喉反射消失,处于濒死状态。

3. 目前仍公认 Apgar 评分是诊断和评价新生儿窒息的简便、快速、有效的方法。评分需于婴儿娩出后 1、5、10、15、20 分钟各进行 1 次。

(二) 实验室检查

出生后应立即取动脉血做血气分析,同时测定血糖、电解质、血尿素氮和肌酐。动态进行头颅 B 超扫描有助于缺氧缺血性脑病和颅内出血的诊断,必要时可做 CT 检查。

(三) 诊断要点

新生儿窒息诊断和分度。

1. 胎儿宫内窒息(缺氧) 胎心/胎动增加,晚期胎动减少,胎心率减慢,羊水污染呈黄绿色或墨绿色。

2. 婴儿娩出后 1～2 分钟内无自主呼吸,心率慢,往往<100 次/分,面色发绀或苍白。生后 1 分钟评分有助于快速作出初步诊断,0～3 分为重度窒息,4～7 分为轻度窒息,8～10 分为正常。

三、转归及预后

窒息持续时间对婴儿预后起关键作用。慢性宫内缺氧、先天性畸形、重度窒息复苏不及时或方法不当者、20 分钟 Apgar 评分低、出生 2 周时神经系统异常症候仍持续者预后均不良。孕妇应定期做产前检查,发现高危妊娠应及时处理,避免早产和手术产;提高产科技术;对高危妊娠进行产时胎心监护,及早发现胎儿宫内窘迫并进行处理;产时,当胎头娩出后,立即挤净口、鼻内黏液,生后再次挤出或吸出口、鼻、咽部分泌物,并做好一切新生儿复苏准备工作。

四、治疗原则与主要措施

(一) 治疗原则

应严格按照 A+B+C+D+E 步骤进行复苏,其步骤不能颠倒。ABCDE 复苏方案:

1. A(air way) 尽量吸净呼吸道黏液。

2. B(breathing) 建立呼吸,增加通气。

3. C(circulation) 维持正常循环,保证足够心搏出量。

4. D(drug) 药物治疗。

5. E(evaluation) 评估。

前三项最为重要,其中A是根本,B是关键。大多数经过A和B步骤即可复苏,少数则需要A、B及C步骤。

(二)主要措施

1. 最初复苏步骤 ① 保暖,减少散热。② 摆好体位,肩部以布卷垫高2~2.5cm,使颈部轻微伸仰。③ 在娩出后立即吸净口、咽、鼻黏液,吸引时间不超过10秒,先吸口腔,再吸鼻腔黏液。④ 触觉刺激:婴儿经上述处理后仍无呼吸,可采用拍打或手指弹患儿的足底或摩擦小儿背部来促使呼吸出现。以上步骤要求在生后30秒钟内完成。

2. 通气复苏步骤 婴儿经触觉刺激后如仍无呼吸,立即行人工呼吸。人工呼吸方法很多,如托背法、下肢屈伸压腹法、口对口呼吸法等,如出现正常呼吸,心率>100次/分,肤色红润或仅手足青紫者可予观察。如无自主呼吸、喘息和(或)心率<100次/分,应立即用100%的氧正压通气;15~30秒后心率如>100次/分,出现自主呼吸者可予以观察;心率在80~100次/分,有增快趋势者宜继续复苏器加压给氧;如心率不增快或<60次/分者,同时加胸外按压心脏30秒,如无好转则行气管插管术,同时给予1∶10000肾上腺素0.1~0.3ml/kg,脐静脉或气管内注入;如心率仍<100次/分,可根据病情酌情纠酸(用5%碳酸氢钠每千克体重3ml,脐静脉缓慢注射)、扩容剂,有休克症状者可给多巴胺或多巴酚丁胺,每分钟5~20μg/kg,从小量开始,逐渐增量,最大量不超过20μg/kg;对其母在婴儿出生前6小时内曾用过麻醉药者,可用钠络酮0.1mg/kg,静脉或气管内注入。

3. 复苏后观察监护 监护主要内容为体温、呼吸、心率、血压、尿量、肤色和窒息所导致的神经系统症状;注意酸碱失衡、电解质紊乱、大小便异常、感染和喂养等问题。

第二节 新生儿黄疸

一、概述

黄疸是新生儿期一种常见的临床症状。正常人血清胆红素含量超过25.7~34.2μmol/L(1.5~2.0mg/dl)即出现黄疸。新生儿黄疸(neonatal jaundice)是因胆红素(大部分为未结合胆红素)在体内积聚而引起,其原因复杂,有生理性和病理性之分;部分病理性黄疸可致中枢神经系统受损,产生胆红素脑病,应及时治疗。新生儿生理性黄疸的发生与新生儿胆红素代谢的特点有关。新生儿胆红素代谢的特点为:

1. 胆红素产生相对过多 胎儿红细胞寿命较短(70~90天),故产生胆红素的量亦多。出生后开始用肺呼吸,血氧分压升高,过多的红细胞迅速破坏,使血中非结合胆红素增加更多。新生儿每日生成胆红素约为145.4μmol/L(8.5mg/kg),相当于成人的2倍,因此新生儿肝脏代谢胆红素的负荷大于成人。

2. 胆红素与白蛋白联结运送的能力不足　新生儿出生后的短暂阶段，有轻重不等的酸中毒，影响胆红素与白蛋白联结的数量。早产儿血中白蛋白偏低，更使胆红素的联结运送延缓。

3. 肝细胞处理胆红素能力差　新生儿肝细胞内缺乏 Y 蛋白及 Z 蛋白，在生后第 5 日才逐渐合成。新生儿肝脏的尿苷二磷酸葡萄糖醛酸转移酶(UDPGT)不足，此类酶在生后 1 周左右才开始增多，故不能将非结合胆红素转变为结合胆红素，以致非结合胆红素潴留血中而发生黄疸。

4. 新生儿肠-肝循环的特点　肠-肝循环增加，初生婴儿的肠道内细菌量少，不能将随胆汁进入肠道内的胆红素还原成粪、尿胆原，而且肠腔内 β-葡萄糖醛酸酶活性较高，能将结合胆红素水解成葡萄糖醛酸及未结合胆红素，后者又被肠吸收经门脉而达肝脏，其结果是使肝脏代谢胆红素的负担增加，导致非结合胆红素潴留血中。

二、诊断依据

(一) 临床表现

大部分新生儿在生后 2～3 天皮肤或(和)黏膜出现黄染，全身情况良好，无其他病态，持续约一周消退者，称为生理性黄疸。而引起病理性黄疸的主要疾病和临床表现有：

1. 感染性

(1) 新生儿肝炎：为起病于新生儿期的一组临床症候群，主要表现为阻塞性黄疸、肝脏肿大及肝功能损害，大多为胎儿在宫内由病毒感染所致，以巨细胞病毒最常见，其他为乙型肝炎、风疹、单纯疱疹、柯萨奇病毒、EB 病毒、李斯特菌、梅毒螺旋体、弓形体等。常在生后 1～3 周或更晚出现黄疸，病重时粪便色浅或灰白，尿色深黄，患儿可有厌食、呕吐、肝轻至中度增大。由于病因较多，对每一病例的确切原因难以确定，故常称为新生儿肝炎综合征(neonatal hepatitis syndrome)。

(2) 新生儿败血症：是指新生儿期病菌侵入血液循环，并在其中生长繁殖及产生毒素而造成的全身感染。新生儿患败血症时大多无特异性症状，主要症状为少吃(或吸吮无力)、少哭(或哭声低微)、少动(或全身虚弱)、反应低下(或精神萎靡)、体温不升(或随外界温度波动)、体重不增或黄疸迅速加重等。

2. 非感染性

(1) 新生儿溶血病：是指因母、婴血型不合而引起的同族免疫性溶血。在我国以 ABO 血型不合者占多数，Rh 血型不合者较少。ABO 溶血症可发生在第一胎，母 O 型，胎儿 A 型者得病机会多。Rh 溶血症，罕见第一胎即发病。新生儿溶血病患儿常于生后 24 小时以内或第二天出现黄疸，并迅速加重。随黄疸加深可出现贫血、肝脾肿大，严重者发生胆红素脑病。

(2) 胆道闭锁：目前已证实本症多数是由于宫内病毒感染导致的生后进行性胆管炎、胆管纤维化和胆管闭锁；多在出生后 2 周始显黄疸，并呈进行性加重；粪色由浅黄转为白色；肝进行性增大，边硬而光滑；肝功改变以结合胆红素增高为主。3 个月后可逐渐发展至肝硬化。

(3) 母乳性黄疸：大约 1%母乳喂养的婴儿可发生母乳性黄疸，其特点是非溶血性未结合胆红素增高，常与生理性黄疸重叠且持续不退，血清胆红素可高达 342μmol/L (20mg/dl)，婴儿一般状态良好，黄疸于4～12周后下降，无引起黄疸的其他病因可发现。停止母乳喂哺后3天，如黄疸下降即可确定诊断。目前认为，此种母乳内β-葡萄糖醛酸酶活性过高，使胆红素在肠道重吸收增加而引起黄疸。

(4) 遗传性疾病：红细胞6-磷酸葡萄糖脱氢酶(G_6PD)缺陷在我国南方多见，核黄疸发生率较高；其他如红细胞丙酮酸激酶缺陷病、球形细胞增多症、半乳糖血症、α_1-抗胰蛋白酶缺乏症、囊性纤维病等。

(5) 药物性黄疸：如由维生素K_3、K_4、新生霉素等药物引起者。

(二) 实验室检查

正常新生儿脐血胆红素最高约51.3μmol/L(3mg/dl)，在生后4天左右达高峰，一般不超过171～205μmol/L(10～12mg/dl)，早产儿不超过256.5μmol/L(15mg/dl)，以后逐渐恢复。凡登白试验呈间接反应。尿中胆红素阴性，粪内胆色素增多。

(三) 诊断要点

1. 生理性黄疸诊断要点　约50%～60%的足月儿和>80%的早产儿于生后2～3天出现黄疸，4～5天达高峰；一般情况良好，足月儿在2周内消退，早产儿可延续到3～4周，足月儿<221μmol/L(12.9mg/dl)和早产儿<257μmol/L(15mg/dl)。黄疸先见于面、颈，然后可遍及躯干及四肢，大小便颜色正常。

2. 病理性黄疸诊断要点　具备以下任何一项者即可诊断为病理性黄疸：① 黄疸在出生后24小时内出现；② 重症黄疸，血清胆红素>221～257μmol/L(12.9～15mg/dl)，或每日上升超过85μmol/L(5mg/dl)；③ 黄疸持续时间长(足月儿>2周，早产儿>4周)；④ 黄疸退而复现；⑤ 血清结合胆红素>34μmol/L(2mg/dl)。

三、转归及预后

对新生儿高胆红素血症，必须及早采取综合措施，才能防止其发展为胆红素脑病。如及时蓝光照射、注意保暖、纠正缺氧及酸中毒、供给足够的营养。避免输注高渗药物，不使用能引起溶血或抑制肝酶的药物等。在警告期根据病情及时采用换血、光疗、输注白蛋白等各种措施，尽快降低血中胆红素浓度。

四、治疗原则与主要措施

(一) 治疗原则

1. 重点是降低胆红素，防止胆红素脑病。
2. 中西药可联合应用。

(二) 主要措施

1. 光照疗法　简称光疗，是降低血清未结合胆红素简单而有效的方法。以波长为427～475nm的蓝光照射疗效最好。原理是胆红素在光的作用下变成水溶性异构物，易从胆汁、尿液中排出，从而降低血清胆红素。光照时，婴儿两眼应用黑色眼罩保护，以免视网膜受损；除会阴、肛门部用尿布外，其余均裸露，光照时间根据病因、病情轻重和血清胆红素浓度减退的程度来定，可连续照射24～72小时，因光疗时不显性失水增加，核黄素破坏加速，故应适量补充；也可能出现发热、腹泻、皮疹等副作用。以结合胆红素增高为主或肝功能有损害的病儿不宜做光疗。

2. 换血疗法　符合下列条件之一者即应进行：① 产前已明确诊断，出生时血红蛋白低于120g/L，伴水肿、肝脾大和心力衰竭者；② 生后12小时内胆红素上升每小时>12μmol/L(7.5mg/L)，或已达到342mmol/L(200mg/L)者；③ 早产儿或上一胎溶血严重者，尤其伴有缺氧、酸中毒、败血症等时，指征应放宽。

3. 药物治疗　① 供给白蛋白，可输血浆25ml/次、或白蛋白1g/kg，以增加胆红素与白蛋白的联结，减少胆红素脑病的发生；② 纠正酸中毒，应用5%碳酸氢钠3～5ml/kg，有利于胆红素与白蛋白结合；③ 肝酶诱导剂，常用苯巴比妥每日5mg/kg，分2次口服和(或)尼可刹米每日100mg/kg，分2次口服，共4～5日。

中药可以退黄，体外试验有抑制免疫反应的作用。常用的方剂有：① 三黄汤：黄芩4.5g，黄连1.5g，制大黄3g。② 茵陈蒿汤：茵陈1.5g，栀子9g，制大黄3g，甘草1.5g。

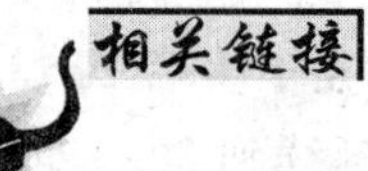

新生儿Apgar评分原则及作用

新生儿Apgar评分又称阿氏评分，是孩子出生后立即检查他身体状况的标准评估方法。为了便于评分记忆，可将A(apperance)表示皮肤颜色，P(pulse)表示心率，G(grimce)表示刺激后的皱眉动作，A(activity)表示肌张力，R(respiration)表示呼吸情况。以上五项随新生儿窒息程度不同，得分也不同。新生儿Apgar评分标准见表5-2-1。

Apgar评分的结果：8～10分无窒息，4～7分为轻度窒息，0～3分为重度窒息。低Apgar评分不仅是产后窒息的指征，也与是否发生长期的神经功能障碍有关，虽然其可能性很小。新生儿长时间(10分钟以上)的低Apgar评分，在1年内死亡率不断升高，即使活下来也有脑瘫的可能。

家长应记住自己孩子出生时的评分，以后看新生儿门诊、神经科门诊、心理咨询及入学智测时医生均可能会问及出生时的评分。

表5-2-1　新生儿Apgar评分表

体　征	评　分　标　准		
	0分	1分	2分
心跳次数/分	0	<100	>100
呼　吸	无	呼吸浅表，哭声弱	呼吸佳，哭声响
肌张力	松　弛	四肢屈曲	四肢活动好
弹足底或导管插鼻反应	无反应	有反应动作	反应好
皮肤颜色	青紫或苍白	躯干红、四肢青紫	全身红润

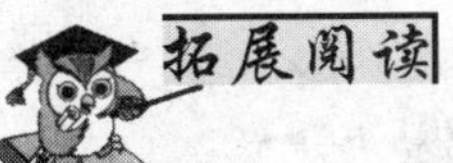

新生儿黄疸诊断标准的新概念

高胆红素血症是新生儿常见病之一，由它引起的神经系统损害究竟对儿童智力发育有多大影响，长期以来一直没有明确定论，由此导致的脑损伤也因临床表现各异而很难被医生所把握。临床中，诊断新生儿高胆红素血症必须以生理性黄疸的诊准为依据。历年来，我国生理性黄疸标准一直延用欧美教科书：足月儿≤12mg/dl，均值 6mg/dl，生后 4～5 天为高峰期，12～14 天消退；早产儿≤15mg/dl，均值 10～12mg/dl，生后 5～7 天为高峰期，3～4 周消退。近几年，许多国内外学者研究认为，生理性黄疸程度除个体差异外，还与种族、地区、喂养方式等因素相关，日本、韩国、新加坡已制订了自己的诊断标准。内蒙古妇幼保健院从 1995 年开始，对该院出生的 2033 例新生儿进行了监测，发现足月儿生理性黄疸峰值为 13.1mg/dl，平均为 10.9mg/dl，生后 4～6 天为高峰期，有 9%的新生儿生后 20 天黄疸未退，有 1.5%左右的新生儿生后 28 天后 TCB 恢复正常。早产儿生理性黄疸峰值为 15.1mg/dl，平均为 12.7mg/dl，生后 4～ 7 天为高峰期，约有 17%的新生儿生后 3 周黄疸不退，4 周后恢复正常。足月儿测定值约为西方标准的两倍，早产儿略高于西方国家。专家认为，早产儿肝功能差，更易发生高胆红素血症，血脑屏障通透性高，血清蛋白低，更易发生缺氧和酸中毒，当血清结合胆红素达 10mg/dl 时，即发生胆红素脑病，所以早产儿高胆治疗标准应更低于足月儿。

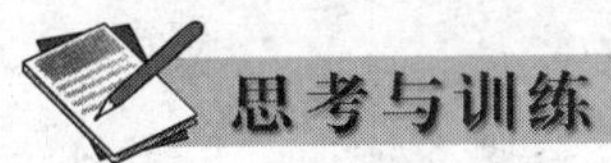

一、选择题

（一）单项选择题

1. 下列哪一项不是新生儿窒息 Apgar 评分的内容？（　　）
   A. 皮肤颜色　B. 心率　C. 呼吸
   D. 肌张力　E. 拥抱反射
2. 在新生儿窒息复苏方案中，应首先采取哪一步骤？（　　）
   A. 建立呼吸，增加通气　B. 尽量吸净呼吸道黏液，保持气道通畅
   C. 给肾上腺素　D. 维持正常循环，保证足够心输出量
   E. 以上都不是
3. 在新生儿期，应进行哪些预防接种？（　　）
   A. 卡介苗　B. 卡介苗、乙肝疫苗　C. 卡介苗、百白破疫苗
   D. 乙肝疫苗、百白破疫苗　E. 乙肝疫苗
4. 新生儿胎龄 290 天，出生体重 3600g，其体重位于同胎龄体重标准的第 80 百分位，下列哪项诊断最准确？（　　）
   A. 过期产儿，巨大儿　B. 过期产儿，大于胎龄儿　C. 足月儿，适于胎龄儿
   D. 足月儿，大于胎龄儿　E. 足月儿，巨大儿
5. 新生儿娩出 1 分钟时心率 96 次/分，呼吸不规则，四肢活动好，弹足底能皱眉，躯体肤

红，四肢青紫。Apgar 评分可评为 （ ）

A. 9分　B. 8分　C. 7分
D. 6分　E. 5分

6. 下列哪项不是新生儿溶血病主要的临床表现？ （ ）

A. 贫血　B. 黄疸　C. 心力衰竭
D. 肝脾肿大　E. 胎儿水肿

7. 一患儿，生后母乳喂养，42天时因发热去医院就诊，体检发现头面部及胸腹部皮肤黄染，肝肋下3cm，质中。以下哪一项与以上临床表现无关？ （ ）

A. 新生儿母乳性黄疸　B. 新生儿生理性贫血　C. 婴儿肝炎综合征
D. 新生儿尿感　E. 新生儿败血症

8. 一小儿生后3天因不吃、不哭、体温不升入院，查体发现：患儿反应差，皮肤黄染、脐部红肿，有脓性分泌物，二肺闻湿啰音，肝脾肋下可及。最可能的诊断是 （ ）

A. 新生儿肺炎　B. 寒冷损伤综合征　C. 低血糖
D. 脐炎　E. 败血症

9. 一足月儿，母乳喂养，生后3天因黄疸住院，血清总胆红素289μmol/L，母血型为O型、Rh阳性，父亲血型为AB型、Rh阳性，首先应做哪项检查？ （ ）

A. 血培养　B. 肝功能　C. 血涂片找球形红细胞
D. 定血型　E. 抗人球蛋白试验

10. 新生儿ABO溶血病，首先应采取的治疗措施是 （ ）

A. 光疗　B. 应用抗生素　C. 换血
D. 输注白蛋白　E. 口服鲁米那

11. 以下哪项不是新生儿溶血病的发病原因？ （ ）

A. 第一胎　B. 母子血型不合　C. 母亲有贫血
D. 母亲未接受过输血　E. 胎儿为O型血

12. 正常出生体重儿为 （ ）

A. 初生1小时内体重在2000～2500g之间的婴儿
B. 初生1小时内体重在2500～3000g之间的婴儿
C. 初生1小时内体重在2500～3500g之间的婴儿
D. 初生1小时内体重在2500～4000g之间的婴儿
E. 初生1小时内体重在3000～4000g之间的婴儿

13. 关于病理性黄疸的特点，应除外： （ ）

A. 可出现在生后24小时以内
B. 足月儿血清总胆红素超过205μmol/L
C. 足月儿黄疸在第2周末仍未消退
D. 黄疸退而复现
E. 均表现为血清间接胆红素增高

14. 一新生儿，生后24小时内即出现黄疸，且进行性加重，前来就诊。应首先考虑（ ）

A. 新生儿生理性黄疸　B. 新生儿肝炎　C. 新生儿败血症
D. 新生儿溶血病　E. 新生儿胆道闭锁

(二) **B2**型题

A. 早产儿　　B. 正常新生儿　　C. 足月小样儿
D. 低出生体重儿　　E. 极低出生体重儿　　F. 超低出生体重儿
G. 过期产儿　　H. 大于胎龄儿　　I. 巨大儿

15. 胎龄 39 周,出生体重 3100g。（　　）
16. 胎龄 36 周,出生体重 2350g。（　　）
17. 胎龄 38 周,出生体重 2400g,其体重标准在第 5 百分位。（　　）
18. 胎龄 29 周,出生体重 1475g,其体重标准在第 50 百分位。（　　）
19. 胎龄 41 周,出生体重 4100g。（　　）
20. 胎龄 26 周,出生体重 950g。（　　）

二、名词解释

1. 新生儿溶血症　　2. 新生儿核黄疸　　3. 新生儿母乳性黄疸
4. 早产儿　　5. 足月小样儿

三、填空题

1. 正常新生儿的特殊表现有________、________、________、________。

2. 刚出生的足月新生儿,他具备的常见原始反射有________、________、________、________。

3. 新生儿期应注射的疫苗为________、________。

4. 轻度窒息 Apgar 评分为________,重度窒息 Apgar 评分为________。

5. 正常新生儿出生时体重应为________g,低出生体重儿为________g,极低体重儿为________g,超低出生体重儿为________g,巨大儿为________g。

6. 新生儿 ABO 溶血病常发生在母血型为________,婴儿血型为________。确诊新生儿 ABO 溶血病的实验室检查是________。

四、问答题

1. 新生儿生理性黄疸有何特点？
2. 什么情况下考虑为病理性黄疸?
3. 新生儿黄疸的处理原则是什么?
4. 简述新生儿溶血病的发生机制及临床表现。
5. 新生儿窒息的诊断标准是什么？

（叶　环）

第三章　维生素营养障碍疾病

维生素D缺乏性佝偻病是常见的儿童营养缺乏症。由于缺乏维生素D,引起全身钙、磷代谢失常和以骨骼改变为主的一系列变化。严重者致骨骼畸形,影响小儿正常生长发育,并使机体抵抗力降低,免疫球蛋白减少,易并发各种感染,应积极防治。本章重点介绍维生素D缺乏性佝偻病的病因和临床表现(症状、体征、X线改变和血生化检查特点)。要求掌握维生素D的生理功能,本病的诊断依据、治疗及预防措施。

第一节　维生素D缺乏性佝偻病

一、概述

维生素D缺乏性佝偻病是婴幼儿期常见病,由于围生期维生素D不足、日光照射不足、维生素D摄入不足、生长速度过快、疾病或药物影响,使小儿体内维生素D缺乏,钙磷代谢失常,导致以骨骼改变为特征的一种慢性营养不良性疾病。近年来随着儿童保健工作的大力开展,佝偻病患病率不断下降,重症病例已很少见,但轻、中度佝偻病仍较常见,本病也是儿童保健重点防治的四病之一。

维生素D($1,25-(OH)_2D_3$)是脂溶性维生素,它的主要生理功能是:①促进肠道钙、磷吸收;②促进肾小管对钙、磷的重吸收;③促进成骨细胞功能,使血中钙、磷向骨质生长部位沉着,形成新骨;也促进破骨细胞活动,使旧骨中的骨盐溶解到血,使血中钙、磷增加,从而使细胞外液中钙、磷浓度增高。

维生素D缺乏性佝偻病可以看成是机体为维持血钙水平而对骨骼造成的损害。甲状旁腺素(PTH)在佝偻病早期的发病机制中起了很大的作用。

二、诊断依据

(一)临床表现

临床上将佝偻病分为四期。

1. 初期(活动早期)　主要表现为神经精神症状,多汗、夜惊、易激惹、烦躁、睡眠不安和枕秃。骨骼X线检查多正常或仅见长骨临时钙化带稍模糊。血生化检查示血钙浓度正常或稍低,血磷浓度降低,钙磷乘积稍低(30～40),碱性磷酸酶及骨碱性磷酸酶多数增高;血清$25-(OH)D_3$可降低。此期可持续数周或数月;若未经适当治疗,可发展为激期。

2. 激期(活动期) 此期神经精神症状更为明显。此期出现骨的改变,生长速度最快的部位如颅骨、四肢骨、胸廓影响最大。因小儿身体各部骨骼的生长速度随年龄不同而不同,故不同年龄有不同的骨骼改变特点,如3～6个月婴儿可见颅骨软化(乒乓颅);5～9个月以上的患儿可出现方颅、囟门过大或闭合延迟,出牙延迟、"手镯"与"足镯";1岁左右患儿多见胸廓畸形:肋骨串珠、郝氏沟、鸡胸或漏斗胸;学走路前后患儿可出现"O"形或"X"形腿。

激期血液生化改变:血清25-(OH)D_3降低,血清钙降低,血清磷明显降低,钙磷乘积多数低于30,碱性磷酸酶及骨碱性磷酸酶明显增加。骨骼X线改变:干骺端临时钙化带模糊或消失,呈毛刷样,并有杯口状改变,骨骺软骨增宽,骨骺与干骺端的距离加大,骨质普遍稀疏,密度减低,可有骨干弯曲或骨折。

3. 恢复期 经适当治疗后临床症状逐渐减轻或接近消失,精神活泼,肌张力恢复。血清钙磷浓度数天内恢复正常。X线表现于2～3周后即有改善,临时钙化带重新出现,渐趋整齐、致密,骨质密度增加,逐渐恢复正常。

4. 后遗症期 多见于3岁以后小儿,临床症状消失,血生化及骨X线检查正常,仅遗留不同程度的骨骼畸形。轻、中度佝偻病经治疗后很少留有骨骼改变。

(二) 实验室检查(表5-3-1)

表5-3-1 佝偻病各期血清钙、磷及碱性酸酶变化

检查项目	初　期	激　期	恢复期	小儿正常值
血清钙	短期下降 以后正常	降 低	逐渐恢复	100～110mg/L (2.25～2.75mmol/L)
血清磷	降低	更低	恢复最快	40～70mg/L (1.3～2.3mmol/L)
钙磷乘积	<35	<30	>30	>40
碱性磷酸酶	稍增加	更高	恢复最慢	15～30金氏单位

(三) 诊断要点(表5-3-2)

表5-3-2 佝偻病评定项目

项目	主要条件	次要条件
临床症状	多汗、夜惊	烦躁不安
体　征	乒乓头,方颅,肋骨串珠,鸡胸,手、足镯,"O"形腿,典型肋软沟	枕秃、方颅,肋外翻、"肋软沟"
钙磷乘积	<30	30～40
AKP(金氏法)	>30IU	20～30IU
腕骨X线片(干骺端)	毛刷状/杯口状	钙化预备线模糊

1. 早期诊断要点 多汗、烦躁、夜惊等神经精神症状可无特异性,骨改变不明显,需结合患儿年龄、季节、病史做出综合判断。血清25-(OH)D_3水平在本病初期就已明显降低,是可靠的早期诊断指标。

2. 凡符合下列条件之一者均可诊断为活动性佝偻病：

(1) 具两个主要症状加一个主要体征。

(2) 具一个主要症状加两个主要体征。

(3) 具两个主要症状而无体征/仅有次要体征，宜做X线及生化检查，阳性时方可确诊。

(4) 具一个主要体征而无症状/仅有次要症状，宜做X线或生化检查，阳性时方可确诊。

(5) 未满3月婴儿出现“乒乓头”体征，应有两个主要症状；>3月者，除“乒乓头”外，还应具一个主要/次要症状。

(6) 单纯腕骨X线检查有毛刷状或杯口状改变。

3. 分度

(1) 轻度：体征轻微，仅见方颅，超过3个月者，“乒乓头”范围小于一指者。

(2) 中度：“乒乓头”范围大于一指或有肋骨串珠，轻度鸡胸，轻度“O”形腿者。

(3) 重度：明显鸡胸，“O”形腿，手、足镯者。

三、转归及预后

坚持开展早期综合防治是控制和消灭佝偻病的关键。从围产期开始，以1岁内小儿为重点对象，并应系统管理到3岁。婴儿期生长发育最快，是佝偻病的高发年龄，除提倡母乳喂养外，有条件地区，人工喂养者，可用维生素AD强化牛奶(每升含维生素A 2000IU，维生素D 400～600IU)喂哺。尽量保证每日户外活动1小时以上。

四、治疗原则与主要措施

(一) 治疗原则

1. 贯彻“系统管理，综合防治，因地制宜，早防早治”的原则。
2. 佝偻病防治必须从妊娠期开始，1岁内婴儿是重点对象。
3. 新生儿应提倡母乳喂养，尽早开始晒太阳。
4. 合理添加辅食。
5. 坚持口服或肌注维生素D预防佝偻病。

(二) 主要措施

早产儿、双胎及人工喂养儿或者冬季出生小儿，可于生后1～2周开始，口服维生素D 500～1000IU，连续服用。不能坚持口服者可肌注维生素D 10～20万IU(能维持1～2个月)。对体弱或冬春出生的小儿，可于冬季一次给予维生素D口服或肌注预防，剂量北方20～40万IU，南方10～20万IU，在高发区可给予两次(冬、春各一次)。一般不加钙剂，有钙抽搐史或以淀粉为主食者，补给适量钙。

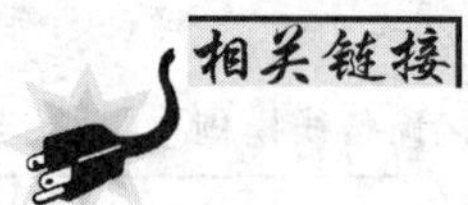

婴儿手足搐搦症

婴儿手足搐搦症又称维生素D缺乏性手足搐搦症，是由于缺乏维生素D，引起血钙低下，使小儿神经和肌肉的兴奋性增加，出现惊厥及手足搐搦。其发病原因实际上与小儿佝偻病相同，但却有自己独特的临床表现。一般除伴有轻度佝偻病外，还有以下主要症状：

1. 惊厥　惊厥时间大多比较短暂，可持续数秒钟至半小时左右，但发作次数频繁，每天1～20次不等。

2. 手足搐搦　为本病的一种特殊症状，多发生于6个月以上婴幼儿。发作时手腕弯曲，手指伸直，大拇指贴近手心，脚背弯如弓状，脚趾呈强直状态。

3. 喉痉挛　由于喉部肌肉痉挛，气道变窄，孩子在深吸气时可发出特殊的哮吼音，严重时甚至可因呼吸困难导致突然死亡。

化验检查：血清钙明显减低；同时碱性磷酸酶增高对诊断手足搐搦症很有意义。

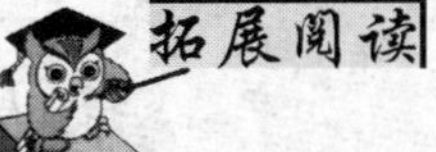

一、先天性佝偻病的诊断

先天性佝偻病又称胎儿期佝偻病，即孩子的佝偻病在妊娠期间就已经发生。孩子出生后一周内，X线长骨照片可见到典型的佝偻性病变，如脱钙，先期钙化带（又称预备钙化带）模糊不清甚至消失，也可出现骨膜反应。先天性佝偻病儿多发生于多产妇、频产妇和少接触阳光的软骨症孕妇，她们在妊娠期间常诉有腰酸、腿痛、手脚发麻甚至抽筋等低血钙症状。严重者孩子在新生儿期即可出现囟门特别大，因为两顶骨未合拢而前囟门的后角与后囟门连通。值得注意的是，过去先天性佝偻病的病例多由北方省市报道，近年来经系统调查发现我国南方亚热带地区同样发现有先天性佝偻病病例，因此，在提倡优生优育的今天，一个家庭只生一个孩子是避免多产、频产而防止发生先天性佝偻病的一个好政策。

二、为什么预防小儿佝偻病需从怀孕时做起？

有些婴儿一降生就有颅骨软、骨缝宽、囟门大，甚至前囟与后囟连通等佝偻病症状，这就是先天性佝偻病。小儿患先天性佝偻病多是因为母体内维生素D不足，使胎儿的肝脏内没有充分的维生素D贮存造成的。为了预防小儿患佝偻病，母亲在怀孕期间应采取以下措施：

1. 在整个怀孕期间，都要注意讲究卫生，定期检查。

2. 增加营养，吃一些富含维生素D的食物，如动物肝脏、蛋黄等。

3. 常到室外活动，多晒太阳，适当参加劳动，但要注意休息。

4. 怀孕后半期和哺乳期妇女，应口服维生素D_2，每天1.5万IU，或每月注射1～2次维生素D_2，每次40～80万IU，也可以注射维生素D_3，30～60万IU。同时加服维生素A、B、C比单纯服用骨化醇效果更好。

5. 有条件的可进行紫外线照射，特别是秋冬季怀孕时。

6. 凡有低血钙、经常抽筋的孕妇，应及时治疗。

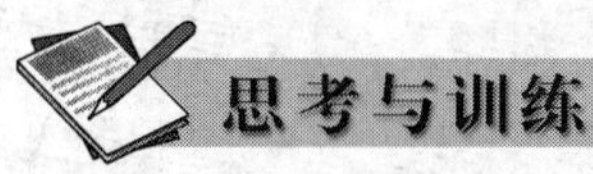

一、选择题

（一）单项选择题

1. 正常体内维生素D的最主要来源是　（　　）

A. 牛奶或母乳　B. 补充钙剂　C. 补充鱼肝油
D. 动物肝脏　E. 阳光照射皮肤后体内合成

2. 维生素D缺乏性佝偻病活动早期的主要临床表现是　(　)
A. 颅骨软化　B. 方颅　C. 肋骨串珠
D. 前囟增大　E. 激惹、多汗、睡眠不安等精神神经症状

3. 维生素D缺乏性佝偻病激期的头部骨骼改变中,应除外　(　)
A. 颅骨软化　B. 小头畸形　C. 方颅
D. 前囟增大与闭合延迟　E. 出牙延迟与出牙顺序颠倒

4. 下列哪项不是维生素D缺乏性佝偻病的病因?　(　)
A. 日光照射不足　B. 维生素D摄入不足　C. 肾小管酸中毒
D. 生长发育速度快　E. 慢性腹泻

5. 下列哪项不是维生素D缺乏性佝偻病骨样组织堆积的表现?　(　)
A. 方颅　B. 肋骨串珠　C. 鸡胸或漏斗胸
D. 手镯　E. 脚镯

6. 8个月小儿佝偻病下列哪项不符合　(　)
A. 肋膈沟　B. 肋骨串珠　C. 下肢"X"形腿
D. 乒乓头　E. 漏斗胸

7. 足月儿用维生素D预防佝偻病的剂量为　(　)
A. 4000~8000IU/(kg·d)　B. 400~800IU/(kg·d)　C. 4000~8000IU//d
D. 400~800IU/d　E. 1000~2000IU/(kg·d)

(二) **A4**型题

Ⅰ. 患儿6个月,早产儿,出生时体重2200g,母乳喂养,现体重8kg,家长发现孩子多汗、夜惊、体检患儿前囟大,方头,肋骨串珠。

8. 最可能的诊断是　(　)
A. 先天性甲状腺功能低下　B. 软骨营养不良　C. 维生素A缺乏
D. 维生素D缺乏性佝偻病　E. 营养不良

9. 最可能的病因是　(　)
A. 日照不足　B. 生长过速　C. 慢性腹泻
D. 药物影响　E. 母乳喂养

10. 最有诊断价值的实验室指标是　(　)
A. 碱性磷酸酶升高　B. 血钙、血磷下降　C. 甲状旁腺素升高
D. 促甲状腺素下降　E. 25-(OH)D_3下降

11. 在预防措施中哪些是错误的?　(　)
A. 孕妇多做户外活动　B. 鼓励母乳喂养　C. 婴儿多做户外活动
D. 每天摄入维生素D 800IU　E. 适当补充钙剂

Ⅱ. 10月龄男孩,生后一直牛奶喂养,未添加辅食。近一周来,患儿每天腹泻5~6次,伴吵闹不安,睡眠差,出汗多,且患儿未出牙,尚不能独站。

12. 体检时,最可能存在的体征是　(　)
A. 无明显骨骼病变　B. 肌张力正常　C. 颅骨软化

D. 方颅与前囟增大　　　E. "O"形腿

13. 若化验检查显示血钙为 2mmol/L,长骨 X 线显示干骺端临时钙化带消失,呈毛刷状与杯口样改变,则下列哪项诊断最为准确? ( )

A. 维生素 D 缺乏性佝偻病初期

B. 维生素 D 缺乏性佝偻病激期

C. 维生素 D 缺乏性佝偻病恢复期

D. 急性腹泻并电解质紊乱

E. 软骨发育不良

(三) **B1** 型题

14. 男孩,9 个月,有方颅,鸡胸,血钙磷乘积为 32,可考虑 ( )

15. 男孩,4 岁,走路时两足膝部相遇,而两踝分开,血钙、血磷及血 AKP 均正常,可考虑的治疗措施为 ( )

A. 佝偻病初期　　　B. 佝偻病激期　　　C. 佝偻病恢复期

D. 佝偻病后遗症期　　　E. 先天性佝偻病

16. 治疗重度维生素 D 缺乏性佝偻病激期伴急性肺炎的方案是 ( )

17. 治疗维生素 D 缺乏性佝偻病初期的方案为 ( )

18. 预防维生素 D 缺乏性佝偻病的方案为 ( )

A. 维生素 D,每天 400IU,口服,直至 2 岁

B. 维生素 D,每天 1.0 万 IU,口服,持续一月

C. 维生素 D,每天 10 万 IU,口服,持续一月

D. 维生素 D_2,每次 40 万 IU,肌注,每周一次,共三次

E. 维生素 D_3,每次 30 万 IU,肌注,每 2～4 周一次,共三次

19. 3～6 个月骨骼病变为 ( )

20. 8～9 个月骨骼病变为 ( )

各年龄期佝偻病的骨骼体征不同:

A. 颅骨软化　　　B. 方颅　　　C. 佝偻病"手镯"、"脚镯"

D. "X"形腿或"O"形腿　　　E. 肋骨串珠

二、名词解释

1. 肋骨串珠　　2. 肋膈沟　　3. 乒乓头　　4. "X"形腿　　5. 方颅

三、填空题

1. 婴幼儿维生素 D 预防用量为________IU/d,早产儿前 3 个月的预防用量为________IU/d。

2. 围生期孕妇需多户外活动,食用富含钙、铁、磷、维生素 D 等营养素的食物外,孕后后期还要适量补充________,有利于胎儿________充足的维生素 D,以满足生后一段时间生长发育需要。

3. 佝偻病发病原因有________、________、________、________、________。

4. 佝偻病早期临床表现是________,一旦出现________提示已进入活动期。

5. 佝偻病方颅多见于________患儿，胸部骨骼畸形包括________和________。
6. 佝偻病临床分为________、________、________和________四期。

四、问答题

1. 试述佝偻病的骨骼改变特点。
2. 请简述佝偻病的发病机制。
3. 简述佝偻病初期临床表现、血生化改变情况。
4. 简述佝偻病活动期临床表现、血生化改变情况。
5. 请简述维生素D的生理功能。

（叶　环）

第四章　呼吸系统疾病

小儿呼吸系统疾病分上、下呼吸道急、慢性炎症，呼吸道变态反应性疾病，呼吸道异物，先天畸形及肺部肿瘤等。其中急性呼吸道感染最为常见，支气管肺炎又称小叶性肺炎，是小儿最常见的肺炎，尤以婴幼儿发病率高。本章重点介绍急性支气管肺炎和几种不同病原体所致肺炎。要求熟悉小儿肺炎的分类方法和病因，掌握支气管肺炎的临床表现(包括重症肺炎的特点)及治疗。熟悉小儿肺炎的并发症和几种不同病原体所致肺炎的临床特点。

第一节　小 儿 肺 炎

一、概述

(一) 小儿肺炎的分类方法

1. 按病理　分为支气管肺炎、大叶性肺炎、间质性肺炎、毛细支气管炎。

2. 按病因　分为感染性肺炎和非感染性肺炎。

3. 按病程　分为急性肺炎：病程＜1月；迁延性肺炎：病程在1～3月之间；慢性肺炎：病程＞3月。

4. 按病情　分为轻症肺炎和重症肺炎。重症肺炎是指除轻症肺炎之表现加重外，持续高热，全身中毒症状严重，且伴有其他脏器功能损害。

急性支气管肺炎又称急性小叶性肺炎，是小儿最常见的肺炎，尤以婴幼儿发病率高。

(二) 病因

1. 由于小儿气管、支气管管道细，黏膜干燥，纤毛运动差，对病原体消除力差，机体免疫功能不成熟。

2. 病原体　① 病毒，如呼吸道合胞病毒、流感病毒、腺病毒；② 细菌：以肺炎双球菌、金黄色葡萄球菌、溶血性链球菌、大肠杆菌多见。

二、诊断依据

(一) 急性支气管肺炎的临床表现

1. 发热　一般有不同程度、不同热型的发热。新生儿和重度营养不良小儿可不发热。

2. 呼吸系统　咳嗽，呼吸急促或呼吸困难。

3. 伴随症状　食欲下降，精神差，腹痛或腹泻。

4. 体征　呼吸频率增快，呼吸困难，可出现三凹征，鼻扇动，唇发绀，在肺部中下野可闻及固定中细湿啰音。病变融合可叩诊轻度浊音。

5. 重症肺炎

(1) 中毒性心肌炎：呼吸困难加重，面色苍白，心率增快，心音低钝，心电图有异常。

(2) 急性充血性心衰：表现为：① 呼吸频率忽然增快(60 次/分)；② 心率忽然增快(180 次/分)；③ 忽然烦躁；④ 心音低钝，奔马律；⑤ 肝脏迅速增大；⑥ 尿少或无尿。可有末梢循环衰竭：四肢发凉、口周灰白、脉微弱、血压下降等休克征象。

(3) 中毒性肠麻痹：可见呕吐咖啡物，呕血、便血，腹部顽固性腹胀，肠鸣音消失。

(4) 中毒性脑病：精神萎靡、烦躁或两者交替出现，突然惊厥，可惊厥不止，出现意识障碍，严重者可出现呼吸衰竭及脑疝。

6. 急性支气管肺炎的并发症

治疗过程中，小儿中毒症状或呼吸困难忽然加重，体温持续不退或退而复升，应考虑并发症出现。

(1) 脓胸：常由葡萄球菌或 G^- 杆菌引起。

(2) 脓气胸：肺边缘的脓肿破裂进入胸腔，并与肺泡或小支气管相通所致，常由金黄色葡萄球菌感染引起。

(3) 肺大泡：多由金黄色葡萄球菌引起，由于细支气管管腔因炎症肿胀、狭窄，渗出物黏稠，形成活瓣阻塞，空气能入而不宜出，导致肺泡扩大、破裂而形成肺大泡，体积大者可引起急性呼吸困难。

(4) 还可能有肺脓肿、化脓性心包炎、败血症等。

(二) 实验室检查

1. 白细胞检查　细菌性肺炎时，白细胞总数增高，约为$(15\sim20)\times10^9/L$。中性粒细胞增高可有核左移及胞浆内中毒颗粒。但重症金黄色葡萄球菌肺炎和流感杆菌肺炎，有时白细胞总数反而减低。病毒性肺炎的白细胞计数正常或减少，淋巴细胞比例增加，中性粒细胞数无增高。

2. C-反应蛋白试验(CRP)　在细菌性感染、败血症等此值上升，升高与感染的严重程度呈正比。当治疗有效时此值下降，治疗无效时此值继续上升。病毒及支原体感染时此值不增高。本法对细菌性及排除病毒性或支原体肺炎有价值，在区别新生儿病毒或细菌性肺炎时有帮助。

3. 实验室病原学检查

(1) 细菌病原学检查：咽拭子细菌培养不能代表肺炎的致病菌。喉头负压吸痰定量细菌培养，对肺炎病原学诊断有一定意义，并可根据药敏试验选用抗生素。目前国内外正在致力研究细菌的快速诊断，已有人用对流免疫电泳法、ELISA 法快速诊断肺炎链球菌、β-溶血性链球菌及嗜血性流感杆菌等感染，并可与带菌者区别。

(2) 病毒病原学检查：传统的诊断方法是从鼻咽分泌物或其他标本中分离病毒及检测双份血清特异性抗体，仅能做回顾性诊断。近年国内外研究呼吸道病毒感染的快速诊断方法已取得较大进展，国内已研制出腺病毒、合胞病毒、流感病毒、副流感病毒等检测试剂盒，可用间接免疫荧光法、A-PAAP 法、ELISA 法等直接检测鼻咽分泌物中病毒抗原或检测急性期血清中特异性 IgM，取得了较好的结果，并可在数小时内报告检测结果，具有快速、敏感、特异的特点，尤其是 A－PAAP 和 ELISA 法。

4. X 线胸片　典型支气管肺炎胸片表现有两肺中下肺野见大小不等点片状阴影，部分融合。

(三) 诊断要点

1. 确定肺炎的诊断

(1) 依据病史。

(2) 临床表现：主要依据发热、咳嗽、气促、两肺固定中、细湿啰音等临床表现。

(3) 胸部 X 线片：有肺炎的改变。

2. 确定肺炎的病情

(1) 轻型：以呼吸系统症状为主，无呼吸衰竭及其他脏器或系统功能的明显损害或衰竭。

(2) 重型：除呼吸系统症状之外，并发心力衰竭、呼吸衰竭、中毒性脑病和中毒性肠麻痹、弥漫性血管内凝血、超高热或体温不升以及肝肾功能损害之一者，先天性心脏病患儿、营养不良儿、新生儿等患肺炎时，均属重症。

三、转归及预后

轻型肺炎临床上经治疗一般 7～10 天恢复健康；重型肺炎特别是金黄色葡萄球菌，患儿易出现并发症，如脓胸、脓气胸、肺大泡，临床上治疗总疗程要≥6 周，支原体肺炎总疗程为 2～3周。呼吸道合胞病毒肺炎，部分患儿易发展为婴幼儿哮喘。

四、治疗原则与主要措施

(一) 治疗原则

1. 采取合理的综合治疗措施。

2. 积极控制感染，根据疾病严重程度，早治，足量、足程，重症者应联合用药，静脉途径给药。

3. 保持呼吸道通畅。

4. 纠正缺氧，防治并发症。

5. 增强机体抵抗力。

(二) 主要措施

1. 一般治疗　室内保持空气清新、适宜的湿度(60%)、温度(20℃)。给予易消化、营养丰富的饮食，少量多次。经常翻身，变换体位以便痰的排出。

2. 抗生素疗法　肺炎球菌肺炎多选用青霉素，青霉素过敏者选用红霉素，重症肺炎选用青霉素衍生物或头孢菌素。杆菌选用氨苄青霉素或头孢菌素。抗生素一般用至体温正常后 5～7 天，症状、体征消失后 3 天停药。

3. 抗病毒疗法　目前尚无理想的抗病毒药物。病毒性肺炎可试用利巴韦林、干扰素等治疗。

4. 对症治疗

(1) 氧疗：缺氧者可采用鼻前庭给氧，氧流量 0.5～1.0L/min；还可面罩给氧，2～4L/min，氧浓度不超过 40%，保持呼吸道通畅。

(2) 高热：宜物理降温，冷敷额部，亦可给予退热药，如阿司匹林等。若伴有烦躁不安可给予异丙嗪和(或)氯丙嗪 0.5～1mg/kg，每日 3 次口服，亦可肌注。或水合氯醛加强镇静作用。不易将痰咳出者可用超声雾化吸入。

(3) 心力衰竭：心力衰竭的治疗原则：镇静、输氧；增强心肌收缩力，减慢心率，从而增加心搏出量；利尿、控制液体入量以减少体内水钠潴留，以及扩管等减轻心脏负荷。患儿有心功能不全时，除给氧、镇静、止咳外，应早用强心药。危急者选用毒毛花苷 K 饱和量(饱和量 7～10μg/kg)的 2/3 量缓慢静注，必要时 2～4 小时后重复首剂的半量。西地兰首剂用饱和量(饱和量30～40μg/kg)的 1/2，其余分 2 次，每隔 4～6 小时给药一次，肌注或缓慢静注。注射钙剂后，应在 6～8 小时后方可给洋地黄药物。此外亦可应用血管活性药物，常用的有酚妥拉明，每次 0.5～1.0mg/kg，最大剂量每次不超过 10mg，稀释后静脉滴入，依病情可每 2～6 小时给药一次，用药 3～4 次后能改善心功能及肠微循环，亦可促进肠蠕动，治疗中毒性肠麻痹。

(4) 糖皮质激素治疗：适应证：中毒症状明显；严重喘憋；伴有脑水肿、中毒性脑病、感染性休克等；胸膜有渗出等，可短期应用糖皮质激素 3～5 天，常用地塞米松每天 0.3～0.5mg/kg。

(5) 物理疗法：对于啰音经久不消的患儿宜用光疗、电疗。迁延性患儿还可用芥末泥或芥末湿布敷背，或拔火罐。

(6) 并存症和并发症的治疗：胸腔闭式引流的适应证：年龄小，中毒症状重；脓液黏稠，经反复穿刺抽脓不畅；张力性气胸。

(7) 其他：感染性休克、脑水肿、呼吸衰竭的治疗；纠正水、电解质与酸碱平衡紊乱。

第二节　几种不同病原体所致肺炎的临床特点

一、呼吸道合胞病毒肺炎

呼吸道合胞病毒可引起肺炎，是最常见的病毒性肺炎，亦可引起毛细支气管炎，两者鉴别较困难，临床上主要以阵发性喘憋和伴有两肺广泛的喘鸣音为共同特点。

呼吸道合胞病毒肺炎的临床特点如下：

1. 临床上多见于 1 岁以内，特别是 6 个月以下的婴儿，冬春季多见，有时可流行。

2. 除了发热、咳嗽和呼吸困难等症状外，喘憋突出，表现为口唇发绀、鼻扇及三凹症。

3. 肺部体征：呼气性喘鸣，喘憋发作时有弥漫的哮鸣音，往往听不到湿啰音；当喘憋缓解时可闻及较致密的中、小湿啰音。

4. 少数患儿易于病后数年间反复发生喘鸣渐演变成哮喘。

5. X 线胸片检查显示全肺有不同程度的梗阻性肺气肿，可有支气管周围炎。

二、腺病毒肺炎

腺病毒肺炎的临床特点如下：

1. 多见于6个月～2岁婴幼儿，冬春季多见。

2. 起病急，中毒症状重，频咳，阵发性喘憋。

3. 肺部体征出现较晚，高热4～5日后才出现湿啰音。

4. 肺部X线改变较肺部啰音出现早，X线特点为大小不等的片状阴影或互相融合呈大片浸润状，病灶吸收较慢，需数周或数月。

三、金黄色葡萄球菌肺炎

金黄色葡萄球菌肺炎是金黄色葡萄球菌引起的严重的细菌性肺炎，年龄越小发病机会越多，起病急，病情重，发展快，全身中毒症状明显，并发症多见。

金黄色葡萄球菌肺炎临床特点如下：

1. 症状　突起高热，呈弛张热，全身中毒症状明显，肺炎发展迅速，表现呼吸急促、发绀、呻吟、咳嗽及消化道症状，如呕吐、腹泻、腹胀等。

2. 体征　肺部体征出现早，两肺散在中、细湿啰音，发展成为肺脓肿、脓胸时，叩诊浊音、语颤及呼吸音减弱或消失。有时可有猩红热样皮疹。

3. X线特点　胸片纹理粗，一侧或双侧出现大小不等的片状阴影；病情迅速发展可在数小时内小片炎症发展成肺脓肿、肺大泡、脓气胸，重者可并发纵隔积气、皮下气肿、支气管胸膜瘘。

四、肺炎支原体肺炎

肺炎支原体是一种介于细菌和病毒之间的微生物。其发病机制与病原直接毒性作用及免疫损害有关。通过飞沫传播，传染源为患者及恢复期带菌者。全年皆有发病，寒冷季节较多。

肺炎支原体肺炎临床特点如下：

1. 多见于儿童及青少年，近年来婴幼儿感染率增高。

2. 起病大多缓慢，常有发热，以刺激性咳嗽为突出表现，有的酷似百日咳样咳嗽；婴幼儿以呼吸困难、喘憋和肺部哮鸣音较突出。

3. 部分患儿有多系统的临床表现，如溶血性贫血、心肌炎、脑膜炎、格林巴利综合征、肝炎、各型皮疹、肾炎等。肺外疾病可伴有呼吸道症状，也可直接以肺外表现起病。

4. 肺部体征多不明显，肺部啰音少与咳嗽症状重两者表现不一致是本病的特点之一。

5. X线有4种改变：

(1) 肺门阴影增浓：单侧多见，或以肺门为中心沿支气管行走的云雾状阴影；

(2) 支气管肺炎改变：常为单侧，以右肺中、下肺野为多见；

(3) 间质性肺炎改变：两肺呈弥漫性网状结节样阴影；

(4) 大叶性肺炎改变：呈均匀实质性炎症阴影。

6. 对大环内酯类抗生素治疗有效，如采用红霉素、阿奇霉素，疗程2～3周为宜。

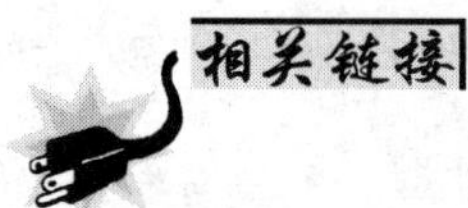

相关链接

两种特殊类型上呼吸道感染

(一) 疱疹性咽峡炎

病原体为柯萨奇A组病毒，好发于夏秋季，可有局部流行。急性起病，突起高热、咽痛、流涎、厌食、呕吐等。查体除咽部充血外，突出表现在咽腭弓、悬雍垂、软腭或扁桃体上可见2～4mm大小的疱疹，周围有红晕，疱疹破溃后形成小溃疡。病程1周左右。

(二) 咽结合膜热

病原体为腺病毒3、7型，常发生于春夏季节，可在集体儿童机构中流行，是一种以发热、咽炎、结合膜炎为特征的急性传染病。多呈高热、咽痛、眼部刺痛、一侧或两侧滤泡性眼结合膜炎。颈部、耳后淋巴结肿大。有时有胃肠道症状。病程1～2周。

拓展阅读

什么是过敏性肺炎，如何预防和治疗？

过敏性肺炎是一组由不同致敏原引起的非哮喘性变应性肺疾患，以弥漫性间质炎为其病理特征。它是由于吸入含有真菌孢子、细菌产物、动物蛋白质或昆虫抗原的有机尘埃微粒所引起的过敏反应。

(一) 诊断依据

1. 有接触上述致敏原史。

2. 接触抗原数小时后出现症状。第一次发作时与病毒性肺炎相似，有发热、干咳、呼吸困难、胸痛、发绀等。体格检查：双肺听诊有湿啰音，多无喘鸣音，无实变或气道梗阻表现。

3. X线胸片检查示弥漫性间质性浸润，呈粟粒或小结节状阴影，以后可扩展为斑片状致密阴影。血常规：急性发作时，血白细胞及中性粒细胞均升高，但多无嗜酸性粒细胞升高。血丙种球蛋白可升高。

4. 肺功能检查显示限制性通气障碍。

(二) 预防与治疗

明确诊断，查明病因后，立即避免与过敏原接触。若症状较轻，脱离过敏原并对症处理即可好转；若肺部病变广泛，可用强的松1～2mg/(kg·d)，分3次口服，治疗1～2个月可痊愈。

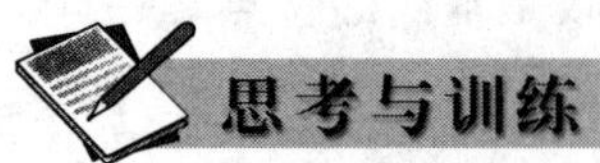

思考与训练

一、单项选择题

1. 肺炎患儿进食少时可给予补液，补液量为　　(　　)

A. 150～160ml/(kg·d)　B. 130～140ml/(kg·d)　C. 110～120ml/(kg·d)
D. 90～100ml/(kg·d)　E. 70～80ml/(kg·d)

2. 支气管炎与支气管肺炎的临床主要鉴别点是　(　　)
A. 发热的高低　B. 咳嗽轻重　C. 全身情况好坏
D. 血白细胞数的多少　E. 肺部有否固定湿啰音

3. 判断支气管肺炎严重程度的主要依据是　(　　)
A. 血白细胞数的多少　B. 病程的长短　C. 咳嗽的轻重
D. 有无累及其他系统及全身中毒症状的严重程度　E. 发热的高低

4. 重症支气管肺炎并发心力衰竭时，下列哪项不符？　(　　)
A. 呼吸困难忽然加重，烦躁不安　B. 心率≥180 次/分
C. 肝脏迅速增大　D. 心音低钝或有奔马律　E. 咯粉红色泡沫痰

5. 最易并发脓胸、脓气胸或肺大泡等的小儿肺炎是　(　　)
A. 腺病毒肺炎　B. 呼吸道合胞病毒肺炎　C. 支原体肺炎
D. 金黄色葡萄球菌肺炎　E. 肺炎链球菌肺炎

6. 对支气管肺炎和婴幼儿活动性肺结核最有鉴别意义的是　(　　)
A. 发热高低　B. 咳嗽程度　C. 有无气促
D. 肺部啰音　E. 发绀

7. 10 个月男孩，发热咳嗽气促 3 天，加剧半天，突然烦躁不安，体温 38℃，呼吸 60 次/分，心率 180 次/分，唇绀，心音低钝，双肺布满细湿啰音，肝在右肋下 3.5cm，边钝，尿量少，应考虑　(　　)
A. 重症肺炎伴急性充血心衰
B. 重症肺炎伴休克
C. 重症肺炎伴中毒性脑病
D. 金黄色葡萄球菌肺炎并脓胸
E. 支气管肺炎合并肺大泡

8. 下列哪项是呼吸道合胞病毒肺炎的特点？　(　　)
A. 病原体为细菌　B. 多见 2 岁以上小儿发病　C. 起病缓慢
D. 可见明显的呼气性喘鸣及吸气三凹症　E. 肺闻及广泛湿啰音

9. 支气管肺炎的典型胸片表现是　(　　)
A. 肺不张、肺大泡　B. 云雾状　C. 大小不等点片阴影
D. 肺纹理增粗　E. 大小均匀一致粟粒小结

10. 下列哪项不是重症肺炎心力衰竭的治疗措施？　(　　)
A. 镇静，给氧　B. 应用洋地黄类药物　C. 应用多巴酚丁胺
D. 限制水、钠摄入　E. 应用肾上腺皮质激素

11. 肺炎呼吸性酸中毒引起的一系列病理生理变化中，不包括下列哪项？　(　　)
A. 血液 pH 值低于 7.35　B. 颅内血管收缩
C. 肺动脉收缩　D. 血浆碳酸氢盐增加
E. 血钾增高

12. 处理肺炎呼吸性酸中毒时，哪项不正确？　(　　)
A. 保持气道通畅　B. 加强吸痰　C. 补充碳酸氢钠
D. 加强通气　E. 降低体能消耗

13. 小儿肺炎合并心衰时，首要选择是（　　）

A. 给予口服地高辛　B. 西地兰静脉注射　C. 给予地塞米松

D. 酚妥拉明静脉滴注　E. 给予巯甲丙脯酸

14. 小儿肺炎病理生理变化中，最重要的改变为（　　）

A. 机体缺氧　B. 酸碱代谢失衡　C. 毒血症

D. 脏器功能异常　E. 肺水肿

15. 重症肺炎和一般肺炎的不同点在于（　　）

A. 稽留热

B. 肺部炎症范围广泛

C. 两肺闻及广泛中细湿啰音

D. 出现循环、神经系统等功能影响

E. 烦躁不安伴纳差

16. 婴幼儿肺炎最常见的类型为（　　）

A. 大叶性肺炎　B. 小叶性肺炎　C. 节段性肺炎

D. 混合性肺炎　E. 干酪性肺炎

17. 小儿重症肺炎不能进食时，合适的补液为（　　）

A. 2∶1 等张液　B. 林格氏液　C. 2∶1 液

D. 1∶1 液　E. 1∶4 液

18. 皮质激素治疗重症肺炎的目的不包括（　　）

A. 减轻气道和肺泡炎性渗出　B. 减轻脑水肿

C. 缓解支气管痉挛　D. 改善肾功能

E. 改善微循环

19. 下列哪项不符合婴幼儿肺炎的 X 线特点？（　　）

A. 两肺气肿　B. 两肺内带斑片状阴影　C. 间质病变多

D. 一侧大叶或节段实变　E. 纵隔疝

20. 急性毛细支气管炎的主要病原体为（　　）

A. 肺炎双球菌　B. 肺炎支原体　C. 肺炎衣原体

D. 合胞病毒　E. 念珠菌

二、名词解释

1. 非典型肺炎　2. 迁延性肺炎　3. 重症肺炎

4. 院内获得性肺炎　5. 急性支气管肺炎

三、填空题

1. 肺炎可根据病程分型，病程________者为________肺炎，迁延性肺炎病程________，慢性肺炎病程________。

2. 肺炎的发病机制主要是________和________。

3. 细菌致肺炎的主要病原体是________和________。

4. 支气管肺炎最主要的肺部体征是________，典型胸片特点是________、________。

5. 肺炎支原体肺炎临床突出症状是________，肺部体征是________，治疗有效抗生素是________。

6. 小儿反复发生呼吸道感染是因免疫功能不成熟，血________免疫抗体低，而________更低，是呼吸道黏膜抗感染的重要因素。

7. 哮喘性支气管炎是婴幼儿支气管炎的一种特殊类型，其特点是：① 好发年龄为________；② 有类似哮喘症状，肺部听音________；③ ________。

8. 肺炎并发急性心衰的诊断标准是① ________；② ________；③ ________；④ ________；⑤ ________。

9. 呼吸道合胞病毒肺炎的好发病年龄是________，临床迅速出现________，肺部可闻及________。

10. 金黄色葡萄球菌肺炎常见并发症有________、________、________和脓气胸。

11. 肺炎的氧疗法具体操作是：用鼻前庭导管给氧，氧流量________，氧浓度________。若用面罩给氧，则氧流量________，氧浓度________。

12. 抢救肺炎合并心衰首选________药，中毒性脑病应立即________，用________药减轻脑水肿。

13. 肺炎应用肾上腺皮质激素的特征是：① ________、② ________、③ ________及感染休克者。

14. 治疗肺炎链球菌肺炎，首选抗生素是____________。

四、问答题

1. 简述一般型(轻型)肺炎的临床表现和体征。
2. 简述肺炎支原体肺炎的临床特点。
3. 简述小儿肺炎并发急性心力衰竭的发病机制、临床表现。
4. 试述婴儿肺炎的X线片特点。
5. 简述肺炎治疗的原则和具体措施。

(叶　环)

第五章　血液系统疾病

本章重点介绍小儿造血特点，尤其是生后造血特点和营养性缺铁性贫血。要求熟悉小儿血象特点，掌握贫血的诊断标准、分度与分类方法，掌握缺铁性贫血的临床表现、实验室检查和治疗。营养性缺铁性贫血也是我国重点防治的四病之一。

第一节　小儿造血和血象特点

一、小儿造血特点

小儿造血分为胚胎期造血和生后造血两个阶段。

（一）胚胎期（胎儿期）造血

胚胎期造血又分为三个不同的时期：

1. 中胚叶造血期　胎儿早期主要造血部位。

2. 肝（脾）造血期，还包括淋巴结、胸腺造血，均属髓外造血器官　胎儿中期主要造血部位。

3. 骨髓造血期　胎儿晚期主要造血部位。

（二）生后造血

生后主要是骨髓造血，特殊情况下可出现骨髓外造血。

小儿在生后头几年内（尤其是婴儿期），因缺少黄髓，骨髓造血的代偿潜力很小。当遇到某些异常情况机体需要增加造血时（如严重感染、溶血、贫血等），肝、脾和淋巴结等髓外造血器官可适应需要恢复到胎儿时期的造血状态，从而出现肝、脾、淋巴结增大，同时外周血中可出现有核红细胞或（和）幼稚中性粒细胞，病因去除后即恢复正常的骨髓造血状态，此现象称为骨髓外造血。骨髓外造血是小儿造血器官特有的一种代偿性造血反应。

二、小儿血象特点

（一）红细胞数和血红蛋白量

出生后随着自主呼吸的建立，血氧含量增加，导致 EPO 合成减少，红系造血减少，另外由于胎儿红细胞较大，寿命较短而致破坏增多（生理性溶血），加之婴儿期生长发育迅速，循环血量迅速增加，以上三方面因素使得小儿生后红细胞数及血红蛋白量逐渐减少，至 2～3 个月时红细胞降至 $3.0\times10^{12}/L$ 左右，血红蛋白降至 100g/L 左右，出现轻度贫血，至 6 个月时恢复正常水平，称为生理性贫血。一般无临床症状，呈自限性，无需治疗。

(二) 白细胞数和分类

1. 白细胞数 初生时白细胞数为$(15\sim20)\times10^9/L$。7～10天后至整个婴儿期白细胞数为$(10\sim12)\times10^9/L$左右。8岁以后白细胞数接近成人水平。

2. 白细胞分类 主要是中性粒细胞与淋巴细胞比例的变化。出生时中性粒细胞约占0.65，淋巴细胞约占0.3，生后4～6天两者比例相等，以后淋巴细胞比例增加，约占0.6，中性粒细胞约占0.35，在出生后4～6天至4～6岁的年龄期，均以淋巴细胞占优势，至4～6岁时两者比例又相等，以后白细胞分类比例同成人。

第二节 营养性缺铁性贫血

一、概述

营养性缺铁性贫血是体内铁缺乏导致血红蛋白合成减少的一种贫血，为小细胞低色素性贫血，以6～24个月婴幼儿发病率最高，铁剂治疗有效。体内缺铁至出现贫血要经过3个阶段：铁减少期(ID)、红细胞生成缺铁期(IDE)、缺铁性贫血期(IDA)。缺铁除使红细胞内血红蛋白合成减少外，还可影响肌红蛋白的合成，并可使含铁酶活性下降，出现非血液系统症状。

主要病因有：① 先天储铁不足，如早产、双胎；② 铁摄入量不足，如单纯乳类喂养而不添加辅食；③ 生长发育快，如婴幼儿期、青春期；④ 铁吸收障碍，如腹泻及其他胃肠道疾病；⑤ 铁丢失过多，如钩虫病、消化性溃疡引起的慢性肠道出血。

二、诊断依据

(一) 临床表现

发病年龄以6个月至2岁多见，起病缓慢。

1. 一般表现 贫血貌，皮肤黏膜变得苍白，以口唇、口腔黏膜、甲床和手掌最为明显；精神不振，不爱活动，食欲减退，学龄前和学龄儿童此时可自述疲乏无力。

2. 骨髓外造血反应 脾和淋巴结经常轻度肿大。年龄越小，贫血越严重，病程越久，则肝脾肿大越明显。

3. 各系统表现 ① 神经系统，有记忆力不集中、头晕、耳鸣等。② 消化系统，有舌炎、胃酸分泌下降、呕吐、腹泻，少数有异食癖等。③ 心血管系统，可有心率增快，心脏扩大，重者可发生贫血性心力衰竭。④ 其他，可引起细胞免疫功能下降，对感染的易感性增高。

(二) 实验室检查

1. 外周血象 血红蛋白降低比红细胞数减少明显，呈小细胞低色素性贫血，MCV<80fl，MCH<28pg，MCHC<0.32。外周血涂片：可见红细胞大小不等，以小细胞为主，中央淡染区扩大。网织红细胞百分数大多正常或轻度增多。白细胞、血小板一般无特殊改变。

2. 骨髓象 骨髓增生活跃，各期红细胞均较小，胞浆少，染色偏蓝(血红蛋白量少)，显示胞浆成熟程度落后于胞核。粒系及巨核细胞系一般无明显异常。

3. 铁代谢指标检查

(1) 血清铁蛋白(SF):反映体内贮存铁情况。SF在缺铁的ID期即下降,IDE和IDA期降低更明显。SF低于12μg/L,提示缺铁。SF是诊断缺铁ID期的敏感指标。

(2) 红细胞游离原卟啉(FEP):红细胞内缺铁的证据,是缺铁的IDE期的典型表现。FEP>50μg/dl提示细胞内缺铁。

(3) 血清铁(SI)、总铁结合力(TIBC)和转铁蛋白饱和度(TS):反映血浆中铁含量,在铁缺乏的IDA期才出现异常。缺铁性贫血时SI下降,TIBC增高。SI<50~60μg/dl,TIBC>350μg/dl,TS<15%有诊断意义。

(4) 骨髓可染色铁:铁粒幼细胞减少,细胞内铁减少,细胞外铁明显减少或消失。

(三) 诊断要点

1. 应仔细询问病史,特别是喂养史。

2. 贫血的临床表现。

3. 血象特点。

三、转归及预后

预后良好,经用铁剂治疗,一般皆可痊愈,若能改善饮食,去除病因,极少复发。对于极重症患者,有时因抢救不及时,可能造成死亡。合并严重感染及消化不良常为致命的原因。对于治疗较晚的病儿,贫血虽然完全恢复,但形体发育、智力发育都将受到影响。

四、治疗原则与主要措施

(一) 治疗原则

1. 去除病因。

2. 补充铁剂。

(二) 主要措施

1. 一般治疗　加强护理,避免感染,提倡母乳喂养,及时添加含铁丰富的辅助食品,如肝、瘦肉、鱼等。注意合理搭配膳食,纠正不良饮食习惯。

2. 病因治疗　尽可能查找和去除病因。除上述饮食因素外,应治疗肠道慢性失血、钩虫病等。

3. 铁剂治疗

(1) 口服铁剂:铁剂是治疗缺铁性贫血的特效药,一般选用二价铁盐制剂。以元素铁计算一般剂量为4~6mg/(kg·d),分三次口服,在两餐之间服用为宜,同时口服维生素C可促进铁的吸收。在血红蛋白达正常水平后,铁剂需续服2个月左右,以补足铁的储存量。

(2) 注射铁剂:因注射铁剂较易出现不良反应,应慎用。适应证为:口服铁剂后有严重胃肠道反应,或胃肠道疾病影响铁的吸收,或口服铁剂疗效不满意者,可改为肌肉注射给药。常用制剂是右旋糖酐铁复合物,含元素铁50g/L。

(3) 铁剂治疗反应:口服铁剂12~24小时后,细胞内含铁酶开始恢复,临床症状好转。网织红细胞于服药后2~3天开始增加,5~17天达高峰,2~3周后下降至正常。治疗1~2

周后血红蛋白逐渐增加，一般3～4周达到正常。血红蛋白恢复正常后再继续服用铁剂6～8周，以增加铁储存。

4. 输血治疗 一般病例不需输血。适应证为：极重度贫血，或重度贫血并发心功能不全、明显感染或急需外科手术者。贫血愈重，一次输血量应愈小，速度应愈慢，以免加重心功能不全。Hb<30g/L者，输全血5～7ml/(kg·次)，或输浓缩红细胞2～3ml/(kg·次)；Hb在30～60g/L者，输全血10ml/(kg·次)，或浓缩红细胞4～6ml/(kg·次)。有条件时均应输注浓缩红细胞。

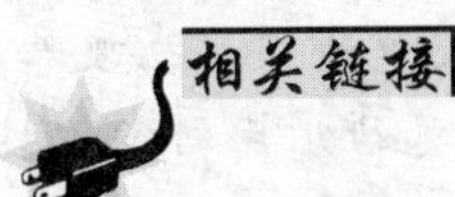

地中海贫血

地中海贫血(简称地贫)是我国南方各省最常见、危害最大的遗传病，人群发生率高达10%以上，以广东、广西为主。地贫主要分α和β地贫两种，以α地贫较常见。本病的发生是由于血红蛋白分子中的珠蛋白肽链结构异常或合成速率异常，造成肽链不平衡而产生以溶血性贫血为主的症候群。

地贫的诊断主要依据临床表现、实验室检查和基因诊断。地贫的临床表现呈多样性，轻者本人多无自觉症状而不易察觉，常因体检时发现轻度贫血或家系分析时才诊断。重型α地贫胎儿，又称Bart's水肿胎，因4个α基因全部缺失，α珠蛋白链不能合成，常于怀孕中期开始发病，表现为胎儿全身水肿，心脏畸形，体腔积液，胎盘巨大而水肿，多于怀孕晚期死于宫内。即使能怀孕至足月，也多于出生后数分钟内死亡，而且孕妇常合并妊高征，胎盘早剥，子痫抽搐，产时或产后大出血等产科危重并发症。另一种次严重的α地贫，又称血红蛋白H病，与重型β地贫表现相似或贫血症状稍轻，这两类地贫在胎儿期无特殊临床表现，可以怀孕至足月分娩，出生时与正常胎儿几无区别，多于生后6个月左右开始发病，表现为进行性溶血性贫血，血红蛋白可低至2～4g/dl，肝脾肿大，脸色萎黄，苍白无力。此病目前国内外尚无有效的治疗方法，仅能依靠输血维持生命。由于极易发生各种并发症，多于青少年期死亡，给家庭和社会带来沉重的负担。

地中海贫血的处理方法：轻型地贫患者无需特殊处理，主要是针对重型地贫，需进行产前诊断。

拓展阅读

为什么小儿易患牛奶贫血症?

所谓牛奶贫血症，是指婴幼儿因过量饮用牛奶，忽视添加辅食而引起的小儿缺铁性贫血。新生儿出生时从母体获得一定的铁，但满六个月后，就需要从食物中补充铁质，然而市场上出售的牛奶，1000ml中含0.5～2.0mg铁，而一岁的孩子每天需要从食物中摄取约6mg铁。不仅牛奶里含铁量太少，而且铁的吸收率很低。铁是造血的基础元素，铁不足则会发生缺铁性贫血。据分析，牛奶的铁含量只有人奶的33%，同时，人奶中铁的吸收率可达50%，而牛奶中铁的吸收率仅有10%。能提高铁的吸收利用率的促进剂之一，是牛奶中含量最少的维生素C。而目前多数人都用金属器皿煮牛奶，此时维生素C很容易氧化。加上婴幼儿时期缺乏胃酸，不利于维生素C的吸收，若不注意补充维生素C，铁的吸收利用率自然就会降低。同时，牛奶中钙、磷、钾含量较多，而这些矿物质可使胃内容物呈碱性，磷还可与铁结合成难溶解的物质。这些都会影响铁的吸收，从而妨碍缺铁性贫血的纠正，甚至可能加重病情。

此外，铜也是人体中多种酶的组成成分。大部分的铜以血浆酮蓝蛋白氧化酶的形式存在于血浆中，这种多功能的氧化酶能将人体不能直接吸收的二价铁离子，催化成可吸收利用的三价铁，以促进铁肠道的吸收率，为制造血红蛋白储存原料，而牛奶中的铜含量也极低。1000ml 牛奶仅含铜 0.01mg 左右，很难满足婴儿的生理需要。这也是造成“牛奶贫血症”的原因之一。此外，牛奶中的叶酸、维生素 B_{12} 等抗贫血因子易遭损失。目前，婴幼儿饮用的牛奶几乎都经过高温煮沸，而叶酸和维生素 B_{12} 经煮沸后损失量可达 50%以上。维生素 B_{12} 只有在胃内粘蛋白作用下，才能被顺利吸收。由于婴儿胃内缺少粘蛋白，故单纯用牛奶喂养，势必造成叶酸和维生素 B_{12} 的缺乏，致细胞的核酸代谢障碍，从而发生婴幼儿巨幼细胞性贫血。

因此，婴幼儿在没有母乳喂养的情况下及断奶以后，应当适当添加辅食，饮食多样化。只要按科学的喂养方法行事，小儿贫血是可以预防和得到纠正的。

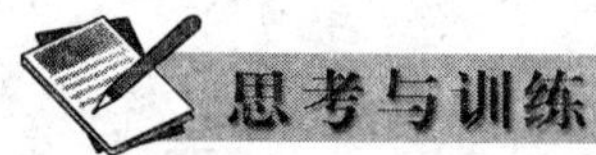

思考与训练

一、单项选择题

1. 诊断缺铁早期的最可靠依据是 ( )
   A. 血清铁减少　B. 血清总铁结合力增加　C. 运铁蛋白饱和度降低
   D. 小细胞低色素贫血　E. 血清铁蛋白减少
2. 早期诊断营养性巨幼红细胞贫血可依据 ( )
   A. 红细胞计数下降较血红蛋白下降明显
   B. MCV>94fl，MCH>32pg，MCHC 正常
   C. 血涂片红细胞大、染色深
   D. 网织红细胞计数正常或减少
   E. 白细胞计数减少
3. 小儿生理性贫血的好发年龄是 ( )
   A. 生后 6～12 小时　B. 1～2 个月　C. 2～3 个月
   D. 3～6 个月　E. 6 个月～2 岁
4. 营养性缺铁性贫血是指 ( )
   A. 小细胞贫血　B. 大细胞贫血　C. 正细胞贫血
   D. 小细胞、低色素贫血　E. 以上全错
5. 在营养性缺铁性贫血的铁缺少期，下列哪一指标已出现异常？ ( )
   A. 血红蛋白　B. 血清铁蛋白　C. 红细胞游离原卟啉
   D. 血清铁　E. 骨髓可染铁
6. 正常小儿白细胞分类出现中性粒细胞与淋巴细胞比例两次交叉的年龄分别为 ( )
   A. 1～3 天及 1～3 岁　B. 4～6 天及 4～6 个月　C. 4～6 个月及 4～6 岁
   D. 4～6 天及 4～6 岁　E. 7～9 天及 7～9 岁

7. 下列临床表现中哪一项不符合营养性缺铁性贫血的表现？ （ ）
A. 皮肤、黏膜苍白 B. 肝脾轻度肿大 C. 头晕、眼花、耳鸣
D. 食欲减退 E. 肢体震颤

8. 营养性缺铁性贫血的确诊，除铁的生化检查外，下列哪一项亦可以协助确诊？ （ ）
A. 喂养史 B. 临床表现 C. 血象特点
D. 骨髓象特点 E. 铁剂治疗有效

9. 患儿，13 个月，因“面色苍白 1 月半”收住入院。体检时心尖区闻及 3/6 级收缩期杂音。血常规：Hb 50g/L，RBC 2.5×10^{12}/L。该患儿的贫血程度属 （ ）
A. 正常血象 B. 轻度贫血 C. 中度贫血
D. 重度贫血 E. 极重度贫血

10. 关于小儿贫血的诊断与分度标准，下列哪项正确？ （ ）
A. 新生儿期 Hb＜90g/L 为贫血
B. 1～4 个月婴儿 Hb＜100g/L 为贫血
C. 4～6 个月婴儿 Hb＜110g/L 为贫血
D. 6 岁以上小儿 Hb＜120g/L 为贫血
E. 血红蛋白（Hb）＜30g/L 为重度贫血

11. 下列哪项不是营养性缺铁性贫血的病因？ （ ）
A. 早产 B. 双胎 C. 慢性腹泻
D. 钩虫病 E. 母乳喂养

12. 引起小儿营养性缺铁性贫血的最主要原因是 （ ）
A. 储铁不足 B. 铁摄入不足 C. 生长发育快
D. 铁吸收障碍 E. 铁丢失过多

13. 铁在体内的主要储存形式是 （ ）
A. 血清铁 B. 总铁结合力 C. 转铁蛋白
D. 转铁蛋白饱和度 E. 铁蛋白及含铁血黄素

14. 缺铁性贫血时可出现下列改变，但除外 （ ）
A. 血清铁下降
B. 血清铁蛋白下降
C. 红细胞内游离原卟啉下降
D. 骨髓铁粒幼细胞＜15％
E. MCV＜80fl，MCH＜28pg，MCHC＜30％

15. 口服铁剂治疗缺铁性贫血，下列哪项不正确？ （ ）
A. 宜选用二价铁制剂
B. 从小剂量开始，宜餐间服用
C. 同时服用维生素 C 有利于铁的吸收
D. 常用剂量为元素铁 4～6mg/(kg·d)
E. 疗程 2 周左右

16. 缺铁性贫血的红细胞形态学类型为 （ ）
A. 小细胞低色素性贫血

B. 单纯小细胞性贫血
C. 大细胞性贫血
D. 大细胞低色素性贫血
E. 正细胞性贫血

17. 下列物质中,除哪一种外均可抑制铁的吸收 ( )
A. 牛奶 B. 咖啡 C. 茶
D. 抗酸药 E. 维生素C

18. 小儿出生后的主要造血器官是 ( )
A. 肝脏 B. 脾脏 C. 淋巴结
D. 胸腺 E. 骨髓

19. 生后2天男婴,一般情况好,体检无明显异常。查血常规:红细胞计数 $5.0\times10^{12}/L$,血红蛋白170g/L,网织红细胞1.5%,外周血涂片见少量有核红细胞和幼稚中性粒细胞。提示下列哪种情况存在? ( )
A. 新生儿贫血 B. 先天性白血病 C. 新生儿败血症
D. 正常现象 E. 新生儿红细胞增多症

20. 6个月男孩,面色苍白2月就诊,无其他不适。患儿为早产儿,生后鲜牛奶喂养,尚未添加辅食。体检:体重6kg,肝肋下3cm,脾肋下1.5cm,心肺检查无异常。外周血象示:血红蛋白70g/L,红细胞计数 $3.0\times10^{12}/L$,平均红细胞容积65fl,白细胞计数 $11\times10^{9}/L$,血小板计数 $250\times10^{9}/L$,可能的诊断是 ( )
A. 生理性贫血 B. 溶血性贫血 C. 巨幼红细胞性贫血
D. 缺铁性贫血 E. 白血病

二、名词解释

1. 贫血 2. 生理性贫血 3. 骨髓外造血 4. 营养性缺铁性贫血
5. 铁减少期(早期贫血期)

三、填空题

1. WHO贫血诊断标准是:6个月~6岁Hb ________,6岁~14岁Hb ________。
2. 小儿贫血按病因分________、________、________。
3. 小儿白细胞分类的中性粒细胞和淋巴细胞发生交叉的两个年龄段为________、________。
4. 小儿造血特点为________和________。
5. 小儿轻度贫血血色素为________,中度为________,重度为________。
6. 缺铁性贫血血象特点是:________减少比________减少明显,红细胞体积________,中心染色________。
7. 铁剂治疗营养性缺铁性贫血可利用________的上升作是否有效的指标。
8. 缺铁贫血要经过________、________、________三个阶段才能发生贫血的临床表现。

四、问答题

1. 试述营养性缺铁性贫血的主要临床表现。
2. 试述贫血的病因。
3. 简述营养性缺铁性贫血铁剂治疗的注意事项。
4. 简述儿童铁代谢的特点。
5. 简述缺铁性贫血血涂片的特点。

（叶　环）

第六章　消化系统疾病

体液是人体的重要组成部分，保持其生理平衡是维持生命的重要条件。体液中水、电解质、酸碱度、渗透压等的动态平衡依赖于神经、内分泌、肺，特别是肾脏等系统的正常调节功能，由于小儿的生理特点，这些系统的功能极易受疾病和外界环境的影响而失调，因此水、电解质和酸碱平衡紊乱在儿科临床中极为常见。本章重点介绍小儿体液代谢特点，小儿腹泻的常见病因、临床表现和治疗。讲解"脱水"概念；判断脱水程度、脱水性质；熟悉几种常见肠炎的临床特点。

第一节　小儿体液代谢特点

由于小儿的生理特点，易发生水、电解质和酸碱平衡紊乱。

一、脱水

脱水是指水分摄入不足或丢失过多所引起的体液总量尤其是细胞外液量的减少，伴有钠、钾和其他电解质的丢失。

(一) 脱水程度

脱水程度指患病后累积的体液丢失量，临床上根据以下综合表现分析评判脱水程度。常将脱水程度分为三度(表 5-6-1)。

表 5-6-1　脱水的程度

	轻度脱水	中度脱水	重度脱水
失水量	体重的 5%以下 (<50ml/kg)	体重的 5%～10% (50～100ml/kg)	体重的 10%以上 (100～120ml/kg)
精　神	稍差，略有烦躁不安	萎靡或烦躁不安	重病容，极度萎靡，表情淡漠，昏睡，昏迷
皮　肤	稍干燥，弹性尚正常	苍白，干燥，弹性较差	发灰或花纹，干燥，弹性极差
前囟眼窝	稍凹陷	明显凹陷	深凹，眼闭不合，两眼凝视
眼　泪	哭时有泪	哭时泪少	哭时无泪
口腔黏膜	稍干燥	干　燥	极度干燥
周围循环	尚　好	四肢稍冷	周围循环衰竭
尿　量	稍减少	明显减少	极少或无尿

(二) 脱水性质

脱水性质指现存体液渗透压的改变情况。常用血钠值来判定细胞外液的渗透压。不同病因引起的脱水,其水和电解质(主要是钠)的丢失比例亦不同,因而导致体液渗透压发生不同的改变,据此可将脱水分为等渗、低渗和高渗3种类型(表5-6-2)

表5-6-2 脱水的类型

	等渗性脱水	低渗性脱水	高渗性脱水
水钠丢失	血钠丢失=水的丢失	血钠丢失>水的丢失	水的丢失>血钠丢失
血钠浓度	130～150mmol/L	<130mmol/L	>150mmol/L
体液丧失	以细胞外液减少为主	细胞外液明显减少	以细胞内液减少为主
病史特点	呕吐,腹泻,胃肠引流,肠瘘,短时期饥饿	营养不良伴慢性腹泻,水进入多,长期限盐,大面积烧伤	伴高热,不显性失水,出汗多,给水少,钠盐进入多,尿崩症
临床特点	典型脱水表现	易发生休克,口渴不明显	烦渴,高热,烦躁不安,惊厥
发生率	最多见	次之	少见

二、电解质紊乱

(一) 代谢性酸中毒

因代谢紊乱使血浆中[HCO_3^-]的量原发性减少而引起的酸碱平衡紊乱。原因:大量碱性液随大便丢失;进食量少和吸收不良;失水时血流缓慢,组织缺氧,乳酸堆积;肾血量不足,排酸保碱功能下降。轻度代谢性酸中毒无明显临床表现,重度可出现神萎、呼吸深长、口唇樱红等。

(二) 低钾血症

正常血清钾浓度为3.5～5.5mmol/L。低钾血症时,血清钾<3.5mmol/L。病因:① 钾摄入量不足:长期不能进食或进食量少,静脉补液内不加或少加钾盐。② 经消化道失钾过多:如呕吐、腹泻。

(三) 低钙血症

低钙血症往往发生于患儿脱水酸中毒矫正后出现。

第二节 小儿腹泻

一、概述

腹泻病是一组由多病原、多因素引起的以大便次数比平时增多及大便性状改变为特点的疾病。腹泻病多见于6个月～2岁婴幼儿。

二、几种常见病原所致小儿腹泻的临床特点

(一) 轮状病毒肠炎

1. 多见于6个月～2岁婴幼儿。
2. 秋冬季多见。
3. 起病急,常伴发热、上感、呕吐等症状。
4. 大便呈蛋花汤样或无色水样,无腥臭味,有少量黏液,镜检白细胞极少或无。大便次数多、量多、水多、色黄。
5. 无明显中毒症状,腹泻严重者可发生脱水、酸中毒及电解质紊乱。
6. 抗生素治疗无效,病程约5～7天。

(二) 侵袭性大肠杆菌肠炎

1. 起病急、高热、中毒症状重,伴有恶心、呕吐、腹痛、里急后重,重者发生休克。
2. 腹泻频繁,大便粘脓样含脓血。

(三) 金黄色葡萄球菌肠炎

1. 起病急,中毒症状重,可发生脱水、电解质紊乱、酸中毒、循环衰竭。
2. 多发生于长期应用广谱抗生素后。
3. 大便为暗绿色水样便,似海水样,腹泻频繁,每日达数十次。
4. 大便检查常可见伪膜,镜检可见多量脓球。
5. 大便培养金黄色葡萄球菌阳性。

(四) 真菌性肠炎

1. 多发生于营养不良或长期应用广谱抗生素者。
2. 常伴有鹅口疮。
3. 大便中含泡沫多,有时呈豆腐渣状,带有黏液。镜检可见真菌孢子及菌丝。

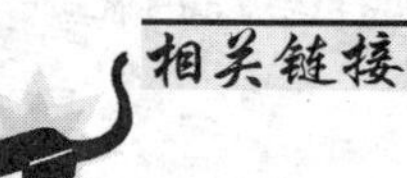

婴儿生理性腹泻

有些婴儿自出生后,或经过不长的一段时间,出现大便次数增加,而且持续时间较久,每天大便少则3～4次,多则6～7次。大便外观稀稠,消化尚可,水分不多,色黄绿,无脓和血。多见于6个月内、体型较胖的婴儿,常有湿疹。在整个腹泻阶段从没有发热,虽然腹泻已久,但是精神、食欲却一直很好,体重和身高及其他方面的发育均正常。这说明腹泻并没有影响正常的生长发育,所以不属于病态,故称生理性腹泻。这种腹泻无需任何治疗,一般在逐步添加辅食后,大便次数和性质就会变好。

拓展阅读

人体体液特点与代谢

(一) 体液的总量和分布

体液是人体的重要组成部分,保持其生理平衡是维持生命的重要条件。年龄愈小,体液

总量相对愈多，这是因为年龄愈小，体内脂肪含量愈少，水分的比例愈大。由于不同年龄细胞内液和血浆的比例相近，所以小儿体液总量相对较多，主要是间质液相对较多，脱水时首先丧失间质液。不同年龄人群的体液分布情况见表 5-6-3 所示。

表 5-6-3 不同年龄的体液分布(占体重的百分比)

年 龄	总 量	细胞外液		细胞内液
		血 浆	间质液	
足月新生	80	5	40	35
1 岁	70	5	25	40
2～4 岁	65	5	20	40
成人	60	5	15	40

(二) 小儿体液中电解质组成特点

小儿体液中电解质组成与成人相似，但生后数天内血钾、氯、磷和乳酸偏高，血钠、钙和碳酸氢盐偏低，容易发生代谢性酸中毒。

(三) 小儿水代谢的特点

1. 水的需要量大，交换率高。年龄愈小，每日需水量愈多。婴儿每天摄入及排出的水量约占细胞外液的 1/2，而成人仅为 1/7。婴儿发生水代谢紊乱时容易出现脱水。

2. 每天排出的水分包括：① 尿液、② 不显性失水(由皮肤和肺蒸发的水分)、③ 大便、④ 汗液。

3. 小儿每天保留摄入水分的 0.5%～3%用于体格生长。

4. 体液调节功能不成熟。小儿年龄愈小，肾脏的浓缩和稀释功能愈不成熟，肾脏排钠、排酸、产氨能力也愈差，容易发生水、电解质和酸碱平衡紊乱。

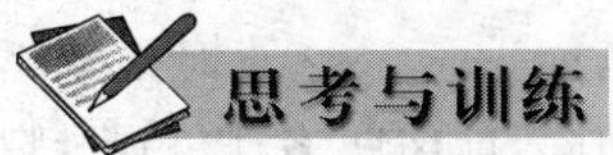

一、单项选择题

1. 慢性腹泻是指 ( )
   A. 病程在 3 个月以上　B. 病程在 2 周以上　C. 病程在 2 个月以上
   D. 病程在 4 个月以上　E. 病程在 4 周以上
2. 引起婴幼儿腹泻的主要原因是 ( )
   A. 轮状病毒感染　B. 受凉　C. EB 病毒感染
   D. 细菌感染　E. 饮食不当
3. 患儿 8 个月，腹泻 5 天，大便 10 次/日，为白色，稀水样，无腥臭味，查体见：精神萎靡，皮肤干燥，弹性较差，四肢稍冷，尿量明显减少，大便常规检查未见红细胞、白细胞。该患儿诊断为 ( )
   A. 急性肠炎轻度脱水　B. 急性肠炎中度脱水　C. 急性肠炎重度脱水

D. 慢性肠炎中度脱水　　E. 迁延性肠炎中度脱水

4. 轮状病毒性肠炎最常见的并发症是　　(　　)

A. 肠穿孔　　B. 脱水、酸中毒　　C. 中毒性脑病

D. 黏液脓血便　　E. 败血症

5. 较严重的轮状病毒性肠炎首要治疗措施是　　(　　)

A. 抗病毒治疗　　B. 抗生素治疗　　C. 微生态疗法

D. 液体疗法　　E. 免疫疗法

6. 小儿腹泻轻型和重型的区别关键在于　　(　　)

A. 吐泻量的多少　　B. 大便有无脓血　　C. 有无全身中毒症状

D. 有无水、电解质、酸碱平衡紊乱　　E. 以上均不对

7. 迁延性腹泻的病程为　　(　　)

A. 2 周到 2 个月　　B. 2 周到 3 个月　　C. 3 周到 2 个月

D. 3 周到 3 个月　　E. 1 个月到 3 个月

8. 10 个月患儿，国庆节期间因腹泻蛋花汤样便 2 天入院，每天大便数十次，大便常规提示：脂肪球＋，余阴性。考虑最可能的病因是　　(　　)

A. 大肠杆菌　　B. 肠道功能紊乱　　C. 轮状病毒

D. 金黄色葡萄球菌　　E. 腺病毒

9. 2 岁患儿，排脓血样便 2 天。下述最可能的诊断为　　(　　)

A. 产毒性大肠杆菌　　B. 轮状病毒性肠炎　　C. 诺沃克病毒性肠炎

D. 柯萨奇病毒性肠炎　　E. 侵袭性大肠杆菌性肠炎

10. 患儿，男，1 岁，因腹泻一次入院，大便为黏液脓血便，伴精神差，萎靡，小便量可，今晨突然出现抽搐一次，为四肢强直，持续约 1 分钟，查体：体温 38°，颜面苍白，皮肤弹性可。最可能的诊断为　　(　　)

A. 婴儿腹泻，癫痫　　B. 婴儿腹泻，重度脱水　　C. 婴儿腹泻，中毒性脑病

D. 婴儿腹泻，低钙抽搐　　E. 以上均可能

11. 患儿，10 个月，因呕吐、频繁水样便 4 天、发热半天于 10 月底入院。12 小时未解小便，大便为蛋花汤样便。查体：体温 39°，颜面苍白，眼窝凹陷，前囟凹陷，腹稍胀，腱反射阴性，皮肤弹性极差。最可能的病因诊断为　　(　　)

A. 产毒性大肠杆菌性肠炎

B. 致病性大肠杆菌性肠炎

C. 轮状病毒性肠炎

D. 腺病毒性肠炎

E. 侵袭性大肠杆菌性肠炎

12. 母乳喂养儿肠道主要的细菌是　　(　　)

A. 肠链球菌　　B. 大肠杆菌　　C. 双歧杆菌

D. 变形杆菌　　E. 嗜酸杆菌

13. 感染性腹泻最主要的病原是　　(　　)

A. 病毒　　B. 致病性大肠杆菌　　C. 空肠弯曲菌

D. 沙门菌　　E. 真菌

14. 金黄色葡萄球菌肠炎典型大便为 ( )
A. 黄色水样 B. 蛋花汤样 C. 黏液血便
D. 豆腐渣样 E. 暗绿色海水样

15. 口服补液盐(ORS)含钠液是 ( )
A. 1/2 张液 B. 1/5 张液 C. 1/3 张液
D. 2/3 张液 E. 等张液

16. 中度脱水的静脉补液量头 24 小时为 ( )
A. 50～100ml/kg B. 80～120ml/kg C. 90～150ml/kg
D. 120～150ml/kg E. 150～200ml/kg

17. 婴儿腹泻,中度脱水,失水量约为体重的 ( )
A. 5％ B. 5％～10％ C. 10％～15％
D. ＞15％ E. 以上都不是

18. 等渗性脱水血清钠浓度为 ( )
A. ＜130mmol/L B. 130～140mmol/L C. 130～150mmol/L
D. ＞150mmol/L E. 140～150mmol/L

19. 下列哪项不是腹泻伴低钾血症的主要表现? ( )
A. 腱反射迟钝或消失
B. 腹胀、肠鸣音减弱
C. 心音低钝
D. EKG 示 ST 段降低、T 波平坦
E. EKG 示 T 波高尖

20. 10 个月女婴,因腹泻就诊,诊断为轮状病毒肠炎,下列哪项不是此病的主要临床表现? ( )
A. 发热 B. 大便蛋花汤样 C. 鼻塞和流涕
D. 大便脓血样 E. 脱水和酸中毒

二、名词解释

1. 等渗性脱水 2. 轮状病毒肠炎 3. 4∶1 等张含钠液 4. ORS
5. 迁延性腹泻

三、填空题

1. 患儿,10 个月,急性肠炎、中度低渗性脱水时,补充累积损失量所需的液体量为________,液体的性质为________。

2. 婴儿腹泻重型与轻型的主要区别是________。

3. 患儿,8 个月,腹泻 2 天,大便呈水样或蛋花汤样,伴有流涕和发热,无明显中毒症状,大便镜检偶见白细胞,有少量黏液,无腥臭味,诊为________。

4. 小儿腹泻伴脱水,液体补充应括________、________、________。

5. 欲配制 4∶3∶2 液 750ml,需用 10％氯化钠________ml,5％碳酸氢钠________ml,10％葡萄糖液________ml。

6. 口服补液盐的组成成分是________、________、________、________加 1000ml 水，主要用于补充________脱水。

7. 腹泻脱水按其性质分为________、________、________。临床上最常用________测定来代表患儿的血浆渗透压。

8. 4∶1 液是儿科临床经常应用的混合液体，又称为________液。

四、问答题

1. 简述小儿腹泻的临床表现及临床分型。

2. 如何判断小儿脱水的程度、性质？

3. 简述小儿急性腹泻病的治疗原则。

4. 7 个月女婴，腹泻、呕吐 4～5 天，大便水样，每日约 10 次，量中，尿量少。体检：精神萎靡，口唇樱红，前囟、眼眶明显凹陷，皮肤干燥，弹性较差，腹软。血清 Na^{+} 135mmol/L，BE－12mmol/L。请列出诊断、治疗原则和具体处理意见。

5. 简述小儿腹泻出现低钾血症的临床表现和补钾的原则。

（叶　环）

第七章　循环系统疾病

循环系统包括心脏及其瓣膜和与心脏有关联的血管。先天性心脏病系胎儿时期心脏或心脏血管发育异常所致，是小儿最常见的心脏病，其发病率约占活产婴儿的 0.7%～0.8%。本章重点介绍先天性心脏病的分类方法、常见先天性心脏病(包括室间隔缺损、房间隔缺损、动脉导管未闭和法洛四联症)的血流动力学改变、临床特点和胎儿血液循环及出生后的改变。要求了解先天性心脏病的病因；掌握先天性心脏病的分类方法和常见先天性心脏病的血流动力学改变、临床特点和并发症；了解先天性心脏病的诊断方法与特殊检查。

第一节　先天性心脏病概述

先天性心脏病简称先心病。

一、先天性心脏病的病因

1. 遗传因素　是内因，占先天性心脏病的 5% ～ 10%。特别是染色体畸变或多基因突变。

2. 感染因素　特别是母孕最初 3 个月(尤其是最初 2～8 周)的宫内感染，TORCH 感染。

3. 其他因素　药物(抗癌药、抗癫痫药)、放射线、孕母缺乏叶酸、代谢性疾病、宫内缺氧。

二、先天性心脏病的分类

临床上根据左、右两侧及大血管之间有无分流分为三大类：

1. 左向右分流型(潜伏青紫型)　此型最常见，如室间隔缺损、房间隔缺损和动脉导管未闭等。

2. 右向左分流型(青紫型)　常见的有法洛四联症、大动脉转位等。

3. 无分流型(无青紫型)　肺动脉狭窄、主动脉缩窄。

三、先天性心脏病的诊断方法

1. 病史。

2. 体格检查　主要是心脏的体征。

3. 辅助检查　主要是胸部X线摄片、心电图、超声心动图、心导管、心血管造影和磁共振等。

四、先天性心脏病的治疗

主要是外科手术治疗和介入性心导管治疗。

第二节　几种常见先天性心脏病

一、室间隔缺损概述

室间隔缺损(VSD)是先天性心脏病中最常见的类型,大多单独存在,但可合并其他畸形。缺损小于0.5cm为小型缺损,缺损0.5～1cm为大型,缺损大于1cm为巨大型。根据缺损位置不同,可分高位缺损(膜部缺损,约占80%)、低位缺损(肌膈部缺损,少见)。

(一) 室间隔缺损的血流动力学改变

1. 肺动脉高压前

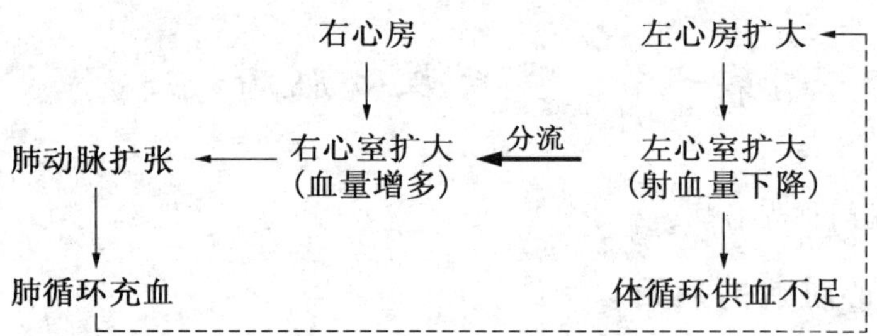

2. 肺动脉高压后

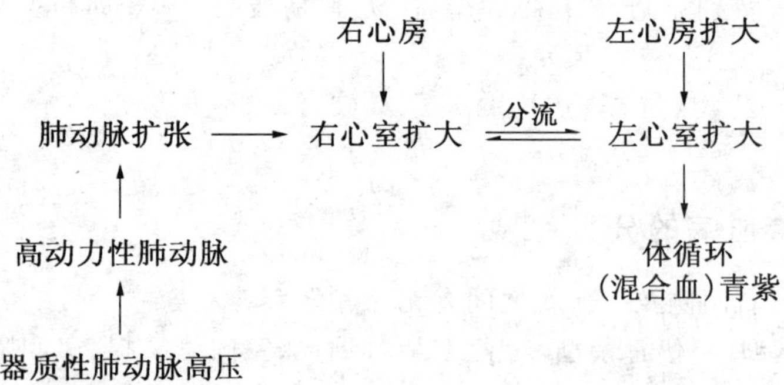

(二) 室间隔缺损的临床表现和并发症

1. 症状　小型缺损可无明显症状,生长发育一般不受影响。中到大型缺损患儿在婴儿期即可出现哺乳时气急或哺乳困难,消瘦、乏力、气短、多汗,易患肺部感染,易导致心力衰竭,可影响生长发育。大型缺损伴明显肺动脉高压时可出现青紫,活动可受限,并最终发展为右心衰竭。

2. 体征

(1) 小型缺损,于胸骨左缘第3、4肋间听到粗糙响亮的3～4/6级全收缩期杂音,可伴震颤，P_2正常或稍增强。

(2) 大型缺损，于胸骨左缘第3、4肋间闻及粗糙响亮的3～4/6级全收缩期杂音，广泛传导，明显震颤，P_2亢进。心尖区可闻及舒张中期杂音。

(3) 伴有肺动脉高压时，心脏杂音较轻而P_2显著亢进，或有收缩期喷射音(喀喇音)，可出现青紫。

3. 并发症　常合并肺炎、充血性心力衰竭、感染性心内膜炎。

(三) 室间隔缺损的特殊检查

1. X线检查　心影轻度至中度增大，左、右心室增大，左心房也大，肺血管影增粗，肺动脉段突出，主动脉影较小。

2. 心电图　左、右心室肥大，但以左室肥大为主。若伴肺动脉高压，则以右室肥大为主。

3. 超声心动图　二维超声四腔切面及左室长轴切面可见室间隔有连续回声中断，左室、左房和右室内径增宽，主动脉内径变小。脉冲多普勒在室间隔右室侧回声中断处可探及收缩期湍流频谱。彩色多普勒于收缩期在右室侧可见五彩相间的分流束。

4. 心导管及心血管造影　右室血氧含量较右房高出0.9%以上；右室和肺动脉压力升高；有时导管可通过室间隔缺损进入左室而确诊。左室造影见造影剂由缺损处进入右室及肺动脉。

二、房间隔缺损概述

房间隔缺损(ASD)是常见的先天性心脏病之一，为心房间隔先天性发育不全所致。有原发孔和继发孔两型。继发孔房间隔缺损多见，本节主要阐述继发孔房间隔缺损的表现。

(一) 房间隔缺损的血流动力学改变

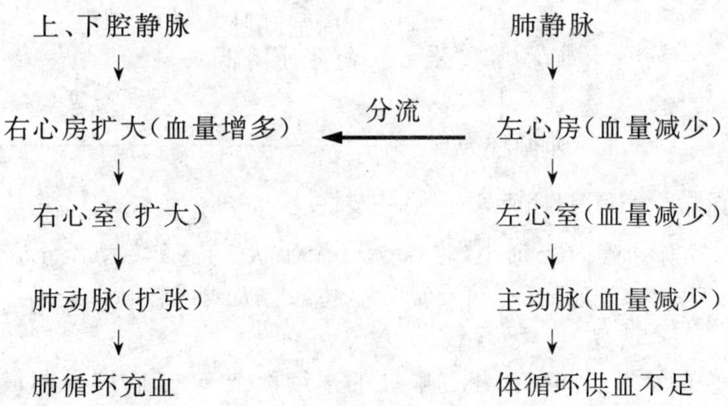

(二) 房间隔缺损的临床表现和并发症

1. 症状　儿童时期一般不危及生命。缺损小，分流量小，可长期无自觉症状；缺损较大者在学龄期可有乏力、气急、易有呼吸道感染，但多数症状不明显。

2. 体征

(1) 胸骨左缘第2～3肋间有2～3/6级收缩期杂音，多较柔和，一般不伴震颤，为右室流出道相对狭窄所致。

(2) P_2 亢进和固定分裂。

(3) 分流量大时,胸骨左缘下方有舒张中期杂音。

(三) 房间隔缺损的特殊检查

1. X线检查　缺损小者可无变化,中等以上者肺血增多,肺门舞蹈,肺动脉段突出,主动脉影缩小,心影轻度至中度增大,右心房和右心室增大。

2. 心电图　电轴右偏,不完全性或完全性右束支传导阻滞,右室肥大,右房肥大。

3. 超声心动图　二维超声四腔切面可示房间隔有连续回声中断,右房和右室增大,室间隔与左心室后壁同向运动。脉冲多普勒在房间隔右房侧可探及舒张期湍流频谱,彩色多普勒在右房舒张期可见由左房分流来的五彩相间的血流束。

4. 心导管检查　导管可通过缺损由右房进入左房。右房血氧含量高于上下腔静脉平均血氧含量1.9%。

三、动脉导管未闭概述

动脉导管未闭(PDA)为小儿先天性心脏病常见类型之一。小儿出生后随着呼吸的建立,血氧分压提高,动脉导管多在生后10～15小时内在功能上关闭,2～3个月解剖上关闭。若3个月以后持续开放,并产生病理生理改变,即称动脉导管未闭。

(一) 动脉导管未闭的血流动力学改变

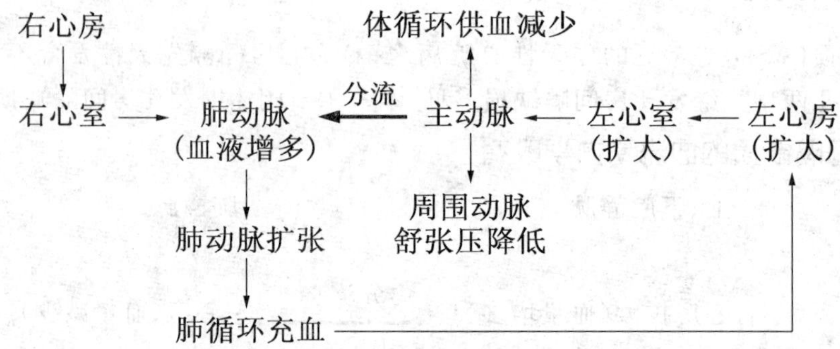

(二) 动脉导管未闭的临床表现和并发症

1. 症状　动脉导管内径细小,临床上可无症状。内径较大者分流量大,出现气急、咳嗽、声音嘶哑、乏力、多汗、心悸。可反复发生肺部感染或伴有心力衰竭。

2. 体征

(1) 胸骨左缘第2肋间可闻粗糙响亮的连续性杂音,于收缩末期最响,向左锁骨下、颈部和背部传导,触及震颤,P_2亢进,但多被杂音掩盖,心尖部可闻及舒张中期杂音;婴儿期合并肺动脉高压或心力衰竭时,仅有收缩期杂音。

(2) 周围血管检查:脉压增宽＞40mmHg,轻压指甲床或下唇内侧可见毛细血管搏动,扪及水冲脉,闻及股动脉枪击音。分流量较大者下肢血压可比上肢血压高50mmHg以上。

(三) 动脉导管未闭的特殊检查

1. X线检查　心影轻度至中度增大,左心室和左心房增大。肺部充血,肺动脉段突出,主动脉影增宽。有肺动脉高压时，右心室也增大。

2. 心电图　左室肥大，左房肥大，或双室肥大以左室大为主。

3. 超声心动图　二维超声示左房、左室大，主动脉短轴切面可显示导管位置和粗细。脉冲多普勒在肺总动脉分叉处取样可出现连续性湍流频谱。彩色多普勒在肺总动脉内可见由降主动脉分流而来的五彩相嵌的分流束。

4. 心导管及造影　导管可通过未闭的动脉导管由肺总动脉进入降主动脉，肺动脉血氧含量较右室高出0.5%以上，肺动脉和右室压力增高。逆行升主动脉造影可见主动脉和肺动脉同时显影，并可看到未闭的动脉导管。

四、法洛四联症概述

法洛四联症(TOF)是存活婴儿中最常见的青紫型先天性心脏病。法洛四联症由四种畸形组成：① 肺动脉狭窄；② 室间隔缺损；③ 主动脉骑跨于左、右两心室之上；④ 右心室肥厚。四种畸形中以肺动脉狭窄最重要。肺动脉狭窄越重，右向左分流越多，临床表现就越重。

(一) 法洛四联症的血流动力学改变

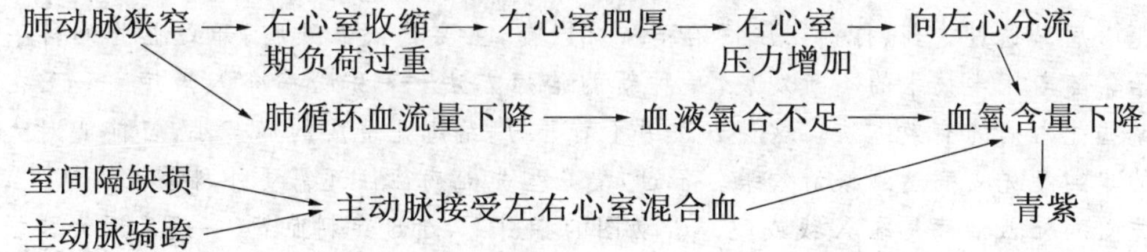

(二) 法洛四联症的临床表现和并发症

1. 症状　青紫多在生后半年至一年出现，并随生长发育逐渐加重。患儿活动耐力差，有蹲踞现象。婴儿有时在吃奶或哭闹后出现阵发性呼吸困难，严重者可引起突然意识丧失和抽搐，可持续数分钟或更长时间，然后自然恢复，这种现象称缺氧发作，是由于漏斗部肌肉痉挛，引起一过性肺动脉梗阻，使脑缺氧加重所致。年长儿常述头痛、头昏，与脑缺氧有关。

2. 体征

(1) 青紫，杵状指、趾，生长发育迟缓。

(1) 胸骨左缘第2～4肋间可闻及粗糙的2～3/6级收缩期喷射性杂音。

(3) P_2 减弱，或闻及响亮的单一的第二音。

3. 并发症　常见的并发症有脑血栓形成、脑脓肿及亚急性细菌性心内膜炎。

(三) 法洛四联症的特殊检查

1. X线检查　心影正常或轻度增大，肺野清晰，肺门及肺血管缩小，肺动脉段凹陷，呈"靴状"心影；侧支循环丰富时肺纹理呈网状。

2. 心电图　电轴右偏，右室肥大，严重者右房肥大。

3. 超声心动图　二维超声显示主动脉内径增宽，骑跨于室间隔之上，右室内径增宽而右室流出道狭窄；脉冲多普勒可测及右室流出道和肺动脉内出现的湍流频谱。

4. 心导管及造影　导管可从右心室进入升主动脉或左室；右室压力明显增高，肺动脉压力降低。股动脉血氧饱和度明显降低(<89%)。右室造影可见主动脉与肺动脉同时显

影,可显示肺动脉狭窄的部位和程度以及肺动脉双侧分支发育情况。左室造影显示左室发育情况。升主动脉造影显示冠状动脉有无畸形。

5. 红细胞增多,可达 $10\times10^{12}/L$ 以上,血红蛋白增多,红细胞比容增高,可达 60%～80%,血小板计数降低,凝血酶原时间延长。

(四) 法洛四联症的内科治疗原则

1. 一般治疗　限制活动量,夏季宜多饮水,应预防和纠正同时存在的缺铁性贫血以防止缺氧发作。患儿腹泻时宜及时补液,以避免脱水造成血栓形成。

2. 缺氧发作　立即吸氧、应用镇静剂,如安定;将患儿下肢屈起,或置膝胸卧位,静脉注射普萘洛尔(心得安)0.1mg/(kg·次),必要时皮下注射吗啡 0.1～0.2mg/(kg·次)。缺氧时间长时,应给予碳酸氢钠纠正酸中毒。为预防缺氧反复发作,可给予普萘洛尔 1～3mg/(kg·d),分次服用,直至手术前方可停用。

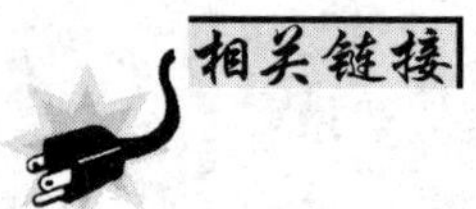

小儿先心病的介入治疗

先心病只通过吃药、打针往往根治不了。以前,主要是依靠开胸、开心脏的外科手术方法矫治。随着医学技术的不断发展,一种新的治疗方法——先心病介入治疗——正在成为根治某些先心病的有效方法。这种方法用不着开刀,给患儿造成的痛苦小,目前能对大部分常见的单纯型先心病达到根治效果。不过,复杂型先心病往往还需要外科手术矫治。

先心病介入治疗是在X线或超声心动图的指引下,通过穿刺血管(一般采用大腿根部血管)将导管及特制器材(球囊导管或金属封堵器),送至病变部位进行治疗的一种微创方法。目前,主要开展有房间隔缺损封堵术、室间隔缺损封堵术、动脉导管未闭封堵术、经皮肺动脉瓣球囊扩张术等,它与外科手术相比有如下优点:

1. 无需在胸背部切口,仅在腹股沟部留下一个针眼(3mm 左右)。由于创伤小,痛苦小,术后几天就能愈合,不留瘢痕;也无需打开胸腔,更不需切开心脏。

2. 治疗时无需实施全身外循环,深低温麻醉,患儿仅需不插管的基础麻醉就能配合,大龄患儿仅需局部麻醉。这样,可避免体外循环和麻醉意外的发生,也不会对儿童的大脑发育产生影响。

3. 由于介入治疗出血少,不需要输血,从而避免了输血可能引起的不良反应。

4. 相比外科手术,介入治疗手术时间较短,住院时间短,术后恢复快,一般在 30 分钟至 1 个小时左右就开始进饮,术后 20 小时就可下床活动,住院 1～3 天即可出院,局麻的患儿可在门诊完成。

5. 目前,对合适做介入治疗的患儿,各种介入治疗的成功率在 98%以上,术后并发症少于外科手术。介入治疗就像外科手术一样,可起到根治效果。

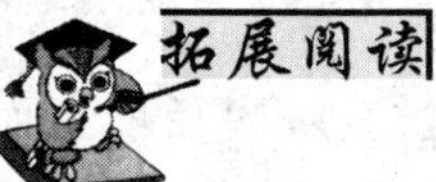

出生前后血液循环的变化

(一) 胎儿血液循环特点

1. 除脐静脉是氧合血外其他都是混合血;

2. 卵圆孔和动脉导管是正常胎儿血液循环的通路；

3. 左、右心室都向全身供血；

4. 体循环为主，虽有肺循环存在，但无气体交换；

5. 肺动脉压 > 主动脉压。

(二) 出生后血液循环特点

1. 自主呼吸开始后肺血管阻力下降，肺血流量明显增加，肺静脉左心房血流量明显增加，左心房压力＞右心房压力；

2. 卵圆孔关闭；

3. 动脉导管关闭；

4. 胎盘循环终止，体循环阻力增高。

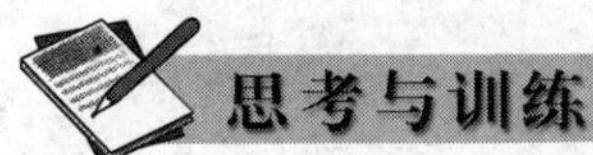

思考与训练

一、单项选择题

1. 胚胎心脏发育的关键时期是　　(　　)
   A. 第2～4周　　B. 第2～8周　　C. 第4～8周
   D. 第8～12周　　E. 第12～16周

2. 先天性心脏病最主要的病因是　　(　　)
   A. 遗传因素　　B. 宫内感染　　C. 孕母接触大剂量放射线
   D. 孕母妊娠期服药　　E. 孕母患糖尿病等代谢性疾病

4. 先天性心脏病最经济、最重要的无创性诊断方法是　　(　　)
   A. 心电图检查　　B. 心脏X线摄片
   C. 彩色多普勒超声心动图检查
   D. 心导管检查和心血管造影
   E. 心脏MRI检查

5. 胎儿血液循环中血氧饱和度最高的部位是　　(　　)
   A. 左心房　　B. 左心室　　C. 脐动脉
   D. 脐静脉　　E. 右心房

6. 7岁患儿，发现心脏杂音6年，胸骨左缘第3、4肋间有3/6级收缩期杂音，P_2亢进，胸片示左心房及左、右心室扩大。最可能的诊断是　　(　　)
   A. 室间隔缺损　　B. 房间隔缺损　　C. 动脉导管未闭
   D. 肺动脉狭窄　　E. 法洛四联症

7. 下列哪项不是左向右分流先心病的共同特征？　　(　　)
   A. 生长发育落后　　B. 容易并发肺部感染　　C. 胸骨左缘收缩期杂音
   D. 肺动脉瓣区第二音增强　　E. 蹲踞现象

8. 符合法洛四联症病理改变的是　　(　　)
   A. 动脉导管未闭　　B. 房间隔缺损　　C. 左心室肥大
   D. 肺动脉扩张　　E. 主动脉骑跨

9. 法洛四联症一般不会发生 （　）
A. 脑缺氧发作　B. 感染性心内膜炎　C. 肺炎
D. 脑栓塞　E. 脑脓肿
10. 法洛四联症发生昏厥的主要原因是 （　）
A. 大型室间隔缺损　B. 高位室间隔缺损
C. 主动脉骑跨程度超过 50%　D. 右心室漏斗部狭窄痉挛
E. 右心室严重肥厚
11. 下列哪项不是法洛四联症的主要临床表现? （　）
A. 青紫　B. 顽固性心力衰竭　C. 杵状指
D. 脑缺氧发作　E. 蹲踞动作
12. 室间隔缺损的典型杂音是 （　）
A. 胸骨左缘第 2～3 肋间 3/6 级以上连续性杂音
B. 胸骨左缘第 2～3 肋间 3/6 级以上舒张期杂音
C. 胸骨左缘第 3～4 肋间 3/6 级以上收缩期杂音
D. 胸骨左缘第 3～4 肋间 3/6 级以上舒张期杂音
E. 以上都不是
13. 室间隔缺损患儿出现声音嘶哑,最可能的原因为 （　）
A. 左心房增大压迫喉返神经
B. 左心室增大压迫喉返神经
C. 右心室增大压迫喉返神经
D. 主动脉扩张压迫喉返神经
E. 肺动脉扩张压迫喉返神经
14. 室间隔缺损出现青紫时,肺血管的改变为 （　）
A. 肺小动脉痉挛　B. 肺小静脉痉挛
C. 肺小动脉中层和内膜层增厚　D. 肺小静脉中层和内膜层增厚
E. 体-肺侧支循环形成
15. 房间隔缺损的血流动力学改变常引起 （　）
A. 左心房、左心室扩大　B. 右心房、右心室扩大　C. 右心房、左心室扩大
D. 左心房、右心室扩大　E. 全心扩大
16. 房间隔缺损杂音产生的原理是 （　）
A. 血流通过房间隔缺损　B. 主动脉瓣相对狭窄　C. 肺动脉瓣相对狭窄
D. 三尖瓣相对狭窄　E. 二尖瓣相对狭窄
17. 动脉导管未闭与室间隔缺损 X 线检查的主要区别点是 （　）
A. 肺动脉膨隆　B. 肺野充血　C. 肺门“舞蹈征”
D. 左心室扩大　E. 主动脉结影不缩小
18. 动脉导管未闭的特征性体征是 （　）
A. 左心室大
B. 脉压增宽
C. 胸骨左缘第 2 肋间连续性机器样杂音

D. 肺动脉瓣区第二音亢进

E. 股动脉枪击声

19. 下列哪种不属于潜在青紫型先天性心脏病？　（　）

A. 房缺　B. 室缺　C. 动脉导管未闭

D. Roger 病　E. 法洛四联征

20. 左向右分流型先天性心脏病最常见的并发症是　（　）

A. 亚急性细菌性心内膜炎　B. 支气管肺炎

C. 脑血栓形成　D. 喉返神经麻痹

E. 充血性心力衰竭

二、名词解释

1. 艾森曼格综合征　2. 法洛四联症　3. 蹲踞现象

4. 脑缺氧发作　5. 肺门"舞蹈征"

三、填空题

1. 先心病分为(每类各举一个疾病)________、________和________。

2. 左向右分流型先心病血流动力学的最共同特点是________和________。

3. 胸片示左心室肥大,肺纹理增粗明显,主动脉结影增宽,首先考虑________型先心病。

4. 最有效、经济的检查先心病的方法是________。

5. 房间隔缺损心脏听诊杂音的特点是____________________。

6. TORCH 为宫内感染常见的一组病原,其每个字母分别代表________、________、________、________和________。

7. 法洛四联症最关键的病理改变是________________________。

8. 差异性青紫发生在________先心病,说明有________存在。

9. 动脉导管未闭最典型的心电图改变为________和________。

10. 潜伏青紫型先心病最常见的并发症是________。

11. 室间隔缺损 X 线胸片显示____________________________。

四、问答题

1. 写出先天性心脏病的分类和常见疾病。

2. 试述房间隔缺损的临床症状、心脏体征及 X 线检查、心电图特点。

3. 阐述房间隔缺损血流动力学的全过程。

4. 追问病史：患儿自 1 岁起即发现口唇发绀,活动后加剧,喜坐少动,有蹲踞现象。查体：胸骨左缘第 2 肋间可闻及 2/6～3/6 级收缩期杂音,动脉血氧饱和度 80%,X 线片示心脏呈靴状,心尖钝圆上翘,两侧肺纹理减少。该患儿最可能的诊断是什么？该患儿容易出现的并发症是什么？

（叶　环）

第八章　泌尿系统疾病

本系统疾病包括急性肾小球肾炎和肾病综合征。急性肾小球肾炎常简称急性肾炎，广义上系指一组病因及发病机制不一，而临床上表现为急性起病，以血尿、少尿、水肿、高血压和肾小球滤过率下降为特点的肾小球疾病。临床上绝大多数为急性链球菌感染后肾小球肾炎。本章重点介绍肾小球肾炎和肾病综合征。要求掌握疾病的诊断依据与治疗原则，掌握急性肾小球肾炎的病理生理、临床表现与实验室检查，掌握肾病综合征的病理生理、临床分型、激素治疗原则，熟悉肾病综合征的并发症及处理方法。

第一节　急性肾小球肾炎

一、概述

急性肾小球肾炎，简称急性肾炎，指不同病原感染后引起的一组免疫反应性急性弥漫性肾小球炎性病变，发病率占小儿泌尿系统疾病的首位。急性起病，多有前驱感染史，以血尿为主，伴不同程度的蛋白尿，可有水肿、高血压或肾功能不全。大多预后良好，多见于5岁以上儿童，2岁以下小儿罕见。绝大多数为A组β溶血性链球菌感染后所致，称为急性链球菌感染后肾炎(APSGN)；较少见的病原体有肺炎链球菌、支原体和腮腺炎病毒等，称为急性非链球菌感染后肾炎。

发病机制：于感染后导致肾炎的机制，一般认为是免疫复合物型肾小球肾炎，是机体对链球菌的某些抗原成分(如胞壁的M蛋白或胞浆中某些抗原成分)产生抗体，形成循环免疫复合物，随血流抵达肾脏，并沉积于肾小球基膜，进而激活补体(以旁路途径为主)，造成肾小球局部免疫病理损伤而致病。但近年还提出了其他机制：有人认为链球菌中的某些阳离子抗原，先植入于肾小球基膜，通过原位复合物方式致病；也有人认为感染后通过酶的作用改变了机体正常的IgG，从而使其具有了抗原性，导致发生抗IgG抗体，即自身免疫机制也参与了发病；还有人认为链球菌抗原与肾小球基膜糖蛋白间具有交叉抗原性，因此少数病例则属于抗肾抗体型肾炎。

二、诊断依据

(一) 临床表现

1. 发病前1～4周常有上呼吸道感染、扁桃体炎、脓疱疮或猩红热等链球菌前驱感染史。

2．一般病例　均有以下四项表现：

(1) 水肿：初始于眼睑和颜面，渐下行至四肢及全身，多为轻度或中度水肿，合并浆膜腔积液者少见。水肿一般为非凹陷性，与肾病性水肿明显不同。

(2) 尿少：尿量减少，可有少尿或无尿。尿量越少则浮肿越重。

(3) 血尿：100%患儿有血尿，多为镜下血尿，约1/3病例可有肉眼血尿，此时尿呈鲜红色或洗肉水样(中性或弱碱性尿者)，也可呈浓茶色或烟灰样(酸性尿者)。

(4) 高血压：70%病例有高血压，患者可有头晕、头痛、恶心、呕吐和纳差等。

3．严重病例　多在病程1～2周内发生，除上述一般病例的表现外，有以下一项或多项表现：

(1) 严重循环充血：表现有心慌气促、频咳、两肺湿啰音、心率增快，可有奔马律和肝脏进行性增大等。

(2) 高血压脑病：表现有剧烈头痛、频繁呕吐、视力模糊、一过性失明、嗜睡、惊厥和昏迷。此时血压可高达160～200/110～140mmHg。

(3) 急性肾功能不全：表现有少尿或无尿、水肿加剧、氮质血症、代谢性酸中毒和电解质紊乱。少尿标准：每日尿量学龄儿童少于400ml；学龄前儿童少于300ml；婴幼儿少于200ml；或每日尿量少于250ml/m^2；无尿标准为每日尿量少于50ml。

(二) 实验室检查

1．尿液检查　红细胞增多，为肾小球性血尿，尿蛋白多为+～+++，可见管型。

2．血液检查　常见轻度贫血，多为血液稀释所致。白细胞计数多轻度升高或正常。红细胞沉降率多轻度增快，发病1～3个月后渐恢复正常。

3．血清补体测定　95%以上病例，病程早期血清C_3明显降低，多于4～8周恢复正常，此规律性变化为本症的典型表现。若8周后C_3仍低，则应考虑其他肾小球疾病可能，如膜增生性肾炎、冷球蛋白血症或狼疮肾炎等。

4．链球菌溶血素"O"(ASO)测定　70%～80%病例ASO升高，早期使用青霉素者和脓皮病引起者可不升高，一般3～6个月后恢复正常。尚可检测抗脱氧核糖核酸酶B(anti-DNAse B)及抗透明质酸酶(anti-HAse)，前者在脓皮病引起的急性肾炎中阳性率高于ASO，后者在咽部感染引起的急性肾炎中阳性率较高。

5．肾功能和血电解质检查　一般病例均为正常。合并肾功能不全时，肾功能和血电解质出现异常。

(三) 诊断要点

链球菌感染后，经1～3周无症状间歇期后，出现水肿、高血压、血尿(可伴不同程度的蛋白尿)，再加上血ASO增高、补体C_3下降即可明确诊断。

三、转归及预后

小儿急性肾炎预后良好，本病为自限性疾病，目前尚无特异性治疗方法。95%以上痊愈，仅少数发展为慢性肾炎甚至ESRD。20世纪50年代住院患儿中有报告病死率可高达5%(死于肺水肿、高血压脑病、急性肾功能衰竭和感染)，近年由于诊治水平的提高，住院患儿病死率已降至0.5%～2.0%以下，某些城市已消灭了急性期死亡，其死因主要为肾功能衰竭。

四、治疗原则与主要措施

(一)治疗原则

1. 注意休息与饮食,对症治疗,观察护理。

2. 防止严重病例的发生,保护肾功能。

(二)主要措施

1. 休息　急性期症状严重者应卧床休息1～2周,待肉眼血尿消失、血压恢复、水肿减退即可逐步增加室内活动量。尿常规明显好转、血沉正常后可恢复上学,尿常规正常3个月后可恢复体力活动。

2. 饮食和入量　为防止水钠进一步潴留,急性期宜限制盐、水、蛋白质摄入。严重病例钠盐限制于每日60～120mg/kg。水肿重且尿少者限水。对有氮质血症者限制蛋白质摄入,小儿于短期内应用优质蛋白,可按每日每千克体重摄入0.5g计算。注意以糖类等提供热量。

3. 感染灶的治疗　对仍有咽部、皮肤感染灶者应给予青霉素或其他敏感药物治疗7～10天。

4. 对症治疗

(1) 利尿:凡经控制水、盐而仍尿少、水肿、血压高者均应给予利尿剂。噻嗪类无效时可用强有力的襻利尿剂(如速尿)每次1～2mg/kg。

(2) 降压:凡经休息、限水盐、利尿而血压仍高者应给予降压药。近年常用钙通道阻滞剂,如硝苯吡啶,每次0.2～0.3mg/kg,口服或舌下含服,20分钟后血压开始下降,1～2小时作用达高峰,持续6～8小时。还可用利血平,首剂可按0.07mg/kg(每次最大量不超过2mg)口服或肌注,必要时12小时可重复一次。首剂后一般给口服,按每日0.02～0.03mg/kg计算,分2～3次口服。副作用为鼻塞、疲乏、结膜充血、面红、心动过缓等。

5. 严重病例的治疗

(1) 急性循环充血的治疗:治疗重点应减少水钠潴留、恢复血容量,而不是应用加强心肌收缩力的洋地黄类药物。除严格限制水钠入量和应用强利尿剂促进液体排出外,必要时加用酚妥拉明或硝普钠以减轻心脏前后负荷,经上述治疗仍未能控制者可行腹膜透析,以及时迅速缓解循环的过度负荷。

(2) 高血压脑病的治疗:应予以止惊、降压和脱水。降压可选用硝普钠,对伴肺水肿者尤宜,本药作用迅速,滴注后数十秒钟即见效;但维持时间短,停用后3～5分钟作用消失,须维持静滴,小儿可给5～20mg,溶于100ml葡萄糖液中,开始时速度1μg/(kg·min),视血压调整滴数。应注意点滴速度,需新鲜配制,输液瓶应用黑纸包裹避光。另一快速降压药氯甲苯噻嗪(低压唑,diazoxide)具直接扩血管作用,用量3～5mg/kg,快速静脉注射,效果不满意时30～60分钟后可重复一次。用后5分钟即达最大降压效果,维持8小时。除以强有效的降压药控制血压外,要注意对症处理。对持续抽搐者可应用安定0.3mg/(kg·次),总量不超过20mg,静脉注射,或采用其他止痉药。利尿剂有协助降压的效果,本症常伴脑水肿,宜采用速效有力的利尿剂。

(3) 急性肾功能衰竭:早期可试用新利尿合剂静脉滴注,保持体液平衡,控制氮质血症,无效时进行透析治疗。

第二节　肾病综合征

一、概述

肾病综合征(nephrotic syndrome,NS)系由多种病因引起的以肾小球基底膜对血浆蛋白质通透性增高为基本病理生理改变,以“三高一低”(严重水肿、大量蛋白尿、高胆固醇血症及低白蛋白血症)为临床特征的一组综合征。其中大量蛋白尿是最基本的变化。其发病率高,位居小儿泌尿系统疾病第二位。

根据其临床表现分为单纯性肾病、肾炎性肾病和先天性肾病三种类型。在5岁以下小儿,肾病综合征的病理类型多为微小病变型,而年长儿的病理类型以非微小病变型居多。

小儿肾病综合征的分型方法:

(一) 按病因分类

可分为原发性、继发性、先天性三类。原发性肾病综合征(INS)病因不明,占小儿肾病综合征的绝大多数。

(二) 按病理分型

原发性肾病综合征的病理类型以微小病变型肾病最为常见,占80%~85%;非微小病变型占10%~15%,包括系膜增生性肾炎、局灶节段性肾小球硬化、膜性肾病、系膜毛细血管性肾炎(膜增生性肾炎)等。

(三) 按临床表现分型

可分为单纯型NS(占80%以上)和肾炎型NS(占20%以下)。

(四) 按糖皮质激素治疗反应分型

可分为激素敏感型NS、激素耐药型NS和激素依赖型NS。

二、诊断依据

(一) 临床表现

1. 多为隐匿起病,无明显诱因,也可以上呼吸道感染、肠炎、皮肤感染等为先兆发病或复发。多在2岁后发病,男女性别比为3~4∶1。

2. 高度水肿　不同程度凹陷性水肿为其特征,有下行性倾向,一般为颜面和四肢水肿,重者合并腹腔、阴囊和胸腔积液。

3. 大量蛋白尿　为诊断的必备条件,系肾小球性蛋白尿,以白蛋白为主。

4. 低白蛋白血症　为诊断的又一必备条件。血清蛋白电泳见白蛋白比例减少,α_2和β球蛋白比例增高,γ球蛋白比例减少。

5. 高脂血症　主要是高胆固醇血症,与低白蛋白血症呈负相关。

(二) 实验室检查

1. 尿　大量尿蛋白,标准见上述。肾炎型肾病可有血尿(离心尿红细胞>10个/HP)。

2. 血总蛋白、白蛋白、胆固醇与血清蛋白电泳　见临床表现部分。

3. 红细胞沉降率　明显增快。

4. 血免疫球蛋白　IgG 降低，可有 IgA 降低、IgM 升高、IgE 升高。

5. 血清补体　一般正常，少数肾炎型肾病有 C_3 持续降低。

6. 血电解质和肾功能　可有低钠、低钾和低钙血症。肾功能一般正常，少尿时或肾炎型肾病可有氮质血症（血尿素氮＞10.7mmol/L 或 30mg/dl）。

（三）诊断要点

1. 单纯型肾病的四大特征：三高一低（以一高一低为主）。

（1）大量蛋白尿：定性 ＋＋＋ ～ ＋＋＋＋，定量 24 小时尿蛋白大于 0.05g/kg。

（2）低蛋白血症：血浆白蛋白小于 30g/L。

（3）高脂血症：胆固醇大于 5.7mmol/L。

（4）不同程度的水肿。

2. 肾炎性肾病依据四条：

（1）血尿 ＞10 个/HP。

（2）持续反复高血压。

（3）持续氮质血症，排除肾前因素。

（4）持续反复补体 C_3 下降。

三、转归及预后

肾上腺皮质激素和免疫抑制剂相继问世，小儿肾病综合征的预后转归有了显著好转。5 年病死率由无抗菌药物年代的 60％～70％下降到泼尼松应用年代的 10％左右，免疫抑制药应用后病死率又进一步下降，尤其是微小病变型。应指出，本征预后转归和其病理类型密切相关。根据 Habib 等（1971）1～18 年追踪观察发现，发展成慢性肾衰或死亡的病例微小病变占 7％、局灶节段硬化占 38％、膜性肾病及膜增殖性肾炎分别占 8％及 41.5％。

四、治疗原则与主要措施

（一）治疗原则

采用以肾上腺皮质激素为主的中西医综合治疗。

1. 控制水肿、维持水电解质平衡、供给适量的营养。

2. 预防和控制伴随感染。

3. 正确使用肾上腺皮质激素。

4. 反复发作或对激素耐药者配合应用免疫抑制药。中药目前以健脾补肾、配合控制西药副作用为主要治则。

（二）主要措施

1. 一般治疗

（1）休息和生活制度：除高度水肿、并发感染者外，一般不需绝对卧床。病情缓解后活动量可逐渐增加。缓解 3～6 个月后可逐渐参加学习，但宜避免过劳。

(2) 饮食：低盐饮食。水肿严重和血压高的忌盐。高度水肿和(或)少尿患儿应适当限制进水量，但大量利尿或腹泻、呕吐失盐时，须适当补充盐和水分。

2. 对症治疗　应用激素后7～14天内多数患儿开始利尿消肿，故可不用利尿剂；但高度水肿，合并皮肤感染、高血压、激素不敏感者常需用利尿剂。

3. 肾上腺皮质激素(下称激素)治疗　应用激素尽管有某些副作用、且尚未解决复发问题，但临床实践证明激素仍是目前能诱导蛋白消失的有效药物，并作为肾病治疗的首选药。其作用机制尚未阐明，可能与以下因素有关：① 免疫抑制作用；② 改善肾小球滤过膜的通透性，减少尿蛋白滤出；③ 利尿作用(通过对肾小球滤过率及肾小管的影响)。

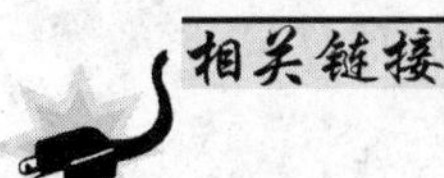

肾病综合征易发生血栓的机制

肾病时体内凝血和纤溶系统可有如下变化：① 高凝状态及易血栓栓塞；② 纤维蛋白原增高；③ 血浆中第Ⅴ、Ⅷ凝血因子增加；④ 抗凝血酶Ⅲ下降；⑤ 血浆纤溶酶原的活性下降；⑥ 血小板数量可增加，其黏附性和聚集力增高。其结果可导致高凝状态，并可发生血栓栓塞合并症，其中临床上以肾静脉血栓形成最为多见。急性者表现为骤然发作的肉眼血尿和腹痛，检查有脊肋角压痛和肾区肿块，双侧者有急性肾功能减退。慢性的肾静脉血栓形成临床症状不明显，常仅为水肿加重、蛋白尿不缓解。X线检查患肾增大、输尿管切迹。B超有时能检出，必要时肾静脉造影以确诊。除肾静脉外，其他部位的静脉或动脉也可发生此类合并症，如股静脉、股动脉、肺动脉、肠系膜动脉、冠状动脉和颅内动脉等，并引起相应症状。临床上当静脉取血时发现血液易凝，则应考虑高凝的可能，最简便的方法是测定纤维蛋白原和血小板计数以初筛，有条件的再测其他指标。

拓展阅读

肾上腺皮质激素治疗的副作用

一是由长期超生理剂量服用激素对机体的影响，如脂肪代谢紊乱，表现为肥胖、体脂分布异常、库兴貌；因蛋白质分解代谢加强出现氮负平衡、肌肉萎缩无力、伤口愈合不良；糖代谢紊乱可引起高血糖和糖尿；因水电解质紊乱，发生水钠潴留、高血压；钙磷代谢紊乱发生高尿钙及骨质稀疏。胃肠道可发生消化性溃疡，甚至穿孔。神经精神方面有欣快感、兴奋、失眠，严重时发生精神病、癫痫发作。由于抑制抗体形成易发生感染或隐性感染灶(如结核病)的活动和播散。长期用药还可发生白内障、股骨头无菌坏死。小儿于生长期其生长尤其是身高可受影响。

另一类是激素引起的急性肾上腺皮质功能不全和戒断综合征。大量外源性皮质激素反馈抑制视丘-垂体-肾上腺系统，使肾上腺皮质分泌减少、功能减退，甚至腺体萎缩。如突然停药或遇感染、手术等应激状态，肾上腺皮质分泌相对或绝对不足，即可出现急性肾上腺皮质功能不全症状，表现为恶心、腹痛、休克前期乃至休克。

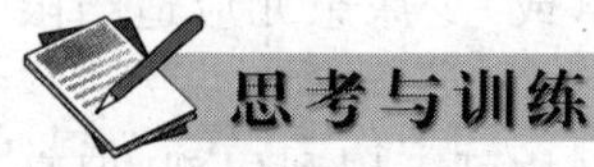

一、单项选择题

1. 学龄期儿童少尿标准为每日尿量小于 ( )
   A. 50ml　B. 100ml　C. 200ml
   D. 300ml　E. 400ml
2. 单纯性肾病综合征不具备下列哪项? ( )
   A. 颜面、四肢凹陷性浮肿　B. 大量蛋白尿　C. 肉眼血球
   D. 血胆固醇增高　E. 低蛋白血尿
3. 下列关于急性肾炎的叙述,哪项不正确? ( )
   A. 儿童舒张压大于 90mmHg 应该降压治疗
   B. 肉眼血尿消失即可允许上学
   C. 青霉素治疗 7～10 天
   D. 急性期卧床休息
   E. 为紧张性浮肿
4. 肾病综合征的常见并发症是 ( )
   A. 高血压脑病　B. 急性充血心衰　C. 出皮疹
   D. 继发感染　E. 呼吸衰竭
5. 肾病综合征治疗首选药物是 ( )
   A. 抗凝剂　B. 抗生素　C. 脱水剂
   D. 肾上腺皮质激素　E. 强心剂
6. 男孩 4 岁,3 天来少尿浮肿,尿蛋白++++,尿镜检 RBC<3 个/HP,血压正常,血胆固醇升高,诊断最大可能是 ( )
   A. 急性肾炎　B. 泌尿道感染　C. 肾炎性肾病
   D. 单纯性肾病　E. 肺炎并发心衰
7. 急性肾小球肾炎最常见的致病原是 ( )
   A. 肺炎链球菌　B. A 组 β 型溶血性链球菌　C. 柯萨奇病毒 B
   D. 立克次体　E. 支原体
8. 下列哪一项不是急性肾炎的主要临床表现? ( )
   A. 水肿　B. 血尿　C. 蛋白尿
   D. 高脂血症　E. 高血压
9. 下列哪一项是急性链球菌感染后肾炎的主要临床表现? ( )
   A. 血尿、蛋白尿、高血压　B. 水肿、血尿、高血压　C. 水肿、少尿、高血压
   D. 少尿、蛋白尿、高血压　E. 少尿、水肿、血尿
10. 急性肾炎患儿病程早期突然出现惊厥,应考虑 ( )
    A. 高热惊厥　B. 高血压脑病　C. 低血糖
    D. 低钠综合征　E. 低钙惊厥

11. 急性肾炎患儿须限制钠盐摄入,直到何时? (　　)

A. 水肿消退,血压正常　B. 肉眼血尿消失　C. 尿常规正常

D. 血沉正常　E. 血清补体恢复正常

12. 儿童单纯性肾病综合征最常见的病理类型是 (　　)

A. 微小病变

B. 局灶节段性肾小球硬化

C. 系膜增生性肾炎

D. 膜性肾病

E. 膜增生性肾炎

13. 肾病综合征最根本的病理生理变化是 (　　)

A. 大量蛋白尿　B. 低蛋白血症　C. 高脂血症

D. 血尿　E. 水肿

14. 当急性肾炎患儿出现高血压脑病时,首选的降压药物是 (　　)

A. 利血平肌注　B. 硝苯地平舌下含服　C. 硝普钠静脉滴注

D. 肼苯达嗪口服　E. 速尿静注

15. 急性肾小球肾炎患儿可恢复上学的客观指标是 (　　)

A. 浮肿消退　B. 血压正常　C. 血沉正常

D. 尿常规检查　E. 抗链球菌溶血素"O"正常

16. 诊断急性链球菌感染后肾小球肾炎时最有意义的实验室检查项目是 (　　)

A. 血浆白蛋白　B. 血免疫球蛋白　C. 血沉

D. 血 C_3　E. 抗链球菌溶血素"O"

17. 急性链球菌感染后肾小球肾炎血 C_3 多在起病后什么时间内恢复正常? (　　)

A. 2 周内　B. 4 周内　C. 6～8 周内

D. 3 个月内　E. 6 个月内

18. 关于急性肾小球肾炎的治疗,下列哪项正确? (　　)

A. 应卧床休息 4 周以上

B. 无盐饮食至血压正常

C. 低蛋白饮食至尿蛋白消失

D. 应用抗生素 7～10 天,以消除残存感染

E. 肉眼血尿消失后,可恢复正常活动

19. 小儿肾病综合征最早出现的临床表现为 (　　)

A. 肉眼血尿　B. 尿量减少　C. 浮肿

D. 感冒发热　E. 腹痛腹泻

20. 下列哪项不属于肾病综合征的常见并发症? (　　)

A. 反复感染　B. 循环充血　C. 电解质紊乱

D. 高凝状态或血栓形成　E. 急性肾功能不全

二、名词解释

1. 小儿肾病综合征　2. 肾炎型肾病　3. 选择性蛋白尿　4. APSGN　5. 激素依赖

型肾病

三、填空题

1.重症急性肾炎严重循环充血，一般不主张用洋地黄类，治疗首选________。

2.治疗急性肾炎用抗生素治疗的目的是________________，一般常用________药。

3.肾病综合征常见并发症有________、________、________，治疗肾病首选________药。

4.肾病综合征以________类型最多见，其病理改变多为________，临床有________、________、________、________四大特点。

5.典型急性肾炎的临床表现是________，________，________。

6.肾炎性肾病除具备肾病综合征临床四大特点外，还具备下列一种或多种表现：________、________、________、________。

四、问答题

1. 简述肾病综合征患儿高脂血症的发生机制。
2. 简述急性肾炎的临床表现和治疗原则。
3. 简述肾病综合征发生水肿的机制。
4. 简述单纯性肾病和肾炎性肾病的诊断与鉴别诊断要点。
5. 简述急性肾炎的发生机制。

（叶　环）

第九章　神经系统疾病

化脓性脑膜炎是小儿时期常见的神经系统急性感染性疾病，可由各种化脓性细菌引起，婴幼儿多见。病死率较高，神经系统后遗症较多。本章重点介绍化脓性脑膜炎的临床特点及并发症。要求掌握化脓性脑膜炎的临床表现和并发症，熟悉化脓性脑膜炎的病因和治疗。

第一节　化脓性脑膜炎

一、概述

化脓性脑膜炎(purulent meningitis)是小儿时期常见的神经系统急性感染性疾病，可由各种化脓性细菌引起，婴幼儿多见。病死率较高，神经系统后遗症较多。约80%以上的化脓性脑膜炎是由肺炎链球菌(肺炎双球菌)、流感嗜血杆菌、脑膜炎双球菌引起。3个月以内婴儿(包括新生儿)以大肠杆菌为主要致病菌，其次为β组溶血性链球菌、金黄色葡萄球菌；婴幼儿则以肺炎链球菌、流感嗜血杆菌为主；儿童以脑膜炎双球菌、流感嗜血杆菌、肺炎链球菌为主。

细菌大多从呼吸道侵入，也可由皮肤、黏膜或新生儿脐部侵入，经血循环到达脑膜。少数化脓性脑膜炎可因患中耳炎、乳突炎、脑脊膜膨出或头颅骨折，细菌直接蔓延到脑膜所致。主要病变为脑膜表面血管极度充血，蛛网膜及软脑膜发炎，大量的脓性渗出物覆盖在大脑顶部、颅底及脊髓，并可发生脑室膜炎，导致硬脑膜下积液或(和)积脓、脑积水。炎症还可损害脑实质、颅神经、运动神经和感觉神经而产生相应的临床神经系统体征。

二、诊断依据

(一) 临床表现

1. 起病　多急性起病，可有前驱症状，如流涕、咳嗽、恶心、呕吐、腹泻、纳差等。

2. 全身中毒症状　如发热、精神不振或萎靡、面色灰白等。

3. 颅内高压征

(1) 年长儿持续性头痛及频繁呕吐，婴儿常表现为易激惹、烦躁、尖叫或双眼凝视，常伴不同程度意识障碍。

(2) 四肢肌张力增高或强直(去大脑强直：伸性强直和痉挛，角弓反张；去皮质强直：一侧或双侧上肢痉挛伴屈曲状，下肢伸性痉挛)。

(3) 意识障碍、瞳孔扩大、血压增高伴缓脉，当出现此三联征时，提示为颅内高压危象，常为脑疝的先兆。

(4) 婴儿前囟隆起、张力增高，继而颅缝分离及头围和前囟增大。

(5) 视乳头水肿，但在急性颅内高压时常缺如，婴儿少见。

4. 脑膜刺激征　如颈强直、克尼格征和布鲁津斯基征阳性，婴儿常不明显。

5. 某些化脓性脑膜炎的特殊表现

(1) 肺炎链球菌脑膜炎：约 40%～50%病例有感染灶，如肺炎、中耳炎、乳突炎、鼻窦炎、败血症或颅脑外伤。病程迁延，易复发。

(2) 金葡菌脑膜炎：常为金葡菌脓毒败血症的迁徙病灶之一，故常有原发化脓病灶；病程中约半数出现皮疹；脑脊液呈脓样混浊，易凝固。

6. 化脓性脑膜炎的常见并发症

(1) 硬脑膜下积液：多见于婴儿，多发生于肺炎链球菌及流感嗜血杆菌脑膜炎。硬膜下穿刺，液体量＞2ml，蛋白含量＞400mg/L 即可诊断。头颅 CT 显示硬膜下梭形低密度灶。

(2) 脑室管膜炎：多见于革兰阴性杆菌脑膜炎。脑室穿刺检查示脑室液白细胞＞50×10^6/L，糖含量＜1.68mmol/L，蛋白含量＞400mg/L 即可诊断。头颅 CT 增强扫描显示脑室膜强化灶，常伴脑室扩大。

(3) 脑积水：头围及前囟逐渐增大，颅缝增宽。头颅 CT 显示阻塞部位以上脑室系统扩大。

(4) 脑性低钠血症：为抗利尿激素不适当分泌所致，表现为低钠血症和血浆渗透压降低，低钠性惊厥和意识障碍加重。

(5) 其他：如脑脓肿，多见于金葡菌脑膜炎或化脓性脑膜脑炎时。在治疗过程中出现局灶性神经系统体征及颅内压增高症状应考虑之。头颅 CT 平扫见低密度灶，增强扫描病灶周边强化。还可以有智力低下、癫痫等。

(二) 实验室检查

1. 周围血象　白细胞计数增高，分类以中性粒细胞增高。脑脊液压力增高、外观混浊，白细胞计数多达 1000×10^6/L 以上，分类以中性粒细胞为主。糖含量降低，蛋白质含量增多。

2. 脑脊液常规检查　压力增高，外观混浊；细胞计数可达(数百～数万)$\times10^6$/L，以多核细胞为主；糖含量降低(同时测定血糖，正常脑脊液糖含量为血糖的 50%～60%)；氯化物降低；蛋白质增高(＞400mg/L)。

3. 脑脊液的病原学检查

(1) 细菌涂片及培养：可进一步明确病因。

(2) 特异性抗原或抗体检测。

4. 影像学检查　头颅 CT 增强扫描可见脑膜强化或局灶性病变，MRI 检查显示相应变化。

(三) 诊断要点

1. 大多急性起病。

2. 症状与体征

(1) 一般状况：年长儿：高热、头痛、精神萎靡；婴幼儿：体温波动、易激惹、凝视或淡漠、嗜睡。

(2) 神经系统表现：① 脑膜刺激征：颈部抵抗，布氏征、克氏征阳性。② 颅内高压征：头痛、呕吐、前囟饱满、意识改变、呼吸与循环障碍。③ 惊厥、颅神经受累或肢体瘫痪。④ 视乳头水肿。

3. 实验室检查　周围血象白细胞计数增高，分类以中性粒细胞增高。脑脊液压力增高、外观混浊，白细胞数多达 1000×10^6/L 以上，分类以中性粒细胞为主。糖含量降低，蛋白质含量增多。脑脊液常规涂片检查和培养可进一步明确病因。还可采用对流免疫电泳法、乳胶颗粒凝集法对脑脊液进行病原学检测。

三、转归及预后

尽早确诊，及时治疗，有效抗生素联合、足量、足疗程治疗，大多预后良好；反之，易发生硬脑膜下积液、脑室管膜炎、脑积水、脑性低钠血症和脑脓肿等并发症。

四、治疗原则与主要措施

(一) 治疗原则

1. 对症治疗　退热、降颅压、稳定生命体征、维持水电解质平衡。

2. 控制感染　抗生素治疗原则：早期、足量、联合、足程、静脉尽早给予抗生素；联合用药时注意药物相互作用；疗程足够(10～14 天)。

3. 并发症治疗及支持疗法。

(二) 主要措施

1. 抗生素治疗　最好选择脑脊液浓度较高的杀菌剂。静脉用药，疗程 2～3 周。

(1) 已知病菌者：根据药物敏感试验选用。

(2) 病原菌不明者：选氨苄青霉素 300mg/(kg·d)，青霉素 40 万～80 万 U/(kg·d)，头孢三嗪 100mg/(kg·d)，头孢噻肟 200mg/(kg·d)。具体用药方案需参考脑脊液化验结果、临床表现及有无并发症而定。

2. 对症及支持治疗

(1) 降低颅高压：20%甘露醇 0.5～1.0g/(kg·次)，出现脑疝者可增至 1.0～2.0g/(kg·次)，间隔4～6 小时重复使用；可同时应用地塞米松 0.25～0.5mg/(kg·d)。侧脑室持续引流，可获得迅速而有效的效果，常在颅内高压危象和脑疝时采用。

(2) 糖皮质激素：地塞米松 0.6mg/(kg·d)，疗程 4 日，可减少炎性介质产生，减轻脑水肿和炎症反应。

(3) 高热：高热时采用头部冰枕等物理降温或中、西药物退热。

(4) 止惊：可用苯巴比妥[5～10mg/(kg·次)，肌注]、地西泮[0.3～0.5mg/(kg·次)，静推；每次最大量 5 岁以下不超过 5mg，5 岁以上不超过 10mg]、水合氯醛[40～60mg/(kg·次)，口服或保留灌肠，最大量每次不超过 1g]等，或交替使用。

(5) 保证营养、水电解质供给；昏迷病儿应注意保持呼吸道通畅；婴儿应每隔 2～3 天测头围。

3. 治疗并发症

(1) 硬膜下积液：有大量积液时应进行双侧硬膜下穿刺并引流，每次每侧放液量不超过15ml，隔日一次直至积液消失。穿刺无效时考虑手术治疗。

(2) 室管膜炎：侧脑室引流。

(3) 脑性低钠血症：限制液体入量，适量补充钠盐。

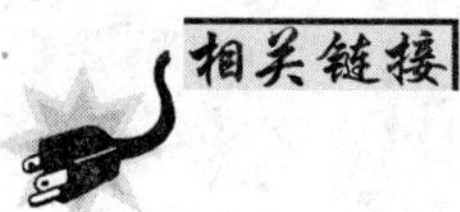

新生儿化脓性脑膜炎

新生儿化脓性脑膜炎与败血症密切相关，多由于同类致病菌引起，也可以说是败血症的一个合并症。由于新生儿血脑屏障功能不健全，在败血症性感染的情况下，病菌很容易通过血脑屏障，发生化脓性脑膜炎。此病死亡率高，后遗症多。

新生儿患化脓性脑膜炎时，早期常出现哭声改变、尖叫、易激惹、易惊，随即哭声变弱，甚至不哭转为嗜睡、吐奶(为喷射性呕吐)、头后背发直、两眼凝视或斜视、全身伴有抽搐等症状。有经验的大夫一触摸囟门，感觉饱满、张力增高，就要考虑做腰椎穿刺，进行脑脊水检查。

此病预后较差，病死率高达50%左右，可并发脑积水、硬脑膜下积液、肢体瘫痪、智力障碍等症。

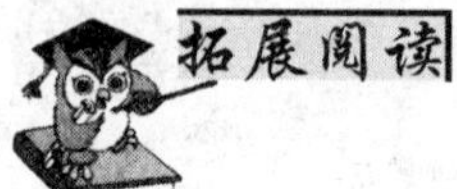

低 钠 血 症

低钠血症是颅脑疾病最常见并发症，而颅脑疾病导致低钠血症的原因主要有两种，即抗利尿激素分泌失调综合征(SIADH)和脑耗盐综合征(CSWS)。

人体有完善的神经-内分泌-肾脏调节系统。当疾病等因素破坏了机体的调节机制或超过调节范围时，则会发生水、电解质紊乱及酸碱平衡失调，虽然它不是一个独立的病症，但却是疾病进程中特别是急重症患者几乎都伴有的病理过程。水电解质酸碱失常交错，与原发病互扰，低钠血症便是其中的一种。低钠血症指血清钠浓度低于135mmol/L，因为有原发病存在，易被临床医生忽视，其临床表现多样，如延误诊治，多伴有病情恶化，增加病死率。低钠血症不表示体内总钠量肯定缺乏，总钠量可减少、正常或增多。

抗利尿激素分泌失调综合征与内源性抗利尿激素分泌异常增多，从而导致水潴留，尿排钠增多，以及稀释性低钠血症等有关，可由多种因素引起。患肺结核时由于肺组织合成与释放精氨酸加压素，从而引起抗利尿激素分泌异常增多。

脑耗盐综合征的出现与病变影响丘脑、丘脑下部、脑干或脑室系统，改变中枢神经系统利钠肽的分泌，影响肾脏的水盐代谢。有人认为中枢系统疾病并发低钠血症的患者血中利钠肽明显增高，在急性血管病中，合并低钠血症，其中大多数为脑耗盐综合征，其次为降颅压引起，再次为抗利尿激素分泌失调综合征。低钠血症的临床表现轻重取决于低钠的程度和速度，低钠严重，速度快，临床症状重。脑细胞水肿为主时，出现神经系统症状，如精神异常、谵妄、癫痫、嗜睡、昏迷等；循环系统将引起心律失常、心力衰竭，重者死亡；消化系统症状表现为纳差、腹胀、恶心、呕吐等。在临床上只要注意监测电解质指标，诊断低钠血症并不困难，更要注意区分病因。不同的病因引起的低钠血症治疗方法也不同，如进食少、摄入不足引起的，以补高渗溶液为主，亦有报道根据血钠降低程度给不同浓度的食盐溶液含或不含氯化钾溶液保留灌肠，每日2～4次，收到良好效果；如稀释性低钠血症，应迅速纠正细胞内低渗状态，除限水、利尿外，应使用3%氯化钠溶液，分次补给为宜，同时应用利尿剂；抗利尿激素分泌失调综合征，限制液体入量，排出多余水分，主要治疗原发病；脑耗盐综合征，主要是补充血容量及缺失的钠盐。

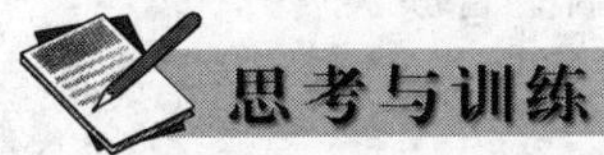

思考与训练

一、单项选择题

1. 出生后两周内化脓性脑膜炎以什么细菌多见？（　　）
   A. 葡萄球菌　B. 大肠杆菌　C. 流感杆菌
   D. 肺炎球菌　E. 链球菌
2. 化脓性脑膜炎细菌的侵入门户以何者为最多？（　　）
   A. 消化道　B. 皮肤　C. 黏膜
   D. 新生儿脐部　E. 上呼吸道
3. 3个月以下婴儿化脓性脑膜炎，下列哪项是错误的？（　　）
   A. 囟门紧张或隆起　B. 体温可不升　C. 大肠杆菌为常见病原菌
   D. 脑膜刺激征是早期体征　E. 血白细胞可不增高
4. 肺炎双球菌脑膜炎的特点是（　　）
   A. 起病急，多见于小婴儿　B. 头痛、呕吐和发热　C. 脑膜刺激征明显
   D. 颅神经经常受累　E. 病程迁延，易并发硬脑膜下积液
5. 小婴儿患化脓性脑膜炎时脑膜刺激征可不明显，主要是因为（　　）
   A. 机体反应差　B. 颈部肌肉不发达　C. 神经系统发育不够完善
   D. 脑膜炎症反应轻　E. 囟门与颅缝未闭
6. 确诊化脓性脑膜炎的依据是（　　）
   A. 颈部强直　B. 全身性惊厥　C. 婴儿前囟隆起
   D. 头部CT检查　E. 脑脊液中找到致病菌
7. 化脓性脑膜炎经治疗后，脑脊液好转，但体温退后复升，应考虑为（　　）
   A. 上呼吸道感染　B. 脑积水　C. 脑脓肿
   D. 硬脑膜下积液　E. 肠道菌群失调
8. 除新生儿外，以下哪项脑脊液检查是不正常的？（　　）
   A. 压力0.69～1.96kPa
   B. 白细胞计数(0～5)×10^6/L
   C. 糖定量为2.2～4.4mmol/L
   D. 蛋白定量为0.2～0.4g/L
   E. 氯定量为90～100mmol/L

9. 治疗病原菌未明的新生儿脑膜炎应选用哪个方案？（　）
A. 异烟肼＋链霉素　B. 两性霉素 B　C. 青霉素＋庆大霉素
D. 青霉素＋氯霉素　E. 头孢曲松钠

10. 化脓性脑膜炎并发硬脑膜下积液的治疗应（　）
A. 换用抗生素　B. 加大激素剂量　C. 鞘内注药
D. 脱水剂　E. 硬脑膜下穿刺排液

11. 婴儿化脓性脑膜炎最常见的并发症是（　）
A. 癫痫　B. 硬脑膜下积液　C. 脑室管膜炎
D. 脑积水　E. 失明

12. 下列哪一项不是化脓性脑膜炎并发硬脑膜下积液的特点？（　）
A. 3 岁以上患儿较多见
B. 多在治疗中体温不退或热退后复升
C. 进行性前囟饱满、头围增大
D. 透光实验阳性
E. 头颅 CT 有助于诊断

13. 5 个月女婴，突然高热烦躁，吃奶后频繁呕吐，眼神呆滞，意识模糊，前囟饱满。脑脊液细胞数 590×10^{6}/L，其中多核细胞 68%，糖 2.1mmol/L，氯化物 126mmol/L，蛋白 1.4g/L，经青霉素治疗 2 周后，脑脊液已正常，但仍发热，又出现呕吐，前囟隆起，并出现全身性惊厥。应首先考虑下列哪项诊断？（　）
A. 病毒性脑炎
B. 化脓性脑膜炎合并硬脑膜下积液
C. 金黄色葡萄球菌脑膜炎
D. 结核性脑膜炎
E. 脑脓肿

14. 女婴，2 个月，拒食、吐奶、嗜睡 3 天，面色青灰，前囟张力较高，脐部少许脓性分泌物。该患儿最关键的检查应为（　）
A. 分泌物培养　B. 血常规　C. 脑脊液检查
D. 血气分析　E. 头颅 CT 检查

15. 关于化脓性脑膜炎的治疗，下列哪项是错误的？（　）
A. 选用毒性小、疗效高、对病原菌敏感的杀菌性抗生素
B. 致病菌未明确前，宜选用两种抗生素
C. 选用易透过血脑屏障的抗生素
D. 急性期宜静脉途径给抗生素
E. 用至体温正常可停药

16. 化脓性脑膜炎与结核性脑膜炎在脑脊液检查中的根本区别是（　）
A. 脑脊液细菌检查　B. 脑脊液外观　C. 脑脊液糖和氯化物定量
D. 脑脊液细胞数及分类　E. 脑脊液压力

17. 小儿化脓性脑膜炎抗生素应用的时间为（　）
A. 临床症状消失即可停药

B. 脑脊液正常后即可停药

C. 脑脊液虽不正常,但临床症状已消失1周以上即可停药

D. 用药1～2周即可停药

E. 用药2～3周即可停药

18. 化脓性脑膜炎应用糖皮质激素治疗的指征是 ( )

A. 高热、头痛、呕吐者

B. 有休克、明显脑水肿者

C. 细胞数较高者

D. 合并硬脑膜下积液者

E. 前囟膨隆、嗜睡者

19. 8个月患儿,因发热3天、抽搐3次入院。查体:体温39℃,精神差,烦躁不安,双肺呼吸音清,心音有力,HR 118次/分,前囟膨隆,颈稍强。为明确诊断,首选检查为 ( )

A. 头颅CT　　B. 血常规　　C. 脑脊液检查

D. 脑电图　　E. 胸片

三、填空题

1. 化脓性脑膜炎时致病菌可通过多种途径侵入脑膜,包括________和________途径,但________为最常见的途径。

2. 要保证化脓性脑膜炎患儿获得早期治疗,________是前提。

3. 典型化脓性脑膜炎临床表现可概括为三个方面:① ________;② ________;③ ________。多数新生儿或小于3月龄婴儿临床表现为________。

4. 典型化脓性脑膜炎的脑脊液特点为:压力________,细胞数________,糖含量________,蛋白含量________,涂片找菌阳性率________。

5. 化脓性脑膜炎的即刻进行腰穿的禁忌证为:① ________;② ________;③ ________。

6. 临床上化脓性脑膜炎常常要进行鉴别的其他脑膜炎是________、________、________和________。

四、名词解释

1. 硬脑膜下积液　　2. 脑性低钠血症　　3. 化脓性脑膜炎

4. 脑室管膜炎　　5. 脑膜刺激征

五、问答题

1. 简述化脓性脑膜炎的抗生素治疗原则。

2. 简述化脓性脑膜炎与结核性脑膜炎的鉴别要点。

3. 简述新生儿化脓性脑膜炎的临床特点。

4. 化脓性脑膜炎抗生素应用原则有哪些?

5. 化脓性脑膜炎的脑脊液出现哪些改变?

参考文献

1. 胡亚美,江载芳.诸福棠实用儿科学.第7版.北京:人民卫生出版社,2003
2. 金汉珍.实用新生儿学.第2版.北京:人民卫生出版社,2003
3. 张家骧,魏克伦,薛辛东.新生儿急救学.北京:人民卫生出版社,2000
4. 刘湘云,林传家,薛沁冰,等.儿童保健学.北京:人民卫生出版社,1999
5. 王慕逖.儿科学.北京:人民卫生出版社,2002
6. 杨锡强,易著文,沈晓明,等.儿科学.北京:人民卫生出版社,2004

（叶　环）

第六篇　其他临床医学相关知识

第一章　临床药理学概述

临床药理学(clinical pharmacology)是药理学科的分支,是研究药物在人体内作用规律和人体与药物间相互作用过程的一门新兴科学。临床药理学是当代医药科学发展的必然产物,也是临床医学与临床药学间的必然桥梁,更是用药安全、有效、合理的理论基础。它以药理学与临床医学为基础,阐明药物药动学、药效学、毒副反应的性质和机制及药物相互作用的规律等。临床药理学与基础药理学的最大区别,在于无论是药物药效学还是药动学的研究与应用,其重要参数和结论均来自正常人群或患者。临床药理学的发展对国家新药的开发、药品管理、医疗质量和医药研究水平的提高均起着十分重要的作用。

第一节　临床药理学的发展概况

临床药理学是近30多年来迅速发展、逐渐形成的一门独立的学科。目前国际上临床药理学发展较快的国家有美国、瑞典、英国、德国和日本等。1954年,美国John Hopkins第一个建立了临床药理室,并开始讲授临床药理学课程。随后,瑞典、日本和许多欧美国家也纷纷成立了临床药理学研究机构,开设了临床药理学课程。其中以1972年瑞典Karolinska医学院附属Huddings医院建立的临床药理室和英国皇家研究生医学院临床药理系规模较大,设备优良,接纳各国学者进修深造,被分别誉为"国际临床药理室"和"国际药理培训中心"。自20世纪80年代以后,国际临床药理学领域发展迅速,研究队伍不断壮大,学术活动也十分活跃,分别于1980年、1983年和1986年在英国伦敦、美国华盛顿和瑞典斯德歌尔摩召开了第一、二和三届国际临床药理学与治疗学会议,以后每3年召开一次国际临床药理学会议。会议内容涉及各系统疾病的药物治疗、临床药理学研究设计及合理用药、不良反应监测等十多个研究领域。

由于种种历史原因,长期以来,我国的临床药理学研究一直落后于发达国家。直到20世纪70年代后期我国实行改革开放以后,我国的临床药理学研究才真正进入快速发展的时期,尤其是近20年来,我国的临床药理学研究得到蓬勃发展。1980年以来,全国先后在北京、上海、广东、湖北、安徽、浙江、四川、天津、湖南、江苏等地的医学院校、综合性医院、医药研究机构内筹建了多种类型的临床药理学研究或教学组织机构。这些机构的建立在提高临床药理学研究水平和医疗技术水平、减少药源性疾病方面发挥了积极的作用,并对我国的新药研究与开发发挥了积极的指导作用。1980年,卫生部在北京医学院建立了第一个临床药理研究所,1982年"中国药理学会临床药理专业委员会"在北京宣告成立,此后,相继举行了7次全国性临床药理学术研讨会。1983年以来,卫生部在国内一些研究力量较强、人员素质较高、技术设备较先进的临床研究机构,组建了多个部级临床药理基地,负责各类新药的临床药理研究、审评，并对上市药品进行再评价，有力地推动了临床药理学的发展。同时，相继出版发行了多本《临床药理学》专著与教材，全国各个医学院校较普遍开设了临床药理学课程。1985年，《中国临床药理学杂志》创刊，为我国的新药研究、药物评价、教学、医疗、国内外学术交流提供了良好的平台。1998年，九届全国人大一次会议通过了国务院机构改革方案，将经贸委下的国家医药管理局、卫生部的药政局和中医药管理局的职能加以合并，成立国家药品监督管理局。该局成立后，逐步修订与补充了原卫生部药政局建立的法规与技术指导原则，组建了药品评审专家库，全面承担药品从研制、审批、生产到销售的全方位监管职能。2003年，国家食品药品监督管理局成立，进一步规范了对药品研究、生产、流通、临床药理基地的审批以及药品上市后的再评价、不良反应监测、药品淘汰等领域的监督与管理，为我国临床药理学的研究与发展奠定了坚实的基础。

近些年来，我国临床药理学的发展已进入历史最好时期，各研究机构的研究条件迅速改善，仪器设备不断更新，大批高水平的研究论文在国内外专业期刊上发表，药理学研究的整体水平快速提高。我国临床药理学之所以发展迅速，主要原因是：① 随着我国医药工业的发展，上市新药不断涌现，为加强药品安全性监督，国家食品药品监督管理局先后将新药临床药理研究作为新药评审的重要内容，并规定新药申报时必须提供临床药理研究资料，国家主管局加强对药品的管理促进了临床药理学的发展；② 临床药理研究对发现新药作用特点和开发更有临床价值的新品种(血药浓度增高、作用时间延长、毒副作用降低的新品种和剂型)具有重要指导意义；③ 许多临床医生为了正确掌握药物作用特点和在人体内的作用规律，正确选择和使用药物，充分发挥药物的治疗作用，最大限度地避免或减少不良反应，自觉地努力学习临床药理基础知识和研究方法并直接参与临床药理研究，承担起新药临床评价的任务，对临床药理学的发展也起到了直接的推动作用。此外，数学理论与生物控制论研究所取得的进展、电子计算机技术的发展和应用以及体液内药物浓度检测技术的不断改进，为临床药理学研究提供了先进的手段与技术；生物统计学的发展和人体器官功能检测技术及仪器设备的更新，使临床试验的设计得到不断改进，能够更多地排除主、客观因素的影响，从而使对药物的评价更加客观、准确。

第二节　临床药理学的研究内容

临床药理学的研究内容概括起来可包括药理学的药效学研究、药动学与生物利用度研究、毒理学研究、临床试验研究和药物相互作用研究等五个方面。

一、药效学研究

新药的药效学(pharmacodynamics)研究主要指对其药理作用的观测和作用机理的探讨，主要研究内容包括药物作用机制、构效关系、量效关系、血药浓度效应关系等，分为基础药效学研究与临床药效学研究等。

临床药效学主要研究药物对人体(包括正常人与患者)生理与生化机能的影响和临床效应以及药物的作用原理。临床药效学研究的目的主要在于为临床筛选疗效高、毒性小的药物，并确定人体的治疗剂量，以便在每个患者身上取得最大的治疗效果和最小的毒副作用，做到安全、合理用药。同时还要观察药物的剂量、疗程和不同的给药途径与疗效之间的相关性。临床药效学研究不仅有助于临床合理用药，充分发挥药效，减轻毒副作用，而且对寻找新药、研究中草药及促进生理学、生化学的发展等亦有作用。

二、药动学与生物利用度研究

药动学(pharmacokinetics)，即药物代谢动力学，是定量研究药物及其代谢产物在体内吸收、分布、生物转化(或代谢)及排泄过程的科学，通常用房室模型进行模拟。其应用动力学原理，研究药物在机体内存在的位置、浓度随时间变化的规律及其影响因素，以及这些规律对药物效应的影响。对于作用可逆的药物，其在作用部位的浓度与药理作用的强度和持续时间直接相关，因此，可以用数学方程式定量预测药物的体内过程及药理效应，但通常难以测得作用部位药物的含量或浓度，而是测定血浆、血清、全血或尿液、唾液等体液中药物的浓度，通过药动学参数阐明药物体内过程的规律。掌握药动学原理，便于临床医师正确解释血药浓度测定结果，根据不同患者的药动学特征，选择和调整药物的剂量及给药方案，实现用药个体化，从而获得最佳疗效。尤其对于个体差异大、安全范围较窄的药物，药动学研究对临床用药更具重要的指导意义。这便是药动学与临床药理学的结合，即临床药动学(clinical pharmacokinetics)。

生物利用度(bioavailability)是用药动学原理来研究和评价药物相同剂量的不同剂型的吸收速度与量的差别，是评价一种制剂有效性的常用指标。有绝对生物利用度(被试口服制剂与其静脉注射剂的曲线下面积之比)和相对生物利用度(被试制剂与其参比制剂口服后的曲线下面积之比)之分。药物生物利用度常受药物的剂型与患者对药物的吸收和肝脏首关效应的影响。

三、毒理学研究

药物毒理学(toxicology)主要研究药物的毒副作用机制，并对新药的安全性进行评价，目的在于指导药物合成和临床合理用药，降低药物的毒副作用及减少因毒性导致的新药研发失败。临床上使用的各种药物在发挥疗效的同时均有可能出现不同程度的副作用、中毒反应、过敏反应和继发性反应等。因此，在用药过程中应详细记录受试者的各种主、客观症状，并进行有关生化检查，出现反应时，应及时分析其发生的原因，提出可能的防治措施。

四、临床试验研究

通过临床试验(clinical trial)研究评价药物的疗效和毒性，因此其是判断一个新药是否能推广应用和投产的重要依据。我国于 1999 年 5 月 1 日实施的《药品审批办法》将新药的临床试验分为四期：

Ⅰ期临床试验：初步的临床药理学及人体安全性评价试验。观察人体对于新药的耐受程度和药物代谢动力学，为制订给药方案提供依据。

Ⅱ期临床试验：随机盲法对照临床试验。对新药有效性及安全性作出初步评价，推荐临床给药剂量。

Ⅲ期临床试验：扩大的多中心临床试验。应遵循随机对照原则，进一步评价新药的有效性、安全性。

Ⅳ期临床试验：新药上市后监测。在广泛使用条件下考察疗效和不良反应(注意罕见不良反应)。

五、药物相互作用研究

药物相互作用(drug interaction)指两种或两种以上药物同时或先后序贯试用时，药物作用和效应的变化，其可表现为药物作用的增强或减弱、作用时间的延长或缩短，从而导致有益的治疗作用或产生有害的不良反应。但一般所谓的药物相互作用是指两药在体内相遇而产生的不良反应。

第三节　临床药理学的主要任务

一、新药的临床研究与评价

新药的临床研究与评价是临床药理学的主要任务。在评价新药的过程中，最基本的要求是安全、有效及各种数据的可靠性，并应正确地应用科学合适的统计方法。

新药的研究过程(即新药的临床试验)一般要经过三个阶段，即实验药理、临床前药理和临床药理。在许多国家，新药上市都必须呈报临床前药理、毒理和临床药理研究资料。自20世纪80年代以来，西方发达国家相继制定了“药物临床试验质量管理规范”(good clinical practice，GCP)。80年代末世界卫生组织(WHO)又着手制定了为各国共同接受的“WHO药物临床试验管理规范”，于1993年公布。我国于1992年开始起草GCP，经7次修订后，于1998年3月经卫生部批准颁布试行。1999年国家食品药品监督管理局又组织专家进行修订，同年5月1日发布了《药品审批办法》，将新药的临床试验分为Ⅰ、Ⅱ、Ⅲ和Ⅳ期，新药的临床试验必须获得国家食品药品监督管理局的批准，由研制单位在已确定的药物临床研究基地中选择临床研究负责单位和承担单位，并要求新药的临床研究必须遵循赫尔辛基宣言原则，必须符合中国GCP的要求。

二、上市药物再评价

根据医学的最新水平，从临床药理、药物流行病、药物经济学及药物政策等方面，对已经批准上市的药品在社会人群中的不良反应、疗效、用药方案、稳定性及费用是否符合安全、有效、经济的合理用药原则作出科学的评价和估计。

上市药物再评价包括两类：一类是针对上市药品所存在的问题(如疗效差或毒性较大等)进行临床对比研究，也可先做实验对比研究，然后再进行临床对比验证。另一类是进行流行病学调研，对再评价品种的安全有效性进行评价。通常包括前瞻性对比和回顾性对比研究。药品再评价是临床药理研究单位的经常性工作之一，许多安全有效的新品种不断问世，对某些相形见绌的药品有必要进行研究和再评价，为药品研制、管理及使用部门决定是否继续使用或减量生产或淘汰这些品种提供科学依据。比如，四环素再评价研究证实，部分分离的耐四环素菌株达90%以上，引起有关领导部门的重视，即减少了四环素的产量，调整了抗生素研究与生产的品种结构。经常对市场上常用药物与新药之间进行对比研究，可发现它们之间的优缺点和作用差别，提出合理治疗方案。此外，药物再评价的结果也是遴选国家基本药物、非处方药物等的重要依据。

三、药物不良反应监察

自从化学药品问世以来，很多严重危害人民健康的疾病得到有效遏制。但随之而来的药品不良反应(adverse drug reactions，ADR)，也给人类带来很大的危害。尤其是近半个世纪以来相继发生的，以"反应停事件"为代表的一系列严重药品不良反应，被称之为"药物公害"，使 ADR 很快成为全球公众关注的社会热点问题。据国内外有关文献报道，药物不良反应在综合性医院住院患者中的发生率为 10%～20%，住院患者因 ADR 死亡者为 0.24%～2.9%，因 ADR 而住院的患者为 0.3%～5.0%。因此，ADR 监察是临床药理研究单位的一项经常性任务，各国卫生领导部门都极其重视这项工作，1954 年美国率先建立了 ADR 监测报告系统。1968 年，WHO 开始实施国际药品监测计划，并成立了国际药物监察合作中心，迄今为止已有 54 个正式成员国，8 个副成员国，在全球形成了 ADR 监察的国际网络。我国于 1989 年成立国家 ADR 监察中心，1997 年正式加入 WHO 国际药品监测合作计划，承担起药物安全性监察的国际义务。

目前，国际上 ADR 监测工作发展迅速，而我国的此项工作起步较晚，我们应当借鉴国外的资料，注意同国际接轨，进一步做好 ADR 的监测工作。

四、临床药理学教学与培训

临床药理学科的发展对新药开发、药品管理、提高医疗质量和医药研究水平具有十分重要的作用。临床药理人才的培养是各临床医药管理机构的重要任务之一。然而由于历史的原因，我国的临床药理学发展不平衡，临床药理学人才队伍还不够壮大，尚未形成一整套规范、科学的临床药理学专业人才培养体系，与目前我国医药卫生事业发展的需要尚有较大差距。因此必须采取积极措施，建立健全临床药理学专业人才培养体系，又快又好地加速临床药理人才的培养，促进我国临床药理学水平的提高。临床药理人才的培养主要包括：

(一) 医学生教育

医学生在临床教学阶段，应接受正规的临床药理学知识的系统教育，初步掌握临床药理学的理论与研究方法。国际上主张，临床药理学应作为一门必修课设在临床教学的最后一年(50～100 学时)，目前我国多数医学院校安排在医学本科教学的第三年，40～50 学时。

(二) 研究生培养

目前我国许多临床药理研究单位均能招收和培养临床药理学硕士、博士研究生，并已经培养出一批具有临床药理硕士、博士学位的药学研究骨干，他们正积极地工作在临床药理学第一线。但国家培养临床药理专业人才的速度还远远跟不上实际需要。

(三) 临床药理学培训

对象主要是临床医生、药理学教师和从事临床药理研究的医、药人员，目的是使其掌握临床药理基本理论和一些基本研究方法，提高临床医生的药物治疗水平和新药临床试验研究水平。

五、开展临床药理服务

结合临床药理学的主要研究内容，发挥其专业特点，积极开展临床药理服务。

1. 新药临床试验(见前述)。

2. 运用灵敏的测试仪器对患者血液中的药物浓度进行测定，并根据检测结果和药动学资料向临床医生提出调整给药方案的建议和提供有关药物情报。

3. 通过会诊协助各科临床医生处理本专业疾病的诊断治疗问题及 ADR 的诊断与治疗。

4. 收集有关药物情报和编辑有关药物参考书，向药政领导部门以及药品生产、研究和管理部门提供咨询意见。

第四节 抗生素的合理使用

自 20 世纪初发明青霉素，并用于临床以来，随着医药科学技术的不断进步与发展，越来越多的新型抗生素广泛应用于临床，使许多感染性疾病的临床经过和结局已从根本上得到了改变，曾经对人类健康和生命构成极大威胁的结核病、重症肺炎球菌性肺炎和化脓性脑膜炎等感染性疾病已不再令人谈虎色变。然而，视抗生素为万应良药，遇病不离抗生素，不用似乎不保险也已成为部分医务人员和患者的心理依赖，以致于无指征应用抗生素、滥用广谱抗生素、过多应用新生产、价格昂贵的抗生素的现象在当今临床上相当普遍。据 WHO 统计，全世界有 1/3 患者的死亡与用药不当有关，其中以各种抗生素的不合理使用尤为突出。在澳大利亚、美国和英国的医院里，抗生素的不合理使用率＞50%。2004 年国家食品药品监督管理局对北京、武汉、重庆、广州的 26 家医院进行调查，结果发现合理用药比例竟然只有 5.4%，而治疗肺部等感染的主要药物抗生素合理使用的不到 50%。由此可见，我国医院的不合理用药情况相当严重，特别是抗生素的滥用已经到了非常严重的阶段。国外医院抗生素的使用率为 20%，而我国抗生素的使用率超过了 40%。另据卫生部药物不良反应监测中心报告，我国近年来每年约有 19.2 万人死于药物不良反应，药源性疾病的死亡人数已达到主要传染病死亡人数的 10 倍以上。此外，滥用抗生素导致的细菌耐药性更已成为一个全球性的严峻问题，目前越来越多的细菌出现耐药性，其耐药水平也越来越高，这给感染性疾病的控制带来了现实的和潜在的危机，对人类健康提出了又一个严峻挑战。因此，我们必须充分认识抗生素的二重性(即用之合理能防病治病，反之则能引起不良反应，甚至危及生命)，高度重视合理应用问题，遏制滥用，力图以最低代价，尽可能轻的毒副反应，换取最大限度的治疗效果。

一、正确选用抗生素，充分发挥其治疗作用

(一)严格掌握抗生素治疗的适应证

抗生素治疗的目的是抗感染。抗生素对多种微生物(包括细菌、立克次体、衣原体、支原体、病原性真菌等)所致的感染均有一定的治疗效果。但对病毒感染则全无疗效，这是因为病毒是一种既无细胞结构，又缺乏独立的代谢系统的微生物。因此，抗生素对其的杀灭或抑

制无"用武之地"。此外,抗生素对于一些具有发热表现的非感染性疾病(如风湿性疾病、肿瘤等)也无疗效。由此可见,抗生素并非可治百病,只能应用于对之行之有效的某些感染。为了避免滥用、泛用,既充分发挥治疗效果,又不发生严重不良反应,在临床应用之前,应力争明确引起感染的病原,了解该病原对抗生素的敏感性,熟悉拟选用抗生素的药动学和药效学特点,只有这样才能做到合理用药。

(二)力争依据病原学检查结果选用药物

现代检验技术日趋完善和发展,使感染性疾病的病原检出率大为提高,检验诊断的阳性率、敏感性和特异性也有很大的提高,检验时间明显缩短。临床医师应充分应用各种现代检验手段,力争在用药前尽可能多地完成病原学诊断,以便有针对性地应用抗生素,充分发挥其疗效。一般而言,由血液、脑脊液、尿液、浆膜腔液等无菌标本中分离出的病原菌,尤其是重复的阳性结果,有肯定的病原学诊断价值。而从粪便、痰液、鼻咽部等分泌物中分离的病原菌,其病原学诊断意义应结合临床慎重考虑,绝不能把检出的细菌和真菌简单等同于感染的病原。

在临床实践中,并非所有的抗生素治疗都有细菌学检查结果作依据,或者虽已做细菌学检查,但结果并不能提供可靠而明确的病原学信息,此时的病原学诊断则依赖于细菌统计学(bacteriologic statistics)分析作出,即在特定的流行病学环境下,不同病原在特定人群中引起特定感染的概率所作出的判断。

在一般社会环境下,普通人群中常见细菌性感染的病原类型见表 6-1-1 所示。

表 6-1-1 常见细菌性感染的病原学类型

感染类型	常见病原微生物
急性扁桃体炎及化脓性咽峡炎	乙型溶血性链球菌
鼻窦炎	金黄色葡萄球菌、肺炎链球菌、流感杆菌等
肺　炎	肺炎链球菌、肺炎支原体、金黄色葡萄球菌、嗜肺军团菌等
尿路感染	大肠杆菌及其他肠道杆菌
感染性心内膜炎	草绿色链球菌、葡萄球菌等
急性胃肠道感染	沙门菌、志贺菌、致病大肠杆菌等
慢性胃炎	幽门螺杆菌
细菌性脑膜炎	脑膜炎球菌、肺炎链球菌、流感杆菌、结核杆菌等
急性化脓性骨髓炎	金黄色葡萄球菌、链球菌、大肠杆菌等
胸膜炎	结核杆菌、金黄色葡萄球菌、肺炎链球菌、肺炎克雷白杆菌等
腹膜炎	大肠杆菌、肠球菌、铜绿假单胞菌、变形杆菌、结核杆菌等

免疫功能低下人群感染的特点如下:

1. 多为机会性病原所致;

2. 细菌以革兰阴性杆菌常见,特别是铜绿假单胞菌和肠道杆菌,金黄色葡萄球菌也较常见;

3. 住院的此类人群外源性机会性感染的病原与院内(或病区内)的流行菌株密切相关,

医务人员是重要的中介环节；

4. 常有导致免疫功能低下的常见原因可查，如原发性免疫缺陷病（如先天性球蛋白缺乏症等）、恶性肿瘤、艾滋病、风湿性疾病和代谢性疾病等继发性免疫低下性疾患以及长期应用细胞毒药物、激素和广谱抗生素等医源性因素；

5. 具有症状不典型、感染容易播散、严重感染发生率高、病情凶险、病死率高等临床表现特点。

总之，在应用抗生素之前，应力争做出病原学诊断，若做病原学检查条件不具备或时机不成熟或检查结果阴性，也应根据有关细菌学统计结果进行合理的“经验性抗生素治疗(empirical antibiotic theropy，EAP)”，切不可“随意性治疗”。

(三) 正确把握“EAP”

“EAP”在临床上并非少见，它对及时控制感染性疾病，防止严重并发症的发生有一定的积极作用。但如果将其演变成“随意性治疗”，无章可循，必然导致抗生素的滥用和泛用，引起不良反应。所谓“EAP”，是指非药物敏感试验指导下的，根据细菌统计学分析，对感染的病原学推断（见表 6－1－1）及该病原对抗生素反应的一般规律（见表 6－1－2）所拟定的治疗，科学性和盲目性并存。因此，一旦得到细菌学检查及药敏试验结果，即应对已实施的“EAP”进行适时的调整。

表 6－1－2　常见病原菌药物敏感性的一般规律

病　原　菌	敏感药物
乙型溶血性链球菌、肺炎链球菌、脑膜炎球菌、青霉素 G 敏感的金黄色葡萄球菌	青霉素 G、阿莫西林、第一或二代头孢菌素、红霉素等其他 β-内酰胺类
青霉素耐药的肺炎链球菌	万古霉素、第三或四代头孢菌素、碳青霉烯类
甲氧西林敏感(MS-S)金黄色葡萄球菌	苯唑(或氯唑)西林、红霉素、第一代或第二代头孢菌素
耐甲氧西林金黄色葡萄球菌(MRSA)	万古霉素或去甲万古霉素或利奈唑胺或万古霉素加利福平、褐霉素或磷霉素
铜绿假单胞菌	哌拉西林、第二、三代头孢菌素、喹诺酮类、氨基甙类、氨曲南、碳青霉烯类等
产超广谱 β-内酰胺酶(ESBLs)菌	β-内酰胺类与酶抑制剂的复合剂(阿莫西林＋克拉维酸、头孢哌酮＋舒巴坦、哌拉西林＋三唑巴坦等)、碳青霉烯类
产头孢菌素水解酶(amp C)菌	碳青霉烯类、第四代头孢菌素(头孢吡肟)
嗜肺军团菌	红霉素、利福平、四环素
大肠杆菌、肠杆菌、变形杆菌、沙雷菌	氨基甙类抗生素、氨苄青霉素、喹诺酮类、第三代头孢菌素类、羟氨苄青霉素
厌氧革兰阴性杆菌	甲硝唑或替硝唑、林可霉素类、氯霉素
流感杆菌	氨苄青霉素、第三代头孢菌素(重症)

基于以上有关感染的病原学及常见病原的药敏反应的一般规律的认识，对常见细菌感染的“EAP”可作以下选择：

1. 呼吸道感染　80％的上呼吸道感染为病毒感染所致，无抗生素治疗指征，极少数可由乙型溶血性链球菌、金黄色葡萄球菌及流感杆菌感染引起，可用青霉素/红霉素/氨苄青霉素/头孢菌素等。下呼吸道感染多为细菌感染所致，一般院外感染以肺炎球菌常见，可选用青霉素G、阿莫西林、第一或二代头孢菌素、红霉素等其他β-内酰胺类。院内感染常发生于免疫功能低下者，其病原菌以革兰阴性杆菌多见，常选用氨基甙类抗生素/氨苄青霉素/第三代头孢菌素，少数疑为军团菌肺炎或支原体肺炎者可选用红霉素。院内获得性重症肺炎多为耐药菌株(尤其对第三代头孢菌素广泛耐药)感染所致，可选用阿米卡星/左氧氟沙星/头孢吡肟/头孢哌酮＋舒巴坦/碳青霉烯类，且主张采用"降阶梯治疗"和联合治疗(如阿米卡星＋碳青霉烯类/阿米卡星＋头孢他啶/阿米卡星＋氨曲南)。

2. 尿路感染　70％以上由大肠杆菌引起，常选用喹诺酮类/氨苄青霉素/氨基甙类/第三代头孢菌素类抗生素。

3. 胆系感染　病原菌多为肠道寄生菌群，且多为混合感染，常有需氧及厌氧革兰阴性杆菌参与。因而常选用氨苄青霉素、林可霉素加氨基甙类联合应用，或选用第二、三代头孢菌素或喹诺酮类加甲硝唑治疗。

4. 腹膜炎　病原菌以大肠杆菌为主，厌氧革兰阴性杆菌具有重要致病作用，且在多数病例中，致病菌是混杂的。治疗应以第三代头孢菌素加甲硝唑为主，也可单用碳青霉烯类。

5. 脑膜炎　化脓性脑膜炎可由多种细菌引起，但以脑膜炎球菌占多数。宜首选大剂量青霉素G治疗，过敏者可选用氯霉素，后者易透过血脑屏障，杀灭脑脊液中的细菌效果优于青霉素G。目前认为，第三代头孢菌素对血液及脑脊液中的脑膜炎球菌均有较好的杀灭作用，特别适于重症患者。

6. 免疫功能低下性机会性感染　主要致病菌是革兰阴性杆菌(铜绿假单胞菌和肠道杆菌)，其次是金黄色葡萄球菌，且此类患者多为重症感染，而机体抵抗力又很差。宜选用广谱、作用强大的抗生素，如第三、四代头孢菌素加氨基甙类，如疑为金黄色葡萄球菌感染者，则应加万古或褐霉素或利奈唑胺或单用碳青霉烯类或加阿米卡星。

二、正确掌握抗生素的剂量、疗程和给药方法

(一) 剂量

规范化抗生素治疗的剂量应根据药物对细菌的最低抑菌浓度(MIC)和最低杀菌浓度(MBC)，并结合受感染组织的病理生理特点、部位及患者的肝肾功能和免疫功能来确定。原则是有效的抗生素治疗一般都应使感染部位的药物浓度大于MIC，对于免疫功能低下的重症感染患者，感染组织的药物浓度应大于MBC，剂量应明显大于一般人。肝、肾功能不全者应根据具体情况酌情减少药物剂量。

(二) 给药间隔时间

药物半衰期是确定给药间隔时间的重要药代动力学参数。按其给药，既可维持有效血药浓度，又不致发生蓄积中毒。因此，在应用抗生素之前应了解该药物的半衰期。一般原则是：

1. 半衰期4～8小时者，常首剂加倍，以后按一个半衰期给药一次维持，如乙酰螺旋霉素等；

2. 半衰期≤1小时者，给药间隔时间应长于半衰期，如杀菌性抗生素(青霉素、氨基甙

类、头孢菌素),这是因为这类药物的疗效主要取决于血药峰浓度,而与持续恒定的血药浓度关系不大;

3. 半衰期特别长(>24 小时)的药物,给药间期应短于半衰期。

(三) 给药途径

一般来说口服给药仅适用于轻症患者,重症患者和免疫功能低下者应静脉给药,以确保药效,待病情好转能口服时转为口服给药。多数抗生素经静脉给药后均可在胸水、腹水、心包液、脑脊液和滑膜液中达到有效浓度,勿须再局部给药。

(四) 疗程

以渗出病变为主的急性感染,如果该病原对所用抗生素敏感,一般于治疗后 48～72 小时即可呈现有效效应(体温下降、白细胞数和 C 反应蛋白相继恢复正常)。体温正常后继续用药 2～3 天,全疗程约一周左右;免疫功能低下患者疗程应适当延长。以增殖病变为主的亚急性或慢性感染,疗程可能需数周至数月。一般认为,败血症、感染性心内膜炎、化脓性脑膜炎、伤寒、布鲁菌病、骨髓炎、溶血性链球菌咽炎和扁桃体炎、深部真菌病、结核病等需较长的疗程方能彻底治愈,并防止复发。

三、规范用药,降低抗生素的不良反应

抗生素的不良影响不仅危害患者,还可波及社会,如耐药菌株的形成和扩散,因此规范用药是减少其不良影响的关键。

(一) 严格遵循抗生素的用药指征

对无应用抗生素指征的患者,不盲目使用,如病毒感染、不明原因发热(FUO)等。对 FUO 患者,如病情严重又疑为细菌感染者,可在完成必要的细菌学检查后,进行"EAP",但切忌盲目地轮番应用抗生素,以免发生不必要的副作用,增加其后诊断的难度。

(二) 规范、合理地进行抗生素的预防性治疗

国内外抗生素的预防性治疗约占用药总量的 30%～40%。近年来无原则的预防性应用有增无减,主要表现在:

1. 对一些病毒感染、昏迷、休克、肾病综合征、肾小球肾炎、心衰等患者大多采用抗生素预防性治疗。

2. 应用肾上腺皮质激素时常规合用抗生素。

3. 手术后,甚至无菌手术和正常分娩后也预防性应用抗生素。

如此漫无目的、无原则的应用抗生素预防感染,不仅效果差,而且还会增加耐药菌感染且不易控制。可见,预防性使用抗生素应严格掌握指征。

以下情况预防性用药被认为是规范、合理的:

1. 应用长效青霉素对有风湿热病史或常患链球菌性咽峡炎或已患风湿性心脏病的儿童或成人进行预防性治疗,以防风湿热的发生和复发。

2. 应用青霉素或氨苄青霉素对风湿性心脏病、先天性心脏病患者进行口腔手术、尿路手术或各种操作前后进行预防性用药,以防止感染性心内膜炎发生。

3. 人工心瓣膜移植术、心脏移植术前后应用头孢菌素预防性治疗,防止心内膜炎的发生。

4. 复杂性外伤、战伤、闭塞性脉管炎等患者进行截肢术前后应用青霉素G或红霉素或头孢菌素预防性治疗防止气性坏疽。

5. 结肠手术前应用氨基甙类加甲硝唑或喹诺酮类加甲硝唑治疗预防术后感染。

6. 严重烧伤应用氨基甙类或氨苄青霉素或头孢菌素等预防烧伤后败血症。

(三) 避免盲目联用

多数感染只须用单一的抗生素治疗,有时为了发挥抗生素的协同作用、扩大抗菌谱和杀菌效果、降低毒性、减少或延缓耐药性的产生,也可联合两种以上抗生素治疗。但盲目联用将适得其反。因此,抗生素联用必须解决好以下三个问题:

1. 联用指征　以下情况可以联用:

(1) 严重感染(如败血症、感染性心内膜炎及铜绿假单胞菌感染等);

(2) 混合感染(如严重烧伤、复合创伤感染等);

(3) 致病菌未明的严重感染、病情危重,不能等待检出病原菌时;

(4) 某些需要长程治疗的感染,为防细菌产生耐药性,如抗结核治疗;

(5) 为了增强疗效;

(6) 为了减轻不良反应。

2. 联用时药物的相互作用规律

(1) 繁殖期杀菌剂与静止期杀菌剂联用——相加作用,因前者可破坏细菌细胞的完整性,有利后者进入细胞内发挥作用,如青霉素与氨基甙类联用。但青霉素分子中的β-内酰胺环可与氨基甙类分子中的氨基糖连接而致后者抗菌活性下降,故联用时不宜在同一注射器内混合或同时注射,应先用青霉素0.5～1小时后再用氨基甙类。

(2) 繁殖期杀菌剂与速效抑菌剂联用——拮抗作用,因后者可与细菌核蛋白体50S亚基结合,抑制肽酰基转移酶,使蛋白质肽链延伸受阻而使细菌生长繁殖速度减慢,从而降低前者的杀菌效能,如氨苄青霉素与氯霉素联合治疗杆菌性脑膜炎,其病死率较单用氨苄青霉素高3倍。

(3) 静止期杀菌剂与速效抑菌剂联用——相加作用,如多粘菌素和磺胺药合用,可增强对变形杆菌的抗菌作用。

(4) 速效抑菌剂与慢效抑菌剂——相加作用,如甲氧苄氨嘧啶(TMP)可增强四环素的抗菌作用。

3. 联用种类　联用时一般限于两种抗生素,最多不宜超过三种。

(徐　刚)

参考文献

[1] 徐叔云. 临床药理学. 第3版. 北京: 人民卫生出版社,2005: 1—10,415—438

[2] 陈灏珠. 实用内科学. 第12版. 北京: 人民卫生出版社,2005: 110—112,747—770

[3] 田丽娟,于培明. 我国不合理用药原因分析及对策探讨. 中国药房,2005,16(16): 1204—1026

[4] 卫生部、国家中医药管理局、总后勤部. 抗菌药物临床应用的基本原则(第一、二部分). 抗感染药学,2005,2(2): 附Ⅰ—Ⅵ

第二章　预防医学概述

预防医学是以人群健康为主要研究对象，采用现代科学技术和方法，研究环境因素对人群健康和疾病的作用规律，分析和评价环境中致病因素对人群健康的影响，提出改善不良环境因素的卫生要求，并通过公共卫生措施达到预防疾病、增进健康的一门科学。人类对健康(health)的认识是随着时代变化和医学发展而逐步深入的。“无病即健康”是人类最早、最粗浅的认识。从医学科学发展的历史来看，随着人类的进步，从治疗疾病发展到研究发病的机制，然后上升到预防疾病的高度，这就是现代医学的临床医学(clinical medicine)、基础医学(basic medicine)和预防医学(preventive medicine)三大组成部分，它们根据各自的研究对象和任务，相互联系，相互渗透，共同为保护和增进人类健康发挥重大作用。预防医学的理论、方法和技能的形成来源于人类与疾病斗争的过程，并在实践中不断充实、完善和发展。作为一门综合性独立学科，预防医学和临床医学、基础医学一样，是构成现代医学的重要组成部分。

一、预防医学的概念及特点

预防医学是以人群健康为主要研究对象，以环境-人群-健康为模式，以预防为主的观念为主导思想，运用生物医学、环境医学和社会医学等理论和方法，探讨疾病在人群中发生、发展和转归的特点，以及自然因素和社会因素对人群疾病和健康的影响规律，从而制定群体防制策略和公共卫生措施，并在实践中不断完善，以达到预防疾病、促进健康和提高生活质量目的的学科。预防医学的特点之一是不同于临床医学，研究对象包括个体及群体；主要着眼于健康人群和亚健康者；特点之二是随着医学模式从生物医学模式转变为生物-心理-社会医学模式，从整体论出发，研究自然和社会因素对人类身心健康的影响，探讨人类与环境的相互依存关系；特点之三是采用人群健康的研究方法，更注重微观和宏观相结合，着重以卫生统计学及流行病学的原理和方法客观定量地描述和分析各种生物和社会环境因素对健康的影响及与心身疾病的内在联系与规律，力求获得对健康与疾病本质的认识；特点之四是从群体的角度进行疾病的预防和控制，制定卫生政策，实现社区预防保健，将临床医疗与预防保健相结合，提供社区预防和干预的卫生服务。当前，预防医学的观念已经越来越多地融入临床医学和基础医学，成为医学发展的一个大趋势。

二、预防医学发展简史

(一) 古代公共卫生

医学科学发展的历史，是人类与疾病作斗争的历史。构成医学重要组成部分的预防医学也是在人类与疾病作斗争的过程中诞生和逐步发展起来的，有记载的资料可追溯到远古时代。公元前3000年左右，古埃及就有了较高的防腐杀菌技术，古罗马时代很早就注重公共卫生对策，禁止在城内火葬和土葬。古代人从健康角度出发，在城市建设中安装上下水道等环境卫生设备。这在古代印度、埃及、希腊、罗马文化中都有记载。我国在公元前17世纪就出现了水源防护、墓葬、传染病隔离等简单的卫生措施。公元前1500年左右印度文化中对结核、天花等传染病症状有详细的描述，并明确了疟疾是由蚊子叮咬，鼠疫是由老鼠传播所致。古代疾病的发生常常和宗教连在一起，特别是传染病的流行，被认为是种对人类邪恶的审判，疾病的魔力说持续了数千年之久。

人类科学地认识疾病的原因源于古希腊兴起的思想解放运动，当时已提出了疾病的原因，特别包括了气候和物理环境在内的自然因素。古希腊当时的医学思想，虽然尚未完全脱离宗教，但已开始用科学的思想和方法判断疾病的发生。素有医学之父之称的古希腊医生Hippocrates在其《空气、水、土壤》和《流行病》等著作中，强调了在疾病发生的环境因素中，空气、水和土壤的重要性，并通过大量临床经验的收集，阐述了疾病的流行消长和外界环境的关系。古希腊医师Galenus继承和发扬了Hippocrates的医学思想，撰写了大量的科学论文，在解剖学、生理学、治疗法、诊断治疗各系统疾病、药物调剂、卫生学等方面从外因到内因、从肉体到精神，论述了疾病的发生发展过程，以及和环境因素的关系，成为古罗马时期最伟大的医师，是他以古希腊健康女神Hygeia之名命名了卫生学。古罗马以后，欧洲进入了黑暗的统治时代，医学的发展受到严重阻碍，卫生状况恶化，卫生设施低劣，全欧洲出现了非卫生状态。公元7世纪左右，伊斯兰教在非洲、远东、巴尔干传教，去圣地麦加朝圣的巡礼团发现霍乱在沿途的村镇到处流行。以后，十字军远征，霍乱、鼠疫、麻风病蔓延到欧洲各国。传染病中鼠疫的流行最严重，特别是欧洲—远东—中国之间的贸易使其蔓延更加迅速，流行地域不断扩大。1340年，在中国因鼠疫死亡1300万人，在欧洲死亡约2500万人，印度的人口减少到几乎灭绝的程度。这一时期，由于传染病流行带给人类的灾难，使得医院、大学、公共卫生制度等相继在欧洲建立起来，加上物理学、化学、解剖学、生理学的建立和显微镜、望远镜、温度计、气压计等的发明，人类观察发病因素和机体变化有了新的手段，医学进入了黎明和变革时期。在这一时期，预防医学也得到了迅速发展，例如，意大利的Ramazzini在其《劳工者疾病》一书中，详细描述了矿山、电镀、面包制造、油漆、陶工等42种不同职业工人的健康和发病状况，指出一些疾病的发生与不同职业暴露有关，在第2版又增加了印刷、纺织、研磨、凿井等12个工种，从而诞生了劳动卫生和职业保健科学，他也成为劳动卫生学的最早创始人。英国的Graunt于1662年出版《关于死亡表的自然及政治观察》一书，明确论述寿命受空气、水、土壤及职业的影响，并尝试绘成了出生死亡的寿命表，成为卫生统计学的雏型。另外，英国医生Petty考虑到防治传染病和降低婴儿死亡率可以防止人口减少，因此提议在伦敦设置1000张床位的传染病医院，并计算所需医护人员数。他根据计算鼠疫带来的经济损失，提议专门建立鼠疫患者隔离病院，还强调应根据职业的不同研究全人口的患病和死亡的重要性。这些都为以后的人口统计学、流行病学、卫生管理学的发展奠定了基础。

（二）工业革命时代

18世纪后半叶开始的工业革命席卷欧洲，工业经济的兴起，使工业集中、人口都市化、环境破坏、工人的贫困和城市居民公共卫生状况恶化成为这一时期的突出特点。工业革命是以牺牲工人的自由和健康为代价的，在英国，12～14岁的儿童成为童工，每天进行15～18小时的单调劳动。在英国扫烟囱的童工中，时有因劳累过度而掉入烟囱中被烧伤或烫伤者，由于没有洗浴卫生设施，发生了在历史上轰动的扫烟囱工阴囊癌事件。由于工人生活贫困，营养不良，居住环境卫生条件恶劣，霍乱、结核等传染病流入城市，使居民死亡率迅速增加。1842年在英国工人的孩子中有一半不满5岁即死亡，伦敦工人、商人和贵族的平均死亡年龄分别为22、33、44岁。为改变这种状况，1848年，英国设立了全国卫生局，并制定了世界上最早的卫生立法《公共卫生法》(Public Health Arl)，该法规定，城市必须设立上下水道，采用专家参与地方卫生行政部门管理。从1858—1871年，英国实行全国卫生状态年报，其中包含霍乱、痢疾、结核、职业性肺疾患的发病状况、居民的饮食、住房及医院卫生状况。英国的公共卫生理论和实践影响了整个欧洲和美国。德国立法规定禁止雇佣14岁以下童工，限制危险工作的劳动时间，保护孕妇，进行车间通风，预防工业毒物中毒，并规定了全国统一的医师选拔方法。1851年在巴黎召开了第一次世界卫生大会，有12国出席，当时疾病分类尚不明确。19世纪后半叶，霍乱、结核菌等许多危害人类的传染病病原体陆续被发现。细菌学和免疫学成为卫生学的一个分支，而寄生虫学和寄生虫病学从卫生学中分化出来。在这一时期，德国MunChen大学教授Pettenkofer于1866年首次开办了卫生学讲座，他以调查和实验的方法，研究社会环境对健康的影响，风俗习惯、社会经济、政治体制和健康与疾病的关系，成为实验卫生学的创始人。其后在各国大城市都设立了像MbnChen那样的卫生研究所，推动了卫生和公共卫生的研究。这一时期，随着环境问题的突出，食品工业的迅速发展，学校教育的备受重视，环境卫生学、营养与食品卫生学及学校卫生学逐渐形成和发展，成为独立的学科。

（三）第一次卫生革命

19世纪末到20世纪初，人类通过长期积累的战胜天花、霍乱、鼠疫等烈性传染病的经验，以及针对工业革命的人口城市化、人口增长、环境污染等所造成的一系列卫生问题，逐渐认识到，个体预防疾病的效益不高，必须对整体进行预防才能取得显著效益。此外，还认识到在改善环境和劳动条件的同时，还要注意保护宿主，控制病因。而在实践中人类已经积累了疫苗接种、隔离检疫、消杀病媒动物、处理垃圾粪便、重视食品和饮用水卫生的经验以及认识到国家在城市规划中应首先考虑上下水道和居民、工厂的卫生设施，以及环境卫生和卫生立法等。至此才真正地把卫生学概念扩大至公共卫生，由个体预防扩大到社会性群体预防，这就是医学史上著名的第一次卫生革命。这次卫生革命，使预防医学形成了较完善的体系，特别为当时降低严重威胁人类的各种传染病和寄生虫病的发病率、死亡率，作出了重大贡献，使人类平均期望寿命提高了20～30岁。

（四）第二次卫生革命

第二次世界大战结束至20世纪60年代，世界上大多数国家，尤其是工业化国家的经济发展速度超过了历史上任何时期。伴随工业快速发展、技术进步，人口也迅速增长，人类需求的能源增加，各种工业产品和副产品大量生产。与此同时，环境污染和生态破坏也达到了人类历史上前所未有的程度。人们的生活方式也随着科技进步、物质文明发生了重大变化。人口大都市化、工作紧张、社会竞争激烈、体力劳动负荷减轻、摄入能量过剩、运动减少、吸烟、酗酒等不良生活方式流行。疾病的发生由过去的生物医学模式转变为生物-心理-社会医学模式。疾病谱及死亡谱发生了重大变化，心脏病、脑血管病、恶性肿瘤发病率显著上升，而传染病的发生率则锐减。这种变化使人们认识到，环境污染、社会压力、心理承受能力及不良生活方式和行为与慢性疾病的发生关系密切。疾病预防不能光靠生物医学手段，而要靠改善社会环境、社会行为、生活方式，依靠社会大卫生才能有效防治这些构成主要疾病谱的慢性疾病。这就是医学史上的第二次卫生革命。这次革命使人们对预防医学的认识更加深刻，预防医学扩大到社会医学、行为医学和环境医学的社会预防阶段。

三、医学模式和健康观

（一）医学模式

医学模式（medical model）指医学整体的思维方法，即理解医学现象的方式，并据此观察、分析和处理有关人类健康和疾病的问题。它是医学科学发展和医学实践的历史总结，在促进医学科学发展，指导卫生工作实践和医学教育，推动卫生事业发展方面发挥着重要作用。不同历史时期有不同的医学模式，例如神灵主义医学模式、自然哲学医学模式、近代的机械论医学模式、现代的生物医学模式（bio-medical model）和生物-心理-社会医学模式（bio-psycho-social medical model）。生物医学模式是用生物学的方法研究和解释医学，致力于寻找每一种疾病的特定变化，并发展相应的生物学治疗方法。这一模式对现代医学发展影响最大。但随着疾病谱的转变和病因的复杂化、多样化，显示出只强调人的生物属性而忽略其社会属性的局限性和片面性。生物-心理-社会医学模式代表了现代医学模式，深刻地揭示了医学的本质和发展规律，从单纯的生物因素扩大到人的社会和心理因素，涉及了人类疾病与健康有关的各种因素，从医学整体出发，对疾病从生物、心理、社会的三维空间考虑并做出立体诊断，为医学发展指出了更明确的方向，还提示了医疗保健事业改革的必然性，客观上反映了人们对高质量医疗卫生服务的需求。

（二）健康观

健康观即人们对健康的看法。在生物医学模式下，健康观认为无病就是健康。而在生物-心理-社会医学模式下，健康观注重心理和社会因素对健康的影响，强调人类对身心健康的综合需求。世界卫生组织的宪章将健康定义为："健康是整个身体、精神和社会生活的完好状态，而不仅仅是没有疾病或不虚弱"。这种积极的健康观更全面地考虑到人们的生物、心理与社会因素对健康和疾病的作用，对健康有了全面的理解和追求。

四、公共卫生措施和三级预防

（一）公共卫生措施

公共卫生措施是为预防疾病、促进人群健康而采取的社会性措施。在医学理论和实践为主体的前提下，还需要结合医学以外各种学科的知识和技能，如环境科学、哲学、教育学、经济学、法学等。此外还涉及管理学和运筹学等相关科学。在实施公共卫生措施时，还要充分发动社会力量，以体现"大卫生观念"。公共卫生措施一般分为四大类，第一类是预防性卫生服务，包括计划生育、妇幼卫生、免疫接种、老年卫生等；第二类是疾病的预防与控制，包括传染性疾病和地方病的防治和监测、环境中有害因素的控制、职业卫生与安全、意外伤害的预防与服务等；第三类是健康促进，包括改变个人不良卫生习惯和行为、促进合理营养、体育锻炼、社会适应,减少精神紧张和社会压力等;第四类是卫生服务研究,包括合理使用卫生资源、改进医疗卫生服务、卫生统计资料的收集和分析、制定卫生法规、卫生机构管理研究、医学教育改革和继续教育等。

(二) 三级预防

疾病的发展和转归有其自然规律,称之为疾病自然史。按照有无临床症状和体征,疾病的发展分为生物学改变期、临床前期、临床期和转归期四个阶段。针对疾病的不同阶段在全体居民中按照三个等级所采取的公共卫生预防措施称为三级预防。

1. 第一级预防(primary prevention)　又称病因预防,是宏观的根本性预防(primordial prevention),是全球预防战略和各国政府策略。从政策角度考虑,要建立和健全社会、经济、文化等方面的措施。第一级预防包括针对机体的措施和环境的措施。针对机体的措施,可针对整个人群,也可针对选择人群或健康的个人。如进行大众健康教育是针对全民的第一级预防;儿童接种卡介苗是针对重点人群预防结核病的第一级预防。针对环境的措施是根据环境保护方针,对大气、水源、土壤、食品等采取保护措施,如各种法规及卫生标准的制定。

2. 第二级预防(secondary prevention)　又称临床前期预防,即在疾病的临床前期做好早期发现、早期诊断、早期治疗的"三早"预防措施,以控制疾病的发展和恶化,防止疾病的复发或转为慢性。

3. 第三级预防(tertiary prevention)　又称临床期预防,即对已患病者采取及时的、有效的治疗措施,防止病情恶化,预防并发症和伤残;对已丧失劳动力或残废者,主要采取躯体功能康复和心理康复的措施,进行家庭护理指导,使患者尽量恢复生活和劳动能力,并能参加社会活动和延长寿命。

(三) 突发公共卫生事件

突发公共卫生事件指突然发生、造成或者可能造成社会公众健康严重损害的重大传染病疫情、群体性不明原因疾病、重大食物中毒和职业中毒以及其他严重影响公众健康的事件。如2002年由我国广东地区暴发并迅速播及全国多个省、市、自治区及周边国家的传染性非典型肺炎(SARS)。由于突发公共卫生事件具有突发性、意外性、群体性、公共性、国际性和社会危害严重性等特点,因此对该类事件的应对与防控策略是预防医学中一个相当重要的部分。人类经过了包括传染性非典型肺炎暴发等多次血的教训最终才认识到了预防突发公共卫生事件的重要性,总结并建立了突发公共卫生事件应急预案、监测系统、预警系统及报告和通报系统。

五、21世纪公共卫生问题及预防医学的任务

(一) 经济全球化带来的卫生问题

人类以和平、欢乐和充满希望的方式送走了20世纪,迎来了新世纪。应该说,20世纪的后20年,人类的经济发展、科技进步和现代化进展在人类历史上是前所未有的。科学技术的进步,电子、生物、信息技术的突破,全面推动了经济快速、跨越式发展,从而加速了经济一体化、全球化进程。伴随着经济的快速增长,地球人口也以膨胀的方式增长。从全球的角度看,环境污染和生态破坏仍在持续,地球变暖、臭氧层破坏、酸雨和土地沙漠化已成为全球性问题。人类在享受经济发展和科技进步成果的同时,也在自食着由人类文明造成的环境破

坏所带来的苦果。现代化给人类的生活带来了巨大变化，劳动和工作时间减少，休闲时间增多，物质和文化生活更加丰富。随着经济一体化进程，封闭的国际界限正在被打破，现代化的信息和交通工具使地球变得更小，人类之间的交流更加自由化，因此各民族的生活习惯、行为方式快速相互渗透，人类进入了自由交流的时代。科技现代化的进程，同样推动了人类医疗卫生保健事业的发展。现代化的诊疗方式、仪器和设备以及开发的多种药物，为现代人的健康保健、疾病预防、治疗和康复做出了贡献，使人类寿命大大延长，老龄化社会在发达和发展中国家已经到来。但是，相对于经济发展和科技进步而言，人类的医疗卫生和健康保健措施还严重滞后。随着医学模式的转变，社会心理因素所致健康损害和疾病正在增加，而相对应的预防保健措施缺乏；随着环境污染和生态破坏的加剧以及不良生活方式、行为和习惯的影响，心脏病、脑血管病、癌症、外伤、糖尿病、高血压等慢性疾病持续增加；职业有害性疾病、地球化学性疾病仍在许多国家流行，老龄化社会带来的老年性疾病和保健问题已经突显出来。与此同时，传统的传染病如结核、性病等死灰复燃，威胁人类的新的传染病的出现，疯牛病目前尚无有效治疗方法。人类在21世纪初仍然面临着严重的卫生问题。

（二）人类预防医学时代的到来

如果说两次卫生革命使预防医学由个体预防跨越为群体预防，由传染病预防跨越到包括慢性疾病预防的话，那么可以说由于经济一体化、全球化、信息交通现代化和人类各民族之间交流的自由化，预防医学已进入了以人类为研究和服务对象的时代。WHO于1977年提出“2000年人人享有卫生保健”的目标，就是从人类预防的角度，通过全球性初级卫生保健的有效途径来实现的。20多年经济和科技进步以及多国政府和医疗卫生行政部门及全社会的参与，使WHO的目标基本得以实现，从而加速了预防医学的进步。随着生物-心理-社会医学模式的建立和完善，21世纪预防医学的内容和任务也将随着整个社会的发展进一步充实和扩大。从整体论的健康观出发，医疗卫生保健的许多关系将予以调整。

例如，生物医学和社会医学的关系，将以社会医学为主；医学预防与社会预防的关系，将以社会预防为主；微观医学与宏观医学的关系，将以宏观医学为主；求助医疗机构与自我保健的关系，将以自我保健为主；传统方法与现代方法的关系，将以现代方法为主。同时，它将要求医疗卫生服务从治疗服务扩大到预防（保健）服务，从生理服务扩大到心理服务（心理咨询、指导），从医院内服务扩大到医院外服务（家庭、社区），从技术服务扩大到社会服务（提供人们合理营养、体育锻炼、良性生活方式、健康宣传等）。在人类预防医学时代，为适应人们的要求，医生应成为全科医生。

（三）分子预防医学的提出

近年来生命科学和信息科学的快速发展，极大地推动了医学技术和方法的进展。在疾病筛检中，从免疫学和血清学诊断，到DNA测序和基因芯片技术的应用，使疾病的基因诊断已成为现实。从1786年应用疫苗种痘成功以来，到今天已正式推出DNA疫苗。实现了各种遗传病、癌症、成人病、疑难病的基因分析和治疗，所有这些正从分子水平上推动着医学的发展。2001年2月12日，包括我国在内的6国科学家和美国塞莱拉公司联合公布了人类基因组图谱，是人类认识自身、解读生命奥秘、提高健康水平和发展生命科学的重要里程碑，同时也将开启前所未有的医学大革命的序幕。伴随着这些新技术的应用和推广，预防医学的方法和技术也将随之改进，尤其在疾病的群体筛检和预防、病因作用机制的研究上，分子流行病学、分子环境医学、分子毒理学等学科将会快速发展，分子预防医学将进入迅速发展的新时代。

（刘苏杭　刘婷婕）

参考文献

[1] 叶宜德.预防医学.北京：高等教育出版社，2006：1—10

[2] 孙贵范.预防医学.北京：人民卫生出版社，2005：1—7

[3] 郑玉建，王家骥.预防医学.北京：科学出版社，2007：1—4

[4] 黄悦勤.预防医学.北京：北京大学医学出版社，2004：1—4

第三章　循证医学概述

循证医学(evidence-based medicine，EBM)意为“遵循证据的医学”。循证医学是强调在遵循证据基础上的临床医学，因而循证医学又被称为求证医学或实证医学。循证医学创始人之一David Sackett教授在2000年新版“怎样实践和讲授循证医学”中，再次定义循证医学为“认真、准确和明智地应用当前所能获得的最好的研究依据，同时结合医生的个人专业技能和多年临床经验，考虑患者的价值和愿望，将三者完美地结合制订出患者的治疗措施”。循证医学提倡防病、治病、卫生决策和医学研究科学化，但并不排除医生的个人经验，是一门新兴学科。

随着医学和社会的发展，医学也需要更多更确实的医学证据来提高医疗质量、改善医疗服务以及提高医学教学质量等，所以循证医学的应用范围也在逐步扩大，许多医学分支学科纷纷冠以“循证”名称，诸如循证护理、循证保健、循证精神卫生、循证管理、循证口腔病学等等。循证医学的兴起，标志着医学实践的决策已经由单纯临床经验型进入遵循科学的原则和依据阶段。

一、循证医学的定义

循证医学是指任何医疗决策都应建立在认真、准确、明智地使用现有的最佳证据的基础上。它有别于传统的经验医学，要求应用科学研究的证据来指导临床实践，以改善医疗的质量和患者的预后。循证医学是最好的临床研究证据与临床实践(临床经验、临床决策)以及患者价值观(关注，期望，需求)的结合。循证医学是运用最新、最有力的科研信息，指导临床医生采用最适宜的诊断方法、最精确的预后估计和最安全有效的治疗方法来治疗患者。循证医学强调医师应认真地深思熟虑地将目前所得到的最佳证据，用于对每一个患者进行健康服务时的决策，使我们提供的医疗服务建立在目前所能获得的证据基础上。

二、循证医学证据的分级

依据质量和可靠程度，循证医学证据大体可分为五级：

A级：从至少一项设计良好的大样本随机临床试验(randomized controlled trial，RCT)或多个随机临床试验的系统综述(包括Meta-分析)中获取的证据。从至少一项“全或无”高质量队列研究中获取的数据，且必须满足下列要求：用传统方法治疗，全部患者死亡或治疗失败，而用新的疗法后有部分患者存活或治愈(如结核病、脑膜炎的化学治疗或心室颤动的除颤治疗)；用传统方法使许多患者死亡或治疗失败，而用新疗法无一死亡或失败病例(如用青霉素治疗肺炎球菌感染)。

B级：从一项中等规模RCT或由中等数量患者参与的小规模Meta-分析提供的证据，或从一项RCT提供的证据，也可从高质量非随机分组观察治疗结果以及设计较好的队列病例研究数据和病例对照研究。

C 级：有缺点的临床试验或分析性观察性研究。例如，设有对照组但未用随机方法分组的研究。

D 级：系列病例分析和质量较差的病例对照研究。例如，无对照的系列病例观察，其可靠性较上述降低。

E 级：专家个人意见、个例报告。

三、循证医学的历史起源

循证医学的哲学与科学根基由来已久。作为 21 世纪的医学生，学习掌握现代医学模式，在临床工作中开展循证医学是十分必要的。RCT 是循证医学证据的主要来源。20 世纪初，人类疾病的诊断与治疗往往处在对动物的科学理论及试验工作基础上，而两者之间缺少充分科学的相关联系。随着临床医学近几十年的迅速发展，人们越来越认识到动物试验不能取代人体试验，因为人体远较动物复杂，而且人体受思维、语言、社会、心理等的特殊影响，因此对长期以来单纯根据病理生理机制指导临床治疗的状况产生了疑问。许多学者认为，RCT 在医学上的广泛开展可与显微镜的发明相媲美，根据临床研究结果来处理患者的观点已经形成。大样本、多中心的 RCT 取代了以前分散的个别的观察性研究以及临床经验总结。RCT 的出现是开创临床医学研究新纪元的里程碑，它出现不久就成为药物干预的评价基准。临床医学研究方法的显著进步已导致临床实践的巨大变化。

RCT 是用正规的随机化方法将研究的患者分组，使每一位对象都有同等机会进入治疗组和对照组，然后治疗组给予需要评价的干预措施，对照组则不给予，并尽量使其他所有的非干预因素（如年龄、性别、种族及对干预因素可能有影响的其他因素）均等可比，再比较两组结果的差别，从而得出该干预措施是否有效的结论。这样做可以排除病例分配中存在的选择偏倚，平均两组已知和未知的预后因素，使两组在治疗前有可比性。大样本使统计检验的有效性得以保证，因此其论证强度最高，结果最可信。在临床试验结果的评价中，不仅需要考虑治疗的中间结果，例如血压下降程度、HBeAg 阴转率、血糖控制程度、溃疡愈合率等，还应考虑到病残率、死亡率、生活质量、功能状态等健康指标。某些药物临床观察对症状和化验指标有改善，但最终并不能延长生命，甚至缩短生命。因此要确定药物的有效性，除了观察短期疗效外，还应随访其长期生存率和生活质量的优劣。

四、开展循证医学的理由

（一）每日临床工作的需要

在日常临床工作中在对某一疾病作出诊断或对患者提供治疗方案时都需要有根据。

（二）需要好的证据

如果没有最好、最新的证据，那么我们可能采用过时或有害的治疗诊断措施。以往我们常将教科书上的意见或某位专家的意见作为指导意见。实际上，许多教科书上的意见已经过时，而专家的个人意见也并不一定正确。例如，用溶栓疗法治疗急性心肌梗死，早在 20 世纪 70 年代就已有大量临床随机对照试验证明此方法在降低患者死亡率上优于对照组，但一直未被推广应用，教科书直到十年后才推荐该方法。也有些已有多篇研究文献证明是有害的方法由于缺乏人总结指出而一直还用于患者。如用利多卡因预防急性心肌梗死患者的室性心律失常，理论上通过控制致死性心律失常可以减少死亡，但实际结果正好相反，因此尽管在20世纪70年代起就有多项临床试验结果发现用药组死亡率高于对照不用药组，但直到20世纪80年代末的教科书还在推荐采用这种方法。

（三）需要好的方法来整理文献提供的资料

现在世界上有2万多种医学杂志，每年有200多万篇文章发表。有人曾统计，如每天阅读19篇文献则需要365天才能将相关领域的最新资料看完。由于每位临床医师均十分忙，没有许多时间来搜索证据、整理资料，因此希望有人能对不同临床问题收集资料，进行整理，提供证据。

（四）学习途径改进上的要求

常规的继续医学教育项目常常不能适应临床医师在处理个别患者时碰到的问题的需要。

（五）希望站在该领域前沿，不断用新的知识武装自己，消除诊断技能及临床判断之间的距离

（六）为繁忙的临床医师节约时间

通过简单的程序为临床医师在处理患者中碰到的问题提供正确的答案。

五、开展循证医学的可能性

20世纪70年代起人类社会进入知识爆炸时代，由于以下四方面的发展，为循证医学的开展提供了可能。

（一）临床流行病学提供了评价证据的方法

临床流行病学是一门科学地解释和观察临床问题的方法学，其对临床研究进行设计、测量、评价的方法在20世纪70年代起由以David Sackett为首的加拿大McMASTER大学临床流行病组制订。他们对诊断、治疗、病因、预后等临床研究和医学文献评估制订的标准已广为出版，这些标准成为日后评估证据科学性的标准，为开展循证医学奠定了基础。

（二）开创了获得证据的方法

1. Meta-分析　是1976年由Glass提出来的。Meta-分析通过综合多个目的相同的研究结果，以提供量化结果来回答根据临床情况提出的研究问题，这是目前进行系统综述的一种研究手段和方法。由于Meta-分析的资料来源全面，有清晰的搜索收集资料的措施，是在批判、评价基础上收集证据，有统一的评估方法，对资料进行质量综合而不是以往综述中的定性估计。文章的推论常建立在证据基础上，为临床进一步研究和决策提供全面的文献复习和综合。由于作定量综合时增加了样本数，因此在临床发生率较低情况下为发现两种结果之间的差异增加了统计学上的把握度，增加了对治疗作用的正确估计，有助于防止小样本导致的偏倚。通过分析可以测定及解决文献报道中矛盾的结果，研究不同文献异质性的来源和重要性，还可研究不同亚组的变化，因此Meta-分析的结果常被用作开展循证医学的证据。

2. 系统综述　又称系统评价，是系统全面地收集全世界已发表或未发表的临床研究文献，筛选出符合质量标准的文章，进行定量综合，得出可靠的结论。系统综述的方法基本同Meta-分析，但比Meta-分析更为严谨，需事先制订方案，进行预审，并在发表后不断更新。系统综述为临床提供了质量高、科学性强、可信度大、重复性好的证据，以指导临床实践，也为临床科研提供重要信息。

3. Cochrane 中心 20 世纪 90 年代成立的 Cochrane 中心以及随后成立的 Cochrane 协作网，其生产、储存、传播、更新医学各领域防治效果的系统综述。Cochrane 现有系统综述专业组 50 余个，几乎涵盖了临床医学各专业，Cochrane 图书馆光盘(The Cochrane database of systematic review, CDSR)的出版，为开展循证医学提供最新证据，保证了循证医学的顺利开展，为其迅速发展提供了最有力的支持。

(三) 二次性医学杂志的出现

20 世纪 90 年代起全世界出现的二次性杂志，是在收集原创性文献基础上，对其科学性进行评价，按照 Meta-分析和系统综述原则进行综合并予以发表。目前如 ACP 杂志(http://www. acponline. org/journals/acpjc/jcmenu. htm)、Evidencebased Medicine 均是二次性杂志，前者从 1991 年起从 100 余种生物医学期刊中，按循证医学文献要求选择论著，对其进行摘要，并对该文献临床应用价值进行评论，双月刊，可免费获取全文。

因此通过查找二次性杂志及其网络也十分容易找到我们所需要的证据，同时目前广为出版的各临床学科的循证医学书籍(如循证胃肠病学、循证心血管学、循证儿科学等)也为开展循证医学提供了资料。

(四) 制订和应用有效方法进行终生学习和改进临床实践

20 世纪 90 年代初在国际杂志 JAMA 上发表的系列文章"使用者指南"帮助临床医师进行终生学习并指导改进临床实践。1992 年由 Gordon Guyatt 领导的加拿大 McMASTER 大学临床流行病学教学组首次在 JAMA 上提出循证医学的名字，1995 年由被称为循证医学之父的 David Sackett 等书写专著陈述循证医学含义及方法。20 世纪 80 年代末迄今已有许多出版物陈述开展循证医学的步骤与方法，例如我国科学出版社出版的《循证医学与临床实践》用于指导临床医师在临床实践中开展循证医学。

六、循证医学与传统医学的区别

传统医学是以经验医学为主，即根据医师的经验直觉或病理生理学等来处理患者，根据经验和生物学知识阅读教科书，请教专家或阅读杂志。现代医学模式是在经验医学的同时强调循证医学。在仔细采集病史和体格检查的基础上，要求临床医师进行有效的文献检索，运用评价临床文献的正规方法，发现最有关和正确的信息，最有效地应用文献(即证据)，根据证据解决临床问题，制订疾病的预防措施和治疗措施。循证医学与传统医学的区别见表 6-3-1 所示。

表 6-3-1 循证医学与传统医学的区别

	传统医学	循证医学
途径	临床经验	系统观察
实践	依靠熟练的技能和丰富的临床经验	依据系统、严谨的研究
评价	根据临床经验、个例患者的数据、似乎合理的生物医学原理(疾病的病理生理学基础)	可靠的科学证据和许多患者的平均数据，正确认识和引用文献，Meta-分析、成本效益分析、决策分析
方法	培训规模小，由一个或少数几个医院或医生完成，观察几十例次患者即可说明问题	多中心、规模大、前瞻性、有对照组、随机分组、双盲研究，需要对成千上万的患者进行长期追踪观察

七、循证医学注意事项

1. 用循证医学的理论处理患者优于传统临床手段，且仍能保证观察仔细、判断严谨及同情患者等优良传统，循证医学的知识能使医生理解临床医学的基本理论，做出有效的判断。因此，一个好医生会自觉运用循证医学的基本理论。

2. RCT 作为评价临床干预最有价值的数据资料来源方法，并不排斥其他研究方法。在一些情况下，尤其是病因学研究中，用 RCT 既不可能，也缺乏伦理道德，而需改用精确方法来观察。事实上，一个好的队列或病例对照研究比一个设计得很差、在执行过程中有很多缺点以及解释结果也很差劲的 RCT 要好得多。

有作者提出，慢性乙型肝炎病毒携带者患肝细胞性肝癌比未感染者明显增多，虽然这些数据是观察性的，但两者联系之强似乎排斥乙肝病毒外的致癌因素。病例-对照研究对罕见疾病的研究及发病早期变化极为有益，非甾体类抗炎药物致胃溃疡发生就是通过病例-对照研究确立的。系列病例研究可用于缺乏 RCT 数据情况下进行新疗法评价，如对重症肝病患者进行肝移植有效性评价。

3. 重视和做好病例报告(case-report)。临床病例报告虽然在说明因果关系上可信度较差，但往往是说明疾病如何发展的第一线证据。一份好的病例报告往往可以给我们以重要的信息，如 AIDS 病和疯牛病都是以个例报告开始引起重视的。一个好的病例报告可以促进医学知识的积累、研究和实践。它是一些少见病的唯一信息来源，也是证实临床假设的源泉，也是进行临床教育的工具，因此在实际工作中受到临床医师的欢迎。

在医学生学习阶段，应学会做好每日患者的临床病例汇报(routine clinical care report)，这需要我们认真采集病史，仔细的体格检查，得到最好的第一手资料即证据，然后在此基础上综合分析，逻辑推理，从错综复杂的线索中找出主要矛盾，作出临床决策。这也是临床思维的培养过程，将这一过程作为病例报告的内容汇报出来，一方面可以作为进一步实施循证医学的证据，另一方面也是循证医学本身用于临床实践的总结。因此，在医学生学习阶段学习提高临床病例报告的书写技能是十分必要的。作为 21 世纪的医学生，了解临床研究设计循证医学的基本方法，将它用于临床实践是十分重要的。

八、中国循证医学的发展

中国作为世界上最大的发展中国家，与发达国家相比，人均医疗费用反差巨大：美国超过 2500 美元，法国 1866 美元，而我国仅有 12 美元。面对我国卫生资源的短缺和卫生保健需求巨大反差的严峻挑战，出路只有一条——根据当前最佳研究证据，提供质优价廉、成本低、效果好的卫生服务，才可能高效利用现有资源，提高医疗服务的质量，满足人民的需要。循证医学正是从这个角度为广大基层医务人员、保险机构、药厂和各级政府提供了最好的决策依据和指导实践的方法。另一方面我国临床研究证据质量普遍偏低和研究资源的浪费非常突出。开展循证医学和加入国际循证医学网络，采用与国际接轨的研究方法进行临床研究，对于提高我国临床研究的质量，提供更多高质量的证据具有重要的意义。

1996 年上海医科大学王吉耀教授将 evidence-based medicine 翻译为“循证医学”，并在临床杂志上发表了我国第一篇关于循证医学的文章《循证医学的临床实践》。中国循证医学中心于1997年在四川大学华西医院正式成立，主任为李幼平教授。1999年3月，中国Cochrane中心正式获国际Cochrane协作网批准注册，成为中国和亚洲的第一个Cochrane中心，加入国际Cochrane协作网，成为全球13个参加国（英国、荷兰、法国、意大利、挪威、加拿大、澳大利亚、巴西、南非、西班牙、德国、美国、中国）之一，参与为医疗保健措施提供系统评价和临床试验证据的全球性协作工作。经过10年艰苦的奋战与宣讲，而今所有的医学工作者都认识到了证据的重要性，循证医学真正成为主宰21世纪的医学研究方法。中国Cochrane中心总部：四川大学华西医学中心，杂志：《华西医学》、《中华医学杂志》、《中华流行病学杂志》"临床流行病学与循证医学专栏"，网址：www.chinacochrane.org/www.cd120.com

九、临床实施循证医学的步骤

（一）结合临床上碰到的各种疾病诊断、防治、预后上的问题，以一个可以回答的问题形式提出来

（二）收集有关问题的资料

根据上述临床问题上网检索相关文献，尤其可以检索针对这个临床问题的系统综述（systematic review）和实践指南（practice guideline）。实践指南是以系统综述为依据，经专家讨论后由专业学会制定。实践指南具权威性，有实践指导意义。寻找资料可以用上述各网站或MEDLINE数据库的网站PubMed，通过其中Clinical Queries一栏可检索到符合循证医学系统综述所需要的信息，包括治疗（therapy）、诊断（diagnosis）、病因（etiology）和预后（prognosis）4类。

（三）评价资料的准确性和有用性

如没有找到有关的系统综述或Meta-分析则可输入关键词，寻找原始文献，根据科学标准、自己判定此证据可信度的级别，决定应用与否。

（四）在临床上应用这些有用的结果

结合自己的临床情况，决定是否将此证据用于患者。在确定上述资料提供的研究结果是否准确可靠的基础上，了解结果是什么，以及这些结果对处理患者有无帮助，考虑到应用该推荐措施的利与弊，将获得的证据与临床实践及患者的要求结合起来作出临床决策。临床实践中，医师应该根据循证诊断、循证决策的原则对疾病进行防治，并用有效的新技术替代那些繁琐、落后、效果差、不经济的治疗方法。

（五）将上述4步骤进行总结，总结采用了此方法后对患者最终结局的利弊，从而总结经验，指导今后更有效地开展循证医学

十、循证医学对未来医学的影响

促进临床医疗决策科学化，避免乱医乱治，浪费资源，从而促进临床医学发展；促进临床医生业务素质的提高，紧跟科学发展水平；发掘临床难题，促进临床与临床流行病学科学研究；促进临床教学培训水平的提高，培训素质良好的人才；提供可靠的科学信息，有利于卫生政策决策科学化，有利于患者本身的信息检索，监督医疗，保障自身权益。

最后，引用国际临床流行病学及循证医学之父 David Sackett 博士对循征医学实践者的四项要求作为本文的结束语：必须做踏实的临床基本训练，正确收集病史、查体和检验，掌握患者的真实情况，方能发掘临床问题；必须将循证医学作为终生自我继续教育，不断丰富和更新知识；保持谦虚谨慎、戒骄戒躁；要有高度的热情和进取精神，否则就会成为临床医学队伍的落后者。

（陈玺华）

参考文献

[1] 王吉耀. 循证医学与临床实践. 北京：科技出版社，2001：1—13

[2] 胡大一. 循证医学——临床研究与实践的新模式. 中国心脏起搏与心电生理杂志，1998，12(3)：113—114

[3] 李幼平，刘鸣. 循证医学——21 世纪的临床医学. 实用医学杂志，2000，16(7)：517—520

[4] 吴淑金，林平，李强. 21 世纪的临床医学——循证医学. 中国科技期刊研究，2000，11(2)：72—73

[5] 王家良. 循证医学与临床医学. 华西医学，2001，16(4)：381—382

[6] 吕卓人，薛小梅，黄箐文. 循证医学观念在心血管危险控制中的应用. 中华心血管病杂志，2001，29(8)：510—512

[7] 查仲玲，熊方武，傅鹰. 循证医学：21 世纪临床医学的革命. 药物流行病学杂志，2002，11(3)：113—117

[8] 屈会起，张金钟，邱明才. 循证医学是现代医学发展的必然. 中华医学管理杂志，2000，16(6)：330—332

第四章　介入治疗概述

一、介入治疗定义与应用

介入治疗是应用现代高科技手段进行的一种微创性治疗，也就是在医学影像设备的引导下，将特制的导管、导丝等精密器械引入人体，对体内病灶进行诊断和局部治疗的一种方法。介入疗法的多数项目都是在血管内进行的，它不用开刀，只需一个不到米粒大的小口子，把细管子插入血管内即可治疗许多过去无法治疗、必须手术治疗或内科治疗疗效欠佳的疾病，如冠心病、心律失常、肿瘤、血管瘤、各种出血、脑血管畸形等。介入疗法具有不开刀、创伤小、恢复快、效果好的特点。介入治疗学在国外始于20世纪60年代末，我国80年代初期开始应用，但发展迅速，某些方面已达到或接近国外先进水平。目前，介入治疗几乎涉及临床各专科、各系统，疗效肯定的有如下治疗技术：

(一) 心脏

包括经皮冠状动脉球囊成形术、支架置入术（统称为经皮冠状动脉介入治疗，PCI），心瓣膜狭窄球囊成形术，先天性心脏病介入治疗（如房间隔缺损封堵术、室间隔缺损封堵术），心律失常的介入治疗（如人工心脏起搏器植入术、射频消融等）。

(二) 大血管

如胸-腹主动脉瘤、夹层动脉瘤的支架隔离治疗，上（下）腔静脉阻塞、血栓形成的开通治疗，动静脉瘘的非手术修补等。

(三) 呼吸系统

如大咯血急诊栓塞、无手术指征的气管-支气管狭窄/阻塞开通、食管-气管瘘、肺血管畸形、呼吸系统恶性肿瘤经导管动脉化疗栓塞等。

(四) 消化系统

包括肝癌的栓塞化疗和经皮穿刺治疗，胃、胰腺、肠道恶性肿瘤的姑息治疗，消化道狭窄阻塞的支架治疗，门静脉高压合并食管-胃底静脉曲张破裂出血，肝静脉阻塞等的介入治疗。

(五) 外周血管

如外周动脉、静脉阻塞、血栓形成的介入治疗，肾动脉狭窄球囊成形术和支架置入术，四肢、颌面区血管畸形等的介入治疗，等等。

(六) 神经系统

如脑血管畸形、动脉瘤的栓塞治疗，急性脑梗塞的融栓治疗，颅-颈区血管狭窄的支架开通治疗，介入性神经节毁损术治疗恶性肿瘤所致的顽固性疼痛等。

(七) 运动系统(骨科)

包括恶性骨肿瘤的辅助栓塞化疗，骨盆-腰椎肿瘤的术前栓塞或永久性栓塞治疗，骨囊肿、骨血管瘤和骨样骨瘤、椎体塌陷成形术等。

(八) 耳鼻喉科

包括鼻咽喉区肿瘤的姑息性或术前栓塞，难以控制的鼻出血，鼻-泪管阻塞的支架开通等。

(九) 妇产科

包括有症状的子宫肌瘤栓塞治疗，子宫腺肌瘤病、子宫颈癌、子宫内膜癌、卵巢癌的辅助化疗栓塞，各种原因所致的大出血，输卵管狭窄开通术治疗等。

今天，介入治疗技术日臻完善，在世界医学界引起了广泛的关注，掀起了一股研究和应用的热潮。由于其具有微创、有效、并发症低的特点，介入治疗已经成为部分疾病的常规诊治措施。

二、介入治疗的分类

介入治疗的范围非常广泛，可进行以下分类。

1. 按介入的目的可分　① 诊断性，即在影像技术引导下穿刺病灶局部，获得病理诊断材料，可取代绝大多数传统手术切开取材；② 治疗性，以消除病变或临床症状为目的。

2. 按介入途径可分　① 经血管途径，如血管破裂出血的栓塞/堵塞，血管狭窄/血栓形成的开通，直接向肿瘤的滋养血管内注入药物等；② 非血管途径，可以经过自然腔道(如胃肠道、气管、尿道)进行治疗，如食管、气管、胆道支架治疗；也可直接穿刺至病变区进行治疗，如直接经皮穿刺肿瘤灭活(热治疗和冷冻治疗)、脓肿引流、椎间盘突出症的髓核抽吸术等。

3. 按学科专业可分　① 心脏(含冠状动脉)介入，一般由心血管专科医师负责治疗，在无专门介入科的医院，患者可到心脏科或心血管科咨询、就诊；② 神经系统疾病介入，多由训练有素的神经科专家负责治疗，有些医院由放射科医师主导治疗，患者可到介入科或者神经科咨询；③ 肿瘤和外周血管疾病介入，涵盖范围广泛，几乎涉及各系统疾病，患者可到介入科就诊，有些医院将此部分工作仍然归属传统的放射科管辖；④ 超声波引导下直接穿刺治疗，如局部注射无水酒精、醋酸、热治疗(微波、射频)等，一般由超声诊断科医师负责治疗；⑤ 其他，如心律失常、心肌消融等，应找心脏科专家咨询。

三、医学植入体种类

1. 心血管植入体　冠状动脉内支架、心脏起搏器、心脏封堵器、人工心脏、人工心脏瓣膜等；

2. 脑血管植入体　颅内支架、不锈钢圈、可脱式球囊、弹簧圈；

3. 外周血管植入体　外周血管内支架、人工血管移植物、腔静脉滤器；腔内植入物。

四、目前主要的介入治疗举例

(一) 冠心病的介入治疗

经皮冠状动脉球囊成形术和支架植入术(Percutaneous Transluminal Coronary

Angioplasty and Coronary Stent，PTCA＋Stent）是将一根末端带有压缩球囊的导管插到冠状动脉狭窄或闭塞的部位，用稀释的造影剂充盈球囊后将硬化斑块压缩，从而扩张冠状动脉的手术。早期直接行 PTCA 使冠状动脉再通，可挽救缺血心肌，缩小梗死面积，与溶栓比较成功率更高，还可用于有溶栓禁忌证的患者。不幸的是，行 PTCA 后一段时间，部分患者扩张好的冠状动脉可能发生再狭窄，于是人们想到了支架。支架用于临床后再狭窄率明显下降。支架植入术：冠状动脉支架是一个微小的网状不锈钢管，被装在带有压缩球囊的导管上送入病变血管内，再将球囊扩张撑开支架使其紧贴血管壁，一旦球囊回缩，球囊导管撤回，支架就被永久地置于该处，血管得以撑开，血流保持畅通，从而改善冠状动脉的血液供应。

1. 历史　1896 年 Roentgen 首先发现 X 线，使今天许许多多在 X 线下进行的介入治疗成为可能；1929 年 Forssmann 在自己身体上证实了应用一根导管很容易进入到心脏而没有任何的致病作用，这一创举打开了临床应用心导管技术的大门，他反复实验，并将碘化钠注入血管内，拍到了极淡的右心室造影片。为此，Forssmann 受到其上司的批评并被开除了公职，但他开辟的领域影响了整个心脏病学的发展，因此，他获得了诺贝尔生理学或医学奖；1953 年 Seldinger 发明了今天广泛使用的非常简单易行的 Seldinger 穿刺法；1959 年 Sone 进行了首例冠状动脉造影；1964 年 Dotter 和 Judkins 完成首例血管成形术；1977 年 Gruentzig 完成首例 PTCA；1987 年 Sigwart 完成了首例支架术。

2. 冠心病介入治疗的指征

（1）临床指征

1）稳定性心绞痛和不稳定性心绞痛。

2）急性心肌梗死（包括急性心肌梗死后的直接介入治疗、溶栓失败后的补救性介入治疗、延迟介入治疗等）。

3）冠状动脉旁路术后心绞痛复发患者的血管桥介入治疗。

（2）冠状动脉病变形态学适应征

1）单支或多支血管病变。

2）受保护的或未受保护的左主干病变。

3）大隐静脉或内乳动脉旁路血管的病变。

4）完全闭塞性病变。

3. 复杂病变的介入治疗

（1）多支血管病变：治疗前必须充分评价患者的心肾功能；多支血管病变患者首先治疗“罪犯”血管，如“罪犯”血管的治疗顺利，患者一般情况好可进行另一支血管的治疗；同一血管多处病变则选择最重的血管置入支架，其他狭窄只进行 PTCA。原则是先扩张远段血管，再扩张近段血管，如果近段血管狭窄严重，球囊输送到远段困难时，可先扩张近段血管。

（2）长节段弥漫性病变：当病变长度＞2cm 以上时，球囊扩张很易引起内膜撕裂，夹层形成，急性闭塞率高，再狭窄发生率高，故建议对这类患者常规植入支架。

（3）慢性完全闭塞性病变：成功率依赖于血管闭塞时间的长短，闭塞时间超过 6 个月，成功率低；慢性完全闭塞性病变成功率也依赖于操作者的经验；足够的指引导管支撑、选择好导引导丝、成功通过闭塞血管的真腔是成功的关键；冠脉完全闭塞的患者行 PTCA 术后再狭窄率高，建议常规置入支架。

(4) 开口病变：对前降支和回旋支开口部的病变治疗时应十分小心，注意扩张一支血管时不要损伤另一支血管；对开口病变，一般要求在另一支血管内放入一根导丝，如扩张影响到另一支血管时可置入球囊或支架进行补救。由于开口处病变再狭窄率高，需常规置入支架。

(5) 左主干病变：对无保护的左主干病变建议首选冠状动脉旁路手术治疗；对有保护的左主干病变或虽无保护但病情不能耐受体外循环手术的患者进行介入治疗，如狭窄<80%，支架通过容易时，可直接置入支架采用高压力，扩张时间需<15 秒。

4. 急性心肌梗死(AMI)的介入治疗

(1) 直接介入治疗：对 AMI 患者不进行溶栓，直接做冠状动脉再通的介入治疗以挽救心肌。实践证明，直接介入治疗明显降低心梗死亡率；发病 3 个小时内开始治疗溶栓优于介入治疗，发病 3 个小时以上开始治疗介入治疗优于溶栓；对一些老年人特别是不适合溶栓的患者，入院时已显示有发生泵衰竭、心源性休克可能的患者，立即进行直接介入治疗能明显改善患者的愈后，降低死亡率。

(2) 补救性 PTCA：早期的研究认为补救性介入治疗不改善左室射血分数，不能明显降低住院死亡率；近来随机临床试验结果证明补救性 PTCA 能改善梗死区节段功能，减少缺血复发，降低死亡率；对溶栓治疗后冠状动脉未再通者，特别是发病<12h，前壁心肌梗死有广泛 ST 段抬高，血流动力学不稳定者应行补救性 PTCA。

(3) 延迟性介入治疗：已显示可改善临床结局，减少抗心肌缺血药物的应用，减少梗死后心绞痛及再梗塞的发生，但病死率未见明显降低。

5. 存在的问题　介入术后血管再狭窄仍是一个至今未完全解决的问题，药物涂层支架降低了再狭窄，但这种支架晚期血栓形成增加，又从另一个角度威胁患者生命。从宏观的角度讲，我国的冠状动脉介入治疗发展仍不均衡，仍只限于大城市的一些大医院，绝大多数的冠心病患者没有钱也没有地方做介入治疗，这是现存的最主要问题。

(二) 心律失常的介入治疗

1. 历史　1902 年，Einthoven 在别人研究的基础上设计并制造出第一台心电图机。有了心电图才使心律失常的研究成为可能。1929 年，Lidwill 设计了第一个临时心脏起搏器。1932 年，Hyman 发明了第一个有效的电脉冲发生器，重量 7.2kg。1950 年，Callaghan、Hopps、Bigelow 设计了起搏器线路。1958 年，Furman 和 Robinson 介绍了心内膜起搏的优点。1956 年，Elmquist 设计了两个永久人工心脏起搏器，由 Sennig 植入人体。1980 年，Mirowski 和他的同事植入了世界上第一台埋藏式自动除颤器(AICD)。1982 年，有文章报告 9 例顽固性室上速的患者经电极导管消融术治疗获得成功。

2. 心脏起搏器　用一定形式的脉冲电流刺激心脏，引起心脏收缩，使其心率与排血量维持在正常范围，以治疗心动过缓或房室传导阻滞伴阿-斯综合征发作或窦房结病变所致的快慢综合征等严重心律失常，叫做心脏起搏。所用的仪器叫做心脏起搏器。自从 1932 年 Hyman 将 7.2kg 的人工心脏起搏器应用于临床后，经多次改进，直至近年来问世的体积如火柴盒大小的多功能体内按需型心脏起搏器，人类在心脏起搏方面取得了可喜的成果。人工心脏起搏器是一种可以有规律地产生微小的电流刺激心脏跳动的特殊装置。它通过脉冲发生器发出电脉冲，刺激心房或心室的肌肉，产生心肌兴奋点而引起心肌收缩，产生心跳来维持循环功能。所用的电刺激量很小，仅为 1～3mA 和 1～3mV，这种刺激是不会有感觉的。永久人工心脏起搏器植入的现状：国内仅2%～3%有永久性心脏起搏器植入适应证的患者植入了起搏器，与欧美等发达国家比较，植入率相差甚远，其原因是：① 医务人员的认识不足；② 患者及其家属(亲友)的认识不足；③ 经济限制。

3. 永久人工心脏起搏器适应证　美国心脏病学学会和美国心脏协会(ACC/AHA)将植入性心脏起搏器治疗的适应证按其需要程度分为以下三个等级：

Ⅰ类：根据病情状况，有证据或专家们一致认为起搏治疗对患者有益、有用和有效。Ⅰ类相当于我国的绝对适应证。

Ⅱ类：根据病情状况，起搏治疗给患者带来的益处和效果证据不足或专家们的意见有分歧。Ⅱa类：证据或意见倾向于有用或有效；Ⅱb类：缺少有用或有效的证据或意见。Ⅱ类相当于我国的相对适应证。

Ⅲ类：专家们一致认为无效者，特殊情况下可能有害者。Ⅲ类相当于我国的非适应证。

下面以具体的疾病为例进行详细讲解。

成人获得性房室传导阻滞(AVB)

Ⅰ类适应证包括：

(1) 任何阻滞部位的三度AVB伴下列情况之一者：

1) 推测由于AVB引起的症状性心动过缓。

2) 需要药物治疗的心律失常和其他症状，而所用药物将导致症状性心动过缓。

3) 心脏停搏时间大于或等于3秒，或者清醒时逸搏心律＜40次/分的无症状者。

4) 房室结导管消融术后。

5) 不能自行消退的术后AVB。

6) 伴有AVB的神经肌肉疾病。

(2) 伴有症状的二度AVB(无论是何类型的阻滞)。

Ⅱa类适应证包括：

(1) 无症状的三度AVB，清醒时平均心室率大于或等于40次/分者。

(2) 无症状的二度Ⅱ型AVB者。

(3) 希氏束内或以下水平的无症状的二度Ⅰ型AVB者。

(4) 一度AVB伴有类似起搏器综合征的临床表现，临时起搏可使症状缓解者。

Ⅱb类适应证包括：左室功能不全伴严重的一度AVB(PR＞300毫秒)，缩短AV间期可能降低左房充盈压而改善心衰症状者。

Ⅲ类适应证(非适应证)包括：

(1) 无症状的一度AVB。

(2) 发生于希氏束以上和未确定阻滞部位是在希氏束内或以下水平的无症状的二度Ⅰ型AVB者。

(3) 预期可以恢复且不再复发的AVB。

双束支和三分支传导阻滞

Ⅰ类适应证包括：

(1) 伴间歇性三度AVB的双束支和三分支阻滞。

(2) 伴有二度Ⅱ型AVB的双束支和三分支阻滞。

Ⅱa类适应证包括：

(1) 虽未症实晕厥由 AVB 引起,但可排除其他原因(特别为室速)引起者。

(2) 虽无临床症状,但电生理检查 HV 间期>100ms。

(3) 电生理检查发现心房起搏诱发的非生理性希氏束以下的阻滞。

Ⅲ类适应证(非适应证)包括:

(1) 不伴 AVB 和症状与分支阻滞无关者。

(2) 伴有一度 AVB 的分支阻滞,但无症状者。

病态窦房结综合征

Ⅰ类适应证包括:

(1) 伴有明确心动过缓症状的窦房结功能障碍,包括症状性的频发窦性停搏。某些医源性心动过缓者,其心动过缓是由于患者必须长期使用某些类型和剂量的药物,而服药后又必然引起或加重心动过缓并产生症状。

(2) 症状性窦房结变时性功能不全。

Ⅱa 类适应证包括:

(1) 自发或药物诱发的窦房结功能低下,心率<40 次/分,虽有心动过缓的症状,但未证实与所发心动过缓有关。

(2) 清醒状态下心率长期低于 30 次/分,但症状轻微。

Ⅲ类适应证(非适应证)包括:

(1) 无症状的患者,包括长期应用药物所致的窦性心动过缓(心率<40 次/分)。

(2) 虽有类似心动过缓的症状,但已证实症状与窦性心动过缓无关。

(3) 非必须应用的药物引起的心动过缓。

与急性心肌梗死相关的 AVB

Ⅰ类适应证:

(1) AMI 后持续存在的希氏束以下的二度或三度 AVB。

(2) 房室结以下的短暂性二度或三度 AVB 伴束支阻滞者,如部位不清应由电生理检查来决定。

(3) 持续的症状性二度或三度 AVB。

Ⅱb 类适应证包括:房室结水平的持续性二度或三度 AVB。

Ⅲ类适应证(非适应证)包括:

(1) 不伴有室内阻滞的短暂性 AVB。

(2) 伴左前分支阻滞的短暂性 AVB。

(3) 单纯左前分支阻滞。

(4) 持续性一度 AVB 伴陈旧性或发病时间不明的束支阻滞。

颈动脉窦过敏和神经源性晕厥

Ⅰ类适应证包括:由颈动脉刺激引起的复发性晕厥,最小的颈动脉压迫导致心室停搏>3 秒,且此时并无其他抑制窦房结或房室结传导的治疗。

Ⅱa 类适应证包括:

(1) 无明显刺激,伴过度心脏抑制反应的复发性晕厥。

(2) 晕厥病因不明,而且在电生理检测中发现或诱发出窦房结功能或房室传导明显异常。

Ⅱb类适应证包括：在有或无异丙肾上腺素倾斜试验或者其他激发方法下产生的伴有明显心动过缓的神经介导的晕厥。

Ⅲ类适应证(非适应证)包括：

(1) 对于颈动脉窦刺激作出过度的心脏抑制反应而不伴症状。

(2) 倾斜试验阳性,但所诱发的是血管抑制。

(3) 倾斜试验阴性,有反复发作的晕厥、头晕。

(4) 可进行有效回避的迷走神经张力过高所至的(场景性)血管神经性晕厥。

儿童和青少年

Ⅰ类适应证包括：

(1) 伴有症状性心动过缓、充血性心衰、低心排量的二度 AVB 和三度 AVB。

(2) 在年龄不相称的心动过缓中,窦房结功能障碍与症状有关,心动过缓症状的定义随年龄的不同而不同。

(3) 心脏手术后发生的严重二度或三度 AVB,无好转迹象或持续时间至少 7 天以上者。

(4) 有宽 QRS 逸博节律的先天性三度 AVB,或伴有心功能障碍者。

(5) 患儿心室率<50 次/分的先天性三度 AVB 或伴有先天性心脏病且心室率<70 次/分者。

(6) 持续的长间歇依赖性室性心动过速,无论有无延长的 QT 间期,其起搏的有效性被证实。

肥厚性梗阻型心肌病

Ⅰ类适应证包括：如前所述的窦房结功能障碍或 AVB 的Ⅰ类适应证。

Ⅱb类适应证包括：药物难治的、有症状的肥厚型心肌病,伴有显著的休息或激发时左心室流出道梗阻。

扩张型心肌病

Ⅰ类适应证包括：如前所述的窦房结功能障碍或 AVB 的Ⅰ级适应证。

Ⅱb类适应证包括：药物难治的、有症状的扩张型心肌病,伴有显著的 PR 间期延长,血流动力学研究已表明起搏有助于血流动力学方面的改善。

心脏移植术后

Ⅰ类适应证包括：无法治愈的、有症状的缓慢性心律失常/变时性功能不全以及其他永久起搏的Ⅰ级适应证。

预防快速性心律失常

Ⅰ类适应证包括：起搏疗效十分肯定、伴有或不伴有 QT 间期延长的持续性间歇依赖型室性心动过速。

心脏起搏器

心脏起搏器适应证：随新技术的出现而变化,如三腔起搏器治疗心力衰竭、ICD 预防猝死等新增加的适应证。

临时起搏

临时起搏适应证：急性心肌炎、药物或电解质紊乱所致心动过缓、传导阻滞而反复阿-斯综合征发作者;急性心肌梗死：新发生的室内双支或三支传导阻滞,作预防性起搏;急性前壁心肌梗死出现二度Ⅱ型或三度房室传导阻滞;急性下壁心肌梗死伴高度或完全性房室传导阻滞，经药物治疗无效或伴有血流动力学改变者；严重心动过缓，窦性停搏伴低血压、晕厥、心绞痛、末梢循环不良而阿托品不能纠正者。

心脏外科手术

（1）预防性应用：如三尖瓣下移畸形、房室共道永存、校正型大血管错位等，在房室交界区附近手术易损及传导束，常在开胸后作临时起搏。

（2）治疗性应用：先天性心脏病手术修补后出现房室传导阻滞或严重心动过缓者，暂时用临时起搏待局部水肿消退后撤除。冠状动脉造影术、左室造影术等心导管检查过程中安装临时起搏器以策安全。已用大量抑制心肌的抗心律失常药物又需电击除颤时，可预先安装临时起搏器，以预防电击后心脏静止。

3. 射频消融

心脏射频消融是利用电极导管在心腔内某一部位释放射频电流而导致局部心内膜及心内膜下心肌的凝固性坏死，从而破坏某些快速心律失常起源点或折返路的介入性技术。基本设备是X光机、射频电流发生器及心内电生理检查仪器。局麻下将3～4根电极导管经股静脉、锁骨下静脉送入冠状静脉窦、高位右心房及希氏束、右心室等部位，刺激心房和心室诱发与临床一致的心动过速，定位心动过速起源点，然后将消融用的电极导管送达已定位的起源点并与体外的射频发生器相连。放电后重复电生理检查，若不能诱发心动过速且临床随访无发作，则说明消融成功。目前用该技术可治疗的疾病包括房室旁路、房室结双径路以及其他折返径路引起的阵发性室上性心动过速、房扑和房颤、室性心动过速及房性心动过速等。其中阵发性室上性心动过速的根治率可达90%以上。特发性室性心动过速、房性心动过速、房扑的射频消融也有比较高的成功率。房颤的射频消融是目前的热点。

（三）先天性心脏病的介入治疗

我国每年有约15万新生儿患先心病，外科手术是主要的治疗方法。自1966年Rushkind和Miller提出用球囊导管行房间隔造口术治疗大动脉转位，介入性治疗方成为小儿先心病的规范治疗。但直到20世纪80年代中末期，由于技术和器材的完善，先心病介入治疗才得以广泛开展。我国的先心病介入治疗于20世纪90年代中期才逐渐形成规模。目前可以开展的技术包括瓣膜球囊成形术、血管球囊扩张术、封堵术、栓塞术、支架置入术等，取得了较好效果。先天性心脏病的介入治疗方法：瓣膜球囊成形术治疗肺动脉瓣、主动脉狭窄等；经皮穿刺血管成形术治疗主动脉缩窄、肺动脉狭窄等；封堵术治疗动脉导管未闭、房间隔缺损、室间隔缺损等。栓塞术治疗肺动-静脉瘘、冠状动脉瘘等。

（四）肝癌的介入治疗

肝癌治疗中手术切除是首选疗法，取得满意疗效的关键在于早期诊断，而肝癌历来是早期发现难，一旦发现，大多是中、晚期。据资料统计：手术切除率为5%～25%，术后1年生存率仅为30%，且生存质量差。以肝动脉化疗栓塞术为主体的介入治疗已取得了确切的疗效，被认为是肝癌非手术疗法中的首选方法，并成为二期手术前的有效措施。此外，随着微导管超选择插管技术的出现，可在基本不损伤正常肝组织的情况下对肿瘤局部进行介入治疗，这对于合并肝硬化、肝功能储备差的患者具有非常重要的临床意义。近20年来，国内外的介入学者做了大量工作，在肝癌的介入治疗上取得了可喜的成绩，探索出了许多有效的介入治疗方法，大体分为两类：经皮经血管治疗技术和经皮非血管治疗技术。

（陈玉林）

参考文献

[1]杨跃进，华伟. 阜外心血管内科手册. 北京：人民卫生出版社，2006：105—525

[2]Antman EM, Anbe DT, Armstrong PW, et al. ACC/AHA Guidelines for the Management of Patients With ST-Elevation Myocardial Infarction-Executive Summary: A Report of the American College of Cardiology/American Heart Association Task Force on Practice Guidelines. Circulation, 2004, 110: 588—636

[3]Greqoratos G, Abrams J, Epstein AE, et al. ACC/AHA/NASPE 2002 Guideline Update for Implantation of Cardiac Pacemakers and Antiarrhythmia Devices: Summary Article. A Report of the American College of Cardiology/American Heart Association Task Force on Practice Guidelines(ACC/AHA/NASPE Committee to Update the 1998 Pacemaker Guidelines). J Cardiovasc Electrophysiol, 2002, 13(11): 1183—1199

第五章　血液净化治疗概述

血液净化(blood purification)治疗经过多年的发展，已经成为十分重要的现代医疗手段，尤其在重危急症的抢救过程中具有极其重要的作用。血液净化疗法经过80余年不断改进、完善与发展，已从最初治疗终末期肾脏病为主的单一血液透析疗法发展到今天的包含血液透析、血液滤过、血液透析滤过、血液灌流、连续性血液净化、单纯超滤、序贯透析、血浆置换、蛋白A免疫吸附、腹膜透析、腹水回输等多项新技术的一体化血液净化综合治疗，它在治疗各种原因所致的急、慢性肾功能衰竭、多脏器功能衰竭、急性中毒、结缔组织病以及重症坏死性胰腺炎、败血症、脓毒血症、全身炎症反应综合征、挤压综合征等重危急症中发挥了不可替代的作用，大大改善了这些疾病的预后，显著提高了临床重危急症的救治水平。

血液净化技术的基本原理是把患者的血液引出体外，建立血管循环通路，通过一系列净化装置——透析机、透析器、血管路、透析液，利用弥散、对流、吸附、分离的原理，除去其中某些致病物质，净化血液，达到治疗疾病的目的。

血液净化疗法的主要目的是：

1. 清除蛋白质代谢的终产物，如血尿素氮(BUN)、血肌酐(Scr)、尿酸(UA)等；
2. 维持血中电解质、酸碱平衡；
3. 清除潴留在体内的过多水负荷；
4. 清除某些疾病的相关致病因子，如自身免疫性疾病的自身抗体、免疫复合物、补体及炎症介质(如IL-1、IL-6、IL-8、TNF-α、PAF等)；
5. 营养支持。

一、血液透析

血液透析(hemodialysis，HD)是一种比较安全、易行、应用广泛的基础血液净化方法之一，又称人工肾、肾透析或洗肾。“Hemodialysis”中“Hemo”指血液，“dialysis”来自希腊语，意思是释放出某些物质，英文的意思为透析。血液透析系通过建立动静脉通路，形成体外循环将患者的血液引入透析器中，利用半渗透膜两侧溶质浓度差，经渗透、弥散与超滤作用，达到清除体内代谢产物及毒性物质，纠正水、电解质、酸碱平衡紊乱的目的。HD用于临床已有80余年的历史，是治疗急、慢性肾衰竭和其他一些严重疾病行之有效的重要方法。常规血液透析使用中效透析器，每周2～3次，每次4～5小时(根据KT/V调整透析量的各种参数)，血流量200～350ml/min，若采用碳酸氢盐透析液，流量500ml/min。

(一) 基本原理

透析是指半透膜两侧的溶液通过弥散、渗透及超滤作用进行交换，最终达到动态平衡的过程。在透析过程中溶质由浓度高的一侧向浓度低的一侧流动(弥散作用)，而水分子则由渗透压低的一侧向渗透压高的一侧流动(渗透作用)。如在半透膜一侧的溶液中加上负压或高渗透压物质如葡萄糖，则可使对侧的水分大量移入该侧（超滤作用）。血液透析即是根据上述原理使血液和透析液在透析器内（分隔该两种液体的透析膜为半透膜）借助弥散、渗透、超滤等作用进行物质交换，血液中潴留的代谢废物如尿素、肌酐、胍类、中分子物质和过多的电解质如钾便可通过透析膜弥散到透析液中，而透析液中的钙离子、碱基等则可弥散到血液中，从而达到清除体内代谢废物和毒物，调整电解质和酸碱平衡的治疗目的。此外，透析器内血液侧的血流压力大于透析液侧压力，血液中的可渗透物质及水分可向透析液侧作单向性渗透（滤过作用），但这一对流作用相对缓慢。若在透析液侧增加负压，提高跨膜压差，则可明显增加体内水分的排除，清除体内过多的水负荷。

（二）血液透析指征

1. 急性肾功能衰竭（ARF）

（1）水钠潴留明显尤其具有急性肺水肿、容量负荷性心力衰竭征象时。

（2）血清钾＞6.5mmol/L。

（3）无尿2日或少尿2日以上。

（4）高分解代谢状态：① BUN每天上升速率大于7.14mmol/L或Scr每天上升速率大于176.8μmol/L；② 血清钾每天上升速率大于1mmol/L；③ 血碳酸氢根每天下降速率大于2mmol/L。

（5）出现尿毒症症状，如恶心、呕吐、出血倾向及神经、精神症状。

（6）血肌酐≥442μmol/L或血尿素氮≥21mmol/L。

（7）血碳酸氢根＜15mmol/L。

急性肾功能衰竭符合上述指征者应尽早透析，而早期预防性透析可防止各种并发症的发生，亦是治疗成功与否的关键。

2. 慢性肾功能衰竭（CRF）

（1）Scr≥707μmol/L或内生肌酐清除率（Ccr）＜10ml/min，糖尿病患者Ccr＜15ml/min。

（2）难以纠正的电解质及酸碱平衡紊乱。

（3）出现高度水肿、难治性高血压、心力衰竭、尿毒症性心包炎、尿毒症脑病等。

3. 急性药物或毒物中毒

（1）中毒严重，昏迷时间长，有严重并发症。

（2）已知进入体内毒物的量或测知血中毒物浓度明显增高，已达到致死量。

（3）经积极常规治疗后病情仍日趋恶化。

（4）肝、肾等重要排毒脏器功能明显减退。

4. 其他　如难治性充血性心力衰竭及急性肺水肿的急救；肝硬化肝肾综合征、肝性脑病、肾病综合征、电解质紊乱及酸碱平衡紊乱，如高血钾、高血钠症及代谢性酸中毒等；高胆红素和高尿酸血症；牛皮癣；精神分裂症。

（三）血液透析的禁忌证

血液透析具有相对禁忌证，为了减少透析中发生意外，下列情况应列为相对禁忌证：

1. 休克或低血压。

2. 严重出血。

3. 严重心脑并发症，如明显心脏增大伴心功能减退或脑出血。

4. 严重心律失常。

5. 精神异常，不合作。

6. 全身衰竭。

7. 有经血液传播的传染病无单独透析装置和隔离透析单元可利用时。

二、腹膜透析

腹膜透析(peritoneal dialysis)是将配制好的透析液灌入腹腔，利用腹膜的弥散和超滤作用，将体内蓄积的代谢废物排出以维持水、电解质和酸碱平衡的疗法。此法已用于临床40年之久，与血液透析比较，具有操作简单，勿需特殊设备，易于家庭开展，且对患者血流动力学影响小，可适用于老年、有心血管疾病者等优点。

(一) 基本原理

腹膜是一种具有半渗透性的生物膜。参与透析作用的是腹膜中的毛细血管和微血管，它们的基膜通透性很强。允许相对分子质量为15000的物质通过基膜；大分子物质能从毛细血管和微血管逸出，而不能从外面进入血内。腹膜透析时腹膜血管和透析液之间可透过物质，依浓度梯度从浓度高的一侧向浓度低的一侧移动，而水分则按渗透梯度从渗透浓度低的一侧流向渗透浓度高的一侧，间歇不断地更换透析液可使代谢废物及时地清除，血中缺乏的物质得以补充，并达到纠正水、电解质、酸碱失调的目的。若浓度差越大，则弥散速度越快。腹膜对某物质清除的速度与腹膜两侧的物质浓度梯度及相对分子质量大小有关。相对分子质量越小，越易被清除，次序为水、尿素、钾、氯、钠、磷、肌酐、尿酸等。调整葡萄糖浓度可增减透析液的渗透压，使用高渗透析液可增加超滤作用。

(二) 腹膜透析指征

1. ARF

(1) 体内水潴留明显，如全身高度水肿、急性肺水肿、容量负荷性心力衰竭。

(2) 尿毒症症状明显，如恶心、呕吐、出血倾向及神经、精神症状等。

(3) 血清钾＞6.5mmol/L或心电图上疑有高血钾图形。

(4) 无尿2日或少尿2日以上。

(5) 高分解代谢状态。

(6) BUN＞28.6mmol/L，Cr＞530μmol/L。

2. CRF

(1) Scr≥707μmol/L或内生肌酐清除率(Ccr)＜10ml/min，糖尿病患者Ccr＜15ml/min。

(2) 难以纠正的电解质及酸碱平衡紊乱。

(3) 出现高度水肿、难治性高血压、心力衰竭、尿毒症性心包炎、尿毒症脑病等。

(4) 肾移植的术前准备。

2. 急性药物或毒物中毒

(1) 中毒严重，昏迷时间长，有严重并发症。

(2) 已知进入体内毒物的量或测知血中毒物浓度明显增高，已达到致死量。

(3) 经积极常规治疗后病情仍日趋恶化。

(4) 肝、肾等重要排毒脏器功能明显减退。

(三) 腹膜透析的禁忌证

1. 周围循环衰竭。

2. 严重肠充气和腹胀。

3. 腹壁上没有完整的皮肤或腹壁有感染。

4. 广泛的肠粘连。

5. 高度腹水。

6. 腹腔严重感染。

7. 腹腔内有原因不明的疾患。

8. 严重慢性阻塞性肺疾病。

三、其他血液净化技术

随着透析膜、透析器、透析机以及水处理机的不断改进与发展，现今 HD 的效果和质量均已显著提高，多数患者接受维持性 HD 后，尿毒症症状缓解，其他器官系统功能接近正常水平，患者的生存时间明显延长，生活质量显著改善。但仍有少数患者 HD 的效果并不满意，患者仍有严重贫血、周围神经病变和继发性甲状旁腺功能亢进等症状，目前认为多与中、大分子毒性物质清除不满意相关。此外，在透析过程中，常出现症状性低血压或透析后难以控制的高血压，明显高磷血症和透析后免疫学反应。这些患者可通过增加透析时数、透析器面积、采用生物相容性好的高分子透析器以及其他血液净化技术进行治疗，症状仍可明显改善。这些技术包括单纯超滤、序贯透析、血液滤过、血液透析滤过、连续性血液净化疗法、血液灌流、血浆置换和蛋白 A 免疫吸附等。

(一) 单纯超滤(Individual ultrafiltration，IU)

1. 原理　血液引入透析器后，不用透析液，单纯依赖静水压梯度和跨膜压差达到清除体内水分的目的。其特点是血浆渗透压不会降低，有利于组织水向血浆水转移，因此 IU 脱水超滤率可达 1.5～2L/h，而患者耐受良好。但 IU 的溶质清除很低，且易发生高血钾，故 IU 结束后仍须安排常规透析以清除溶质。

2. 方法　中空纤维透析器直立，动脉端朝上，透析液侧出口用橡皮塞封紧，透析液出口连接在负压瓶上，后者接负压泵，血液引入时启动负压泵，增加跨膜压差，液体依赖静水压梯度而被超滤入负压瓶内，一般用负压 26.6kPa(200mmHg)，每小时可超滤水分 1.2～1.5L。

3. 适应证　① 尿毒症急性肺水肿或严重充血性左心衰竭的急救；② 须大量脱水(一次超滤量＞5%体重)，但耐受性差的维持性 HD 患者；③ 常规 HD 易发生低血压者；④ 高龄、心血管状态不稳定者。

(二) 序贯透析(sequetial dialysis，SD)

1. 原理　将超滤与弥散两个过程分别进行，即在单纯超滤时不用透析液，单纯依靠增加负压，扩大跨膜压差清除体内过多的水分，而不进行弥散透析。而在单纯弥散透析时不用负压超滤脱水，只单纯清除溶质。超滤可以在透析之前、中、后进行。

2. 方法　单纯超滤同前，单纯超滤结束时撤去负压瓶及泵，将透析器倒置，静脉端朝上，透析器的透析液孔接透析液供给装置，连续血液透析 3～5 小时。超滤与弥散的顺序，依病情决定，一般认为，有明显水钠潴留、心力衰竭时应先单纯超滤，有严重高钾血症、代谢性酸中毒时宜先弥散透析。

3. 适应证　① 伴有心力衰竭的急、慢性肾功能衰竭患者；② 易发生低血压的维持性HD患者。

（三）血液滤过(hemofiltration, HF)

1. 原理　血液被引入滤过器后在跨膜压作用下，在4～5小时内从体内均匀超滤出水分20～25L(即每分钟超滤血浆水80～100ml)，并同步从滤器的动脉端或静脉端输入与细胞外液成分相仿的平衡液。HF为一对流过程，溶质也被动地转移到滤出液中。HF采用生物相容性好、超滤性能优良的滤膜，因此可以清除体内的大、中、小分子毒素。

2. 方法　使用生物相容性好的高通量滤膜的滤过器，利用自动输液速率平衡控制系统调节超滤量与补液量，使之达到平衡，补充液体的成分应与血浆电解质成分相当。置换液的补充分前稀释法(动脉端输入)和后稀释法(静脉端输入)两种。碳酸氢盐置换液的调配方法有自配与联机配制两种方法。

3. 适应证　① 常规HD不能控制的体液过多，高血压和心力衰竭者；② 常规HD易发生低血压和失衡综合征者；③ 明显高磷血症、继发性甲状旁腺功能亢进者。

（四）血液透析滤过(hemodiafiltration, HDF)

1. 原理与方法　HDF是将HD和HF相结合的一种血液净化治疗方法，分为生物滤过、配对透析滤过(PFD)、无醋酸生物滤过(AFB)、联机血液透析滤过(on-line HDF)等。采用高通量膜的透析器，在HD的同时输入置换液，超滤量大幅度升高，使透析与滤过同时进行。HDF能够有效地清除小分子及中分子毒素。HDF模拟正常人肾小球滤过原理，以弥散和对流的方式清除血液中的水分和尿毒症毒素，是一种比HD更接近正常肾小球滤过生理的肾脏替代疗法。HDF技术要点：血流量200～350ml/min，高效血滤器，透析液500ml/min，置换液70～80ml/min，治疗时间3小时。目前多采用on-line HDF，该法简化了传统的HDF技术，提高了透析液的质量，溶质清除率也显著提高，该技术应用于临床已有10余年，被认为是当今最佳的血液净化技术之一。

2. 适应证　血液透析滤过尤其适用于：高血容量所致的心力衰竭、顽固性高血压、低血压和严重水钠潴留、尿毒症性心包炎、高脂血症以及对血透耐受性差，经常出现恶心、呕吐、头痛、腓肠肌痉挛等失衡症状者。

（五）高流量透析(high flux hemodialysis, HFD)

1. 原理与方法　HFD是使用高流量透析器，运用溶质弥散与对流转运相结合的原理进行血液透析的一种血液净化技术。透析相关参数为：① 高流量透析器；② 血流量≥300ml/min；③ 透析液流量800～1000ml/min；④ 碳酸氢盐透析液，其中Na^+≥140mmol/L；⑤ 治疗时间一般为每周6～9小时，每次3小时。须注意HFD体外装置的紧密联结，透析液只能用碳酸氢盐，且透析液要求无致热原、无毒、无病原体，以免发生反超时产生不良后果。当超滤率太小、静脉压低时滤器静脉端血室的跨膜压可变负，导致透析液入血，此现象为反超。HFD可降低血液中β_2-微球蛋白(β_2-MG)等中、大分子物质以及晚期糖基化终产物(AGE)、甘油三酯、同型半胱氨酸、甲状旁腺激素(PTH)、瘦素等，是常规血透方法无法比拟的。

2. 适应证　HFD需要高血流量，适用于心功能良好的血透患者。

（六）连续性血液净化疗法（continuous blood purification therapy，CBP）

CBP是一切连续、缓慢清除水分和溶质的治疗方法的总称。1995年第一届国际连续性肾脏替代治疗会议将这一技术命名为连续性肾脏替代疗法（continuous renal replacement therapy，CRRT）。CRRT就是24小时连续进行血液净化治疗以模拟人体肾脏的功能，进而替代受损肾脏功能。经过30余年的发展，至今已取得了长足的进步，技术日趋成熟，其临床应用范围已远远超出了肾脏替代治疗领域，已从最初的治疗目的——提高重症ARF的疗效，扩展到各种临床常见危重病例的急救。因此，目前认为用CBP替代CRRT更为切合临床实际，更有利于这一技术的发展。CBP克服了各种间歇性血液净化疗法所存在的"非生理性"缺陷，具有以下优点：① 能持续不断地清除体内水分及各种毒素，包括中分子物质；② 因其血流速度缓慢，对心血管系统干扰较小，血流动力学稳定；③ 使用了高通透性、生物相容性好的滤器，可清除炎症介质、细胞因子；④ 使用大量的置换液并配有精确的平衡系统，可按需要补充营养及维持水、电解质及酸碱平衡。

1. 原理与方法　CBP根据应用血液净化原理主次不同可分为：① 连续性动-静脉血滤（continuous arteriovenous hemofiltration，CAVH）；② 连续性静-静脉血滤（continuous venovenous hemofiltration，CVVH）；③ 连续性动-静脉血透（continuous arteriovenous hemodialysis，CAVHD）；④ 连续性静-静脉血透（continuous venovenous hemodialysis，CVVHD）；⑤ 连续性动-静脉血液透析滤过（continuous arteriovenous hemodiafiltration，CAVHDF）；⑥ 连续性静-静脉血液透析滤过（continuous venovenous hemodiafiltration，CVVHDF）；⑦ 持续性高通量透析（continuous high flux hemodialysis，CHFD）等。临床工作中可根据病情选择不同的CBP方式。

2. 适应证　① 各种重症ARF，尤其伴有多器官系统损伤（MODS）的ARF；② 系统性炎症反应综合征；③ 成人呼吸窘迫综合征（ARDS）；④ 严重急性坏死性胰腺炎；⑤ 挤压综合征；⑥ 肝功能衰竭伴严重水肿；⑦ 急性肺水肿；⑧ 多种药物中毒；⑨ 败血症、严重感染；⑩ 甲状腺危象等。

（七）血液灌流（hemoperfusion，HP）

1. 原理与方法　HP主要利用吸附原理清除血中有害物质。HP器用吸附材料制成。吸附材料有活性炭、树脂。前者多成颗粒状以增加吸附面积。为提高生物相容性避免白细胞、血小板破坏，以及避免炭粒脱落入血产生栓塞，活性炭表面可用次棉胶、醋酸纤维、白蛋白包裹。树脂（如XAD系列）对脂溶性毒物吸附作用大，解毒能力优于活性炭。

2. 适应证　① 急性药物、毒物中毒。尤对脂溶性高、分布容积大、血浆蛋白结合率高的毒物清除效果佳。但对亲水性的、酸性的毒素清除能力不及血透。② 尿毒症。HP与HD或与超滤装置联合使用可明显改善尿毒症性心包炎、周围神经炎症状，并可减少透析时间和透析次数。③ 肝性脑病。HP可清除血液中的氨、假神经递质、芳香族氨基酸，提高支链与芳香族氨基酸的比例，从而达到治疗肝性脑病的目的。

（八）血浆置换（plasma exchange，PE）

1. 原理与方法　PE是通过血浆分离器，将患者的全血分离成血浆和血细胞成分（白细胞、红细胞和血小板），然后弃去血浆，并将血细胞以及所需补充的蛋白、健康人的血浆及平衡液回输体内，以清除各种相关致病因子（如自身抗体包括IgG、IgM、IgA等、免疫复合物、异型抗原、异常增多的低密度脂蛋白、补体、纤维蛋白原以及游离的轻链和重链等)，达到治疗疾病目的的一种血液净化方法。

2. 适应证　PE主要用于治疗各种免疫性疾病，以去除导致病变的抗原、抗体、循环免疫复合物。主要疾病有新月体肾炎、系统性红斑狼疮、系统性血管炎、多发性骨髓瘤肾病、重症肌无力、高黏综合征、肾移植急慢性排异、暴发性肝功能衰竭等。

(九) 免疫吸附(immunoabsorption，IA)

1. 原理与方法　IA将患者血液引出体外，建立体外循环并抗凝，血液流经血浆分离器分离出血浆，将血浆引入免疫吸附器与免疫吸附剂(用高度特异性的抗原或抗体或特定物理化学亲和力的物质与吸附材料结合制成)接触，以选择性或特异性吸附的方式清除体内相应致病因子，然后将净化的血浆回输患者体内，达到治疗目的。IA是在PE基础上发展起来的新技术，是血液净化的重要组成部分。

2. 适应证　① 多种免疫性疾病，如系统性红斑狼疮、系统性血管炎、免疫相关性皮肤病、紫癜性肾炎、IgA肾病等；② 消化系统疾病，如暴发性肝衰竭、原发性胆汁性肝硬化、梗阻性黄疸等；③ 神经系统疾病，如格林-巴利综合征、重症肌无力和脱髓鞘多发神经病等；④ 血液系统疾病，如冷球蛋白血症、巨球蛋白血症、自身免疫性溶血性贫血及多发性骨髓瘤等；⑤ 内分泌代谢病，如高脂血症、甲亢危象、肥胖症及1型糖尿病等。

(徐　刚)

参考文献

1. 王质刚主编. 血液净化学. 第2版. 北京：北京科学技术出版社，2003：121—364
2. 钱桐荪主编. 肾脏病学. 第3版. 北京：华夏出版社，2001：634—659
3. 马爱群主编. 内科学. 北京：人民卫生出版社，2001：379—381
4. 陈灏珠主编. 实用内科学. 第12版. 北京：人民卫生出版社，2005：2095—2122

第六章　医药营销策略概述

医药营销策略是指个人和医药组织为实现其市场目标，运用市场营销学的手段与方法，创造、建立并保持与目标市场之间的互利交换关系而进行的分析、计划、执行与控制的过程。其基本任务就是通过医药产品市场的营销调研、计划、执行与控制，来掌握目标市场的需求水平、时机和构成以实现组织目标。医药市场按医药产品的形态分，有医疗服务市场和药品市场。本章主要阐述的是医疗服务市场的营销策略，其基本策略与方法也同样适应于药品市场。

第一节　医疗服务市场及其特征

医疗服务是指医疗机构向社会提供的能满足人们医疗保健需要、为人们带来实际利益的医疗产出和非物质形态的服务。医疗产出主要包括医疗服务实体及其质量，它们能满足人们对医疗服务使用价值的需要，如医疗服务的项目、技术水平、设备新旧、治疗质量与效果；非物质形态的服务主要包括服务态度、承诺、医学知识的介绍、病情咨询、医疗机构形象、公众声誉等，可以给患者带来附加利益和心理上的满足感及信任感，能满足人们精神及心理上的需要。市场是指商品或服务的所有卖方和买方实现商品交换关系的总和。从营销学的角度讲，市场专指对某种产品或服务现实和潜在需求的总和。在社会主义市场经济条件下，医疗服务所需的医疗技术劳务、检查、药品、医用品等有偿供求交换关系，即形成了医疗服务供应与有支付能力需求的货币交换关系，即医疗服务市场。

医疗服务市场是一种特殊的市场，是一种不完全竞争的市场。医疗服务市场和一般商品市场的异同点主要体现在以下几个方面：

1. 从市场构成的要素看，医疗服务市场具有一般商品市场的要素，即存在商品交换的场所，有供需双方，有可供交换的商品，有可供交换的媒介（货币），商品的价格水平。但医疗服务的商品货币流通过程只有一次，医疗服务商品的获得者（需方）不可能将服务商品转让，再次发生商品货币关系。

2. 从市场机制的作用看，医疗服务市场具有一般商品市场的价格机制、竞争机制与供求机制的作用。价格机制表现为医疗机构具有调整服务项目与经营规模的权力，如把资源投向收费价格较高的高科技设备和特需医疗服务。在医疗服务需求的多层次中，其中维护需方生命健康权利的基本医疗服务需求具有不可替代性和紧迫性，患者在个人支付能力和社会保障制度尚不健全的情况下，多不能自动抑制消费愿望，减少消费需求，基本医疗服务需求随收入和医疗服务价格的影响弹性较小。竞争机制起着促使医疗机构发展和调整卫生资源分配比例的作用，具体表现为降低服务成本、改善服务态度、提高服务质量，竞争机制使医疗机构对价格信号作出灵敏反应，通过改善内部经营管理，调整人员、设备配置比例，以保持规模经济，协调供求关系。但由于供需双方处于信息不对称状态，故难以开展充分的竞争。供求机制表现为当医疗服务需求大于供给时，医疗机构在竞争中处于有利地位，而当医疗服务需求小于供给时，医疗机构之间的竞争加剧，但也有可能由于诱导需求的存在，医疗服务供给量的增加不一定引起医疗服务价格的下降。

3. 从地理位置、时间看，医疗服务市场不同于一般商品市场之处在于医疗服务的生产和消费在时间、空间上具有同一性，且不能储存，即一边生产、一边消费，产品不能通过运输流通等环节进行异地销售。从需方来看，医疗服务市场范围的大小是根据就医方便程度来确定的，即就诊距离或可及性。从供方角度来看，它是医疗机构的服务能力所能达到的供应范围。

4. 从市场经济主体特征看，一般商品市场的经济主体是企业和家庭，而企业是以需求者和供给者的双重身份在市场上进行竞争的。医疗服务市场的经济主体除由医疗机构与家庭（患者）构成卖方和买方外，还存在第三个经济主体，即医疗保险机构，存在着需求方、供给方和医疗保险方的三边关系。

5. 从市场的垄断性与服务效率看，由于消费者缺乏医学知识而使医患间信息不对称，消费者主权不充分，因此在医疗服务市场中，医患之间不存在平等的商品交换关系，医疗服务市场被具有行医资格的个人或机构所垄断，由于存在供方垄断，供方有控制价格和控制产量的能力。医疗机构为了追求利润最大化，将提供的服务量定在边际成本等于边际效益的水平上。另外，由于存在诱导需求，医疗服务市场价值规律遭到破坏，从短期来看，医疗服务供给增加，不仅不会使价格降低，反而会引起价格上涨或价格不变。从长期来看，将会刺激医疗服务规模的不合理膨胀，造成社会资源分配与利用的低效率。

6. 从市场的效益看，医疗服务首先强调的是社会效益，医疗服务要服务于全社会，是社会效益与经济效益的有机统一。

第二节　医疗服务目标市场的选择与市场定位

通常情况下，由于医疗机构条件所限，任何医疗机构和任何医疗服务产品，都不可能满足所有患者的需求。医疗机构必须知晓本机构医疗服务最专长的领域，必须专注于特定的服务人群才能在竞争中处于有利地位。因此，医疗机构必然面临选择医疗服务目标市场和市场定位的问题。医疗机构选择医疗服务目标市场及定位分为以下 3 个步骤：市场细分、目标市场的选择和市场定位。

一、医疗服务市场细分

医疗服务市场细分是指根据医疗服务市场中患者的需求特点、消费行为和消费习惯等不同特征，把市场分割为若干相类似的患者群的市场分类过程。其中，每一个患者群就是一个细分市场。医疗服务市场细分实际上是对需求各异的患者进行分类。医疗服务市场细分是医疗机构正确制订营销策略和选择适当的目标市场的重要依据，有利于发现新的市场机会。影响医疗服务市场细分的因素有地理因素、年龄、性别因素、消费水平因素及购买行为因素等。如根据患者的消费水平可将市场细分为高档市场、中档市场和低档市场;根据患者的不同就诊目的可将市场细分为体检市场、美容市场、预防保健市场、基本医疗服务市场等。

二、医疗服务目标市场的选择

在医疗服务市场细分的基础上,选择最有利于本机构的医疗服务细分市场作为服务对象,并为其设计、实施、维持营销组合策略以满足细分市场上患者的需求,最终实现相互满意的交换。目标市场的选择须符合以下条件:① 有适当的规模和需求;② 患者有一定的购买力或承受能力;③ 目标市场的竞争者较少或竞争激烈程度相对较弱;④ 医疗机构有能力经营的市场。

医疗机构根据自身的资源特点即医疗技术能力、服务能力、管理能力、医疗服务产品的特点、市场特点及竞争者市场策略可分别选择不同的市场策略:无差异性营销策略、差异性营销策略和集中性营销策略。

无差异性营销策略把整个市场作为医疗机构的目标市场,认为患者对医疗服务具有共同需要,只需要提供单一的服务产品。医疗机构只设计单一的营销组合策略。该策略可以通过规模经济节约成本,但不适应医疗服务市场需求的多样化发展趋势。

差异性营销策略是针对每个细分市场的特点,分别设计不同的医疗服务产品,采用不同的营销手段。当前,差异性营销策略是多数医疗机构采用的策略。一家医疗机构如果在几个细分市场上占有优势,就能满足不同患者的需求,扩大医疗机构声誉,提高经济效益,提高市场竞争力。其不足之处在于导致成本增加,规模经济效益差,经营范围广,给医疗机构管理带来困难。

集中性营销策略指医疗机构选择一个或几个细分市场,作为自己的目标市场,制订一套营销方案,集中全部人力、物力、财力,争取在目标市场中追求较高的占有率。该策略较适用于社区医疗机构,使其比较容易在某一特定市场上拥有较高的市场占有率,在竞争中争得有利地位,获得较好的经济效益。

三、医疗服务市场定位

医疗机构根据市场竞争状况和自身资源条件,建立和发展差异化竞争优势,以确定医疗服务产品形象和医疗机构整体形象在医疗服务市场上的地位。医疗服务市场定位包括产品(医疗服务)定位和医疗机构定位。

产品定位就是赋予医疗服务一定的特色,树立一定的市场形象,以满足患者某种需要和偏爱。产品定位是医疗机构定位的基础,因为医疗机构最终销售出去的是产品,没有产品在患者头脑中的鲜明形象,医疗机构要在患者头脑中形成鲜明的形象也是不可能的。

医疗机构定位,就是确定医疗机构整体形象在市场上的位置,或确定医疗机构总体形象在患者心目中的位置。医疗机构定位是医疗机构产品形象、技术经济实力、服务质量、信誉素质(医疗机构的精神、文化)、对社会奉献等全方位的整体形象在患者心目中的位置。随着医疗服务市场竞争程度的加剧,医疗机构定位显得越来越重要,医疗机构只有建立良好的公众形象,才能为提供的医疗服务产品开拓市场。相反,如果只有好的产品形象,没有良好的医疗机构形象,医疗机构在激烈的市场竞争中仍有可能败下阵来。

通常,医疗服务市场定位是依据具体的服务产品特色、服务产品用途、服务产品的应用效果、服务产品的使用者类型以及服务产品竞争的需要等因素来确定其产品的市场定位的。医疗机构市场定位是否合理，主要看定位是否有利于将本医疗机构与其他医疗机构区别开来，能集中并确立和发挥自己的竞争优势，吸引目标患者等。

第三节　医疗服务营销组合的应用

医疗服务作为服务行业，其服务营销组合包括7个要素：产品、定价、渠道、促销、人、有形展示、过程。

一、产品

医疗机构所提供的服务是一个整体服务。其医疗服务质量由医疗技术质量、医疗服务质量、形象质量和真实瞬间(患者就医的全过程)构成。因此，医疗机构管理者必须从以上4个方面，不断提高和改进医疗机构服务质量。对于医疗机构提供的不同医疗服务，医疗机构要突出发展市场前景好、有一定技术支持的重点专科，放弃或维持市场需求不足的业务；适当拓宽医疗机构服务产品的宽度和深度，使有关联度的产品进行横向联合，发挥横向带动作用；有效运用市场渗透、新产品开发、市场开发等策略，创造自己的服务品牌，不断提高医疗机构的市场份额，创造竞争优势。

二、定价

目前，我国医疗机构按性质划分为非营利性和营利性两类。非营利性医疗机构执行政府规定的医疗服务指导价格，营利性医疗机构根据市场需求自主确定医疗服务项目，医疗服务价格放开。两者定价原则不同，后者比前者灵活性大。但总的来讲，影响医疗服务定价的因素是成本、需求和竞争三个方面，非营利性医疗机构在符合政府规定的医疗服务指导价格内定价的前提下，可根据竞争对手的情况，通过加强经营管理，提高服务效率，降低收费价格，吸引患者。

三、渠道

医疗机构服务提供的大多是直销渠道。为了拓展医疗服务范围，占据更大的市场份额，医疗机构应尽量争取成为社会医疗保险定点医疗机构；可以在适宜的地点设立分院或门诊部，方便患者就医；大医疗机构也可以与部分中、小型医疗机构、社区卫生服务机构或外地医疗机构签订转诊协议；部分医疗机构组成医疗机构集团，形成资源共享，提高医疗服务资源的利用率。

四、促销

医疗服务促销组合包括广告、人员推销、促销、公共关系等。医疗行业作为一种技术性强、社会接触面广的特殊行业，政府对医疗广告的审批把关非常严格，使医疗机构运用广告这一促销手段受到一定限制。但从近几年各种非法医疗机构在媒体刊登各种违规医疗广告，我们不难看出广告这一促销手段的重要性。促销在医疗机构服务中的应用尚待进一步尝试和创新，不仅限于免挂号和就诊费，还可为患者及家属提供量身订制的健康检查与管理套餐服务及优惠等。公共关系是医疗机构促销的重要策略，是医疗机构提高知名度，加强市场竞争力的重要工具，医疗机构必须高度重视与新闻媒体、政府及社区的关系，加强医疗机构向社会的宣传，以塑造医疗机构良好的形象。

五、人

对于医疗服务来说，人（医疗机构的员工）是一个非常重要的因素。一方面，高素质、符合要求的医务人员的参与是提供医疗服务的一个必不可少的条件；另一方面，医疗机构的员工的服务态度和水平是决定患者对服务满意程度的关键因素之一。医疗机构的所有员工是医疗服务资源的一部分。因此，医疗机构必须做好员工的挑选和培训工作，合理调配好临床一线队伍和后勤管理人员。积极开展医疗机构内部营销，做到：医疗机构把员工作为顾客，管理人员把下属作为顾客，医疗机构后勤、管理人员把临床一线人员作为顾客，力争为顾客提供一流的服务。医疗机构要尊重员工，关心员工遇到的问题并帮助解决，使员工了解医疗机构内部发生的事情，树立组织的整体观念，增强员工的责任感。同时，要加强对医疗机构员工的考核，建立员工行为的规范与标准，设置确保员工遵守标准的评估系统。

六、有形展示

由于医疗服务是无形的，患者很难感知和判断其质量和效果，他们更多地根据服务人员、服务设施和环境等有形线索来进行判断。因此，有形展示成了医疗机构服务营销的一个重要工具。医疗机构要尽可能从医疗机构的建筑、装修、陈设、布局、照明、标记等方面为患者提供舒适、清洁、温馨和个性化的就医环境和良好的就医氛围，改善医疗服务设施，培训医疗机构所有员工都能礼貌热情地为顾客服务，通过展示栏或多种传媒展示医疗机构的专科技术水平和专家人才，以及得到的各项成果和表彰。医疗机构要通过有效的有形展示，让顾客通过感官刺激，感受到服务给自己带来的利益，促使顾客对服务质量产生“优质”的感觉，并帮助顾客识别和改变对医疗机构形象的认识。

七、过程

患者从进入医疗机构开始，经历咨询、挂号、就诊、缴费、检查、取药等步骤，到最后离开医疗机构的全过程，是医疗机构提供服务，与患者接触的过程，也是医疗机构向患者展示自己服务质量的时机，一旦服务的质量出了问题，患者则会对医疗机构服务质量形成不良感知，很难更改。因此，医疗机构必须实行医疗服务提供的全过程管理，妥善解决医疗机构服务系统内的组织冲突，重视每一阶段的质量控制，并通过提高员工的素质、采用高效的医疗机构管理信息系统、争取顾客在就医过程的主动性、减少医疗服务供需间的错位等措施，提高医疗服务的效率和效益。

当前，医疗机构运用市场营销理论进行医疗机构的经营与管理，在我国尚处于起步阶段。可以预见，随着医疗体制改革的实施和医疗市场竞争的加剧，医疗机构市场营销管理必将越来越受到医疗机构管理者的重视，成为医疗机构成功经营的重要组成部分，医疗机构市场营销和医疗服务营销的理论也将逐步趋于成熟和完善。

（王小合）

参考文献

[1] 王妙. 市场营销学教程. 上海：复旦大学出版社，2005：1—2
[2] 彭智海，汤少梁. 医药市场营销学. 北京：科学出版社，2004：35—36
[3] 程晓明. 卫生经济学. 北京：人民卫生出版社，2003：64
[4] 陈洁. 医院管理学. 北京：人民卫生出版社，2005：297—301
[5] 董恒进. 医院管理学. 上海：上海医科大学出版社，2000：237—240

第七章 医药卫生管理概述

医药卫生管理是指政府医药卫生行政部门及医药卫生机构依照相关法律法规、规章制度等对医药卫生相关领域活动所实施的计划、组织、指挥、协调、控制工作，以保证医药卫生机构、人员、技术、市场等方面为公民提供安全、有效、价格合理的医药卫生服务，以保障人民群众的生命健康权益和提高健康水平。涉及医药卫生管理的主要法律、法规有：《医疗机构管理条例》、《中华人民共和国执业医师法》、《中华人民共和国护士管理办法》、《中华人民共和国药品管理法》、《执业药师资格制度暂行规定》、《处方管理办法》、《医师定期考核管理办法》、《医疗事故处理条例》、《中华人民共和国传染病防治法》、《中华人民共和国母婴保健法》、《中华人民共和国中医药条例》及《医疗废物管理条件》等。

第一节 医疗机构管理

1994 年 9 月 1 日起施行由国务院颁布的《医疗机构管理条例》，使我国医疗机构管理进一步标准化、规范化和法制化。卫生部陆续颁布了《医疗机构管理条例实施细则》、《医疗机构监督管理行政处罚程序》、《医疗机构设置规划指导原则》、《医疗机构基本标准（试行）》、《医疗机构诊疗科目名录》、《医疗机构评审办法》、《医疗机构评审委员会章程》、《中外合资、合作医疗机构暂行管理办法》等规章或规范性文件，形成比较完善的医疗机构管理法规体系。

医疗机构是按照《医疗机构管理条例》的规定，取得《医疗机构执业许可证》，从事疾病诊断治疗活动的机构。根据《医疗机构管理条例实施细则》的规定分为医院、卫生院、门诊部、诊所等十二大类。

一、实行医疗机构设置规划制度

地方政府卫生行政部门应当制定本行政区域医疗机构设置规划。医疗机构不分类别、所有制形式、隶属关系、服务范围，其设置必须符合当地医疗机构设置规划，实行全行业统一规划、统一布局、统一管理。

二、实行医疗机构设置审批制度

设置医疗机构必须符合医疗机构设置规划，由卫生行政部门审核批准。申请设置医疗机构须提交申请书、可行性研究报告、选址报告、建筑设计平面图等资料，卫生行政部门审查合格后，发给《医疗机构设置批准书》。其中中外合资、合作医疗机构需报卫生部审批。

三、实行医疗机构执业登记(许可)制度

医疗机构开诊执业,须先持设置批准书向卫生行政部门申请登记,领取《医疗机构执业许可证》。申请登记必须符合医疗机构基本标准;有适合的名称、组织机构和场所;有相应的经费、设施、设备、专业人员和规章制度;能够独立承担民事责任。卫生行政部门审核合格后,发给《医疗机构执业许可证》,对机构名称、地址、主要负责人、所有制形式、诊疗科目、床位、注册资金等进行登记。如改变登记事项必须办理变更登记;歇业必须办理注销登记。《医疗机构执业许可证》定期进行校验。

任何单位或者个人,未取得《医疗机构执业许可证》,不得开展诊疗活动。严禁伪造、涂改、出卖、转让和出借《医疗机构执业许可证》。

四、实行医疗机构评审制度

由专家组成的评审委员会按照医疗机构评审办法和评审标准,对医疗机构的执业活动、医疗质量、技术能力、管理水平和医德医风等进行综合评价。

五、实行执业规则制度

医疗机构执业应当遵守下列规则:① 遵守有关法律、法规和医疗技术规范,按照核准登记的诊疗科目开展诊疗活动;② 不得使用非卫生技术人员从事医疗卫生技术工作;③ 加强对医务人员的医德教育;④ 对危重患者应当立即抢救,不具备条件的应及时转诊;⑤ 实施手术或特殊检查治疗必须征得患者同意,取得其家属或关系人签字;⑥ 未经医师亲自诊查患者不得出具医学证明文件;⑦ 对传染病、精神病、职业病的诊疗、处理必须依法办理;⑧ 依法管理药品,遵守财务物价规定;⑨ 承担相应的预防保健工作和卫生行政部门委托的支援农村、指导基层医疗卫生机构工作等任务;⑩ 在发生重大灾害、事故、疾病流行或其他意外情况时,必须服从卫生行政部门的调遣。

六、医疗机构的药剂管理

医疗机构的药剂管理主要包括医疗机构药品管理和制剂管理。药品管理主要是指医疗、科研所需药品的采购、储存、分配、使用的管理。一般可分为一般医疗用药管理;麻醉药品、精神药品和毒性药品的管理;科研用药品,特别是研究中的新药的管理;中药材(饮片)的管理等。医疗机构制剂管理是指医疗机构根据本单位临床需要经批准而配制、自用固定处方制剂的生产、使用的管理。2001 年 2 月 28 日由第九届全国人民代表大会常务委员会第二十次会议修订,自 2001 年 12 月 1 日起施行的《中华人民共和国药品管理法》,以及 2002 年 9 月 15 日起施行的《中华人民共和国药品管理法实施条例》,为医疗机构的药品和制剂管理提供了明确的依据。

1. 2002 年卫生部和国家中医药管理局制定的《医疗机构药事管理暂行规定》规定:二级以上医院应成立药事管理委员会,其他医疗机构可成立药事管理组。药事管理委员会(组)的主要职责是:按照《中华人民共和国药品管理法》等有关法律、法规制定本机构有关药事管理工作的规章制度并监督实施;确定本机构用药品目录和处方手册;审核本机构拟购入药品的品种、规格、剂型等,审核申报配制新制剂及新药上市后临床观察的申请;建立新

药引进评审制度，制定本机构新药引进规则；定期分析并评价所用药品的临床疗效与安全性；检查、监督麻醉、精神、医疗用毒性等特殊药品的使用和管理情况；组织药学教育、培训和监督、指导本机构临床各科室合理用药。

2. 医疗机构审核和调配处方的药剂人员必须是依法经执业资格认定的药学技术人员。医疗机构的药剂人员调配处方，必须经过核对，对处方所列药品不得擅自更改或者代用。对有配伍禁忌或者超剂量的处方，应当拒绝调配，必要时，经处方执业医师更正或者重新签字，方可调配。

3. 医疗机构必须从具有药品生产、经营资格的企业购进药品。购进药品，必须建立并执行进货检查验收制度，验明药品合格证明和其他标识。必须有真实、完整的药品购进记录，药品购进记录必须注明药品的通用名称、剂型、规格、批号、有效期、生产厂商、供货单位、购货数量、购进价格、购货日期以及国务院药品监督管理部门规定的其他内容。必须制定和执行药品保管制度，采取必要的冷藏、防冻、防潮、防虫、防鼠等措施，保证药品质量。

4. 医疗机构向患者提供的药品应当与诊疗范围相适应，并凭执业医师或者执业助理医师的处方调配。计划生育技术服务机构采购和向患者提供药品，其范围应当与经批准的服务范围相一致，并凭执业医师或者执业助理医师的处方调配。

5. 个人设置的门诊部、诊所等医疗机构不得配备常用药品和急救药品以外的其他药品。常用药品和急救药品的范围和品种，由所在地的省、自治区、直辖市人民政府卫生行政部门会同同级人民政府药品监督管理部门规定。

6. 医疗机构药剂科和执业药师必须严格执行国家对特殊药品的管理。根据《中华人民共和国药品管理法》的规定，国务院先后制定颁布了《麻醉药品管理办法》(1987 年 1 月 28 日)、《精神药品管理办法》(1988 年 11 月 15 日)、《医疗用毒性药品管理办法》(1988 年 12 月 27 日)和卫生部制定颁布的《戒毒药品管理办法》(1995 年 6 月 18 日)。

7. 医疗机构设立制剂室，应当向所在地省、自治区、直辖市人民政府卫生行政部门提出申请，经审核同意后，报同级人民政府药品监督管理部门审批；省、自治区、直辖市人民政府药品监督管理部门验收合格的，予以批准，发给《医疗机构制剂许可证》。《医疗机构制剂许可证》有效期为 5 年，有效期届满，需要继续配制制剂的，医疗机构应当在许可证有效期届满前 6 个月，按照国家药品监督管理部门的规定申请换发《医疗机构制剂许可证》。

8. 医疗机构配制制剂，必须按照国务院药品监督管理部门的规定报送有关资料和样品，经所在地的省、自治区、直辖市人民政府药品监督管理部门批准，并发给制剂批准文号后，方可配制。医疗机构配制的制剂不得在市场上销售或者变相销售，不得发布医疗机构制剂广告。

第二节　医师、药师管理

一、医师管理

1999 年 5 月 1 日起施行由九届全国人大常委会第三次会议通过的《中华人民共和国执业医师法》，标志着我国医师队伍的建设和管理步入了法制化的轨道。卫生部依法相继颁布了《医师资格考试暂行办法》、《医师执业注册暂行办法》、《传统医学师承和确有专长人员医师资格考试暂行办法》等配套的规章和规范性文件。根据《执业医师法》的规定，医师是指依法取得执业医师或者执业助理医师资格，经注册在医疗、预防、保健机构中执业的专业医务人员，分为执业医师和执业助理医师两级和临床、中医、口腔、公共卫生四个类别。

为了进一步加强对医师执业的管理，规范医师的执业行为，提高医师素质，保证医疗质量和医疗安全，根据《执业医师法》、《药品管理法》、《医疗机构管理条例》和相关规定，2007年卫生部制定并施行了《处方管理办法》(卫生部令第53号)、《医师定期考核管理办法》(卫医发[2007]66号)。

(一) 实行医师资格考试制度

卫生行政部门依法组织医师资格考试、认定执业医师资格和执业助理医师资格。医师资格考试分为实践技能考试和医学综合笔试。医师资格考试成绩合格者，取得执业医师资格或者执业助理医师资格。

(二) 实行医师执业注册制度

1. 取得医师资格可以申请执业注册，未经注册不得从事医师执业活动。

2. 医师应当按照注册的执业地点、执业类别和执业范围执业，注册事项有变更时，必须依法办理变更手续。

3. 执业医师申请个体行医，必须经注册后，在医疗机构执业满五年，并依法办理审批手续，未经批准，不得行医。

4. 下列四种情况不予注册：不具备完全民事行为能力；受刑罚执行完毕未满二年；被吊销医师执业证书不满二年；卫生部规定的不适宜从事医疗、预防、保健业务的其他情况。

5. 下列六种情况注销注册：死亡或被宣告失踪；被刑事处罚；被吊销医师执业证书；经依法考核不合格，暂停执业活动期满，再次考核仍不合格；中止医师执业活动满两年；有卫生部规定不宜从事医疗、预防、保健业务的其他情形。

(三) 医师权利与义务

1. 医师依法执业时享有七项权利：一是医学诊查、疾病调查、医学处置、医学出证；二是获得基本工作条件；三是从事医学科研学术交流，参加学术团体；四是参加专业培训接受继续教育；五是人格尊严、人身安全不受侵犯；六是依法获得工资报酬；七是对卫生工作提出建议和意见等。

2. 医师依法执业时应当履行五项义务：一是遵守法律、法规和技术规范；二是遵守职业道德，履行医师职责；三是尊重患者，保护患者隐私；四是钻研业务，提高技术；五是宣传卫生保健知识。

(四) 医师执业规则

医师在执业活动中，必须遵守10项规则：

1. 医学处置规则　实施医疗、预防、保健措施，必须亲自诊查、调查，并及时填写医学文书，不得隐匿、仿造或销毁医学文书及有关资料。

2. 医学出证规则　签署有关医学证明文件，必须亲自诊查、调查患者，不得出具与自己执业类别和执业范围不一致的医学证明文件。

3. 医疗急救规则　对急危患者，应当采取紧急措施进行诊治，不得拒绝急救处置。

4. 临床用药处方规则 严格执行《处方管理办法》的相关规定。

5. 病情告知规则 应当如实向患者或其家属介绍病情，须注意避免对患者产生不利后果。

6. 实验医疗规则 对患者进行实验性临床医疗必须经医院批准，并征得患者本人或其家属同意。

7. 职业道德规则 不得利用职务之便，索取、非法收受患者财物或牟取其他不正当利益。

8. 服从调遣规则 遇有自然灾害、传染病流行、突发重大伤亡事故等紧急情况时，必须服从卫生行政部门的调遣。

9. 报告规则 发生医疗事故、发现传染病疫情、发现患者涉嫌伤害事件或非正常死亡时，必须按有关规定及时向所在机构或政府有关部门报告。

10. 助理医师执业规则 执业助理医师除在乡镇一级医疗卫生机构可以独立从事一般执业活动外，应当在执业医师指导下执业。

(五) 医师考核培训制度

医师定期接受继续医学教育和业务水平、工作业绩、职业道德的考核，由县(区)级以上地方人民政府卫生行政部门委托相关机构和组织作为考核机构，每两年为一个考核周期。考核不合格停止执业 3～6 个月，接受教育培训后再次考核，仍不合格的注销注册，收回医师执业证书。

有下列情形之一的，考核机构应当认定为考核不合格：在发生的医疗事故中负有完全或主要责任的；未经批准擅自在注册地点以外进行执行活动的；跨执业类别进行执业活动的；代他人参加医师资格考试的；在医疗卫生服务活动中索要患者及其亲友财物或者牟取其他不正当利益的，或者收受医疗器械、药品、试剂等回扣或者提成的；出具虚假医学证明文件，参考虚假医疗广告宣传和药品器械促销的；未按照规定执行医院感染控制任务，未有效实施消毒或者无害化处置，造成疾病传播、流行的；故意泄漏传染病患者、病原携带者、疑似传染病患者、密切接触者涉及个人隐私的有关信息、资料的；疾病预防控制机构的医师未依法履行传染病监测、报告、调查、处理职责，造成严重后果的；考核周期内，有一次医德考评为较差的；无正当理由不参加考核，或者扰乱考核秩序的；违反《执业医师法》有关规定，被行政处罚的。

二、药师管理

1999 年 4 月 1 日由人事部、原国家药品监督管理局在总结我国 1994 年以来执业药师、执业中药师资格制度实施情况的基础上，重新修订并颁布了《执业药师资格制度暂行规定》、《执业药师资格考试实施办法》(人发〔1999〕34 号)。执业药师是指经全国统一考试合格，取得《执业药师资格证书》并经注册登记，在药品生产、经营、使用单位中执业的药学技术人员。从事药品生产、经营、使用的单位均应配备相应的执业药师，并以此作为开办药品生产、经营、使用单位的必备条件之一。

(一) 实行执业药师资格考试制度

人事部与国家药品监督管理部门依法组织执业药师资格考试，实行全国统一大纲、统一命题、统一组织的考试制度。考试科目：药学（中药学）专业知识（一）、药学（中药学）专业知识（二）、药事管理与法规、综合知识与技能四个科目。每年举行一次。以两年为一个周期，参加全部科目考试的人员须在连续两个考试年度内通过全部科目的考试。

（二）实行执业药师注册制度

1. 取得《执业药师资格证书》者，须按规定向所在省（区、市）食品药品监督管理局申请注册。未经注册者，不得以执业药师身份执业。

2. 执业药师应当按照注册的执业地区、执业类别和执业范围执业，注册事项有变更时，必须依法及时办理变更注册手续。执业药师注册有效期为三年，有效期满前三个月，持证者须到注册机构办理再次注册手续。再次注册者，还须有参加继续教育的证明。

3. 以下四种情况注销注册：死亡或被宣告失踪的；受刑事处罚的；受取消执业资格处分的；因健康或其他原因不能或不宜从事执业药师业务的。

（三）执业药师的职责

执行药师必须遵守职业道德，忠于职守，以对药品质量负责、保证人民用药安全有效为基本准则。必须严格执行《中华人民共和国药品管理法》、《处方管理办法》有关处方的审核、调剂、核对，以及国家有关药品研究、生产、经营、使用的各项法规及政策，对违法行为或决定，有责任提出劝告、制止、拒绝执行并向上级报告。在执业范围内负责对药品质量的监督和管理，参与制定、实施药品全面质量管理及对本单位违反规定的处理。负责处方的审核及监督调配，提供用药咨询与信息，指导合理用药，开展治疗药物的监测及药品疗效的评价等临床药学工作。

（四）执业药师继续教育

执业药师必须接受由国家食品药品监督管理局批准培训机构的继续教育，并实行继续教育登记制度。执业药师接受继续教育经考核合格，作为再次注册的依据。

第三节　医疗事故管理

为正确处理医疗事故，保护医患双方的合法权益，维护医疗秩序，保障医疗安全，推动医学科学发展，国务院于 2002 年 4 月颁布了《医疗事故处理条例》，并于同年 9 月 1 日起施行。卫生部和国家中医药管理局依法相继发布了《医疗事故技术鉴定暂行办法》、《医疗事故分级标准（试行）》、《重大医疗过失行为和医疗事故报告制度的规定》、《医疗机构病历管理规定》、《病历书写基本规范》等配套的规章和规范性文件。

一、正确把握医疗事故的界限

（一）医疗事故

医疗事故是指医疗机构及其医务人员在医疗活动中，违反医疗卫生管理法律、行政法规、部门规章和诊疗护理规范、常规，过失造成患者人身损害的事故。

（二）医疗事故分级

根据对患者人身造成的损害程度，分为四级：死亡、重度残疾的为一级，分为甲、乙两等;中度残疾、器官组织损伤导致严重功能障碍的为二级,分为甲、乙、丙、丁四等;轻度残疾、器官组织损伤导致一般功能障碍的为三级,分为甲、乙、丙、丁、戊五等;造成患者明显人身损害的其他后果的为四级。其中一级乙等至三级戊等,与十级伤残等级相对应。

(三)六种情况不属于医疗事故

1. 在紧急情况下为抢救垂危患者生命而采取紧急医学措施造成不良后果的;

2. 由于患者病情异常或者患者体质特殊而发生医疗意外的;

3. 在现有医学科学技术条件下,发生无法预料或者不能防范的不良后果的;

4. 无过错输血感染造成不良后果的;

5. 因患方原因延误诊疗导致不良后果的;

6. 因不可抗力造成不良后果的。《条例》还规定,非法行医造成人身损害不属于医疗事故的范畴。

二、医疗事故防范和处置制度

医疗机构应当做好医疗事故防范和处置工作,如遵守医疗管理法律、行政法规、部门规章和诊疗护理规范、常规;加强对医务人员的法律法规、技术规范和职业道德的培训和教育;设置医疗质量监控部门或配备专人,对医务人员执业活动进行监督,做好医疗事故争议的接待和处理工作;尊重和保护患者对自己疾病和治疗的知情同意权;制定医疗事故防范和处理预案等。

三、医疗事故鉴定制度

设区的市级和省、自治区、直辖市直接管辖的县(市、区)地方医学会负责组织首次医疗事故技术鉴定;省、自治区、直辖市级医学会负责组织再次医疗事故技术鉴定。对首次结论不服,可以自收结论之日起 15 日内,申请再次鉴定。必要时中华医学会可以组织对疑难、复杂并在全国有重大影响的医疗事故争议的技术鉴定工作。负责组织医疗事故技术鉴定工作的医学会应当建立专家库。

四、医疗事故处理制度

发生医疗事故争议,当事人可以申请卫生行政部门行政处理,卫生行政部门对需要鉴定的,交由医学会组织鉴定。鉴定结论做出后,对有关鉴定程序进行审查,符合规定的作为对医疗机构及医务人员进行行政处理的依据。

五、医疗事故的赔偿制度

解决医疗事故赔偿争议,可以选择双方协商、卫生行政调解或者民事诉讼三条途径解决。确定医疗事故赔偿数额,应当综合考虑事故等级、医疗过失行为在损害后果中的责任程度、损害后果与患者原有疾病状况之间的关系等因素。赔偿范围包括医疗费、误工费、住院伙食补助费、陪护费、残疾生活补助费、残疾用具费、丧葬费、被抚养人生活费、交通费、住宿费、精神抚慰金等。不属于医疗事故的,医疗机构不承担赔偿责任。

(王小合)

参考文献

[1] 国务院. 医疗机构管理条例，1994

[2] 第九届全国人民代表大会常务委员会第三次会议. 中华人民共和国执业医师法，1998

[3] 第九届全国人民代表大会常务委员会第二十次会议修订. 中华人民共和国药品管理法，2001

[4] 国务院. 医疗事故处理条例，2002

[5] 卫生部. 医师定期考核管理办法，2007

[6] 卫生部. 处方管理办法. 2007

[7] 陈洁. 医院管理学. 北京：人民卫生出版社，2005：11—15

[8] 国家食品药品监督管理局执业药师资格认证中心. 药事管理与法规. 北京：中国中医药出版社，2006：54—62

图书在版编目(CIP)数据

实用临床医学概论/徐刚主编. —杭州：浙江大学出版社，2008.9(2015.12 重印)
面向 21 世纪高等医药院校精品课程教材
全国高等医药教育规划教材
ISBN 978-7-308-06136-0

Ⅰ.实… Ⅱ.徐… Ⅲ.临床医学—医学院校—教材 Ⅳ.R4

中国版本图书馆 CIP 数据核字(2008)第 120582 号

实用临床医学概论

徐 刚 主编

丛书策划 阮海潮(ruanhc@zju.edu.cn)
责任编辑 阮海潮
出版发行 浙江大学出版社
(杭州市天目山路 148 号 邮政编码 310007)
(网址：http://www.zjupress.com)
排　　版 杭州金旭广告有限公司
印　　刷 杭州杭新印务有限公司
开　　本 787mm×1092mm 1/16
印　　张 47.25
彩　　页 2
字　　数 1216 千
版 印 次 2008 年 9 月第 1 版 2015 年 12 月第 2 次印刷
印　　数 3001—4000
书　　号 ISBN 978-7-308-06136-0
定　　价 75.00 元

浙江大学出版社发行部联系方式：(0571)88925591；http://zjdxcbs.tmall.com

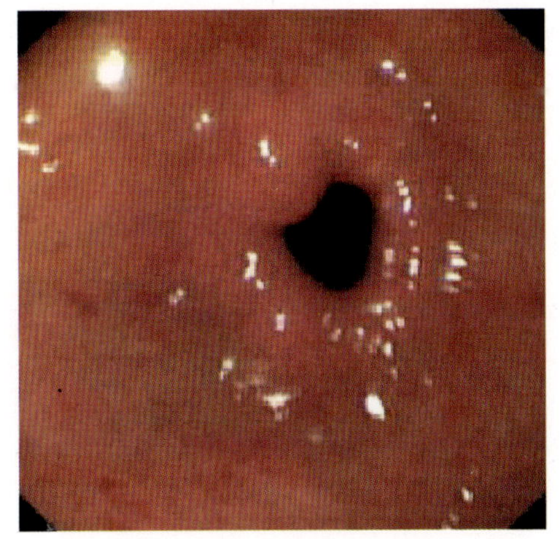

图 2-4-1　糜烂性胃炎

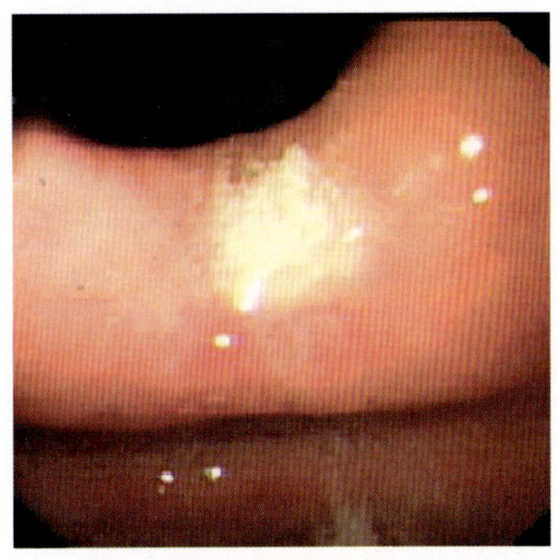

图 2-4-2　胃溃疡

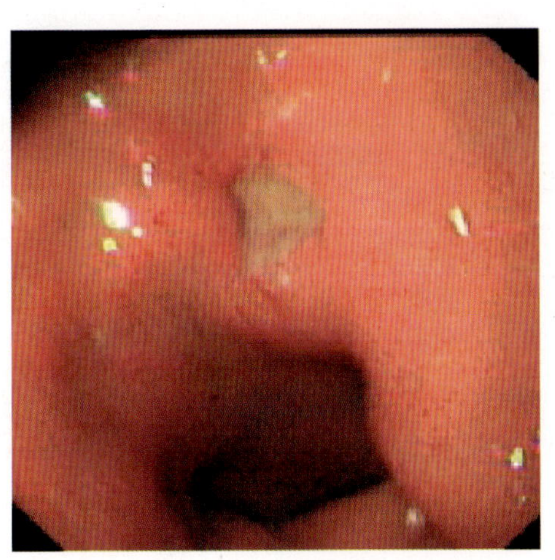

图 2-4-3　十二指肠球部溃汤

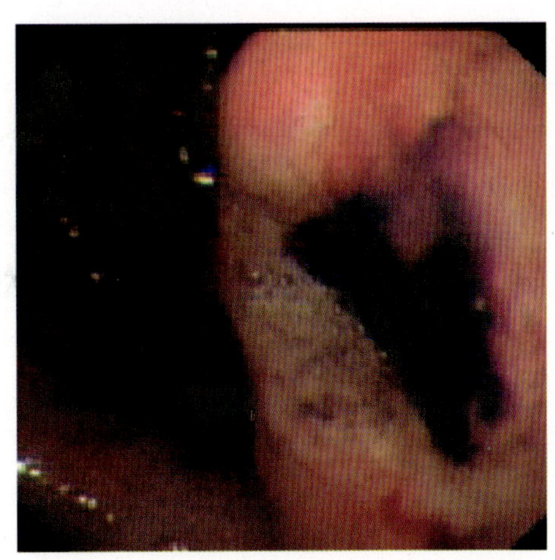

图 2-4-4　胃癌

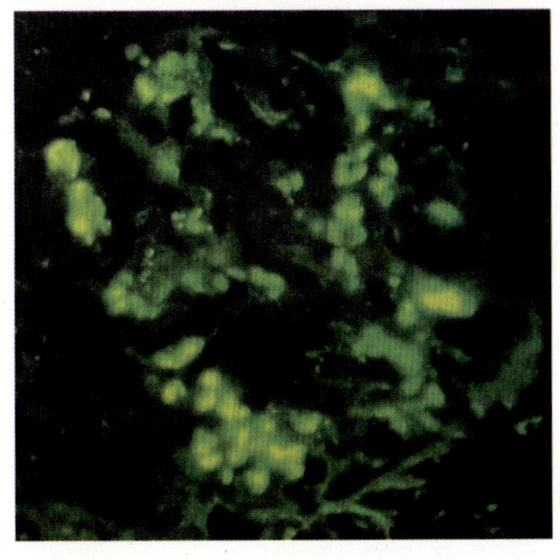

图 2-5-1　IgA 团块状沉积于系膜区（荧光，×400）

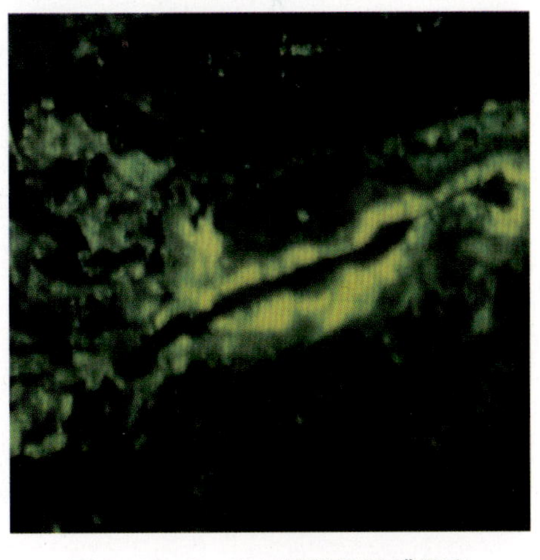

图 2-5-2　IgA 沉积于系膜区和入球小动脉壁（荧光，×300）

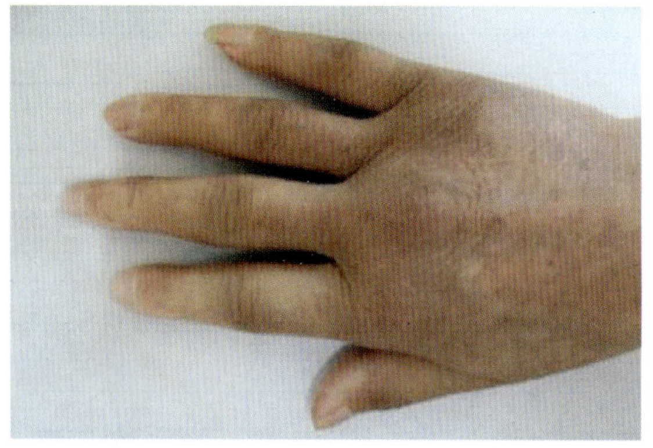

图 2-8-1 类风湿关节炎早期关节表现

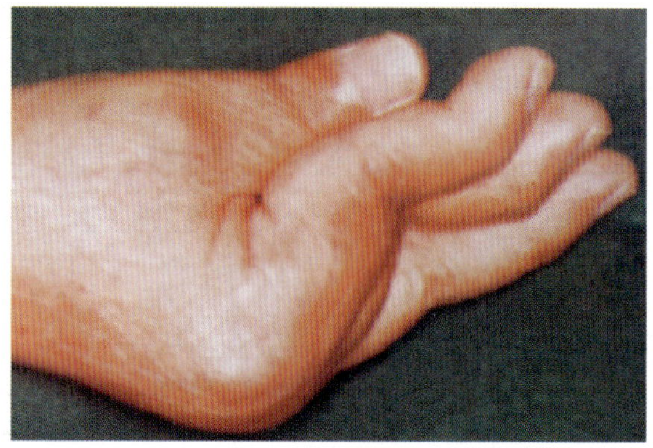

图 2-8-2 类风湿关节炎后期手部畸形

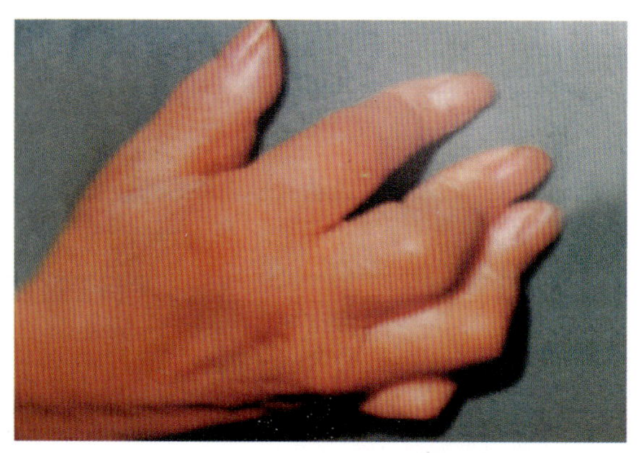

图 2-8-3 类风湿关节炎手指屈曲畸形

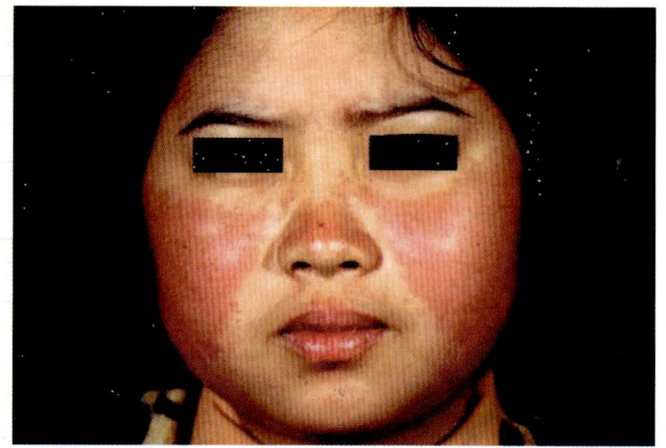

图 2-8-4 颜面部蝶形红斑

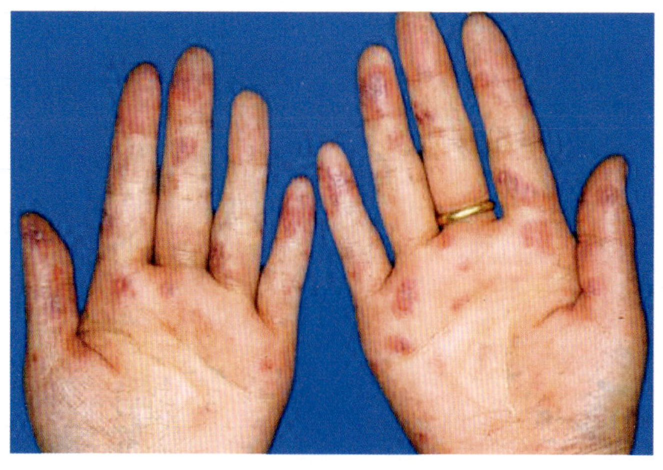

图 2-8-5 系统性红斑狼疮手掌红斑

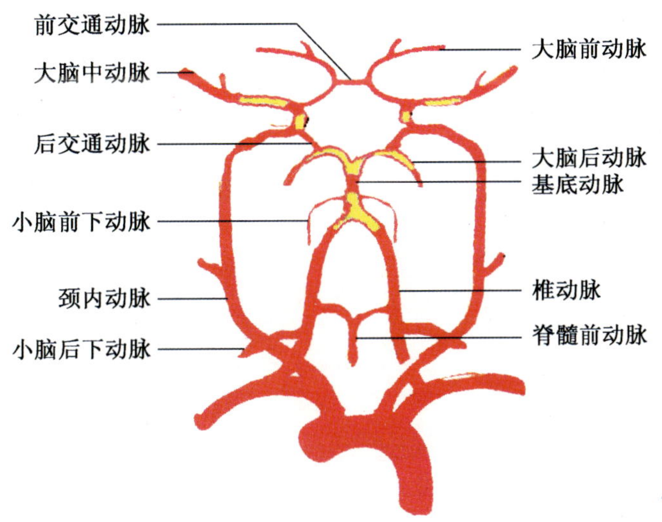

图 2-10-1　脑部各动脉分支示意图
（黄色区域是颅内动脉粥样硬化好发部位）

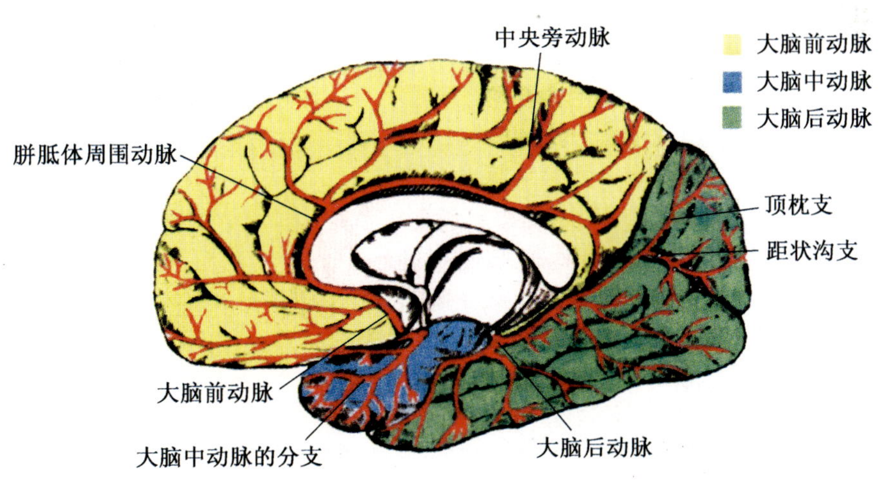

图 2-10-2　大脑半球内侧面血液供应分布

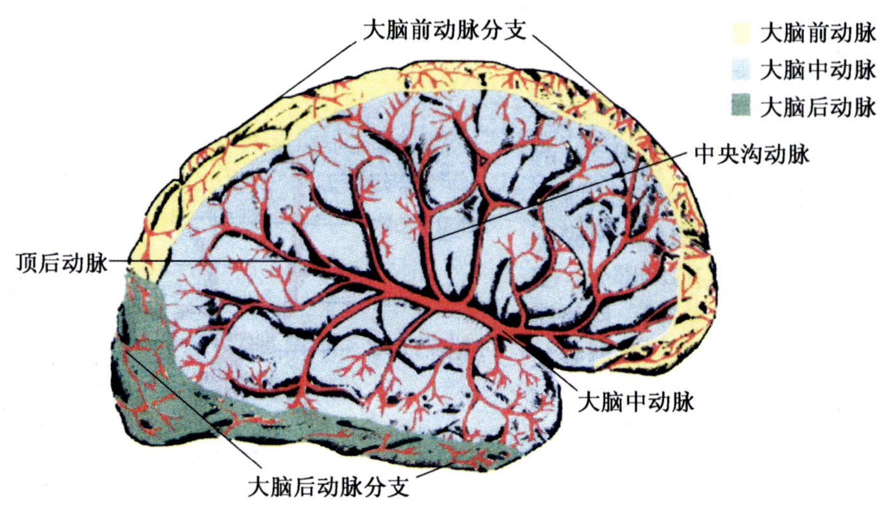

图 2－10－3　大脑半球外侧面血液供应分布

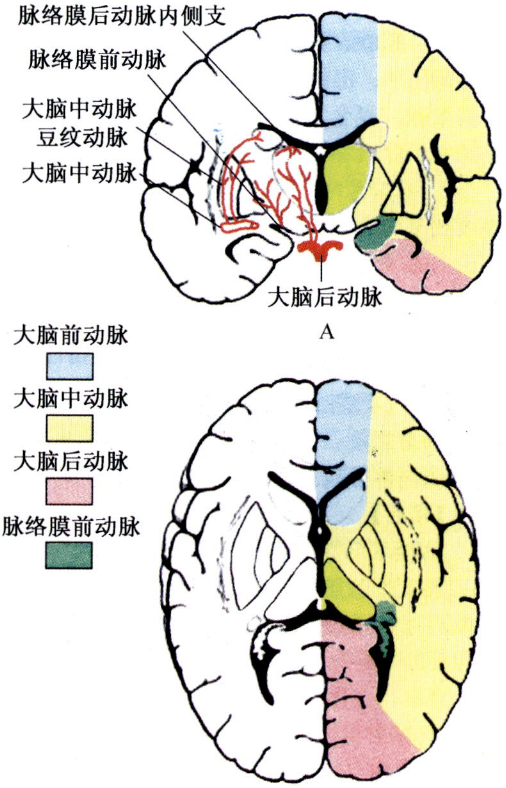

脉络膜后动脉内侧支
脉络膜前动脉
大脑中动脉
豆纹动脉
大脑中动脉
大脑后动脉
A

大脑前动脉
大脑中动脉
大脑后动脉
脉络膜前动脉

B

前交通动脉
颈内动脉
大脑前动脉
大脑中动脉
后交通动脉
大脑后动脉
小脑上动脉
基底动脉
基底动脉脑桥支
小脑前下动脉
小脑后下动脉
脊髓前动脉
左侧椎动脉

图 2－10－4　大脑半球血液供应分布图

上图. 冠状面；下图. 水平面

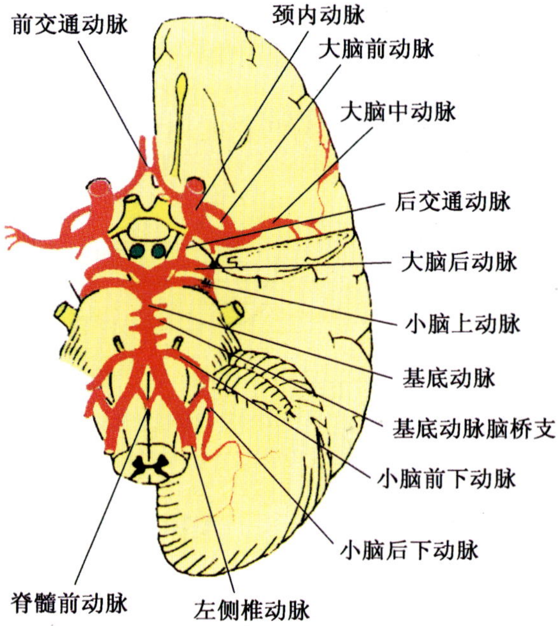

图 2－10－5　脑基底部动脉